AF357370

TRAITÉ MÉDICO-CHIRURGICAL

DES

MALADIES DE L'ESTOMAC

ET DE L'OESOPHAGE

TRAITÉ MÉDICO-CHIRURGICAL

DES

MALADIES DE L'ESTOMAC
ET DE L'OESOPHAGE

PAR MM.

A. MATHIEU
Médecin
de l'hôpital Saint-Antoine

L. SENCERT
Professeur agrégé
à la Faculté de Nancy

TH. TUFFIER
Professeur agrégé,
Chirurgien de l'hôpital Beaujon

AVEC LA COLLABORATION DE MM.

J.-CH. ROUX
Ancien interne
des hôpitaux de Paris

J.-L. ROUX-BERGER
Prosecteur à l'Amphithéâtre
des hôpitaux

F. MOUTIER
Ancien interne
des hôpitaux

PARIS

MASSON ET Cie, ÉDITEURS
LIBRAIRES DE L'ACADÉMIE DE MÉDECINE
120, BOULEVARD SAINT-GERMAIN

1913

TRAITÉ MÉDICO-CHIRURGICAL

DES

MALADIES DE L'ESTOMAC

ET DE L'OESOPHAGE

MALADIES DE L'OESOPHAGE

Par A. MATHIEU et L. SENCERT

CHAPITRE I

ANATOMIE ET PHYSIOLOGIE DE L'ŒSOPHAGE [1]

Étendu du pharynx à l'estomac, au-devant de la colonne vertébrale, l'œsophage traverse successivement le segment inférieur du cou, la cavité thoracique, le diaphragme et la partie supérieure de la cavité abdominale. Avec Jonnesco, un certain nombre d'auteurs décrivent à l'œsophage 4 portions : cervicale, thoracique, diaphragmatique et abdominale. D'après Robinson, il n'existerait pas de portion sous-diaphragmatique de l'œsophage, la limite supérieure du cardia correspondant au diaphragme. Avec la majorité des auteurs il faut 

1. BARDELEBEN ET HECKEL, *Atlas der topographischen Anatomie des Menschen,* 1901. — BRAASCH, Beiträge zur Anatomie des Speiseröhrenkrebses, *Inaug. Diss.* Kiel, 1868. — BRAUN, *Topographisch-anatomischer Atlas.* Leipzig, 1875. — DIEULAFÉ, Topographie du médiastin postérieur, *Bull. méd.* 1907, p. 685. — ENDERLEN, Ein Beitrag zur Chir. des hint. Mediastinum. *Deutsch. Zeitsch. f. Chir.,* 1901, p. 440. — GANGOLPHE, Maladies de l'œsophage, in *Traité de Chir. de Le Dentu et Delbet.* Baillère, 1911. — GEGENBAUR, *Lehrbuch der Anat. des Menschen,* 1899. — VON HACKER, *Ueber die nach Verätzungen enstehenden Speiseröhrenverengerungen,* Wien, 1889. — JOESSEL, *Lehrbuch der topographisch-chirurgischen Anatomie.* Bd 1, Abt. 1, 1899. — JONNESCO. *Traité d'Anat. humaine de Poirier et Charpy,* t. II, fasc. 1, Masson, Paris. — JORRIS, Revêtement corné de l'épithél. œsophagien, *Bibliogr. Anat.,* 1905, p. 262. — KILIAN. La bouche de l'œsophage. *Ann. des maladies de l'oreille,* etc., 1908, t. XXXIV, p. 1. — KRONECKER ET MELTZER. Der Schluckmechanismus, *Arch. f. Anat. u. Path.* 1883, suppl. — MEUNERT Ueber die

admettre une portion sous-diaphragmatique de l'œsophage, à laquelle on peut réunir en pratique la portion diaphragmatique de Jonnesco, et décrire à l'œsophage une portion cervicale, une portion thoracique, une portion abdominale.

Limites. — La limite supérieure de l'œsophage est marquée extérieurement par le bord inférieur du faisceau cricoïdien du muscle constricteur inférieur du pharynx. Ce point répond en avant au bord inférieur du cartilage cricoïde, en arrière au corps de la 6e vertèbre cervicale. Chez l'homme adulte, il est distant des incisives supérieures de 15 centimètres en moyenne.

Intérieurement rien ne marque sur le cadavre le lieu de continuité de la muqueuse pharyngienne avec celle de l'œsophage. Il n'en est pas de même si on l'examine sur l'homme vivant. Tandis que les parois pharyngiennes sont maintenues éloignées l'une de l'autre par les connexions squelettiques des constricteurs, l'orifice supérieur de l'œsophage est, à l'état normal, complètement fermé par les fibres cricoïdiennes du constricteur inférieur, agissant à la façon d'un vigoureux sphincter. Kilian a bien précisé les dispositions anatomiques de ce qu'il a appelé la « *bouche de l'œsophage* ». Des nombreuses explorations hypopharyngoscopiques, œsophagoscopiques et anatomiques de cet auteur, il résulte que l'orifice supérieur de l'œsophage est normalement fermé, d'une part, par la saillie en arrière du chaton cricoïdien, d'autre part, par la saillie en avant d'un repli musculo-muqueux qu'il a appelé *la lèvre de la bouche de l'œsophage*. Cette lèvre est constituée par la saillie en avant des fibres horizontales du muscle crico-pharyngien. Kilian a en effet démontré que les fibres du crico-pharyngien se divisent en 2 faisceaux : un faisceau oblique dirigé en haut et en arrière, constituant la *pars obliqua* du crico-pharyngien, et un faisceau horizontal constituant sa *pars fundiformis*. Normalement en état de contraction tonique, la pars fundiformis constitue un bourrelet musculaire transversal qui soulève la muqueuse pharyngo-œsophagienne postérieure en un repli falciforme, à concavité antérieure, plus élevé

'klin. Bedeutung der Œsophagus-und Aortenvariationen, *Arch. f. klin. Chir.*, 1899 Bd LVIII, p. 183. — MERKEL, *Handbuch der topograph. Anat.* 1899. — MOUTON. Du calibre de l'œsophage, et du cathétérisme œsoph. Thèse Paris, 1874. — PANSCH, *Anat. Vorlesungen*, t. I. Berlin, 1884. — PETRY, Ueber 33 im. pathol. Institut Berlin in der Zeit von 1859, bis März 1868, vorgekommenen Fälle von Krebs der Speiseröhre. *Inaug. Diss.* Berlin, 1868. — POTARCA, Du médiastin postérieur, et en particulier du trajet des plèvres médiastines postérieures, *Presse Méd.*, 1898, t. II, p. 296. — QUÉNU ET HARTMANN, Des voies de pénétrat. dans le médiastin postér. *Bull. et Mém. de la Soc. de Chir. de Paris*, 1891, p. 82. — RIEDINGER, *Topograph. chir. Anat. Stuttgart*, 1878. — SAKATA, Ueber die Lymphgefässe des Œsophagus u. seiner regionären Lymphdrüsen, etc., *Mitt. aus dem Grenzgeb. der Med. u. Chir.* Bd XI, p. 634. — SAUERBRUCH, Zur Frage des Kardiaverschlusses der Speiseröhre. *Deutsch. med. Wochsch*, 1906, p. 1263. — SENCERT. La chir. de l'œs. thoracique et abdom. *Thèse de Nancy*, 1904. — STARKOFF, Étude sur le traitement du cancer de l'œs. thoracique, *Khirourgia*, 1901, t. X. — TILLAUX, *Traité d'anat. topogr.* Paris, 1909.

au milieu que sur les côtés, et qui constitue la lèvre de la bouche de l'œsophage (fig. 1). Immédiatement au-dessous de la bouche de l'œsophage, les parois du conduit, maintenues en contact par la tonicité musculaire, rendent sa lumière virtuelle, et on voit à l'œsophagoscope la lumière œsophagienne prendre l'aspect d'une étoile (fig. 2) tout à fait comparable à la lumière d'un anus artificiel sphinctérien, et ne devenir très légèrement béante que sous l'influence d'une forte inspiration. Les parois pharyngiennes sont au contraire très fortement distantes l'une de l'autre.

La limite inférieure de l'œsophage est marquée extérieurement par l'angle que forme le flanc gauche du conduit avec la grosse tubérosité de l'estomac, et un sillon demi-circulaire, à concavité droite, plus ou moins

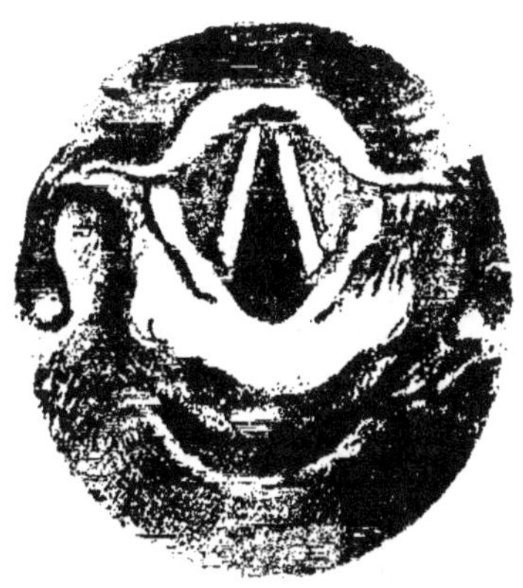

Fig. 1. — Bouche de l'œsophage ouverte ; lèvre bien visible. (D'après Kilian.)

profond suivant l'état de réplétion de l'estomac. Intérieurement elle est marquée sur le cadavre par un repli valvulaire, plus ou moins saillant suivant l'état de distension de l'estomac, et qui tient à l'implantation oblique de l'œsophage dans l'estomac et à l'adossement de la paroi gauche de l'œsophage à la paroi droite de la grosse tubérosité. Pour Robinson, la limite inférieure de l'œsophage répond au diaphragme ; ce que les auteurs décrivent sous le nom de portion diaphragmatique de l'œsophage doit être appelé antre du cardia, et ne

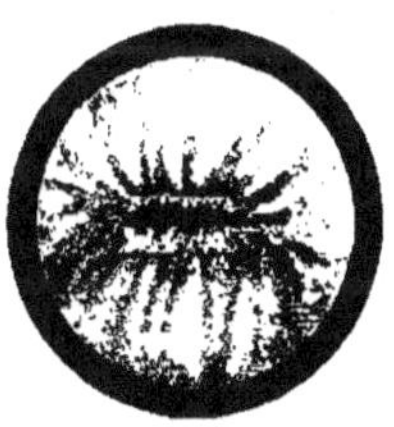

Fig. 2. — Aspect œsophagoscopique immédiatement au-dessous de la bouche de l'œsophage.

répond plus à l'œsophage. L'examen sur le vivant à l'aide de l'œsophagoscope confirme au contraire la description classique. Au niveau de l'hiatus œsophagien du diaphragme, il existe sans doute un rétrécissement de la lumière du conduit, qui, comme au niveau de l'orifice supérieur, prend l'aspect d'une étoile. parfois d'une fente minime, obliquement dirigée de droite à gauche et d'arrière en avant (fig. 3) ; mais à 3 à 4 centimètres plus bas, on rencontre une fermeture plus marquée, un véritable sphincter (fig. 4). De plus, c'est à ce niveau seulement qu'on voit à la muqueuse rosée de l'œsophage faire suite la muqueuse rouge foncée, veloutée et plissée de l'estomac (fig. 5).

Telle qu'on doit donc la comprendre, la limite inférieure de l'œsophage répond au corps de la 11e vertèbre dorsale (Mehnert).

Situation. Direction. — Né sur la ligne médiane de la colonne cervicale, l'œsophage descend derrière la trachée et devant le rachis, pour quitter presque immédiatement la ligne médiane et se dévier légèrement vers la gauche. Puis il pénètre dans le médiastin postérieur, glisse derrière la crosse de l'aorte qu'il rencontre au niveau de la 4e vertèbre dorsale, et regagne la ligne médiane, qu'il dépasse ensuite largement vers la droite en croisant en arrière la racine de la bronche gauche ; situé entre la portion descendante de la crosse aortique à gauche, et la crosse de la grande veine azygos à droite, il passe derrière la masse ganglionnaire intertrachéo-bronchique, puis derrière le péricarde. A la hauteur de la 7e ou de la 8ᵉ dorsale, il quitte la partie droite du médiastin pour se dévier de nouveau à gauche et en avant. Il passe alors devant l'aorte descendante et, s'écartant de plus en plus

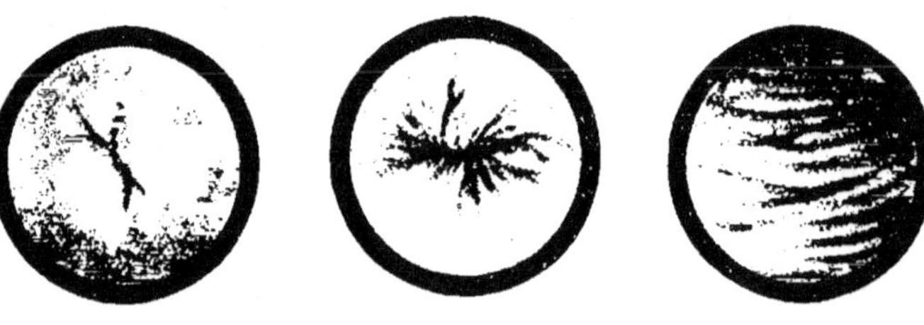

Fig. 3.   Fig. 4.   Fig. 5.

Fig. 3. — Aspect œsophagoscopique, au niveau de l'hiatus œsophagien du diaphragme.
Fig. 4. — Aspect œsophagoscopique du cardia.
Fig 5 — Aspect œsophagoscopique immédiatement au-dessous du cardia.

de la colonne vertébrale, il atteint le canal diaphragmatique qu'il franchit, pour atteindre enfin l'estomac qu'il aborde très obliquement.

Ainsi l'œsophage, vertical en général, présente deux sortes de courbures : dans le sens sagittal, une courbure antéro-postérieure, de très grand rayon, dont la concavité regarde en avant et en haut ; dans le sens frontal, deux courbures superposées : la première, peu marquée et peu étendue, à convexité gauche ; la seconde, plus ou moins marquée suivant les sujets, et plus étendue, à convexité droite.

Rien de plus variable d'ailleurs que l'importance de ces courbures. Nous avons vu des œsophages tout entiers à gauche de la ligne médiane du rachis. Enderlen a figuré les coupes en série de trois sujets congelés où l'œsophage est toujours à gauche. La description que nous venons de donner est celle dont se rapproche le plus la majorité des cas.

Longueur. — Mesuré en place sur le cadavre adulte, l'œsophage atteint 23 à 25 centimètres (Jonnesco), 24 centimètres (Potarka), 20 à 25 (Gegenbaur), 25 à 26 (Merkel), 25 (Tillaux), 25 à 28 (Pansch), 26 à 30 (von Hacker). En pratique, on peut admettre le chiffre moyen de

25 centimètres, dont 5 pour la portion cervicale, 16 pour la portion thoracique, 4 pour la portion abdominale.

Forme et calibre. — Examiné sur le cadavre, à l'état de vacuité, l'œsophage a la forme d'un cordon musculaire régulier, fortement aplati d'avant en arrière jusqu'au niveau de la bifurcation des bronches, moins aplati dans le reste de sa portion thoracique, et dilaté en entonnoir à base inférieure dans sa portion abdominale. Mesuré dans ces conditions, le diamètre transversal de l'œsophage chez l'adulte s'élève de 12 à 24 millimètres à mesure qu'on se rapproche du cardia, le diamètre antéro-postérieur ne dépassant pas 2 mm. 5. Des coupes de sujets congelés ont donné à Gaillard et à Gangolphe les mêmes résultats. Chez le nouveau-né le diamètre transversal ne dépasserait pas 6 millimètres, d'après Mouton.

Si on insuffle l'œsophage, ou si on injecte dans sa cavité de l'eau ou une bouillie plâtrée, l'aspect extérieur du conduit devient moniliforme et présente des points rétrécis séparant des segments dilatés : rétrécissement cricoïdien, rétrécissement bronchique, rétrécissement diaphragmatique (Mouton, Hyrtl, Merkel, etc). Von Hacker, Jonnesco, Polarka ajoutent un rétrécissement aortique. Pour von Hacker, le rétrécissement inférieur siégerait le plus souvent à 1 ou 2 centimètres au-dessus de l'hiatus diaphragmatique. D'après Mehnert, on peut rencontrer jusqu'à 15 rétrécissements physiologiques sur l'œsophage. Mesuré sur des moules en plâtre du conduit, les diamètres de ces rétrécissements seraient en moyenne de : rétrécissement cricoïdien : 25 mm. transversalement, 17 sagittalement; rétrécissement aortique : 24 mm. transversalement, 19 sagittalement; rétrécissement bronchique : 25 mm. transversalement, 17 sagittalement; rétrécissement diaphragmatique, 25 mm. transversalement, 24 sagittalement. L'examen de l'œsophage sur le cadavre montre encore que la limite de dilatabilité de l'œsophage adulte est de 2 centimètres dans le point le plus rétréci.

L'endoscopie directe sur le vivant a permis, dans ces dernières années, d'étudier d'une façon plus précise la configuration intérieure et le calibre de l'œsophage. Nous avons déjà dit qu'à l'état de repos l'orifice supérieur de l'œsophage est physiologiquement fermé par la tonicité du constricteur inférieur du pharynx. La lumière est virtuelle. Dans toute sa portion cervicale, les parois du conduit sont physiologiquement appliquées l'une contre l'autre; l'image endoscopique montre la lumière de l'œsophage sous la forme d'un point ou d'une étoile, dont le centre s'entr'ouvre très légèrement pendant l'inspiration, pour se refermer complètement pendant l'expiration (fig. 6). Dans la portion thoracique de l'œsophage, au contraire, la lumière est physiologiquement béante. Dès l'entrée du tube endoscopique dans cette portion du conduit, on ne voit plus seulement la portion de muqueuse immédiatement sous-jacente au tube, mais on

voit la lumière sur une longueur de 10, 15 centimètres et plus
(fig. 7). Pendant l'expiration, l'étendue d'œsophage perceptible
diminue, les parois se rapprochent un peu, et la lumière œsophagienne prend l'aspect d'une figure polygonale. Au niveau de la bifurcation bronchique, on voit, pendant l'inspiration, la paroi antérieure
gauche de la paroi œsophagienne faire une forte saillie dans la lumière
du conduit et en rétrécir le calibre (fig. 8). C'est le niveau du rétrécissement bronchique. Au dessous de la bifurcation, la lumière
œsophagienne s'élargit encore. Le tube endoscopique de 11 millimètres de section ne touche pas les parois de l'œsophage. Au niveau
du diaphragme, le calibre se rétrécit brusquement, et l'image endoscopique est celle d'une étoile ou d'une rosette à branches multiples
(fig. 5).

Dans la portion abdominale, la lumière œsophagienne est égale-

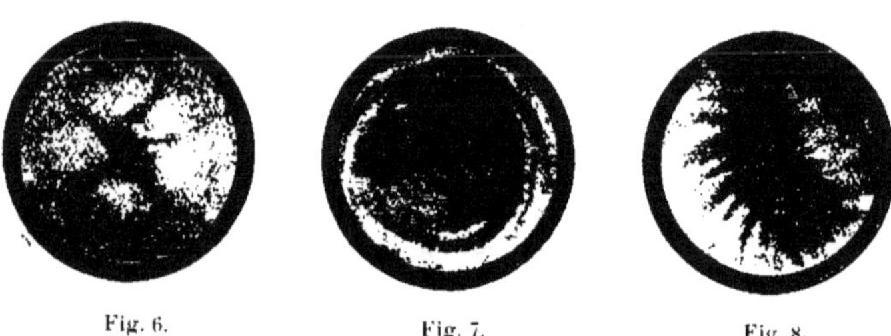

Fig. 6.   Fig. 7.   Fig. 8.

Fig. 6. — Aspect œsophagoscopique de l'œsophage cervical.
Fig. 7. — Aspect œsophagoscopique de l'œsophage thoracique,
Fig. 8. — Aspect œsophagoscopique au niveau du rétrécissement bronchique.

ment rétrécie : c'est ce qui empêche de voir dans l'estomac, bien plutôt que la direction oblique en avant de cette portion, qui se redresse
en effet devant le tube endoscopique. Enfin, l'orifice inférieur est
physiologiquement fermé par la tonicité musculaire des parois,
comme l'orifice supérieur, et la lumière du conduit, où on reconnaît
déjà la muqueuse rouge sombre de l'estomac, se présente sous la
forme d'un point. Rien de plus facile d'ailleurs que de franchir ce
point et de pénétrer dans l'estomac.

Rapports. — 1° **Portion cervicale.** — Profondément situé entre la
trachée et la colonne vertébrale, l'œsophage répond *en avant* à la
portion membraneuse de la trachée. D'abord recouvert tout entier
par la trachée, l'œsophage la déborde bientôt à gauche (7ᵉ cervicale),
ce qui tient, d'une part, à la disposition de la courbure supérieure de
l'œsophage, et, d'autre part, à la déviation vers la droite de la trachée,
refoulée ainsi à droite par la pression de la crosse aortique sur la
bronche gauche. De cette façon, dans toute sa portion cervicale, le
flanc gauche et une partie de la face antérieure de l'œsophage sont à

découvert. Ajoutons que, quoique unis par des fibres musculaires grêles et de petits tendons élastiques, œsophage et trachée glissent facilement l'un sur l'autre, et que rien n'est plus facile que de les isoler (fig. 9). *En arrière*, l'œsophage repose sur la colonne vertébrale dont il est séparé par les muscles prévertébraux et l'aponévrose péri-œsophagienne très lâche. Entre cette aponévrose et les muscles, il existe une couche de tissu cellulaire lâche, en large communication avec celui du médiastin; c'est là que se développent les phlegmons péri-œsophagiens; c'est en suivant cet espace qu'on peut pratiquer la médiastinotomie cervicale (von Hacker).

Latéralement, l'œsophage est en rapport, *à droite*, avec la trachée qui recouvre son flanc droit et l'isole des organes voisins. Le flanc

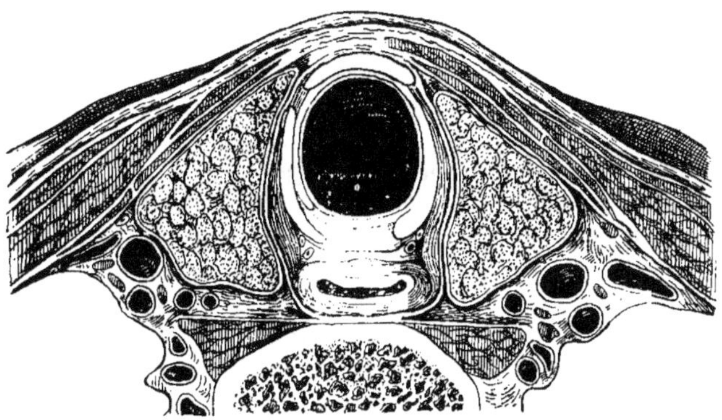

Fig. 9. — Coupe de la région cervicale passant au niveau de la Vᵉ cervicale.
(D'après Braune.)

droit n'a que des rapports médiats avec le récurrent droit et l'artère thyroïdienne inférieure, qui ne le touchent qu'à son extrémité supérieure. *A gauche*, au contraire, l'œsophage est en rapport intime avec le récurrent gauche, qui longe d'abord son flanc gauche en bas, puis se place sur sa paroi antérieure, dans le sillon trachéo-œsophagien; avec un groupe de ganglions lymphatiques, tributaires des ganglions trachéo-bronchiques et qui entourent le nerf récurrent; avec l'artère thyroïdienne inférieure, qui atteint le flanc gauche de l'œsophage au niveau du corps de la 7ᵉ cervicale, et jette autour de l'œsophage un réseau anastomotique avec la thyroïdienne supérieure et la thyroïdienne inférieure du côté opposé (hémorragies secondaires après l'œsophagotomie externe. WEISS); avec les veines thyroïdiennes; avec le lobe gauche du corps thyroïde qui recouvre tous ces organes, et qu'il faudra relever et récliner en dedans pour mettre à nu l'œsophage.

2° Portion thoracique. — Dans son trajet thoracique, l'œsophage est situé dans le médiastin postérieur (fig. 10). Au niveau de la 4ᵉ vertèbre dorsale, il s'insinue entre la crosse aortique à gauche, la crosse de la grande veine azygos à droite.

Dans sa portion *sus-azygo-aortique*, l'œsophage répond : *en avant*, à la face postérieure de la trachée qui le déborde de moins en moins vers la droite, à cause du retour de l'œsophage vers la ligne médiane (fin de la courbure supérieure de l'œsophage); *en arrière* au tissu cellulaire lâche du médiastin, largement ouvert dans le tissu cellulaire rétro-œsophagien du cou; *à gauche*, l'œsophage est longé par la carotide primitive gauche et le nerf récurrent, situé maintenant sur son flanc gauche, plus bas par la portion ascendante de la sous-clavière gauche et le canal thoracique; *à droite* il est en rapport médiat et assez éloigné avec le tronc brachio-céphalique et ses branches, avec le pneumogastrique droit. Le tronc commun des veines intercostales supérieures droites passe en arrière et à droite de lui.

Dans la portion *sous-azygo-aortique*, l'œsophage répond *en avant* à la bifurcation de la trachée et à la masse ganglionnaire interbronchique, plus bas au péricarde qui le sépare de l'oreillette droite. Dans un cas d'ulcération cancéreuse étendue, Sencert a vu à ce niveau l'oreillette droite battre véritablement dans la lumière du conduit. *En arrière*, l'œsophage s'éloigne de plus en plus du rachis, et descend entre l'aorte à gauche et la grande azygos à droite. Puis il gagne le flanc droit de l'aorte et passe sur sa face antérieure (8ᵉ ou 9ᵉ dorsale), puis sur son flanc gauche. Les artères intercostales droites en haut, gauches en bas, croisent la face postérieure du conduit. L'azygos reste en arrière de l'œsophage. Les deux vagues s'en rapprochent de plus en plus, mais s'en laissent encore facilement écarter en dehors.

Sur les côtés, l'œsophage est en rapport avec les plèvres médiastines. Loin d'aller directement d'avant en arrière, du pédicule pulmonaire à la saillie vertébrale, les plèvres médiastines s'insinuent en culs-de-sac entre les organes du médiastin (Braune, Quénu et Hartmann, Potarca, Pansch, Riedinger, Joessel, Bardeleben et Haeckel, Jonnesco, Enderlen, Sencert).

α) *Au-dessus de la crosse aortique*, la plèvre droite n'atteint jamais l'œsophage et en reste distante de 20 millimètres en haut, de 8 millimètres en bas.

La plèvre gauche au contraire s'enfonce vers la ligne médiane en un profond cul-de-sac qui s'applique contre le flanc gauche de l'œsophage. La sous-clavière gauche divise ce cul-de-sac en une partie antérieure et une partie postérieure qui lui forment comme une sorte de méso.

β) *Au-dessous de la crosse aortique*, la plèvre droite forme en général

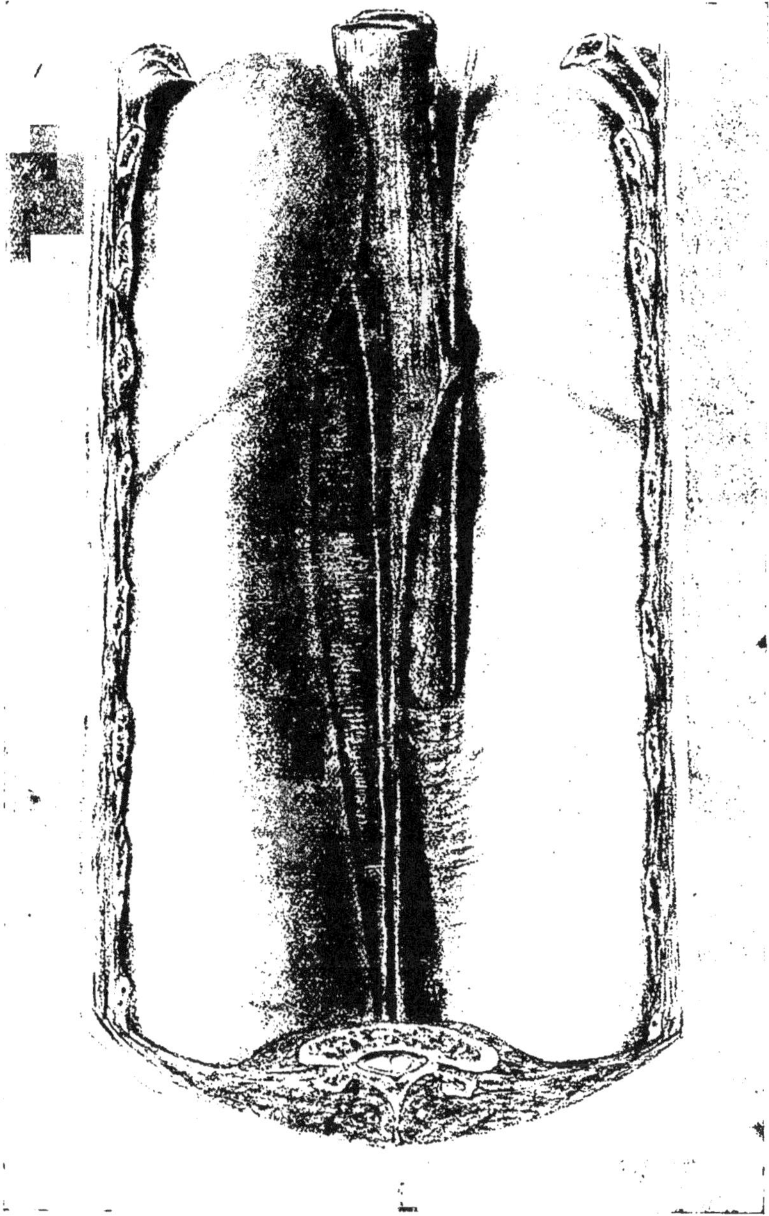

Fig. 10. — Le médiastin postérieur après ablation de la colonne vertébrale.

un cul-de-sac rétro-œsophagien, plus ou moins profond, qui ne commence guère qu'à 4 ou 5 centimètres au-dessous de la crosse de l'azygos (fig. 11). Le fond de ce cul-de-sac peut dépasser la ligne médiane et atteindre presque la plèvre gauche. *Jonnesco* décrit aussi un cul-de-sac préœsophagien de la plèvre droite, insinué entre l'œsophage et le péricarde.

La plèvre gauche se moule sur l'aorte descendante et constitue un cul-de-sac préaortique et un cul-de-sac rétro-aortique. Le premier est

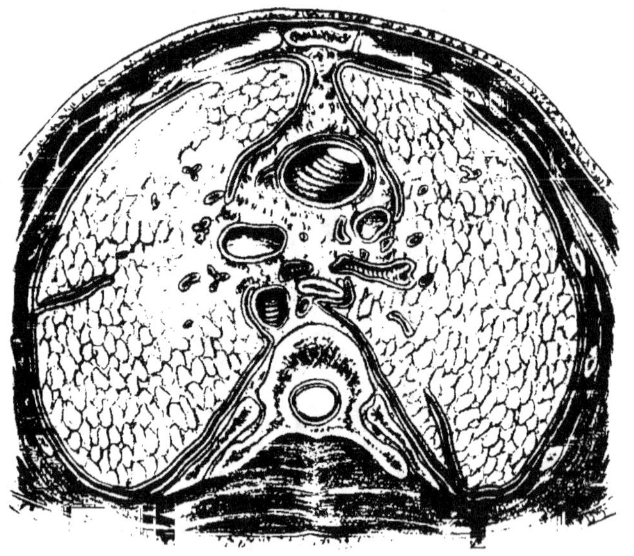

Fig. 11. — Coupe du thorax passant par la VIIe vertèbre dorsale.
(D'après Potarca.)

le plus profond. Entre les fonds des culs-de-sac pleuraux droit et gauche, en arrière de l'œsophage, se trouve une masse de tissu cellulaire condensé qui constitue le ligament interpleural de Morosow. Moins les culs-de-sac pleuraux sont profonds, plus le ligament est développé. Résulte-t-il de la coalescence des deux feuillets pleuraux primitivement séparés et rappelle-t-il la communication existant entre les deux plèvres chez certains animaux? Ces faits ne sont pas connus. Quoi qu'il en soit, ce ligament se présente sous la forme d'une lame cellulo-fibreuse, facilement isolable, lame triangulaire à sommet inférieur, à base supérieure falciforme. Son sommet se rattache aux piliers du diaphragme. Il répond en avant à l'œsophage, en arrière à l'aorte descendante.

3° **Portion abdominale.** — L'œsophage franchit le diaphragme à travers un conduit obliquement dirigé de droite à gauche et d'arrière en avant, et situé en avant de l'hiatus aortique.

Dans l'abdomen, l'œsophage répond, en avant, à la face supérieure du ligament triangulaire gauche, et au-dessous à la face inférieure du lobe gauche du foie. En arrière il repose sur le pilier gauche du diaphragme. A gauche il est en rapport avec la grosse tubérosité de l'estomac. A droite, il répond à l'échancrure qui sépare le lobe de Spigel du lobe gauche du foie.

Moyens de fixité. Structure. Vaisseaux et nerfs. — L'œsophage, mobile et facilement déplaçable, est maintenu dans sa situation par deux ordres de moyens : d'une part, *des plans cellulo-aponévrotiques* qui lui forment une loge particulièrement nette dans sa portion cervicale et qui l'empêchent de se déplacer transversalement ou d'avant en arrière ; d'autre part, *des expansions musculaires et élastiques*, qui l'accrochent et le fixent aux parois de la cage thoracique et aux organes qui l'entourent. Ces expansions ont pour effet de limiter ses déplacements longitudinaux.

En réalité ces moyens de fixité n'ont pas une grande importance pratique. La loge cellulo-fibreuse de l'œsophage est très lâche et on peut très souvent, lorsque le tube œsophagoscopique est en place, déplacer, grâce à lui, l'œsophage du flanc droit au flanc gauche de la colonne vertébrale et réciproquement. Les expansions musculo-tendineuses, décrites par Treitz, Leimer, etc., existent sans aucun doute ; on a pu même décrire de véritables muscles trachéo-œsophagiens, broncho-œsophagiens, pleuro-œsophagiens, aortico-, péricardo-, vertébro-œsophagiens ; mais le plus souvent il ne reste de ces expansions musculaires que des vestiges celluleux qui se rompent avec la plus grande facilité. La meilleure preuve c'est qu'on peut, Sencert l'a démontré sur le cadavre humain et sur le chien vivant, invaginer l'œsophage, le retourner muqueuse contre muqueuse et l'extraire complètement de la cage thoracique sans le déchirer et sans léser en aucune façon les organes voisins. Rappelons seulement que dans la partie inférieure du thorax des filets nerveux issus des vagues entourent le conduit œsophagien d'un lacis nerveux, dont l'arrachement peut retentir sur le tronc des pneumo-gastriques, et amener des troubles vaso-moteurs dans la circulation pulmonaire.

Au niveau du diaphragme l'œsophage est fixé au canal diaphragmatique par une sorte de petit diaphragme musculaire secondaire, qui se rompt d'ailleurs facilement et sous une traction faible, sans déchirer ni l'œsophage, ni le diaphragme.

Enfin la portion abdominale de l'œsophage est appliquée contre le pilier gauche du diaphragme par le péritoine pariétal postérieur qui recouvre sa face antérieure ; la postérieure est dépourvue de péritoine. L'extrémité gauche du petit épiploon, le bord supérieur du ligament profond de l'estomac, et le bord droit du ligament phrénico-gastrique limitent dans une faible mesure les mouvements de l'œsophage abdominal.

La *paroi œsophagienne*, épaisse de 2 millimètres environ, comprend *une couche musculaire* et *une membrane muqueuse*. La musculature de l'œsophage est formée d'une couche longitudinale, extérieure, et d'une couche circulaire, intérieure. Entre la couche musculaire et la muqueuse, il existe un *tissu cellulaire sous-muqueux* et *des glandes*. La muqueuse œsophagienne est rosée. Elle se distingue nettement de la muqueuse gastrique, rouge foncé. Son épithélium, pavimenteux stratifié, est corné chez certains animaux (Joris). L. Sencert a vu pathologiquement la muqueuse œsophagienne subir par places une transformation cornée très nette (leucoplasie œsophagienne). Rappelons qu'à côté des glandes acineuses normales de l'œsophage, de nombreux auteurs ont signalé la présence dans la muqueuse œsophagienne de glandes peptiques, tout à fait semblables à celles de la muqueuse gastrique (ulcère rond de l'œsophage).

La *vascularisation artérielle* de l'œsophage est assurée : *pour la portion cervicale*, par des branches de la thyroïdienne inférieure ; pour *la portion thoracique*, par un rameau du tronc commun des artères bronchiques droite et gauche supérieures, par un rameau de l'artère bronchique gauche inférieure, et par cinq ou six artères œsophagiennes venant directement de l'aorte descendante ; pour *la portion abdominale*, par une branche de la coronaire stomachique, et par les artères diaphragmatiques inférieures. Ces branches artérielles se rompent sans donner d'hémorragie quand on pratique l'invagination de l'œsophage chez le chien. Chez le même animal, malgré cette disposition longitudinale du système artériel, la vitalité des bouts œsophagiens, après résection d'un segment, est parfaitement assurée.

Les *veines de l'œsophage* forment deux plexus, l'un sous-muqueux et l'autre péri-œsophagien, tributaires pour l'œsophage cervical et l'œsophage thoracique du système cave par les veines thyroïdiennes, bronchiques, azygos, diaphragmatiques ; pour l'œsophage abdominal, tributaire du système porte par la veine coronaire stomachique. Le plexus sous-muqueux établit une large communication entre les deux systèmes. Ainsi s'expliquent les varices œsophagiennes, parfois très élevées, dans les cas d'oblitération de la veine porte.

Les *troncs lymphatiques de l'œsophage*, collecteurs des réseaux lymphatiques sous-muqueux, se rendent, pour la portion cervicale du conduit, d'une part dans les ganglions carotidiens dont la chaîne est étroitement accolée à la paroi latérale de l'œsophage, au voisinage de la bifurcation de la carotide primitive, et, d'autre part, dans les ganglions cervicaux inférieurs profondément situés dans la fosse sus-claviculaire, entre la veine jugulaire interne et la veine sous-clavière. Pour Sakata, ces ganglions seraient en relation directe et ininterrompue avec les ganglions médiastinaux intertrachéo-bronchiques. Pour Beitzke[1], au contraire, ces deux territoires ganglionnaires seraient complètement indépendants. Pour la portion thoracique, les troncs lymphatiques de l'œsophage se rendent aux ganglions trachéo-bronchiques médiastinaux et péri-œsophagiens de Vésale, et, pour la portion abdominale, aux ganglions de la petite courbure de l'estomac. Ces deux systèmes communiquent largement entre eux (Starkoff), et Pétry et Braasch ont vu l'envahissement des deux groupes ganglionnaires, thoracique et abdominal, dans des cas de cancer de la partie inférieure de l'œsophage.

La plupart des anatomistes et des physiologistes s'accordent à voir dans le nerf vague le seul nerf sensitif de l'œsophage. Les avis diffèrent, au contraire, au sujet de son innervation motrice ; les uns voient encore dans le nerf vague le seul nerf moteur de l'œsophage ; d'autres lui adjoignent le laryngé supérieur et le récurrent ; d'autres encore la branche interne du spinal et même le facial ; d'autres enfin, le grand sympathique. — Les recherches les plus récentes semblent prouver que le pneumo-gastrique et le sympathique président seuls à l'innervation motrice de l'œsophage. Von Openchowsky aurait isolé dans le pneumo-gastrique les filets destinés à l'œsophage, auxquels il assignerait comme centre le corps strié et les tubercules quadrijumeaux. Tous ces filets se résolvent en plexus dans la musculature œsophagienne, et sur le trajet de ces plexus on trouve, surtout au voisinage du cardia, de nombreux amas de cellules ganglionnaires.

Considérations physiologiques. — L'examen endoscopique de l'œsophage et les expériences récentes des physiologistes ont montré qu'il existe au niveau de cette partie du tube digestif deux sortes de mouvements : 1° des mouvements communiqués, 2° des mouvements propres.

1° Les mouvements communiqués sont dus : *a*) à l'action de la respiration ; *b*) à l'action du cœur et des gros vaisseaux du thorax.

a) Les mouvements de l'œsophage en rapport avec la respiration, très visibles à l'œsophagoscope, sont caractérisés par l'écartement des parois pendant l'inspiration, et par leur rapprochement pendant l'expiration. C'est toujours en recommandant à un malade de faire une grande inspiration qu'on pourra le plus facilement et le plus sûrement saisir un corps étranger dont on aperçoit le bord supérieur au bout du tube œsophagoscopique.

b) Les mouvements de l'œsophage en rapport avec le cœur et les gros vaisseaux ne commencent qu'au niveau de la bifurcation de la trachée. Ils ont leur maximum dans la partie inférieure du segment thoracique de l'œsophage, en contact par sa paroi antérieure avec le péricarde et le cœur. Ces mouvements occupent la paroi latérale

---

1. BEITZKE, Ueber den Weg der Tuberkelbacillen von der Mund-Rachenhöhle zu den Lungen, etc., *Wirchow's Archiv.* Band 184. Heft 1, p. 1.

gauche du conduit, au niveau de la bifurcation de la trachée; ils sont dus à la propagation des battements de l'aorte. Plus bas, ils occupent la paroi antérieure de l'œsophage; ils sont dus à la propagation des mouvements du cœur. L'extrémité du tube œsophagoscopique conduite à ce niveau est animée d'oscillations courtes, synchrones avec les battements du pouls.

2° Les mouvements propres, ou mouvements péristaltiques, ne sont que rarement vus à l'œsophagoscope. Il arrive qu'un mouvement de déglutition ou un effort de vomissement amène l'apparition d'une onde longitudinale. L'excitation de la muqueuse par un petit tampon de coton provoque parfois une telle contraction de la musculature œsophagienne que les parois se rapprochent l'une de l'autre au-devant du tube œsophagoscopique, et cachent momentanément le petit tampon qu'on ne peut retirer qu'après la cessation du mouvement.

Le mécanisme et les conditions d'apparition de la péristaltique œsophagienne, c'est-à-dire en somme le mécanisme de la déglutition œsophagienne, ont été récemment bien élucidés.

Nous avons dit que l'orifice supérieur de l'œsophage est normalement fermé, que la portion thoracique du conduit est au contraire largement béante, et que son orifice inférieur est, comme le supérieur, normalement fermé. La fermeture de l'orifice supérieur est due à la disposition anatomique de la bouche de l'œsophage. La béance de l'œsophage thoracique est due à l'action aspiratrice de la pression intra-pulmonaire positive sur les parois du conduit, à l'intérieur duquel règne, à l'état de repos, une pression négative. La fermeture du cardia, elle, est due à la fois à des causes d'ordre anatomique et d'ordre physiologique. La fermeture anatomique est due à la disposition valvulaire que crée l'implantation oblique de l'œsophage dans l'estomac (incisura cardiaca de His), disposition valvulaire augmentée par la pression positive qui règne dans l'estomac (6 à 8 cm. d'eau, d'après Kelling), et qui applique le bord gauche de la grosse tubérosité sur l'extrémité inférieure de l'œsophage. La fermeture physiologique est due à la tonicité des fibres musculaires circulaires du cardia, auxquelles s'ajoutent les fibres de renfort émanées du diaphragme, au niveau de l'hiatus œsophagien. Cette action tonique est sous la dépendance de certains filets du pneumogastrique (Claude Bernard, Goltz, Schiff, Chauveau, etc.). Kronecker, v. Openschowsky ont même pu isoler dans ce nerf un groupe de filets dont l'excitation augmente la contraction tonique du cardia, et un autre groupe dont l'excitation diminue cette contraction tonique. Ces derniers (filets dilatateurs) semblent se détacher du pneumogastrique cervical, et arriver au cardia en suivant les tuniques œsophagiennes, ainsi que le prouve la section du X au cou, qui a pour conséquence une augmentation du tonus cardiaque. Les premiers (filets constricteurs) semblent émaner du pneumogastrique thoracique, non loin du cardia, ainsi que le prouve la section de ce nerf immédiatement au-dessus du diaphragme,' qui a pour conséquence une diminution du tonus cardiaque. Cette fermeture physiologique du cardia au repos cède sous l'influence d'une action réflexe dont le point de départ est la muqueuse œsophagienne au niveau de son tiers moyen. Les expériences de Sauerbruch montrent en effet que lorsqu'un bol alimentaire, l'extrémité d'une sonde ou d'un œsophagoscope est arrivé au contact de la muqueuse du conduit sous-jacente à la bifurcation bronchique, la tonicité du cardia cède, et l'estomac s'ouvre largement.

Grâce à ces données, on comprend facilement le mécanisme physiologique du temps œsophagien de la déglutition. Ce mécanisme n'est pas absolument identique pour la déglutition des liquides et pour celle des solides. Lorsque la brusque contraction des constricteurs pharyngiens a poussé dans l'œsophage un bol liquide, celui-ci tombe brusquement, par le seul fait de la pesanteur, jusqu'au cardia ouvert par voie réflexe, et jusque dans l'estomac. Le bol solide, au contraire, ne chemine que plus lentement, poussé vers le bas par la péristaltique œsophagienne mise en jeu par voie réflexe, mais franchit, comme le bol liquide, le cardia ouvert par la mise en jeu du réflexe dilatateur. Ce réflexe dilatateur peut d'ailleurs faire défaut, lorsqu'une excitation violente de la muqueuse œsophagienne (liquides trop chauds, caustiques) amène, au contraire, une contracture du cardia par irritation des filets constricteurs.

L. Sencert.

CHAPITRE II

MODES D'EXPLORATION DE L'ŒSOPHAGE (¹)

La situation profonde de l'œsophage le soustrait le plus généralement à l'exploration directe par la vue et par le toucher. Aussi a-t-on
recours, pour en étudier les modifications pathologiques, à deux
grandes méthodes principales, que l'on pourrait appeler : l'inspection
et la palpation *médiates* de l'œsophage, je veux dire *l'œsophagoscopie*
et le *cathétérisme*.

Cependant, d'une part, le peu de distance qui sépare l'orifice supérieur de l'œsophage de la bouche chez l'enfant, d'autre part, la possibilité de sentir par le palper du cou certaines modifications pathologiques survenues au niveau de la portion cervicale de ce conduit,
font que l'œsophage n'échappe pas complètement, malgré sa situation
profonde, aux procédés d'exploration clinique ordinaires. Enfin, les
progrès réalisés par la radioscopie et la radiographie permettent
maintenant d'utiliser les rayons X pour le diagnostic, non seulement
des corps étrangers de l'œsophage, mais d'une foule d'autres affections de ce conduit. Nous devons donc passer en revue :

1º La palpation, la percussion et l'auscultation de l'œsophage ;

2º Le cathétérisme ;

3º L'œsophagoscopie ;

4º L'exploration par les rayons de Rœntgen.

Nous laisserons de côté, dans ce chapitre de généralités, l'explo-

. 1. BARETY, De l'auscultation des bruits œsophagiens pendant la déglutition,
Rev. de médecine, 1884, t. IV, p. 652. — BEVAN, Œsophagoscope, *Lancet*, 1868, I,
p. 470 et 516. — EBSTEIN, Ueber Œsophagoskopie und ihre therapeutische Ver-
wendbarkeit, *Wiener klin. Wochsch.*, 1898. p. 119. — VON EICKEN, Die klinische
Verwertung der direkten Untersuchungs-methoden der Luftwege und der oberen
Speisewege, *Archiv. für Laryngologie*, 1904, Bd. XV, Heft 3. — GLÜCKSMANN, De-
monstration eines neuen Œsophagoskops, *Berl. klin. Wochsch*, 1896, p.259. *Id.* :
Ziele, Fortschritte und Bedeutung der Œsophagoskopie, *Berl. klin. Wochsch.*,
1904, nº 25.— GOTTSTEIN,Technik und Klinik der Œsophagoskopie, *Mitteil. aus dem
Grenzgebiet der Med. und Chir.*, 1900, Bd VI et VIII. —GUISEZ, De l'œsophagoscopie.
Ann. des mal.de l'oreille. du nez, etc.,1905, XXXI, p. 250, 1906, XXXII. *Id.* : *Presse
médicale.* 1905, etc. *Traité des maladies de l'œsophage*, Paris, Baillère, 1911. —
VON HACKER, *Handbuch der praktischen Chirurgie von von Bergmann, Bruns und
Mikulicz*, t. II, p. 405. *Id.* : Die Œsophagoskopie und ihre klinische Bedeutung, *Beitr.
zur klin. Chir.* 1898, Bd XX, p. 144. *Id.* : Ueber die Teknik der Œsophagoskopie,
Wien. klin. Wochsch, 1896, p. 91 et 110. — HAMBURGER, *Klinik der Œsophagus
krankheiten*, Erlangen, 1871. — HARTMANN, *Article* Œsophage in *Traité de Chir.*

ration digitale de l'œsophage après œsophagotomie cervicale ou gastrotomie, nous réservant de signaler ces faits aux différents chapitres des affections de l'œsophage.

I. — PALPATION, PERCUSSION ET AUSCULTATION
DE L'ŒSOPHAGE

La *palpation* de l'œsophage peut être effectuée soit par le toucher intra-buccal, soit par le palper du cou.

L'orifice supérieur de l'œsophage étant, en moyenne, distant de 15 centimètres des arcades dentaires, échappe, chez l'adulte, au doigt introduit par la bouche. Ce n'est qu'exceptionnellement qu'on peut arriver à sentir, de la pulpe de l'index, un corps étranger arrêté immédiatement au-dessous du chaton cricoïdien. Il n'en est pas de même chez l'enfant, où la petitesse des parties permet au doigt d'atteindre l'orifice supérieur de l'œsophage. Les exemples sont nombreux de corps étrangers sentis avec le doigt au niveau du rétrécissement cricoïdien et extraits à l'aide d'une pince conduite sur ce doigt. On en trouve des exemples récents dans la thèse de von Eicken.

Chez l'adulte, et plus encore chez l'enfant, la palpation du cou peut permettre de sentir un corps étranger arrêté dans la portion cervicale de l'œsophage. En provoquant des mouvements de déglutition, qui entraînent une ascension du conduit, on arrive à explorer les 6 ou 7 centimètres supérieurs du conduit œsophagien. Un corps étranger, un diverticule, exceptionnellement une tumeur de l'œsophage, peuvent être ainsi décelés.

La *percussion* semble avoir donné à Ziemssen, à Rosenheim et à d'autres, des renseignements intéressants dans des cas de diverticules, de dilatations et de tumeurs de l'œsophage. Un diverticule de l'œsophage cervical donne, dans la région latérale du cou, une zone

de Duplay et Reclus. t. V, p. 74. Kelling, Zur Œsophagoskopie u. Gastroskopie, *Archiv für Verdauungskrankheiten*, 1896, t. II, p. 321. *Id.* : Mitteil. zur Benützung des Œsophagoskops, *Allgem. med. Zentralzeitung*, 1896, p. 73. *Id.* : Endoskopie für Speiseröhre und Magen. Ein gegliedertes Œsophagoskop, *Münchner med. Woch.*, 1897, p. 954, etc. — Kilian, Zur Geschichte der Œsophago-und Gastroskopie. *Deutsche Zeitsch. f. Chir.*, 1901, Bd. 58, p. 449. *Id.* : *Annales des mal. du nez, de l'oreille, etc.*, 1902, XXVII, p. 193. — Kirstein, Ueber Œsophagoskopie, *Berl. klin. Wochsch.*, 1898, p. 594. — Kölliker, Zur Tecknik der Œsophagoskopie, *Congrès all. de Chir.*, 1906. — Kussmaul, Magenspiegelung, *Bericht der Naturforscher-Gesellschaft zu Freiburg*, 21 juillet 1868. — Mikulicz, Ueber Gastroskopie und Œsophagoskopie *Centrbl. für. Chir.*, 1881, p. 673. *Id.* : XI° Congrès all. de Chir., 1882, *Centrbl. für Chir.*, 1882, p. 50. *Id.* : *Wiener med. Presse*, 1881, p. 1405, 1457, 1475, 1505, 1557. — Morell Mackenzie, A manual of diseases of the throat and nose. London, 1884, t. IV. — Moure, *Gaz. hebd. des sciences méd. de Bordeaux*, 26 mars 1904, etc. — Rosenbaum, *Fremdkörper im Œsophagus und ihre Entfernung*, Inaug. Diss. Breslau, 1905. — Rosenheim, *Pathol. u. Therapie der Krankheiten der Speiseröhre und des Magens*, 1896. *Id.* : Beitr. zur Œsophagoskopie, de sonorité lorsqu'il est rempli d'air et une zone de matité correspondante lorsqu'il est rempli d'eau ou de matières alimentaires. Chez un malade atteint de diverticule ou d'ectasie de l'œsophage thoracique, la percussion pratiquée à jeun ou après ingestion de liquide montrerait l'existence de zones thoraciques inégalement sonores. C'est en arrière et à gauche, tout contre le rachis, entre la 7e et la 9e côtes que, d'après Rosenheim, on distinguerait le mieux, après ingestion de liquides, cette zone de matité tranchant sur la sonorité pulmonaire.

L'*auscultation* de l'œsophage est directe ou indirecte. L'auscultation directe, préconisée en Allemagne par Hamburger, étudiée par Morell-Mackenzie, Sainte-Marie, Baréty, donnerait d'intéressants renseignements pour le diagnostic des rétrécissements, dilatations, spasmes de l'œsophage.... Pour ausculter l'œsophage, le clinicien, placé à la gauche du malade, appuie le stéthoscope immédiatement à gauche du rachis, le long d'une ligne verticale qui va de la 1re jusqu'à la 8e vertèbre dorsale; à l'état normal on entend, au moment de la déglutition, un bruit très net (Durchpressgeräuch, Meltzer) produit par la projection, contre le cardia fermé, de l'air normalement contenu dans l'œsophage. Le bruit physiologique produit au moment de la déglutition des liquides peut être modifié dans sa durée, dans son intensité, dans sa tonalité, et ces modifications sont en rapport avec des altérations déterminées de la contractilité du muscle œsophagien, de sa tonicité, du calibre du conduit.

L'auscultation indirecte de Duplay, bien décrite par Sainte-Marie, n'est guère applicable qu'à la recherche des corps étrangers, et encore, à la recherche des corps étrangers de consistance solide. Elle se pratique à l'aide d'un instrument qui se compose d'une olive en argent, vissée à une tige métallique très flexible. A cette tige est ajouté un tambour à renforcement en cuivre, lequel transmet les sons à l'oreille par l'intermédiaire d'un tuyau de caoutchouc, muni d'un embout d'ivoire. Le chirurgien pousse la sonde dans l'œsophage, introduit l'embout d'ivoire dans son oreille; et, dès que, au cours de son exploration, l'olive d'argent vient heurter un corps étranger, le son est aussitôt transmis à l'oreille. La tige graduée renseigne en même temps sur la position exacte du corps étranger.

Deutsch. med. Woschr., 1895, p. 856. *Id.* : Ueber Œsophagoskopie, *Berl. klin. Wochschr.* 1895, p. 247. *Id., Id.* : *Deutsch. med. Wochs.*, 1896, p. 740. *Id.* : *Deutsch. med. Wochs.* 1896, p. 688. — SAINTE-MARIE, Les différ. modes d'explor. de l'œsophage, *Thèse de Paris*, 1875. — SENCERT, Corps étrangers de l'œsophage et œsophagoscopie, *Rev. médic. de l'Est*, 26 juillet, 1905, *Presse méd.*, septembre 1906, Soc. de méd. de Nancy, 1904, 1905, 1906, passim. *Province méd.*, 1905, *Presse méd.*, 1906, *Rev. hebd. de laryng., otologie et rhinologie*, 1906, *Rev. de Chir.*, 1907, *Bull. méd.*, 1907. — STARCK, *Die direkte Besichtigung der Speiseröhre* (Œsophagoskopie) Würzbourg, 1905. — WALDENBURG, Œsophagoskopie, eine neue Untersuchungsmethode, *Berl. klin. Wochschr.*, 1870. — VOLTOLINI, *Deutsche Klinik*, 1860, p. 595. — ZENKER ET ZIEMSSEN, *Handb. der spez. Pathol. und Therapie. Krankheiten des Œsophagus*, 1877.

Palpation, percussion et auscultation de l'œsophage sont des méthodes de plus en plus rarement utilisées en pratique, en dehors, bien entendu, de cas cliniques spéciaux (diverticules), parce que les renseignements qu'elles fournissent sont vagues et incertains, et parce que nous possédons actuellement des méthodes infiniment plus précises et plus générales.

2. — CATHÉTÉRISME

Le cathétérisme de l'œsophage constitue une véritable palpation médiate de cet organe. C'est une opération des plus simples, si bien que l'intérêt que peut offrir son étude réside bien moins dans sa technique que dans l'étude des cas pathologiques qui peuvent bénéficier de son emploi. Ses indications, ses résultats, ses dangers, seront envisagés à propos de chaque groupe d'affections en particulier. Nous nous contenterons ici d'énoncer les quelques propositions que doit connaître quiconque prend en main un cathéter œsophagien.

Le cathétérisme œsophagien peut se pratiquer avec différents instruments : un des plus employés est l'*explorateur à boules*, tige pleine sur l'extrémité de laquelle peuvent se visser une série de boules d'ivoire de diamètre variable. La tige est en argent ou en baleine ; elle doit avoir une certaine rigidité pour ne pas se replier sur elle-même, devant l'orifice supérieur de l'œsophage ou devant un obstacle situé à l'intérieur du conduit ; elle doit avoir une certaine flexibilité, qui lui permette de s'insinuer dans l'œsophage en épousant ses courbures normales. La tige en argent nous paraît bien préférable à toutes les autres (fig. 12).

Un instrument très employé aussi est la *sonde pleine de Bouchard*, en gomme (fig. 13) ; sa faible flexibilité, le peu de netteté des sensations que donne le contact de son extrémité avec un obstacle œsophagien nous font préférer de beaucoup l'explorateur à boules. Nous n'employons guère non plus les sondes en caoutchouc rouge rendues rigides au moyen de mandrins de laiton ou de plomb, ces mandrins pouvant perforer la sonde et la paroi œsophagienne.

Avant de pratiquer le cathétérisme de l'œsophage, on doit examiner soigneusement le malade à l'aide des procédés cliniques ordinaires, s'assurer qu'il n'existe pas d'anévrisme de l'aorte ou de la sous-clavière qui aurait pu altérer les parois de l'œsophage et préparer une perforation dont le cathétérisme serait rendu responsable, et faire enlever les pièces dentaires qui pourraient être détachées par la sonde et glisser dans l'œsophage.

Le malade est assis en face du jour, la tête droite ou légèrement penchée en avant, et non en arrière comme on le répète trop souvent. Cette inclinaison de la tête en avant entr'ouvre en effet l'orifice supérieur de l'œsophage, et c'est pour cela que chez les individus atteints de cyphose de la colonne cervicale, le cathétérisme est généralement plus facile que chez les individus normaux (von Hacker). Il est inutile, en général, d'insensibiliser à la cocaïne l'arrière-gorge et l'orifice supérieur de l'œsophage. Pendant que l'index de la main gauche, introduit profondément dans la bouche, presse doucement la base de la langue en avant et en bas, la main droite conduit la boule de l'explorateur, préalablement vaselinée ou huilée, par-dessus la langue, jusqu'à la paroi postérieure du pharynx. Faites glisser l'olive vers le bas, lentement, sans brusquerie, en recommandant au malade de respirer profondément, et, après avoir éprouvé, au niveau du constricteur inférieur du pharynx, une légère résistance, qu'une pression douce et soutenue vaincra facilement, vous pénétrerez dans l'œsophage. A partir de ce moment, s'il n'y a pas d'obstacle œsophagien, l'olive glisse facilement, tombe pour ainsi dire dans l'œsophage thoracique, jusqu'au cardia.

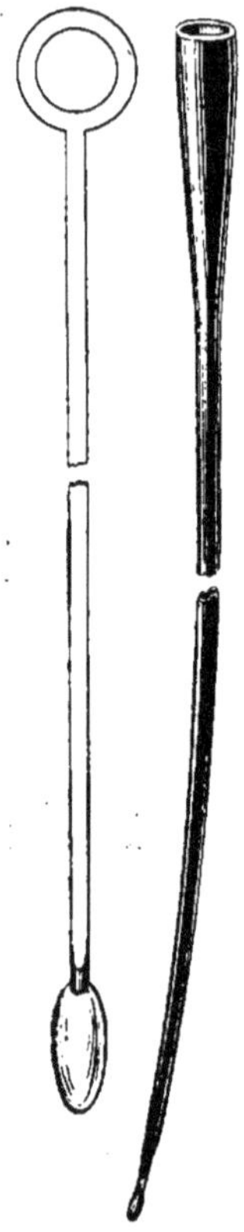

•Fig. 12 et 13. — Explorateur à boules. — Sonde œsophagienne de Bouchard.

Le seul accident possible du cathétérisme œsophagien, abstraction faite des accidents qui peuvent tenir aux lésions œsophagiennes préexistantes, est l'introduction de la sonde dans les voies aériennes. En réalité, cet accident ne saurait se produire si le patient a la tête inclinée en avant. L'inclinaison de la tête en arrière, qui appuie le cartilage cricoïde contre la colonne vertébrale, y prédispose au contraire étrangement. Un rétrécissement de l'orifice supérieur de l'œsophage, l'absence de l'épiglotte, les anesthésies laryngées favorisent aussi la production de ce rare accident. Des accès de toux et de suffocation marquent en général la pénétration de la sonde à travers la glotte. Il peut n'en être pas ainsi, et Hartmann rappelle l'histoire d'un malade maintes fois cathétérisé et chez qui, chaque fois, la sonde pénétrait dans le larynx pour s'arrêter régulièrement sur l'éperon trachéal. L'absence complète de réaction trachéale avait fait croire que la sonde entrait dans l'œsophage et porter le diagnostic de rétrécissement infranchissable de ce conduit. Si, dans un cas analogue, on avait des doutes sur la situation de la sonde, on demanderait au malade de parler, ou bien on verserait dans la sonde quelques gouttes d'eau. Si le malade peut parler ou si l'eau versée n'amène pas d'accès de suffocation ou de toux convulsive, la sonde est bien dans l'œsophage.

Le cathétérisme de l'œsophage peut aussi être pratiqué en introduisant la sonde par les fosses nasales (cathétérisme thérapeutique).

Dans ce cas, on pousse par une des narines la sonde préalablement huilée, et, à l'aide de l'index gauche introduit dans la bouche, on dirige son extrémité en arrière dans le pharynx, jusqu'à l'orifice supérieur de l'œsophage. Ce mode de cathétérisme n'est guère utilisé que comme moyen thérapeutique et se pratique surtout avec des sondes molles en caoutchouc rouge. Lorsqu'on l'emploie pour alimenter des individus dans le coma (hémorragie cérébrale, etc.), on doit redoubler d'attention pour ne pas pénétrer dans les voies aériennes.

5. — ŒSOPHAGOSCOPIE

L'œsophagoscopie est une méthode d'exploration qui prend de jour en jour plus de place dans la chirurgie de l'œsophage; les merveilleux résultats qu'elle donne dans le diagnostic et la thérapeutique des affections de cet organe nous commandent d'en exposer minutieusement la *technique* et les *indications*.

Si Bozzini semble avoir le premier songé à la possibilité de l'examen endoscopique de l'œsophage, Voltolini le premier fit construire en 1860 un instrument destiné à pratiquer cet examen; à l'aide d'une pince à longues branches, cet auteur tentait d'entr'ouvrir l'orifice supérieur de l'œsophage, qu'il examinait alors à l'aide du laryngoscope. Semeleder et Störck ([1]), Bevan, Waldenburg, Mackenzie poursuivirent sans succès les mêmes tentatives.

C'est Kussmaul qui, le premier, en 1868, songea à introduire dans l'œsophage un tube creux à travers lequel il examinerait la lumière du conduit. Il se servit pour cet examen de l'endoscope urétral que Désormaux avait présenté en 1865 à l'Académie de Médecine de Paris. A l'endoscope de Désormaux qui ne mesurait que 24 centimètres de longueur, Kussmaul substitua, après des expériences sur un avaleur de sabre de passage à Fribourg, des tubes de 47 centimètres de longueur qu'il introduisit facilement jusqu'au cardia. Kussmaul ne publia pas ses résultats; et c'est Leiter, constructeur viennois, qui, en mai 1880, rapporta d'un voyage à Fribourg l'idée de l'œsophagoscopie rectiligne. Mickulicz se fit alors l'ardent propagateur de la méthode, et commença en novembre 1880 la longue série de ses travaux sur ce sujet.

A partir de cette époque l'œsophagoscopie fit de rapides progrès; les travaux de von Hacker, Rosenheim, Kelling, Ebstein, Gottstein, vulgarisèrent la méthode et la perfectionnèrent. Introduite en France par Moure, Guisez et Sencert, elle y fit de jour en jour plus d'adeptes. Elle est devenue la clef de toute la pathologie de l'œsophage, et nul n'a plus le droit de l'ignorer.

---

1. SEMELEDER ET STÖRCK, *Wien. med. Woch.*, 1881, n° 4.

Instrumentation. — Un œsophagoscope se compose essentiellement de deux parties : un tube que l'on introduit dans l'œsophage,

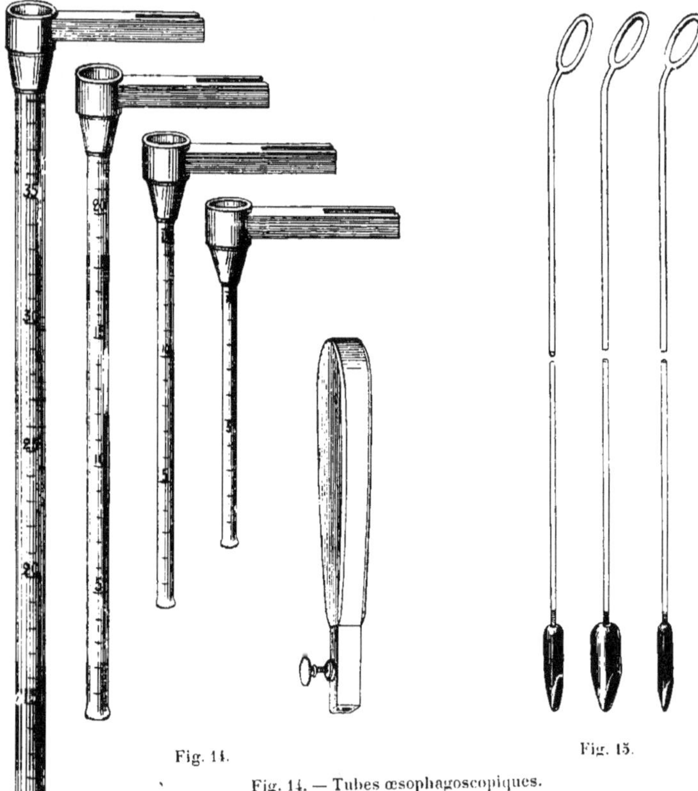

Fig. 14.

Fig. 15.

Fig. 14. — Tubes œsophagoscopiques.
Fig. 15. — Mandrins.

une source de lumière disposée de façon à éclairer l'intérieur de ce tube.

a) **Tubes endoscopiques.** — On peut se servir de tubes endoscopiques de deux sortes : des tubes flexibles, et des tubes rigides.

Les tubes flexibles ne sont pour ainsi dire pas employés. Reprenant les essais déjà anciens de Mackenzie et de Stoerck, Kelling se sert actuellement d'un tube divisé en plusieurs segments de 17 millimètres de longueur et de 15 millimètres de diamètre. Un fil fixé au manche de l'appareil réunit les différents segments entre eux ; la tension du fil, après introduction des tubes dans l'œsophage, amène les différents segments dans le prolongement l'un de l'autre.

Les tubes rigides sont au contraire à peu près seuls employés actuellement. L'œsophagoscope de Mickulicz, dont tous les autres dérivent, est constitué par un tube métallique, droit et rigide, dont la paroi interne est noircie; la paroi externe est graduée en centimètres à partir de l'extrémité inférieure, et cette graduation permet de lire à chaque instant la distance qui sépare l'extrémité du tube des arcades dentaires. Cette extrémité est taillée en biseau, les bords étant légèrement retournés en dedans. Nous nous servons, comme Rosenheim, von Hacker, de tubes coupés perpendiculairement à leur grand axe et dont l'intérieur n'est pas noirci (fig. 14).

On se sert pour les adultes de tubes de longueur variable : 26, 56 et 46 centimètres (Mickulicz); 19, 30, 40 et 45 centimètres (von Hacker). Leur diamètre varie pour l'adulte de 10 à 15 millimètres; nous nous servons de tubes de 12 millimètres de diamètre intérieur. Pour les enfants, on se sert de tubes qui ne doivent pas dépasser 8 millimètres pour les enfants jusqu'à 6 ans, et 10 millimètres pour les enfants de 6 à 15 ans.

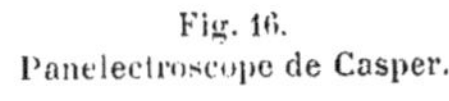

Fig. 16.
Panélectroscope de Casper.

La plupart des chirurgiens se servent d'un mandrin pour introduire l'œsophagoscope. Ce mandrin se compose d'une tige métallique à l'extrémité de laquelle se trouve un bout de caoutchouc durci, taillé en biseau, et dépassant la lumière du tube de 3 centimètres environ (fig. 15). Rosenheim se sert d'une bougie souple dépassant le tube de plusieurs centimètres. L'emploi du mandrin est inutile. Nous préférons introduire le tube en voyant clair à son extrémité, et en nous dirigeant à l'aide du faisceau lumineux projeté. Dans plus de 400 œsophagoscopies, nous avons ainsi opéré avec succès. L'instrument que Kölliker a présenté au Congrès des Chirurgiens allemands, en 1906, admet un mandrin intérieur, mais petit, et conduit sous le contrôle de l'œil. Cela nous paraît une inutile complication.

b) **Eclairage.** — L'appareil d'éclairage employé par Mickulicz est le panélectroscope de Leiter; actuellement on se sert du panélectroscope de Casper, du photophore de Kirstein, de l'éclaireur de Guisez, ou plus simplement encore du miroir de Clar ordinaire.

Le panélectroscope de Casper est constitué par un manche métallique, s'articulant à angle droit avec les tubes endoscopiques, et renfermant à sa partie supérieure une lampe électrique de 4 ou 6 volts, et un réflecteur, formé par un prisme rectangulaire. Le manche de Casper est fixé de telle sorte que son bord supérieur corresponde au grand diamètre horizontal du tube (fig. 16). Cet appareil obstruant ainsi la moitié inférieure de l'extrémité du tube diminue le champ de la vision et gêne les manœuvres endoscopiques. C'est un bon appareil de démonstration, un mauvais appareil d'observation. Le photophore de Kirstein est constitué par une lampe de 4, 8 ou 16 volts dont les rayons, recueillis et concentrés par une lentille, sont réfléchis par un miroir plan incliné à 45°, et dirigés dans l'axe du tube endoscopique. Ce miroir est perforé au centre, ce qui permet à l'observateur de faire coïncider son axe visuel avec l'axe du système optique. Cet appareil, suspendu à un bandeau frontal, se place devant l'œil de l'observateur (fig. 17).

L'éclaireur de Guisez, se compose de trois petites ampoules de 8 volts, fixées au devant d'une plaque métallique arrondie dont le centre est percé d'un trou destiné à la vision (fig. 18). Ces deux derniers

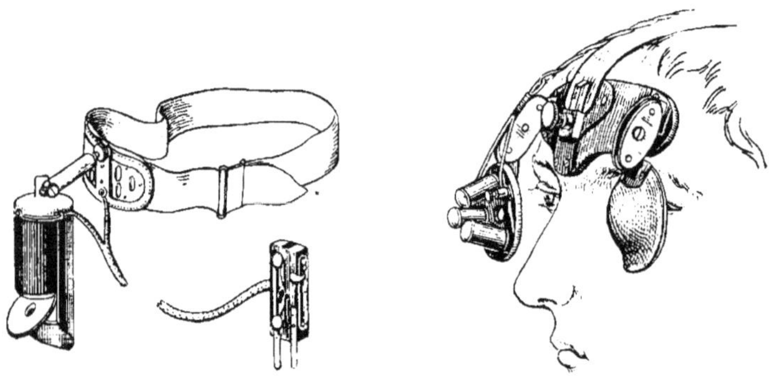

Fig. 17.   Fig. 18.

Fig. 17. — Photophore de Kirstein.
Fig. 18. — Éclaireur de Guisez. (D'après Guisez.)

appareils sont bons. Nous nous servons ordinairement du photophore de Kirstein ou du simple miroir de Clar (¹).

Le reste de l'arsenal œsophagoscopique se compose de pinces porte-tampons, d'une pompe aspirante destinée à vider l'œsophage des mucosités qu'il peut contenir, d'une petite cuillère tranchante destinée à pratiquer des biopsies, et des instruments extracteurs pour les corps étrangers, pinces et crochets montés sur un manche universel (fig. 19).

Technique de l'œsophagoscopie. — A) **Préparation du malade.** — Il est bon que le malade soit à jeun. On lui recommandera donc de ne pas manger le matin de l'examen, s'il s'agit d'un examen non urgent. On a dit (Gottstein) qu'il fallait, dans le cas contraire, vider l'estomac à l'aide du tube de Faucher. Cela est une faute. S'il s'agit d'une opération d'urgence, comme l'extraction d'un corps étranger, vider l'estomac est difficile et dangereux; s'il s'agit d'un simple examen, il vaut mieux le remettre que d'introduire un tube de Faucher

1. Les œsophagoscopes à lumière interne, analogues aux cystoscopes, sont abandonnés, sauf par Max Einhorn de New-York, *New-York med. Journal*, 1897.

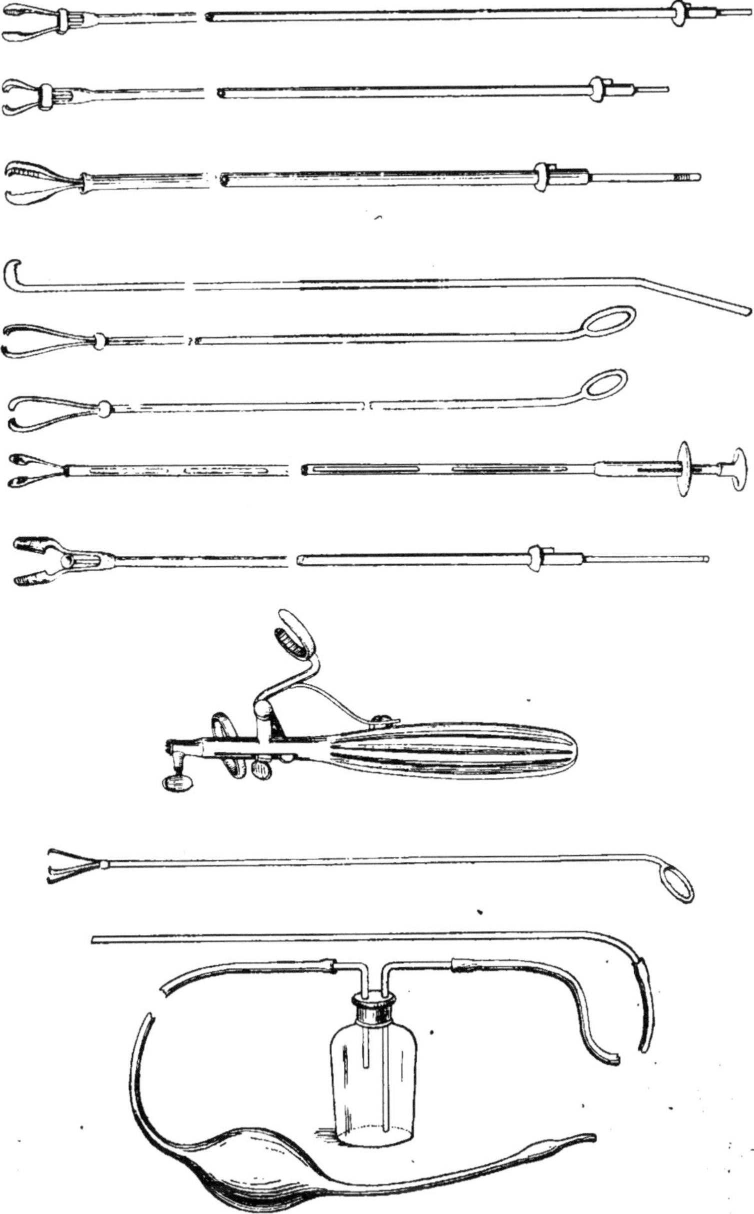

Fig. 19. — Porte-tampons, pince à biopsie, pinces extractrices, crochets,
manche universel, pompe à mucus.

dans un œsophage atteint d'une lésion dont on ne connaît pas la
nature.

On débarrassera le malade de tous les vêtements qui pourraient le
gêner, ceinture, col, cravate, etc.; on lui fera enlever son dentier,
s'il y a lieu.

On lui recommandera de respirer tranquillement pendant tout

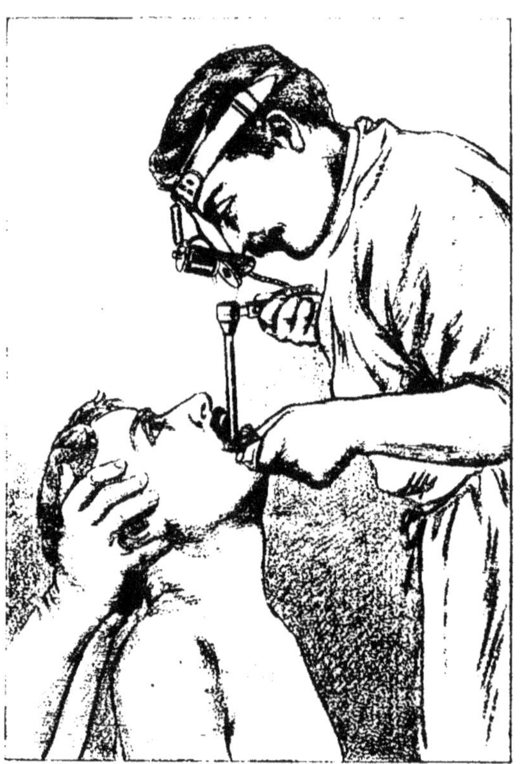

Fig. 20. — Œsophagoscopie en position assise.

l'examen, de ne pas parler et de ne pas bouger. On conviendra avec
lui d'un signe, tel que lever le bras gauche, qui fera comprendre au
chirurgien que le malade souffre et qu'il désire voir arrêter l'examen.

On préparera le malade à l'introduction du tube par l'anesthésie
générale s'il s'agit d'un enfant, par l'anesthésie locale s'il s'agit d'un
adulte.

L'anesthésie chloroformique, nécessaire chez l'enfant, doit être
profonde, ce qui est assez difficile à maintenir à cause de l'ouverture
large de la bouche. Il ne faut pas s'alarmer si, au moment où le tube

franchit l'obstacle cricoïdien, il y a un arrêt momentané de la respiration. Elle se rétablit d'elle-même un instant après.

L'anesthésie locale suffit dans l'immense majorité des cas chez l'adulte. Nous employions primitivement une solution de cocaïne au 1/10, puis au 1/20 ; la solution à 1/100 nous suffit actuellement dans presque tous les cas. A l'aide d'un tampon imbibé de cette solution, on badigeonne soigneusement le voile du palais, la base de la langue, l'épiglotte, la paroi postérieure du pharynx, l'orifice supérieur de l'œsophage. Nous nous contentons aujourd'hui de porter le tampon

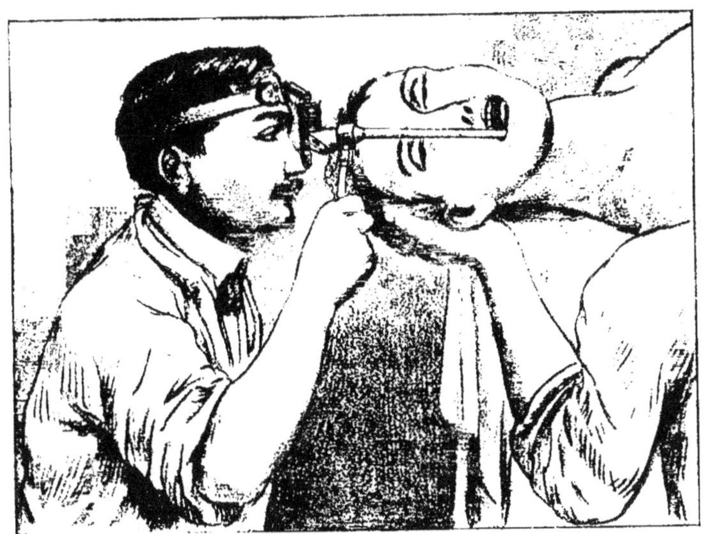

Fig. 21. — Œsophagoscopie dans le décubitus latéral.

cocaïné à l'entrée de l'œsophage et de le pousser aussi loin que possible dans l'intérieur du conduit.

B) **Manuel opératoire.** — On peut pratiquer l'œsophagoscopie le malade étant assis, couché sur le côté ou couché sur le dos.

La position assise est de plus en plus abandonnée ; elle est incommode pour le chirurgien, pénible et bientôt insupportable pour le patient, dont la salive vient s'accumuler au-dessus de l'orifice supérieure du larynx et produire une angoisse respiratoire qui triomphe vite de sa bonne volonté (fig. 20).

Le décubitus latéral est la position recommandée par Mickulicz et Gottstein. Le malade est couché sur le côté droit, la tête, soutenue par un aide, inclinée en arrière, le visage légèrement tourné vers le sol (fig. 21). Dans cette position la salive s'écoule facilement à l'extérieur. Cette position est cependant assez mal supportée par les malades.

Le décubitus dorsal, recommandé par Von Hacker et Rosenheim, est la position à laquelle nous nous sommes arrêtés. Le malade est étendu sur le dos, la tête pendante, soutenue par un aide qui lui donne l'inclinaison nécessaire. Il ne faut pas exagérer ce redressement de la tête pour ne pas trop faire saillir en avant la colonne cervicale (fig. 22).

L'opérateur, muni d'un des appareils d'éclairage signalés plus haut, se place derrière la tête du patient, dont la bouche est largement

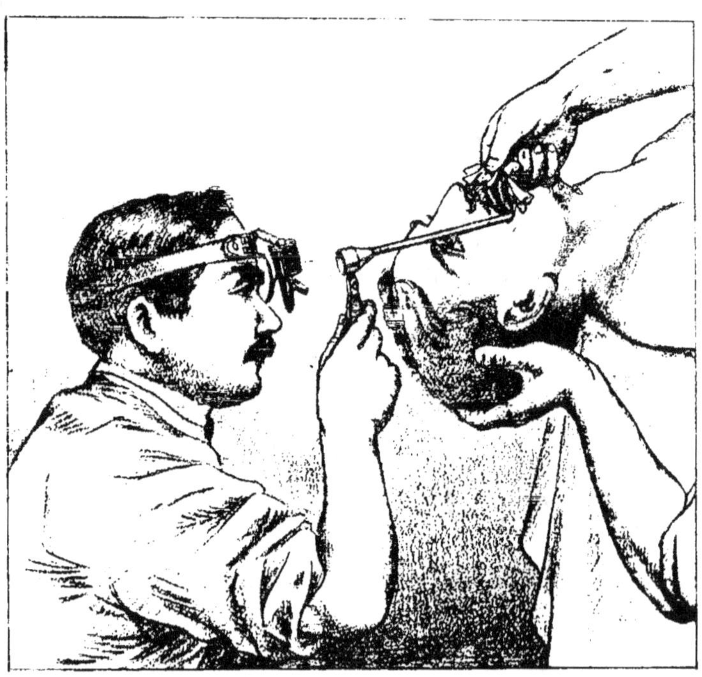

Fig. 22. — OEsophagoscopie dans le décubitus dorsal.

ouverte. Il saisit de la main droite le manche du tube œsophagoscopique dûment enduit d'huile de vaseline stérilisée, porte l'extrémité du tube dans la bouche, pendant que de la main gauche il soulève la base de la langue. Le tube est placé d'emblée horizontalement, éclairé par l'appareil d'éclairage frontal. Il ne doit plus avancer désormais que sous le contrôle de l'œil. Si la saillie trop grande du maxillaire supérieur empêche d'abaisser le tube à l'horizontale, on profite, s'il y a lieu, de l'absence d'une dent, ou on place d'emblée le tube dans une des commissures labiales, la droite de préférence. Tout en regardant à travers le tube le chemin qu'on lui fait parcourir, on le pousse le long de la paroi latérale droite du pharynx jusqu'à l'orifice supérieur de l'œsophage. En glissant ainsi le long de la paroi pharyngienne, on passe facilement en arrière et à droite de l'épiglotte qu'on voit et qu'on évite. On ne rencontre de résistance qu'à l'orifice supérieur de l'œsophage. Au moment où l'extrémité du tube arrive à son niveau, ou bien on voit vers le centre même du champ œsophagoscopique l'image en rosette avec un orifice central fermé que nous avons décrit plus haut, ou bien on voit cet orifice en dehors, dans une partie excentrique, généralement en haut du champ visuel. Dans le premier cas, vous êtes bien dans l'axe de l'œsophage ; une pression douce et soutenue vaincra l'obstacle et vous pénétrerez dans l'œsophage. Dans le deuxième cas, vous appuyez contre la paroi antérieure du pharynx ; il faut alors faire relever légèrement la tête du patient par l'aide et abaisser l'extrémité externe du tube ; la lumière œsophagienne redevient centrale, et vous pénétrez facilement dans l'œsophage. A partir de ce moment, le tube descend sans difficulté jusque dans l'estomac, s'il n'y a pas d'obstacle dans l'œsophage et s'il est bien régulièrement dirigé. Le seul principe est de n'avancer qu'en voyant toujours le centre de la lumière œsophagienne au centre du champ de l'œsophagoscope, et en l'y replaçant par des déplacements légers de l'extrémité du tube, si on s'en était un instant écarté. Il n'y a pas d'autre loi à suivre. Celle-là est nécessaire et suffisante. Nous repoussons l'emploi des mandrins de toute nature comme inutiles et dangereux. L'œsophagoscopie est une véritable inspection médiate de l'œsophage. L'introduction du tube doit être faite sous le contrôle de l'œil. La plus grande douceur est naturellement de mise pendant toutes ces manœuvres. Plus de 400 œsophagoscopies pratiquées de cette manière ne nous ont donné que des succès.

L'extraction du tube ne mérite pas qu'on s'y arrête ; les soins consécutifs sont nuls. On peut alimenter le malade le jour même de l'opération.

Œsophagoscopie rétrograde. — Pour compléter l'étude de la technique œsophagoscopique, nous devons dire quelques mots de l'œsophagoscopie rétrograde. Ce mode d'exploration a été proposé par Glücksmann, en 1901. Nous l'avons étudié sur le cadavre et exécuté avec succès. On ne l'emploiera naturellement que quand l'œsophagoscopie ordinaire sera rendue impossible par un rétrécissement très serré de son extrémité supérieure, ou dangereuse par l'existence d'un diverticule œsophagien où s'engage le tube plus facilement que dans l'œsophage rétréci. Pour examiner l'extrémité inférieure d'un tel rétrécissement et en tenter, s'il y a lieu, le cathétérisme, on peut, par l'orifice d'une gastrostomie, conduire un tube œsophagoscopique à travers le cardia jusque dans l'œsophage. Ce mode d'exploration est possible, mais difficile, la disposition de la bouche stomacale se prêtant mal à la pénétration du tube endoscopique à travers le cardia et à son redressement nécessaire pour remonter dans l'œsophage.

Contre-indications et dangers de l'œsophagoscopie. — Chez
1 individu sur 4, d'après Kirstein, la forte saillie de la base de la
langue et le manque de dépressibilité de cet organe rendraient l'œsophagoscopie difficile, pour ne pas dire impossible. Le fait doit être
au contraire tout à fait rare. Sur plus de 400 individus examinés à
l'œsophagoscope, pas un ne nous a présenté cette grosse difficulté.

Le grand développement des dents et la saillie très prononcée de la
mâchoire supérieure peuvent rendre l'introduction du tube difficile ;
Von Hacker, Gottstein ont vu des cas de ce genre où l'œsophagoscopie était tout à fait impossible. Nous n'en avons pas rencontré
d'aussi prononcés, et nous pensons qu'en longeant la commissure
labiale droite, on pourra toujours tourner cet obstacle.

La saillie exagérée des corps vertébraux en avant au niveau du cou
peut dans certains cas rendre l'introduction du tube difficile, de
même que la rigidité de la colonne vertébrale qu'on rencontre parfois
chez les gens très âgés ; mais, sauf chez les vrais bossus, l'œsophagoscopie est toujours possible dans ces cas.

Y a-t-il des contre-indications à l'œsophagoscopie tenant à l'âge, à
l'état général du sujet, aux affections concomittantes ?

On trouve dans la thèse de Von Eicken 15 observations dans lesquelles les patients avaient tous dépassé 60 ans ; l'un d'eux avait
79 ans ; dans 1 cas de Rosenbaum, la malade avait 78 ans. Nous avons
œsophagoscopé sans difficulté une femme de 74 ans. Pas plus que
la vieillesse, le jeune âge ne constitue, par lui-même, une contre-
indication absolue. Les observations d'œsophagoscopie pratiquée
sur des enfants de 1 à 2 ans sont nombreuses. Nous avons retiré à
l'aide de l'œsophagoscope un anneau métallique de l'œsophage d'un
enfant *de 6 mois*.

Le nervosisme extrême peut rendre l'œsophagoscopie impossible
sans chloroforme. Gottstein fut arrêté par lui dans 5 cas. La seule
fois où nous n'ayons pu introduire l'endoscope et où nous ayons dû
nous arrêter a trait à une femme, extrêmement nerveuse, dont le
métier était cependant d'avaler des clous et du verre dans un music-
hall de Bordeaux.

Il est un certain nombre d'affections qui, si elles ne contre-indiquent pas l'endoscopie œsophagienne, doivent rendre le chirurgien
circonspect dans son application : ce sont d'abord les affections aiguës
de l'œsophage, l'emphysème très avancé, l'anévrisme de l'aorte, les
affections du cœur, la cirrhose hépatique (varices œsophagiennes),
les affections du péricarde, enfin la faiblesse générale et la cachexie
qui sont trop souvent la caractéristique des malheureux porteurs de
cancer de l'œsophage.

D'ailleurs l'importance de ces considérations dépend de l'affection
œsophagienne existante. Elle est grande s'il s'agit presque sûrement
d'un cancer ; elle est très faible s'il s'agit d'un corps étranger à

extraire immédiatement. Au surplus, la gravité générale de l'œsophagoscopie est très mince. Si Mickulicz a eu, au début de sa pratique,
à enregistrer 2 morts par perforation de la paroi (il s'agissait de
cancers haut situés), il a pu faire, dans les douze ans qui suivirent,
400 œsophagoscopies sans accidents ; Von Hacker a eu les mêmes
succès. Pour nous, sur plus de 400 œsophagoscopies, nous n'avons
pas eu à enregistrer d'accident imputable à l'œsophagoscopie.

L. Sencert.

4. — EXPLORATION DE L'ŒSOPHAGE PAR LES RAYONS DE RŒNTGEN

La découverte de Rœntgen a permis d'examiner le tube digestif
d'une façon directe et d'en étudier la morphologie et la motricité
beaucoup plus exactement qu'on ne l'avait fait jusque-là, grâce à
l'emploi de sels de densité élevée, tels que les sels de bismuth. Leur
présence se traduit, en effet, sur l'écran fluorescent par une ombre
noire. On voit ainsi se dessiner le contour du tube digestif et de ses
diverses dilatations d'une façon très nette ; on constate le déplacement,
la progression de l'ombre noire ; et les mouvements de ses contours
permettent d'apprécier la motricité et la modalité du transit. L'œsophage est la partie du tube digestif pour laquelle cette méthode
d'exploration donne les résultats les plus satisfaisants. Elle permet
de rechercher les corps étrangers et de reconnaître facilement les
sténoses et les dilatations. L'examen direct à l'écran, la *radioscopie*,
reste la méthode de choix ; mais la *radiographie* donne ici des images
très nettes, surtout dans les cas de dilatation œsophagienne.

A l'heure actuelle, l'exploration radioscopique de l'œsophage
s'impose toutes les fois qu'il peut être question d'un corps étranger,
d'un spasme, d'un rétrécissement, d'une dilatation ou d'un diverticule.
Elle peut suffire parfois pour établir le diagnostic ; mais en tout cas
elle doit toujours précéder l'exploration œsophagoscopique qu'elle
guidera. Elle montrera du reste s'il existe un anévrisme de l'aorte
susceptible de rendre dangereux le cathétérisme de l'œsophage ou
quelque tumeur du médiastin cause de compression et de déviation.

Le peu de densité de l'œsophage normal fait que l'ombre de ses
parois ne se différencie pas par elle-même sur l'écran de celle des
organes voisins. De plus, à l'examen direct antéro-postérieur, l'œsophage se trouve inclus entre la colonne vertébrale et l'aorte d'une
part, et le cœur d'autre part. Leur ombre accentuée masque celle de
l'œsophage, même après ingestion de bismuth.

Il existe un moyen simple de dégager le médiastin postérieur, de
l'éclairer directement et d'en projeter les contours sur l'écran ; c'est
de pratiquer un examen dans la position oblique antérieure ou postérieure. La position oblique antérieure droite est le plus souvent usitée.

L'ombre de la colonne vertébrale et celle du cœur se trouvent ainsi dissociées, et l'on voit apparaître sur l'écran un espace clair allongé qui porte en radiologie le nom d'*espace clair médian*. On y reconnaît en haut l'aorte et sa crosse, surtout si leurs parois sont quelque peu athéromateuses. S'il existe une dilatation anévrismale, on la découvre facilement avec un peu d'attention et d'habitude. La constatation préalable de la présence ou de l'absence d'un anévrisme aortique est très précieuse quand il doit être pratiqué ultérieurement un examen œsophagoscopique.

Les parois de l'œsophage ne s'aperçoivent, sans ingestion de sel opaque, que lorsqu'elles sont le siège d'un épaississement qui est, le plus souvent de nature néoplasique. On constate assez souvent la présence de taches plus ou moins espacées correspondant à des ganglions hypertrophiés et dégénérés. On pourrait découvrir aussi de la même façon un épaississement dû à de la périœsophagite ou à des abcès périœsophagiens.

Les corps étrangers arrêtés dans l'œsophage s'aperçoivent avec une facilité d'autant plus grande qu'ils sont plus denses. Les objets métalliques se dessinent par une ombre vigoureuse très nettement limitée. L'ombre des corps étrangers osseux s'aperçoit avec une netteté encore marquée; celle des objets en caoutchouc est beaucoup moins foncée. En général, l'éclairage oblique permet de situer les corps radioopaques d'une façon suffisamment précise, et d'éviter les erreurs qui ont été commises alors qu'on ne se servait que de l'éclairage antéropostérieur et que l'ombre des corps étrangers était masquée par celles du cœur et surtout de la colonne vertébrale. La photographie stéréoscopique peut servir à préciser davantage encore le repérage topographique. Il ne faut pas oublier que les corps étrangers, surtout ceux qui sont arrondis comme les pièces de monnaie, peuvent se déplacer peu de temps après l'examen. Ils peuvent même être déglutis au cours de la chloroformisation; il est arrivé qu'à l'œsophagoscopie ou même, ce qui était plus grave, après l'ouverture chirurgicale de l'œsophage, on ne les retrouvait plus là où on croyait les trouver à coup sûr. C'est pourquoi on a conseillé de pratiquer de nouveau l'examen radioscopique immédiatement avant l'intervention, et même, en cas d'œsophagotomie, au cours même de la chloroformisation. Il sera bon de le faire, en effet, toutes les fois que l'installation matérielle le permettra.

Dans les cas fréquents où, en raison de la dysphagie, des régurgitations ou des vomissements œsophagiens, on soupçonne l'existence d'un rétrécissement ou d'une dilatation générale ou partielle de l'œsophage, il convient de pratiquer la radioscopie oblique du thorax pendant l'ingestion d'un sel opaque; le plus souvent on se sert du carbonate de bismuth. Il convient de laisser de côté l'emploi des cachets de bismuth, susceptibles de donner trop souvent des résultats incertains et même trompeurs. Mieux vaut employer successivement la pâte et le lait de bismuth. Si, à l'état normal, on fait ingérer une cuillerée à soupe de pâte de bismuth, on la voit descendre plus ou moins rapidement le long du tube œsophagien, parfois avec quelques ralentissements successifs; mais, en l'espace de quelques secondes à une ou deux minutes, le bol bismuthé pénètre dans l'estomac, sans avoir subi de *tassement* ni d'arrêt définitif correspondant à une sténose précédée d'une dilatation plus ou moins accusée. Du reste, au besoin, en cas d'hésitation, il suffira de faire avaler au malade quelques gorgées d'eau pour voir le bol bismuthé entraîné rapidement vers le cardia qu'il franchit sans arrêt notable.

Le lait de bismuth, à l'état normal, descend très rapidement dans l'estomac; il passe comme un éclair à travers l'œsophage, et c'est à peine si l'on peut saisir sa chute rapide sur l'écran. Parfois, il en reste quelques secondes une petite quantité au-dessus du cardia. S'agit-il alors d'un degré très léger de spasme ou d'incoordination motrice? C'est possible, mais cette hésitation de très courte durée ne paraît avoir aucune importance clinique. Souvent on ne peut saisir le passage rapide du bismuth à travers l'œsophage et le cardia, et on l'aperçoit d'emblée dans l'estomac.

L'accumulation du bismuth au-dessus d'un point rétréci caractérise la situation de la sténose, et assez souvent son degré. Elle dessine nettement les diverses dilatations. Reste à en préciser la nature et la cause d'après les indications qui seront données dans des chapitres ultérieurs.

Pour terminer cette étude de séméiologie générale, il nous reste à dire que l'exploration radioscopique du cardia peut bénéficier de quelques modifications de la technique précédente.

Après l'examen oblique, il convient d'examiner le malade directement pour juger si la traversée du diaphragme s'est opérée complètement. On peut aussi pratiquer l'exploration de l'œsophage et surtout du cardia sous l'écran, à l'aide de sondes de caoutchouc remplies de mercure ou de grenaille de plomb. Il arrive alors que, par son propre poids, l'extrémité conique de la sonde force facilement un spasme imperméable même au lait de bismuth et qu'il eût été imprudent de violenter brutalement par un cathéter rigide. Le cathétérisme sous l'écran permet de constater aisément si on a franchi le cardia ou une zone contractée.

On comprendra mieux encore, à la lecture des divers chapitres qui vont suivre, quels grands services la radioscopie et la radiographie peuvent rendre à l'exploration de l'œsophage et au diagnostic de ses lésions, et quels précieux renseignements préalables elles donnent au médecin qui veut pratiquer le cathétérisme ou l'œsophagoscopie.

A. MATHIEU.

CHAPITRE III

AFFECTIONS CONGÉNITALES [1]

Sous le titre d'affections congénitales de l'œsophage, nous étudierons dans ce chapitre les affections congénitales au sens littéral de ce mot, laissant de côté celles qui, comme certains diverticules et certaines dilatations, sont peut-être la suite éloignée de malformations congénitales, mais n'existent ni anatomiquement ni cliniquement au moment de la naissance.

Les affections congénitales de l'œsophage peuvent se grouper en six catégories d'une importance pratique très inégale ;

I. Absence totale de l'œsophage ;

II. Duplicité de l'œsophage ;

III. Absence partielle ;

IV. Fistules œso-trachéales ;

V. Absence partielle avec abouchements anormaux ;

VI. Atrésie complète et rétrécissements congénitaux.

Les types I et II sont des monstruosités rares et sans intérêt pratique. Nous ne nous y arrêterons qu'un instant. Les types III et IV, isolés, sont d'une très grande rareté ; la combinaison de ces deux types constitue le type V qui comprend les plus fréquentes des malformations de l'œsophage et que nous étudierons plus longuement. Le type VI constitue une affection congénitale d'un très grand intérêt pratique sur lequel il convient d'insister.

1. Dam, De l'imperforat. de l'œsophage, *Rev. mens. des mal. de l'enf.*, 1906, p. 455. — Eyquem. Des malformat. congénit. de l'œsoph., *Thèse de Paris*, 1875. — Guisez, *Traité des mal. de l'œsophage*, Paris, 1911. — Von Hacker, *Handbuch der prakt. Chir.*, 1900, t. II, p. 404. — Happich, Ueber Œsophagusmissbildungen. *Inaug. Diss.* Marburg, 1905. — Hertwig, *Traité d'embryologie*, IIe édit. française par Ch. Jufin. His, *Anat. menschlicher Embryo*, 1885, t. III. — Lehner, Congénitale Atresie des Œsophagus, mit œsophageal, tracheal Fistel, *Inaug. Diss.* München, 1900. — Legrand, Des imperfor. de l'œsophage, *Thèse de Paris*, 1896. — Renault et Sebileau, Oblitér. cong. de l'œs., *Bull. méd.*, 1904. — Röhrig, Ueber den angeborenen Verschluss des Phar. und Œsophagus, *Inaug. Diss.* Leipzig, 1901. — Vieillard et Le Mée, Oblitérat. congénitale de l'œsoph. *Rev. mens. des mal. de l'enf.*, 1906, t. XXIV, p. 554. — Wittenrood, Ein Fall von congenitaler Atresie des Œsophagus, mit tracheo-œsophageal Fistel, *Inaug. Diss.* Freiburg, 1899. — Mme Wyler. Ein Fall von congenitaler Atresie des Œsophagus und Duedonum, *Inaug. Diss.*, Zürich, 1904.

I. — ABSENCE TOTALE DE L'ŒSOPHAGE

L'absence totale de l'œsophage est bien plus du domaine de la tératologie que du domaine de la médecine; on l'a rencontrée, en effet, associée à des malformations multiples incompatibles avec l'existence : anencéphalie, absence des poumons, etc...

Il existe cependant quelques observations d'absence de l'œsophage sans autres malformations coexistantes [Sonderland (¹), Cooper (²), Mondière (³), Heath (⁴), Mackenzie (⁵)]. Dans le cas de Tiedemann (⁶), l'absence de l'estomac et de la partie supérieure de l'intestin grêle s'ajoutait à l'absence de l'œsophage ; dans le cas de Lozach (⁷) il n'existait ni œsophage ni appareil pulmonaire.

Si l'œsophage seul est absent, le pharynx et le cardia sont fermés en cul-de-sac ; l'estomac est suspendu au diaphragme par quelques faisceaux de tissu conjonctif.

Il faut ajouter que dans aucun des cas d'absence totale de l'œsophage mentionnés jusqu'ici, on n'a fait de recherches microscopiques; il n'est donc pas démontré, et ceci peut avoir un intérêt tératologique ou embryologique, qu'il n'en subsistait pas quelques résidus épithéliaux ou musculaires.

II. — DUPLICITÉ DE L'ŒSOPHAGE

Sans parler des monstruosités doubles où il existe deux œsophages, comme il existe deux têtes et deux cous sur une poitrine unique, il existe deux observations anciennes de Blasius (⁸), où l'auteur a trouvé sur un nouveau-né et sur un enfant de cinq ans mort en 1670, l'œsophage dédoublé à partir de son entrée dans le thorax jusqu'au diaphragme. La partie thoracique de l'œsophage avait l'apparence d'un cercle complet.

III. — ABSENCE PARTIELLE DE L'ŒSOPHAGE

L'absence d'un segment œsophagien, sans abouchement anormal du bout inférieur dans les voies aériennes, est une malformation d'une très grande rareté. Il en existe cependant quelques exemples qu'on

1. Sonderland, *Harless rheinische Jahrbücher*, Band 1, Heft, 22.
2. Cooper, *Traité d'anatomie pathologique*, t. I, p. 475.
3. Mondière, Maladies de l'œsophage, *Archiv. gén. de Méd.* Paris, 1831, p. 358.
4. Heath, *London med. Gazette*, vol. XXVI, p. 542.
5. Mackenzie, *Diseases of the Throat and Nose*, 1881.
6. Tiedemann, in Schöller, *Neue Zeitschrift für Geburtskunde*, Bd VI, p. 264.
7. Lozach, in Wittenrood, *Inaug. Diss.* Freib, i. Br., 1899.
8. Blasius, *Observata medica rariora*, 1674, Table VI, fig. 2.

trouvera dans les thèses de Mme Wyler et de Happich, et dans l'article de MM. Renault et Sébileau. Dans un cas de Marigues (¹), le conduit œsophagien se perdait dans une série de petites cavités muqueuses, suspendues à la colonne vertébrale, à peine distinctes du tissu cellulaire médiastinal, mais qui se laissaient distendre par l'insufflation de l'œsophage. L'anencéphale observé par Lallemand (²) présentait une oblitération de l'œsophage dès son entrée dans le thorax ; le cul-de-sac œsophagien décrivait une anse rétrograde qui remontait jusqu'à la base du crâne. Rossi (³), Tenon (⁴), Pagenstecher (⁵) ont publié des cas analogues. Mais si nous ne tenons pas compte de ces faits tout à faits exceptionnels, nous voyons qu'il existe un certain nombre d'observations d'absence partielle de l'œsophage, assez semblables entre elles et qui répondent au type suivant (fig. 25) :

L'œsophage se termine en cul-de-sac à la partie inférieure de la poitrine [Brodie (⁶), Durston (⁷)] ; à la partie moyenne du cou [Marsh (⁸)] ; à la partie supérieure du thorax [Röderer (⁹), Lichty (¹⁰), Shattock (¹¹), Wyler].

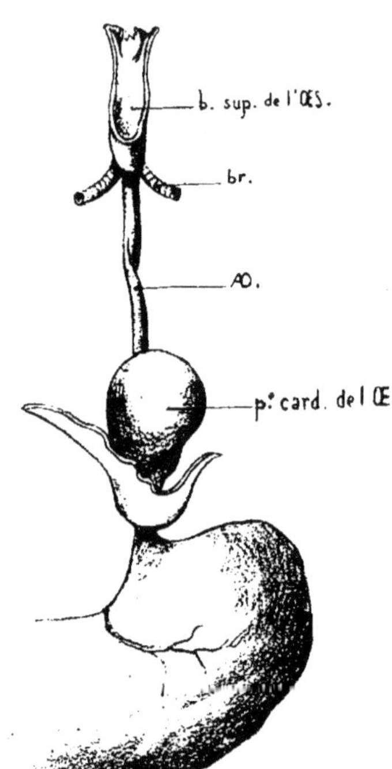

Fig. 23. — Absence partielle de l'œsophage. (D'après Mme Wyler.)

Le plus souvent, un cordon fibreux prolonge le tube œsophagien vers le bas et va s'insérer sur la petite courbure de l'estomac ; un certain nombre d'observations ne mentionnent pas ce cordon ; il est probable cependant qu'il existe toujours.

1. Marigues, in Legrand, Des imperfor. de l'œsoph. *Thèse de Paris*, 1897.
2. Lallemand, *Thèse de Paris*, 1816.
3. Rossi, *Arch. de Méd.*, t. XV. p. 170.
4. Tenon, in Fourcroy, *La méd. éclairée par les sciences physiques*, t. I. p. 501.
5. Pagenstecher, *Journal für Geburtsheilkunde, Frauen-und Kinderkrankeiten.*
6. Brodie. *Biblioteca medica*, 1810, p. 301.
7. Durston, in Mackenzie, *loc. cit.*
8. Marsh, *Journal of. med. Sciences*, vol. CXXIV, p. 504.
9. Röderer. in Happich, *loc. cit.*
10. Lichty, *Journ. of. the Amer. Assoc.*, 1896.
11. Shattock, *Transacts of the Pathol. Society*, vol. XLI, p. 87.

IV. — FISTULES ŒSO-TRACHÉALES

Les communications entre l'œsophage et la trachée sans autre malformation du tube œsophagien sont aussi d'une exceptionnelle rareté. Pinard ([1]), Tarnier ([2]) en ont cependant rapporté des exemples. L'orifice de communication siège à la partie supérieure du thorax ; il unit l'œsophage et la trachée par un orifice de 2 centimètres de longueur [Tarnier]. Dans le cas de Richter ([3]), œsophage et trachée ne formaient qu'un seul et même conduit à la partie supérieure du thorax. Le cas de Baltus van de Water rentre dans le même groupe de malformations.

V. — ABSENCE PARTIELLE AVEC ABOUCHEMENTS ANORMAUX

Cette malformation congénitale de l'œsophage est de beaucoup la plus fréquemment observée et la plus fréquemment décrite. On l'a rencontrée presque toujours chez des nouveau-nés absolument bien conformés par ailleurs; son étude présente donc, outre un grand intérêt embryologique, une certaine importance pratique, car il n'est peut-être pas impossible d'arriver à la traiter et à la guérir (fig. 24).

L'œsophage est séparé en deux fragments, terminés en cul-de-sac, l'un supérieur, l'autre inférieur. Le fragment supérieur comprend en général le tiers supérieur de l'œsophage. Il est ordinairement dilaté en entonnoir et sa lumière est considérablement élargie. Les parois en sont hypertrophiées et atteignent jusqu'à 4 millimètres d'épaisseur (Happich). La couche musculaire longitudinale, très apparente, envoie des anses musculaires qui tapissent le fond du cul-de-sac.

Le fragment inférieur s'élève depuis le cardia jusqu'au voisinage de la bifurcation de la trachée. Il est généralement étroit, et se termine par un orifice qui le met en communication avec les voies aériennes.

Le plus souvent, il existe entre le bout supérieur et le bout inférieur un cordon intermédiaire, conjonctivo-musculaire, qui les unit l'un à l'autre. Ce cordon généralement très court (1 millimètre, Luschka), peut atteindre 18 millimètres dans des cas exceptionnels [Grandon ([4])]. C'est généralement un ruban musculaire aplati ; parfois il n'est représenté que par quelques fibres musculaires longitudinales perdues dans le tissu cellulaire [Annandale ([5])]. Parfois même il manque ; dans ces cas on voit de l'extrémité en-cul-de sac du bout supérieur partir

1. PINARD, *Bull. de la Soc. Anat.*, 1873.
2. TARNIER, *Gazette des hôpitaux*, 1873, n° 173.
3. RICHTER, *Inaug. Diss.* Leipzig, 1792.
4. GRANDON, *Bull. Soc. Anat.*, 1891.
5. ANNANDALE, *Edinb. Med. Journal*, 1869, vol. XIV, p. 598.

quelques faisceaux musculaires s'insérant d'autre part à la partie postérieure de la trachée [Porro([1]), Périer([2])]. Sur les soixante cas de cette malformation rassemblés par Happich, cinq fois seulement l'examen histologique du cordon intermédiaire fut fait; on n'y a trouvé que des fibres musculaires lisses et du tissu conjonctif. On ne saurait dire actuellement s'il renferme parfois des restes épithéliaux et des rudiments de cavités.

Le bout inférieur, avons-nous dit, s'ouvre dans les voies aériennes. On peut, au point de vue du siège de l'ouverture œso-aérienne, classer en deux groupes les cas de cette malformation. Dans un premier groupe, l'œsophage s'ouvre dans la trachée au-dessus de la bifurcation; dans un second, il s'ouvre dans une bronche.

Le premier groupe est de beaucoup le plus nombreux. Sur 59 cas (Happich), 38 appartiennent au type I, 21 au type II. Dans le type I, l'orifice de communication se trouve en général à 1 cm,5 au-dessus de la bifurcation (distances extrêmes 5 cm,4 [Ogle ([3])], 4 millimètres (Happich). L'orifice de communication situé à la partie postérieure de la trachée regarde en arrière et en bas. Il a quelquefois le diamètre du bout inférieur de l'œsophage; il se présente le plus souvent sous la forme d'une fente longitudinale à bord inférieur concave,

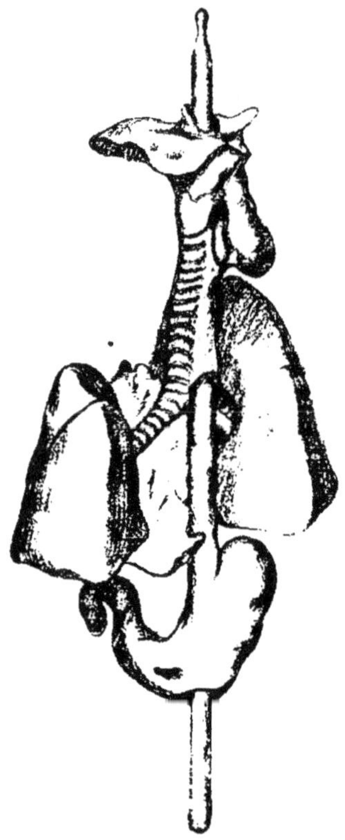

Fig. 24. — Oblitération congénitale de l'œsophage avec abouchement du bout inférieur dans la trachée. (Une baguette de verre, introduite de bas en haut par le cardia passe dans la trachée et ressort par la glotte). (D'après Vieillard et Le Mée.)

mesurant 3 à 4 millimètres de largeur sur 5 à 6 de longueur. Dans les cas de Rasmussen ([4]) et de Fischer ([5]) l'orifice de communication était double. L'épithélium œsophagien se continue d'une manière insensible avec l'épithélium trachéal.

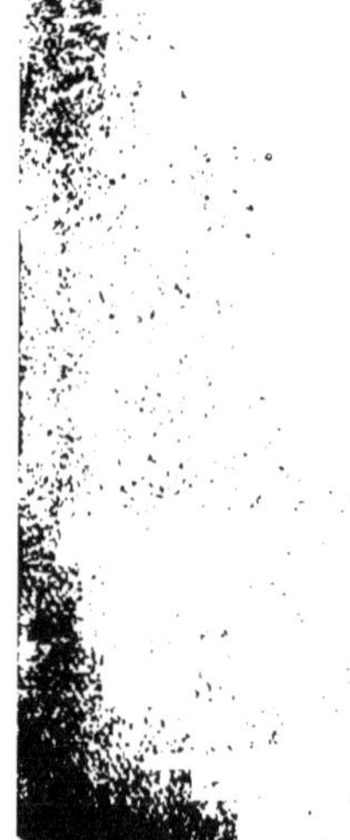

1. Porro. *Annali univ. di Medic.* Milan, 1871, t. CCXVII, p. 431.
2. Périer, *Bull. de la Soc. de Chir.*, 1873, p. 587.
3. Ogle, *Transacts of the Pathol. Soc. of London*, 1852, vol. III, p. 91.
4. Rasmussen, *Hosp. tid.*, vol. VII, p. 813.
5 Fischer in Happich, *loc. cit.*

Dans les cas appartenant au type II, le cul-de-sac supérieur de
l'œsophage descend plus bas ; il recouvre parfois une partie du segment inférieur. L'orifice de communication se trouve au niveau de la
bifurcation de la trachée, si bien que la trachée paraît continuée par
le segment inférieur de l'œsophage. On a vu cet orifice siéger au
niveau de la bronche droite [Tarnier, Levy (¹)]. Dans le cas de Levy,
on trouva des anneaux cartilagineux dans la paroi de l'œsophage
presque jusqu'au cardia.

Si nous avons distingué ces deux types de malformations, ce n'est
pas seulement à cause de la situation différente de l'orifice de communication, c'est parce qu'ils se différencient beaucoup l'un de l'autre
par la présence ou l'absence de malformations concomittantes. Dans le
type I, il n'y a presque jamais de malformations ; il en existe souvent
dans le type II (deux tiers). Ces malformations portent surtout sur le
cœur et les gros vaisseaux. Leur présence ou leur absence donne une
physionomie très différente à nos deux types de malformations.

VI. -- ATRÉSIE COMPLÈTE ET RÉTRÉCISSEMENTS CONGÉNITAUX

L'atrésie complète de l'œsophage par un diaphragme membraneux
doit être signalée, quoique son existence soit douteuse (von Hacker).
On n'en connaît que les trois observations de van Guyck (²), de Tenon
et de Rossi. Nous ne nous y arrêterons pas.

S'il est une affection congénitale de l'œsophage dont l'étude présente un intérêt pratique de premier ordre pour le médecin, c'est bien
le *rétrécissement congénital de l'œsophage.*

Les observations anciennes de Baillie, Hirschsprung, Wadstein,
Home, Cassan et Berg, Follin, Demne(³) semblaient en avoir établi
l'existence par des constatations d'autopsie. Dans ces dernières
années, l'endoscopie de l'œsophage a permis de saisir sur le fait
l'existence de cette intéressante malformation, d'en étudier sur le
vivant l'anatomie pathologique, de la traiter et de la guérir. Sencert
en a publié le premier cas en 1905.

Le *siège* du rétrécissement congénital de l'œsophage est variable :
tantôt à la partie supérieure de l'œsophage cervical, tantôt à la partie
supérieure ou à la partie inférieure de l'œsophage thoracique. Le
siège le plus fréquent serait le niveau de la bifurcation bronchique.
Nous avons observé à l'œsophagoscope un rétrécissement siégeant à
ce niveau ; la même exploration a permis à Guisez d'en observer un
au tiers inférieur de l'œsophage.

1. Levy. *Neue Zeitschft. für Geburtskunde*, 1845, Bd XVIII, p. 456.
2. Van Guyck, *Schmidt's Jahrbücher*, 1834, I, p. 31.
3. Cités par Hartmann, *Traité de Chir.*, de Duplay et Reclus. Art. Œsophage,
t. V, et Gangolphe, *Traité de Chir.*, de Le Dentu et Delbet, t. VI.

La *forme* de ce rétrécissement est également très variable. Whipham et Fagge[1] figurent un rétrécissement congénital de l'œsophage, observé à l'autopsie d'un enfant de 4 ans, qui se présente sous la forme d'un cylindre étroit, siégeant au tiers inférieur de l'œsophage. La hauteur de la partie rétrécie est d'environ 1 cm, 5; le diamètre n'admet pas la pulpe du petit doigt. Il existe donc des rétrécissements congénitaux cylindriques de l'œsophage, d'une longueur variant de quelques millimètres à deux centimètres. Au niveau du cylindre rétréci la muqueuse œsophagienne normale est plissée longitudinalement. Le diamètre du rétrécissement varie du diamètre d'un fin stylet (Guisez) à celui du petit doigt.

Il existe aussi, et c'est sans doute le cas le plus fréquent, des rétrécissements congénitaux valvulaires de l'œsophage. On voit alors une valvule muqueuse ou musculo-muqueuse, s'élevant circulairement dans la lumière œsophagienne qu'elle rétrécit au point de ne laisser passer qu'une très fine bougie. Cette valvule est parfois semi-lunaire (Guisez, Sencert) avec un orifice excentrique. Elle se limite, au centre, par un bord muqueux très net et très mince (fig. 25). On peut, en introduisant sur le bord libre de la valvule un fin crochet d'acier, soulever ce bord et se rendre compte de sa faible épaisseur et de sa mobilité relative.

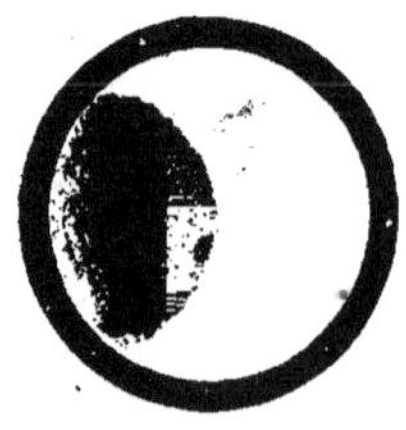

Fig. 25. — Rétrécissement congénital valvulaire de l'œsophage. Aspect œsophagoscopique.

La muqueuse œsophagienne est d'ailleurs de coloration normale à ce niveau. Au-dessus du rétrécissement, il existe une dilatation plus ou moins large, suivant l'ancienneté de la lésion, c'est-à-dire l'âge du malade. Au niveau de cette partie dilatée, on a vu des ulcérations, des érosions dues à la stagnation des aliments. La musculature de l'œsophage est hypertrophiée au-dessus du rétrécissement.

Ces rétrécissements peuvent-ils être multiples? L'observation curieuse de Blasius semblerait le prouver : entre deux rétrécissements congénitaux de la partie inférieure de l'œsophage, il existait une petite poche œsophagienne dilatée.

Étiologie et Pathogénie. — L'étiologie des malformations congénitales de l'œsophage est des plus obscures. Ici, comme partout ailleurs, on a invoqué l'influence problématique de la syphilis héréditaire, l'hydramnios, les accidents de la grossesse, des maladies hypothétiques du spermatozoïde et de l'ovule. En réalité, l'étiologie des affections congénitales de l'œsophage nous est complètement inconnue.

La pathogénie de ces malformations est également très difficile à

1. Whipham et Fagge, *Lancet*, 1905, t. I, p. 22.

concevoir, et les explications simplistes exposées par des auteurs ignorants du développement normal de l'œsophage ne sauraient nous satisfaire. Nous pensons donc qu'il est utile d'exposer ici un essai d'explication pathogénique.

Développement normal de l'œsophage. — Avant d'avoir la forme tubulaire de l'adulte, le tube digestif de l'embryon n'est qu'une simple gouttière, à concavité ventrale, qui s'ouvre dans la cavité de l'œuf, ou vésicule ombilicale, remplie ou non par le vitellus. Cette gouttière tend de plus en plus à se resserrer par suite de l'accroissement des replis qui délimitent l'ébauche embryonnaire ; elle tend à devenir un tube (fig. 26). Cette transformation s'effectue rapidement aux extrémités antérieure et postérieure de l'embryon, lentement dans la partie moyenne. Les régions intestinales antérieure et postérieure, devenues tubuleuses, constituent l'intestin antérieur et l'intestin postérieur ; la partie intermédiaire, encore sous forme de gouttière, constitue l'intestin moyen.

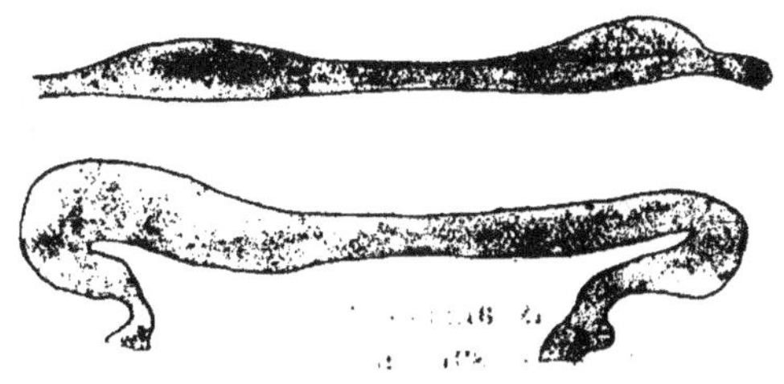

Fig. 26. — Coupes longitudinales et médianes schématiques de deux ébauches embryonnaires de mammifère à deux stades successifs. (D'après Prenant.)

L'intestin antérieur, largement ouvert en arrière dans l'intestin moyen par *l'aditus anterior*, s'ouvre secondairement à l'extérieur en avant par la *bouche définitive*, latéralement par les *fentes branchiales*. Ces fentes branchiales servent, chez les vertébrés inférieurs, à la respiration aquatique et persistent toute la vie ; elles disparaissent ou se transforment chez l'homme, et leur rôle respiratoire passe à un organe spécial, le poumon, qui est un diverticule de l'intestin antérieur. L'intestin antérieur donne donc naissance au pharynx, à l'œsophage, à l'appareil respiratoire.

Chez un embryon humain de 5 millimètres de longueur, l'intestin antérieur se présente en coupe transversale, comme formé par une seule assise de cellules épithéliales cubiques entourant une cavité centrale circulaire extrèmement réduite. Sur un embryon de 4 millimètres, on voit apparaître une différenciation cellulaire topographique telle que la partie ventrale de la paroi de l'intestin antérieur est formée de deux assises de cellules cylindriques, tandis que la partie dorsale de cette même paroi est formée d'une seule assise de cellules cubiques. La cavité a de ce fait pris une forme ovalaire transversale. Cette différenciation cellulaire commence à apparaître, sur les coupes, au niveau de la dernière fente branchiale, à l'extrémité inférieure du futur pharynx; on la retrouve sur des coupes en série jusqu'au tiers moyen de l'intestin antérieur (fig. 27).

Ces cellules cylindriques de la paroi ventrale de l'intestin antérieur prolifèrent vers l'extérieur au niveau de ce tiers moyen et donnent

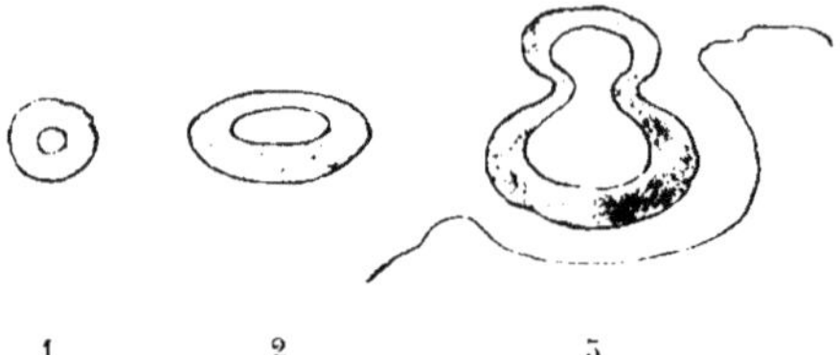

Fig. 27. (Schématique). — 1, Coupe transversale de l'intestin antérieur d'un embryon humain de 3 mm; 2, Coupe transversale de l'intestin antérieur d'un embryon humain de 4 mm (épaississement de sa paroi ventrale); 5, Coupe transversale de l'intestin antérieur d'un embryon humain de 5 mm (début de la différenciation en œsophage et trachée).

naissance à deux amas épithéliaux latéraux, au centre desquels on peut déjà trouver, sur un embryon de 4 millimètres, une cavité centrale. Ces deux masses épithéliales latérales sont les *ébauches pulmonaires*. En même temps que les cellules ventrales de l'intestin antérieur deviennent plus élevées, on voit la lumière se rétrécir suivant son grand diamètre transversal, par suite de la prolifération des cellules mésodermiques voisines qui tendent ainsi à diviser la cavité de l'intestin antérieur en deux parties, l'une ventrale, tapissée de plusieurs couches de cellules cylindriques, l'autre dorsale, tapissée d'une seule couche de cellules cubiques. Cette séparation procède d'arrière en avant, de la queue vers la tête, et commence immédiatement au-dessus de l'endroit où sont apparues les ébauches pulmonaires. La partie ventrale est la future trachée; la partie dorsale, le futur œsophage. Sur des embryons de 8 à 9 millimètres, la séparation est complète en bas, au-dessus des ébauches pulmonaires qui pendant ce temps se sont fortement développées vers les côtés et vers le bas en s'éloignant de plus en plus de l'intestin antérieur. Des coupes transversales faites à ce niveau montrent alors deux couronnes épithéliales, l'une antérieure, qui est la coupe de la trachée, l'autre postérieure, qui est la coupe de l'œsophage. Les cellules épithéliales qui tapissent ces tubes sont très hautes et très serrées les unes contre les autres, de telle sorte que les lumières sont très rétrécies et ne se voient qu'à un fort grossissement. C'est ce qui les a longtemps fait considérer comme des cordons pleins. A un niveau un peu plus élevé, ces deux tubes sont également séparés l'un de l'autre; mais la coupe transversale de l'œsophage est ici ovale transversalement, celle de la trachée ovale sagittalement. A un niveau encore plus élevé, les deux tubes sont encore en communication l'un avec l'autre, et la coupe transversale donne alors une image en T (fig. 28). Sur un embryon de 9 milli-

mètres, la séparation est complète partout. Un faible tractus épithélial unit encore les deux branches du T, mais les lumières ne communiquent plus.

En même temps que l'appareil respiratoire se sépare ainsi de la

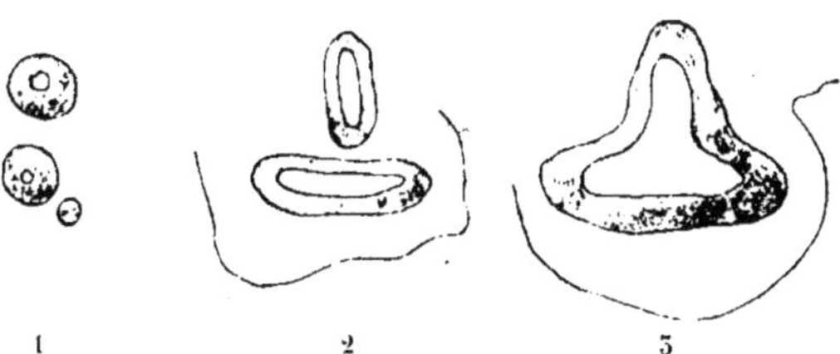

Fig. 28. (Schématique). — 1, 2, 3, Coupes transversales de l'intestin antérieur
d'un embryon humain de 8 à 9 mm, passant à des niveaux de plus en plus élevés.

paroi ventrale de l'intestin antérieur, le tube épithélial formé aux
dépens de sa paroi postérieure s'allonge et constitue l'œsophage. Par
suite de cet allongement, il se forme des plis longitudinaux dans sa
cavité, mais ces plis n'arrrivent jamais à coalescence, comme on
l'a dit.

Tandis que se développent ainsi ces formations épithéliales, les formations mésodermiques ambiantes se différencient, elles aussi.
Tandis que chez l'embryon humain de 4 millimètres elles n'ont
aucune ordination par rapport au tube épithélial, on les voit sur
l'embryon de 9 millimètres s'ordonner en cercles concentriques à
l'œsophage et à la trachée épithéliaux. Ces deux séries de cercles
concentriques se touchent tangentiellement entre les deux tubes épithéliaux et se pressent, de telle sorte qu'au point de contact ils sont
moins épais. La paroi antérieure de l'œsophage est donc bien moins
épaisse (environ la moitié) que sa paroi postérieure; le contraire a
lieu pour la trachée. Cela est encore très visible sur des fœtus de 3 et
4 mois. Au-dessous de la bifurcation de la trachée, cette apparence
cesse complètement pour l'œsophage.

Tandis que sur un fœtus de 4 mois la musculature circulaire de
l'œsophage est ainsi très développée, la musculature longitudinale
apparaît seulement sous forme de quelques rares faisceaux. Chez le
nouveau-né seulement elle a pris un développement considérable et
masque partout la musculature circulaire.

Essai d'explication pathogénique. — La formation de l'œsophage et de la trachée aux dépens d'une ébauche primitive unique,
l'intestin antérieur, domine toute la question.

Toute malformation de l'œsophage qui ne s'accompagne pas d'une
malformation de la trachée est une malformation tardive, survenue
après que la séparation des deux tubes est complète. Or, la malfor-

mation œsophagienne de beaucoup la plus fréquente est celle que nous avons étudiée sous le nom d'absence partielle de l'œsophage avec abouchement anormal du bout inférieur dans les voies respiratoires. Elle est donc due à un trouble survenu à une période très précoce de développement, avant que l'embryon humain ait atteint une longueur de 9 millimètres, avant la fin de la 5e semaine de la vie intra-utérine.

La coexistence, pour ainsi dire absolue, de l'atrésie œsophagienne et de l'abouchement anormal du bout inférieur montre que les deux troubles de développement sont en relation étroite, et qu'il ne faut chercher qu'une seule et même cause pour les expliquer. Toute explication qui ne s'adresse qu'à l'une des deux est par cela même à rejeter. Nous ne les signalerons pas.

La question est de savoir si les deux malformations sont la conséquence l'une de l'autre, ou toutes deux la conséquence d'une même cause originelle.

1° On ne voit pas comment l'oblitération de l'œsophage en un point pourrait avoir pour conséquence l'abouchement du bout inférieur dans la trachée. Luschka[1] le pensait cependant, et croyait que la pression du bout inférieur sur la trachée pouvait amener une usure de celle-ci et un abouchement des deux lumières. Cela est sans valeur, car la pression en question pourrait aussi bien ouvrir le bout inférieur de l'œsophage dans le bout supérieur.

2° L'abouchement anormal de l'œsophage dans la trachée pourrait au contraire avoir pour conséquence une atrésie de ce conduit. Comment? De deux façons :

a) Les deux cloisons mésodermiques qui, après la différenciation cellulaire de l'épithélium intestinal antérieur, vont séparer en deux cavités secondaires : œsophage et trachée, la cavité de l'intestin antérieur, n'arrivent pas à se rejoindre en un point. Voilà l'abouchement anormal, arrêt de développement d'un processus normal. Il en résulte que l'œsophage, au lieu d'être complètement indépendant de la trachée, est fixé à elle en ce point. Or comme, dans la suite du développement, l'œsophage s'accroît très rapidement et très fortement vers le bas, tandis que la trachée s'accroît bien moins en hauteur, le tube œsophagien, retenu par son attache à la trachée, devra s'étirer, se rétrécir. Il en résultera des troubles dans la vascularisation de ses parois, un arrêt de développement au point le plus étiré, c'est-à-dire en haut, et, par suite, l'oblitération du conduit.

b) Tandis que la différenciation cellulaire de l'intestin antérieur a normalement commencé au niveau des ébauches pulmonaires, les cloisons mésodermiques latérales qui doivent séparer œsophage et trachée ne commencent que plus haut. Il en résulte un abouchement

---

1. Luschka, *Wirchow's Archiv.*, Bd XLVII, p. 578.

anormal de la bifurcation trachéale avec l'œsophage. De plus, le bord inférieur du septum transversal de séparation s'appuie sur la paroi postérieure de l'œsophage, y adhère et ferme le bout supérieur.

De ces deux explications, la première est hypothétique, car on n'a vu l'étirement du bout inférieur de l'œsophage dans aucun cas; la deuxième est inexacte, car elle n'explique pas les cas d'abouchement élevé du bout inférieur dans la trachée, ni les cas d'abouchement dans les bronches.

5° Nous pensons qu'il faut chercher une seule et même cause pour expliquer ces deux malformations.

Dans les faits de Illot([1]), Ward([2]) et Levy, où cette double malformation existait, il y avait une malformation des gros vaisseaux telle que la sous-clavière droite naissait de l'aorte descendante, et croisait l'œsophage précisément au point oblitéré, pour se rendre dans la partie droite du cou et au bras droit. Ce fait remarquable fait nécessairement penser que l'atrésie œsophagienne était due à la compression, au cours du développement, de l'intestin antérieur par ce gros tronc vasculaire.

De plus, les examens minutieux de 4 cas de ces malformations faits par Happich lui ont montré qu'il existait, en même temps que la malformation œsophago-trachéale, une malformation vasculaire originelle dont dépend l'ectopie signalée plus haut de la sous-clavière. Dans ces cas, la partie ventrale de l'arc aortique était oblitérée. Le sang arrivait à l'aorte descendante par le canal artériel. De cette aorte descendante partaient alors les gros troncs carotidiens et sous-claviers; mais les petits rameaux artériels, qui de l'arc aortique vont à l'œsophage, étaient oblitérés. Cette partie moyenne de l'œsophage recevait alors sa vascularisation des artères de la trachée, qui viennent, elles, de la mammaire interne. Et alors, au lieu que trachée et œsophage soient nettement séparés l'un de l'autre, ils étaient fortement unis par un tissu cellulaire dense, entourant les vaisseaux anastomotiques qui venaient nourrir l'œsophage. En un point de cette union, au-dessous de l'atrésie due à la compression et à l'absence de vascularisation, existait la communication.

Si on se rappelle que Ribbert([3]), en disséquant des diverticules par traction de l'œsophage, y a trouvé un petit faisceau vasculaire au centre duquel était le diverticule épithélial, on peut penser que ce diverticule épithélial est causé par la traction vasculaire; on peut dire que ce diverticule par traction est un abouchement anormal incomplet, et le mécanisme invoqué par Ribbert pour l'étiologie des diverticules vaut pour les abouchements anormaux.

Cette explication, qui est basée sur des constatations anatomiques

1. ILLOT, *Transacts of the pathol. Soc. of London*, 1876, vol. XXVII, p. 149.
2. WARD, *Transacts of the pathol. Soc. of. London*, vol. VIII, p. 173.
3. RIBBERT, *Wirchow's Arch.*, Bd CLVII, p. 16.

sûres, rend compte à la fois, par des troubles vasculaires, de l'atrésie œsophagienne et de l'abouchement anormal. Si l'abouchement anormal a toujours lieu en ce point de l'œsophage, c'est que c'est celui-là seul qui souffre de l'atrésie de l'arc aortique ; le bout supérieur reçoit ses artères des vaisseaux pharyngiens, la partie toute inférieure de l'œsophage reçoit les siens de l'aorte descendante. Cette théorie pathogénique demande encore à être confirmée, mais c'est la seule actuellement basée sur des constatations anatomiques précises.

Essayer de donner une explication pathogénique des autres malformations de l'œsophage, absence complète, duplicité, absence partielle sans abouchement anormal, ou abouchement anormal sans atrésie, rétrécissement congénital, est une tentative qui n'a jusqu'ici reçu aucune solution plausible. La très grande rareté de ces malformations, l'absence complète d'étude microscopique dans les quelques cas publiés, ne nous permet d'avoir aucune donnée positive sur ces points. On a invoqué des arrêts de développement qu'on n'a pu ni prouver, ni expliquer, et des inflammations fœtales, purement hypothétiques. Nous ne nous arrêterons pas à ces questions encore complètement inconnues.

ÉTUDE CLINIQUE

Nous bornerons cette étude à celle de l'absence partielle avec abouchement anormal, et à celle du rétrécissement congénital.

1. — ABSENCE PARTIELLE DE L'ŒSOPHAGE AVEC ABOUCHEMENT DU BOUT INFÉRIEUR DANS LA TRACHÉE

L'enfant porteur de cette malformation naît généralement à terme. Il peut présenter, mais c'est l'exception, des lésions congénitales apparentes, telle qu'une imperforation de l'anus, une exstrophie vésicale, une absence des radius avec mains botes, comme dans le cas de Polaillon. En règle générale, c'est un enfant bien constitué, de poids normal, « qui ne demande qu'à vivre ».

Quelques heures après sa naissance, on lui donne à boire au sein ou à la cuiller. Il avale quelques gorgées de liquide, puis s'arrête. Quelques secondes après, il rejette le liquide ingéré en totalité. Cette régurgitation s'accompagne le plus généralement d'accès de suffocation, de quintes de toux, de cyanose. En dehors des essais d'alimentation, quelquefois aussitôt après la naissance et avant même le premier essai, une quantité considérable de mucosités aérées est rejetée par la bouche et par le nez. Sauf le cas où la quantité de mucus rejetée est considérable, et où ce rejet s'accompagne de violents accès de suffocation, les parents ne s'inquiètent pas avant la fin du second jour. Voyant que le troisième jour l'enfant dépérit, gémit continuellement, se jette avidement sur le sein pour rejeter instantanément la totalité du lait ingéré, au milieu d'accès de suffocation de plus en plus violents, ils amènent l'enfant au médecin.

Le médecin constate à la vue l'intégrité de la bouche et du pharynx buccal; s'il renouvelle une tentative d'alimentation, il voit que l'enfant suce et déglutit normalement. Mais brusquement il le voit quitter le sein ou la cuiller, et rendre le lait ingéré par la bouche et le nez soit sans efforts, soit presque toujours au milieu d'accès de suffocation terribles.

Pratiquez alors le cathétérisme de l'œsophage à l'aide d'une sonde en caoutchouc rouge n° 15 ou 16; l'enfant suce la sonde avec avidité, et la dirige lui-même dans l'œsophage. A un moment donné la sonde est arrêtée; si vous la poussez plus avant, elle se recourbe sur elle-même et son extrémité remonte vers la bouche. Si vous vous rappelez que l'œsophage du nouveau-né commence à 7 centimètres du bord gingival supérieur, il vous suffit, en retirant la sonde, de retrancher 7 centimètres à la longueur de sonde introduite, pour voir à quelle hauteur dans l'œsophage siège l'obstacle reconnu.

L'examen des autres organes ne vous donne aucun renseignement, dont vous n'avez d'ailleurs pas besoin pour faire le diagnostic de la malformation. L'appareil broncho-pulmonaire ne révèle aucun signe fonctionnel. Pas plus avant qu'après les régurgitations, il n'existe de dyspnée et l'examen physique du poumon ne décèle pas de bruits anormaux.

L'enfant a uriné et rendu son méconium. Fatigué, il s'endort, et se réveille toutes les heures qui suivent pour rendre en toussant un gros paquet de mucosités glaireuses, et se rendormir ensuite, soulagé. Malgré les essais d'alimentation rectale qu'on pratique généralement, l'enfant s'étiole de plus en plus, pousse constamment des cris plaintifs, tombe dans le coma et meurt. Chose très remarquable, la mort met longtemps à venir. Rarement elle survient au bout de 48 heures; c'est le plus souvent le 4e jour, le 5e jour et souvent encore le 6e ou le 7e que l'enfant succombe. Il meurt généralement de faim. Il peut succomber plus vite, emporté par une broncho-pneumonie, ou mieux par ce que les Allemands appellent une « Schluckpneumonie ».

D'après ce tableau clinique, le diagnostic de l'imperforation de l'œsophage est des plus simples. La simple inspection permet d'affirmer que l'impossibilité de l'alimentation buccale n'est pas due à une *absence congénitale du voile du palais*, à une *division* ou à une *perforation congénitale de la voûte palatine*.

Un *rétrécissement congénital* de l'œsophage peut, en réalité, produire à la naissance des phénomènes de régurgitation rapide. Ce n'est pas le cas général. L'alimentation liquide est possible dans ces cas, et ce n'est que longtemps après la naissance, quand l'enfant commence à avaler des solides, que la dysphagie apparaît.

Un *rétrécissement congénital du pylore*, un *spasme du pylore* ont été, dans plusieurs cas publiés, la cause d'une impossibilité complète de l'alimentation par la bouche. Mais, dans ces cas, l'enfant ne régurgite pas le lait ingéré, il le vomit. Le vomissement est plus tardif que la régurgitation, et les matières vomies, loin d'être du lait non transformé, sont formées de lait déjà coagulé.

L'*oblitération congénitale de l'intestin grêle, l'invagination intestinale* ne seront guère soupçonnées, parce qu'il n'y a pas de vomissements fécaloïdes, de phénomènes abdominaux, ballonnement, etc.

Donc, en présence du tableau clinique que nous venons de décrire, il n'y a pas à hésiter; il s'agit d'une imperforation de l'œsophage. J'ai dit que dans l'immense majorité des cas, cette imperforation s'accompagne d'un abouchement du bout inférieur dans la trachée. L'examen clinique le confirme. Les mucosités glaireuses que l'enfant expulse de temps en temps par la bouche et le nez dans un accès de suffocation ne sont autre chose que les mucosités stomacales, qui du bout inférieur de l'œsophage ont passé dans la trachée et de là au dehors. Que ce rejet de mucosités puisse se produire sans perforation œso-trachéale, la chose est possible. L'accumulation de la salive au-dessus du point de l'œsophage imperforé peut remplir ce cul-de-sac, et quand le niveau du liquide affleure le larynx, quelques gouttes peuvent passer dans les voies aériennes, et provoquer une toux réflexe qui expulse brusquement tout le liquide accumulé. Il n'en est pas moins vrai que ces mucosités sont presque toujours des mucosités stomacales rejetées à travers la trachée. On peut, en se basant sur ces données, faire le diagnostic complet de la malformation.

2. — RÉTRÉCISSEMENT CONGÉNITAL

L'étude clinique du rétrécissement congénital de l'œsophage est à peine ébauchée. C'est d'après les récentes observations œsophagoscopiques qu'on en peut tracer les grandes lignes.

Si serré que soit le rétrécissement, il ne provoque pas à la naissance de dysphagie complète avec régurgitation. La déglutition des liquides est possible. Les premiers symptômes n'apparaissent donc qu'après le début de l'alimentation solide.

Il s'agit d'enfants malingres et chétifs, amenés au médecin pour des signes de dysphagie progressive. Les parents vous racontent que depuis qu'il a été sevré, l'enfant a toujours eu une alimentation capricieuse. Pendant ses premières années cependant, leur attention n'était point attirée; ils remarquaient seulement que l'enfant était long à manger et mâchait soigneusement ses aliments avant de les avaler. A partir du moment où l'enfant a commencé à grandir, où il a eu besoin d'une alimentation plus abondante, la dysphagie des solides est devenue de plus en plus intense. Les liquides passent toujours très facilement; mais, pour peu que l'enfant avale rapidement des aliments solides, pain ou viande, il est pris de régurgitations violentes et rejette ces aliments. Si, comme dans une observation personnelle, le médecin met l'enfant au régime lacté, les régurgitations et les vomissements cessent complètement. On peut voir d'autre part survenir, comme dans l'observation de Guisez, des crises de dysphagie telles que rien ne passe plus et que la gastrostomie devient nécessaire.

En présence de cette dysphagie des solides, que rien n'explique dans le passé de l'enfant, pratiquez le cathétérisme de l'œsophage ; à l'aide d'une olive d'ivoire conduite par une tige d'argent malléable, vous constatez la présence d'un rétrécissement de l'œsophage dont le siège est variable: nous en avons observé un à 20 centimètres des arcades dentaires; Guisez, un, au tiers inférieur de l'œsophage. Il semble que le siège le plus fréquent soit le niveau de la bifurcation bronchique. Ce rétrécissement peut se laisser franchir par une fine bougie, ou, au contraire, arrêter complètement tous les instruments d'exploration.

Si alors vous pratiquez l'examen endoscopique de l'œsophage, voici ce que vous verrez (fig. 25) : au niveau du point où le cathéter a été arrêté, la lumière œsophagienne est fermée par une sorte de diaphragme blanc rosé, qui ne se laisse que très légèrement déprimer vers le bas par l'extrémité du tube œsophagoscopique. Au centre ou en un point excentrique de ce diaphragme, se trouve un orifice circulaire, plus ou moins petit, de 3 à 4 millimètres de diamètre (Sencert). Les bords de cet orifice sont formés de muqueuse normale, comme le diaphragme tout entier. Nulle part trace d'ulcération, nulle part trace de tissu cicatriciel. On peut encore se rendre compte que ce diaphragme est très mince; on peut même accrocher au bout d'un long crochet d'acier le bord de l'orifice et constater la mobilité de la valvule. Tel est l'aspect du rétrécissement valvulaire que nous avons observé. S'il s'agit d'un rétrécissement cylindrique, comme dans le cas de Wipham et Fagge, on ne verrait plus de voile, mais une diminution simple du calibre œsophagien, la muqueuse étant normale. Dans le cas de Guisez, il existait, au-dessus de la valvule semi-lunaire, une large dilatation, en forme d'outre, se prolongeant vers le bas en une sorte de cul-de-sac où se logeaient invariablement tous les instruments explorateurs ou dilatateurs.

L'examen clinique de l'enfant, l'étude des commémoratifs, le cathétérisme et surtout l'œsophagoscopie nous permettent d'établir d'après ce que nous venons de dire le diagnostic des rétrécissements congénitaux.

La dysphagie progressive, qui s'explique par le retard progressif de l'accroissement de l'œsophage au niveau du point malformé, tandis que le reste du tube s'accroît, l'âge des malades éliminent d'emblée le diagnostic de *cancer de l'œsophage.* L'absence de commémoratifs, de brûlures, de corps étrangers, etc., jointe aux données de l'examen endoscopique, permettront d'éliminer les *rétrécissements cicatriciels*. L'endoscope montre dans les cas de rétrécissement congénital une muqueuse saine, rosée, mobile, sans trace de tissu cicatriciel.

La régularité de la dysphagie, sa persistance immuable, jointes à l'examen endoscopique, élimineront aussi le *spasme de l'œsophage*. L'image endoscopique du rétrécissement valvulaire est en effet typique ; si celle du rétrécissement cylindrique est moins pathognomonique, elle se distingue cependant de l'image rayonnée, avec plis muqueux saillants, que donne le rétrécissement spasmodique.

En somme, les moyens d'investigation dont nous disposons nous permettent de diagnostiquer aujourd'hui le rétrécissement congénital de l'œsophage.

Traitement. — Nous envisagerons seulement ici le traitement de l'imperforation congénitale de l'œsophage ; le traitement du rétrécissement congénital trouvera mieux sa place au chapitre des rétrécissements.

L'imperforation congénitale de l'œsophage, abandonnée à elle-même, est une malformation incompatible avec la persistance de la vie. Y a-t-il des moyens médicaux ou chirurgicaux capables de rendre possible la persistance de la vie ? Nous répondrons à cette question : 1° en exposant, à la lumière des faits, les modes de traitement employés jusqu'ici avec les résultats obtenus ; 2° en exposant hypothétiquement les modes de traitement qu'il est rationnel de concevoir pour l'avenir.

1° **Modes de traitement employés et résultats obtenus.** — A) Le *traitement médical* est nul ; il n'existe pas de moyens médicaux susceptibles d'empêcher l'inanition ; on peut médicalement pallier les dangers de la suffocation en maintenant l'enfant couché horizontalement, la tête renversée, pour empêcher la pénétration des mucosités dans la trachée. La mort rapide n'en est pas moins certaine.

B) Le *traitement chirurgical* consiste à empêcher l'inanition en rétablissant l'alimentation par une voie artificielle, à l'aide de la *gastrostomie.*

Steel ([1]), le premier, a pratiqué cette opération en 1888, sur un enfant âgé de 24 heures. Nous connaissons actuellement 9 cas de gastrostomie pour imperforation de l'œsophage [(cas de Steel, de Robineau ([2]), de Villemin ([3]) ; un cas anglais cité sans détail par ce dernier auteur, un cas de Baudet ([4]), un cas de Kirmisson ([5]), un cas de Vieillard et Le Mée, un cas de Helferich ([6]), un cas d'Enderlen ([7])].

---

1. STEEL, *Lancet*, 20 octobre, 1888.
2. ROBINEAU, in VIEILLARD et LE MÉE, *Rev. mens. des mal. de l'enfance*, 1906, t. XXIV, p. 554.
3. VILLEMIN, *Bull. Soc. de Chir.* Paris, 6 juillet, 1904.
4. BAUDET, in VIEILLARD et LE MÉE, *loc. cit.*
5. KIRMISSON, *Bull. de la Soc. de Chir.*, 1904, p. 745.
6. HELFERICH, in HAPPICH, *loc. cit.*
7. ENDERLEN, in HAPPICH, *loc. cit.*

La mort a toujours suivi ces interventions. Les nouveau-nés opérés n'ont pas vécu plus longtemps que les non-opérés. Pourquoi? Ce n'est pas que la gravité soit plus grande de la gastrostomie chez le nouveau-né, car tous ont bien supporté l'intervention; cela n'est pas dû à la difficulté de l'opération, qui, bien que plus malaisée que chez l'adulte, a toujours été menée à bonne fin.

Après la gastrostomie, voici ce qui se passe en général. Par la sonde fixée dans l'estomac, on injecte quelques centimètres cubes de lait. Quelques minutes après, le lait injecté est rejeté par la bouche sans efforts ou au milieu d'un accès de suffocation. Et ceci se répète à chaque nouvel essai d'alimentation. Il n'y a pas lieu de s'étonner de ce fait, si on se rappelle que le bout intérieur de l'œsophage, ouvert d'une part dans l'estomac, s'ouvre d'autre part dans la trachée. Après comme avant la gastrostomie, l'alimentation est restée dans tous les cas impossible, et les enfants ont succombé à l'inanition ou à la « Schluckpneumonie » intercurrente.

2⁰ Modes de traitement proposés, mais non encore utilisés. — Puisque le reflux des aliments injectés par la sonde à travers le cardia est la seule cause qui met obstacle à l'alimentation de l'enfant, n'est-il pas possible de porter directement les aliments au delà du pylore? En portant directement le lait dans le duodénum par la sonde gastrique enfoncée profondément, Villemin put faire cesser les régurgitations buccales. Mais l'enfant, opéré *in extremis*, succomba néanmoins.

Au lieu de porter la sonde dans l'intestin par l'intermédiaire de l'estomac, Demoulin ([1]) propose de faire d'emblée une *jéjunostomie*.

Villemin propose d'empêcher le reflux des aliments à travers le cardia, en fermant le cardia par des sutures au moment de la gastrostomie, ou bien il propose de faire une *cardiostomie*, c'est-à-dire l'abouchement à la peau du cardia sectionné et fermé du côté œsophagien. Happich propose d'obtenir l'oblitération du cardia par un moyen plus simple, l'injection dans l'œsophage abdominal de teinture d'iode ou de chlorure de zinc étendu. Des expériences faites sur le lapin lui ont permis d'obtenir en 5 jours l'occlusion du cardia sans aucune inflammation de voisinage, en injectant dans sa cavité une solution à 5 pour 100 de chlorure de zinc.

Appréciation de ces modes de traitement. — L'idéal à rechercher est de réaliser l'*alimentation provisoire* de l'enfant par la gastrostomie. S'il le faut, on portera directement le lait dans l'intestin en poussant fortement la sonde vers le bas, ou en faisant une jéjunostomie. Broca ([2]) se refuse à mettre en circulation des enfants voués à l'alimentation gastrique définitive. Mais nous pensons qu'il ne faut regarder cette alimentation gastrique que comme provisoire, destinée à faire vivre l'enfant jusqu'à ce qu'il ait une vitalité suffisante pour

1. Demoulin, *Bull. Soc. de Chir.*, 6 juillet 1906, p. 736.
2. Broca, *Bull. Soc. de Chir.* 6 juillet 1906, p. 737.

supporter des interventions plus graves, portant directement sur l'œsophage. Et c'est cette considération qui nous fait rejeter l'occlusion du cardia par l'un ou l'autre des moyens que nous avons indiqués. En faisant la gastrostomie, nous voulons affirmer que nous ne faisons qu'une intervention d'urgence, provisoire, premier temps d'une opération plus grave, d'une opération curative possible de l'imperforation œsophagienne.

Il n'est pas irrationnel de penser, en effet, qu'il serait possible dans certaines circonstances de traiter radicalement l'imperforation de l'œsophage. Si la gastrostomie permet à l'enfant de vivre, et cela n'est pas impossible, ou bien parce que le lait porté directement dans le duodénum ne reflue plus, ou bien parce que la fistule œso-trachéale est en forme de soupape, ne laissant pas refluer les liquides de bas en haut, on pourrait essayer plus tard d'opérer l'imperforation.

Comment? Nous ne pensons pas qu'une œsophagotomie externe cervicale puisse conduire sur l'oblitération toujours thoracique. Helferich l'a tentée sans succès. L'œsophagotomie transmédiastine est théoriquement l'opération de choix. Mais on peut faire des interventions plus simples et qui pourraient être efficaces.

Par la fistule gastrique, introduisez une sonde métallique dans le bout inférieur de l'œsophage; par la bouche une autre sonde métallique dans le bout supérieur. Faites une radioscopie; vous pouvez voir la distance qui sépare vos deux sondes, et leur situation respective. Si le hasard les voulait tout près et dans le prolongement l'une de l'autre, on pourrait, à l'aide d'un long trocart, faire une sorte d'œsophagotomie interne et placer une sonde du bout supérieur dans l'inférieur. On pourrait aussi conduire au niveau du point imperforé, au-dessus et au-dessous, par en haut et par en bas, les deux branches, mâle et femelle, d'un petit bouton de Murphy, qu'on unirait ensuite par une pression convergente.

Théoriquement possibles, ces opérations restent aveugles; et nous nous demandons si, à moins de circonstances particulièrement favorables à ces manœuvres, l'œsophagotomie trans-thoracique ne serait pas encore le meilleur mode de traitement. Ajoutons qu'il ne faut pas se faire d'illusions. Ce sont là des interventions d'une gravité exceptionnelle. Mais devant une affection qui ne pardonne jamais, est-il défendu d'essayer d'obtenir la guérison, fût-ce aux prix des plus grands dangers?

L. Sencert.

CHAPITRE IV

AFFECTIONS TRAUMATIQUES DE L'ŒSOPHAGE [1]

Nous étudierons dans ce chapitre les *contusions*, les *plaies*, les *ruptures*, les *brûlures* de l'œsophage. L'intérêt pratique de cette étude réside tout entier dans le traitement moderne des complications immédiates des perforations de l'œsophage ; nous décrirons avec détails ce point nouveau de thérapeutique chirurgicale.

I. — CONTUSIONS

La rareté des contusions du cou, la situation profonde de l'œsophage à ce niveau expliquent l'extrême rareté des contusions de l'œsophage cervical. La protection qu'offrent à l'œsophage thoracique, profondément caché dans le médiastin postérieur, la ceinture scapulaire et le squelette vertébro-costal rendent compte de l'exceptionnelle rareté des contusions de l'œsophage thoracique. Les grands délabrements qui précèdent et accompagnent fatalement les contusions de la portion thoracique de l'œsophage, enlèvent à cette lésion toute physionomie propre. Elle perd toute signification devant l'importance et la gravité des lésions squelettiques, pleuro-pulmonaires ou cardiaques.

1. BERGHEIMER, *Thèse de Strasbourg*, 1905. — BRYANT, Surgical technic of entry to the posterior mediastinum. *Transacts of the American surg. Association*, 1895, t. XIII, p. 235. — CAVAZZANI, Abcesso del mediastino posteriore diagnosticato e operato con thoracotomia dorsale. *Riforma medica*, 1898. — COHN, Spontane Œsophagusruptur, *Mitteil. aus dem Grenzgebiete der Med. u. Chir.*, 1907, p. 295. — ENDERLEN, Beitrag zur Chir. des hint. Mediastinum. *Deutsche Zeitch. f. Chir.*, 1901, p. 440. — J.-L. FAURE, Extirpat. de l'œsophage thoracique, *Presse Méd.*, 1905, p. 251. — FORGUE, De l'œsophagotomie intra-médiastinale pour corps étranger de l'œsophage thoracique, *XII° Congrès français de Chir.*, 1898. — FRANçOIS, Contrib. à l'étude des plaies de l'œsophage, *Thèse de Nancy*, 1884. — VON HACKER. Zur operativen Behandlung der periœsophagealer u. mediastinaler Phlegmone, nebst Bemerkungen zur Technik der collaren und dorsalen Mediastinotomie, *Arch. f. klin. Chir.*, 1901, Bd LXIV, p. 479. — HEIDENHAIN, Ueber einen Fall von Mediastinitis suppurativa postica, *Arch. f. klin. Chir.*, 1899, Bd LIX. — HENLE, in GOTTSTEIN, Teknik u. Klinik der Œsophagoskopie. *Mitteil., aus dem Grenzgeb. der Med. u. Chir.*, 1900, Bd VI u. VIII. — HORTELOUP, Plaies du larynx, de la trachée et de l'œsophage, *Thèse d'agrég.*, 1869. — KOCHER, *Chirurgische Operationslehre*, 1897, p. 155. — LLOBET, L'opérat. de Nassilow ; la première interv. à Buenos-Ayres, *Rev. de Chir.*, 1900, p. 674. — NASSILOW, Œsophagotomia et resectio œsophagi endothoracica, *Wratch*, 1888, n° 25. — OBA-

Les contusions du cou consécutives à un choc direct, coup de poing, coup de bâton, à une pression, passage d'une roue de voiture, pression brusque d'un corps pesant, à la strangulation et à la pendaison, tirent toute leur importance des contusions vasculaires et nerveuses. La contusion de l'œsophage cervical disparaît dans l'ensemble symptomatique qui en résulte et nous ne saurions la décrire isolément. Rappelons que les épanchements sanguins consécutifs aux contusions du cou peuvent amener une compression plus ou moins intense de l'œsophage, et déterminer des troubles dysphagiques plus ou moins accusés.

II. — PLAIES

Étiologie. — On peut, au point de vue étiologique, diviser les plaies de l'œsophage en deux grandes catégories, suivant qu'elles sont produites *de dedans en dehors* ou *de dehors en dedans.*

1º **Plaies de dedans en dehors.** — Les plaies de l'œsophage produites de dedans en dehors sont dues à des agents : A) mécaniques; B) physiques; C) chimiques.

A) **Agents mécaniques.** — Les agents mécaniques susceptibles de blesser l'œsophage de dedans en dehors sont, d'une part, *les corps étrangers déglutis*, et, d'autre part, les *instruments chirurgicaux* introduits dans l'œsophage, sondes, olives métalliques, tubes endoscopiques, pinces extractrices, œsophagotomes, électrolyseurs, etc., introduits dans sa cavité pour l'explorer, la débarrasser d'un corps étranger préexistant, ou traiter un rétrécissement inflammatoire, cicatriciel ou néoplasique qui l'obstrue.

Un corps étranger peut provoquer une plaie au moment de son arrêt

LINSKI, Beitrag zur operat. Behandlung der Phlegmonen des hinteren Brustfellraumes, *Wiener klin. Wochsch.* 1896, n° 50.—POTARCA, *La Chir. intramédiast. postér.* Paris, Carré et Naud, 1898. —QUENU et HARTMANN, Des voies de pénétr. dans le méd. postér., *Bull. et Mém. Soc. de Chir.*, 1891, p. 82. — RASSUMOWSKY, *Hildebrand's Jahresbericht über der Chir.*, 1899, vol. V. p. 412. — REHN, Operat. an dem Brustabschnitt der Speiseröhre, 27e *Congrès allem. de Chir.*, 1898. — RICHARDSON, A case of gastrostomy, digitale exploration of the œsophagus and removal of plate of teeth, *Boston med. and surg. journal*, 14 décembre, 1886. — ROUMEGOUX, Essai sur les plaies et les ruptures de l'œsophage, *Thèse de Paris*, 1878. — SCHWARTZ, Anat. chir. des bronches médiast. *Thèse de Paris*, 1905. — SENCERT, La Chir. de l'œsoph. thoracique et abdom., *Thèse de Nancy*, 1904. — SCHULLER, Von den gleichzeitigen Verletzungen der Luft-und Speiseröhre, *Deutsche Zeitschr. f. Chir.*, 1876, Bd. VII. — SIMONNEAU, Essai inaugural sur les solut. de continuité du pharynx et de l'œs., *Thèse de Paris*, 1808. — STOIANOFF, Les inter. sur le médiastin postér. et les organes y contenus, *Rev. de Chir.*, 1899, p. 388. — WILMS, Die Entferpung von Fremdkörnern aus dem unteren Teil des Œsophagus vom Magen aus, *Deutsche Zeitschr. f. Chir.*, 1901, Bd LXI, p. 350. — WOLZENDORFF, Ueber Verletzungen insbes. Schuszverletzungen des Œsophagus, *Deutsche militärärztliche Zeitschrift*, 1880, p. 477.— ZIEMBICKI, Du phlegmon du médiastin postér. et de son traitement, *Bull. de la Soc. de Chir.*, 1895, p. 190.

en un point de l'œsophage, ou au cours de son passage à travers le conduit, pour peu qu'il soit rugueux, angulaire ou pointu. Tels sont les fragments d'os, aiguilles, clous, dentiers munis de crochets, hameçons, morceaux de verre, fourchettes, etc. Nous avons eu plusieurs fois l'occasion de surprendre sur le fait, à l'aide de l'œsophagoscope, des plaies longitudinales de la muqueuse œsophagienne produites par le passage de morceaux d'os ou de dentiers à travers le conduit. D'autres fois il s'agit de plaies produites par des lames de sabre avalées par des professionnels; on a vu enfin des plaies incomplètes ou des perforations produites par l'introduction dans l'œsophage des objets les plus volumineux et les plus disparates, comme chez cet avaleur de sabres, cité par Heydenreich ([1]), qui se fit deux perforations de l'œsophage en y introduisant un tisonnier qu'il ne put retirer.

L'introduction dans l'œsophage d'*instruments chirurgicaux* destinés à l'explorer ou à traiter une lésion du conduit peut avoir pour conséquence une plaie ou une perforation. Au premier rang, signalons certains instruments destinés à extraire les corps étrangers, en particulier le panier de Graef. On ne compte plus les cas où ce dangereux panier déchira l'œsophage, perfora la muqueuse et même toute l'épaisseur de la paroi, et les autopsies pratiquées par Sébileau, Walther, Veau ([2]) et tant d'autres ont bien fait ressortir les méfaits de cet instrument. L'extraction par les voies naturelles, à l'aide de pinces, de corps étrangers pointus et fixés sur la muqueuse ont amené des déchirures de l'œsophage, et nous avons vu mourir un enfant à la suite de l'extraction d'une pince de cravate fixée dans la paroi.

Les sondes en gomme, les olives en ivoire ou en métal portées dans l'œsophage en vue de dilater un rétrécissement peuvent lacérer une muqueuse saine ou chroniquement enflammée, et même perforer l'œsophage et pénétrer dans la plèvre. Nous en avons publié un exemple. Les tubes endoscopiques, maniés par des mains imprudentes ou inexpérimentées, peuvent déchirer la muqueuse œsophagienne, siège d'un carcinome par exemple (Mickulicz).

A ces plaies accidentelles, nous ajouterons les plaies faites de propos délibéré par le chirurgien, et qui résultent de l'électrolyse linéaire ou de l'œsophagotomie interne.

B) **Agents physiques.** — Les plaies de l'œsophage produites par l'action d'agents physiques, comme la chaleur, sont extrêmement rares; le plus souvent l'action des liquides bouillants ou des bols alimentaires trop chauds se limite au pharynx. Les lésions produites par la chaleur rentrent d'ailleurs dans le cadre spécial des *brûlures de l'œsophage*, auxquelles nous consacrerons un paragraphe spécial.

C) **Agents chimiques.** — C'est la grande catégorie des brûlures de l'œsophage par ingestion de liquides caustiques. Le plus souvent il

1. Heydenreich, *Congrès français de Chir.*, 1895.
2. Voir chap. suiv. : Corps étrangers de l'œsophage, traitement.

s'agit de l'ingestion involontaire de soude caustique (8 observations personnelles) ; quelquefois le liquide caustique, potasse, acides sulfurique, nitrique, chlorhydrique, est avalé dans un but de suicide. Nous avons vu un jeune homme à qui ses camarades avaient remplacé, en manière de plaisanterie, son verre de vin blanc par un verre de potasse. L'étude des lésions qui résultent du contact de ces agents chimiques avec l'œsophage constitue l'important chapitre des brûlures que nous étudierons plus loin.

2° **Plaies de dehors en dedans.** — On peut diviser ces plaies, d'après la forme et la nature de l'agent vulnérant, en plaies par *instruments piquants*, par *instruments tranchants*, par *projectiles d'armes à feu*.

Les plaies par *instruments piquants ou tranchants* sont rarement le résultat de causes accidentelles. Sur 105 observations de plaies de l'œsophage par instruments piquants ou tranchants, François n'a trouvé qu'un cas de blessure accidentelle de l'œsophage par un morceau de bois pointu qui a traversé le cou. Si l'on excepte les plaies par coup de sabre, coups de baïonnette, autrefois fréquentes à la guerre et devenues très rares dans les batailles modernes, les plaies de l'œsophage sont dues, dans l'immense majorité des cas, à des tentatives de suicide ou de meurtre. Des 105 observations rassemblées par François, une a trait à une plaie accidentelle, 62 à des tentatives de suicide, 29 à des tentatives de meurtre. Dans 11 cas, la cause n'a pas été indiquée. Dans les tentatives de suicide, l'instrument le plus communément employé est le rasoir; dans les tentatives de meurtre, c'est le couteau-poignard.

Les plaies de l'œsophage par projectiles d'armes à feu sont surtout des plaies de guerre. Nous avons observé un cas de plaie de l'œsophage par balle de revolver au cours d'une rixe.

D'après Bergheimer on ne trouve que 10 cas de plaies de l'œsophage par coup de feu pendant la guerre de Sécession ; sur 1700 cas de plaies du cou mentionnées dans le rapport sanitaire de la guerre de 1870, on en compte 19. La mortalité immédiate inhérente aux blessures concomittantes des gros vaisseaux du cou explique cette apparente rareté. La plupart de ces blessés succombent rapidement et ne sont pas vus par les chirurgiens. D'après Bergheimer, la direction du projectile n'est pas sans importance : bien plus que dans les plaies transversales, on observerait dans les plaies obliques du cou des perforations de l'œsophage.

Ajoutons en terminant qu'on a vu l'œsophage blessé accidentellement au cours de certaines opérations portant sur le cou : trachéotomie [Chassaignac ([1]), von Hacker ([2])], laryngectomie [Wolzendorff([3]).]

1. CHASSAIGNAC, *Opérat. chirurgicales*, t. II, p. 614.
2. VON HACKER, *Handbuch der prakt. Chir.*, t. II, 408.
3. WOLZENDORFF, *Deutsche militärärztliche Zeitschrift.*, 1880, p. 497.

Nous ne faisons que signaler enfin les plaies de l'œsophage produites de propos délibéré par le chirurgien : œsophagotomie externe, œsophagectomie, œsophagostomie.

Anatomie pathologique. — Nous étudierons successivement les lésions produites par les plaies de dedans en dehors, puis par les plaies de dehors en dedans.

1. **Plaies de dedans en dehors.** — Les plaies de l'œsophage consé-

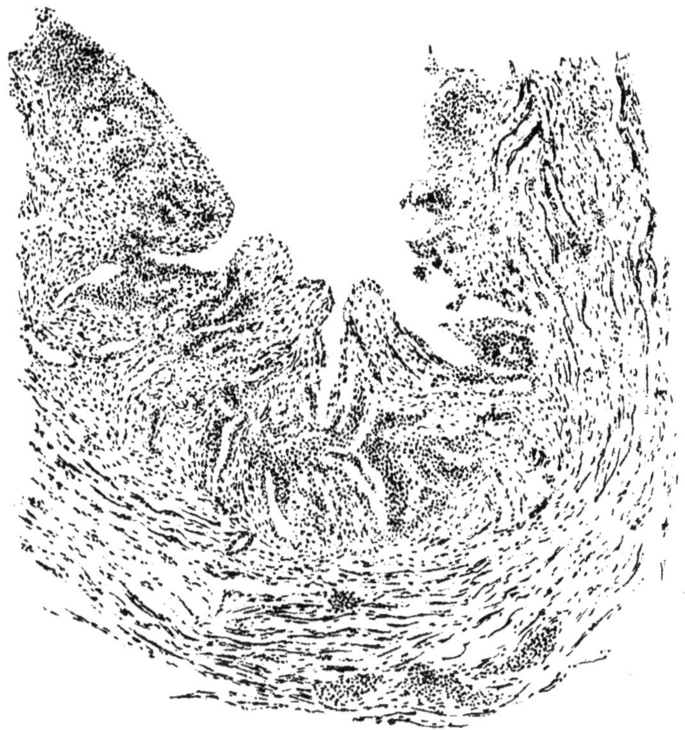

Fig. 29. — Coupe transversale de la paroi de l'œsophage rétréci, à un niveau où a porté l'électrolyse linéaire. La partie interne de la paroi de l'œsophage est divisée par l'électrolyse et présente des traces d'une inflammation récente.

cutives au passage d'un corps étranger rugueux dans sa cavité, ou à la blessure de la muqueuse par un instrument d'exploration, peuvent siéger en tous les points du conduit ; on les rencontre le plus souvent dans la portion thoracique, lieu d'élection des corps étrangers et des rétrécissements.

L'étude anatomique de ces plaies a été faite d'après des constatations d'autopsies et, plus récemment, pour celles qui n'entraînent pas la mort, d'après les données de l'endoscopie de l'œsophage.

Les autopsies ont montré que les perforations, les plaies complètes de l'œsophage occupent avec une égale fréquence les différentes parois du conduit. L'œsophage seul peut être perforé ou, au contraire, le corps étranger, la sonde dilatatrice ont perforé en même temps la plèvre médiastine, droite ou gauche, l'aorte, la veine azygos. Dans la plupart des cas, on a vu la perforation siéger en un point de la muqueuse altéré par une inflammation chronique ou une infiltration néoplasique.

L'endoscopie de l'œsophage a permis de constater de visu l'existence des plaies incomplètes de la muqueuse; ces plaies, dont nous avons observé plusieurs exemples à la suite de l'ingestion de corps étrangers, sont toujours longitudinales; nous en avons vu plusieurs sur la paroi antérieure de l'œsophage. Elles se présentent sous la forme d'une ligne rouge, d'un mince sillon sanguinolent, au niveau duquel il n'est pas rare de voir la lumière de l'œsophage se rétrécir par spasme réflexe. Nous avons eu l'occasion d'étudier au microscope une plaie incomplète de l'œsophage produite par l'électrolyse linéaire. On constatait l'existence d'un sillon en V dont la pointe s'enfonçait jusque dans la musculature œsophagienne, et dont les parois étaient formées de tissu inflammatoire, sans revêtement épithélial (fig. 29).

2º **Plaies de dehors en dedans.** — Il faut distinguer, d'une part, les plaies par instruments piquants et tranchants, d'autre part, les plaies par armes à feu.

1. **Plaies par armes blanches.** — La situation profonde de l'œsophage, ses rapports intimes avec les voies aériennes, l'appareil respiratoire et les gros vaisseaux font que les plaies de l'œsophage n'existent jamais seules.

La gravité des lésions concomitantes (plèvre, aorte) dans les cas de plaies de l'œsophage thoracique, l'apparition rapide de la mort qui en est la conséquence, font que les plaies de l'œsophage thoracique sont très rarement observées. François n'a pu en trouver que six observations. Dans un cas de Dupuytren (¹) la plaie a été produite par un couteau enfoncé de haut en bas au-dessus de la clavicule gauche.

C'est donc à la suite de plaies du cou qu'on a observé la majorité des plaies de l'œsophage. Le plus souvent (un tiers des cas) la plaie siège au niveau de l'*espace thyro-hyoïdien*; elle est en général transversale ou légèrement oblique de gauche à droite et de bas en haut (suicides); dans 5 cas seulement sur 50 étudiés à ce point de vue par François, elle était longitudinale. Au point de vue des dimensions de la plaie, on peut distinguer des *plaies larges*, allant d'un côté à l'autre du cou (suicides) et des *plaies étroites*, ne mesurant que quelques millimètres ou quelques centimètres (homicides). L'écartement des lèvres de la plaie dépend de ses dimensions transversales. L'épiglotte,

---

1. Dupuytren, *Armes de guerre,* t. II, p. 556.

les cordes vocales, les replis aryténo-épiglottiques, l'artère linguale et l'artère thyroïdienne supérieure sont généralement sectionnés. Le paquet vasculo-nerveux du cou est au contraire indemne, les carotides étant rejetées en arrière et en dehors par l'hyperextension de la tête au moment de la blessure. Dans un cas de Graf, la carotide externe fut sectionnée.

Un peu plus rarement, la plaie extérieure siège au niveau du cartilage thyroïde. Les blessures concomittantes sont les mêmes que dans le cas de plaie de l'espace thyro-hyoïdien, sauf en ce qui concerne l'épiglotte.

Plus rares encore sont les plaies de l'espace crico-thyroïdien et celles qui siègent au-dessous du larynx. Il existe alors le plus souvent une plaie complète de la trachée, dont les extrémités s'écartent l'une de l'autre (jusqu'à 5 travers de doigts, Garengeot [1]. S'il s'agit d'une blessure par instrument piquant, la trachée est simplement percée de part en part. Les autres organes habituellement lésés sont alors l'artère thyroïdienne inférieure, l'artère vertébrale, comme dans un cas de Gross [2], les veines thyroïdiennes, jugulaires externe et antérieure. Les plaies siégeant à ce niveau peuvent intéresser le paquet vasculo-nerveux; l'instrument vulnérant sectionne en partie un ou les deux sterno-mastoïdiens et atteint les gros vaisseaux. Les deux récurrents ont été sectionnés; le pneumogastrique et le sympathique sont le plus souvent respectés.

Quel que soit le siège de la plaie extérieure, la plaie œsophagienne peut atteindre seulement la paroi antérieure de l'œsophage, ou bien ses parois latérales et sa paroi postérieure. Le tube œsophagien peut être complètement séparé en deux. On a même observé, en arrière de lui, la section de l'aponévrose prévertébrale, et la section incomplète d'un disque intervertébral. La plaie de la paroi postérieure de l'œsophage a une grande importance; c'est par elle que les liquides déglutis se déversent dans le tissu cellulaire du cou et le médiastin. C'est elle qui fait la gravité énorme de ces plaies de l'œsophage.

2. **Plaies par armes à feu.** — Les plaies de l'œsophage par armes à feu sont rarement observées, parce que les plaies du cou ou les plaies de poitrine compliquées de plaies de l'œsophage s'accompagnent en général de lésions vasculaires, nerveuses ou vertébrales dont la mort est immédiatement la suite. Bergheimer en a cependant rassemblé 52 cas. Le projectile peut atteindre le cou d'avant en arrière ou par un des côtés. C'est dans les blessures latérales seules qu'on a vu l'œsophage atteint isolément. Mais la balle peut atteindre l'œsophage après un trajet des plus compliqués, et on a vu ce conduit frappé par une balle dont l'orifice d'entrée était à la joue, à la commissure des lèvres, à l'angle externe de l'œil (Bergheimer).

1. Garangeot, in Hévin. *Mémoires de l'Acad. de Chir.*
2. Gross, in *Thèse de François, loc. cit.* p. 45.

La plaie œsophagienne est d'étendue et de gravité très variables. Bergheimer cite 5 faits où la balle a traversé le cou latéralement, en passant entre l'œsophage et la trachée, et en ne faisant qu'une éraillure à la paroi antérieure de l'œsophage. Il existe aussi des plaies incomplètes, dans lesquelles la balle s'est arrêtée dans la paroi de l'œsophage, sous la muqueuse qu'elle a secondairement ulcérée, pour être rendue dans un effort de vomissement ou dans les selles. D'autres fois, il y a une perforation d'une des parois de l'œsophage et la balle tombe dans l'estomac ; d'autres fois enfin, l'œsophage est perforé de part en part.

Dans les coups de feu obliques, on voit l'œsophage et la trachée simultanément atteints ; quelquefois, l'œsophage et le larynx (9 cas sur 52 de Bergheimer avec 4 morts). Enfin, on a vu dans les coups de feu antéro-postérieurs la trachée, l'œsophage, la colonne vertébrale et la moelle être frappés. Si de telles observations sont très rares, cela tient évidemment à la grande mortalité immédiate de ces lésions.

Etude clinique. — Les plaies de l'œsophage se révèlent au chirurgien par un ensemble symptomatologique qui peut être très différent suivant les cas. On peut schématiser cette étude en décrivant au point de vue clinique : 1º les plaies incomplètes ; 2º les plaies complètes. Ces dernières offrent une évolution et un aspect clinique très différents suivant qu'il s'agit : *a*) de plaies larges ; *b*) de plaies étroites. Aux plaies étroites, se rattachent les perforations. Nous étudierons donc successivement : 1º les plaies incomplètes ; 2º les plaies complètes étroites et les perforations ; 5º les plaies larges.

1º **Plaies incomplètes.** — Les plaies incomplètes de l'œsophage, produites de dehors en dedans, rentrent dans le cadre des plaies simples du cou. Il n'existe aucun symptôme propre à la blessure de la musculature œsophagienne. Tout au plus sera-t-il possible, dans le cas de plaie étendue des parties molles du cou, de voir, au fond de la plaie, l'œsophage lésé ; à travers l'écartement produit par la rétraction des fibres longitudinales sectionnées, on pourra voir la muqueuse œsophagienne faire un léger prolapsus (Von Hacker). Les plaies de la partie gauche du cou peuvent seules offrir cette apparence, car c'est là que l'œsophage, débordant la trachée, est accessible en dehors d'elle. Partout ailleurs la plaie trachéale qui accompagne la plaie de l'œsophage domine le tableau symptomatique, et il n'y a pas lieu de rechercher s'il existe une plaie incomplète de ce dernier organe.

Les plaies incomplètes produites de dedans en dehors offrent, au contraire, un tableau symptomatique qui permet de les diagnostiquer. La douleur, la dysphagie, les sensations subjectives de corps étranger ou de constriction thoracique constituent les grands traits de ce tableau.

Un individu a avalé un fragment d'os acéré ; une douleur vive, dont le siège varie, mais que le malade localise en général derrière le sternum, une sensation de corps étranger arrêté en ce point, une dysphagie très marquée qui s'oppose au passage même des liquides, tels sont les symptômes qu'il accuse immédiatement et dans les heures qui suivent. Le chirurgien pense à la présence dans l'œsophage du corps étranger dégluti. Mais une radiographie, faite suivant un rayon oblique, montre qu'il n'existe pas de corps étranger. Si l'on pratique l'endoscopie de l'œsophage, on s'assure de l'absence de corps étranger; mais on constate, sur une des parois de l'œsophage, une ou plusieurs plaies longitudinales de la muqueuse, qui saigne légèrement et peut être déjà un peu œdémateuse. Une douleur vive, suivie de sensation de constriction thoracique, de dysphagie des solides et même des liquides, survenant après une exploration de l'œsophage, indique une plaie de l'œsophage par l'olive, la sonde, le tube explorateurs.

Abandonnées à elles-mêmes, à condition de mettre le malade à la diète hydrique, ces plaies guérissent en général simplement. Elles peuvent aussi s'infecter, soit directement par le contact de l'agent vulnérant qui a porté les microbes dans la sous-muqueuse, soit indirectement par la pénétration secondaire des microbes normaux contenus dans l'œsophage, ou apportés par les aliments et la salive.

L'œsophagite aiguë qui en est la conséquence accentue la douleur et la dysphagie ; mais le plus souvent elle guérit spontanément en quelques jours. Quelquefois elle peut s'aggraver et donner lieu à une véritable œsophagite phlegmoneuse, caractérisée, comme nous le verrons, par la fièvre, la fréquence du pouls, la dysphagie complète, les douleurs thoraciques profondes, les nausées et les vomissements. Un pas de plus, et cette œsophagite phlegmoneuse peut se transformer en phlegmon péri-œsophagien, dont nous aurons dans un instant à décrire les symptômes.

Sans qu'il y ait d'œsophagite phlegmoneuse, et à plus forte raison de phlegmon péri-œsophagien, on peut voir survenir, après une plaie incomplète de la muqueuse œsophagienne, même très minime, des symptômes pleuro-pulmonaires alarmants. Les connexions physiologiques entre l'œsophage thoracique et la plèvre sont telles qu'une inflammation très minime de l'œsophage peut avoir pour conséquence un grand épanchement pleural. Nous en avons observé plusieurs exemples. Cuny a signalé ces faits chez le cheval. Nous avons vu un malade atteint de rétrécissement cicatriciel de l'œsophage, mourir de pleurésie purulente survenue après un essai de dilatation qui n'avait donné lieu qu'à une plaie insignifiante de la muqueuse œsophagienne, ainsi que le montra l'autopsie. Le mécanisme de cette dépendance pathologique n'est pas encore élucidé et appelle de nouvelles recherches.

2° **Plaies complètes étroites et perforations.** — Les plaies externes de l'œsophage, produites par une balle par exemple, ou par un instrument tranchant étroit, c'est-à-dire celles qui ne sont en communication avec l'extérieur que par un trajet étroit et sinueux, vite oblitéré, ont une évolution en tout comparable aux perforations produites de dedans en dehors. La symptomatologie immédiate et l'évolution des unes et des autres sont différentes suivant que la plaie ou la perforation a intéressé ou non les voies aériennes en même temps que l'œsophage.

A) **L'œsophage seul est intéressé**. — Une douleur très aiguë dans la profondeur du cou ou de la poitrine, une gêne douloureuse immédiate dans la déglutition, une dysphagie absolue des liquides, parfois des vomissements de sang, une anxiété très marquée, surtout dans les perforations de l'œsophage thoracique, qui immobilise le malade et le force à marcher voûté et à petits pas, tels sont les symptômes immédiats de la perforation de l'œsophage.

S'il est vrai qu'on peut voir exceptionnellement la guérison survenir spontanément, et la plaie de l'œsophage se cicatriser au prix d'un rétrécissement de son calibre, dans l'immense majorité des cas les symptômes graves qui ont attiré de suite l'attention du chirurgien s'accentuent, et on a bientôt sous les yeux le tableau d'un phlegmon profond du cou ou du médiastin. L'écoulement par la plaie de la salive et des liquides ingérés, tous septiques, qui se répandent dans le tissu cellulaire péri-œsophagien en donne la raison. On voit alors, quelques heures après la perforation ou la plaie, s'accentuer tous les symptômes primitifs : douleur cervicale ou rétro-sternale, dysphagie complète, anxiété respiratoire. En même temps apparaissent les symptômes généraux du phlegmon péri-œsophagien; ascension de la température à 38°,5, 39, 39°,5, frissons, ascension du pouls à 100, 120. A la gêne douloureuse de la déglutition s'ajoute maintenant la difficulté de la respiration. Le malade est anxieux, la face cyanosée, couverte de sueur. La soif est vive. Déjà le gonflement du cou apparaît, marqué surtout sur les côtés; les veines jugulaires dilatées marbrent la peau tendue et luisante, qui crépite. Il y a de l'emphysème sous-cutané et la percussion du cou montre de la sonorité. Il n'en faut pas conclure prématurément à une plaie des voies aériennes; la sonorité du cou est due à la formation rapide de gaz dans le tissu cellulaire envahi par le leptotrix buccal, si facilement gazogène comme l'ont montré W. Kopstein, Arx, etc.

La dyspnée est intense, le moindre mouvement du cou est douloureux. Couché sur son lit, la tête renversée, la face bleue et les yeux fixes, le malade est en proie à l'anxiété la plus vive; des accès de suffocation le secouent de temps en temps; une toux pénible et continuelle commence à apparaître. Bientôt le gonflement œdémateux du cou gagne la glotte, les accès de suffocation se rapprochent et la mort peut survenir au bout de 18, 24, 36 heures.

Tel est le tableau clinique du phlegmon aigu péri-œsophagien, le plus souvent gangréneux, consécutif aux perforations de l'œsophage cervical.

Parfois la marche est plus lente, les symptômes moins alarmants ; le phlegmon profond du cou, dont les microbes peuvent être moins virulents, évolue moins rapidement ; il a le temps de s'étendre, de gagner, vers la poitrine, le tissu cellulaire du médiastin et de donner lieu à une médiastinite phlegmoneuse.

Les symptômes généraux du phlegmon médiastinal sont les mêmes que ceux que nous indiquions tout à l'heure : température élevée, pouls petit et fréquent, dyspnée très marquée, dysphagie absolue. Le gonflement du cou, dans le cas de perforation de l'œsophage thoracique et de phlegmon médiastinal primitif, apparaît très vite ; l'emphysème, le tympanisme sont très marqués. La percussion du thorax ne révèle nulle part de matité, mais au contraire un son tympanique général dû au développement des gaz (Arx). Si la mort ne survient pas très vite, on voit apparaître une pleurésie simple ou suppurée, une bronchite putride, une pneumonie, un abcès ou une gangrène pulmonaires.

B) **L'œsophage n'est pas seul perforé.** — Si la trachée a été frappée ou perforée en même temps que l'œsophage, les symptômes primitifs sont quelque peu modifiés. L'emphysème sous-cutané est immédiat et très marqué. La respiration est très laborieuse, l'angoisse inexprimable. L'arrivée du sang et des mucosités œsophagiennes dans les voies aériennes provoque une toux immédiate incessante, des accès de suffocation, et même l'asphyxie. Si la perforation est ouverte dans la plèvre, les signes rapides d'une pleurésie purulente dominent la scène.

L'évolution de ces plaies est très analogue à l'évolution des plaies de l'œsophage isolé. Dans la majorité des cas, il se forme un phlegmon aigu péri-œsophagien, dont l'issue fatale est encore avancée ici du fait de la Schluckpneumonie, si fréquente, qui vient ici le compliquer. Exeptionnellement ces plaies peuvent guérir et donner lieu après guérison à la persistance d'une fistule œso-trachéale. Nous reviendrons plus tard sur ce point.

5° **Plaies larges.** — Les plaies larges du cou intéressant l'œsophage intéressent aussi, avons-nous dit, les voies aériennes, larynx ou trachée. La scène est immédiatement dominée par les symptômes respiratoires. D'emblée, l'air sort avec plus ou moins de violence par la plaie. Pendant l'expiration, l'air sort en éclaboussant ; pendant l'inspiration, il entre dans le bout inférieur de la trachée, en entraînant du sang et en produisant un bruit caractéristique. Les bords de la plaie sont fortement écartés, et on voit à chaque inspiration le bout inférieur de la trachée descendre, comme pour rentrer dans la poitrine. L'aspiration du sang amène à chaque instant des accès de toux et de suffocation ; parfois l'asphyxie est imminente. La voix est supprimée. Si la plaie siège au-dessous du larynx et qu'elle n'intéresse aucun tronc nerveux, le malade peut émettre des sons s'il baisse la tête en avant et rapproche les deux bouts de la trachée sectionnée. Si la plaie siège au niveau du larynx, la voix peut être supprimée par chute du cartilage aryténoïde sur l'orifice glottique, ou par section des récurrents; elle peut être simplement rauque, par section d'un des deux récurrents.

En même temps, on voit s'écouler par la plaie la salive et les liquides déglutis. La déglutition normale est absolument impossible; chaque tentative, très douloureuse, provoque de violents accès de toux et de suffocation dus à la pénétration des liquides avalés dans les voies aériennes. En faisant pencher fortement la tête du blessé en avant, il est possible de rétablir, dans certains cas, la déglutition normale et d'empêcher les liquides de s'écouler au dehors.

L'évolution de ces plaies est moins grave que celle des plaies étroites et des perforations. L'écoulement des liquides étant assuré, les phlegmons du cou et du médiastin ne sont guère à craindre. Les accidents secondaires sont surtout dus à la pénétration des liquides déglutis et des sécrétions de la plaie dans les voies aériennes. La Schluckpneumonie, la bronchite, la pleurésie en sont la conséquence. Chose en apparence étrange, ces complications sont moins fréquentes que dans les cas de plaies étroites, sans doute parce que l'expulsion au dehors des liquides aspirés est rendue très facile par la béance de la trachée.

Diagnostic. — L'exposé clinique détaillé que nous venons de faire nous permettra d'être bref sur le diagnostic des plaies de l'œsophage.

Dans le cas de plaie large du cou, la vue seule permet à l'observateur de se rendre compte de la nature et de l'étendue des lésions. La plaie est-elle encombrée de caillots, un lavage minutieux et une hémostase rigoureuse permettront de l'examiner dans toutes ses anfractuosités. L'afflux dans la plaie des liquides déglutis est pathognomonique de la plaie œsophagienne. En cas de doute, on pourra rechercher ce signe en faisant avaler de l'eau au blessé.

Le diagnostic des plaies étroites et des perforations est parfois très difficile. La douleur, la dysphagie, l'apparition d'un phlegmon péri-œsophagien nous donnent presque la certitude d'une perforation; mais nous avons vu qu'une plaie incomplète de la muqueuse peut aussi leur donner naissance (von Hacker). Néanmoins les symptômes graves apparaissent plus tardivement, plus lentement; ils n'ont pas la brusquerie dramatique qui caractérise en général les perforations de l'œsophage.

Pronostic. — De trop profondes différences distinguent les différentes formes de plaies de l'œsophage pour qu'on puisse étudier en bloc le pronostic de ces graves traumatismes. La division que nous avons adoptée au point de vue clinique domine le pronostic, comme elle domine la symptomatologie et l'évolution de ces plaies.

A) **Plaies incomplètes.** — Ce sont les moins graves et celles dont on peut le mieux escompter la guérison spontanée. S'agit-il d'une plaie incomplète de dehors en dedans, c'est le pronostic d'une plaie simple du cou, qui guérira le plus souvent sans complications. S'agit-il d'une plaie de la muqueuse produite par un corps étranger ou un instrument explorateur, ici encore nous sommes en droit d'attendre la guérison spontanée. Nous l'obtiendrons presque sûrement si l'œsophage atteint était sain (corps étranger); si l'œsophage était chroniquement enflammé, comme cela arrive souvent au-dessus des rétrécissements, ou atteint d'une lésion néoplasique, le danger d'une infection de voisinage est considérablement accru; l'œsophagite simple, qui est alors la conséquence de la plaie, peut se transformer en œsophagite phlegmoneuse, et donner lieu à un phlegmon péri-œsophagien cervical ou médiastinal. La gravité du phlegmon rétro-viscéral du cou est très grande; privé des secours de la chirurgie, ce phlegmon peut gagner vers le médiastin, et l'on sait que, non traité, le phlegmon du médiastin postérieur est inévitablement mortel. Nous rappellerons qu'on peut voir, après les plaies de la muqueuse œsophagienne, survenir des complications pleuro-pulmonaires graves, quelquefois mortelles, pleurésies purulentes, pneumonies, dont le mécanisme est encore mal élucidé, mais dont la réalité clinique est certaine. Les plaies incomplètes de l'œsophage, si bénignes qu'elles puissent paraître, peuvent toujours devenir très graves.

B) **Plaies complètes étroites et perforations.** — Il n'est pas besoin d'insister sur la gravité très grande des perforations de l'œsophage. Si la trachée, la plèvre, ou un gros vaisseau du médiastin sont ouverts en même temps que l'œsophage, la plaie est presque immédiatement mortelle : les dangers d'une hémorragie primitive, d'une pleurésie purulente, d'une bronchite putride ou d'une « Schluckpneumonie » assombrissent considérablement le pronostic. Si l'œsophage seul est perforé, l'apparition quasi fatale d'un phlegmon rétroœsophagien du cou ou du médiastin fait de cette perforation un accident presque toujours mortel en quelques jours, à moins d'intervention chirurgicale.

Les plaies par armes à feu sont parmi les plus graves de ces plaies étroites, puisque, d'après Wolzendorff, elles auraient une mortalité immédiate de 44,2 pour 100, tandis que les plaies étroites par armes blanches auraient une mortalité moitié moindre (22,5 pour 100).

Il y a lieu de séparer, au point de vue de la gravité, les plaies de la portion thoracique et celles de la portion cervicale de l'œsophage. Si ces dernières peuvent guérir par ouverture spontanée ou chirurgicale d'un phlegmon du cou, les premières entraînent presque toujours la mort par médiastinite, pleurésie, etc.

C) **Plaies larges.** — En dehors des dangers qui, dans les plaies larges du cou intéressant l'œsophage, résultent de la blessure des gros troncs vasculo-nerveux, le pronostic des plaies larges de l'œsophage est relativement beaucoup moins sombre que celui des plaies étroites et des perforations. Le facile écoulement à l'extérieur des liquides déglutis et des sécrétions de la plaie prédispose peu aux phlegmons du cou et du médiastin. Ce gros péril écarté, il n'en subsiste pas moins le danger des complications pulmonaires, dues à la pénétration de ces liquides dans les voies aériennes, mais leur facile expulsion par la plaie trachéale largement ouverte diminue les chances d'infection, et la « Schluckpneumonie » est relativement rare dans ces cas. Aussi, sur 84 plaies larges de l'œsophage, François n'a-t-il trouvé que 21 morts, soit une mortalité de 25 pour 100. L'étendue de la plaie œsophagienne n'est pas sans importance, et les cas dans lesquels l'œsophage est sectionné en totalité fournissent une mortalité bien plus considérable que ceux dans lesquels la paroi postérieure est intacte. Le siège de la plaie a aussi son importance, et les plaies qui intéressent le larynx en même temps que l'œsophage sont bien plus graves (44 pour 100 de mortalité) que celles qui intéressent la trachée en même temps que lui (25 pour 100).

Telles sont les considérations générales qu'on peut émettre relativement au pronostic immédiat des plaies de l'œsophage. Mais il faut tenir compte aussi des troubles qui peuvent subsister après la guérison immédiate, c'est-à-dire étudier le pronostic éloigné de ces blessures.

S'il est vrai qu'une plaie de l'œsophage, étroite ou large, peut guérir définitivement après cicatrisation complète et réunion des surfaces séparées, il est non moins certain qu'elle peut laisser après elle des modifications œsophagiennes ou œso-trachéales d'un intérêt clinique très grand.

La persistance d'une fistule œsophagienne n'est pas un accident très rare, puisque, sur 55 cas de guérison, François a trouvé 16 cas de guérison avec persistance d'une fistule, 15 fois après une plaie large, 1 fois après une plaie petite. 7 fois cette fistule siégeait au niveau de l'espace thyroïdien. D'après Wolzendorff, c'est surtout après les sections larges qu'on verrait persister ces fistules, rarement après les plaies par armes à feu. L'existence d'une fistule œsophagienne est une complication sérieuse : la difficulté de l'alimentation, la déperdition constante de la salive qui, comme l'a montré Pawlow, compromet rapidement l'état général du blessé, les lésions cutanées consécutives à l'écoulement perpétuel des liquides déglutis sont des causes d'affaiblissement progressif du blessé, et peuvent plus ou moins rapidement amener une issue fatale.

Dans les cas de plaies concomittantes de la trachée, ce qui est l'éventualité la plus fréquente, on peut voir persister une double fistule œsophagienne et trachéale. Il existe à la partie moyenne de la région antérieure du cou deux orifices fistuleux, l'un supérieur, œsophagien, l'autre inférieur, trachéal, au fond desquels on voit la paroi postérieure intacte des deux conduits (fig. 50). Si les orifices fistuleux sont petits, on peut permettre l'alimentation normale et l'émission de la voix, généralement supprimée, en faisant pencher fortement la tête

du blessé en avant, ou en oblitérant avec le doigt les deux orifices fistuleux. S'ils sont larges, l'alimentation buccale est presque impossible, à cause de l'écoulement au dehors des liquides ingérés ou de leur pénétration dans la trachée par l'orifice trachéal.

L'apparition, après guérison de la plaie, d'un rétrécissement cicatriciel de l'œsophage a été rarement observée, et François n'en a trouvé qu'une observation, due à

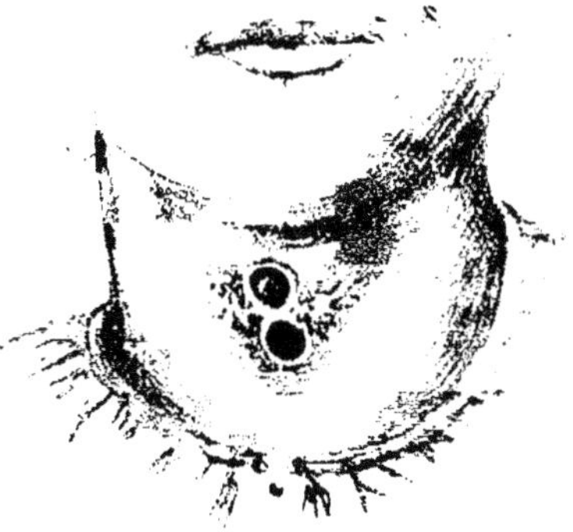

Fig. 50. — Fistules cervicales, œsophagienne et trachéale, consécutives à une plaie du cou. (D'après Schüller.)

Henschen; mais cet accident est évidemment plus fréquent et trop de blessés sont perdus de vue après la guérison immédiate pour qu'on puisse faire fond sur les statistiques publiées (1). D'après Wolzendorff, les plaies par armes à feu seraient plus fréquemment suivies de rétrécissement que les sections (7,7 pour 100, contre 5,8 pour 100).

Enfin on peut voir persister, après les plaies de l'œsophage ayant intéressé les voies aériennes, des *fistules œso-trachéales*, faisant communiquer l'œsophage et la trachée en dehors de toute fistule cutanée. C'est là un accident très rare. Si le nombre des fistules œso-trachéales publiées est assez grand (75), [Sirot (2)], elles sont pour la plupart dues à des processus inflammatoires ; dans deux cas seulement la fistule fut consécutive à une plaie externe [Pienaczek (3), Sawtelle (4)]. La difficulté de l'alimentation buccale, surtout pour les liquides, en rend le pronostic très sombre. Le traitement actif de cette complication par la mise à nu et la suture de l'œsophage sera étudié plus loin.

Traitement. – A) **Plaies incomplètes.** — Après une séance de cathétérisme, après l'extraction par les voies naturelles d'un corps étranger rugueux, vous avez ramené un peu de sang; le malade se plaint de vives douleurs rétro-sternales, il a une dysphagie plus ou moins marquée. Il y a une plaie de la muqueuse œsophagienne. Que

---

1. Schüller croit que ces rétrécissements sont très rares, parce qu'au niveau de la perte de substance la muqueuse se régénérerait facilement, empêchant ainsi une oblitération ou un rétrécissement cicatriciel.

2. Sirot, *Thèse de Lyon*, 1899.

3. Pienaczek, *Die Verengerungen der Luftwege*, 1901, p. 473, 474.

4. Sawtelle, d'après *Navratil*, Ueber die Heilung der Œsophago-trachéal-fisteln, *Deutsche Zeitschrift f. Chir.*, 1904, t. LXXV, p. 477.

faire dans ce cas? Laisser l'organe au repos en mettant le malade à la diète, en le nourrissant pendant plusieurs jours à l'aide de lavements alimentaires et d'injections de sérum; voilà tout le traitement. Pas de cathétérisme, pas de sonde à demeure, pas d'œsophagoscopie: ne rien tenter de ce qui pourrait amener ou augmenter l'inflammation, agrandir la plaie, compléter une perforation.

Que si, au moment où vous venez d'extraire un corps étranger à l'aide de l'œsophagoscope, vous avez sous les yeux la plaie œsophagienne, vous pouvez agir directement sur elle en portant à son contact, avant de retirer l'endoscope, un topique approprié ou quelques gouttes d'une solution de cocaïne au 1/100, destinées à empêcher ou à combattre le spasme douloureux de l'œsophage. Elstein et nous-même nous sommes plusieurs fois très bien trouvés de cette manière de faire.

Si, au bout de 48 heures, ou trois jours, ou plus, malgré l'alimentation rectale, les symptômes du début persistent ou augmentent, douleur, œsophagisme, sensation de tension profonde, vous pouvez penser que l'œsophagite simple du début devient phlegmoneuse. Il se forme un véritable abcès intra-œsophagien, qui peut s'ouvrir spontanément dans la lumière du conduit et amener la guérison spontanée. Von Hacker pense qu'il serait possible, dans ces cas, au lieu d'attendre l'ouverture spontanée de l'abcès, d'aller prudemment à sa recherche avec l'œsophagoscope, de le ponctionner et de l'ouvrir dans l'œsophage. Rosenheim partage cette opinion. Nous ne connaissons pas de cas où un tel mode de traitement ait été jusqu'ici utilisé.

B) **Plaies complètes étroites et perforations.** — Le traitement des perforations de l'œsophage se borne au traitement des complications qui en résultent.

Traitement préventif par la mise au repos complète de l'organe, l'alimentation rectale du malade, ou même la gastrostomie; l'emploi de la sonde œsophagienne à demeure est très dangereux et nous le déconseillons formellement; nous déconseillons encore plus le cathétérisme répété, destiné à alimenter le malade. L'introduction de la sonde à travers la plaie œsophagienne dans le médiastin ou la plèvre, rendue facile à cause du spasme qui ferme la lumière du conduit au niveau de la blessure, est en effet une éventualité trop dangereuse pour que nous osions en courir les risques. Alimentation rectale ou gastrostomie, pas de manœuvres intra-œsophagiennes, tel est tout le traitement immédiat de la perforation.

Le traitement des accidents infectieux qui apparaissent quelques heures ou quelques jours après la blessure est plus complexe, mais aussi plus actif.

Les douleurs persistantes le long de l'œsophage, la dysphagie absolue de la salive, les altérations de la voix, les accès de suffocation, l'élévation de la température, la fréquence et la petitesse du pouls, la gravité redoutable des phénomènes généraux, tout indique la formation d'un phlegmon péri-œsophagien, qu'il faut ouvrir sans tarder. Si la perforation siège au niveau de la portion cervicale de l'œsophage, on ne tarde pas à voir apparaître un gonflement considérable sur les côtés du larynx et de la trachée. Ce gonflement œdémateux peut s'accompagner d'emphysème sous-cutané, dû à la production de gaz au niveau du foyer phlegmoneux. L'infiltration phlegmoneuse peut s'étendre vers le haut; on voit alors apparaître un gonflement rétro-pharyngien qui obstrue complètement l'isthme du gosier, amène de l'œdème de la glotte, et provoque rapidement la mort par asphyxie. Elle peut s'étendre vers le bas, gagner par l'espace rétro-viscéral de Huschke le tissu cellulaire du médiastin, et amener rapidement la mort par médiastinite gangréneuse ou pleurésie putride. De toutes façons le malade est perdu, si l'on n'intervient pas. Bien plus rapidement encore la mort survient si la perforation siège au niveau de la portion thoracique de l'œsophage. La médiastinite aiguë peut emporter le blessé sans qu'aucun signe local l'ait révélée; si sa marche est plus lente, on peut voir l'infiltration phlegmoneuse gagner vers le haut, et un gonflement œdémateux et emphysémateux apparaître à la base du cou. Ici encore, il faut intervenir sans tarder.

Dans le cas de *phlegmon péri-œsophagien cervical*, le traitement consiste à ouvrir largement l'espace péri-viscéral, en faisant une incision à la partie latérale du cou, sur le gonflement, incision analogue à celle de l'œsophagotomie externe cervicale, dont nous verrons plus loin la technique. Un lavage à l'eau oxygénée, un large drainage, au besoin l'installation du courant continu de gaz oxygène suivant la méthode de Thiriar, tels sont les derniers termes du traitement. Si le décollement phlegmoneux a atteint les deux côtés de l'œsophage, il faut pratiquer une semblable incision sur les deux côtés du cou et drainer l'espace rétro-viscéral de part en part.

Dans le cas de *phlegmon péri-œsophagien thoracique*, de médiastinite aiguë par perforation, le traitement consiste encore à ouvrir et à drainer largement le médiastin postérieur. On peut ici distinguer deux cas : 1° la perforation siège au niveau de la partie supérieure du médiastin, au-dessus de la bifurcation de la trachée; 2° la perforation siège plus bas, au-dessous de la bifurcation.

1° Dans le premier cas, l'infiltration phlegmoneuse a la plus grande tendance à s'étendre vers la base du cou; la bifurcation de la trachée, la crosse de l'aorte lui opposent un obstacle vers le bas; la voie est ouverte au contraire vers le haut, ou mieux vers la tête, le malade étant dans le décubitus dorsal.

Dans ces conditions, l'indication thérapeutique, l'ouverture du phlegmon sera remplie par la *médiastinotomie cervicale*. On abordera le phlegmon de la partie supérieure du médiastin par une double incision verticale, située de chaque côté, le long du bord antérieur du sterno mastoïdien, à la base du cou. Après isolement et refoulement du paquet vasculo-nerveux du cou, l'œsophage sera libéré, et entre lui et la colonne vertébrale on effondrera avec le doigt le tissu cellulaire du médiastin postérieur jusqu'à l'abcès. La poche médiastinale supérieure est ainsi largement vidée et drainée. La position de Trendelenburg et le drain-siphon constituent alors un excellent moyen de drainage du médiastin. Il faudra surveiller longtemps ce drainage et ne l'interrompre qu'après guérison de la plaie œsophagienne. La déglutition redevenue normale, l'endoscopie de la poche médiastinale permettra à un moment donné de se rendre compte de cette guérison.

Les résultats obtenus par la *médiastinotomie cervicale* sont excellents. Von Hacker a rassemblé, en 1901, 7 cas de phlegmons médiastinaux traités par cette opération. Dans deux cas, on n'eut qu'à ouvrir le phlegmon à la base du cou; la poche médiastinale s'y ouvrait largement. Dans 5 cas, on dut effondrer, comme nous l'avons dit, le médiastin postérieur; il y eut 4 guérisons (Heidenhain, Rasumowski, von Hacker (2 cas). Dans le 5ᵉ cas, la mort ne survint que plusieurs semaines après l'opération, à la suite d'un imprudent excès d'alimentation (Ziembicki).

2° Si la perforation de l'œsophage siège au-dessous de la bifurcation de la trachée, le phlegmon se développe dans la partie inférieure du médiastin, au-dessous de la crosse aortique, et il n'a plus aucune tendance à se faire jour du côté du cou. S'il n'amène pas la mort par septicémie rapide, il s'ouvrira dans la plèvre ou déterminera par voisinage une pleurésie putride très rapidement mortelle. L'indication thérapeutique, l'ouverture du phlegmon, est alors remplie par la *médiastinotomie dorsale.*

La première idée de pénétration chirurgicale dans le thorax après ouverture du médiastin postérieur fut émise par Nassilou en 1888. En 1891, Quénu et Hartmann firent, à la Société de Chirurgie, une communication sur « les voies de pénétration chirurgicale dans le médiastin postérieur », et, d'après de nombreuses recherches anatomiques, fixèrent la technique de la médiastinotomie dorsale par le côté gauche. Nous aurons à revenir sur la question du côté à propos de l'œsophagotomie transmédiastine. Comme, en ce qui concerne la médiastinotomie pour phlegmon, le point où doit se faire l'ouverture est commandé par le siège même du phlegmon, nous ne discuterons pas ici cette question. Rappelons encore, à propos de l'ouverture du médiastin postérieur, les noms de Obalinski, Potarka, Ziembicki, Bryant, Kocher, Forgue, Rehn, von Hacker, Cavazzani, Llobet, Henle, Enderlen, J.-L. Faure, Schwartz, Sencert. Nous aurons plus loin à exposer et à discuter les opinions de ces auteurs.

Le diagnostic de phlegmon du médiastin est posé; la première question à résoudre est celle de savoir par quel côté il faut ouvrir le médiastin.

Dans quelques cas, les signes stéthoscopiques, matité à la percussion, souffle trachéal à l'auscultation, etc., permettent de reconnaître la hauteur et le côté de la collection. On ouvrira le médiastin du côté indiqué par ces signes. D'autres fois, avec ou sans signes stéthoscopiques nets, on constate une légère tuméfaction ou un léger œdème à droite ou à gauche de la base du cou. Il y a lieu de penser que la collection médiastine siège du même côté. Ce n'est cependant pas une règle absolue. Dans un cas de Ziembicki, il y avait une perforation de la paroi gauche de l'œsophage, un gonflement œdémateux de la partie gauche de la base du cou; la collection médiastine inférieure siégeait à droite de la colonne vertébrale. Il en fut de même dans un cas de von Hacker. En l'absence de tout signe clinique net permettant d'affirmer le siège exact du phlegmon médiastinal, la radiographie pourra nous donner des renseignements utiles. Une ombre obscurcissant l'*espace clair moyen* à l'éclairage oblique indiquera la présence de pus dans le médiastin postérieur. En faisant successivement l'éclairage oblique antérieur droit et l'éclairage oblique antérieur gauche, on se rendra compte du côté occupé par la collection.

Si, grâce à ces différents moyens, on a établi le siège exact du phlegmon, on ouvrira le médiastin du côté indiqué.

Il y a, dans cette opération, un temps extra-thoracique et un temps intra-thoracique.

Temps extra-thoracique. — Le malade étant couché sur le côté

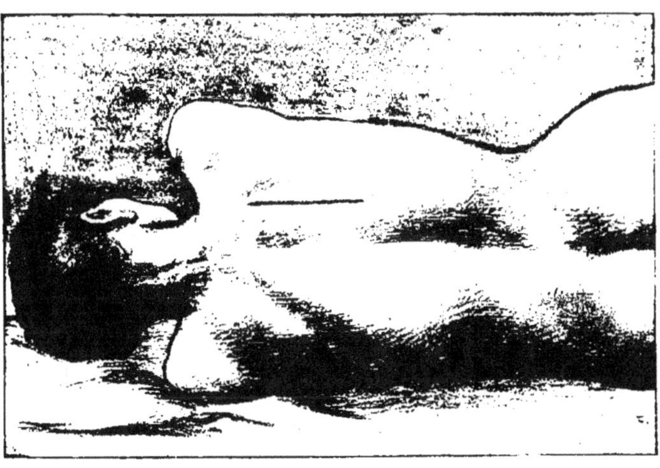

Fig. 51. — Incision dorsale pour l'ouverture du médiastin postérieur.

opposé à celui qu'on veut aborder, un coussin sous le flanc, le bras relevé, on fait, à égale distance des apophyses épineuses et du bord spinal de l'omoplate, une incision verticale, longue d'au moins 15 centimètres, et dont le milieu correspond à la hauteur du centre de la collection (fig. 51). Les incisions à lambeaux de Nassilow, Rehn, Bryant sont inutiles. On atteint les côtes un peu en dedans de leur angle. Ruginant avec précaution le périoste costal, on résèque, dans une étendue de 5 centimètres environ, 4 côtes. On est alors en présence d'une vaste fenêtre thoracique de 15 centimètres de longueur sur 6 ou 7 de largeur, et dont le fond est occupé par la plèvre costale recouverte par les paquets vasculo-nerveux intercostaux. Ceux-ci sont isolés et coupés; le temps extra-thoracique est terminé.

Temps intra-thoracique. — Il consiste dans le décollement de la plèvre en vue de l'ouverture du médiastin. Protégeant avec des com-

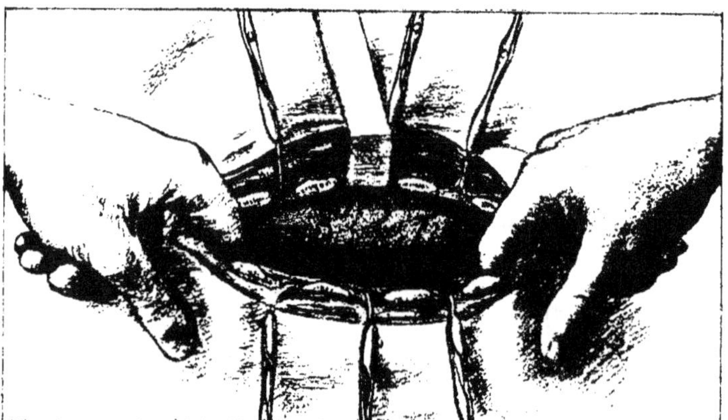

Fig. 52. — Décollement de la plèvre vertébro-costale pour ouvrir le médiastin postérieur.

presses les sections costales, du doigt on décolle la plèvre pariétale avec une grande facilité. En opérant avec prudence, on ne blessera pas la plèvre; dans plus de 40 opérations cadavériques et dans 2 opérations sur le vivant, nous n'avons pas observé cet accident (fig. 52).

Si l'on opère à gauche, on ne tarde pas, en poussant le décollement le long de la face latérale des corps vertébraux, à rencontrer l'aorte descendante. Un pas de plus, et vous êtes dans le médiastin.

Si vous êtes bien au niveau du phlegmon, la plus petite pression séparera l'aorte du cul-de-sac pleural qui l'entoure et qui a été en partie déplissé par la tension phlegmoneuse, et le doigt pénétrera dans la collection. Il n'y a plus qu'à y placer deux gros tubes à drainage à travers lesquels on pourra faire passer un courant d'eau oxygénée ou de gaz oxygène. Si on opère à droite, la chose est plus facile. Le cul-de-sac pleural rétro-œsophagien se décolle facilement, et permet sans grande difficulté d'ouvrir largement le médiastin postérieur.

Si, contrairement au cas que nous venons d'envisager, le chirurgien n'a aucun signe clinique lui indiquant le siège exact du phlegmon médiastinal, si la radiographie elle-même est négative, par quel côté aborder le médiastin, et à quelle hauteur? Dans ces cas, il est indiqué de commencer par faire une médiastinotomie cervicale. Vous la ferez à gauche ou à droite, suivant le côté où vous constaterez de l'œdème sus-claviculaire. S'il n'existe pas, vous la ferez de préférence à gauche (situation de l'œsophage cervical à gauche). Vous pouvez arriver ainsi jusqu'au-dessous de la bifurcation de la trachée (Richardson, Wilms, Sencert). La collection médiastinale est ouverte à peu près sûrement, quelle que soit la hauteur à laquelle elle siège. Mais elle ne se vide pas, et ce n'est là que le premier temps d'une intervention plus complète. Pour savoir où il faut maintenant faire la médiastinotomie dorsale, deux moyens sont à notre disposition : l'endoscopie de la cavité et la radiographie.

A l'aide d'un tube œsophagoscopique, on peut éclairer la cavité phlegmoneuse et l'examiner jusqu'à son fond. Si l'abondance des liquides sécrétés empêche cet examen, on recourra à la radiographie, ou on commencera par elle. On fera une radioscopie après avoir introduit dans la cavité une sonde métallique ou une sonde en gomme entourée d'un corps opaque aux rayons X. Grâce à ces moyens, on sera fixé sur le siège exact du fond de la cavité phlegmoneuse, et on fera une médiastinotomie dorsale sur le côté et à la hauteur correspondants. Le médiastin postérieur ouvert, rien ne sera plus facile que de le drainer de part en part, en faisant passer un ou deux gros tubes par l'incision cervicale qui ressortiront par l'incision dorsale, et de le désinfecter par des lavages à l'eau oxygénée ou par un courant continu d'oxygène.

Il est difficile d'apprécier actuellement le résultat de ces opérations, car elles sont encore peu nombreuses. Rydygier (¹) a pratiqué sans succès la médiastinotomie dorsale d'emblée pour un phlegmon péri-œsophagien; Obalinski, von Hacker ne l'ont entreprise qu'après la mort de leurs malades, traités pendant la vie par la médiastinotomie cervicale. Il n'en est pas moins vrai qu'elle reste la seule planche de salut dans le traitement des phlegmons du médiastin postérieur consécutifs à la perforation de l'œsophage. Quelle qu'en puisse être la gravité, non encore susceptible d'être établie par des chiffres, elle est indiquée dans ces cas, puisque sans elle les malades sont voués à une mort certaine.

C) **Plaies larges.** — Les plaies larges de l'œsophage n'étant pour ainsi dire jamais isolées, mais accompagnant presque toujours des plaies du larynx ou de la trachée avec plaies des gros vaisseaux du cou, ou des plaies du poumon et de la plèvre, le traitement de ces

---

1. Rydygier, in *Von Hacker. Handb. der prackt. Chir.*, t. II, p. 441.

graves traumatismes est dominé par les indications qui résultent de ces lésions laryngo-trachéales, vasculaires et nerveuses.

En présence d'une plaie du cou ayant intéressé les voies aériennes et l'œsophage, on parera tout d'abord aux dangers d'hémorragie et d'asphyxie. Nous n'insisterons pas sur la ligature, dans la plaie, des gros vaisseaux blessés. La plaie œsophagienne siège-t-elle très haut, au-dessous de l'os hyoïde, la chute de la langue, la blessure de l'épiglotte, la chute des cartilages aryténoïdes peuvent immédiatement provoquer l'asphyxie. On y parera par la fixation au dehors de la pointe de la langue, par la suture de l'épiglotte, l'ablation des aryténoïdes détachés. Les phénomènes asphyxiques sont-ils très menaçants, on pourra être obligé de recourir à la trachéotomie d'emblée; et si l'hémorragie concomittante est sérieuse, on recourra à l'emploi de la canule-tampon de Trendelenburg. Si, au contraire, l'état du malade est relativement bon, on pourra faire la suture des deux conduits. La suture trachéale faite à l'aide de points séparés de soie, de lin ou de catgut fin, il sera inutile, si la respiration se fait normalement, de pratiquer une trachéotomie prophylactique.

La suture œsophagienne ne sera tentée que si la plaie de l'œsophage est nette, si les bords n'en sont pas contus, mâchés, impropres à la réunion immédiate. Et dans les cas où elle est indiquée, on fera une suture en deux plans, suture muco-muqueuse, suture musculo-musculaire. Même si la section transversale est complète avec écartement des deux bouts, on peut arriver à faire une bonne suture en deux plans, à condition de libérer les deux bouts œsophagiens et de les rendre suffisamment mobiles pour être rapprochés l'un de l'autre.

On a dit que la suture œsophagienne avait contre elle deux inconvénients : le premier, c'est d'être malaisée à faire; le second, c'est d'être illusoire et de lâcher souvent. Il n'y a pas à tenir compte du premier, sauf peut-être chez les très petits enfants à cou gros et court. Le second n'est pas davantage prouvé, puisque G. Gross a pu trouver 18 sutures œsophagiennes étanches sur 24. Il s'agissait, il est vrai, de plaies longitudinales de l'œsophage. En admettant même qu'elle ne dût pas réussir pleinement, il faut la tenter, car elle mettra le tissu péri-œsophagien à l'abri des liquides déglutis pendant les premiers jours, et cette occlusion d'attente, sinon définitive, abrégera beaucoup le délai de la cicatrisation.

Qu'on fasse ou non la suture de l'œsophage, on diminuera autant que possible la plaie des parties molles en *drainant toujours* par un tube de caoutchouc ou une mèche de gaze sortant à l'angle inférieur de la plaie.

Le traitement post-opératoire est des plus simples. Pendant 48 heures, on mettra les malades à la diète absolue, leur donnant seulement des lavements de sérum, des lavements alimentaires et des injections sous-cutanées de sérum physiologique. Dès le surlendemain de la suture, on pourra reprendre l'alimentation par la bouche, en faisant prendre au blessé des liquides et des purées. On a conseillé de comprimer alors l'œsophage à travers le pansement au moment de la déglutition du liquide. Weiss aurait obtenu par cette pratique un beau succès. Cela nous semble inutile. Inutile aussi de placer une sonde à demeure dans l'œsophage, soit par la bouche, soit par la narine ; inutile et dangereux, car cette sonde provoque de l'œsophagite, peut altérer des organes voisins (thyroïdienne inférieure, Frœlich). Inutile aussi et bien plus dangereux encore, le cathétérisme répété et la sonde à demeure introduite par la plaie dans le bout inférieur de l'œsophage. Le 4e jour, on enlèvera le tube ou la mèche, et le 8e jour les fils cutanés. Le plus souvent, rien n'aura filtré par la plaie ; si quelques gouttes de liquide s'écoulent par là, cela est sans inconvénient. La fistule œsophagienne se fermera le plus souvent d'elle-même.

III. — RUPTURES

On entend, sous le nom de *ruptures de l'œsophage*, l'éclatement brusque de ce conduit soit à la suite d'un traumatisme abdominal ou thoracique, soit à la suite d'un effort de vomissement. Il existe donc deux sortes de ruptures de l'œsophage : les *ruptures traumatiques*, les *ruptures spontanées*.

I. **Ruptures traumatiques**. — La situation profonde de l'œsophage explique la très grande rareté des ruptures traumatiques de ce conduit. Quelques observations soigneusement étudiées en établissent pourtant la réalité. Dans un cas de Raimondi([1]), l'œsophage fut rompu à la suite d'une pression violente de l'extrémité inférieure du thorax et de la région épigastrique entre deux tampons de wagons. Thöle a observé une rupture de l'œsophage à l'autopsie d'un individu, renversé par une voiture, dont une roue avait pris en écharpe le flanc droit, l'hypocondre droit et la partie inférieure de la cage thoracique. Nous avons eu l'occasion de faire l'autopsie d'un enfant de 10 ans, qui avait succombé à un accident du même genre : la roue d'une lourde voiture était passée sur la région épigastrique et le rebord costal gauche. Amené à l'hôpital avec des signes de contusion de l'abdomen, l'enfant fut laparotomisé. On ne trouva aucune lésion viscérale. Le lendemain l'enfant mourut, et à l'autopsie on trouva une rupture longitudinale de l'œsophage, siégeant au tiers-moyen de ce conduit, et faisant communiquer sa cavité avec la plèvre droite, largement déchirée.

De telles observations sont encore trop rares pour qu'on puisse exposer aujourd'hui une étude détaillée du mécanisme et de la symp-

---

1. RAIMONDI, *Analyse in Zentralbl. f. Chir.*, 1888, p. 557.

tomatologie de cette intéressante lésion. Nous voudrions seulement dire, au point de vue du mécanisme, qu'il n'est pas illogique de penser à un phénomène d'arrachement. Dans le cas curieux que nous avons observé, l'œsophage avait été violemment refoulé de droite à gauche par la roue de la voiture ; les attaches musculo-tendineuses de l'œsophage à la trachée et à la colonne vertébrale s'opposant au déplacement exagéré de ce conduit, il est possible qu'il y ait eu un arrachement longitudinal de l'œsophage au sommet de la courbure à convexité gauche qu'il dut décrire. La constatation d'une plaie nette longitudinale, la présence de quelques fibres musculaires œsophagiennes attachées à la colonne vertébrale et à la bifurcation de la trachée tendraient à nous faire admettre ce mécanisme.

Quant à la symptomatologie, elle disparaît dans l'ensemble symptomatique de la contusion profonde du thorax et de l'abdomen. Dans le cas de Thöle, la rupture œsophagienne fut une trouvaille d'autopsie ; pendant la vie, on avait constaté les signes d'une rupture du foie. Dans notre cas, on avait cru à un éclatement de l'intestin, qui n'existait pas. La rupture de l'œsophage fut une surprise d'autopsie.

II. **Ruptures spontanées.** — Les rares observations de ruptures spontanées de l'œsophage se ressemblent étrangement entre elles. Il s'agit toujours de gros buveurs, gros mangeurs, qui, après un repas trop copieux, sont pris de vomissements violents et brusques. La rupture de l'œsophage résulterait de la brusque projection dans ce conduit d'une quantité de matières stomacales trop considérable pour que la lumière de l'œsophage puisse leur donner rapidement et facilement issue au dehors. Dans un cas de Mosley, l'œsophage se rompit sans qu'il y ait eu effort de vomissement, simplement à la suite d'un brusque mouvement du corps (saut en bas d'une voiture).

Les recherches de M. Mackenzie et de Charles L. Taylor ([1]) ayant montré que les parois de l'œsophage ne se rompent que sous une pression brusque de 7 livres, on peut penser que l'expulsion brusque du contenu stomacal ne saurait produire une rupture de l'œsophage que si sa lumière est oblitérée non loin de l'estomac par la présence d'un corps étranger, par un spasme, par un rétrécissement. La plupart des auteurs croient même que la rupture est sous la dépendance d'une affection ancienne des parois de l'œsophage, ayant amené une diminution considérable de leur résistance. Ce qui tend à le prouver, c'est qu'elle survient toujours chez des alcooliques, grands buveurs, sujets à des vomissements fréquents, et porteurs d'ulcérations œsophagiennes, qui sont comme le premier degré de l'ulcère rond de l'œsophage. Zenker et Ziemssen ont parlé d'une œsophagomalacie à la suite de laquelle les parois de l'œsophage, plus ou moins digérées par le suc gastrique qu'amènent à son contact de fréquents

---

1. In Hartmann, *Traité de Chir. de Duplay et Reclus*, t. V, p. 351.

vomissements, se rompraient sous la plus minime tension. La présence de glandes chlorhydro-peptiques dans la partie inférieure de l'œsophage, constatée par beaucoup d'auteurs, expliquerait aussi et l'ulcère de l'œsophage et la perforation possible de l'œsophage à ce niveau. Quénu [1] se demande s'il ne faut pas rendre les varices œsophagiennes responsables de ces ruptures, et si ce n'est pas le sang qui ferait éclater les parois d'un œsophage préalablement enflammé.

C'est presque toujours immédiatement au-dessus du cardia que se fait la rupture. Elle intéresse d'emblée les trois tuniques du conduit; elle peut même intéresser en même temps une des deux cavités pleurales. Elle est presque toujours longitudinale; dans le premier cas, décrit par Boerhave [2], la rupture était circulaire.

La *symptomatologie* des ruptures spontanées de l'œsophage est toujours la même. Au moment d'un vomissement violent ou d'un brusque mouvement du corps (Mosley), le malade est pris d'une douleur atroce, avec le sentiment d'une rupture dans la profondeur de la poitrine. Une anxiété extrême, des sueurs froides, un état syncopal immédiat, avec ou sans essais de vomissement, tels sont les symptômes effrayants qui marquent l'apparition de la rupture. Bientôt apparaît de l'emphysème sous-cutané de la base du cou. La respiration est superficielle et rapide. Les vomissements n'ont plus lieu, car le contenu de l'estomac passe directement, à chaque effort, soit dans le médiastin, soit dans une des deux cavités pleurales. La mort ne tarde pas à survenir et, 24 heures après la rupture, la scène est en général terminée. Dans un cas de Meyer, elle s'est fait attendre 50 heures, dans un cas de Thöle, 5 jours; dans un cas de Fitz [3], presque 8 jours. Comme le fait remarquer Hartmann, il s'agissait probablement dans ce dernier cas d'une très petite fissure, secondairement agrandie.

Il est inutile d'insister sur la gravité des ruptures de l'œsophage. A chaque effort de vomissement, à chaque tentative de déglutition, les liquides passent dans le médiastin ou la plèvre. La mort a toujours été la conséquence de ces ruptures.

Il n'y a pas lieu non plus d'insister sur leur traitement. Contrairement à Hartmann, nous pensons qu'il faut se garder de la sonde à demeure, si dangereuse à introduire à cause des fausses routes. La diète et l'administration de lavements alimentaires sont les seuls termes du traitement. Si la mort ne survenait pas brusquement au bout de 24 ou 48 heures, on pourrait tenter l'ouverture du médiastin postérieur et de la plèvre infectés. La pleurotomie et la médiastinotomie, si elles n'ont pas encore été pratiquées pour des cas analogues, sont les seules opérations que pourrait tenter le chirurgien appelé à soigner une rupture spontanée de l'œsophage.

1. Quénu, *Revue de Chir.*, 1882, t. II, p. 181.
2. Boerhave, *Atrocis nec descripti prius morbi historia*, Lyon, 1724.
3. Fitz, *Amer. journ. of med. Sciences*, 1877, t. LXXIII, p. 17.

IV. — BRULURES DE L'ŒSOPHAGE

Les brûlures de l'œsophage ne constituent pas un accident très rare : en moins de deux ans, nous avons pu en observer cliniquement 9 cas. Nous ne ferons cependant qu'ébaucher en ce moment leur étude, car les considérations anatomo-pathologiques et symptomatologiques auxquelles elles donnent lieu seront mieux à leur place lorsque nous étudierons les inflammations aiguës et les rétrécissements de l'œsophage. Nous nous contenterons de les signaler rapidement à propos des lésions traumatiques.

Les brûlures de l'œsophage sont le résultat de la déglutition, volontaire ou accidentelle, d'acides ou d'alcalis caustiques. Les substances caustiques le plus souvent notées sont : la lessive de soude ou de potasse, les acides sulfurique, chlorhydrique, azotique. La soude caustique est de beaucoup la substance le plus souvent déglutie (7 fois sur 9 cas personnels). Tantôt c'est par erreur que le malade a bu la solution caustique, la prenant pour du vin blanc; nous avons vu une brûlure de l'œsophage par la potasse, survenue accidentellement chez une bonne, qui avait bu à une bouteille renfermant de la potasse, dans laquelle on avait par mégarde versé le fond d'une bouteille de vin rouge. Tantôt la brûlure est le résultat d'un crime ou d'une farce; nous avons vu un jeune garçon d'Avricourt à qui ses compagnons ont versé de la potasse dans son verre de bière pendant son absence et qui fut atteint d'une brûlure très grave de l'œsophage. Tantôt enfin c'est dans un but de suicide que le malade a bu la solution caustique, acide sulfurique ou autre.

Les boissons chaudes ou les bols alimentaires trop chauds ne produisent que rarement des brûlures de l'œsophage. Ils limitent généralement leur action à la bouche ou au pharynx, et l'on observe plus souvent, dans ces cas, des brûlures de la langue que des brûlures de l'œsophage. Il s'agit presque toujours d'enfants ou d'aliénés.

C'est donc presque toujours à la suite de l'absorption de caustiques étendus qu'on observe des brûlures de l'œsophage. Si le caustique absorbé était concentré, le malade meurt brusquement à la suite d'une perforation rapide de l'estomac. Les caustiques plus ou moins étendus produisent au contraire des brûlures de l'œsophage. Comme nous le verrons en détail au chapitre des rétrécissements, c'est le plus souvent au niveau de l'orifice supérieur et de l'orifice inférieur de l'œsophage que siègent les brûlures de ce conduit. Il ne faut pas cependant exagérer la valeur de cette donnée, car s'il est vrai que physiologiquement les liquides déglutis sont brusquement projetés de la partie supérieure à la partie inférieure de l'œsophage, il est également vrai que les liquides caustiques sirupeux coulent le long des parois de l'œsophage en produisant des brûlures

étendues de tout le conduit. Nous avons observé plusieurs faits de
ce genre.

Tantôt le liquide caustique limite son action à la muqueuse, tantôt
la brûlure est plus profonde, atteint les couches musculaires et parfois produit rapidement une perforation du conduit. Dans ce dernier
cas, on peut voir se produire, au moment de la chute de l'escarre,
des fistules œsophago-trachéales ou bronchiales.

A la périphérie de l'escarre apparaît immédiatement une réaction
inflammatoire, qui peut se limiter ou gagner les tissus péri-œsophagiens et donner naissance soit à un phlegmon péri-œsophagien, soit
à une inflammation éloignée, pleurésie, péricardite, etc. Nous reviendrons sur ces points à l'occasion des affections inflammatoires de
l'œsophage.

Nous limiterons la *symptomatologie* des brûlures de l'œsophage aux
phénomènes primitifs: les phénomènes secondaires sont ceux des
œsophagites aiguës; les phénomènes tardifs sont ceux des rétrécissements cicatriciels.

Parfois les symptômes immédiats qui suivent l'absorption de liquides
caustiques sont surtout des phénomènes respiratoires. La brûlure concomittante du larynx marque, par les phénomènes d'anxiété respiratoire et d'asphyxie rapide, la brûlure des voies digestives. Le plus
souvent on voit, aussitôt après l'absorption du liquide, apparaître une
anxiété très vive, une douleur profonde, une sensation de constriction
thoracique très intense, quelquefois des syncopes, des hématémèses
plus ou moins abondantes. La mort peut survenir rapidement dans
une syncope. Généralement, après quelques heures de cette scène
dramatique, les symptômes inquiétants s'amendent; les vomissements diminuent de fréquence ou cessent; le malade ne rejette plus
que quelques mucosités sanguinolentes ou des débris de muqueuse
œsophagienne, quelquefois la muqueuse œsophagienne tout entière,
comme dans les cas de Trier, Mansière, Laboulbène, Gilbert (Hartmann). La douleur s'atténue et disparaît, le malade revient à la vie
quand apparaissent les premiers signes d'un phlegmon péri-œsophagien, d'une pleurésie, ou même d'un rétrécissement cicatriciel rapide.

Dans les cas bénins, tout se borne à une vive douleur le long de
l'œsophage, à une dysphagie d'intensité variable, à quelques vomissements légèrement sanguinolents. Mais les brûlures légères peuvent
aussi conduire à l'œsophagite simple ou phlegmoneuse et surtout au
rétrécissement.

Le *traitement* immédiat des brûlures de l'œsophage est purement
symptomatique. Suivant qu'il s'agira d'une brûlure par un acide ou
un alcali, on pourra cependant conseiller l'ingestion de boissons alcalines (carbonate de potasse, de magnésie, magnésie calcinée, etc.), ou
acides (vinaigre étendu, jus de citron, etc.), mélangées à de grandes
quantités d'eau albumineuse. Vider l'estomac par le siphon et pro-

céder au lavage de l'estomac avec une solution appropriée serait un mode de traitement excellent si l'introduction dans l'œsophage de tout instrument, même du tube de Faucher, n'était ni difficile ni dangereuse. Mais le danger de perforation est tel qu'il faudra s'abstenir toujours de toute exploration intra-œsophagienne.

Si le shock est considérable, on fera des injections de sérum physiologique, on administrera des lavements excitants ; si la douleur est très violente, on donnera de la morphine.

Dans les jours qui suivent, on s'abstiendra de toute alimentation solide par la bouche ; on y suppléera par des lavements alimentaires et des injections de sérum. Faut-il, comme on l'a conseillé, pratiquer immédiatement la *gastrostomie* pour mettre complètement au repos l'œsophage ? Dans les brûlures très graves avec perforation de l'œsophage ou de l'estomac, cette opération serait inutile, et même la duodénostomie recommandée par von Hacker donnerait bien peu de chances de guérison. Mais dans les brûlures graves, avec ulcérations profondes de l'œsophage, accompagnées de spasmes, de contractures douloureuses, la gastrostomie est indiquée pour combattre ces spasmes douloureux et mettre les ulcérations à l'abri du contact des aliments.

Tout en pourvoyant ainsi à l'alimentation du malade, on surveillera le cou et le thorax, et on se tiendra prêt à traiter toute complication péri-œsophagienne, phlegmon du cou ou du médiastin, pleurésie ou péricardite, fistule œso-trachéale. Le premier orage passé et les complications inflammatoires immédiates écartées, on songera au traitement des complications secondaires ou tardives, au traitement des rétrécissements.

En somme, combattre le shock traumatique et la douleur, pourvoir à l'alimentation du malade par des injections de sérum, des lavements alimentaires ou même par la gastrostomie immédiate, se tenir prêt toujours à combattre les complications inflammatoires péri-œsophagiennes, et commencer le traitement du rétrécissement aussitôt après l'apaisement des phénomènes du début, tel est le traitement des brûlures de l'œsophage.

L. SENCERT.

CHAPITRE V

CORPS ÉTRANGERS DE L'ŒSOPHAGE

On désigne sous le nom de corps étranger de l'œsophage tout corps solide, alimentaire ou non, qui, au lieu de le traverser simplement, s'arrête dans l'œsophage.

Étiologie. — Nous serons bref sur les considérations générales relatives à l'étiologie des corps étrangers de l'œsophage. Disons seulement qu'ils constituent un accident fréquent, puisqu'en deux ans l'un de nous a pu en observer 18 cas, sur environ deux mille malades.

D'une façon générale les corps étrangers arrivent à l'œsophage par la bouche (fig. 35). Il s'agit alors : 1° de fragments alimentaires avalés après une trituration insuffisante, comme cela s'observe chez des enfants, des vieillards édentés ou des aliénés gloutons ; 2° de corps volumineux et durs avalés accidentellement parmi des aliments normaux, tels que des fragments d'os, des arêtes de poissons, des noyaux de fruits, des fragments de verre ou d'émail ; 3° des corps avalés seuls accidentellement, comme des épingles, des aiguilles, des pièces de monnaie, des boutons tenus entre les dents. C'est surtout chez les enfants qu'on observe cette variété de corps étrangers, et cela s'explique par la détestable habitude qu'ils ont de porter à la bouche tous les objets qu'ils rencontrent ; l'enfant avale le corps étranger soit par surprise, au cours d'un involontaire mouvement de déglutition, soit volontairement, sans se douter des conséquences possibles de l'aventure. Il s'agit dans ces cas de pièces de monnaie, de boutons, de sifflets, de clous, etc. Nous avons extrait de l'œsophage d'un enfant de quatre ans une petite trompette en étain ; on y a trouvé des roues de bicyclettes, de chemin de fer, et d'une façon générale tout ce qui touche de plus ou moins près aux jouets des enfants. On rencontre aussi cet accident chez l'adulte ; il s'agit alors le plus souvent de pièces dentaires (62 0/0, Egloff), dents ou dentiers complets avalés par mégarde au cours du repas ou pendant le sommeil, au cours d'une syncope ou d'une perte de connaissance brusque, comme celle qui suit l'attaque d'épilepsie ou d'apoplexie ; enfin au cours de l'anesthésie chirurgicale, d'où le précepte sévère de toujours débarrasser les patients de leurs pièces dentaires avant de les soumettre à la chloroformisation ; 4° de corps introduits volontairement dans le pharynx

et l'œsophage dans un but thérapeutique et qui ont pu échapper au
chirurgien, comme des miroirs laryngoscopiques, des fragments de
bougies, des pinces à corps étrangers, des tampons de coton, des
éponges ; 5° de corps étrangers volumineux avalés à la suite de paris,

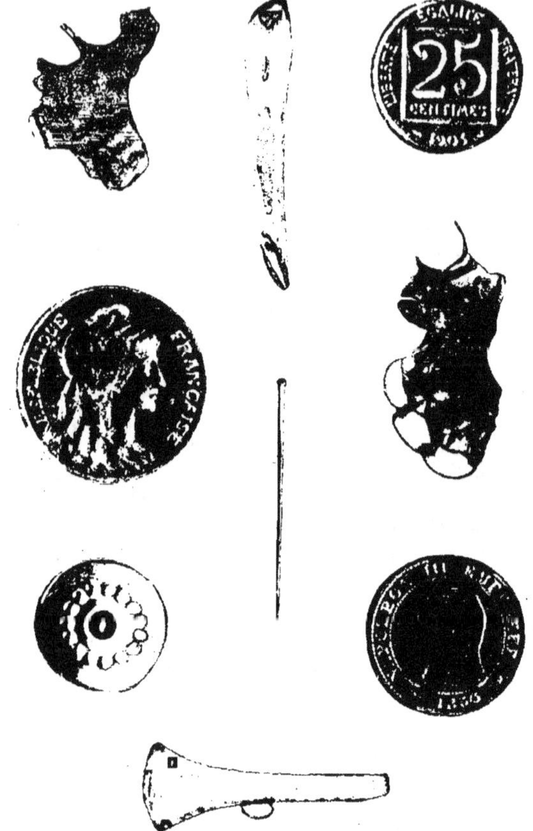

Fig. 33. — Quelques corps étrangers de l'œsophage extraits à l'aide de l'œsophagoscope.

comme des pièces de 5 francs, ou sur les tréteaux des baraques foraines,
couteaux, cuillers, fourchettes, lames de sabre, etc., ou encore dans
un but de suicide. C'est par la bouche enfin que pénètrent tout à fait
accidentellement certains parasites, comme les sangsues [Baizeau([1])],
ou les larves de certaines mouches [Rennie([2])]. Exceptionnellement

1. BAIZEAU, Des accidents produits par les sangsues, *Gaz. méd. de Paris.*
1863, p. 613.
2. RENNIE, A curious case of accidental parasite in the throat, *Indian med. journ.*,
janvier, 1885, in *Revue intern. des Sciences méd. Paris*, 1885, XX, p. 389.

les corps étrangers de l'œsophage peuvent n'avoir pas pénétré par la bouche. Langenbeck ([1]) a observé la chute dans l'œsophage des cartilages aryténoïdes syphilitiques ; on a vu le même accident dans la nécrose syphilitique des os du nez.

Plus exceptionnellement encore les corps étrangers de l'œsophage lui viennent de l'estomac et de l'intestin : masses alimentaires non digérées, corps animés venus de l'intestin, tels que des paquets de lombrics.

On a diversement classé tous ces corps étrangers, pour la fastidieuse et singulière énumération desquels nous renvoyons à la monographie de Poulet ([2]). La seule classification qui ait une utilité pratique est celle qui tient compte de leur volume, de leur forme, de l'état de leurs surfaces, et se base sur les caractères qui règlent leur facilité de propulsion ou d'extraction.

1º Corps étrangers à *surface rugueuse, pointue, angulaire*, tels que : fragments osseux, arêtes de poissons, aiguilles, clous, sondes, dents, noyaux, dentiers, fragments de verre.

2º Corps étrangers à *surface lisse*, tels que : fragments alimentaires, fruits, pièces de monnaie, cailloux, boutons, etc.

Si nous cherchons maintenant à nous rendre compte des causes immédiates de l'arrêt des corps étrangers dans l'œsophage, nous ne trouvons que la disproportion entre le volume du corps mousse dégluti et le diamètre de l'œsophage d'une part, et la possibilité pour tout corps étranger à surface pointue, angulaire, de se fixer aux parois de l'œsophage au moyen de ses aspérités.

Anatomie et physiologie pathologiques. Évolution anatomique.
— **Siège.** — La limite de la dilatabilité de l'œsophage étant, chez l'enfant de 7 à 8 ans, de 25 millimètres [Sébileau ([3])], 30 millimètres [Lieblein ([4])], chez l'adulte normal de 25 à 55 millimètres, théoriquement tout corps étranger dont un des diamètres atteint ou dépasse ces chiffres pour un âge donné ne pourra pénétrer dans l'œsophage et devra « faire antichambre » dans le pharynx. Théoriquement aussi, tout corps étranger à surface munie d'aspérités ou de pointes, pourra, si petit que soit son volume, s'arrêter en un point quelconque de l'œsophage où se fixeront ses pointes. Même à ce point de vue purement théorique, il n'en est pas absolument ainsi. Un corps petit arrivant au niveau de l'orifice supérieur de l'œsophage peut, en irritant par une aspérité la muqueuse œsophagienne, provoquer un spasme qui en ferme vigoureusement l'entrée et le force à rester dans le pharynx. D'autre part, un corps de diamètre plus grand que celui de l'œsophage peut cependant y pénétrer à la suite d'un violent effort de

1. LANGENBECK. In HARTMANN, *Traité de Chir. de Duplay et Reclus*, vol. V, p. 321.
2. POULET, *Traité des Corps étrangers en Chir.*, Paris, 1879, p. 92.
3. SÉBILEAU, *Bull. de la Soc. de Chir.*, 1905, p. 43.
4. LIEBLEIN, *Beiträge zur klin. Chir.*, 1905, XLI, p. 579.

déglutition. Broca [1] a rapporté l'observation d'un corps étranger de 50 millimètres de diamètre qui avait pénétré dans l'œsophage d'une fillette de 18 mois. On peut, en pratique et en ne tenant pas compte des cas exceptionnels, arriver à des données plus précises sur le siège des corps étrangers.

Chez les enfants, il s'agit neuf fois sur dix d'une pièce de monnaie ou d'un objet lisse; dans ces cas, 95 fois sur 100 (von Hacker, Bérard et Leriche, etc.), le sou s'arrête au-dessus du second rétrécissement normal de l'œsophage, à la hauteur du manubrium, à la hauteur de la croix formée sur l'écran radioscopique par l'ombre des deux clavicules et de la colonne vertébrale. Très rarement le sou s'arrête au niveau du chaton cricoïdien; exceptionnellement au niveau de l'hiatus diaphragmatique. On ne le trouvera guère arrêté à ce niveau que quand on aura fait des tentatives de refoulement du corps étranger vers l'estomac.

Chez l'adulte il s'agit le plus souvent de corps rugueux, angulaires, munis d'aspérités. Ils peuvent s'arrêter partout dans l'œsophage; ils s'arrêtent presque toujours au niveau de l'hiatus diaphragmatique. Nous en avons observé plusieurs cas (dentiers, fragments d'os, etc.).

S'agit-il chez l'adulte d'un corps régulier et mousse, c'est encore au niveau de l'entrée de l'œsophage dans le thorax qu'il s'arrêtera. S'agit-il chez l'enfant d'un corps pointu ou irrégulier, il pourra s'arrêter en n'importe quel point, et ici encore de préférence en bas. Nous avons retiré de ce siège chez un enfant de quatre ans une petite trompette en étain, munie d'une anse saillante.

Quelle est la raison de cette constance dans la situation des corps mousses au niveau du manubrium, des corps rugueux au niveau de l'hiatus diaphragmatique? Pour les corps mousses, il n'y a pas à tenir grand compte des fameux rétrécissements physiologiques de l'œsophage, qui, sur le vivant, sont à peine sensibles, comme l'œsophagoscope le montre. On peut penser que les corps étrangers s'arrêtent au niveau de l'entrée dans le thorax parce que là la dilatabilité de l'œsophage est moindre. Pour les corps rugueux, s'ils franchissent l'extrémité supérieure de l'œsophage, ils sont le plus souvent projetés d'emblée, par la violente contraction de la musculature de l'œsophage, jusqu'à l'hiatus diaphragmatique. On sait en effet que durant tout son trajet thoracique l'œsophage est normalement largement ouvert.

Position. Rapports avec les parois du conduit. — Arrêté au niveau des premières vertèbres dorsales, le sou ou le corps étranger mousse, sifflet, bouton, etc., se place verticalement, *dans l'orientation que lui donne la déglutition*, dit Sébileau. Il laisse ainsi une rigole antérieure, (Kirmisson), ou postérieure [Gross [2]] par où se fera tant bien que mal

---

1. Broca, *Bull. de la Soc. de Chir.*, 1896, p. 759.
2. Gross, De l'œsophagotomie externe pour l'extract. des corps étrangers de l'œsoph. *Sem. méd.*, 11 février 1891.

l'alimentation. En réalité, si le corps étranger est arrêté dans l'œsophage cervical, il ne se forme ni rigole antérieure, ni rigole postérieure ; les parois de l'œsophage, normalement accolées à ce niveau, s'accolent au-dessus et au-dessous du corps étranger ; elles en recouvrent le bord supérieur, et, lorsqu'à l'aide de l'œsophagoscope on va à la recherche d'un tel corps étranger, on ne le voit que quand l'extrémité du tube endoscopique a artificiellement écarté les parois de l'œsophage ; on ne voit d'abord que le bord supérieur du corps étranger ; au-dessous la muqueuse s'accole à lui de toutes parts et en masque complètement les faces latérales. Il n'en est pas tout à fait de même si le corps étranger est arrêté dans l'œsophage thoracique. Ici on voit *loin devant soi*, et on peut, avant d'arriver avec le tube endoscopique sur le corps étranger, le découvrir de loin, en voir non seulement l'extrémité supérieure, mais les faces latérales, découvrir la pointe qui le fixe à la muqueuse, et au besoin le libérer. Ceci a une grande importance, car les corps étrangers qui s'arrêtent dans l'œsophage thoracique, au-dessus de l'hiatus diaphragmatique, sont presque toujours des corps irréguliers et pointus, dont il est bon d'étudier *de visu* le mode de fixation avant d'en tenter l'extraction. On verra alors que, le plus souvent, les corps étrangers de l'œsophage thoracique tendent à s'adapter à la forme cylindrique du conduit ; les dentiers se placent de telle façon que leur convexité épouse la concavité de la demi-circonférence antérieure de la paroi œsophagienne et laisse

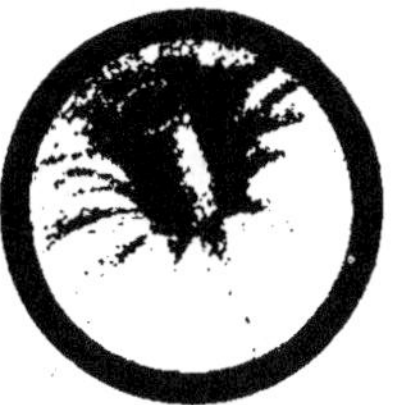

Fig. 34. — Corps étranger (une trompette d'enfant), vue en place à l'œsophagoscope.

presque complètement libre la lumière du conduit. Ceci explique comment une sonde exploratrice peut si facilement glisser derrière eux sans les rencontrer.

Qu'il s'agisse d'un corps mousse ou rugueux, d'un sou ou d'un dentier, les bords du corps étranger s'arcboutent de chaque côté sur la muqueuse, appuient sur elle, la refoulent excentriquement. Les pointes du dentier, du fragment d'os, etc., blessent la muqueuse et s'accrochent à elle. On peut voir alors à l'œsophagoscope de petites déchirures muqueuses, de fines striations ecchymotiques et sanguinolentes. Rapidement la muqueuse se tuméfie et s'enflamme. Un bourrelet œdémateux cache le corps étranger (fig. 34). La musculature œsophagienne réagit par une contraction spasmodique, et tous ces éléments contribuent à accroître indéfiniment la fixité du corps étranger.

Évolution des lésions. — Amincie et ulcérée, la muqueuse œsophagienne s'infecte, et l'inflammation gagne de proche en proche, plus ou moins rapidement, suivant les dimensions de la blessure et la septicité du corps étranger.

S'agit-il d'un corps pointu ayant largement blessé l'œsophage, l'infection peut réaliser en quelques jours un abcès gangréneux à marche rapide qui fuse du cou vers le médiastin, ou s'y installe d'emblée, suivant le siège des lésions; on assiste alors à l'évolution d'un phlegmon du médiastin postérieur, dont nous avons étudié plus haut la marche et les symptômes. La rapidité de l'infection est parfois très grande : 4 jours après l'accident, Hofmeister trouva l'œsophage complètement perforé par un os dégluti; le lendemain de l'accident, la muqueuse œsophagienne était perforée, dans un cas observé par Lieblein.

S'agit-il d'un corps mousse, la marche des accidents infectieux est généralement moins rapide. On trouve simplement, six, huit, dix jours après l'accident, une péri-œsophagite plus ou moins intense, qui se traduit par la présence de liquide louche dans le tissu cellulaire péri-œsophagien. Ce tissu cellulaire infiltré et œdémateux peut alors faire adhérer l'œsophage à la trachée, à l'aorte, au péricarde. Il englobe le récurrent, le pneumogastrique, les vaisseaux thyroïdiens. Dans les cas les plus favorables, l'infection, très peu virulente, n'amène qu'une faible réaction, qui a pour résultat une péri-œsophagite plastique (Sébileau) qui peut, pour un temps, assurer l'innocuité du corps étranger. C'est de cette façon qu'on a pu voir séjourner des semaines, des mois, des années, un corps étranger dans l'œsophage sans grands accidents. Nous avons retiré de l'œsophage d'un enfant de 4 ans un sou qui y séjournait sans grands troubles depuis 4 mois, et, à l'œsophagoscopie, nous n'avons vu que des lésions insignifiantes de la muqueuse. Le plus souvent il n'en est pas ainsi, et l'évolution du corps étranger abandonné à lui-même se termine par la perforation de l'œsophage et l'apparition d'accidents nerveux, vasculaires, ou respiratoires : nerveux par la propagation de l'inflammation au récurrent (Sébileau); vasculaires par la perforation ulcéreuse de l'aorte [Th. Lowett[1]], de la thyroïdienne inférieure, de la veine azygos, de la carotide [Neuhaus [2], Gangolphe [3], Egloff [4], Anissimow [5], Aphanassiow[6], etc.]; respiratoires, par la formation d'une fistule œso-trachéale ou œso-bronchique, dont Sirot[7], Malkassian [8] ont rassemblé une douzaine de cas, ou par la propagation de l'inflammation péri-œsophagienne à la plèvre et au poumon. Ajoutons, pour terminer cette longue série de complications, que, du fait de l'infection et des résorptions putrides auxquelles peut donner lieu la plaie de l'œsophage, on a signalé l'apparition d'une cachexie rapide, d'une

1. Lowett, *British med. Journal*, 1909, I, p. 1064.
2. Neuhaus, *Arch. f. klin. Chir.*, 1908, LXXXVI, p. 245.
3. Gangolphe, *Traité de Chir. de Le Dentu et Delbet*, vol. VI, p. 455.
4. Egloff, *Beitr. zur. klin. Chir.*, XII, p. 143.
5. Anissimow, *Journal des Hôpitaux*, Botkin, 1900, n° 50.
6. Aphanassiow, in *Tscheremoukhin. Khirurgia*, 1902, XXII, fasc. 72, p. 654.
7. Sirot, *Thèse de Lyon*, 1899.
8. Malkhassian, *Thèse de Nancy*, 1901.

phtisie particulièrement remarquable chez les enfants [R. Abbe[1], Bérard et Leriche].

C'est presque à regret que nous signalerons quelques faits de tolérance remarquable de l'œsophage pour des corps étrangers, Mahu[2], Weiss et Guilloz[3], von Hacker, Leroy Mac Lean[4], Sencert ont vu des corps étrangers séjourner 5 mois, 6 mois, 5 ans, 7 ans, 12 ans dans l'œsophage sans provoquer aucun accident. Mais n'oublions pas que ce sont là des exceptions, des curiosités cliniques, qui n'infirment en rien la règle évolutive que nous venons de décrire.

Étude clinique. — Les symptômes déterminés par l'arrêt d'un corps étranger dans l'œsophage varient avec le siège du corps étranger, ses dimensions, sa forme, l'âge et le degré d'irritabilité du sujet, la durée de son séjour dans l'œsophage. Cette variabilité symptomatologique est telle qu'il est impossible d'établir un type clinique répondant à la majorité des cas. Sous le titre de *Symptômes immédiats*, nous étudierons d'abord les modalités cliniques les plus fréquentes par lesquelles se révèle l'arrêt d'un corps étranger dans l'œsophage. Sous le titre de *Symptômes tardifs*, nous étudierons les différentes évolutions cliniques qui marquent le séjour ou la migration des corps étrangers de l'œsophage.

I° **Symptômes immédiats.** — A) Il s'agit d'un corps étranger arrêté à la partie inférieure du pharynx, à l'entrée de l'œsophage, soit parce que son très gros volume l'a empêché de franchir l'isthme, soit parce qu'une aspérité l'a immédiatement fixé dans la muqueuse à ce niveau. Soit par obstruction immédiate de l'orifice laryngien, soit par pression sur le cartilage cricoïde, il provoque immédiatement des accidents de suffocation plus ou moins violents, qui sont tels parfois que la mort immédiate peut survenir. Von Hacker a signalé des cas de suffocation immédiate par l'arrêt à ce niveau de morceaux de viande, d'os volumineux, de quartiers de pommes. Ces cas sont rares. En général, on voit l'accès de suffocation s'accompagner d'efforts de vomissements très violents; la face est rouge, puis bleue, tuméfiée, les yeux larmoyants, la respiration anxieuse et sifflante; le malade porte la main à son cou, introduit l'index dans sa bouche et son pharynx pour essayer d'en extraire le corps étranger, puis brusquement un violent effort de vomissement le rejette à l'extérieur au milieu d'un flot de mucosités spumeuses et sanguinolentes, et cette scène dramatique cesse tout d'un coup.

B) Plus petit, le corps étranger a franchi l'entrée de l'œsophage et s'est arrêté au niveau du manubrium.

Ici l'appareil symptomatique effrayant de tout à l'heure manque

---

1. R. Abbe, *New-York Med. Journ.*, 19 mars 1892.
2. Mahu, *Ann. des mal. de l'or., du nez, etc.*, juin 1904.
3. Weiss et Guilloz, *Rev. méd. de l'Est*, 1904, p. 884.
4. Leroy Mac Lean, *Med. Record*, 1884.

généralement. Il peut se produire pourtant, car les symptômes ne dépendent pas tant du volume du corps étranger que de l'irritabilité du patient, les contractions réflexes et les phénomènes spasmodiques jouant un rôle prépondérant dans l'apparition des symptômes primitifs. Chez les enfants surtout, la suffocation réflexe peut être très marquée avec un corps étranger petit, arrêté au niveau du manubrium. On a même observé chez eux des convulsions généralisées.

Le plus souvent pourtant, aussi bien chez l'enfant que chez l'adulte, les symptômes du début sont, dans le cas qui nous occupe, très atténués. Il ne subsiste bientôt plus qu'une douleur profonde, généralement localisée au niveau du sternum, même quand le corps étranger est arrêté plus bas. A cette douleur spontanée s'ajoutent des douleurs provoquées, qui accompagnent chaque mouvement de déglutition et chaque tentative d'alimentation. Quelquefois la moindre tentative de déglutition, le moindre mouvement ramène brusquement les phénomènes douloureux et dyspnéiques du début, qui se renouvellent ainsi à chaque tentative d'alimentation.

Le plus souvent cependant la déglutition est possible, voire facile, au moins pour les liquides. Les solides peuvent être rejetés immédiatement ou après quelques instants, suivant le siège de l'obstacle, mais les liquides passent généralement tout en provoquant une douleur profonde, au niveau de l'endroit où est fixé le corps étranger. Les cas ne sont pas rares où la déglutition reste normale, sans douleur, même pour les solides, et nous avons observé plusieurs cas de corps étrangers de l'œsophage absolument méconnus pendant plusieurs semaines et même plusieurs mois, tant la déglutition était facile et l'absence de douleurs complète.

Plus inconstants encore que les troubles de la déglutition sont les troubles de la *respiration* et de la *phonation*. Si l'on peut voir des phénomènes de toux spasmodique et de suffocation persister plusieurs jours, par suite de l'excitation réflexe de la muqueuse des voies aériennes, ou par compression indirecte du corps étranger sur les nerfs pneumogastriques, s'il est vrai même que, dans quelques rares cas, ces phénomènes respiratoires peuvent être assez marqués pour faire croire à un corps étranger des voies aériennes, le plus généralement les troubles de la respiration sont peu importants, ou manquent complètement. Du côté de la phonation, on peut voir survenir une aphonie plus ou moins complète ou un simple changement dans le timbre de la voix (Cock, von Hacker). Cela tient à une paralysie récurrentielle par compression directe ou par inflammation rapide de voisinage. C'est généralement le récurrent gauche qui est comprimé et la corde vocale gauche paralysée. C'est aussi à une compression du pneumogastrique par des corps étrangers volumineux qu'il faut rapporter la lenteur du pouls et l'affaiblissement des mouvements du cœur observés par certains auteurs (von Hacker).

Ainsi donc, dans les cas de corps étranger volumineux arrêté au niveau de l'isthme, suffocation rapide, vomissements et régurgitations violents, suivis rarement de la mort, souvent du rejet au dehors du corps du délit; dans les cas de corps étranger moins volumineux arrêté dans l'œsophage même, le plus souvent à la hauteur du sternum, phénomènes de suffocation absents ou peu marqués, suivis de la persistance d'une douleur fixe et profonde, réveillée par les mouvements de déglutition, déglutition empêchée, difficile, ou à peine gênée, phénomènes respiratoires et phonétiques peu marqués ou absents, tels sont les symptômes primitifs des corps étrangers de l'œsophage.

2° Symptômes tardifs, ou évolution. — On peut trouver dans la littérature médicale un certain nombre d'observations remarquables par la tolérance très longue, presque indéfinie, de l'œsophage pour des corps étrangers. Denis ([1]) a extrait de l'œsophage d'un enfant de 4 ans un sou qui y séjournait depuis neuf mois; un de nous a retiré, à l'aide de l'œsophagoscope, un sou arrêté depuis trois mois dans l'œsophage d'un enfant de 4 ans. Weiss et Guilloz ont repoussé dans l'estomac un sou qui séjournait depuis 4 ans dans l'œsophage d'un enfant de 6 ans; Lennox Browne ([2]), Le Roy Mac Lean ([2]) ont extrait des dentiers après 5 ans 1/2, 7 ans, 12 ans de séjour dans l'œsophage. Nous ne saurions trop dire combien ces cas, publiés pour leur rareté même, sont exceptionnels. Il faut admettre que, toujours, un corps étranger arrêté dans l'œsophage et non retiré amènera tôt ou tard, tôt le plus souvent, des accidents graves, souvent même mortels.

Quels sont ces accidents et comment se manifestent-ils?

1° La conséquence inévitable du séjour prolongé d'un corps étranger dans l'œsophage est l'œsophagite et la péri-œsophagite. Elle est lente dans son apparition et dans sa marche, s'il s'agit d'un corps mousse; elle peut être très rapide, foudroyante même, s'il s'agit d'un corps aigu.

S'agit-il d'un sou, d'un bouton, d'un anneau métallique, ses bords appuient excentriquement sur la muqueuse, la refoulent, l'amincissent, l'anémient et l'ulcèrent. La péri-œsophagite accompagne ce travail d'ulcération, et le tissu cellulaire péri-œsophagien infiltré et œdémateux englobe tous les organes voisins et les fait adhérer entre eux. Un des premiers organes atteints est le récurrent. On voit alors survenir six, huit, dix jours après l'accident des *spasmes laryngés* et des *troubles respiratoires*, toux récurrentielle, accès de suffocation, raucité de la voix, aphonie. Bérard et Leriche, Sébileau ont observé ces névrites du récurrent.

S'agit-il d'un corps irrégulier, d'un dentier, d'un fragment d'os, la muqueuse, ulcérée d'emblée, s'infecte rapidement, et l'inflammation

1. DENIS, *Bull. méd. de l'Algérie*, février 1901.
2. In VON HACKER, *Handbuch der praktischen Chirurgie*, Bd II, p. 419.

gagne en quelques jours le tissu cellulaire profond du cou ou du médiastin. Le lendemain de l'accident (Lieblein), le 4e jour après (Hofmeister), le 10e jour après (Sébileau), le phlegmon profond a été trouvé en pleine évolution. Il se traduit par des symptômes locaux et des symptômes généraux.

Les symptômes locaux sont la douleur profonde, pulsative, la sensation d'obstruction de l'œsophage, la dysphagie absolue des liquides et des solides, chaque tentative d'alimentation s'accompagnant de douleur très violente et d'accès de suffocation; la dyspnée est intense, la respiration rapide et anxieuse, la voix éteinte. Le gonflement du cou se marque de plus en plus, jusque vers les clavicules; la circulation collatérale est plus ou moins marquée; il y a souvent de l'emphysème du cou. Les troubles de la circulation peuvent être très marqués, cyanose de la face, bourdonnements d'oreilles, etc. Les symptômes généraux sont l'élévation de la température, la fréquence du pouls, une anxiété très vive. Nous ne reviendrons pas sur les symptômes du phlegmon du médiastin étudiés plus haut (voy. perforations de l'œsophage). Avec des symptômes locaux moins apparents, les phénomènes généraux en sont extrêmement marqués, et si l'on n'intervient pas la mort ne tarde pas à survenir.

Avant même que le phlegmon péri-œsophagien soit en pleine évolution, on peut voir éclater par propagation de voisinage des pleurésies purulentes, des péricardites suppurées, des pneumonies septiques. Quelquefois l'inflammation, moins virulente, donne lieu à la formation d'un abcès circonscrit péri-œsophagien, qui peut venir pointer sur l'un des côtés du cou ou à la nuque, tout contre la colonne vertébrale, ou en un point quelconque de la poitrine (von Hacker). L'ouverture au dehors de cet abcès peut permettre l'élimination du corps étranger et la guérison spontanée.

2° Un accident fréquent dû au séjour des corps étrangers de l'œsophage, c'est la perforation d'un gros vaisseau du cou ou du thorax.

Rarement cette perforation est primitive et succède immédiatement à l'introduction du corps étranger; on a vu cependant l'aorte [With([1]), W. Colles([2])], la sous-clavière droite [Kirby([3])], perforées d'emblée par des aiguilles, des fragments d'os effilés. Le plus souvent les perforations vasculaires sont le résultat de l'ulcération des parois du vaisseau par le corps étranger. C'est au bout de 6 à 10 jours qu'elle se produit en général; elle peut tarder davantage, 16 jours (Terrillon) 6 mois (Gangolphe, Erichsen). L'aorte est le siège le plus fréquent de l'ulcération (17 sur 55, Poulet; 17 sur 55, Nevol), puis viennent les carotides primitives, les sous-clavières, les thyroïdiennes, l'artère pulmonaire, la veine cave supérieure, la veine azygos, la veine thyroï-

1. With, Lancet, 1877, p. 639.
2. W. Colles, Dublin quart. journal, XIX, 1855.
3. Kirby, Dublin's hospital report., II.

dienne inférieure. Le cœur lui-même peut être atteint (von Hacker). Les rapports de l'œsophage thoracique avec l'aorte expliquent la plus grande fréquence des accidents vasculaires dans les cas de corps étrangers de l'œsophage thoracique (29 fois sur 55, Névot).

Cette grave complication se traduit soit par des hématémèses foudroyantes, soit par des hématémèses répétées. La mort survient brusquement dans le premier cas, elle peut se faire attendre quelques jours dans le second. Gangolphe pense qu'on peut prévoir ces accidents et diagnostiquer les connexions dangereuses du corps étranger en tenant compte de la paralysie de la corde vocale gauche, et aussi par l'observation d'une expectoration sanguinolente qui précède la grande hémorragie.

5° Un accident moins fréquent, moins dramatique, mais d'une gravité presque aussi grande, c'est la perforation des voies aériennes par le corps étranger. Sirot, en 1899, réunit 11 cas de cette complication ; Malkhassian, en 1902, rapporte une observation de Weiss, et rassemble quelques cas nouvellement publiés. Cette complication n'en reste pas moins d'une grande rareté, et il faut dire tout de suite que, dans beaucoup des cas observés, la perforation de la trachée a été consécutive à des tentatives d'extraction par les voies naturelles (panier de Graefe).

Il s'agit presque toujours d'un dentier ou d'un fragment d'os ; mais on a vu des perforations trachéales consécutives au séjour dans l'œsophage d'un sou [May (¹)], d'un bouton de cuivre [Gerster (²)], d'un dé à coudre [Galais (³)], d'une châtaigne [Guattani (⁴)]. La perforation siège en général sur la paroi postérieure de la trachée, au niveau de l'entrée de cet organe dans le thorax ; on l'a vu porter sur la bronche droite (May). Elle n'est jamais immédiate, mais succède toujours à un travail ulcératif qui finit par mettre œsophage et trachée en communication. Au point de vue clinique, elle peut se traduire de deux façons :

Tantôt il s'agit d'un fragment d'os, d'un dentier arrêté dans l'œsophage et qu'on a essayé d'extraire avec le panier de Graef. On a mobilisé le corps étranger, puis on a dû renoncer à l'extraire à cause des douleurs très vives survenues brusquement et de l'impossibilité complète de l'amener plus haut. Après l'extraction du panier, une douleur très vive persiste et s'accentue ; un gonflement emphysémateux du cou commence à apparaître. La déglutition des liquides est impossible, et chaque tentative provoque un accès de suffocation violent, des quintes de toux caractéristiques [Garel (⁵)], qui se répètent chaque fois avec une égale violence. De violents accès de dyspnée apparaissent, la face se cyanose, le pouls est petit et fréquent, la voix

---

1. MAY, in FISCHER, *Dtsche Zeitschrift f. Chir.*, 1887, XXV, p. 565, et 1888, XXVII, p. 275.
2. GERSTER. *New-York Med. Journal*, 1895, XVII, p. 141.
3. GALAIS. *Gaz. des Hôpit.*, 1864, p. 478.
4. GUATTANI. *Mémoires de l'Acad. roy. de Chirurgie*, II, p. 517.
5. GAREL. *Lyon méd.*, 1905, n° 55.

éteinte. Bientôt apparaissent les premiers signes d'une pneumonie septique, température élevée, dyspnée de plus en plus vive, signes stéthoscopiques de la pneumonie. La mort est la suite presque fatale de cet accident, sauf intervention chirurgicale immédiate.

Tantôt il s'agit d'un corps étranger arrêté depuis plusieurs jours, 4 mois [Paterson ([1])], 4 ans (May) dans l'œsophage. A un moment donné, la fistule, suite de l'ulcération œsophago-trachéale, se produit. On voit alors survenir une toux quinteuse, avec expectoration muqueuse, parfois striée de sang; la déglutition devient impossible, par suite des accès de suffocation qu'elle provoque; la seule déglutition de la salive amène le retour des quintes de toux et des accès de suffocation. Comme dans le cas précédent, le malade est presque infailliblement voué à la pneumonie septique qui se traduit par les mêmes signes que dans le cas précédent, et se termine également par la mort.

4° Signalons encore une complication singulière des corps étrangers de l'œsophage, surtout chez l'enfant. C'est la *cachexie rapide*, qui peut résulter de l'inanition et des phénomènes de résorption au niveau de l'ulcération œsophagienne. Alors que l'accident est presque oublié, disent Bérard et Leriche, que la traversée alimentaire se fait bien, on voit l'enfant changer de caractère, devenir triste et maussade, maigrir, prendre le teint blafard et hectique des intoxiqués, au point qu'on a pu le prendre à première vue pour un phtisique à la dernière période (R. Abbe).

5° Nous aurons à revenir, au chapitre des rétrécissements de l'œsophage, sur l'apparition possible d'un rétrécissement cicatriciel, consécutif aux blessures de la muqueuse par des corps étrangers.

Nous devons signaler ici, parmi les complications, l'apparition d'un spasme de l'œsophage. Von Hacker, nous-même avons vu, à l'œsophagoscope, après le passage d'un corps étranger à travers l'œsophage, ou après son extraction, survenir un spasme, notamment au niveau de l'hiatus diaphragmatique, qui fermait complètement l'œsophage, empêchait toute déglutition et résistait absolument au catéthérisme. On peut voir dans ces cas, surtout s'il s'agit du passage d'un corps rugueux, comme nous l'avons vu pour des fragments d'os, de petites ulcérations de la muqueuse œsophagienne, plus ou moins cachées au fond d'un pli, qu'on découvre à l'extrémité du tube œsophagoscopique, et qui ressemblent absolument aux fissures anales. Il est vraisemblable qu'un certain nombre de rétrécissements de l'œsophage caractérisés anatomiquement par une hypertrophie musculaire considérable n'ont pas d'autre origine. Il est certain que bon nombre de « cardio-spasmes », avec dilatation consécutive de l'œsophage thoracique, sont la suite éloignée de plaies de l'œsophage par des corps étrangers.

---

1. PATERSON. *British Med. Journal*, 1906.

Pronostic. — La possibilité des accidents, parfois foudroyants, toujours très graves que nous venons de passer en revue suffit à montrer combien le pronostic des corps étrangers de l'œsophage doit être réservé. Il est impossible toutefois d'établir par des chiffres la gravité de cet accident et la mortalité relative qu'il comporte. Des faits trop dissemblables sont réunis sous ce titre, et il n'y a aucune comparaison à établir entre le cas où un quartier de pomme a été avalé gloutonnement, et celui où un volumineux dentier à crochets aigus est arrêté dans l'œsophage. Un grand nombre de corps étrangers de l'œsophage passent inaperçus; beaucoup de cas observés par des médecins ne sont pas publiés, et on ne signale guère que les cas très graves. Mais ce sont précisément ceux pour lesquels le médecin est appelé, et ce sont les seuls qui doivent entrer en ligne de compte dans l'appréciation du pronostic, car des dangers auxquels expose l'évolution normale des corps étrangers découlent les indications opératoires. Eh bien! le pronostic d'un corps étranger arrêté dans l'œsophage pour lequel on appelle le médecin, c'est-à-dire qui provoque des phénomènes sérieux, est toujours très grave. Il est plus grave s'il agit d'un corps irrégulier et pointu que s'il s'agit d'un corps mousse; il est plus grave si le corps étranger est arrêté dans la portion thoracique de l'œsophage que s'il est arrêté dans la portion cervicale, parce que dans les deux premiers cas l'extraction en est plus périlleuse; mais il est toujours sérieux, car, abandonné à lui-même, le corps étranger provoquera des accidents très graves, et probablement la mort, et, soumis à l'intervention du chirurgien, il nécessite des opérations parfois extrêmement difficiles et dangereuses, toujours sérieuses.

Quoi qu'il en soit, la gravité de cet accident est telle, dans tous les cas soumis au chirurgien, que celui-ci a le devoir de ne quitter le malade qui en est victime qu'après l'avoir débarrassé du corps étranger, suivant le précepte de Terrier, soit en l'enlevant par les voies naturelles, soit en le poussant dans l'estomac, soit en pratiquant l'œsophagotomie. Et il faut bien dire que le pronostic s'est fortement amélioré depuis que ce principe a pris force de loi. L'œsophagotomie externe a déjà sauvé un grand nombre de malades. L'extraction œsophagoscopique qui la remplace aujourd'hui presque toujours a énormément, comme nous le verrons, amélioré ce pronostic.

Diagnostic. — Mais avant de poser les indications opératoires, il faut établir avec certitude le diagnostic de corps étranger de l'œsophage. Les différentes questions auxquelles nous avons à répondre sont les suivantes : Y a-t-il un corps étranger avalé? Est-il dans l'œsophage? Quel est son siège, sa situation, quelles sont les lésions du conduit antérieures ou postérieures à l'arrivée du corps étranger?

Pour résoudre ces questions, le chirurgien a à sa disposition, un grand nombre de moyens.

1° **Commémoratifs**. — Les commémoratifs n'ont qu'une valeur relative. Chez les tout petits enfants, ils manquent complètement. Les enfants plus grands cachent souvent l'accident primitif à leur entourage, tant ils redoutent l'aveu de ce qu'ils considèrent comme une faute. Par contre, on a vu des enfants se laisser suggestionner par des parents affolés : Félizet a vu arriver dans son service une femme racontant que son enfant venait d'avaler une pièce de 2 francs. La fillette suggestionnée accusait de violentes douleurs dans l'épigastre. Quelques jours après, la mère retrouvait la pièce d'argent sous un meuble.

Chez l'adulte, les commémoratifs peuvent également faire défaut ou induire en erreur : dans une crise d'épilepsie, une religieuse, observée par Krönlein, est sûre d'avoir avalé son dentier. Elle a de la dysphagie et assure qu'elle sent le dentier. On retrouve un instant après le dentier sous une chaise. Un malade de Goullioud croit avoir perdu son dentier et s'enquiert au bureau des objets trouvés ; 25 jours après, on le retire de son œsophage par l'œsophagotomie externe. Lévi([1]) a réuni neuf observations analogues. Elles sont légion, et d'une façon générale, il faut ne tenir qu'un compte très relatif des commémoratifs.

2° **Sensations subjectives**. — Elles n'ont, elles aussi, qu'une valeur très restreinte, les faits cités plus haut en font foi. La dypsnée, la suffocation sont quelquefois si intenses qu'elles feraient croire à un corps étranger des voies aériennes. La dysphagie est parfois très marquée alors qu'il n'y a pas de corps étranger dans l'œsophage, mais seulement quelques éraillures muqueuses, parfois rien. Nous avons publié quatre cas dans lesquels les symptômes subjectifs semblaient devoir faire admettre l'existence de corps étrangers de l'œsophage, et dans lesquels l'œsophagoscopie montra l'existence de petites plaies ou érosions de la muqueuse, produites par le passage de ces corps, qui avaient pu franchir le cardia. Notre élève Drioul a rassemblé 40 cas absolument semblables.

3° **Palpation**. — En dehors des cas où l'index introduit dans la bouche peut sentir, surtout chez les enfants, un corps étranger arrêté au niveau de l'entrée de l'œsophage, et où le miroir laryngoscopique peut même permettre de l'extraire à coup sûr de cet endroit, la palpation de l'œsophage ne donne que des renseignements très vagues au sujet des corps étrangers ayant franchi l'orifice supérieur du conduit. Les corps volumineux, dentiers, objets divers avalés par des aliénés peuvent être sentis dans la portion cervicale de l'œsophage par la palpation attentive du cou, surtout du côté gauche. Plus souvent, sans qu'on sente rien, cette palpation provoquera par une pression forte au niveau du bord postérieur du sterno-cléido-mastoïdien gauche

1. LÉVI, *Inaug. Diss. Strasbourg*, 1897.

une douleur vive, signe de l'œsophagite commençante. S'il y a déjà de
la péri-œsophagite, un début de phlegmon du cou, l'inspection et la
palpation permettront de constater le gonflement œdémateux ou
emphysémateux de la base du cou. En dehors de ces cas exceptionnels, la palpation de l'œsophage ne saurait nous donner de renseignements.

4° **Auscultation.** — L'auscultation directe de Hamburger, pratiquée suivant les règles indiquées plus haut (v. chap. II) donne des
renseignements trop précaires et trop inconstants pour que nous
engagions à y avoir recours. Quant à l'auscultation indirecte de
Duplay, elle n'est qu'une variété de cathétérisme; nous allons en voir
les avantages et les inconvénients.

5° **Cathétérisme.** — Pour la recherche des corps étrangers, le
cathétérisme (voir chap. II) de l'œsophage se pratique de préférence
avec des sondes métalliques, munies d'olives en ivoire ou en métal.
On peut se servir aussi de tiges de baleine munies d'olives en ivoire.
Trop peu consistantes, les sondes en gomme donnent des sensations
trop confuses pour permettre de sentir un corps étranger avec certitude. Le résonateur de Collin (voir chap. II), destiné à affiner et à
préciser les sensations obtenues par le cathétérisme, en permettant
l'auscultation indirecte de l'œsophage, c'est-à-dire la transmission à
l'oreille du choc produit par l'olive sur le corps étranger, n'est plus
employé. Il ne peut servir que pour les corps métalliques, et encore,
car l'olive les manque le plus souvent.

Le cathéter œsophagien, quel qu'il soit, manque en effet très souvent le corps étranger. S'il s'agit de corps mousses avalés par les
enfants, sous, boutons, etc., l'olive du cathéter glisse le plus souvent
le long du corps étranger, en arrière de lui, dans la rigole postérieure, d'après Kirmisson. Nous avons vu que l'existence de cette
rigole n'est rien moins que prouvée. Dans l'œsophage thoracique,
largement ouvert, il y a place en avant et en arrière du corps étranger pour le passage de l'olive. Dans l'œsophage cervical, fermé
contre le corps étranger, la sonde méconnaîtra encore celui-ci, recouvert en grande partie par les plis latéraux de la muqueuse œsophagienne qui l'enclavent. Les corps volumineux, comme les dentiers,
peuvent aussi très bien échapper à l'olive exploratrice : en épousant
la concavité de la paroi antérieure de l'œsophage, ils laissent en
arrière un large espace où elle peut librement circuler; les cas sont
nombreux où de volumineux dentiers ont ainsi été méconnus (Wyeth,
dentier portant deux dents; Reizenstein, dentier avec une dent;
Gottstein, dentier à quatre dents, etc.). Il faudrait pouvoir promener
l'olive sur toute la circonférence de l'œsophage et en explorer toutes
les parois. Les quelques mouvements de latéralité qu'on peut imprimer à l'olive sont insuffisants pour cette exploration circonférentielle.

Ajoutons enfin que l'olive œsophagienne peut être arrêtée par un spasme, et faire croire facilement à la présence d'un corps étranger qui a déjà franchi le cardia, en laissant sur la muqueuse œsophagienne quelques érosions, causes du spasme.

En somme, moyen d'investigation infidèle et trompeur, le cathétérisme ne doit être employé que quand on n'a à sa disposition aucun des deux derniers modes d'exploration qu'il nous reste à signaler : l'exploration aux rayons X et l'œsophagoscopie.

6º **Exploration aux rayons X**. — Le diagnostic des corps étrangers du tube digestif a retiré de la découverte des rayons X des bénéfices énormes.

On peut, à ce point de vue, classer les corps étrangers de l'œsophage en deux catégories : 1º ceux qui sont opaques aux rayons; 2º ceux qui sont transparents. La qualité des rayons employés dans ces dernières années a été si fortement améliorée qu'on est arrivé à déceler sur l'écran radioscopique l'ombre de corps jusque-là réputés transparents, si bien que cette classification en corps opaques et transparents n'est plus tout à fait juste. C'est devenu une question de degré. Ce qui importe, c'est l'intensité relative des ombres. Or comme dans l'image radioscopique d'un individu normal il existe des ombres d'une intensité constante, produites par le squelette (sternum, corps vertébraux, etc.), c'est par rapport à ces ombres normales qu'il faut classer les corps étrangers. Il y a des corps étrangers de densité supérieure au tissu osseux normal, et des corps étrangers de densité inférieure.

Les premiers seront vus dans tous les cas, soit à la fluoroscopie, soit à la radiographie. Donc tout corps métallique, pièce de monnaie, aiguille, fragment d'or de dentier, etc., sera vu de la façon la plus certaine. Les seconds sont invisibles à l'examen direct antérieur ou postérieur, parce que l'ombre qu'ils projettent est masquée par l'ombre vertébrale (fragments alimentaires, morceaux de caoutchouc, os de poulet, etc.); on a tourné cette difficulté en pratiquant ce qu'on appelle les examens obliques (voir chap. II), dans lesquels il existe au niveau du thorax un espace clair compris entre l'ombre vertébrale d'une part et l'ombre du sternum et du cœur d'autre part, espace clair dans lequel chemine l'œsophage. Ici une ombre même légère sera vue sur l'écran radioscopique, et des corps étrangers de densité faible pourront être ainsi diagnostiqués. Ainsi donc, en présence d'un enfant ou d'un adulte chez qui on soupçonne un corps étranger de l'œsophage, on fera un examen radioscopique antérieur ou postérieur, si l'on connaît la nature métallique du corps dégluti; on fera un examen oblique antérieur ou postérieur s'il s'agit d'un corps étranger non métallique, ou si l'on ne connaît pas la nature du corps dégluti.

Est-ce à dire que cette méthode d'exploration ait supprimé d'un coup toutes chances d'erreur, et qu'il suffise d'une radiographie positive ou négative pour indiquer ou contre-indiquer définitivement l'extraction opératoire du corps étranger? Non, cependant. Il existe dans la science un certain nombre d'observations où les rayons X donnèrent des renseignements négatifs alors qu'il existait bien dans l'œsophage un corps étranger. Citons les observations de Broca [1], Péan [2], Jalaguier [3], Reizenstein [4], Neumayer [5], Haecker [6], où il s'agit de dentiers complètement méconnus à la radioscopie et à la radiographie, celles de Bérard [7] et de Garel où il s'agissait de fragment d'os. Qu'il y ait eu dans ces cas une faute de technique, la chose est possible, mais non prouvée; et ces faits n'en existent pas moins. Que dire alors des corps de densité très inférieure, comme des débris alimentaires, fragments de pommes, etc.?

Si les radiographies négatives doivent donc, dans certains cas, être tenues pour non probantes, les radiographies positives elles-mêmes ne sauraient lever d'emblée tous les doutes.

Tout d'abord les observations ne sont pas rares où, sur la foi d'une radiographie positive, le chirurgien a fait une œsophagotomie externe pour rechercher un sou qui circulait dans l'abdomen (Sébileau, Gross et Sencert, etc.). La radioscopie devrait être faite au moment même de l'opération pour être une indication opératoire suffisante. Parfois même elle peut être mauvaise conseillère, et Destot rapporte un cas de Gangolphe dans lequel le malade était porteur d'un petit goitre kystique dont l'ombre en imposait pour un dentier.

Enfin elle peut tromper ou laisser dans le doute relativement au siège exact du corps étranger. Dans un cas de Henle, un corps étranger fixé dans la grosse tubérosité de l'estomac fut pris pour un corps étranger de l'œsophage thoracique. Dans certains cas de corps étrangers de la trachée ou des bronches bien supportés (Sencert), l'image radiographique pourrait faire croire à un corps étranger de l'œsophage.

En résumé, une radiographie positive est un élément de diagnostic très important, malgré quelques erreurs possibles; une radiographie négative, s'il ne s'agit pas d'un corps métallique, doit être considérée comme insuffisante pour asseoir le diagnostic et contre-indiquer l'opération.

7° **Œsophagoscopie.** — Avec l'œsophagoscopie nous arrivons à un moyen de diagnostic qui est en même temps un mode de traitement, qui sera bientôt le principal, sinon le seul mode de traitement des corps étrangers de l'œsophage.

Nous avons étudié plus haut (chap. ii) l'instrumentation et la

1. Broca, *Bull. Soc. de Chir. de Paris*, 1896, p. 759.
2. Péan, *Bull. Acad. de Méd.*, 8 décembre 1896, 3ᵉ série, t. XXXVI, p. 778.
3. Jalaguier, *Bull. Soc. de Chir.*, 1897, p. 794.
4. Reizenstein, *Münchner med. Wochschr.*, 1904.
5. Neumayer, *Monatschr. für Ohrenheilk.*, 1905.
6. Haecker, *Münchner med. Wochschr.*, 1907, n° 42.
7. Bérard, *Soc. de Chir. de Lyon*, 27 mars 1905.

technique de l'œsophagoscopie. Bornons-nous ici à indiquer sa valeur pour établir le diagnostic de corps étranger de l'œsophage.

Le nombre des corps étrangers ainsi diagnostiqués est devenu tellement grand depuis quelques années qu'il faut renoncer à en signaler les observations. Rappelons seulement les résultats de notre pratique personnelle. Nous avons dans 49 cas établi, grâce à l'œsophagoscope, le diagnostic positif ou négatif de corps étranger de l'œsophage. Plusieurs fois nous y avons eu recours après des radiographies négatives, et nous avons vu cependant le corps étranger (dentier ou fragment de dentier). Plusieurs fois, malgré la radioscopie négative, nous avons cru devoir rechercher un corps étranger qui en réalité n'était plus dans l'œsophage, mais dont le passage avait laissé sur la muqueuse des traces ecchymotiques ou sanguinolentes, causes des douleurs profondes et du spasme qui nous avaient forcé la main. Dans les autres cas, l'endoscopie de l'œsophage, en établissant de façon certaine le diagnostic, nous a permis l'extraction immédiate.

Est-ce à dire que l'œsophagoscopie soit infaillible et que, grâce à cette méthode, on ne puisse plus jamais laisser sans soin un malade porteur d'un corps étranger ou faire des opérations inutiles? Non encore.

Tout d'abord, l'œsophagoscope n'est pas entre les mains de tous les médecins, et n'existe même pas, bien à tort, dans toutes les cliniques chirurgicales. La technique de l'œsophagoscopie, encore que d'une grande simplicité, nécessite cependant une certaine éducation spéciale. Pour ces raisons, car il n'y en a pas d'autres, et les contre-indications tirées de l'âge ou de la santé générale des malades sont sans valeur (voir chap. ii), l'œsophagoscopie n'apparaît pas encore comme le critérium qu'on puisse indiquer à tout médecin praticien. On pourrait encore ajouter, avec les détracteurs de la méthode, qu'on a pu méconnaître par elle des corps étrangers de l'œsophage cachés sous des replis de la muqueuse œdématiée; cela est arrivé à Gottstein, Henle, Lexer et d'autres. On pourrait enfin dire qu'il est des cas où ce mode d'exploration est tout à fait contre-indiqué, quand il existe, par exemple, de l'œsophagite et de la péri-œsophagite. Tout cela ne saurait prévaloir contre les faits. Depuis que l'œsophagoscopie est usitée couramment, on n'a plus vu entre les mains des chirurgiens qui la pratiquent de corps étrangers méconnus causer des accidents imprévus, ni d'opérations faites pour des corps étrangers fictifs.

En résumé, pour établir le diagnostic de corps étranger de l'œsophage, le médecin a à sa disposition un certain nombre de moyens dont deux sont à retenir : les rayons X et l'œsophagoscopie.

S'agit-il d'un malade porteur vraisemblablement d'un corps étranger métallique, le médecin doit assurer son diagnostic par l'examen aux rayons X. S'agit-il d'un corps non métallique ou de nature inconnue, il aura encore recours aux rayons X. Si l'épreuve est négative, il faudra avant de renvoyer le malade, à moins que les symptômes cliniques n'aient complètement disparu depuis plusieurs jours, pratiquer l'œsophagoscopie. Dans les cas seulement où, éloigné de tout centre, le praticien ne saurait ni faire une radioscopie, ni œsophagoscoper le malade, il sera autorisé à recourir au cathétérisme, en se souvenant des difficultés et de tout l'aléa qu'il comporte.

TRAITEMENT [1]

Le chirurgien peut être appelé à intervenir pour un corps étranger de l'œsophage dans deux circonstances bien différentes :

1° Exceptionnellement il assiste à la déglutition d'un corps étranger volumineux qui s'arrête à l'entrée de l'œsophage en provoquant les symptômes alarmants de suffocation que nous avons décrits plus haut, ou bien il est appelé quelques instants après l'accident ; la suffocation est menaçante ; la respiration anxieuse et sifflante, la face tuméfiée et bleue, tout fait craindre une asphyxie prochaine, si un des nombreux efforts de vomissement qui épuisent le blessé ne parvient pas à rejeter rapidement au dehors le corps étranger.

Il faut alors porter rapidement l'index droit au fond de la gorge et s'efforcer de ramener le corps étranger sur le doigt recourbé en crochet. Si cette manœuvre échoue, on remplacera le doigt par une

---

1. DRIOUT, Technique de l'œsophagoscopie. Contrib. à l'étude des corps étr. de l'œs. *Thèse de Nancy.* 1907. — GROSS et SENCERT, 15 cas de corps étr. de l'œsophage. Œsophagoscopie, *Bull. méd.*, février 1907. — GUISEZ, De l'œsophagoscopie, ses indications et ses résultats. *Bull. de la Soc. de l'Internat*, avril 1909. — VON HACKER, Ueber die Entfernung von Fremdkörpern aus der Speiseröhre mittelst der Œsophagoskopie. *Beitr. z. klin. Chir.*, Bd XXIX, p. 128, 1907. — *Id.* : Weitere Beiträge zur Fremdkörperentfernung mittelst Œsophagoskopie. *Deutsche med. Wochsch.*, 1905, p. 1535. — HOFMEISTER, Ueber Auswanderung verschluckter Fremdkörper aus der Speiseröhre durch Perforation der Wand und deren operativen Entfernung, in *Centralblatt. f. Chir.*, 1905, p. 476. — KILLIAN, Ueber die Entfernung von Fremdkörpern aus den Luft-und Speisewegen, *Münchner med. Wochschr.*, 1899, n° 52. — *Id.* : Les résultats diagnostiques et thérapeutiques obtenus par les méthodes endoscopiques directes dans le cas de corps étr. de l'œs. et des voies aériennes. *Annales des maladies de l'oreille et du larynx*, 1902. — LIEBLEIN. Ueber Fremdkörpern der Speiseröhre u. ihre operative Entfernung. *Beiträge z. klin. Chir.*, 1905, Bd XLI, p. 575. — MICHAUX et GUISEZ. Statistique de 68 cas d'œsophagoscopie pour corps étrangers de l'œsophage. *Bull. Soc. de Chir.*, 1912, p. 65. — MOURE, Œsophagoscopie et corps étrangers de l'œsophage. *Gazette hebd. des Sciences méd. de Bordeaux*, 27 mars 1904. — REIZENSTEIN, Nachweis u. Extraktion von Fremdkörpern der Speiseröhre mit Hilfe des Œsophagoskops. *Münchn. med. Wochschr.*, 1905. — ROSENHEIM, Ueber Fremdkörperextraktion aus dem Œsophagus. *Berl. klin. Wochsch.*, 1896, p. 1072. — SENCERT, A propos de l'œsophagoscopie dans le traitement des corps étrangers de l'œsophage. *Presse Médicale*, septembre 1905. — STARCK, Fremdkörperextraktion im Œsophagoskop. *Münchener med. Wochsch.*, n° 8, 1905.

longue pince courbée sur le plat dont on dirigera l'extrémité dans l'hypopharynx à l'aide de l'index gauche. S'il s'agit d'un corps volumineux, mais mou, comme un fragment de pomme de terre, on pourra chercher, à l'aide du doigt introduit dans le pharynx, à l'écraser contre la colonne vertébrale et à en refouler ensuite les débris dans l'œsophage. Si ces tentatives restent sans résultat et que la suffocation menace de plus en plus, il ne faut pas hésiter à faire d'emblée une *trachéotomie*, après quoi, les dangers d'asphyxie écartés, on tentera l'extraction du corps étranger par une des méthodes que nous étudierons dans un instant : hypopharyngoscopie, pharyngotomie ou œsophagotomie externe. Si malgré la trachéotomie, les phénomènes de suffocation persistent, on peut penser que le corps étranger de l'œsophage comprime la trachée plus bas, au niveau de la bifurcation, comme dans un cas de Ilwraith. Il faut alors, suivant la nature du corps étranger, ou bien s'efforcer de le refouler dans l'estomac (fragment alimentaire), ou bien en pratiquer l'extraction immédiate à l'aide de l'œsophagoscopie.

2° Dans l'immense majorité des cas, le chirurgien est appelé plus tard, alors qu'il n'existe plus d'accidents très menaçants et qu'il a tout le temps de la réflexion. A l'aide de la radiographie, le diagnostic de corps étranger de l'œsophage est établi. Que faut-il faire ?

Nous allons examiner d'abord ce que *l'on peut faire*, c'est-à-dire quels sont les différents modes de traitement auxquels nous pourrons avoir recours : ensuite ce que *l'on doit faire*, c'est-à-dire les indications de ces différents modes de traitement.

On peut ranger sous trois chefs les différentes méthodes de traitement des corps étrangers de l'œsophage :

1° Propulsion dans l'estomac ;
2° Extraction par les voies naturelles ;
3° Extraction par une voie artificielle.

1° PROPULSION DANS L'ESTOMAC

On peut chercher à refouler dans l'estomac un corps étranger arrêté dans l'œsophage soit par des moyens physiologiques, soit par des manœuvres instrumentales.

Les moyens physiologiques consistent tout simplement dans la déglutition de bouillies demi-liquides, de purées, dont on espère qu'elles arriveront à véhiculer le corps étranger jusque dans l'estomac. L'absorption de purées de pommes de terre a acquis à ce propos une dangereuse renommée ; elle n'est en réalité qu'une forme déguisée d'expectation.

Les manœuvres instrumentales peuvent être divisées en deux catégories très différentes, aussi bien par les dangers auxquels elles exposent que par leur efficacité : a) *les manœuvres aveugles*; b) *les manœuvres éclairées par l'œsophagoscopie.*

a) **Manœuvres aveugles**. — La propulsion simple des corps étrangers vers l'estomac était déjà connue d'Ambroise Paré qui se servait simplement d'un poireau. Ce propulseur primitif a fait place à la sonde en gomme ordinaire, à la tige de baleine munie à son extrémité d'une petite éponge ou d'un petit tampon de linge.

Si l'on veut essayer de ce procédé, on commence par administrer au malade du chloral en lavement, de la morphine en injections sous-cutanées, afin de calmer les phénomènes spasmodiques, puis on lui fait ingérer de l'eau ou même de l'huile, afin de faciliter le glissement du corps étranger. A l'aide de la tige de baleine, munie d'une éponge à son extrémité, on le pousse doucement vers l'estomac. S'il s'agit d'un corps alimentaire, comme une pomme de terre, la sonde peut le fragmenter et en refouler facilement les fragments vers le bas. S'il s'agit d'un morceau de viande, Gangolphe a proposé l'ingestion de suc gastrique, afin de digérer le corps étranger et de le fragmenter.

Une telle méthode est essentiellement aveugle et on ne compte plus les désastres qu'elle a occasionnés. Sur 22 tentatives de propulsion, Martin ([1]) a relevé 8 morts. Plus récemment, Sautieux ([2]) a rapporté deux cas de mort rapide par hémorragie, après des tentatives de refoulement dans l'estomac de dentiers arrêtés dans l'œsophage. Outre les dangers résultant de la blessure de l'œsophage et de sa perforation par le corps étranger violemment refoulé, la propulsion peut encore exposer le blessé à des accidents d'un autre ordre : obstruction intestinale, si le corps est trop volumineux, empoisonnement du malade, s'il s'agit, comme dans un cas de Variot et Rémy, d'un corps toxique tel qu'un bloc d'alliage servant à former des caractères d'imprimerie.

Même très prudemment conduites, les manœuvres de propulsion peuvent avoir pour résultat l'enclavement dans l'œsophage thoracique d'un corps primitivement arrêté dans l'œsophage cervical. L'extraction opératoire en est de ce fait rendue beaucoup plus périlleuse.

Il résulte de ces données que la propulsion dans l'estomac à l'aide de manœuvres aveugles est une méthode dangereuse et qui doit être bannie de la thérapeutique moderne. Un grand nombre d'auteurs la conservent cependant, tout en la restreignant aux indications suivantes: 1º le corps étranger doit être arrêté près du cardia ; 2º il ne doit pas être trop volumineux ; 3º il ne doit présenter ni arêtes, ni pointes ; 4º il doit être d'une composition chimique telle qu'il ne saurait intoxiquer le malade.

Ces indications nous paraissent encore trop étendues, et nous supprimerons volontiers du cadre de la thérapeutique cette mauvaise méthode de traitement. Qu'un praticien isolé, dépourvu de toute ins-

1. Martin, *Thèse de Paris*, 1868.
2. Sautieux, *Thèse de Paris*, 1895.

trumentation, préfère ces tentatives à l'expectation pure, d'accord peut-être; mais en dehors de ce cas spécial il y a mieux à faire, et à moins de frais.

b) **Propulsion pratiquée à travers l'œsophagoscope.** — Il est arrivé à des chirurgiens pratiquant l'œsophagoscopie dans le but d'extraire un corps étranger de l'œsophage d'apercevoir ce corps étranger arrêté au niveau du cardia. Sous l'influence de la dilatation légère que produisit le tube œsophagoscopique, le corps étranger se mobilisa et glissa spontanément dans l'estomac. Le fait est arrivé à von Hacker avec un dentier, à Gottstein 2 fois avec un râtelier brisé en deux, à von Eicken avec un os, à Sencert avec un sifflet d'enfant. Celui-ci le vit nettement, au moment où l'extrémité de l'endoscope atteignait le corps étranger, se mobiliser par suite de l'écartement des parois de l'œsophage, et rouler, entraîné par la péristaltique œsophagienne, à travers le cardia.

De là à tenter la propulsion directe dans l'estomac de corps qu'on aperçoit à l'extrémité de l'œsophagoscope, il n'y avait qu'un pas, et Reizenstein (¹) l'a franchi, en refoulant dans l'estomac, sous le contrôle de la vue, un dentier arrêté à 24 centimètres des arcades dentaires.

Cette méthode de propulsion échappe à la plupart des reproches que nous adressions aux manœuvres aveugles de propulsion, puisqu'on voit ce que l'on fait, qu'on peut dégager, s'il y a lieu, une pointe susceptible de blesser la muqueuse, et n'agir, en somme, qu'à coup sûr. Néanmoins elle restera une méthode d'exception dont les indications ne relèveront que de l'impossibilité de l'extraction œsophagoscopique. Le corps étranger devra être arrêté au cardia, pas trop volumineux, de préhension difficile ou impossible par suite de sa consistance ou de l'état de sa surface. Dans ces cas seulement, et quand l'extraction œsophagoscopique sera impossible, on sera autorisé à tenter la propulsion vers l'estomac sous le contrôle de l'œil.

En résumé, en dehors du cas singulier où un médecin isolé et dépourvu de toute instrumentation préfère la propulsion à l'attente, la propulsion aveugle doit être rejetée. La propulsion œsophagoscopique apparaît comme un pis-aller, quand, au cours de l'œsophagoscopie, l'extraction par les voies naturelles est impossible.

2° EXTRACTION PAR LES VOIES NATURELLES

Il faudrait un volume pour rapporter tous les moyens que l'imagination des médecins ou quelquefois des parents a créés pour extraire par la bouche les corps étrangers de l'œsophage.

1. Reizenstein, *Münchn. med. Woch.*, 1905, n° 9.

Nous ne ferons que signaler les *vomitifs*, émétique ou ipéca, qui ont pu exceptionnellement faire rendre de petits corps étrangers, mais qui, le plus souvent, par les spasmes qu'ils provoquent et l'enclavement plus grand du corps étranger qu'ils déterminent, constituent un moyen illogique et dangereux et peuvent être la source des plus graves accidents.

Un grand nombre d'autres moyens ont le tort de ne pouvoir s'appliquer qu'aux cas spéciaux pour lesquels ils ont été créés, telle la balle de plomb qui permit à Bright (de Kentucky) d'extraire un hameçon de l'œsophage d'un enfant. Rappelons le parapluie de crin de Fergusson (fig. 55), le ballon de baudruche de Frœlich, et toute la gamme des dilatateurs, qui, conduits prudemment jusqu'au dessous du corps étranger, peuvent en permettre l'extraction en écartant les parois du conduit où les aspérités du corps ne sauraient plus se fixer. Rappelons le procédé de la sonde urétrale de Delbet, de la sonde béquille de Félizet, de l'électro-aimant de Guilloz, tous moyens très ingénieux, mais d'une application trop restreinte pour qu'on puisse en conseiller l'emploi systématique.

On peut diviser en deux grandes classes les instruments généralement employés pour extraire par la bouche les corps étrangers de l'œsophage : 1º ceux qui agissent aveuglément, sans le secours de la vue; 2º ceux qui agissent sous le contrôle de la vue.

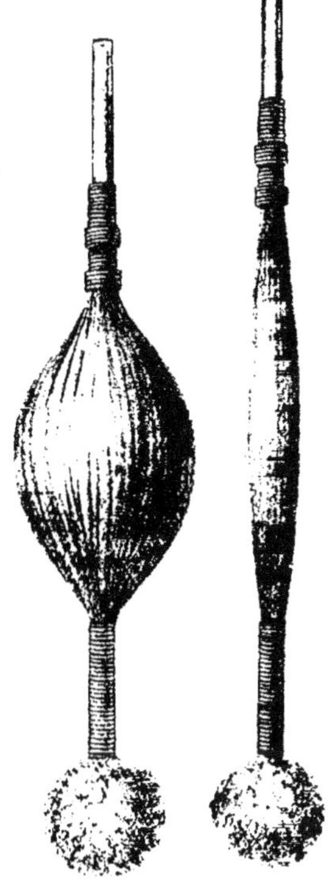

Fig. 55.
Parapluie de crin de Fergusson.

1º Instruments employés sans le secours de la vue. — Les instruments utilisés pour extraire les corps étrangers de l'œsophage sans le secours de la vue sont différents, suivant qu'il s'agit de corps étrangers de l'œsophage cervical ou de l'œsophage thoracique.

A) Corps étrangers de l'œsophage cervical. — On a construit dans le but d'aller à la recherche de ces corps étrangers un nombre considérable de pinces. L'examen des figures ci-après suppléera à toute description. Citons la pince à branches glissantes (fig. 56), la longue pince œsophagienne flexible de Mathieu (fig. 57), dont les mors s'ouvrent d'avant en arrière; les pinces dont les mors s'ouvrent laté-

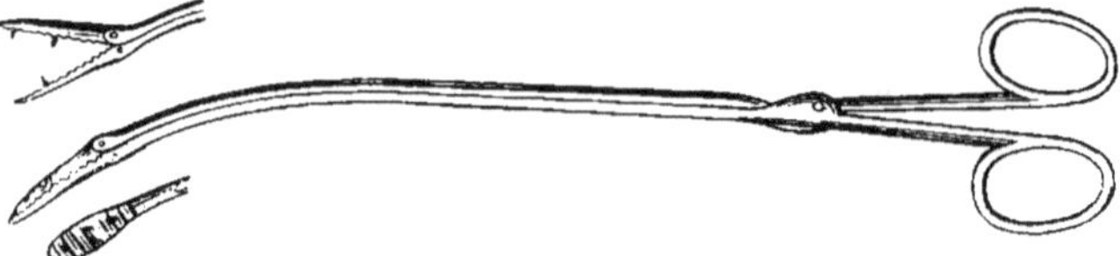

Fig. 56. — Pince œsophagienne à branches glissantes de Mathieu.

ralement comme celles de Luther. Citons surtout la pince de Collin, qui a détrôné toutes les autres (fig. 58), et qui s'en distingue par la

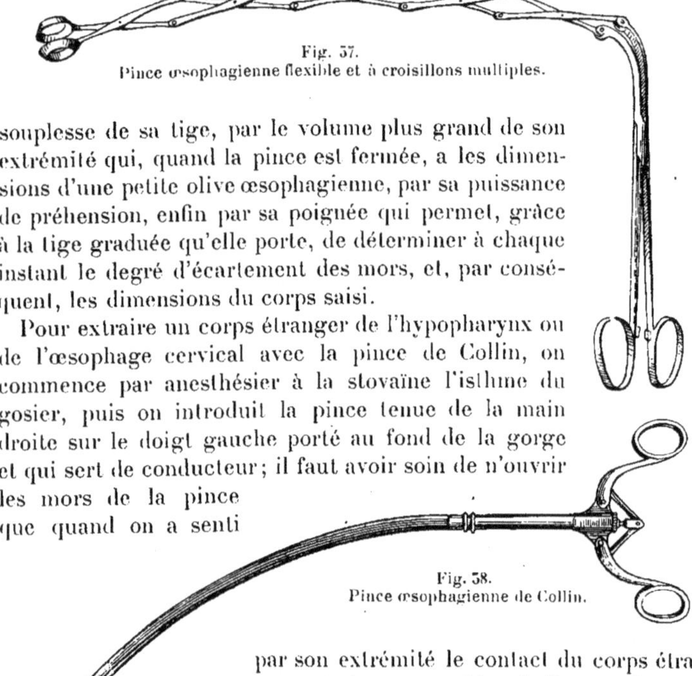

Fig. 57.
Pince œsophagienne flexible et à croisillons multiples.

souplesse de sa tige, par le volume plus grand de son extrémité qui, quand la pince est fermée, a les dimensions d'une petite olive œsophagienne, par sa puissance de préhension, enfin par sa poignée qui permet, grâce à la tige graduée qu'elle porte, de déterminer à chaque instant le degré d'écartement des mors, et, par conséquent, les dimensions du corps saisi.

Pour extraire un corps étranger de l'hypopharynx ou de l'œsophage cervical avec la pince de Collin, on commence par anesthésier à la stovaïne l'isthme du gosier, puis on introduit la pince tenue de la main droite sur le doigt gauche porté au fond de la gorge et qui sert de conducteur; il faut avoir soin de n'ouvrir les mors de la pince que quand on a senti

Fig. 58.
Pince œsophagienne de Collin.

par son extrémité le contact du corps étranger, et de ne procéder à l'extraction que quand on s'est assuré de la justesse de la prise par quelques pressions douces et quelques mouvements de latéralité. La plus grande douceur est nécessaire dans toutes ces manœuvres.

Toutes choses égales d'ailleurs, on ne saurait recourir à l'extraction par les pinces des corps étrangers de l'œsophage que quand ils sont situés très haut, à l'entrée de l'œsophage ou immédiatement au-dessous, et lorsqu'il n'y sont arrêtés que depuis très peu de temps ; disons de suite, quitte à y revenir à propos des indications générales du traitement, que l'extraction par les pinces ne devra jamais s'adresser qu'à des corps réguliers et lisses, non munis d'aspérités.

B) **Corps étrangers de l'œsophage thoracique.** — Depuis le crochet de J.-L. Petit, les instruments les plus variés ont été inventés, prônés sans réserve ou trop injustement calomniés. Examinons ceux qui ont survécu et que bien des praticiens possèdent dans leur trousse : panier de Græfe, panier de Frœhlich, crochet de Kirmisson.

Panier de Græfe. — C'est le plus connu et le plus employé. Il se compose d'une sorte de double petite hotte, mobile dans le sens antéro-postérieur à l'extrémité d'une longue tige de baleine (fig. 39). La mobilité de la double petite hotte permet au panier de descendre au delà du corps étranger en glissant sur sa surface. Quand on le retire, le panier s'ouvre pour recueillir le bord inférieur du corps étranger qu'on extrait en même temps que le panier.

On ne compte plus les succès obtenus par le panier de Græfe ; Félizet, Broca et bien d'autres ont retiré par douzaines des pièces de monnaie de l'œsophage d'enfants. Nous-même lui devons plusieurs succès anciens [1]. C'est surtout chez les enfants, pour l'extraction des sous ou autres objets réguliers et mousses, qu'il a été employé. Le grand nombre de succès obtenus grâce à lui ne saurait faire taire les dangers auxquels il expose. Fréquemment l'instrument vient buter, par une des petites hottes, contre le cricoïde, dont il accroche le bord inférieur. Dès ce moment on amènerait tout le larynx, si on insistait, sans que le panier lâchât. Bérard et Leriche ont vu un enfant

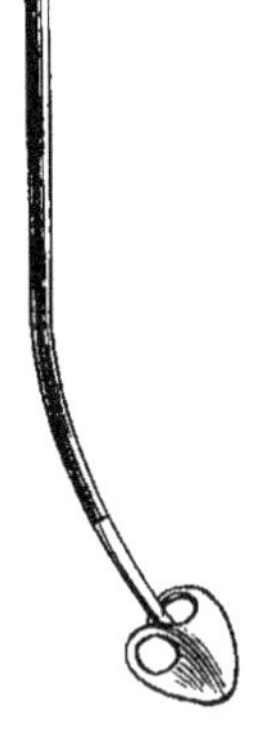

Fig. 39. — Panier de De Græfe.

amené par son médecin qui le conduisait du bout de la tige du panier resté dans l'œsophage. Poirier, Segond, Félizet ont dû extraire par l'œsophagotomie externe corps étranger et panier restés dans l'œsophage. Plus souvent peut-être, le corps étranger ou le panier accroche un pli de la muqueuse, s'en coiffe, et produit une déchirure — suivie d'un pyothorax comme dans un cas de Piéchaud [2], d'un phleg-

---

1. Grâce à lui, FRŒLICH a retiré 26 pièces de monnaie, avec un seul insuccès chez un enfant de 11 mois.
2. PIÉCHAUD. Précis de Chir. infant., Paris, 1900, p. 501.

mon péri-œsophagien comme dans un cas de Briais [1], dans un autre de Créquy [2], dans deux cas très instructifs de Sébileau et de Walther, d'une hémorragie mortelle foudroyante comme dans les cas de Pozzi [3], Lannelongue [4], etc.

Malgré les observations de ce genre qui, chaque année, se multiplient, les partisans du panier de Græfe veulent innocenter l'instrument et mettre tous les accidents sur le compte de la maladresse ou de la brutalité de l'opérateur. Grâce à certains artifices très simples on éviterait, disent Félizet et Broca, tous ces accidents. Félizet fait précéder le panier qui remonte d'une éponge, qui fait la route, dilate l'œsophage et repousse le cricoïde. Broca aide le panier à doubler le fameux cap cricoïdien en introduisant son index gauche dans le pharynx et en écartant ainsi le cricoïde. Jalaguier fait décrire à l'instrument un quart de tour, de manière à lui faire présenter au cricoïde le flanc qui n'accroche pas. Qu'il y ait une part à faire, ici comme partout ailleurs, ainsi que le dit Sébileau, à la douceur, à l'habileté, à l'habitude de l'opérateur, la chose n'est pas douteuse. Mais innocenter l'opération pour accuser l'opérateur est injuste; bien plus, c'est dangereux, car c'est inspirer une périlleuse confiance au praticien novice.

En réalité, le panier est dangereux parce qu'il est aveugle, parce que quand, en le retirant, on sent une résistance, on ne sait plus ce qu'il faut faire. Est-ce le corps étranger, est-ce la paroi œsophagienne? Où est la limite de l'effort à faire? Où et quand doit-on s'arrêter? Toutes questions auxquelles il est impossible de répondre. Comme les corps mousses et récemment arrêtés accrochent peu, on peut dire qu'on aura peu de chances d'accident en réservant à ces cas l'emploi du panier. Néanmoins on y reste exposé et rien ne peut ni le faire prévoir, ni le faire éviter. Si nous n'avions pas d'autre thérapeutique, il serait à conseiller cependant dans ces cas; mais nous en avons d'autres, et ce n'est que devant l'impossibilité de les utiliser que nous conseillerons de recourir au dangereux panier de Græfe.

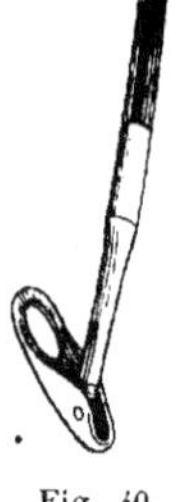

Fig. 40.
Panier de
Frœlich.

Panier de Frœlich et crochet de Kirmisson. — Frœlich a modifié le panier de Græfe en supprimant une des petites hottes. Sur un même mandrin, on peut visser trois tailles différentes de crochets à bascule dont le plus gros a les dimensions du plus petit panier de Græfe (fig. 40).

1. Briais, *Thèse de Paris*, 1897, p. 28.
2. Créquy, *Gaz. hebd. de Méd. et de Chir.*, 1er nov., 1861, p. 701.
3. Pozzi, *Bull. de la Soc. de Chir.*, 2 mai 1906.
4. Lannelongue, *Bull. Soc. Chir. de Paris*, 1880, p. 509.

Kirmisson a substitué au panier un petit crochet de forme aplatie
et mesurant 5 millimètres seulement dans son diamètre antéro-postérieur. L'auteur n'aurait jamais subi d'accident ni d'échec avec cet
instrument. Barnsby([1]), Maffei([2]), Félizet, Moure l'ont employé avec
succès. Michaux, Walther, J.-L. Faure le considèrent comme infiniment moins dangereux que le panier de Graefe. Si ces instruments
échappent par leurs petites dimensions à certains reproches que
nous avons adressés au panier de Graefe, comme l'accrochement cricoïdien, il n'en est pas moins vrai qu'ils ont encore les inconvénients
et les dangers des méthodes aveugles, qu'ils ne sont guidés que par
des impressions et des probabilités, et que, même conduits sous le
contrôle de la radioscopie, comme on l'a proposé, ils ne sauraient
nous prémunir d'une façon certaine contre les blessures et les perforations de l'œsophage. Nous les préférerons au panier de Graefe, s'il
nous faut choisir parmi les méthodes aveugles; mais nous avons
mieux, et la certitude qui nous manque jusqu'alors, nous allons la
trouver dans les méthodes qui agissent sous le contrôle de la vue.

2° **Instruments employés sous le contrôle de la vue.** — L'extraction par la bouche des corps étrangers de l'œsophage, pratiquée sous
le contrôle de la vue, peut être effectuée par deux procédés : 1° *l'hypopharyngoscopie*, s'il s'agit de corps étrangers situés très haut à l'entrée de l'œsophage ou à la partie supérieure de sa portion cervicale :
2° *l'œsophagoscopie*, applicable à tous les corps étrangers de l'œsophage.

1° **Hypopharyngoscopie.** — A peine le miroir laryngoscopique fut-
il entré dans la pratique médicale qu'on eut l'idée d'explorer grâce
à lui, outre l'orifice supérieur du larynx, les parties profondes des
sinus pyriformes,
l'hypopharynx et
l'orifice supérieur de
l'œsophage. Forte-
ment appliqué contre
la colonne vertébrale
par les muscles du

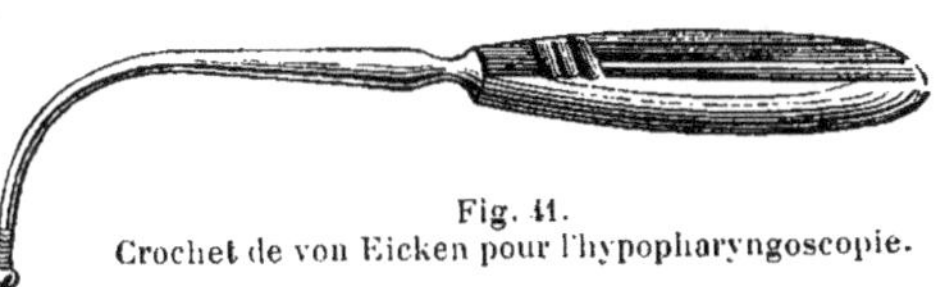

Fig. 41.
Crochet de von Eicken pour l'hypopharyngoscopie.

cou, le larynx s'oppose normalement à cette exploration, et il faut
l'attirer fortement en haut pour pouvoir éclairer et voir l'hypopharynx et l'entrée de l'œsophage. C'est pour obtenir ce déplacement
du larynx en avant que von Eicken a fait construire son « Larynxhe-
bel », sorte de long crochet mousse, recourbé à angle droit et muni
d'un manche cannelé (fig. 41). Après cocaïnisation de l'orifice supérieur du larynx, le malade étant assis, la tête légèrement fléchie,
on introduit l'extrémité mousse du crochet dans le larynx jusqu'au
dessous des cordes vocales; en soulevant le manche de l'instrument

1. Barnsby, *Bull. de la Soc. de Chir.*, mai 1905.
2. *Bull. de la Soc. de Chir.*, 1905 et 1906.

dont la partie moyenne s'appuie sur les molaires supérieures, on fait levier sur ce point d'appui, et l'extrémité repousse le larynx en avant. On peut ainsi écarter le larynx de 2 centimètres en avant de la colonne vertébrale, et voir en arrière de lui l'hypopharynx, où confluent les sinuspyriformes et l'orifice supérieur de l'œsophage normalement fermé par la tonicité du constricteur inférieur du pharynx (fig. 1). Un corps étranger de l'hypopharynx ou de l'orifice supérieur de l'œsophage sera très facilement reconnu de cette façon et facilement extrait aussi, car le chirurgien peut confier l'élévateur laryngé à un aide et disposer de ses deux mains pour éclairer et saisir le corps étranger.

2° **Œsophagoscopie.** — L'extraction des corps étrangers de l'œsophage par les voies naturelles, sous le contrôle de l'œil, constitue le triomphe de l'œsophagoscopie thérapeutique. D'abord restée entre les mains de quelques spécialistes avisés, cette méthode de traitement a conquis par sa simplicité, par sa sûreté, par son innocuité, la plupart des chirurgiens et le nombre est aujourd'hui très grand des corps étrangers de l'œsophage extraits de cette façon.

Nous avons décrit plus haut la technique de l'exploration œsophagoscopique. Cette exploration constitue le premier temps de l'extraction du corps étranger. L'extraction elle-même se fait au moyen de pinces (fig. 19) de dimensions et de modèles très variés, ayant pour la plupart ce point commun de pouvoir être montées sur un manche universel avec lequel elles font un angle obtus, pour ne pas gêner la vision pendant les manœuvres d'extraction. Leur extrémité inférieure comporte des types très différents, en rapport avec la diversité si grande des corps étrangers. Les plus répandues sont les pinces à griffes et les pinces à mors plats. L'arsenal comprend encore de petits crochets très utiles pour l'extraction de certains corps étrangers présentant un œil, une anse, un orifice. L'un de nous a pu retirer de l'œsophage d'un enfant de 4 ans une petite trompette qui dérapait chaque fois que les mors de la pince la saisissaient, en engageant dans l'intérieur de la trompette un petit crochet, qui, s'arc-boutant sur un diaphragme métallique intérieur, ramena facilement au dehors le corps étranger. Ces petits crochets sont également très utiles pour mobiliser certains corps étrangers (fragments d'os, dentiers), soulever les replis muqueux qui les masquent en partie, placer les corps étrangers dans l'axe du tube endoscopique, et en faciliter ainsi la préhension et l'extraction par la pince. Mickulicz, Killian, Makkas, Guisez ont imaginé des instruments spéciaux destinés à morceler certains corps étrangers, comme les dentiers, trop gros pour être retirés d'un coup sans danger, et qu'ils divisent en fragments plus petits soit à l'aide d'une anse galvanique, soit à l'aide d'une petite pince coupante (fig. 42). Armé de cet outillage, en apparence compliqué, mais très simple, le chirurgien qui a reconnu le corps étranger à l'extrémité du tube œsophagoscopique doit l'examiner soigneusement, étudier ses rapports avec les parois de l'œsophage, ses dimensions, sa mobilité ; s'il est mobile, de dimensions restreintes (fragment d'os), il l'orientera dans l'axe du tube et l'extraira sans le moindre danger par l'intérieur même du tube. S'il est plus volumineux, mais libre, sans aspérités (pièces de monnaie), il le saisira, et le ramènera avec le tube, en contrôlant toujours de l'œil sa

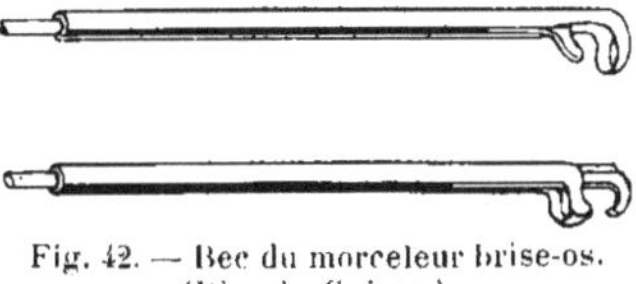

Fig. 42. — Bec du morceleur brise-os.
(D'après Guisez.)

marche rétrograde (fig. 43) ; s'il est rugueux, hérissé d'aspérités, il le mobilisera doucement pour le dégager, s'efforcera de l'orienter

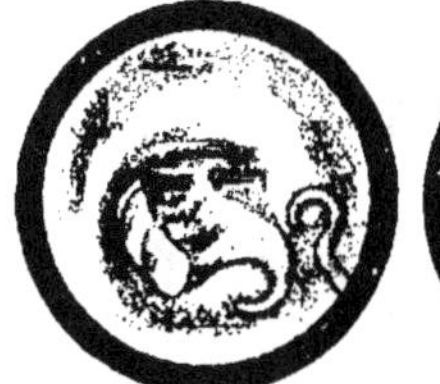

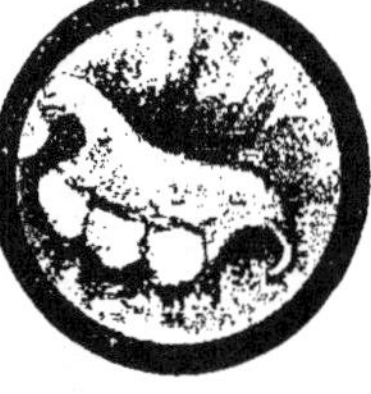

Fig. 43.
Extraction œsophagoscopique
d'une pièce de monnaie.

Fig. 44.
Désenclavement d'un dentier fixé dans l'œsophage.
(Images œsophagoscopiques.)

de telle façon que les pointes (dentiers) soit dirigées vers l'estomac, et le ramènera comme une pièce de monnaie (fig. 44 et 45) ;

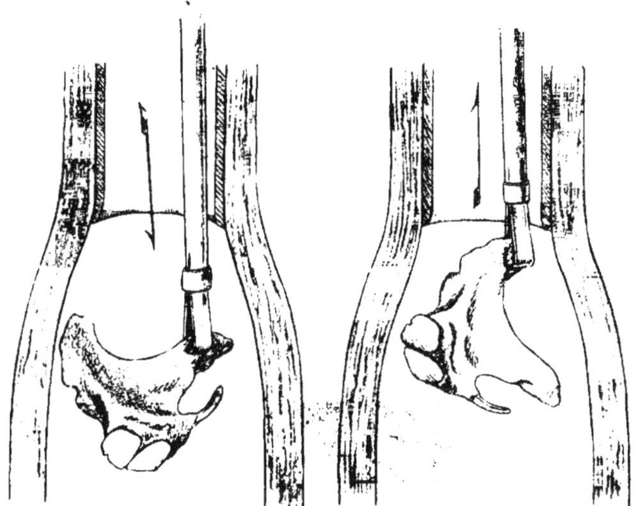

Fig. 45. — Schéma de l'extraction d'un dentier enclavé.
1er temps, refoulement ; 2e temps, extraction. (D'après Guisez.)

s'il présente des pointes dirigées dans des sens opposés et menaçant toujours la muqueuse, il s'efforcera alors de le morceler et d'en retirer successivement les fragments (fig. 46). Si pourtant le corps étranger se trouve arrêté très bas, près du cardia et que l'extraction en soit rendue difficile par suite de la présence de pointes dirigées vers le haut et l'impossibilité de le retourner, le plus simple sera de le pousser dans l'estomac, en contrôlant sa marche descendante jusqu'à ce qu'on l'ait vu disparaître dans l'estomac.

Résultats. — Depuis les premières extractions œsophagoscopiques de corps étrangers pratiquées par Mackenzie, Mickulicz, von Hacker, le nombre des interventions de ce genre s'est singulièrement multiplié, lentement d'abord, très rapidement ensuite. En 1900, Gottstein réunit 24 cas de corps étrangers de l'œsophage, dont 11 dentiers, traités 19 fois avec succès par l'œsophagoscopie; 5 fois, l'extraction

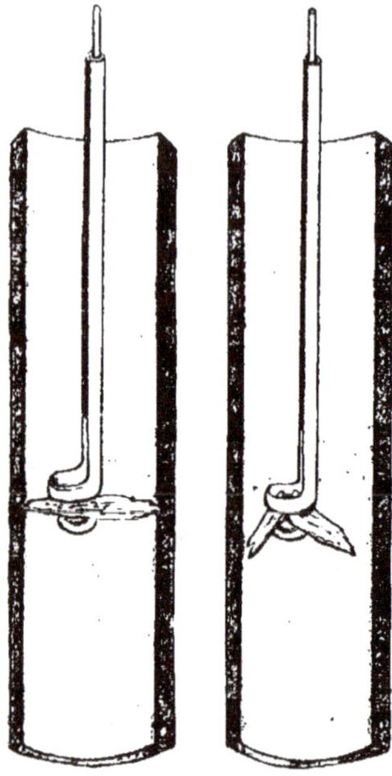

Fig. 46. — Extraction d'un os avec le brise-os (schématique). (D'après Guisez.)

endoscopique échoua et on dut recourir à l'œsophagotomie externe (cervicale 4 fois, transmédiastine 1 fois). En 1901, von Hacker rapporte 27 cas personnels d'œsophagoscopie pour corps étrangers, avec 26 succès. En 1904, von Eicken publie 12 cas personnels, avec 11 succès et 1 échec, vainement opéré ensuite par Kraske. En 1905, Reizenstein, à l'occasion de 6 cas personnels, tous suivis de succès, rassemble 65 cas de corps étrangers de l'œsophage traités par l'œsophagoscopie, avec 61 succès, 4 insuccès, 0 mort. La même année Starck en rapporte 78 cas, avec 70 succès et 8 insuccès. Sur ces 70 cas, 16 fois le corps étranger fut refoulé dans l'estomac; dans tous les autres cas, il fut extrait par la bouche. En 1907, notre élève Driout rassemble 88 observations, avec 80 succès, 7 échecs, et 1 mort non imputable à la méthode. Les statistiques intégrales des chirurgiens qui emploient la méthode ne sont pas moins intéressantes.

En 1905, von Hacker ajoute 12 cas nouveaux, tous suivis de succès, à ses 27 cas de 1901. Personnellement, nous avons eu l'occasion de traiter par l'œsophagoscopie 19 cas de corps étrangers de l'œsophage, et nous n'avons pas eu un insuccès. Michaux a rapporté récemment 68 faits personnels de Guisez avec 64 succès; 4 fois seulement l'auteur échoua, et l'œsophagotomie externe ou la gastrotomie fut nécessaire.

Sur les 88 faits rassemblés par Driout, se trouvent 26 enfants et 44 adultes, 6 des enfants étaient âgés de moins de 2 ans; dans un cas de Sencert, il s'agissait d'un nourrisson de 6 mois. Tous ces enfants guérirent; 4 des adultes avaient plus de 60 ans, l'un avait 79 ans; 16 fois il s'agissait de dentiers; 11 fois l'œsophagoscopie fut suivie de succès, 5 fois on dut recourir à l'œsophagotomie externe.

En somme l'œsophagoscopie se présente comme une méthode à peu près sans danger et donnant des résultats excellents. Nous disons à peu près sans danger, car, bien que nous n'ayons pas observé d'accidents, on en a signalé quelques-uns; depuis les 2 premiers survenus à la Clinique de Mickulicz et rapportés par Gottstein, Escat, Moure[1] en ont signalé des exemples à un des derniers Congrès français de Laryngologie. Il faut dire cependant que, manié avec prudence et suivant les règles très précises que nous avons indiquées plus haut, l'œsophagoscope ne fait courir aucun danger au patient.

L'œsophagoscopie n'est pas dangereuse. Est-elle infaillible comme l'ont dit certains, ou n'est-elle pas meilleure que l'extraction aveugle ou l'œsophagotomie, comme l'ont prétendu ceux qui ne la pratiquaient pas?

Évidemment il n'existe pas de méthode infaillible. Les contempteurs de l'œsophagoscopie n'ont pas de peine à trouver quelques cas où elle s'est montrée insuffisante, soit pour le diagnostic, soit pour l'extraction de corps étranger; Von Zander[2] a méconnu ainsi la présence d'un thaler dans l'œsophage; Downie[3], une plaque de dentier. Hecker[4], Lunzer[5] n'ont pu extraire un dentier, fortement incarcéré dans la muqueuse. Cela est même arrivé à Rosenheim, à Kirstein, à Gottstein, à Killian. Ces faits exceptionnels ne sauraient prévaloir contre ceux que nous avons donnés plus haut, et nous pouvons conclure en disant que l'extraction œsophagoscopique des corps étrangers de l'œsophage est une méthode sans danger, et qui est suivie de succès dans 90 pour 100 des cas.

5° EXTRACTION PAR VOIE ARTIFICIELLE

L'extraction sanglante des corps étrangers de l'œsophage est réalisée soit par l'ouverture artificielle de l'œsophage (œsophagotomie externe), soit par l'ouverture de l'estomac (gastrotomie).

1. Moure. Société franç. de Laryngol, 1909, *Archiv. internat. de Laryngol.*, 1909. t. XXVII, p. 1088.
2. Von Zander, *Charité-Annales*, 1898, XXIII, p. 501.
3. Downie, *Glasgow Med. Journal*, février 1906.
4. Hecker, *Münch. med. Wochsch.*, 1907, n° 42.
5. Lunzer, *Münch. med. Wochsch.*, 1907, n° 42.

1° Œsophagotomie externe.

On peut pratiquer l'ouverture artificielle de l'œsophage soit dans la portion cervicale de ce conduit (*œsophagotomie externe cervicale*), soit dans sa portion thoracique (*œsophagotomie externe transmédiastine*).

Œsophagotomie externe cervicale [1].

Technique opératoire. — Bien qu'on puisse aborder l'œsophage cervical par une incision médiane du cou (Berger, Nélaton), ou par une incision latérale droite (Lieblein, Riedel, Leriche), la plupart des chirurgiens sont d'accord pour adopter l'incision latérale gauche. La situation anatomique de l'œsophage cervical par rapport à la trachée qu'il déborde fortement vers la gauche, par rapport au récurrent gauche, facilement visible sur la face antérieure de l'œsophage, donne la raison de cette préférence. Tout au plus si le corps étranger faisait, à la partie droite du cou, une saillie perceptible à la palpation, devrait-on utiliser l'incision latérale droite. Ce sera là une éventualité rare, puisqu'on ne trouve pas un fait de ce genre parmi les 108 cas de la statistique de Fischer. Les seuls cas dans lesquels la voie droite soit nettement indiquée sont ceux dans lesquels une inflammation phlegmoneuse nettement localisée à la partie droite de la base du cou indique une perforation ou une ulcération de la paroi droite de l'œsophage.

1. Bérard et Leriche, De la conduite à tenir dans les cas de corps étr. de l'œs. chez l'enfant, *Sem. Méd.*, 15 février 1905. — Balacesco et Cohn, L'œsophagotomie externe cervicale comme traitement des corps étr. de l'œs. *Rev. de Chir.*, février 1905. — Broca, Œsophagotomie externe pour corps étr. chez un enfant de 6 ans 1/2, *Bull. Soc. de Chir.*, 1890, p. 759. — Channac, Consid. sur l'œsophagotomie ext. et les corps étr. de l'œs. chez les enfants. *Thèse de Lyon*, 1901. — Créquy, Observations de corps étr. de l'œsophage, œsophagotomie; opportunité de cette opération, *Gazette hebd. de Méd. et de Chir.*, 1er novembre 1861, p. 701. — Fischer, Die Œsophagotomie bei Fremdkörpern, *Deutsche Zeitschr. f. Chir.*, 1887, XXV, p. 565, et 1888, XXVII, p. 575. — G. Gross, De l'œsophagotomie ext. pour corps étr. de l'œs. chez les enfants, *Rev. mens. des mal. de l'enfance*, février 1905. — Egloff, Ueber Entfernung v. Fremdkörpern aus der Speiseröhre, *Beitr. z. klin. Chir.*, XII, p. 143. — Haecker, Beitrag zur Behandlung der Fremdkör per in der Speiseröhre, *Münch. med. Wochsch.*, 1907, n° 42. — Kaloieropoulos, Ueber Œsophagoskopie u. Œsophagotomie bei Fremdkörpern in der Speiseröhre, *Beiträge zur klin. Chir.*, 1905. — Jalaguier, Corps étr. de l'œs. *Bull. Soc. de Chir.*, 15 déc. 1897. — Broca, Kirmisson, J.-L. Faure, Michaux, Picqué, Pozzi, Segond, Walther, *Bull. Soc. de Chir.*, 1905-06-07. — Lunzer, Ueber die Behandlung festsitzender Fremdkörper im Œsophagus, *Münch. med. Wochschr.*, 1907, n° 42. — Naumann, Beitr. zur Œsophagotomia cervicalis externa zur Entfernung von Fremdkörpern in der Speiseröhre, *Deutsch. Zeitsch. f. Chir.*, Bd LXXXIII, p. 472. — Navratil, Ueber die narbenbildende Wirkung von Schilddrüsenschnitten bei der Œsophagusnath, *Deutsche Zeitsche. f. Chir.*, 1906, Bd LXXXIII, p. 487. — Malkhassian, Perforat. de la trachée par corps étr. de l'œs. et des indicat. de l'œsophagotomie ext., *Thèse de Nancy*, 1901. — Richelot, Sur un cas d'œsophagotomie ext. pour corps étr. de l'œs., *Bull. de la Soc. de Chir.*, 2 mai 1906. — Sébileau, L'œsophagotomie ext. appliquée chez l'enfant à l'extract. des pièces de monnaie, *Bull. Soc. de Chir.*, 1905, p. 43. — Sangurrico, Œsophagotomie ext. pour corps étr. de l'œs. *Thèse de Paris*, 1899. — Terrier, De l'œsophagotomie ext., *Thèse de Paris*, 1870.

Il est inutile de placer une sonde dans l'œsophage ; il est également inutile de faire une gastrostomie préalable, comme le fit Richelot.

En avant du sterno-cléido-mastoïdien, sur son bord antérieur saillant, on fait une incision allant de l'articulation sterno-claviculaire gauche jusqu'au niveau du bord inférieur du cartilage thyroïde. Après avoir dissocié le peaucier et le tissu cellulaire, incisé l'aponévrose cervicale superficielle sur le bord interne du sterno-mastoïdien en ménageant ou en liant la veine jugulaire externe, on récline fortement ce muscle en dehors, et on incise l'aponévrose cervicale moyenne

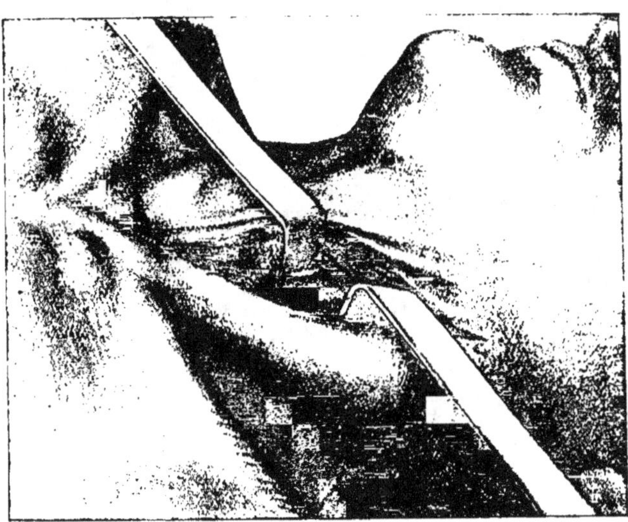

Fig. 47. — Œsophagotomie externe cervicale. (Mise à nu de l'œsophage.)

contre le bord interne du sterno-hyoïdien. On peut être obligé de couper ce muscle, s'il ne se laisse pas facilement récliner en dedans. Dans la partie interne de la plaie, on aperçoit le lobe gauche du corps thyroïde masquant l'œsophage et la trachée. Un écarteur l'accroche, le soulève et l'attire en dedans ; un autre écarteur attire en dehors le paquet vasculo-nerveux du cou. Dans la profondeur de la plaie, entre la trachée et la colonne vertébrale recouverte du long du cou, apparaît l'œsophage, reconnaissable à sa coloration rouge, à la direction longitudinale de ses fibres, parfois aux mouvements péristaltiques dont ces fibres sont le siège (fig. 47).

Décollé de la trachée, le récurrent étant reconnu et isolé, mobile en arrière sur l'espace rétroviscéral, l'œsophage est rapidement et facilement isolé. Si le corps étranger fait sur la paroi œsophagienne

une saillie perceptible à l'œil ou au doigt, on incisera la paroi de
l'œsophage sur le corps étranger. Dans le cas contraire, on incisera
la paroi latérale gauche de l'œsophage soit dans la partie supérieure
de la plaie, soit dans sa partie inférieure, suivant le siège présumé
du corps étranger.

Dans le 1er cas, il faudra écarter, rarement lier, l'artère et la veine
thyroïdiennes supérieures ; dans le 2e cas, il ne sera pas rare d'être
obligé de couper entre deux ligatures l'artère thyroïdienne inférieure.
Si l'ouverture de l'œsophage doit être faite très bas, on pourra se

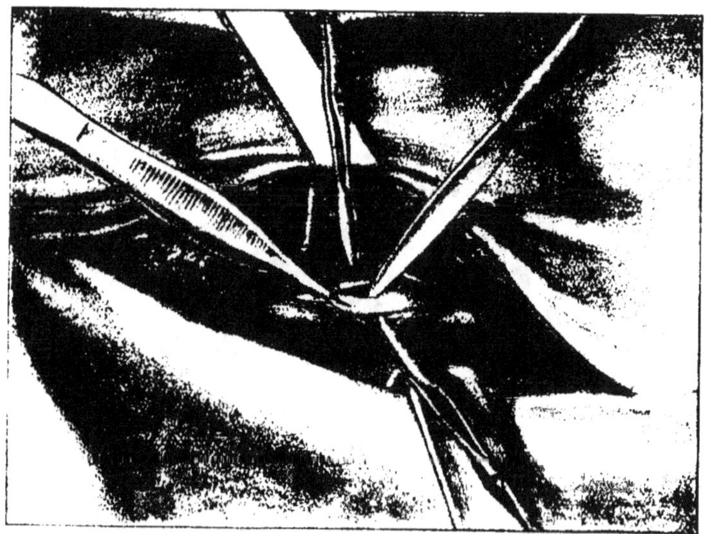

Fig. 48. — Œsophagotomie externe cervicale. (Incision de la muqueuse.)

donner du jour en sectionnant l'insertion sternale du sterno-cléido-
mastoïdien.

Pour inciser d'emblée toute l'épaisseur de la paroi œsophagienne,
il sera bon de fixer l'œsophage par deux pinces de Kocher entre lesquelles portera la section, la mobilité de la muqueuse sur la musculeuse étant telle que la muqueuse fuit le bistouri et échappe à l'incision (fig. 48). Les deux lèvres de l'incision fixées par deux pinces
ou par deux fils suspenseurs, on passe à l'extraction du corps
étranger.

Il est impossible de donner des règles pour ce temps de l'opération,
les manœuvres de recherche, de préhension et de dégagement du
corps étranger variant avec sa forme, sa nature, son siège, son mode
de fixation. Il y a lieu cependant de distinguer deux cas bien différents : dans l'un le corps étranger se trouve dans l'œsophage cervical,

au-dessus du sternum; dans l'autre il est arrêté dans les premières portions de l'œsophage thoracique.

Dans le 1er cas, l'incision, guidée par la radiographie ou le palper de l'œsophage mis à nu, porte au niveau même du corps étranger, et l'extraction en sera généralement très facile ; il suffira de faire une incision assez longue pour permettre « l'accouchement facile » du corps étranger.

Dans le 2e cas, l'incision de l'œsophage porte au-dessus du niveau du corps étranger. La recherche, le dégagement et l'extraction sont de ce fait rendus beaucoup plus difficiles. Il faut introduire doucement le doigt dans l'œsophage et chercher le corps étranger, le dégager, le mobiliser, et seulement en pratiquer l'extraction très douce avec une pince sur le doigt servant de conducteur. Jusqu'où le doigt introduit par une incision œsophagienne basse peut-il atteindre ? Question importante, puisqu'elle donne en somme la limite d'action de l'œsophagotomie externe. Des recherches de Richardson, Gangolphe, et des nôtres il résulte que l'index, introduit dans l'œsophage immédiatement au-dessus de la fourchette sternale, peut atteindre chez l'adulte le niveau de la 6e vertèbre dorsale, et même du 6e disque intervertébral. Cela correspond à une distance d'environ 8 centimètres. Le doigt arrive ainsi jusqu'au niveau du rétrécissement aortique de l'œsophage et même un peu au delà, puisque, d'après les mensurations de von Hacker, ce point de l'œsophage serait situé à une distance moyenne de 6 centimètres (homme), 4 cm.,5 à 5 centimètres (femme) du bord supérieur de la fourchette sternale. Il en résulte que l'œsophagotomie externe cervicale permet au doigt d'atteindre tout corps étranger arrêté dans l'œsophage, chez l'adulte, jusqu'à 25 centimètres environ des arcades dentaires. Chez l'enfant la portion d'œsophage ainsi accessible est naturellement beaucoup plus étendue.

Le corps étranger extrait, faut-il suturer l'œsophage ? La réponse à cette question nous sera donnée par l'examen des faits expérimentaux et des faits cliniques. Les expériences déjà anciennes de Terrier, les expériences plus récentes de Navratil nous ont appris qu'après œsophagotomie externe suivie de suture en deux plans on constate, chez les animaux, que les sutures muqueuses cèdent au 3e ou au 4e jour, et que les bords muqueux réunis par la suture sont très éloignés l'un de l'autre au bout de 10 jours. La suture musculaire cède plus rapidement encore sous l'influence des contractions incessantes provoquées par le 3e temps de la déglutition.

L'étude des statistiques d'œsophagotomies externes pratiquées chez l'homme nous montre aussi que, dans l'immense majorité des cas, la double suture œsophagienne n'a pas tenu ; sur 197 cas de sutures œsophagiennes rassemblées par Balacesco et Cohn, on n'a obtenu que 10 fois la réunion *per primam*. Cependant les faits isolés de suture œsophagienne ayant complètement tenu ne manquent pas ;

Sébileau (¹), Bérard (²), Picqué (³) en ont rapporté des exemples. Faut-il les considérer comme d'exceptionnelles raretés, et, forts des résultats de l'expérimentation et des statistiques humaines, renoncer à suturer l'œsophage? Il y a lieu d'adopter une opinion éclectique : quand l'opération a été retardée, qu'on trouve une paroi œsophagienne altérée par le contact prolongé du corps étranger, *a fortiori* quand les tissus péri-œsophagiens sont infiltrés et phlegmoneux, il faut se garder de suturer cette paroi malade et enflammée; il faut même se garder de suturer la plaie superficielle et la tamponner sans suture. Si, au contraire, l'intervention a été précoce, qu'on trouve les parois de l'œsophage intactes, que le corps étranger, mousse et arrondi, n'ait pas produit la moindre ulcération, il faut pratiquer une suture soignée de l'œsophage en deux plans. Elle ne tiendra peut-être pas complètement d'emblée; mais elle fermera, au moins pour quelques jours, la plaie œsophagienne, et, mettant provisoirement les tissus péri-œsophagiens à l'abri du contact des liquides déglutis, elle facilitera grandement l'alimentation post-opératoire. Un drain laissé dans la plaie mettra à l'abri de la rétention dans le cas où les sutures céderaient prématurément. Quelques jours après l'opération, il pourra s'écouler par ce drain une certaine quantité de liquide alimentaire; mais la fistule œsophagienne, ainsi créée, se fermera d'elle-même au bout de 12 à 15 jours, souvent moins, et la plaie opératoire sera guérie en 25 à 30 jours. Se basant sur les recherches de von Eiselsberg et Christian, Navratil a proposé d'appliquer sur la paroi œsophagienne suturée des tranches de corps thyroïde et de les y suturer. Cette manière de faire, qui permet expérimentalement la réunion par première intention des plaies de l'œsophage, nous paraît en chirurgie humaine une inutile complication. On pourrait cependant, si le lobe gauche du corps thyroïde était très mobile, l'attirer en dehors et le fixer par deux points sur la suture œsophagienne.

L'opération terminée, comment alimenter l'opéré ? La gastrostomie préalable, exécutée par Richelot, est considérée par la plupart des chirurgiens comme une superfluité opératoire. La seule question litigieuse est celle de la sonde à demeure. Vantée par les uns, considérée même par quelques-uns comme le complément indispensable de toute bonne œsophagotomie (Sébileau), elle est considérée par les autres comme une torture inutile infligée au patient (Richelot, Bérard), ou comme un excitant intempestif de la sécrétion salivaire (Delbet). Pour nous, il y a lieu de distinguer à ce point de vue les opérations pratiquées chez l'enfant et chez l'adulte. Chez l'enfant, nous considérons la sonde œsophagienne à demeure comme inutile et dangereuse, à cause des phénomènes nerveux qu'elle peut provoquer, et de l'irri-

---

1. Sébileau, *Bull. Soc. de Chir.*, 1905, p. 43.
2. Bérard, in Bérard et Leriche, *Semaine Médicale*, 15 février 1905.
3. Picqué, *Bull. de la Soc. de Chirurgie*, 2 mai 1906.

lation œsophagienne très réelle qu'elle amène. Chez l'adulte, elle est en général mieux supportée et, bien que nous en repoussions l'emploi systématique, nous pensons qu'elle a certaines indications bien précises.

Donc, chez l'enfant, repoussant la sonde à demeure et bien plus encore le cathétérisme répété par la voie buccale, nous mettrons nos petits malades à la diète pendant 48 heures, assurant l'alimentation par des lavements alimentaires et des injections de sérum. Après ce laps de temps, et plus tôt, si l'enfant est en état d'inanition, nous reprendrons l'alimentation par la bouche (lait et bouillie). Si du liquide s'écoule par la plaie, nous comprimerons légèrement la plaie pendant la déglutition. Chez l'adulte, nous nous comporterons de même dans la plupart des cas. Nous ne placerons une sonde œsophagienne à demeure que si nous avons affaire à un malade inanitié, tardivement opéré, et présentant déjà des phénomènes infectieux ayant nécessité le large drainage de l'œsophage et de la plaie cervicale.

Résultats. — Pour juger de la valeur de l'œsophagotomie externe, nous possédons un nombre considérable de statistiques. Il s'agit malheureusement de statistiques globales, composées d'opérations dissemblables, faites dans des conditions très variées et par des chirurgiens différents. Elles n'ont donc qu'une valeur très relative. Si nous laissons de côté les statistiques de Cheever, de König, de Markoé, dont tous les faits appartiennent à la période pré-antiseptique, le premier travail d'ensemble sur les résultats de l'œsophagotomie externe est le travail de Fischer (1877 et 1881), qui porte sur 120 cas, avec une mortalité de 26.8 pour 100. En 1894, Egloff rassemble tous les cas publiés jusqu'à la fin de 1893 et trouve 155 cas avec une mortalité de 24,8 pour 100. En 1899, Sanguirico rassemble tous les cas connus (190); la mortalité, pour les cas opérés de 1895 à 1899, est de 16,5 pour 100. En 1903, Kaloyeropoulos rapporte 55 cas nouveaux, avec une mortalité de 15,58 pour 100. Balacesco et Cohn rassemblent, en 1904, 526 cas connus d'œsophagotomie externe avec une mortalité globale de 21,1 pour 100. Enfin en 1906, Naumann publie 40 cas nouveaux avec une mortalité de 17 pour 100.

Si l'on étudie de près ces statistiques, on constate que la mortalité est moindre chez l'adulte (16 pour 100) que chez l'enfant (21 pour 100) et le vieillard (44 pour 100) (Balacesco et Cohn). Le chiffre de la mortalité de l'œsophagotomie chez l'enfant va du reste s'abaissant régulièrement : de 1758 à 1903, 22 pour 100 (Balacesco et Cohn), de 1861 à 1901, 14 pour 100 (Channac); de 1880 à 1903, 14.28 pour 100 (G. Gross); de 1888 à 1902, 6,5 pour 100 (Kaloyeropoulos); de 1903 à 1905, 5,8 pour 100 (Frœlich), 10 pour 100 (Bérard et Leriche, statistique personnelle). Il est bon de faire remarquer que la mortalité est de 25 à 27 pour 100 pour les corps irréguliers et vulnérants (dentiers, os), et de 10 à 15 pour 100 pour les corps mousses (pièces de monnaie, boutons). Toutes ces statistiques n'ont d'ailleurs qu'une valeur très restreinte ; il est certain que bien des morts sont survenues après, malgré l'œsophagotomie, et non à cause d'elle, simplement par suite de lésions infectieuses préexistantes à l'opération.

On meurt, en effet, après l'œsophagotomie externe, soit par broncho-pneumonie, soit par septicémie généralisée, soit par gangrène du médiastin. Il est très facile de montrer que la broncho-pneumonie est déjà le plus souvent installée au moment de l'intervention ; elle a sa porte d'entrée au niveau des ulcérations œsophagiennes dues au corps étranger. Elle continue à évoluer malgré l'opération, mais il convient le plus souvent d'innocenter celle-ci de cette évolution fatale. De même la septicémie, de même le phlegmon du médiastin sont souvent la conséquence d'une péri-œsophagite phlegmoneuse, que l'opération a été impuissante à enrayer, mais qu'elle n'a pas provoquée. Les chiffres cités plus haut ne tiennent aucun compte de ces faits ; on ne saurait donc les prendre à la lettre.

Sans doute l'œsophagotomie externe expose par elle-même à quelques dangers : hémorragies, infection locale par écoulement des liquides alimentaires dans le tissu cellulaire du cou et du médiastin, infection générale partie de la plaie œsophagienne et cervicale, enfin persistance rare d'une fistule œsophagienne. Nous avons décrit plus haut la pratique qui mettra dans l'immense majorité des cas à l'abri de ces dangers.

Œsophagotomie externe et œsophagoscopie combinées. — Il peut arriver qu'un corps étranger, arrêté à 8 ou 10 centimètres au-dessous de la fourchette sternale et fortement enclavé dans la muqueuse œsophagienne, échappe au contact du doigt introduit par la plaie d'œsophagotomie externe cervicale, et qu'une pince plus longue que le doigt, saisissant le corps étranger, ne puisse l'extraire par suite de sa fixation dans la muqueuse. Faut-il tirer à tout prix, s'exposer à déchirer l'œsophage ? Quelle est la limite de l'effort à faire ? Point impossible à résoudre. On se trouvera bien, dans des cas de ce genre, d'introduire par la plaie opératoire un tube endoscopique dans le bout inférieur de l'œsophage. Dès 1905, nous avons pratiqué cette « œsophagoscopie inférieure », que Bérard et Garel ont préconisée ensuite, que Erlich, de Stettin, a exécutée avec succès pour l'extraction d'un morceau d'os fixé dans la muqueuse œsophagienne, juste au-dessus du cardia. Saisi, désenclavé, mobilisé à travers l'œsophagoscope sous le contrôle de la vue, le corps étranger pourra être extrait de bas en haut sans danger pour l'œsophage, ou, suivant l'indication, refoulé en bas jusque dans l'estomac.

Œsophagotomie externe thoracique. — Depuis que Nassilow eut, en 1888, l'idée d'aborder l'œsophage par le médiastin postérieur, que Quénu et Hartmann eurent, en 1891, exposé la technique de la pénétration chirurgicale dans le médiastin postérieur, la chirurgie de l'œsophage thoracique a provoqué de très nombreuses recherches. Potarca, Bryant, Kocher, Enderlen, Sencert, etc., ont étudié sur le cadavre la technique de l'œsophagotomie externe thoracique. Elle a été pratiquée 5 fois seulement sur le vivant par Forgue, Enderlen, Henle (*loc. cit.*).

Technique de l'œsophagotomie externe transmédiastine. — Tandis que Quénu et Hartmann, Forgue, Kocher, pour éviter le cul-de-sac pleural rétro-œsophagien droit, conseillent d'aborder le médiastin postérieur par la voie gauche, Potarca, Rehn, von Hacker, Faure, Sencert, craignant la gêne énorme qu'apporte l'aorte descendante aux manœuvres exécutées par la voie gauche, et forts de pouvoir détacher et récliner le cul-de-sac pleural rétro-œsophagien droit, conseillent de suivre la voie médiastine droite. Quelques éclectiques : Nassilow, Bryant, W. Lévy, Enderlen adoptent la voie gauche en haut, au-dessus de la bifurcation, la voie droite en bas, au-dessous d'elle.

Voici la description de l'opération droite, telle qu'elle nous paraît devoir être exécutée. Le sujet étant couché sur le côté gauche, la tête légèrement inclinée en avant et le bras droit pendant, on fait, à égale distance des apophyses épineuses et du bord spinal de l'omoplate, une incision de 15 centimètres au moins, dont le milieu correspond à l'apophyse épineuse de la quatrième dorsale. Les incisions à lambeau (Bryant, Rehn, Enderlen) sont inutiles. Par cette incision, on aborde les 3e, 4e, 5e et 6e côtes droites, dont on rugine le périoste avec précaution, depuis l'angle jusqu'à 1 centimètre de l'articulation costo-vertébrale. La façon de faire de Haidenhain qui résèque les apophyses transverses est mauvaise. Il faut au contraire se porter en dehors, se rapprochant d'un plan qui suivrait la paroi postérieure du médiastin.

Les 4 côtes réséquées sur une étendue de 5 à 6 centimètres, on est en présence d'une vaste fenêtre thoracique dont le fond est occupé par la plèvre costale recouverte par les paquets vasculo-nerveux intercostaux. Ceux-ci sont isolés et coupés. Le temps extra-thoracique de l'opération est terminé. Le temps intra-thoracique comprend le décollement de la plèvre et la recherche de l'œsophage. Protégeant les sections costales avec des compresses, du doigt on décolle la plèvre avec la plus grande facilité, sans l'ouvrir. Le décollement amorcé, on résèque à son tour la 2e côte pour se donner du jour. Quand le décollement pleuro-pariétal a permis de voir la partie antéro-latérale droite des corps vertébraux, on est dans le médiastin. Vers le milieu de la fenêtre thoracique à travers laquelle on opère, on voit la crosse de la veine azygos. Au-dessous de l'azygos, limitée en haut par sa crosse, en dedans par son tronc et la saillie des corps vertébraux, en dehors par la plèvre décollée, en bas par le bord supérieur, falci-forme, du ligament interpleural, est un espace que l'un de nous a décrit sous le nom de fossette sous-azygos. Dans cet espace se trouve l'œsophage dont on reconnaît les fibres rouges longitudinales à la partie interne du champ opératoire, et le pneumogastrique droit longeant en dehors le bord droit de l'œsophage.

Au-dessus de la crosse de l'azygos est un espace analogue, la fossette sus-azygos, limitée en bas par la crosse vasculaire, en dedans par la saillie vertébrale et le tronc commun des veines intercostales droites, en dehors par la plèvre décollée. Ici encore, nous trouvons l'œsophage en dedans, le nerf vague en dehors (fig. 49).

Ces deux fossettes nous paraissent le lieu d'élection pour aborder l'œsophage thoracique. Par la fossette sus-azygos, nous avons accès sur le rétrécissement aortique de l'œsophage; par la fossette sous-azygos, sur le rétrécissement bronchique.

L'œsophage reconnu sera incisé, comme dans l'œsophagotomie cervicale, les lèvres de l'incision repérées et soulevées, et le corps étranger extrait avec toutes les précautions que nous avons indiquées plus haut. La profondeur de la plaie s'opposera le plus souvent à une suture de l'œsophage et on terminera l'opération par un drainage et un tamponnement du médiastin postérieur.

Le premier, Forgue a exécuté cette opération sur un enfant de 8 ans qui avait avalé un sou; le sou était arrêté au niveau du quatrième espace intercostal. Il fut senti à travers la paroi œsophagienne, mais ne put être retiré, la libération trop étendue de l'œsophage lui ayant permis de fuir avant toute manœuvre de préhension. Le sou put secondairement être extrait par les voies naturelles et l'enfant guérit. L'opération de Henle fut pratiquée en vue d'extraire un dentier arrêté à 35 centimètres des arcades dentaires, et qui avait résisté à toute tentative d'extraction par les voies naturelles et par l'estomac. Au cours de la médiastinotomie postérieure, la plèvre fut ouverte en plusieurs points; on dut se borner à mettre une mèche dans le médiastin, contre l'œsophage. L'opéré mourut. La seule opération d'Enderlen fut réellement complète. Enderlen enleva par œsophagotomie externe transmédiastine un dentier arrêté à 52 centimètres des arcades dentaires. Après des incidents divers, son opéré guérit.

2° Gastrotomie [1]

Proposée et exécutée avec succès en 1886 par Richardson, dans le but d'extraire un dentier arrêté au-dessus de l'hiatus œsophagien du diaphragme, la gastrotomie fut pratiquée depuis par un certain

1. Bluysen, Dentier arrêté dans l'œs. à 30 centim. des arcades dent. Extract. manuelle par le cardia après gastrotomie. *Bull. de la Soc. de Chir.*, 1905. — Bull. Gastrotomy for the digital exploration..., *New-York Med. Journal*, 1888. — Edmunds, A successfull case of gastrotomy for impacted foreign body in the œsophagus, *Lancet*, 1900, t. I, p. 551. — Delore et Leriche, Extraction par gastrotomie d'un corps étr. de l'œs., *Soc. Sciences méd. de Lyon*, 18 nov., 1890. — Lejars, Gastrotomie pour corps étr de l'œs., *Acad. de Méd.* 10 janvier 1899. — Morton, Case of gastrotomy..., *Annals of Surgery*, avril 1896. — Lieblein, Ueber Fremdkörper

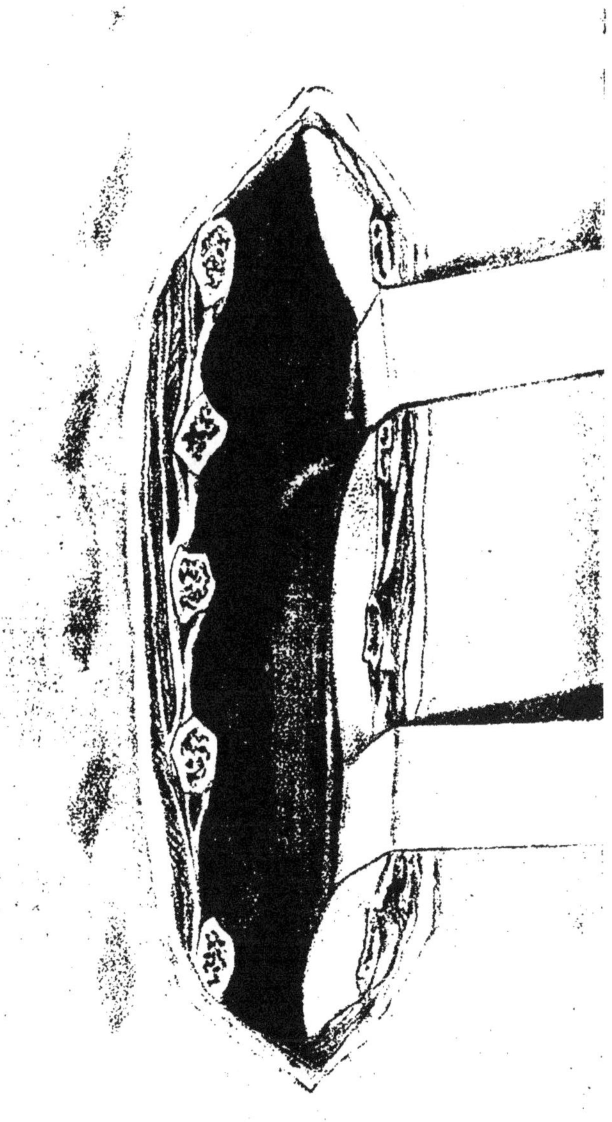

Fig. 49. — Œsophagotomie externe par la voie transmédiastine droite.
L'Œsophage dans les fossettes sus et sous-azygos.

nombre de chirurgiens pour extraire les corps étrangers de l'œsophage bas situés.

Technique opératoire. — Par une incision longitudinale longeant le bord externe du grand droit du côté gauche (von Hacker), ou par une incision oblique parallèle au rebord costal gauche (Richardson), ou mieux par une incision médiane sus-ombilicale (Bull), on pénètre dans la cavité abdominale et on reconnaît l'estomac. Pour atteindre l'œsophage et rechercher le corps étranger, on peut opérer de deux façons :

1° Par une boutonnière stomacale aussi petite que possible, on introduit dans l'estomac un doigt ou une pince courbe, qu'on s'efforce de conduire à travers le cardia jusqu'au corps étranger. 2° On ouvre largement l'estomac ; on y introduit la main tout entière, et on fait pénétrer dans l'œsophage, à ciel ouvert, un ou deux doigts qui vont reconnaître, dégager et amener le corps étranger.

1. L'estomac, attiré à travers l'incision abdominale, est maintenu par un aide qui s'efforce de redresser la petite courbure en attirant vers la gauche le bord droit de l'estomac. Sur sa face antérieure, non loin du cardia, on fait une petite incision, par laquelle on introduit dans sa cavité une pince courbe qui suit le bord droit de l'estomac, devenu rectiligne, et pénètre facilement dans le cardia. La main gauche, introduite dans la cavité abdominale, saisit le cardia par sa face externe et dirige l'instrument.

Il arrive très fréquemment que l'extrémité de la pince s'égare vers la grosse tubérosité de l'estomac, ou se coiffe d'un repli muqueux qui l'arrête, ou qu'enfin elle ne trouve pas l'orifice supérieur de l'estomac. Aussi l'a-t-on remplacée par le doigt, plus susceptible d'éviter ou de tourner ces obstacles. Malheureusement il est très difficile, à l'aide d'un seul doigt introduit dans l'estomac maintenu au dehors, d'atteindre le cardia. Chez un individu normal, il y a près de 20 centimètres entre la plaie pariétale et le cardia ; si fort qu'on refoule devant soi la paroi abdominale et l'estomac, on aura de la peine, pour cette raison, à atteindre l'œsophage.

· Bull, Wilms, Lieblein, Sencert, se sont efforcés de réduire dans le ventre l'estomac, dans lequel on a introduit un doigt, afin de rendre le cardia accessible. L'estomac étant attiré à travers la plaie pariétale, faites sur sa face antérieure, à égale distance du pylore et du cardia,

der Speiseröhre u. ihre operative Entfernung. *Beiträge zur klin. Chir.*, 1905, Bd LI, p. 579. — QUADFLIEG, Entfernung eines künstlichen Gebisses aus dem Œsoph. durch Gastrotomie, *Münchn. med. Wochschr.*, 1901, p. 146. — SKLAREK, Ein Fall von Gastrotomie bei Fremdkörper. *Inaug. Diss.*, Bonn., 1889. — THIRIAR, Gastrotomie pour extr. d'un râtelier fixé dans l'œsophage, *Bull. Acad. royale de Méd. de Belgique*, 1900, n° 2. — WALLACE, Œsophagotomy and gastrotomy for the removal of denture with 5 artificial teeth from the œsophagus, *Lancet*, 1894, I, p. 754. — WILMS, Entfernung von Fremdkörpern aus dem unteren Teil des Œsophagus vom Magen aus, *Deutsch. Zeitschr. f. Chir.*, 1901, LXI. p. 550.

une suture séro-musculaire en bourse, sans la nouer et sans la serrer. Au centre du petit cercle circonscrit par la suture, faites une petite incision, et, par cette incision, introduisez l'index gauche dans l'estomac. Serrez maintenant sur la base du doigt la suture séro-séreuse. Voilà l'estomac hermétiquement fermé sur le doigt; on peut le réduire dans le ventre sans crainte de contaminer le péritoine. Le reste de la main suit l'estomac, tandis que le doigt intra-stomacal va explorer le cardia et pénétrer dans l'œsophage. Pour ne pas « manquer » le cardia, il faut, avec la main droite, saisir la petite courbure de l'estomac et l'attirer en bas et à droite. Cette manœuvre fait bâiller l'orifice supérieur de l'estomac; le doigt stomacal dirigé perpendiculairement sur la petite courbure devenue verticale n'a qu'à la suivre sur 1 ou 2 centimètres vers le haut; il entre nécessairement dans le cardia. Nous avons pratiqué cette exploration sur le vivant sans la moindre difficulté. L'opération finie, on retire le doigt et on serre complètement la bourse; l'estomac est refermé.

2. Pour faire l'exploration endostomacale large du cardia et pour atteindre l'œsophage à ciel ouvert, on fait, à égale distance des deux courbures, une incision horizontale longue de 8 centimètres; on fixe les lèvres de la plaie stomacale aux compresses avec des pinces et on assèche autant que possible la muqueuse de l'estomac. A l'aide de deux écarteurs plats, on peut mettre en lumière l'orifice du cardia, éclairé par un miroir frontal. Directement, sous le contrôle de l'œil, on peut y introduire une pince et aller à la recherche du corps étranger de l'œsophage. Si la pince se montre insuffisante pour désenclaver et amener le corps étranger, on peut introduire la main entière dans l'estomac et l'index dans le cardia et l'œsophage abdominal. Les avantages de cette méthode sont d'opérer à ciel ouvert, rapidement et simplement; les inconvénients sont le danger de contamination du péritoine par le contenu de l'estomac, la nécessité d'une grande incision, source d'hémorragie possible et d'une suture plus longue. La première méthode n'expose à aucun de ces dangers; elle n'a contre elle que la difficulté plus grande des recherches.

Il faudra donc toujours commencer par l'exploration du cardia à la manière de Wilms; le corps étranger reconnu, on s'efforcera à l'aide du doigt de le mobiliser et de l'amener dans l'estomac, d'où son extraction sera des plus simples. Si on n'arrive pas à pénétrer dans l'œsophage, ce qui d'après Lieblein arrive de temps en temps, ou si on n'arrive pas à dégager à bout de doigt le corps étranger, on en viendra à l'ouverture large de l'estomac et à l'extraction au doigt et à la pince du corps étranger.

Jusqu'à quelle hauteur le doigt introduit par l'estomac peut-il remonter dans l'œsophage? quelle est, en d'autres termes, la limite d'action de la gastrotomie pour les corps étrangers de l'œsophage? Des recherches de Richardson, Gangolphe, Wilms, Lieblein, Sencert, il résulte que le doigt introduit dans l'œsophage par le cardia peut remonter jusqu'au niveau du bord inférieur de la 7e dorsale, ou plus souvent du 7e disque intervertébral. Cela représente une hauteur de 6 à 7 centimètres. Cela ne veut pas dire que jusqu'à cette hauteur l'extraction d'un corps étranger par le cardia soit simple et facile. S'il s'agit d'un corps mousse, facilement saisi par une pince à l'extrémité du doigt, la chose est facile ; mais s'il s'agit d'un corps rugueux, muni de pointes, comment à bout de doigt en opérer le désenclavement et la mobilisation? comment préserver la muqueuse du contact vulnérant de ses aspérités? Si au contraire le corps étranger est arrêté au niveau de l'hiatus œsophagien du diaphragme, le doigt en saura faire le tour, le désenclaver, et l'amener avec sécurité dans l'estomac d'où son extraction sera des plus faciles.

Résultats. — Cette opération n'a encore été pratiquée qu'un nombre peu considérable de fois. Aux cas que nous avions rassemblé en 1904 et auxquels Lieblein ajoutait 2 cas nouveaux de Wilms et Wölfler, se sont joints les quelques cas isolés de von Hacker, Segond, Bluysen, Delore, ce qui porte à une vingtaine les faits de gastrotomie pour corps étrangers de l'œsophage. Sur ces 20 cas, il y eut 4 morts ; mais en relisant les observations, on voit que si dans le cas de Morton la mort, due à une péritonite, fut bien causée par l'opération, elle ne fut dans les cas de Trendelenburg, Stelzner, Henle que la conséquence de lésions préexistantes, ou d'une intervention ultérieure. Les résultats de cette opération se montrent, en somme, très favorables, et la facilité avec laquelle Edmunds, Lejars, Bluysen, Delore ont pu, grâce à elle, extraire de l'œsophage des corps étrangers irréguliers, très bas placés, est bien faite pour encourager les opérateurs dans cette voie.

Gastrotomie et œsophagoscopie rétrograde. — De même que l'œsophagotomie externe cervicale a pu tirer profit de son association avec l'œsophagoscopie, de même il semble que la gastrotomie puisse étendre ses indications, grâce à sa combinaison avec l'œsophagoscopie rétrograde.

Sous le nom d'œsophagoscopie rétrograde, Glücksmann (¹) a décrit l'exploration endoscopique de l'œsophage, pratiquée de bas en haut, du cardia vers le cartilage cricoïde, l'œsophagoscope étant introduit dans l'œsophage, à travers le cardia, par l'intermédiaire d'une gastrotomie temporaire. Nous avons eu l'occasion de pratiquer maintes fois l'œsophagoscopie rétrograde sur le cadavre et sur le vivant en vue de l'exploration de rétrécissements de l'œsophage. Par une laparotomie médiane sus-ombilicale, on attire au dehors l'estomac. A 2 centimètres au-dessous du cardia, non loin de la petite courbure, on fait à travers les tuniques de l'estomac une petite incision dans une aire préalablement circonscrite par un surjet séro-séreux. A travers cette

---

1. GLÜCKSMANN, Ziele, Fortschritte u. Bedeutung der Œsophagoskopie, *Berl. klin. Wochsch.*, 1904, n° 23.

incision, on introduit le tube endoscopique sur lequel on serre la suture séro-séreuse qui empêche toute issue au dehors des liquides gastriques. Par l'intérieur du tube éclairé par le miroir frontal, on va à la recherche du cardia, qu'on trouve assez facilement en utilisant la petite manœuvre que nous avons indiquée plus haut. Le cardia trouvé, on pénètre, toujours sous le contrôle de l'œil, dans l'œsophage abdominal, puis thoracique. Lorsqu'on rencontrera le corps étranger à 8, 10 centimètres du cardia, c'est-à-dire trop loin pour que le doigt introduit dans l'estomac ait pu l'atteindre et le désenclaver, on agira suivant les règles générales de l'œsophagoscopie pour corps étranger, c'est-à-dire en s'efforçant avec la plus grande douceur de mobiliser le corps étranger, de le désenclaver et de l'attirer en bas vers l'estomac.

Une telle opération n'a pas encore, à notre connaissance, été exécutée sur le vivant. Sargnon, Gayet, Vignard, Viannay lui ont reproché d'être d'une exécution difficile, à cause de la gêne apportée dans la recherche du cardia par l'abondance du mucus stomacal, par de petites hémorragies de la muqueuse, et par le plissement de la muqueuse gastrique devant le tube. Ces reproches nous paraissent plus théoriques que réels. En manœuvrant à la partie supérieure d'un estomac, d'ailleurs vide, on ne sera pas gêné par les liquides stomacaux ; en manœuvrant avec douceur, on évitera de blesser la muqueuse; en tendant par l'extérieur les parois de l'estomac, on évitera la formation de plis obturateurs. Tout récemment d'ailleurs, Sargnon insistait au Congrès de laryngologie sur la facilité de l'œsophagoscopie rétrograde. La circonstance la plus gênante pour cette opération, c'est, à notre avis, l'embonpoint du sujet, qui ne permet pas d'abaisser assez le manche de l'instrument pour le diriger horizontalement (le patient étant couché sur le dos) dans l'œsophage thoracique. Nous pensons néanmoins que l'œsophagoscopie rétrograde peut devenir dans certains cas un complément très heureux de la gastrotomie pour corps étrangers de l'œsophage thoracique.

L. SENCERT.

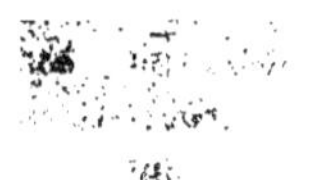

AFFECTIONS INFLAMMATOIRES ET PARASITAIRES DE L'ŒSOPHAGE

Très efficacement protégé par son revêtement muqueux, épais et résistant, normalement soustrait, par son rôle physiologique d'organe de passage à fonctionnement intermittent et transitoire, à la stagnation des produits septiques déglutis, l'œsophage jouit d'une certaine immunité à l'égard des infections microbiennes et parasitaires primitives. Ainsi s'explique la rareté des œsophagites comparée à la fréquence des affections inflammatoires primitives de la bouche et du pharynx d'une part, de l'estomac et de l'intestin d'autre part. Mais vienne une solution de continuité accidentelle du revêtement épithélial, vienne un obstacle à la progression normale des aliments à travers le tube œsophagien, ces causes d'immunité relative disparaissent, et l'œsophage, comme le pharynx et l'estomac, se laisse facilement envahir par les infections microbiennes. Pourtant, s'il faut chercher dans ces conditions d'ordre général la cause de la plupart des œsophagites aiguës et chroniques, il faut se souvenir qu'exceptionnellement, on peut voir l'œsophage envahi par la propagation d'une infection de voisinage, propagation de muqueuse à muqueuse pour certaines infections très virulentes du pharynx et de l'hypopharynx, propagation de tissu conjonctif à tissu conjectif ou de lymphatiques à lymphatiques pour certaines inflammations ganglionnaires péri-œsophagiennes, ou enfin, à titre tout à fait exceptionnel, par la localisation dans la sous-muqueuse œsophagienne, d'une infection générale, apportée par le sang. Ces conditions étiologiques dominent toute l'histoire pathologique des affections inflammatoires et parasitaires de l'œsophage.

On peut diviser les affections inflammatoires de l'œsophage en 2 grandes catégories : 1º les œsophagites aiguës; 2º les œsophagites chroniques.

I. — ŒSOPHAGITES AIGUËS

Étiologie. — Tous les éléments microbiens, saprophytes ou pathogènes, sont susceptibles de provoquer l'inflammation aiguë de l'œsophage, quand une destruction limitée de la barrière épithéliale leur a permis de pénétrer librement dans les tuniques œsophagiennes. Mais pour certaines espèces spécifiques, d'une virulence très particulière, il n'est pas même besoin de cette porte d'entrée accidentelle; leur simple contact avec l'épithélium œsophagien suffit à provoquer l'œsophagite. Cette notion étiologique importante nous permet, à ce point de vue, de diviser les œsophagites aiguës en 2 classes : les œsophagites aiguës non spécifiques, et les œsophagites aiguës spécifiques.

1° **Œsophagites aiguës non spécifiques.** — C'est à la faveur d'une lésion plus ou moins légère de l'épithélium de revêtement que les bactéries, normalement véhiculées par la salive et les aliments, infectent la muqueuse.

Les lésions légères produites par le passage de parcelles alimentaires dures, irrégulières, à pointes saillantes et plus ou moins acérées, le passage et l'arrêt de corps étrangers volumineux, notamment de corps étrangers irréguliers, munis d'aspérités, comme les fragments d'os, les dentiers, etc., l'ingestion de liquides alimentaires trop chauds sont les causes les plus fréquentes de l'œsophagite aiguë simple. Nous avons eu l'occasion d'en observer à l'œsophagoscope plusieurs exemples, chez des malades envoyés à l'hôpital pour des corps étrangers qui n'avaient pas séjourné dans l'œsophage. Mais la cause la plus importante, même la plus fréquente, de l'œsophagite aiguë, c'est la brûlure de l'œsophage par ingestion de liquides bouillants ou de liquides caustiques. Ces derniers surtout, alcalis ou acides, jouent un rôle étiologique capital. Les alcalis, soude et potasse caustiques, d'un usage très répandu dans les classes pauvres pour les nettoyages, sont les agents habituels des brûlures de l'œsophage; les acides, sulfurique, chlorhydrique, azotique, sauf dans les cas de suicides, en sont moins souvent responsables. Nous avons eu l'occasion de traiter en 2 ans, 7 cas de brûlures accidentelles de l'œsophage par la soude caustique. Pour provoquer des accidents moins graves, l'ingestion de solutions alcalines étendues, comme l'eau de Javel, utilisées dans les ménages, n'est pas une cause rare d'œsophagite aiguë. Enfin l'irritation produite par le passage de boissons alcooliques fortes serait, d'après Stern[1], une cause possible d'œsophagite.

2° **Œsophagites aiguës spécifiques.** — Bien qu'on ait constaté au cours de la variole, de la rougeole, de la fièvre typhoïde, du choléra, etc., des cas exceptionnels d'œsophagite aiguë, provoqués par la pénétration embolique des éléments microbiens et de leurs toxines au milieu des tuniques œsophagiennes, ce sont surtout les affections spécifiques du pharynx et de l'hypopharynx, diphtérie et scarlatine, qui sont la cause essentielle, par propagation, des œsophagites spécifiques. Encore sont-ce là des propagations très rares; Danielsen[2],

1. STERN, Ueber Œsophagitis dissecans superficialis. *Archiv. f. Verdauungs krankheiten*, Bd X. Heft, 6.
2. DANIELSEN, *Beiträge zur klin. Chir.*, 1909, t. LXIII, p. 257.

qui, à l'occasion d'un cas personnel, rassemblait récemment les cas connus d'œsophagites diphtéritiques, n'a pu ajouter à son observation, outre le cas ancien signalé par Ziemssen, que deux cas récents de Jungnickel [1] et de Korczinski [2]. Les cas de Fraenkel [3], de Field [4], Hennoch [5], von Eiselsberg [6], von Hacker [7], Rosenbaum-Erlich [8], Boas [9], Viannay et Bourret [10] ; ne concernent pas des œsophagites diphtéritiques pures, la scarlatine semblant avoir joué le rôle principal dans ces cas. Le bacille de Löffler n'en serait donc pas responsable. De même, parmi les 7 cas d'œsophagite scarlatineuse rapportés par Schick, les cas dans lesquels on a pu faire l'autopsie ont montré la présence du streptocoque pur dans l'œsophage. Quoi qu'il en soit, il s'agit dans tous ces cas d'une propagation directe de l'infection diphtéritique ou scarlatineuse du pharynx jusque dans l'œsophage.

Anatomie pathologique. — On a distingué diverses formes anatomiques de l'œsophagite aiguë : forme catarrhale, folliculeuse, pustuleuse, phlegmoneuse, desquamative. Ces mots désignent en réalité des degrés différents d'une même affection, et nous croyons ne devoir décrire que 2 formes d'œsophagite aiguë : l'œsophagite aiguë simple, et l'œsophagite phlegmoneuse, la seconde pouvant d'ailleurs succéder à la première par propagation profonde de l'infection.

1° Œsophagite aiguë simple. — A la suite du passage d'un bol alimentaire vulnérant, du passage ou de l'arrêt d'un corps étranger, de l'ingestion de liquides trop chauds ou légèrement caustiques, survient un gonflement œdémateux plus ou moins étendu et plus ou moins marqué de la muqueuse, une rougeur diffuse des parties enflammées qui sont le siège d'une sécrétion muqueuse plus ou moins abondante : c'est là le degré le plus simple de l'œsophagite aiguë. Les examens œsophagoscopiques, devenus si courants depuis dix ans, nous ont permis de saisir ces lésions sur le fait. A l'extrémité du tube endoscopique, on voit (Von Hacker, Rosenheim, Gottstein, Sencert) quand on arrive sur la partie enflammée, les parois œsophagiennes œdématiées et rouges s'opposer à la progression du tube vers le bas ; la rougeur est diffuse ou localisée, si bien que la muqueuse semble dans ce dernier cas, marbrée de taches livides. De fines striations vasculaires, saignant facilement, sillonnent les parties enflammées (fig. 50).

1. Jungnickel, *Prager med. Wochschr.*, 1903, p. 489.
2. Korczinski, Strictura œsophagispastica ex ulceratiodiphterico, *Medycyna*, n° 17, 19, 1883.
3. Fraenkel, *Wirchow's Archiv.*, Bd 167.
4. Field, *Lancet*, n° 42, 1907.
5. Hennoch : in Danielsen, *Beiträge z. klin. Chir.*, 1909, t. LXIII, p. 257.
6. V. Eiselsberg, *Deutsche med. Wochschr.*, 1898, n° 15 et 16.
7. V. Hacker, *Wiener klin.*, *Wochsch.*, 1902, p. 880.
8. Ehrlich, *Berl. klin. Wochsch.*, 1898, p. 927.
9. Boas, *Deutsche med. Woch.*, 1905, p. 281.
10. Viannay et Bourret, *Rev. mens. des mal. de l'Enfance*, 1907, t. XXV, p. 110.

Parfois, le revêtement épithélial de la muqueuse est détruit sur une étendue plus ou moins grande, et on voit à l'œsophagoscope une exulcération superficielle, à bords irréguliers et à fond tomenteux constitué par le chorion muqueux. Cette lésion caractérise la forme anatomique qu'on a voulu individualiser sous le nom *d'œsophagite disséquante superficielle* (Stern).

S'agit-il d'une brûlure plus profonde, de la propagation à l'œsophage d'une infection sévère du pharynx, les lésions sont plus impor-

tantes et plus profondes. Epithélium et chorion muqueux sont détruits et on est en présence d'une ulcération allant jusqu'à la sous-muqueuse, ou même jusqu'à la couche musculaire (fig. 51). On a vu, dans des cas très graves, la muqueuse et la sous-muqueuse s'éliminer

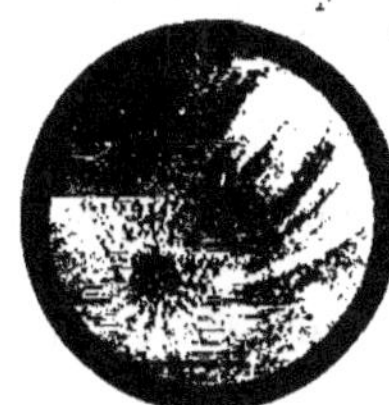

Fig. 50. — OEsophagite aiguë par brûlure. Aspect œsophagoscopique. (D'après Starck.)

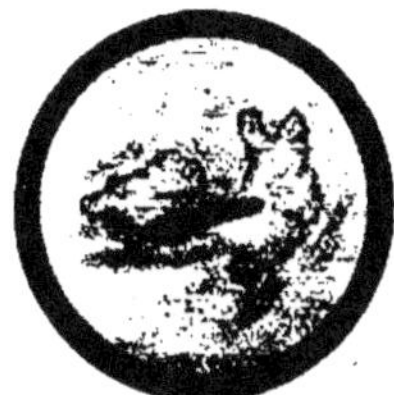

Fig. 51. — Ulcérations œsophagiennes consécutives à une brûlure. Aspect œsophagoscopique.

sous la forme d'un véritable moule de l'œsophage ; l'ulcération résultant de l'élimination totale des tuniques internes s'étend alors sur toute la hauteur de l'œsophage, empiétant même parfois sur le pharynx et sur l'estomac (Legendre et Esmonet, Gilbert et Philibert)[1]. Les ulcérations consécutives aux brûlures sont annulaires ou cylindriques et ont, suivant les cas, des étendues très variables. Les ulcérations scarlatineuses sont irrégulièrement arrondies, parfois très étendues vers le bas. A la limite de l'ulcération, la muqueuse est rouge, œdématiée, et on peut voir sourdre du pus sous les bords soulevés de l'ulcération. Des ulcérations de ce genre peuvent se voir à la suite de la localisation embolique dans la sous-muqueuse œsophagienne d'une infection générale, mais c'est surtout par la production de fausses membranes que se caractérisent ces œsophagites septicémiques. Il en est de même de l'infection diphtéritique de l'œsophage. Enfin un dernier degré de l'œsophagite aiguë simple se caractérise par la destruction en totalité de la muqueuse œsophagienne, effilochée ou détachée en masse et éliminée dans un vomissement.

L'évolution anatomique de ces lésions varie avec l'intensité de l'inflammation. Dans les cas légers, les phénomènes inflammatoires disparaissent en quelques jours sans laisser de traces. Les érosions superficielles, même dans ces cas d'œsophagite disséquante superficielle dans lesquelles l'épithélium tout entier est éliminé, se cicatrisent avec une grande rapidité, et telle est la puissance de régénéra-

1. GILBERT et PHILIBERT, *Progrès Médical*, 13 février 1909.

tion de l'épithélium œsophagien, qu'on voit déjà la régénération épithéliale se produire avant l'élimination complète de la membrane. L'œsophagite aiguë ulcéreuse, au contraire, guérit beaucoup plus lentement. On admet généralement qu'en 3 ou 4 semaines, les ulcérations consécutives aux brûlures sont cicatrisées; il n'en est rien le plus souvent, et on a pu voir, à l'œsophagoscope, 6, 8, 10 mois après l'accident, des ulcérations par brûlures non encore complètement cicatrisées. La guérison se fait naturellement par une cicatrice rétractile, inodulaire, dont la conséquence est un rétrécissement de l'œsophage (voir chap. VII). Ce qui a fait croire que, dès le premier mois qui suit la brûlure, la sténose organique est constituée et la brûlure guérie, c'est que la persistance de l'ulcération entretient un spasme œsophagien qui se traduit cliniquement par le syndrome des sténoses organiques.

Enfin dans quelques cas très graves, l'œsophagite aiguë simple conduit soit à l'œsophagite phlegmoneuse, soit à la perforation de l'œsophage avec phlegmon du médiastin (voir chap. III), ou fistule œsotrachéale et bronchique.

2° Œsophagite phlegmoneuse. — Exceptionnellement consécutive à une œsophagite aiguë simple, éclatant en général d'emblée soit à la suite d'une inoculation interne (corps étrangers, brûlures), soit à la suite d'une inoculation externe (suppuration des ganglions péri-œsophagiens, périchondrites, caries vertébrales, etc.), l'œsophagite phlegmoneuse se distingue de l'œsophagite simple par son siège d'emblée

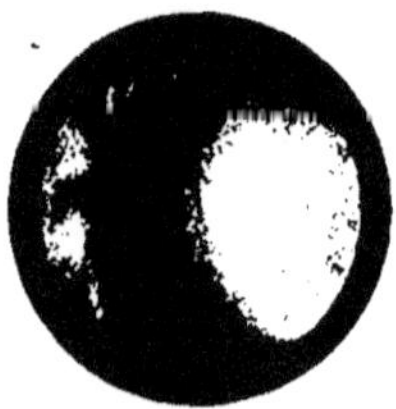

Fig. 52. — Abcès sous-muqueux de l'œsophage. Aspect œsophagoscopique.

sous-muqueux et son caractère d'emblée suppurant. Depuis que Zenker le premier a donné une description exacte de la maladie, on lui distingue 2 formes anatomiques : la *forme circonscrite* et la *forme diffuse*.

La *forme circonscrite* constitue l'abcès sous-muqueux de l'œsophage. Sa guérison spontanée fréquente par ouverture de l'abcès dans l'œsophage explique qu'on l'ait longtemps et souvent méconnue, et que jusqu'à ces dernières années elle ait été le plus souvent une trouvaille d'autopsie. Depuis quelques années, nous avons appris à voir ces lésions à l'œsophagoscope, et nous possédons aujourd'hui des descriptions d'abcès sous-muqueux de l'œsophage dues à Von Hacker ([1]), Rosenheim ([2]), Gottstein ([3]).

En un point circonscrit de l'œsophage, la muqueuse, à peine hyperhémiée, est soulevée, distendue, de coloration jaunâtre, faisant une forte saillie dans la lumière œsophagienne (fig. 52). S'il s'agit d'une

1. Von Hacker, *Handbuch der prakt. Chir.*, Bd II, p. 442, 1900.
2. Rosenheim, *Berl. klin. Wochschr.*, 1898, p. 496.
3. Gottstein, *Mitteil. aus dem Grenzgeb. der Med. u. Chir.*, 1900, Bd VI, u. VIII.

constatation d'autopsie, on se voit en présence d'une collection sous-muqueuse très fluctuante; s'il s'agit d'une vue œsophagoscopique, le palper médial pratiqué à l'aide d'un fort tampon rend également compte de la dépressibilité de la tumeur. La muqueuse s'amincit de plus en plus, finit par s'ulcérer et la collection sous-muqueuse s'évacue dans l'œsophage. Après évacuation, la saillie de l'abcès est remplacée par une cavité à bords nets, dont le fond est formé par la couche musculaire circulaire. D'après Zenker, von Hacker, etc., la cicatrisation se fait par prolifération de l'épithélium œsophagien voisin de l'ulcération; cet épithélium finit par tapisser toute la cavité en se soudant directement à la couche musculaire sous-jacente. Il en résulte en définitive une dépression plus ou moins étendue de la paroi interne de l'œsophage, dans laquelle on a voulu voir l'amorce d'un futur diverticule œsophagien. Parfois il n'existe qu'un foyer purulent, parfois plusieurs foyers voisins se réunissent et s'ouvrent par plusieurs orifices, donnant à la muqueuse ulcérée l'aspect d'un crible.

La *forme diffuse, œsophagite purulente diffuse*, est beaucoup plus rare. Sur 12 cas d'œsophagite phlegmoneuse rapportés par Zenker, il s'agissait 9 fois de la forme circonscrite, 5 fois seulement de la forme diffuse. La littérature médicale ne nous en offre d'ailleurs que de très rares exemples [Beffrage et Hedenius [1], Hessler [2], Pfister [3], Mermod [4]]. A l'autopsie des individus qui ont succombé à cette grave affection, on trouve une infiltration phlegmoneuse ou purulente du tissu cellulaire du cou et du médiastin; les plèvres renferment du liquide septique en plus ou moins grande abondance. Les poumons recouverts de fausses membranes sont accolés à l'œsophage. Ce dernier se présente sous l'aspect d'un tube épais et tendu (Pfister) dont la paroi, très augmentée de volume, présente çà et là des plaques de gangrène. Si on ouvre l'œsophage pour l'examiner par sa face interne, on constate que la lumière est fortement diminuée; la muqueuse soulevée par le pus est tendue et saillante. Le pus est surtout répandu dans la sous-muqueuse, du haut en bas de l'œsophage, et on fait sourdre par la pression des quantités parfois considérables de liquide purulent. La musculeuse est envahie par l'infection, et le pus atteint par endroits le tissu cellulaire péri-œsophagien. Au milieu de telles lésions, il est naturellement impossible de retrouver le point de départ de l'infection. Ajoutons que l'infiltration phlegmoneuse se prolongeait dans la plupart des cas vers le haut à l'épiglotte, au pharynx et vers le bas dans la sous-muqueuse gastrique.

De telles lésions conduisent à une septicémie rapide, et, malgré l'ouverture de la collection purulente dans la muqueuse et l'évacuation du

1. Beffrage et Hedenius, in Berger, *Schmidt's Jahrb.*, Bd CLX, p. 53.
2. Hessler, *Inaug. Diss.*, Giessen, 1895.
3. Pfister, *Deutsche. Arch f. klin. Med.*, 1906, Bd LXXXVII, p. 498.
4. Mermod, *Archiv. internat. de laryng., otol. et rhin.*, 1908, t. XXV, p. 755.

pus par des vomissements, la guérison, admise par Pfister, doit être exceptionnellement rare.

Étude clinique. — L'inflammation aiguë de l'œsophage se traduit cliniquement par le syndrome œsophagien : *douleur et dysphagie*. L'intensité de ces symptômes varie avec le degré de l'inflammation: dans les cas très aigus, ils s'accompagnent de symptômes distants et généraux qui dominent plus ou moins complètement l'ensemble symptomatique.

1° *L'œsophagite aiguë simple, légère,* comme celle qui suit une brûlure légère ou le passage d'un corps peu vulnérant, se traduit par une douleur profonde, siégeant le long de l'œsophage, ayant son maximum à la base du cou ou entre les deux épaules. Le siège de la douleur n'indique d'ailleurs pas d'une façon exacte le siège de l'inflammation ; une ulcération produite dans l'œsophage cervical par un corps étranger s'est traduite par une douleur rétrosternale et dorsale (von Hacker); une altération de la partie initiale de l'œsophage a provoqué une douleur thoracique basse, localisée avec une étrange fixité au voisinage de l'estomac (Stelzner et Ostermeier). Cette douleur est exacerbée par le passage des aliments ou même simplement par la déglutition de la salive. La salivation est d'ailleurs très abondante ; l'accumulation de la salive au-dessus de la partie enflammée par suite de la présence d'un spasme provoque de temps en temps l'apparition d'un vomissement œsophagien, ou plutôt d'une régurgitation salivaire abondante. Tous ces symptômes s'atténuent rapidement, et en 4 ou 5 jours, 8 jours au plus, spasme, douleur et dysphagie ont disparu. La guérison spontanée est rapide et complète.

2° *Dans l'œsophagite aiguë simple à forme grave,* résultant d'une brûlure profonde et étendue ou de la propagation d'une infection pharyngienne voisine, aux symptômes locaux, douleur et dysphagie, s'ajoutent des symptômes distants (vomissements, coliques, selles diarrhéiques ou sanguinolentes) et des symptômes généraux (fièvre, fréquence du pouls, dépression nerveuse, etc.).

Dans le cas d'œsophagite par brûlure, à la douleur intense du début, aux phénomènes de shock, succède une certaine accalmie, marquée par les symptômes propres de l'inflammation profonde de l'œsophage. La douleur spontanée est intense ; elle provoque à la moindre tentative de déglutition l'apparition d'un spasme douloureux, mettant obstacle à l'alimentation du malade: aussi la dysphagie est-elle intense, et le facies du malade faisant effort pour avaler sa salive est-il caractéristique. S'il s'agit d'une œsophagite scarlatineuse ou diphtérique, les symptômes locaux disparaissent en partie devant la gravité des symptômes généraux de l'infection initiale.

Peu à peu la douleur diminue, les vomissements, la diarrhée sanguinolente, tous les symptômes distants disparaissent; la dysphagie persiste, entretenue par le spasme œsophagien, tant qu'il existe des ulcérations. Mais au fur et à mesure que guérissent les ulcérations, la cicatrisation nodulaire rétrécit l'œsophage et on passe ainsi peu à peu de l'œsophagite à la sténose.

5° *L'œsophagite phlegmoneuse* se présente sous un aspect clinique très différent, suivant qu'il s'agit de la forme circonscrite ou de la forme diffuse.

La forme circonscrite se traduit, comme une œsophagite aiguë simple, par de la douleur et de la dysphagie. Un beau jour, le malade régurgite ou vomit quelques gouttes de pus : l'abcès s'est ouvert dans l'œsophage et la guérison survient rapidement.

La forme diffuse au contraire est très dramatique. Quelques heures après avoir avalé une arête de poisson (Beffrage et Hedenius), un jour après avoir avalé un os (Hessler), ou sans cause manifeste (Mermod), un individu est pris de frissons violents, avec fièvre élevée, pouls fréquent, sueurs abondantes. Il n'y a pas, ou il y a peu de vomissements; la respiration est plus ou moins dyspnéique. Il y avait 50 respirations par minute dans le cas de Hessler. La langue est sèche, saburrale. Le malade se plaint de douleurs intenses dans la poitrine et dans le dos. Le moindre mouvement les réveille et le malade anxieux reste ainsi sans bouger, craignant à chaque instant d'étouffer. Le moindre essai de déglutition provoque une douleur rétro-sternale intolérable, irradiée dans tout le thorax. La respiration devient de plus en plus laborieuse; le pouls est de plus en plus petit et fréquent, la face se cyanose, et en 24, 36 ou 48 heures le malade succombe dans le collapsus.

Il n'est pas besoin d'insister sur la gravité de l'œsophagite phlegmoneuse diffuse, dont tous les cas connus jusqu'aujourd'hui ont été très rapidement mortels. L'invasion brusque et rapide des accidents infectieux, la localisation rétrosternale des douleurs, la dysphagie absolue permettront d'ailleurs au médecin prévenu d'en faire le diagnostic précoce et d'en prévoir l'évolution.

Très grave aussi est l'œsophagite aiguë consécutive aux brûlures profondes par caustique, ou aux ulcérations infectieuses. D'après von Hacker, un tiers des malades ayant avalé des liquides caustiques succombe aux accidents immédiats causés par la brûlure (shock, perforations de l'œsophage, de l'estomac, hémorragies, phlegmon rapide péri-œsophagien); cette proportion tombe à un quart pour les malades ayant avalé des alcalis, soude ou potasse, mais s'élève à la moitié pour les malades ayant avalé des acides forts comme l'acide sulfurique. La moitié des survivants est vouée à des sténoses très graves, entraînant une mortalité d'un tiers. Dans l'intervalle, l'œsophagite inflammatoire vient compliquer l'évolution des brûlures; elle peut en retarder la cicatrisation, mais surtout elle peut favoriser soit la perforation de l'œsophage, à la chute des escarres, soit la propagation au médiastin de l'inflammation œsophagienne.

Les commémoratifs joints à l'existence du syndrome œsophagien, permettent de faire un diagnostic facile. L'intensité des troubles généraux et locaux nous renseignent sur la gravité de l'inflammation. Y a-t-il lieu de chercher des renseignements plus précis en œsophagoscopant le malade? Non; de l'avis de von Hacker, Killian, Starck, etc., l'introduction de l'endoscope, en pareil cas, est inutile et dangereuse. Il faut attendre que tous les phénomènes inflammatoires aigus aient cédé avant d'en explorer les reliquats.

Quant à la forme légère de l'œsophagite aiguë et même à la forme phlegmoneuse circonscrite, à l'abcès sous-muqueux, c'est là une affection qui guérit le plus souvent en quelques jours sans laisser de trace. On en fera le diagnostic également d'après les commémoratifs et l'examen clinique. La question de l'examen œsophagoscopique se présente ici d'une façon toute différente. S'agit-il d'une dysphagie passagère consécutive à une brûlure légère, on n'a nul besoin d'un examen endoscopique. S'agit-il d'une œsophagite consécutive au passage d'un corps étranger, le chirurgien qui ne sait pas si le corps étranger est passé, qui, suggestionné au contraire par la fixité de la douleur, croit à son arrêt, tirera grand profit de l'examen endoscopique. Il verra comme Gottstein, von Hacker, Mickulicz, Rosenheim, les fissures œsophagiennes créées par le passage d'un os, l'inflammation voisine de la muqueuse, cause du spasme et de la dysphagie. Non content de les reconnaître, il les traitera par des badigeonnages à l'aide de topiques appropriés (cocaïne, nitrate d'argent, etc.). Il pourra voir, comme von Hacker, la muqueuse tendue, soulevée par une petite collection sous-muqueuse, et, non content de faire ce diagnostic précis, il profitera de son exploration pour ponctionner ou inciser à travers l'œsophagoscope le sommet de la saillie muqueuse.

Traitement. — Ce que nous venons de dire à propos de l'examen endoscopique de l'œsophage dans les formes légères de l'œsophagite aiguë par corps étrangers, ou dans l'abcès sous-muqueux, résume la thérapeutique dans ces cas : Œsophagoscopie, badigeonnages cocaïnés, application de topiques directement sur les points enflammés ; ponction et ouverture des abcès. En dehors de ces cas spéciaux, le traitement de l'œsophagite aiguë légère répond aux mêmes indications que le traitement de l'œsophagite aiguë grave.

La neutralisation des alcalis caustiques déglutis par l'ingestion d'acides faibles, vinaigre, jus de citron, peut être essayée, sans grand espoir de résultat appréciable. La grande indication à remplir, c'est de calmer la douleur, de combattre le shock, d'atténuer la dysphagie. Ce traitement, en somme purement symptomatique, comprendra les applications de glace sur le cou, l'emploi des narcotiques joint à l'administration sous-cutanée de stimulants diffusibles, la diète hydrique combinée dans les jours qui suivent à l'alimentation rectale. Maydl a proposé la *gastrostomie* d'emblée destinée à mettre l'œsophage au repos et à assurer rapidement l'alimentation du malade. La gastrostomie immédiate nous paraît, dans les cas très graves, devoir ajouter inutilement au shock traumatique, et, dans les cas plus légers, être une inutile complication. Il y a lieu d'attendre dans les cas graves que le shock traumatique ait cédé; si après 24 ou 48 heures les vomissements ou les régurgitations de sang, le rejet de lambeaux muqueux importants ou l'évacuation d'une quantité notable de pus font craindre une perforation rapide de l'œsophage, ou en tout cas l'apparition rapide d'un rétrécissement très serré, nous pratiquerons la gastrostomie pour alimenter le malade, mettre l'œsophage au repos et préparer le traitement ultérieur du rétrécissement.

La sonde à demeure doit être rejetée, la pression qu'elle exerce sur les parois de l'œsophage étant susceptible d'en augmenter l'inflammation, d'en favoriser la nécrose, de provoquer des hémorragies. Le cathétérisme précoce, méthodique, prudent, recommandé par Basz, même pratiqué avec des sondes très molles, nous paraît également dangereux, et nous pensons qu'on doit s'abstenir de toute manœuvre intra-œsophagienne pendant au moins trois semaines après l'accident. Lorsqu'après ce laps de temps, la dysphagie persistante ou accrue indiquera la formation rapide d'une sténose, on commencera le traitement du rétrécissement (voir ch. VII).

II. — ŒSOPHAGITES CHRONIQUES

Sous le nom d'œsophagites chroniques, nous décrirons tout un ensemble d'affections de l'œsophage, à marche généralement lente, évoluant sans manifestations inflammatoires aiguës, et qui sont consécutives à l'action, démontrée ou seulement probable, sur les tuniques œsophagiennes, de parasites microbiens ou autres, et de leurs toxines. Cette notion étiologique, base de notre définition, sera aussi la base de notre classification. Nous distinguerons donc, d'une part, les affections causées, dans certaines conditions, par la foule de saprophytes ou de pathogènes à virulence ralentie, qui sont les hôtes habituels ou transitoires du tube digestif, et d'autre part, les affections causées par la pénétration dans les tuniques œsophagiennes de parasites spécifiques ou de leurs toxines, tels que le bacille de Koch, la treponema de Schaudinn, l'actinomyces bovis, etc. Nous étudierons successivement les œsophagites chroniques non spécifiques et les œsophagites chroniques spécifiques.

1° ŒSOPHAGITE CHRONIQUE NON SPÉCIFIQUE

Étiologie. — Transformation exceptionnelle d'une œsophagite aiguë simple, l'œsophagite chronique, le catarrhe de l'œsophage, est presque toujours chronique d'emblée. Dans un certain nombre de cas, elle constitue toute la maladie; on la rencontre alors avec une grande prédilection chez des hommes, généralement grands buveurs et grands fumeurs, quelquefois prédisposés, comme les cuisiniers, à la déglutition précipitée de liquides trop chauds, ou, comme certains tourneurs en porcelaine ou polisseurs de métaux, à la déglutition répétée de poussières et de débris irritants. On reconnaît là l'influence de l'irritation répétée de la muqueuse œsophagienne par des produits toxiques comme l'alcool, ou vulnérants comme les poussières métalliques ou les liquides trop chauds. Mais plus souvent peut-être le catarrhe de l'œsophage est secondaire, et c'est chez des individus porteurs de sténoses cicatricielles ou cancéreuses, ou de dilatations par diverticules, par atonie ou par spasme, qu'on constate les signes de l'œsophagite chronique. On reconnaît là l'influence de la stagnation des aliments et de la fermentation des débris alimentaires trop longtemps arrêtés au-dessus d'une sténose ou dans les replis d'un œsophage à musculature impuissante. D'après Rosenheim, le catarrhe de l'œsophage serait fréquent chez les hyperchlorhydriques et les individus atteints d'ulcère gastrique, les vomissements pituiteux et les régurgitations hyperacides exerçant sur la muqueuse œsophagienne une irritation toxique, qui prépare l'inflammation chronique. Starck voit là la cause de la fréquence relative de l'inflammation chronique dans le segment inférieur de l'œsophage thoracique.

Anatomie pathologique. — Les lésions de l'œsophagite chronique catarrhale n'étaient guère connues, jusqu'à ces dernières années, que par quelques relations d'autopsies, faites sur des individus ayant succombé à une autre affection de l'œsophage, sténose cicatricielle, grande dilatation, cancer. L'examen endoscopique de l'œsophage a permis à Mickulicz, von Hacker, Gottstein, Rosenheim, Starck, de préciser ces données.

Le degré le plus léger du catarrhe de l'œsophage se caractérise par une forte hyperhémie de la muqueuse, généralement rouge foncé ou présentant des territoires rouge sombre séparés par des parties plus claires; la muqueuse est sèche, non brillante.

. L'inflammation est-elle plus vive ou plus ancienne, la muqueuse est œdématiée, de coloration gris-jaunâtre, présentant çà et là de petites ectasies veineuses. Un mucus abondant et épais la recouvre et y adhère intimement. On arrive difficilement, dans certains cas, à enlever à l'aide d'un tampon de coton ce mucus adhérent. Parfois, les dilatations veineuses sont très importantes et se groupent sous forme de véritables têtes de méduse tout autour de la lumière œsophagienne. Von Hacker a vu, dans des cas de ce genre, le revêtement épithélial très épaissi, la musculeuse elle-même infiltrée et épaissie, ce qui peut conduire non à un rétrécissement, mais, vu l'atonie de la musculeuse infiltrée, à une dilatation.

Enfin, dans les cas graves d'œsophagite chronique, compliquant une sténose ou une dilatation, par exemple, on trouve sur la muqueuse enflammée des pertes de substance superficielles, des érosions saignant facilement, parfois de véritables ulcérations à bords nets et dentelés, à fond tomenteux et saignant, normalement recouvert d'un mucus épais et sale. C'est dans des cas de ce genre qu'on voit parfois la muqueuse s'éliminer partiellement sous forme de fausses membranes croupeuses, rejetées dans un vomissement ou ramenées par une sonde (œsophagite exfoliative de Reichmann).

Ajoutons que, au cours de certaines affections du foie ou du cœur, on peut voir, à la partie inférieure de l'œsophage, un gonflement œdémateux de la muqueuse, avec sécrétion abondante de mucus et formation sous la muqueuse de volumineuses varices œsophagiennes, très visibles à l'œsophagoscope (Glücksmann).

Étude clinique. — Nous serons très brefs sur la description symptomatologique de l'inflammation chronique de l'œsophage, parce que ses formes légères passent très souvent inaperçues ou sont méconnues par le médecin, et que les signes cliniques des formes sérieuses disparaissent dans le tableau clinique des affections primitives, sténoses ou dilatations, dont elle est une conséquence et une complication (voir chapitres suivants).

Le catarrhe simple de l'œsophage se traduit par des troubles légers de la déglutition, quelques douleurs vagues rétro-sternales, et une sécrétion muqueuse abondante, source d'expuition muqueuse sans caractères spécifiques. Parfois le malade présente une dysphagie des solides pouvant faire craindre le début d'une sténose cancéreuse, ou une douleur sourde, profonde et fixe, pouvant faire croire à la présence d'un corps étranger. C'est ainsi, en effet, que le problème clinique se pose le plus souvent, et l'examen direct de l'œsophage, seul, le résoudra. On verra alors à l'œsophagoscope les modifications de la muqueuse que nous avons décrites plus haut (rougeur et hyperhémie, œdème et sécrétion muqueuse abondante, parfois érosions superficielles ou ectasies veineuses).

Indispensable pour établir un diagnostic précis, l'œsophagoscope, seul aussi, permet d'instituer un traitement local approprié. En dehors du traitement général qui comportera naturellement la suppression des causes d'irritation chronique (alcool, tabac) et la prescription d'un régime alimentaire liquide ou demi-liquide, le traitement local répondra aux indications fournies par l'examen direct des lésions. Sous le contrôle de l'œil, on fera sur les foyers muqueux enflammés des badigeonnages à la cocaïne, à l'adrénaline, au nitrate d'argent. Gottstein, Erlich, Starck ont signalé des cas d'œsophagite chronique améliorés et même guéris par les cautérisations locales au nitrate d'argent.

Ulcère simple de l'œsophage ([1])

I. **Historique**. — L'ulcère simple de l'œsophage est une affection excessivement rare et encore mal connue. Les connaissances que nous en avons sont de date relativement récente. Bien que, vers le milieu du siècle dernier, plusieurs faits de perforation de l'œsophage au niveau de points ulcérés aient été observés et publiés sous le titre d'ulcères de l'œsophage [Valleix ([2]), 1844; Albers ([3]), 1859; Reeves ([4]), 1855; Flower ([5]), 1855; Part ([6]), 1857; Eras ([7]), 1866]; bien que Rokitansky ait admis en 1861 l'existence de l'ulcère peptique de l'œsophage, jusqu'en 1880 la plupart des auteurs classiques en ignoraient ou en niaient l'existence. Cruveilhier n'en fait nulle mention. Birsch-Hirschfeld prétend, non sans raison, que la plupart des prétendus ulcères perforants de l'œsophage ne sont autre chose que des ulcérations cancéreuses. Zenker et Ziemssen estiment qu'aucune des observations publiées ne résiste à une critique sévère, et qu'aucun fait irréfutable ne prouve l'existence d'un ulcère peptique de l'œsophage.

Peu de temps après la publication du livre de Zenker et Ziemssen, Quincke publiait, en 1879, les trois premiers cas certains d'ulcère de l'œsophage, histologiquement contrôlés. Depuis, la littérature s'est peu à peu enrichie de nouvelles observations isolées : Zahn ([8]),

1. BERREZ, De l'ulcère simple de l'œsophage, *Thèse de Paris*, 1888. — BIRSCH-HIRSCHFELD, *Lehrb. der pathol. Anatomie*, 1876, p. 84. — CARSTENS, Beitrag zur Lehre u. Statistik der Œsophagusgeschwüre, *Inaug. Diss.*, Kiel, 1889. — DASSE, De l'ulcère simple de l'œsophage, *Thèse de Nancy*, 1902. — EVERSMANN, Beitrag zur Lehre von den peptischen Geschwüren im Œsophagus, *Inaug. Diss.*, Bern. 1897. — EWALD, Ueber Strikturen der Speiseröhre u. einen Fall von Ulcus œsophagi pepticum, *Zeitschr. f. klin. Med.*, 1892, Bd XX, p. 554. — FRÄNKEL, Ueber die nach Verdauungsgeschwüre der Speiseröhre enstehenden narbigen Verengerungen, *Wien. klin. Wochschr.*, 1899, p. 1039. — GLOCKNER, Ueber Ulcus pepticum œsophagi, *Arch. f. klin. Med.*, 1899, Bd LXVI, p. 571. — HASS, Ueber einen merkwürdigen Fall von Geschwürsbildung am Œsophagus, *Inaug. Diss.*, Erlangen, 1897. — HOELDMOSER, Beitrag zum Verlauf des peptischen Speiseröhrengeschwürs, *Wien. klin. Rundschau*, 1905, n° 25 et 26. — KAYSER, Ein Fall von Œsophagus u. Duodenalgeschwür, *Inaug. Diss.*, Kiel, 1901. — KAPPIS, Das Ulcus pepticum œsophagi, *Mitteil. aus dem Grenzgeb. der Med. u. Chir.*, 1900, XXI, p. 746. — KNAPP, Report of 5 cases of ulcer of Œsophagus, *New-York med. Record*, 1902, vol. 61, p. 554. — ORTMANN, Ueber Œsophagusstenose nach Ulcus œsophagi simplex, *Inaug. Diss.*, Kiel, 1892. — QUINCKE, Ulcus œsophagi ex digestione, *Arch. f. klin. Med.*, 1879, Bd XXIV, p. 79. — SCHILLING, Das peptische Magengeschwür mit einem Schlusz des peptischen Speiseröhren u. Duodenalgeschwürs, *Berl. Klinik.*, 1905, Heft, 206. — TILESTON, Peptic ulcer of the œsophagus, *Amer. Journal of the Med. Sciences*, 1906, vol. 132, p. 240.

2. VALLEIX, *Guide de méd. prat.*, t. IV, 1844, p. 466.

3. ALBERS, *Graefes Journal f. Chir., u. Augenheik*, Bd XIX, 204, cité d'après KRAUS.

4 et 5. REEVES, FLOWER, cités d'après KRAUS.

6. PART, *Lancet*, 1857, II, p. 167.

7. ERAS, *Inaug. Diss.*, Leipzig, 1866.

8. ZAHN, *Rev. méd. de la Suisse romande*, 1882, II.

1882; Vulpian (1), 1885; Chiari (2), 1884; Robertson (5), 1884; Schields (4), 1884; Janeway (3), 1885; Lindemann (6) 1887. En 1892, Debove et Renault (7) publient la première étude d'ensemble sur l'ulcère simple de l'œsophage; c'est à leur travail qu'il doit d'avoir pris rang dans le cadre nosologique. Depuis, de nombreuses monographies relatives à cette intéressante question ont vu le jour en France et à l'étranger; on en trouvera la liste dans notre travail publié récemment par les Archives générales de Chirurgie.

Mais telle est la rareté de cette affection, telle est la difficulté de la distinguer cliniquement des autres affections ulcéreuses de l'œsophage, si grande est la nécessité d'un examen microscopique pour affirmer la nature de telle ou telle ulcération œsophagienne que, si on demande la certitude aux observations publiées, on n'en retient guère qu'une quinzaine pour lesquelles il soit indiscutable qu'il s'agisse d'ulcère simple de l'œsophage.

II. **Anatomie pathologique.** — C'est toujours dans le tiers inférieur de l'œsophage qu'on rencontre l'ulcère simple; on le trouve avec une égale fréquence dans l'œsophage abdominal et dans le tiers inférieur de l'œsophage thoracique. On l'a rencontré plus haut, dans le tiers moyen, au niveau de la bifurcation de la trachée (cas de Quincke). Mais il s'agit toujours alors d'ulcères primitivement bas situés et qui se sont étendus vers le haut, et ces ulcères haut situés sont de grands ulcères dont l'extrémité inférieure atteint le voisinage du cardia. L'observation d'Achard, qui concerne un petit ulcère de l'œsophage, situé à 15 centimètres au-dessus du cardia, n'infirme pas cette donnée. Il s'agissait probablement dans ce cas d'une ulcération au fond d'un diverticule œsophagien.

Ces ulcères sont de dimensions très variées. Le plus souvent, il s'agit de petits ulcères circonscrits, ne dépassant pas les dimensions d'une pièce de 20 ou de 50 centimes; la forme en est arrondie ou ovalaire. Plus rarement, il s'agit d'ulcères très étendus, intéressant la paroi œsophagienne sur une hauteur de 8 à 10 centimètres (Quincke, Zahn); la forme de ces grands ulcères est irrégulière; tantôt ils n'occupent qu'une paroi de l'œsophage, la paroi droite le plus souvent; tantôt ils intéressent toute la circonférence du conduit, affectant la forme d'un anneau, d'un cylindre, dont les limites supérieures et inférieures peuvent être irrégulières, polycycliques.

Suivant l'ancienneté de l'affection, le fond et les bords de l'ulcère affectent des dispositions variées : les ulcères récents sont plats; la

1. VULPIAN, *Gaz. hebd. de méd. et de Chir.*, 14 septembre 1885.
2. CHIARI, *Prager med. Wochschr.*, 1884, p. 273.
5. ROBERTSON, *Australian med. Journal*, 15 octobre 1884.
4. SCHIELDS, *Australian med. Journal*, 1884, p. 454.
5. JANEWAY, *Med. News*, 1885, p. 561.
6. LINDEMANN, *Münchner. med. Wochschr.*, 1887, p. 493.
7. DEBOVE, *Soc. méd. des Hôpitaux*, 15 avril 1885, 9 octobre 1885, 12 août 1887.

perte de substance est superficielle et n'intéresse que la muqueuse ; les bords toujours nets et comme taillés à l'emporte-pièce sont peu saillants, à peine surélevés. Les ulcères anciens sont plus profonds ; le fond en est pâle, grisâtre ; il est constitué, suivant les cas, par la couche cellulo-fibreuse sous-muqueuse, par la couche musculaire circulaire intacte, épaissie ou amincie, par la couche musculaire longitudinale, exceptionnellement par les organes péri-œsophagiens adhérents. Les bords sont saillants, rigides, taillés à pic (fig. 55).

Tout autour de la perte de substance, on trouve des traces d'inflammation récente ou ancienne ; la muqueuse épaissie et infiltrée fait paraître l'ulcère d'autant plus profond.

Les lésions microscopiques, déjà étudiées par Pilliet, ont été bien décrites dans plusieurs observations récentes : dans le cas observé par Kappis, on a constaté à la coupe que l'ulcère avait creusé la paroi œsophagienne jusqu'à la musculaire longitudinale ; le fond de l'ulcère est constitué par du tissu fibreux, infiltré de masses épaisses de leucocytes, avec çà et là, des lambeaux de fibres musculaires. L'infiltration fibreuse et leucocytaire s'étend en dehors, du fond de l'ulcère à la périphérie, et atteint même les tissus péri-œsophagiens. Dans quelques cas, on a trouvé sur les bords de l'ulcère la coupe béante de petites artérioles,

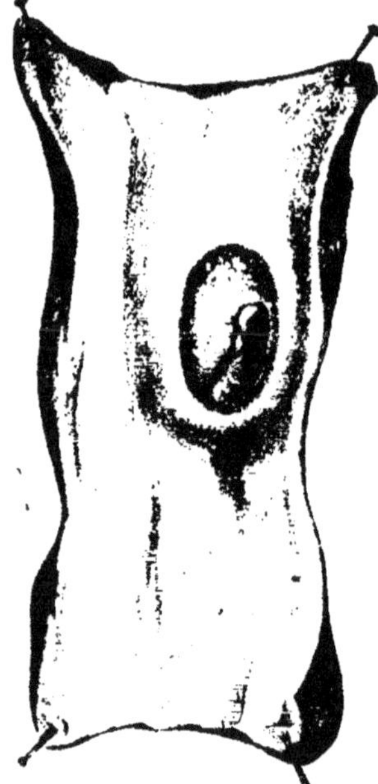

Fig. 55. — Ulcère peptique de l'œsophage. (Pièce de Spillmann, *in* Thèse de Dasse.)

dont l'ouverture a, dans ces cas, provoqué des hématémèses mortelles.

L'*évolution anatomique* de cet ulcère varie suivant des conditions encore inconnues. Dans un certain nombre de cas, il évolue, comme nombre d'ulcères gastriques, vers la cicatrisation spontanée.

A lire les observations publiées, on serait tenté de penser qu'une évolution aussi favorable doit être l'exception ; nous ne le pensons pas. Comme presque tous les cas connus sont des trouvailles d'autopsie, on ne connaît guère que les cas graves, à évolution mortelle. Il est vraisemblable que l'ulcère de l'œsophage, moins exposé que l'ulcère de l'estomac à l'action destructive du suc gastrique, doit souvent guérir. Il peut guérir sans laisser de trace de son existence, s'il s'agit d'un ulcère récent, plat, n'intéressant que la muqueuse. Il guérit par un processus de cicatrisation rétractile dont la conséquence est un rétrécissement de l'œsophage, s'il s'agit d'un ulcère ancien, profond, ayant dépassé les limites de la muqueuse. Et l'apparition d'un rétrécissement spontané de la partie inférieure de l'œsophage n'est pas un des côtés les moins intéressants de l'histoire de l'ulcère simple de l'œsophage. Inconnus ou méconnus jusqu'en ces dernières années, les rétrécissements de cette nature ont été découverts, étudiés et traités depuis l'avènement des méthodes endoscopiques, et on trouve dans la littérature récente un certain nombre de rétrécissements de l'œsophage consécutifs à des ulcères simples du conduit (Sargnon, Destot, Guisez, etc.). Sans doute tous les cas décrits comme tels ne sont pas probants et, en dehors d'un examen biopsique, il est téméraire d'être trop affirmatif sur la nature de ces rétrécissements. Néanmoins il est prouvé que l'ulcère de l'œsophage peut donner lieu, en se cicatrisant, à un rétrécissement dont les caractères anatomiques principaux sont les suivants : siège constant au niveau du quart inférieur de l'œsophage ; forme valvulaire ou plus souvent annulaire ou tubulaire ; limitation nette des parties rétrécies ; absence de traînées cicatricielles au-dessus de lui.

Dans d'autres cas, l'ulcère de l'œsophage a une *évolution progressive* qui conduit aux *hémorragies graves* et à la *perforation*.

Les *hémorragies* résultent de l'ulcération d'artérioles pariétales ; dans quatre cas, elles ont provoqué la mort [cas de Zahn, de Sabel, deux cas de Kraus (¹)]. Ce ne sont pas toujours des ulcères très anciens qui sont la source de ces hémorragies : il semble, d'après les cas publiés, que l'hémorragie se produise de préférence dans les stades précoces de l'affection ; l'ulcère ne datait que de quelques jours dans le cas de Zahn, de deux semaines dans le cas de Sabel, de trois mois dans un des deux cas de Kraus.

La *perforation de l'œsophage* par le processus ulcéreux se fait soit au niveau de l'œsophage thoracique, soit au niveau de l'œsophage abdominal. On a signalé la perforation dans le médiastin, dans la plèvre, dans une bronche, dans l'aorte, le péricarde et le cœur. Il ne s'agissait pas certainement dans tous ces cas d'ulcérations non néoplasiques. Cependant le cas d'Eversmann concerne bien un ulcère simple ouvert dans l'aorte ; les cas de Winckler, de Huwald, concernent bien des perforations dans l'abdomen ; notre cas personnel en est aussi un bel exemple ; le cas de Tileston concerne une perforation pleurale. La perforation n'est pas non plus le propre des ulcères anciens ; les observations précédentes ont trait à des ulcères qui dataient de trois mois et demi, 4 mois, 9 mois.

Pour terminer cette courte étude anatomique, signalons la *coexistence fréquente de l'ulcère de l'œsophage et de l'ulcère gastrique ou duo-*

1. Kraus, Die Erkrankungen der Speiseröhre. Nothnagelsspezielle Path. u. Therapie, 1902, Bd 16, 12.

dénal. Sur les seize observations certaines que nous avons sous les yeux, il y avait huit fois coexistence d'ulcères gastriques ou duodénaux. Faut-il en conclure que le suc gastrique de ces malades a des propriétés anormales ou que la muqueuse de leur tube digestif est prédisposée à des processus ulcératifs? En ce qui concerne l'ulcère de l'œsophage, il est certain qu'il est dans une large mesure sous la dépendance d'affections gastriques concomittantes. Dans quatre cas seulement, l'ulcère de l'œsophage constituait toute la maladie. Dans tous les autres, il y avait coexistence de sténose pylorique ou sous-pylorique, d'estomac en sablier, de gastrectasie très marquée avec béance du cardia. Il semble donc, bien que l'existence soit démontrée d'îlots de glandes chlorhydro-peptiques au niveau de la muqueuse œsophagienne, que le reflux de suc gastrique hyperacide ait une action prépondérante dans la genèse de l'ulcus œsophagien, que ce reflux soit dû à une sténose pylorique ou à une cause quelconque provoquant des vomissements répétés (tumeur de l'ovaire avec ascite dans deux cas de Quincke et le cas de Zahn).

III. **Symptomatologie.** — Si on se reporte aux observations publiées, on constate que, dans plus d'un quart des cas, l'ulcère de l'œsophage fut une trouvaille d'autopsie, que dans près de moitié des cas il fut reconnu au moment où une complication brusque, hémorragie ou perforation, vint brutalement attirer l'attention sur les voies digestives, et que enfin, dans quelques cas, on ne reconnut l'ulcère cicatrisé qu'au cours d'examens faits pour des sténoses œsophagiennes. C'est dire que l'ulcère de l'œsophage, en dehors des complications auxquelles il donne lieu, ne se manifeste que par des symptômes peu marqués, qu'il est, en somme, presque latent, ou bien, étant donnée la coexistence très fréquente d'affections gastriques, que ses symptômes sont masqués par ceux de l'affection concomittante.

L'ulcère de l'œsophage traduit cependant son existence par quatre symptômes principaux : la *douleur*, la *dysphagie*, les *vomissements*, les *hématémèses*. Rien de variable comme le mode d'apparition, l'intensité, le mode de disparition de chacun d'eux.

La *douleur* siège dans la région épigastrique, parfois derrière le sternum, au niveau des fausses côtes. Parfois peu marquée, simple sensation de pesanteur épigastrique, elle est d'autres fois très vive et s'irradie dans le dos, vers les épaules, ou vers les hypochondres. C'est la douleur en broche avec le point dorsal de l'ulcère gastrique, mais son siège est ici un peu plus élevé.

Cette douleur est spontanée ; elle survient par crises, qui peuvent être provoquées par la pression de la région épigastrique, mais qui sont surtout ramenées par les repas. Elles apparaissent au moment du 5e temps de la déglutition, au moment où le bol alimentaire frotte sur les parties ulcérées. Il en résulte que les malades, craignant la réapparition du paroxysme douloureux, reculent de plus en plus les repas et se mettent d'eux-mêmes à une diète d'autant plus pénible que l'appétit peut être conservé, voire augmenté, s'il y a concomittance d'hyperpepsie et d'hyperchlorhydrie.

La *dysphagie* est un symptôme important, capable d'attirer l'attention sur l'œsophage et de permettre le diagnostic. Elle est d'abord plus marquée pour les solides ; elle finit par être complète. La difficulté d'avaler les aliments est due à deux causes : la douleur et le spasme. L'élément spasmodique joue un rôle considérable dans toutes les affections de l'œsophage. Ici, notamment, la contracture spasmodique s'oppose au passage du bol alimentaire sur les points ulcérés ; et cette contracture est telle qu'elle résiste à toute tentative de cathétérisme. Elle rappelle le spasme du pylore dans l'ulcus ventriculi. Dans un cas de *Kappis*, il existait un ulcère gastrique et un ulcère œsophagien. La dysphagie avait fait porter le diagnostic d'ulcère œsophagien. La gastrostomie permit de constater que le pylore était lui aussi contracturé ; on dut faire une gastro-entérostomie en plaçant la sonde de gastrostomie dans l'anse jéjunale efférente.

Le *vomissement* n'est pas, à proprement parler, un symptôme œsophagien. Quand il se produit, et c'est très fréquent, il traduit la lésion gastrique ou gastro-duodénale concomittante. A vrai dire, on peut observer, au cours de l'évolution d'un ulcère œsophagien, le véritable *vomissement œsophagien*, avec ses caractères si différents du vomissement gastrique. Mais ce n'est là qu'un symptôme tardif, traduisant la dilatation de l'œsophage provoquée par le spasme du cardia. Ce qui est plus caractéristique de l'ulcère en évolution, ce sont les régurgitations qui se produisent, sous l'influence du cardiospasme, à chaque tentative de déglutition, et qui traduisent l'obstacle œsophagien. Ces régurgitations s'atténuent à mesure que l'ulcère se cicatrise et qu'à la sténose spasmodique incoercible fait place une sténose organique plus ou moins serrée, déterminant une dysphagie progressive dont les caractères sont différents de la dysphagie du début.

Les *hématémèses* ont un mode d'apparition, une abondance, une persistance très variables. Tantôt il s'agit simplement de très petites hémorragies de sang rouge, survenant au moment du passage du bol alimentaire, et qui peuvent teinter plus ou moins légèrement les produits régurgités. Tantôt il s'agit de véritables vomissements noirs, dus au rejet du contenu gastrique fortement coloré de sang noir et digéré lorsque l'ulcère saigne peu à peu dans l'estomac. C'est dans ces cas qu'on peut aussi observer du mélæna. Par leur répétition, ces hémorragies peuvent anémier le malade et le faire tomber dans un état de faiblesse qui peut aller, sous l'influence de la dysphagie concomittante, jusqu'à un amaigrissement et une cachexie extrêmes.

Caractérisé par la douleur, la dysphagie avec ou sans régurgitations, les petites hématémèses répétées, l'ulcère de l'œsophage, comme nous l'avons dit à propos de son évolution anatomique, a une évolution clinique variable.

Il peut persister sans s'accroître, souvent aussi sans se cicatriser, et conduire peu à peu le malade à l'anémie, à l'amaigrissement progressif, à la cachexie et à la mort.

Il peut tendre vers la *guérison*, subir un processus de cicatrisation analogue à celui qu'on observe au niveau de l'ulcère gastrique, et conduire soit à la guérison, soit à l'apparition d'une *sténose œsophagienne*. Beaucoup d'ulcères de l'œsophage spontanément guéris échappent à l'observation. Ceux qui conduisent à la sténose sont aujourd'hui assez facilement dépistés. La dysphagie progressive, les résultats du cathétérisme et de l'exploration radioscopique font admettre une sténose de la partie inférieure de l'œsophage. L'étude des commémoratifs nous révélant l'existence ancienne de la douleur, de la dysphagie, des régurgitations et des hématémèses nous fait déjà penser à la possibilité d'une sténose par ulcère cicatrisé. La notion d'un ancien ulcère de l'estomac peut encore fortifier cette pensée. Mais seul l'examen direct de la sténose, avec ou sans biopsie, pourra faire admettre avec certitude ce diagnostic. L'aspect d'une cicatrice bas située, très limitée, n'intéressant souvent qu'une des parois de l'œsophage, sans aucune lésion cicatricielle sus-jacente, est en général assez caractéristique pour entraîner la conviction.

Une biopsie lèvera tous les doutes dans les cas dans lesquels on pourrait se demander s'il ne s'agit pas d'une sténose d'origine tuberculeuse, syphilitique ou actinomycosique.

Cette évolution de l'ulcère œsophagien, soit vers la guérison, soit vers la sténose, est fréquemment interrompue par l'apparition de *complications* qui sont *les grandes hématémèses* d'une part, *la perforation* d'autre part. Ces complications apparaissent parfois dans les premiers stades de l'affection, alors qu'aucun symptôme réel n'en est encore venu affirmer l'existence, et c'est ce qui a fait décrire par certains auteurs une forme aiguë et une forme foudroyante de l'ulcère de l'œsophage. En réalité, ces accidents ne caractérisent pas des formes spéciales de l'affection; ils peuvent survenir sur tout ulcère, à un moment quelconque de son évolution. Il n'y a pas lieu d'insister sur les caractères cliniques des grandes hématémèses qui peuvent mettre d'emblée la vie du malade en danger ou même le tuer en quelques instants. Il n'y a pas davantage à insister sur les signes de la perforation. Nous l'avons dit: *c'est tantôt une perforation thoracique, tantôt une perforation abdominale*. Dans le premier cas, la mort est rapide par *médiastinite, pleurésie, péricardite, gangrène pulmonaire*. Dans le second cas, il se produit une *péritonite* rapidement mortelle, si on n'intervient pas. Les cas de perforation intra-abdominale que nous avons trouvés dans la littérature ont tous conduit à la mort, sauf un cas qui nous est personnel.

IV. **Diagnostic**. — D'après ce que nous venons de dire de l'imprécision et de la variabilité de ses symptômes, il n'y a pas lieu de s'étonner que le diagnostic d'ulcère de l'œsophage en évolution n'ait pour ainsi dire jamais été posé. La plupart n'ont été reconnus qu'à l'autopsie ou à l'apparition d'une complication; quelques-uns ont été rétrospectivement diagnostiqués au moment de la constatation d'une sténose œsophagienne spontanée.

Suivant la prédominance de tel ou tel symptôme, l'observateur pense ou à une affection gastrique ou à une affection de l'œsophage. Hâtons-nous de dire qu'étant donnée la coexistence fréquente de l'ulcère gastrique, c'est à cette affection qu'on a le plus souvent pensé. Si la douleur est le symptôme dominant, ses caractères, qui rappellent ceux de l'ulcus de l'estomac, font invariablement diagnostiquer ce dernier, surtout si de petites hématémèses viennent corroborer cette idée; à plus forte raison lorsqu'il existe en même temps un ulcère de l'estomac. Peut-être pourrait-on, en analysant soigneusement le siège de la douleur et son mode d'apparition, diagnostiquer l'ulcère de l'œsophage. Le siège de la douleur est, en effet, plus haut situé, se répercutant en arrière au-dessus de la neuvième dorsale; les exacerbations douloureuses apparaissent au moment même de la déglutition, quand le bol alimentaire n'a pas encore franchi le cardia, au lieu d'apparaître, comme dans l'ulcère gastrique, un temps variable, de quelques minutes à deux heures, après le repas. Mais combien ces constatations cliniques sont insuffisantes pour porter un diagnostic précis! Aussi ne leur demandons pas de résoudre le problème; demandons-leur seulement de le poser. Il suffit qu'elles nous fassent penser à l'ulcère œsophagien pour que nous ayons chance de le diagnostiquer. Si nous y pensons, l'exploration endoscopique de l'œsophage, minutieuse et prudente, est indispensable. Grâce à elle, nous découvrirons une ulcération, à bords nets, réguliers, taillés à pic, à fond grisâtre, non bourgeonnant, que nous soupçonnerons ou même que nous affirmerons être un ulcère peptique de l'œsophage. Mais, ici encore, il faudra se garder d'une affirmation prématurée ou hâtive. Dans un cas, Gottstein diagnostiquait ulcère simple ce qui était un cancer, et, si cet auteur a pu dans un autre cas diagnostiquer sûrement un ulcère simple, Starck déclara être un cancer ce qui n'était, la suite le démontra, qu'un ulcère peptique. Pour peu qu'il y ait doute, et ce sera encore très souvent le cas, il faudra donc prélever un petit fragment des bords de l'ulcère, dont l'examen histologique fixera définitivement la nature. Un tel diagnostic pourrait paraître sans grand intérêt, si, comme le déclarent certains auteurs, le traitement de l'ulcère de l'œsophage était le même que celui de l'ulcère gastrique, l'abstention chirurgicale. Nous pensons, au contraire, que le diagnostic d'ulcère œsophagien commande l'intervention chirurgicale, la mise au repos absolu de l'organe par la gastrostomie, qu'un diagnostic précis peut seul indiquer.

Si, au contraire, les symptômes œsophagiens prédominent, dysphagie, régurgitations répétées avec ou sans hématémèses, le chirurgien pense à une affection de l'œsophage; mais laquelle? Tout commémoratif d'affection générale ou locale (corps étranger, brûlure par caustique, diphtérie, scarlatine, fièvre typhoïde ou variole), faisant défaut, on s'arrête à une affection œsophagienne spontanée : *tuberculose, syphilis, actinomycose*, ou bien plutôt *spasme du cardia* ou *cancer.* Sans doute l'âge du malade, la durée de l'affection, l'état général pourront, dans certains cas, faire éliminer le néoplasme malin. Mais pour peu que la dénutrition due à la dysphagie et aux hématémèses répétées soit prononcée, ces données n'ont plus aucune signification. Le cathétérisme, l'exploration radioscopique ne sauraient fixer le diagnostic. C'est ici encore la constatation œsophagoscopique des caractères de l'ulcération, avec vérification biopsique s'il y a lieu, qui fera porter le diagnostic. C'est encore cette exploration qui permettra d'éliminer la tuberculose, la syphilis et l'actinomycose. Enfin si, dans certains cas, l'irrégularité de la dysphagie, la variabilité des renseignements fournis par le cathétérisme, permettent de penser au spasme du cardia, c'est encore à l'œsophagoscope qu'il faudra recourir pour savoir s'il s'agit d'un spasme idiopathique ou d'un spasme symptomatique, et, dans ce dernier cas, pour établir avec certitude la nature essentielle de l'affection (Danielsen, Just, Gottstein, Starck, etc.).

Sauf dans le cas de sténose œsophagienne consécutive à un ulcère, le *diagnostic des complications* de l'ulcère œsophagien offre peu d'intérêt. L'impuissance du chirurgien en présence des grandes hématémèses ou des perforations thoraciques, l'impossibilité, en présence d'une perforation abdominale, de déterminer cliniquement l'origine de la péritonite diffuse pour laquelle le chirurgien est appelé enlèvent à ce diagnostic tout son intérêt. Seule la sténose d'origine ulcéreuse peut et doit être diagnostiquée. Nous avons dit déjà les caractères œsophagoscopiques, qui, joints aux commémoratifs et à l'étude clinique de l'affection, permettront ce diagnostic.

V. **Traitement**. — Si, grâce à l'œsophagoscopie, le chirurgien a pu diagnostiquer un ulcère de l'œsophage en évolution, il a à sa disposition : 1° le *traitement médical*; 2° le *traitement chirurgical.*

Le *traitement médical* consiste dans une diététique qui a pour but de mettre l'œsophage au repos et de lui épargner toute cause d'irritation. Le régime lacté exclusif constitue la base de ce traitement. Pris à doses fractionnées et régulièrement espacées, le lait sera additionné d'alcalins, bicarbonate de soude et bicarbonate de chaux. On pourra, pour peu que les hématémèses soient marquées, faire ingérer le lait de bismuth, tout comme dans l'ulcère gastrique. La thérapeutique médicale de l'ulcère gastrique est, en somme, applicable en tous points à l'ulcère œsophagien. Il n'y a pas lieu d'y insister ici.

Le *traitement chirurgical* est opératoire ou non opératoire.

Le *traitement non opératoire* consiste à aborder l'ulcère directement à travers le tube endoscopique, et à le toucher avec des solutions appropriées, nitrate d'argent et cocaïne par exemple. Nous avons eu l'occasion de traiter de cette façon un certain nombre de plaies et de fissures de la muqueuse œsophagienne consécutives au passage ou au séjour de corps étrangers, et nous avons obtenu ainsi des améliorations rapides et complètes. Aurait-on le même succès pour un ulcère peptique? L'avenir le dira.

Le *traitement opératoire* consiste dans la *gastrostomie* (Monprofit). Cette opération, d'une extrême bénignité, est seule capable de mettre l'œsophage au repos et de favoriser la guérison spontanée de l'ulcère. Elle a en plus l'avantage d'être un excellent appoint pour le traitement de la sténose ulcéreuse possible, en permettant d'emblée le cathétérisme sans fin, qui est, en somme, le mode de traitement le plus bénin et le plus efficace des sténoses œsophagiennes (Sencert).

Les indications thérapeutiques résulteront des constatations œsophagoscopiques. S'il s'agit d'un ulcère superficiel, peu étendu, peu grave, le traitement médical sera d'abord institué, et seul institué si l'amélioration est rapide. Si l'ulcère est profond, étendu, ou si, pour un ulcère superficiel et peu étendu, le traitement médical a été sans effet, on recourra au traitement chirurgical. Celui-ci consistera dans la gastrostomie immédiate, suivie ou non du traitement œsophagoscopique de l'ulcère.

Le *traitement des complications* ne nous retiendra qu'un instant. Le repos, l'immobilité absolue, la diète complète, sont nos seules ressources en face d'une hémorragie grave. Peut-être serait-il possible, dans le cas d'hémorragie survenant au niveau d'un ulcère de l'œsophage abdominal préalablement diagnostiqué, d'intervenir chirurgicalement par la laparotomie et l'hémostase directe de l'ulcère. La laparotomie est, d'autre part, formellement indiquée dans le cas de rupture d'un ulcère de l'œsophage abdominal et l'observation de Sencert montre tout le succès qu'on en peut attendre. Nous rappellerons les difficultés qu'on peut rencontrer pour l'oblitération de la perte de substance; le moyen que nous avons efficacement employé, l'*utilisation du fundus stomacal enroulé autour de la perforation*, sera parfois le seul possible pour aveugler l'orifice œsophagien. Enfin nous n'insisterons pas sur la thérapeutique des sténoses œsophagiennes ulcéreuses, renvoyant, pour ce point, au chapitre suivant.

2° ŒSOPHAGITES CHRONIQUES SPÉCIFIQUES

Sous le nom d'œsophagites chroniques spécifiques, nous décrirons les localisations œsophagiennes de la *tuberculose*, de la *syphilis* et des *mycoses*.

I. — *Tuberculose de l'œsophage* ([1])

Étiologie. — La tuberculose de l'œsophage est généralement considérée comme une rareté pathologique. Cette rareté n'est-elle qu'apparente, et faut-il chercher la cause de notre pauvreté en observations précises dans la difficulté du diagnostic sur le vivant, l'inobservation presque constante de l'œsophage à l'autopsie des phtisiques, ou le peu d'intérêt qu'offre cette localisation devant la gravité des lésions pulmonaires? ou bien, comme le voulait déjà Spillmann, l'œsophage possède-t-il, de par sa constitution anatomique et son rôle physiologique, une véritable immunité à l'égard du bacille de Koch? Point obscur, qu'une patiente observation pourra seule éclaircir.

L'envahissement de l'œsophage par le bacille de Koch peut se faire de dedans en dehors, ou de dehors en dedans.

L'envahissement de dedans en dehors, c'est-à-dire par inoculation directe de la muqueuse, peut être du à l'arrêt des bacilles de Koch déglutis avec les crachats par un tuberculeux. C'est là un mode pathogénique très rare, étant données la résistance de l'épithélium œsophagien et la brièveté du contact des produits bacillifères. La présence d'érosions ou d'ulcérations banales (œsophagite chronique, ulcère simple, ulcérations épithéliales) peut favoriser l'inoculation (Brens, Zenker, Kümmel), de même que la stagnation des produits déglutis consécutive à une sténose organique ou non [Kundrat ([2]), Eppinger ([3])]. C'est surtout par propagation d'une ulcération bacillaire bucco-pharyngienne que se fait l'envahissement muqueux (Kümmel, von Schrötter).

L'envahissement de dehors en dedans se fait par voie sanguine hématogène ou lymphogène, ou par propagation directe de foyers

1. Ehrlich, 19 Speiseröhrenfälle, *Berl. klin. Wochschr.*, 1898, n° 40, p. 896. — Brens, Beitrag zur Kasuistik u. Etiol. der Tuberk. der Speiseröhre, *Wiener med. Wochsch.*, 1873. — Guisez et Abrand, Étude œsophagoscopique et clin. de la tuberc. de l'œsophage, *Rev. de Chir.*, 1909, II. — Kümmel, Beitrag zur Kentniss der tuberk. Erkrankung des Œsophagus, *Münchn. med. Wochschr.*, 1906, p. 455. — Moure et Viel, Un cas de tuberc. de l'œsophage, *Rev. hebd. de laryngologie*, 21 août 1909. — Rosenheim, Ueber einige seltenere œsophageale Erkrankungen u. ihre diagnostische Abgrenzung vom Krebse, *Deutsche med. Wochschr.*, 1899, p. 53 et 75. — Von Schrötter, Ueber eine seltene Form von Tuberkulose der Speiseröhre, *Wiener klin. Wochschr.*, 1907, p. 1135. — Wechselbaum, *Wiener med. Wochschr.*, 1884, Bd XXX. — Zenker, *Deutsche Arch. f. klin. Med.*, Bd LV, 1895.

2. Kundrat, *Wiener med. Wochschr.*, 1884, Bd XXXIV.

3. Eppinger, *Prag. med. Wochschr.*, 1881.

tuberculeux péri-œsophagiens. Si la voie sanguine hématogène doit être considérée comme très rare, la voie lymphogène semble devoir être plus fréquente, étant données les connexions lymphatiques signalées par Merkel, Jonnesco, entre l'œsophage et les ganglions trachéo-bronchiques si souvent tuberculeux. La localisation primitive des tubercules dans la sous-muqueuse semble prouver que dans un cas de von Schrötter l'infection s'était bien faite par cette voie. Enfin l'envahissement de l'œsophage peut se faire par propagation directe de dehors en dedans d'un abcès tuberculeux trachéo-bronchique, ou d'un abcès par congestion provenant d'un tuberculome vertébral.

Anatomie pathologique. — Aux constatations nécropsiques déjà anciennes sont venues s'ajouter dans ces dernières années quelques constatations œsophagoscopiques faites par von Schrötter, Guisez, Moure et Viel, qui permettent de décrire aujourd'hui d'une façon précise les lésions de la tuberculose de l'œsophage.

On peut en distinguer deux formes anatomiques : 1° la forme ulcéreuse; 2° la forme sténosante.

La forme ulcéreuse, due à une inoculation virulente de bacilles de Koch, est caractérisée par la présence, sur la muqueuse œsopha-

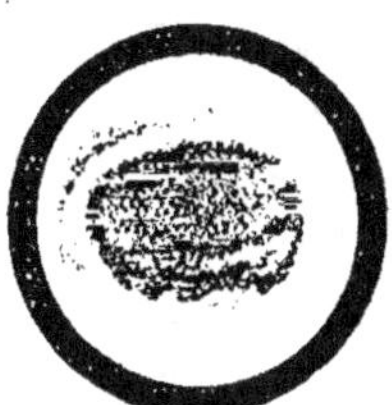

Fig. 54. — Tuberculose de l'œsophage, forme ulcéreuse. Aspect œsophagoscopique. (D'après Guisez.)

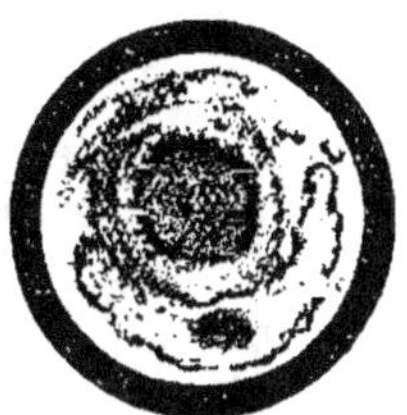

Fig. 55. — Tuberculose de l'œsophage, forme ulcéreuse, avec perforation trachéale. (D'après Guisez.)

gienne, d'ulcérations peu profondes, à bords irréguliers et à fond grisâtre, auréolées d'une surface inflammatoire rouge et plus ou moins œdématiée (fig. 54) (Guisez). Parfois l'ulcération atteint la sous-muqueuse et même la musculeuse, lisse, comme préparée. Çà et là sur le fond de l'ulcération on voit de petites saillies jaunâtres, grosses comme des grains de mil, et qui ne sont autre chose que des tubercules (Kümmel). Le plus souvent ces ulcérations sont petites et multiples; Weichselbaum et Kümmel ont signalé des faits d'ulcérations très étendues, atteignant jusqu'à 15 centimètres de longueur (fig. 55).

La forme sténosante, indice d'une inoculation moins virulente, se présente sous forme d'une sténose localisée, ou sous forme d'une infiltration sténosante diffuse.

Les sténoses tuberculeuses localisées sont dues en général à l'envahissement de l'œsophage par une tuberculose ganglionnaire voisine. La sténose est due à la fois à l'infiltration de la sous-muqueuse et à la compression de l'œsophage par les ganglions hypertrophiés et caséeux. La muqueuse à ce niveau est pâle et tendue, parfois semi-transparente et œdémateuse (Guisez).

L'infiltration diffuse, sténosante, de l'œsophage, décrite par Zenker, von Schrötter, se caractérise par un épaississement très prononcé de la sous-muqueuse, provoquant une sténose, qui dans le cas de von Schrötter n'admettait pas une sonde de 5 millimètres de diamètre. Ce rétrécissement est très régulier (fig. 56). L'épaississement de la sous-muqueuse est dû à une infiltration leucocytaire abondante autour de nombreux tubercules crus. Les couches musculaires sont épaissies, infiltrées, et les fibres musculaires ont subi la dégénérescence fibreuse.

Étude clinique. — La forme ulcéreuse de la tuberculose de l'œsophage, vraisemblablement due à une inoculation sévère, se rencontre en général chez des tuberculeux avérés, atteints de localisations pulmonaires, bucco-pharyngées, laryngo-trachéales (Zenker) ou intestino-péritonéales (Moure et Viel). Il s'agit d'individus en traitement pour une tuberculose pulmonaire et qui sont pris, plus ou moins brusquement, d'une dysphagie douloureuse, ne permettant que difficilement la déglutition même des liquides. D'autres fois la dysphagie frappe des individus pâles et amaigris, mais la localisation pulmonaire ne se manifeste cependant que plus tard. La dysphagie s'installe progressivement et s'accompagne d'un amaigrissement vite considérable. Dans le cas de Moure et Viel, la dysphagie spasmodique s'installa brusquement au milieu d'un repas, au point de

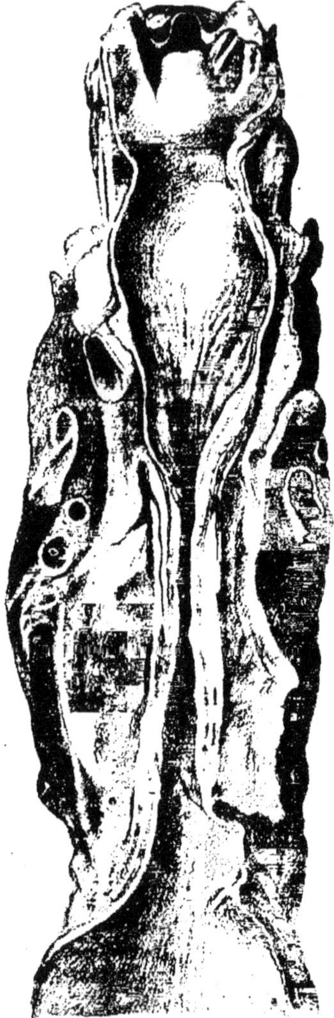

Fig. 56. — Tuberculose de l'œsophage. forme sténosante. (D'après von Schrötter.)

faire croire à la déglutition d'un corps étranger. Enfin, dans quelques cas, l'ulcération tuberculeuse ne s'est traduite pendant la vie par aucun symptôme (Kümmel). On voit combien un diagnostic précis est difficile dans ces cas. Appelé auprès d'un individu atteint d'une dysphagie progressive survenant sans cause apparente, le médecin pratiquera le cathétérisme de l'œsophage. Ce cathétérisme sera négatif ou indiquera l'existence d'un spasme. Mais, malgré un examen clinique approfondi, décelant la tuberculose pulmonaire ou bucco-pharyngée, un diagnostic certain ne saura être fait que grâce à l'œsophagoscope, qui montrera les lésions et permettra une biopsie.

La forme sténosante frappe des individus en apparence bien portants et se traduit par l'apparition d'une dysphagie progressive, non douloureuse, semblable à celle que provoquent les rétrécissements fibreux (voir chap. VII). Le syndrome clinique est tout à fait celui des sténoses cicatricielles, et ici, encore, l'œsophagoscope seul, en permettant une biopsie, pourra faire le diagnostic.

La gravité de la forme ulcéreuse est liée à la gravité des lésions tuberculeuses concomittantes ; il est certain, d'autre part, que le pronostic général est, du fait de la dysphagie, considérablement influencé par la marche que suit la tuberculose œsophagienne, chaque période dysphagique s'accompagnant d'une dénutrition très marquée et d'une aggravation notable des lésions pulmonaires. Le pronostic de la forme sténosante est tout à fait comparable au pronostic des sténoses cicatricielles ; ici, cependant, la nature de la sténose prédispose tout spécialement le malade à la tuberculose pulmonaire, déjà si fréquente au cours de l'évolution des sténoses cicatricielles.

Le traitement est rendu difficile et ses résultats fort aléatoires du fait de l'impossibilité d'allier un traitement général par la suralimentation au traitement local. Pour la forme ulcéreuse, on n'a guère lieu d'espérer la guérison d'ulcérations tuberculeuses, évoluant sur des tuberculeux avérés. Cependant, à moins qu'il ne s'agisse de tuberculeux avancés et voués à une mort prochaine, il est indiqué de traiter les lésions œsophagiennes, afin de diminuer la dysphagie et de permettre l'alimentation. Ce traitement se fera sous le contrôle de l'œil ; à travers le tube endoscopique, on portera sur les ulcérations des porte-coton imbibés de topiques appropriés, acide lactique, nitrate d'argent au 1/20, iodoforme. On combattra le spasme par une dilatation très douce et très prudente pratiquée sous le contrôle de l'œil ; enfin on combattra la douleur par des instillations de cocaïne, de stovaïne, d'alypine.

Pour la forme sténosante, on aura recours à la dilatation progressive, pratiquée au début sous le contrôle de l'œsophagoscope, et à la dilatation permanente à l'aide des tiges de laminaire à la façon d'Ebstein, de Gottstein, de Sencert (voir chap. VII). Un tel traitement, pratiqué avec la prudence et la patience qui conviennent, sera susceptible d'amener sinon la guérison, du moins de grandes rémissions dans la marche de la maladie.

II. — *Syphilis de l'œsophage* (¹)

Comme pour la tuberculose, la rareté des localisations syphilitiques sur l'œsophage contraste avec leur fréquence dans la cavité bucco-pharyngée.

Signalée autrefois par Billard, Stoffen, Reinier, la syphilis œsopha-gienne d'origine congénitale est exceptionnelle et d'ailleurs exception-nellement reconnue. Fackeldey(²) cependant put faire le diagnostic d'ulcération syphilitique de l'œsophage sur un enfant de un an et demi. L'enfant avait été pris d'une dysphagie brusque qui avait fait croire à un corps étranger. Sous chloroforme Fackeldey fit un examen œsophagoscopique. Il ne trouva pas de corps étranger, mais, à la partie supérieure de l'œsophage thoracique, une ulcération de 1 cent. 5 de longueur siégeant au sommet d'une petite tumeur d'aspect cicatriciel. L'auteur fit le diagnostic d'ulcération syphilitique de l'œsophage, et le succès du traitement spécifique confirma ce diagnostic.

C'est surtout chez l'adulte, à la période tertiaire de la syphilis, qu'on observe les localisations œsophagiennes. Ces lésions syphili-tiques se présentent soit sous forme d'ulcérations, soit sous forme de gommes, les deux conduisant souvent, en dernière analyse, à un rétrécissement de l'œsophage.

Ce n'est guère que depuis l'emploi de l'œsophagoscope qu'on a découvert les ulcérations tertiaires œsophagiennes. Gottstein a vu chez un syphilitique de 48 ans, qui depuis deux mois souffrait de dysphagie, une ulcération syphilitique, siégeant à 16 centimètres des arcades dentaires. Chez une syphilitique de 27 ans, souffrant de dysphagie depuis cinq semaines, Starck a vu, à 22 centimètres des arcades dentaires, un début d'ulcération muqueuse qui disparut com-plètement par le traitement spécifique. Ces ulcérations syphilitiques tertiaires sont généralement petites ; les bords en sont nets, comme coupés à l'emporte-pièce, le fond en est jaune sale.

Les gommes, au contraire, ont été signalées autrefois par Virchow, West, Klob, etc. Elles conduisent au rétrécissement de l'œsophage de deux façons : ou bien la gomme sous-muqueuse, ulcérant cette membrane, s'ouvre à l'intérieur et se comble par une cicatrice rétrac-

---

1. BILLARD, *Traité des mal. des enfants nouveau-nés*, Paris, 1855, p. 307. — JUST, Lues der Speiseröhre. Œsophagoskopie. *Münchn., med. Wochschr.*, 1906. — GOTTSTEIN, Ueber seltene Erkrankungen der Speiseröhre u. deren diagnos-tische Feststellung durch das Œsophagoskop., *Allgem. med. Centralzeitung*, 1900, p. 256. — *Id.* : Die diagnostische Bedeutung der Probexcision auf œsophagos-kopischem Wege, *Arch. f. klin. Chir.*, Bd LXV, Heftr. — REINIER, Syphilis. *Jahrb. f. Kinderheilk. Leipzig*, 1876, X, p. 98. — STARCK, *Die direkte Besichtigung der Speiseröhre. Œsophagoskopie*, Würzburg, 1905, p. 154. — STUBENRAUCH, Mehrfache luetischen Strikturen des Œsophagus, Gastrostomie, retrograde Sondierung ohne Ende, rasche Besserung, *Münchn. med. Wochschr.*, 1901, p. 240.

2. FACKELDEY, in *Münchn. med. Wochsch.*, 1904, p. 1624.

tile; c'est le cas le plus fréquent; ou bien plusieurs gommes sous-muqueuses soulèvent cette membrane, épaissie et indurée, et rétrécissent ainsi sa lumière (West). Les gommes peuvent siéger en un point quelconque de l'œsophage; elles semblent avoir une certaine prédilection pour les points normalement rétrécis. Virchow a vu, à l'autopsie d'un syphilitique, l'isthme du gosier entièrement rétréci et l'orifice supérieur de l'œsophage complètement fermé par des cicatrices. Von Hacker a vu à l'œsophagoscope un rétrécissement cicatriciel syphilitique de l'entrée de l'œsophage; Guisez, un rétrécissement siégeant à 6 centimètres au-dessous de l'orifice de l'œsophage (fig. 57) Stubenrauch en a vu un au niveau du rétrécissement bronchique; Just enfin, un au niveau de l'hiatus œsophagien du diaphragme.

Cliniquement, les individus atteints de syphilis œsophagienne se présentent soit avec les symptômes d'une ulcération (dysphagie douloureuse), soit avec les symptômes d'un rétrécissement (dysphagie progressive). En l'absence de tout commémoratif, la découverte de lésions spécifiques externes pourra mettre sur la voie du diagnostic. On se souviendra que, après avoir traité sans succès deux rétrécissements de l'œsophage par la thiosinamine, Galewski vit ses malades guéris, après qu'il eut établi le traitement mercuriel pour des lésions cutanées, fortuitement reconnues.

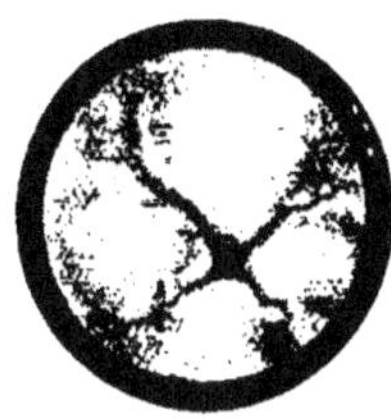

Fig. 57. — Sténose syphilitique de l'œsophage. (D'après Guisez.)

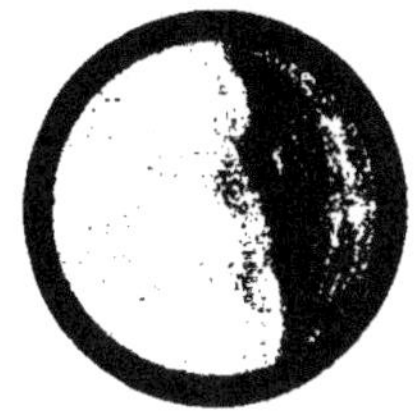

Fig. 58. — Gommes de l'œsophage. (D'après Guisez.)

Mais la coexistence de lésions syphilitiques n'est pas suffisante pour établir avec certitude la nature du rétrécissement de l'œsophage, et, en se basant sur cette coexistence, Lindner a soumis un épithélioma de l'œsophage au traitement mercuriel. L'œsophagoscope seul pourra faire le diagnostic; non pas que l'aspect d'un rétrécissement gommeux soit absolument pathognomonique (fig. 58); mais, joint à l'étude clinique et aux commémoratifs, l'examen direct de l'œsophage permettra le plus souvent d'établir un diagnostic étiologique précis.

Nous renvoyons pour le traitement au chapitre des rétrécissements de l'œsophage.

III. — *Actinomycose de l'œsophage* [1]

Les mêmes raisons qui donnent à l'œsophage une immunité relative à l'égard de la pénétration des microbes à travers la tunique muqueuse

1. BERTHA, Einige Fälle von Actinomycosis, *Wien. med. Wochsch.*, 1880. — GARDE, De l'actinomycose de l'œsophage, *Thèse de Lyon*, 1896. — GOTTSTEIN,

expliquent également la rareté de l'implantation directe du champignon *actinomyces* sur la muqueuse œsophagienne. C'est donc à la faveur d'une solution de continuité du revêtement épithélial que se fait généralement l'inoculation. L'ulcération causée par le passage d'un épi de blé chargé d'actinomyces en a été le point de départ dans les observations de Faltmann et de Bertha. Mais cette actinomycose primitive de l'œsophage est néanmoins d'une grande rareté. Il n'est pas certain que les 6 observations qu'en a signalées Garde dans sa thèse soient bien réellement des observations d'actinomycose primitive, et, pour 4 d'entre elles, il n'est pas démontré que la localisation œsophagienne ne soit pas due à la propagation d'une lésion bucco-pharyngée primitive. Gottstein en a étudié un cas qui semble certain, contrôlé qu'il fut par une biopsie pratiquée sous le contrôle de l'œsophagoscope.

Plus fréquemment, on a constaté des lésions actinomycosiques de l'œsophage à l'autopsie de malades atteints d'actinomycose cervicale ou thoracique, sans qu'on puisse préciser le point d'inoculation du champignon.

Anatomie pathologique. — On ne connaît guère les lésions primitives provoquées dans l'œsophage par le champignon actinomyces, car les autopsies ne sont guère pratiquées qu'après qu'une longue évolution de la maladie a amené l'envahissement de tous les tissus et organes voisins de l'œsophage. Gottstein a cependant œsophagoscopé un malade, présentant les signes d'un rétrécissement qu'une biopsie a montré être dû à une tumeur actinomycosique. La muqueuse était soulevée par une tuméfaction sous-muqueuse, envahie par elle, et ulcérée. L'ulcération n'avait aucun caractère pathognomonique, et l'examen histologique seul en a démontré la nature.

Le plus souvent on se trouve en présence de lésions péri-œsophagiennes, cervicales ou thoraciques. Tout le tissu cellulaire de ces régions est envahi ; des collections purulentes diffuses, séparées par des masses de tissu scléreux, épais et dur, avec çà et là des lacunes renfermant un liquide épais, jaune soufre, contenant des amas de grains jaunes, la formation d'une sorte de gangue phlegmoneuse fusionnant tous les organes voisins, voilà les lésions qu'on observe au cours des opérations ou aux autopsies. En un point profond du foyer, on trouve un trajet fistuleux conduisant à l'œsophage, et qui atteste, seul, l'origine de la maladie. Successivement tous les organes du cou ou du médiastin peuvent être envahis, et on voit se produire des fistules œso-trachéales (Poncet), œso-péricardiques (Ponfick), œso-pleurales ou pulmonaires (Netter). Le tissu osseux lui-même peut être atteint (Gangolphe).

Techn. u. Klinik der OEsophagoskopie, *Mitteil. aus dem Grenzgeb. der Med. u. Chir.*, 1900, VI u. VIII. — NETTER, Observat. d'actinomycose pulmonaire, *Soc. méd. des Hôpit.*, 1893. — PONCET, *Acad. de Méd.*, août 1896. — PONFICK, *Die Actinomycose des Menschen*, 1882.

Étude clinique. — L'actinomycose primitive de l'œsophage, consécutive à l'inoculation directe par une érosion, une ulcération de la muqueuse, se traduira au début par les signes d'une œsophagite aiguë simple, douleur et dysphagie. A cette phase inflammatoire fait suite une phase pseudo-néoplasique, et les symptômes sont ceux d'un rétrécissement de l'œsophage : dysphagie progressive non douloureuse. Le cathétérisme constatera la présence d'un obstacle, sans en pouvoir déterminer la nature. L'œsophagoscopie elle-même ne saurait, en l'absence de biopsie, nous fixer d'emblée sur ce point.

Quand les lésions ont gagné le tissu cellulaire voisin, qu'il s'est produit des collections purulentes, des masses scléreuses, des fistules, on conçoit la variabilité et la complexité du tableau clinique. Enfin, quand les organes thoraciques sont envahis, péricarde, plèvre et poumons, les symptômes sont ceux de l'infection aiguë de ces organes, sur laquelle nous n'avons pas à insister ici.

On conçoit combien un diagnostic précoce doit être difficile. Dans les formes avancées, on diagnostiquera un phlegmon profond du cou, une pleurésie, un cancer de l'œsophage avec propagation aux organes voisins. Les grains jaunes trouvés dans le pus ou dans l'expectoration feront un diagnostic précis.

Il est à peine besoin de dire que l'actinomycose de l'œsophage est une affection très grave que l'administration d'iodure de potassium n'arrive pas toujours à guérir. L'habitude de l'examen endoscopique de l'œsophage, en permettant, grâce à une biopsie, de faire un diagnostic précoce, facilitera cependant un traitement médical plus efficace. Quand on sera au contraire en présence des formes avancées, avec propagation de voisinage, le traitement chirurgical, associé au traitement médical, consistera dans l'ouverture des abcès, le curettage des fistules, la destruction aussi complète que possible des tissus altérés.

L. Sencert.

CHAPITRE VII

RÉTRÉCISSEMENTS DE L'ŒSOPHAGE

A prendre à la lettre le terme de « Rétrécissements », on serait amené à décrire sous ce titre à peu près toutes les affections de l'œsophage, la diminution de calibre du conduit, révélée par un symptôme subjectif, la dysphagie, et un symptôme objectif, l'arrêt du cathéter, étant la compagne à peu près obligée de toutes les affections de l'œsophage. On serait même amené à décrire un certain nombre d'affections des organes voisins, dont la manifestation clinique peut être celle d'une diminution de calibre de l'œsophage. Il y a donc lieu de préciser les termes et de diviser le sujet.

On peut d'une façon générale diviser les rétrécissements de l'œsophage en deux grandes catégories : les *rétrécissements extrinsèques*, dus à la compression, voire à l'envahissement de l'œsophage par une tumeur de voisinage, et les *rétrécissements intrinsèques*, dus à une affection propre de l'œsophage.

Les *rétrécissements extrinsèques* sont dus à des déviations de la colonne vertébrale [saillie en avant des corps vertébraux dans une lordose cervicale compensatrice d'une cyphose dorsale, von Hacker ([1])], à des exostoses vertébrales [Zahn ([2])], à des exsudats péricardiques ou pleuraux, à des anévrismes de l'aorte, à des hypertrophies ganglionnaires trachéo-bronchiques, à des tumeurs cervicales ou médiastines. Au niveau du cou, il s'agit surtout de goitres et de cancers thyroïdiens ; au niveau du thorax, d'hypertrophies ganglionnaires, de tumeurs du médiastin et d'anévrismes.

Les *rétrécissements intrinsèques* sont dus à une altération des parois de l'œsophage, altération momentanée et purement dynamique dans les *rétrécissements spasmodiques*, altération permanente et organique dans les *rétrécissements congénitaux, inflammatoires, cicatriciels* et *néoplasiques*.

La nature, la marche et l'évolution clinique des rétrécissements spasmodiques, aussi bien que celles des rétrécissements néoplasiques, donnent à ces deux classes de rétrécissements une physionomie spéciale et créent des indications thérapeutiques différentes. Nous les laisserons

---

1. Von Hacker, *Handbuch der praktischen Chirurgie,* von v. Bergmann, v. Bruns, u. v. Mickulicz, Bd II, p. 459, 1900.

2. Zahn, Ein zweiter Fall von Abknickung der Speiseröhre durch vertebrale Ekkondrose, *Münchn. med. Woch.,* 1906, p. 907.

de côté ici pour n'étudier, dans un même groupe cliniquement homogène, que les rétrécissements inflammatoires et les rétrécissements cicatriciels; en un mot, « les diminutions de calibre de l'œsophage causées par une altération progressive et permanente, non néoplasique, des parois ». Les rétrécissements congénitaux, encore peu connus, ne diffèrent guère des précédents que par leur origine; la même description clinique, les mêmes indications thérapeutiques leur sont applicables.

Étiologie. — I. De beaucoup les plus fréquents, les *rétrécissements cicatriciels* sont dus à la cicatrisation rétractile et inodulaire des plaies et pertes de substance de l'œsophage : plaies de l'œsophagotomie externe [cas de Krœnlein(¹), cas de May(²)], plaies par armes à feu, érosions et déchirures muqueuses causées par le passage d'un corps étranger ou les manœuvres d'extraction que son arrêt nécessite; ulcérations de l'œsophagite aiguë, simple, scarlatineuse ou diphtérique [Viannay et Bourret (³)], ulcérations banales de l'œsophagite chronique, simple ou spécifique, ulcère rond de l'œsophage [Debove(⁴), Guisez], et surtout, cause de beaucoup la plus importante, presque unique, *brûlures de l'œsophage* par liquides bouillants ou caustiques.

Les derniers surtout, alcalis ou acides, avalés par mégarde ou intentionnellement, sont les agents habituels des rétrécissements de l'œsophage. Les acides sulfurique, chlorhydrique, azotique, sont rarement signalés, sauf dans les tentatives de suicide. Les alcalis, soude ou potasse caustique, en sont au contraire les agents habituels. Tel est par exemple le rôle de la soude dans l'étiologie des brûlures de l'œsophage, que le nombre de ces accidents a décuplé du jour où la soude fut couramment employée dans les ménages pour les lessives. Ainsi, à la clinique de chirurgie infantile de Christiania, on a observé, de 1887 à 1892, 6 brûlures de l'œsophage; en 1892, l'emploi de la soude se répand dans les familles, et de 1892 à 1898, c'est-à-dire dans un laps de temps égal, on a observé à la même clinique 89 brûlures de l'œsophage [Johanessen (⁵)]. A *Varsovie*, on a traité 8 brûlures de 1889 à 1894, et 24 de 1894 à 1899 [Kramcztyk (⁶)]; les relevés des hôpitaux de Vienne [Weinlechner(⁷), Teleky(⁸)], de Budapest [von Torday(⁹)] corroborent

1. Krœnlein, in Balacesco et Cohn, L'Œsophagotomie externe cervicale, *Revue de chirurgie*, 1904, p. 539.
2. May, *The Lancet*, 1885, nᵒˢ 16 et 23.
3. Viannay et Bourret, Rétrécissement infranchissable de l'œsophage. Gastrostomie. Cathétérisme rétrograde. Guérison. *Revue mensuelle des maladies de l'enfance*, 1907, t. XXV, p. 110.
4. Debove, De l'ulcère simple de l'œsophage et du rétrécissement consécutif de cet organe, Soc. méd. des hôp. de Paris, 9 avril 1885, 4 octobre 1885, 12 août 1887.
5. Johanessen, *Jahrbuch f. Kinderheilkunde*, 1900, Bd LI, p. 153.
6. Kramcztyk, *Jahrbuch f. Kinderheilkunde*, 1902, Bd LV, p. 580.
7. Weinlechner, *Allgemeine Wiener med. Zeitung*, 1860, p. 148. — *Wien. med. Wochensch.*, 1880, nᵒ 23.
8. Teleky, Die Laugenverätzungen der Speiseröhre, Ein Beitrag zur Kenntniss ihrer Verbreitung, ihrer Prognose und Therapie, *Zeitschrift f. Heilkunde*, 1904, Bd XXV, p. 1, Abt. Chir.
9. Von Torday, *Jahrbuch f. Kinderheilkunde*, 1901, Bd LIII, p. 273.

absolument cette donnée. En France aussi, on doit incriminer la lessive de soude utilisée par les peintres, les ébénistes, et employée dans les ménages pour certains nettoyages. Sur 9 cas de rétrécissements traités par l'un de nous, 8 fois la lessive de soude était la cause de la brûlure initiale; sur 28 cas traités par Guisez (¹), 25 fois la cause est la même.

Dans quelle mesure les brûlures par la soude ou la potasse sont-elles suivies de rétrécissements? Il est difficile de répondre par des chiffres. Sur 140 cas de brûlures traités à Christiania, de 1893 à 1898, Johanessen a noté dans 75,5 pour 100 des cas l'apparition d'un rétrécissement consécutif. Ce chiffre paraît relativement faible, et les relevés de von Torday, de Kramcztyk, de Teleky montrent qu'à Budapest, à Varsovie et à Vienne les brûlures par la soude ou la potasse sont à peu près toujours suivies de rétrécissements. Si le nombre des rétrécissements semble moins grand que le nombre des brûlures, c'est que 20 pour 100 des grands brûlés succombent rapidement, et que d'autre part quelques petits brûlés sont atteints de rétrécissements légers, qui échappent au traitement chirurgical. On peut dire en somme que toute brûlure de l'œsophage par des solutions tant soit peu concentrées de soude ou de potasse est suivie de rétrécissement.

Les rétrécissements par brûlures sont plus fréquents chez l'enfant que chez l'adulte. Cependant, sur 100 cas cliniques rassemblés par von Hacker, il s'agissait 44 fois d'enfants, 50 fois d'adultes; 6 fois l'âge du malade n'est pas donné; 100 faits d'autopsies rassemblés par le même auteur concernent 38 enfants et 60 adultes; 2 fois l'âge n'est pas donné. Cette apparente contradiction tient à ce que les rétrécissements étant plus graves chez l'adulte, peu d'adultes échappent au chirurgien, tandis que beaucoup d'enfants peuvent être améliorés et guéris sans avoir dû séjourner à l'hôpital. D'après Teleky, deux tiers des rétrécissements par brûlures seraient observés chez des enfants. Sur 28 cas traités par Guisez, il s'agissait 16 fois d'enfants. C'est entre 5 et 9 ans, d'après Frœlich, entre le moment où l'enfant marche et celui où sa raison l'emporte sur sa gourmandise, qu'ils seraient le plus fréquents. Les deux sexes sont également atteints chez l'enfant. Chez l'adulte, le travail quotidien met l'ouvrier masculin plus en rapport avec les liquides caustiques, causes de brûlures; néanmoins on observe autant de brûlures, chez la femme, à cause de la fréquence plus grande des tentatives de suicide (Téleky).

II. Beaucoup plus rares sont les rétrécissements inflammatoires de l'œsophage. Ceux-ci ne sont pas dus à un processus de cicatrisation rétractile, mais à une infiltration muqueuse et sous-muqueuse, analogue à celle qu'on rencontre dans les rétrécissements blennorragiques de l'urètre, et qui est due à une inoculation inflammatoire,

---

1. *Annales des maladies de l'oreille, du nez et du larynx*, 1909, p. 515 et 561.

spécifique ou non, des tuniques œsophagiennes. L'œsophagite aiguë, simple, par ingestion de liquide trop chaud, peut exceptionnellement être suivie, comme dans un cas de Langenbeck, d'une transformation scléreuse, avec épaississement plus ou moins considérable de la sous-muqueuse et de la muqueuse œsophagienne; l'œsophagite aiguë diphtérique peut amener les mêmes transformations (Trendelenburg). L'œsophagite chronique simple, le catarrhe œsophagien, et surtout la tuberculose, la syphilis sont les causes les plus communes des rétrécissements inflammatoires de l'œsophage. Nous avons décrit dans le chapitre VI la forme sténosante de la tuberculose œsophagienne et figuré des rétrécissements par infiltration gommeuse diffuse de l'œsophage.

Anatomie pathologique. — Nous décrirons minutieusement les rétrécissements cicatriciels par brûlures, réservant quelques lignes pour exposer les particularités relatives aux rétrécissements cicatriciels relevant d'une autre cause, et aux rétrécissements inflammatoires.

Formes anatomiques. — 1° Quand l'action du liquide caustique, peu concentré, se limite à la couche épithéliale, la cicatrisation de l'escarre superficielle se fait par prolifération de l'épithélium voisin et la régénération de la muqueuse peut se faire intégralement. Cependant, pour peu que le chorion de la muqueuse ait été atteint, et que la cicatrisation de l'escarre se fasse par le bourgeonnement du tissu conjonctif suivi de la régénération épithéliale, il se produit des cicatrices rétractiles, qui souvent sont sans action sur la lumière de l'œsophage, mais qui souvent aussi, par suite de l'attraction de la muqueuse voisine, mobile, vers le point rétracté, amènent la formation de replis muqueux saillant dans la lumière. Ces replis muqueux peuvent prendre l'aspect de croissants valvulaires, ou même de véritables diaphragmes annulaires, quand la cicatrice atteint une portion considérable de la circonférence de l'œsophage. Au-dessus et au-dessous de ces diaphragmes, on peut voir des replis muqueux longitudinaux, traces des traînées muqueuses escarifiées. Ces replis longitudinaux sont encore plus marqués quand la brûlure, atteignant la sous-muqueuse, a amené l'adhérence, la fusion de l'épithélium régénéré avec le tissu cicatriciel sous-muqueux. Dans ces cas la muqueuse est pâle et immobile, et, si on veut déplisser la paroi interne de l'œsophage, on voit que les plis en sont définitivement fixés. De telles dispositions caractérisent les rétrécissements les plus légers. On les appelle *rétrécissements muqueux;* ils sont *circulaires, semi-lunaires,* ou *annulaires.*

2° Quand la brûlure est plus profonde, que non seulement la muqueuse, mais la sous-muqueuse et une partie plus ou moins importante des tuniques musculaires ont été détruites, il se forme des masses cicatricielles, très rétractiles, qui aboutissent à la production des *rétrécissements calleux.* Presque toujours la circonférence du tube œsophagien tout entière est intéressée. Mais elle l'est sur une hauteur très variable. C'est ainsi que, suivant la hauteur de la portion brûlée, suivant aussi l'intensité et l'étendue des phénomènes inflammatoires et suppuratifs qui ont ajouté leur action destructive à l'action nécrosante immédiate du caustique, on voit se former des rétrécissements *annulaires* ou *tubulaires*, le degré ultime du rétrécissement tubulaire étant constitué par le rétrécissement de tout l'œsophage.

Qu'il s'agisse d'un rétrécissement annulaire ou d'un rétrécissement tubulaire, le degré de la sténose est très variable, et va depuis le *rétrécissement large* jusqu'à l'*oblitération complète* de l'œsophage. Cette dernière forme, bien que signalée par Horsley et Messenger-Bradley, Glück, n'a pas été anatomiquement démontrée, et les nombreux examens œsophagoscopiques pratiqués depuis 10 ans ont bien montré que l'impossibilité de franchir, même avec les plus fines bougies, tel rétrécissement de l'œsophage n'est pas une raison suffisante pour admettre son imperméabilité anatomique.

Si on pratique une coupe transversale de l'œsophage au niveau du rétrécissement, on constate que sa paroi est considérablement épaissie, (2, 5, 4 fois son épaisseur normale). La surface interne n'est pas lisse, mais présente des saillies irrégulières séparant des sillons peu profonds, ce qui indique que la cicatrisation ne s'est pas effectuée d'un pas égal sur toute la circonférence. Si on vient à pratiquer une coupe histologique à ce niveau, on voit que la paroi est transformée en un tissu scléro-cicatriciel, infiltrant les différentes tuniques, ou même se substituant complètement à elles (fig. 59).

Au-dessus du rétrécissement, la paroi de l'œsophage a subi des modifications très variables. Si, au niveau du rétrécissement, la lumière œsophagienne est encore relativement perméable, si surtout il s'agit d'un rétrécissement annulaire ou tubulaire court (2 à 4 centimètres de hauteur), on voit, au-dessus de lui, la couche musculaire présenter une hypertrophie considérable, qui double ou triple l'épaisseur de la paroi. Cette hypertrophie musculaire diminue au fur et à mesure qu'on s'éloigne du point sténosé, si bien que la lumière œsophagienne prend, au-dessus du rétrécissement, l'apparence d'un entonnoir. Mais telle est parfois l'importance de cette hypertrophie que le rétrécissement calleux vrai semble prolongé vers le haut par un rétrécissement faux par hypertrophie musculaire. L'importance remarquable des tuniques musculaires dans les parties basses de l'œsophage explique qu'on rencontre surtout ce type dans les rétrécissements de l'extrémité inférieure du conduit.

Si, au contraire, le rétrécissement est très serré, et si surtout l'extension inflammatoire des lésions a amené, au-dessus du point le plus rétréci, des transformations scléreuses plus ou moins profondes des tuniques œsophagiennes, la paroi, impuissante, se laisse distendre et il se produit, au-dessus de la sténose, une dilatation. Il suffirait même parfois de la présence d'un rétrécissement large, pour peu qu'un élément spasmodique, réveillé par chaque déglutition, vienne le rendre en apparence plus serré, pour voir se produire une dilatation diffuse pré-stricturale (Rouvillois, Demoulin). Nous croyons de tels faits tout à fait exceptionnels, et même, nous basant sur les résultats des nécropsies et sur nos propres examens œsophagoscopiques, nous pensons, contrairement à Guisez, que les dilatations pré-stricturales vraies sont loin d'être fréquentes. Quand, à l'aide de l'œsophagos-

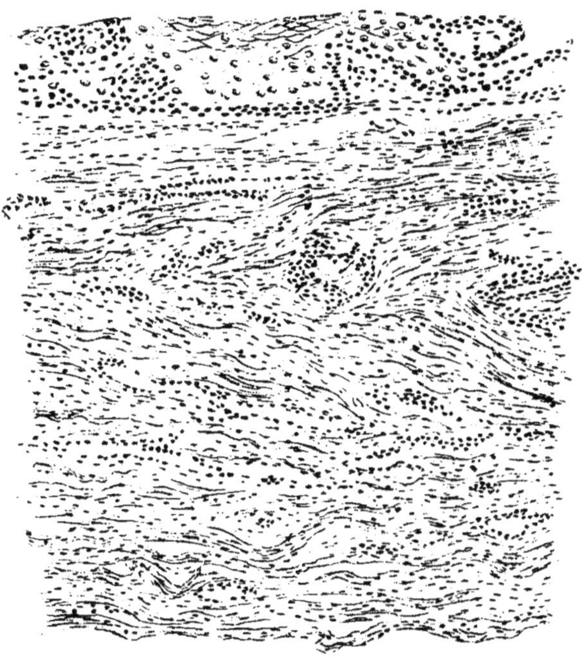

Fig. 59. — Coupe transversale de la paroi œsophagienne. L'épithélium a presque complètement disparu. Toute la paroi de l'œsophage est transformée en un tissu scléreux infiltré de leucocytes.

cope, on voit une sténose cicatricielle très serrée, on a, par comparaison, une tendance erronée à prendre pour une dilatation préstricturale ce qui n'est que la lumière normale de l'œsophage dans laquelle le tube se meut librement. De telles dilatations existent cependant quelquefois, et von Hacker, Gottstein, Guisez, Sencert, en ont décrit des exemples. Elles renferment 50 à 100 cm³ de liquide. Des dilatations de 800 à 900 cm³ auraient été observées par Guisez; mais de tels faits mériteraient confirmation.

Au-dessus du rétrécissement, la muqueuse n'est généralement pas normale. Elle présente presque toujours des traînées cicatricielles, confluentes sur le point le plus rétréci. Ces cicatrices muqueuses, linéaires, donnent à la paroi un aspect irrégulier, avec des colonnes muqueuses immobiles séparant des sillons plus ou moins profonds. La portion d'œsophage qui précède immédiatement le point rétréci est d'ailleurs, du fait de la stagnation des aliments, du fait des mille petits traumas que les cathétérismes répétés lui ont fait subir, en état d'inflammation chronique. Cette inflammation est surtout marquée dans les sillons qui séparent les saillies cicatricielles. Elle atteint son maximum quand il y a une dilatation pré-stricturale importante. Aussi n'est-il pas exceptionnel de voir cette paroi se laisser distendre en un point plus ou moins limité et donner naissance à des diverticules par pulsion. Von Hacker a vu des diverticules de ce genre prendre naissance à la partie toute supérieure de l'œsophage et descendre, sous forme de véritables culs-de-sac latéraux, sur l'un ou les deux côtés du conduit. Guisez a décrit plusieurs diverticules en doigt de gant, chez des malades qui avaient subi de fréquents cathétérismes. A l'autopsie d'un malade, porteur d'un rétrécissement par brûlure de la partie supérieure de l'œso-

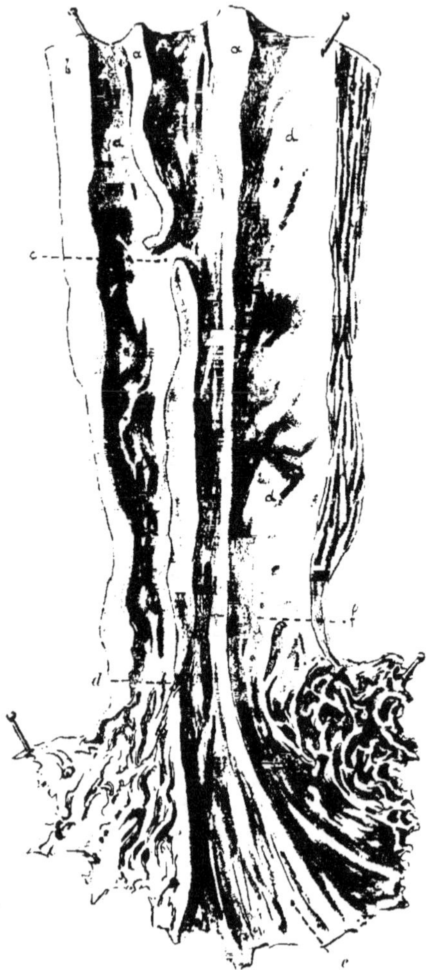

Fig. 60. — Rétrécissement cicatriciel de l'œsopahge et diverticule œsophagien : *a*, paroi de l'œsophage rétréci ; *b*, paroi du diverticule ; *c*, orifice de communication entre l'œsophage rétréci et le diverticule ; *d*, diverticule ; *e*, estomac ; *f*, trace de l'électrolyse linéaire.

phage thoracique, nous avons trouvé un diverticule énorme, se présentant sous la forme d'une vaste poche, dont l'extrémité supérieure remontait jusqu'à la clavicule (fig. 60). Cette poche diverticulaire, s'ouvrant dans l'œsophage par un orifice large de 4 millimètres, entourait presque complètement ce conduit; sa paroi épaisse en haut d'un centimètre était très mince en bas. Elle était chroniquement enflammée et on n'y trouvait plus d'épithélium; mais la présence d'une double couche musculaire périphérique indiquait bien sa formation aux dépens des parois de l'œsophage (fig. 61).

Il n'y a donc pas lieu de s'étonner, étant donnés tous les accidents de surface que présente la paroi œsophagienne à la limite supérieure du rétrécissement, de voir l'orifice supérieur de ce dernier masqué par des saillies cicatricielles, des brides, des valvules muqueuses, qui en rendent l'accès très difficile aux cathétérismes aveugles. Si l'on joint à cela l'excentricité habituelle de cet orifice, on comprendra tout l'aléa du cathétérisme aveugle dans la plupart des cas. Il faut ajouter pourtant que parfois la dilatation de la paroi s'est faite assez régulièrement au-dessus du

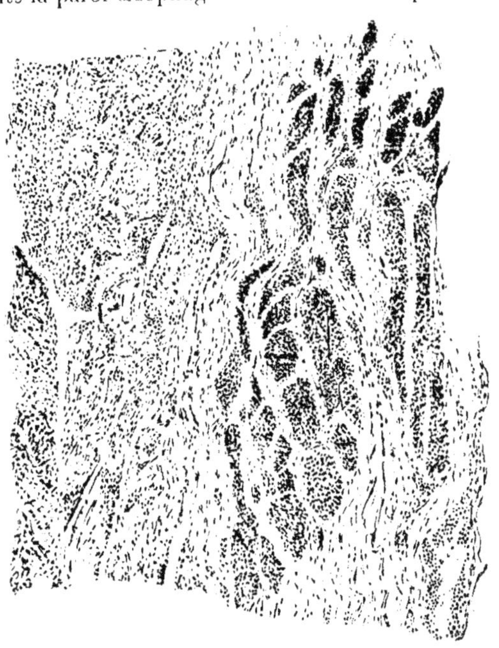

Fig. 61. — Coupe de la paroi diverticulaire. On voit l'absence d'épithélium, l'infiltration leucocytaire de toute la paroi, la présence d'une couche de fibres musculaires en dehors.

point rétréci, aux dépens surtout des parties supérieures du rétrécissement, et qu'il existe une limite nette entre la partie dilatée et la partie la plus rétrécie. Le cathétérisme est infiment plus facile et moins aléatoire dans ces cas.

Au-dessous du rétrécissement, il n'est pas rare de voir la muqueuse œsophagienne présenter des cicatrices muqueuses linéaires analogues à celles que nous avons décrites dans les parties sus-jacentes au rétrécissement.

5° Enfin, quand la brûlure, très profonde, a atteint toute l'épaisseur des tuniques œsophagiennes, et que l'inflammation consécutive s'est propagée aux tissus péri-œsophagiens, on peut voir l'œsophage transformé en un tube rigide, fixé aux tissus voisins, ayant subi des changements de courbure et des déviations en rapport avec la cicatrisation des lésions péri-œsophagiennes.

Nombre, Siège des rétrécissements. — La localisation des brûlures de l'œsophage, et partant le siège des rétrécissements, est déterminé, d'une part, par le mécanisme de la déglutition, d'autre part, par la présence des rétrécissements physiologiques de la lumière œsophagienne.

On sait, depuis les travaux d'Arloing, suivis de ceux de Kronecker et Melzer, de Schiff, etc., que, au moment du 5e temps de la déglutition normale, l'air comprimé dans le pharynx pousse violemment le bol alimentaire vers le bas. On sait d'autre part que le segment thoracique de l'œsophage est normalement béant pour le recevoir, jusqu'au niveau de l'hiatus œsophagien du diaphragme. A ce niveau, la tonicité des fibres spiroïdes de l'œsophage ferme la lumière à 2 cm. 5, 5 centimètres au-dessus du cardia. Lorsque le bol alimentaire, ainsi projeté, est arrivé à la partie inférieure de l'œsophage, la péristaltique œsophagienne intervient pour le pousser dans l'estomac.

Supposons un individu adulte qui, dans une tentative de suicide ou par mégarde, avale gloutonnement un verre de liquide caustique. Deux cas peuvent se présenter : ou bien, au moment où il avale le liquide, il fait un grand mouvement d'inspiration (cas rare) qui ouvre l'hiatus œsophagien. Le liquide est violemment projeté vers le bas; il trouve l'hiatus œsophagien et le cardia ouverts et tombe directement dans l'estomac, dont il suit la petite courbure jusqu'au pylore. Il en résulte une brûlure profonde du pylore et des brûlures légères, superficielles de l'œsophage. Le liquide caustique n'atteint en effet, dans ces cas, que le sommet des plis longitudinaux de la muqueuse œsophagienne, et il en résultera ultérieurement l'apparition de *rétrécissements muqueux*. Le pylore, au contraire, sera le siège, si l'individu survit, d'un *rétrécissement calleux*. Ou bien (cas le plus fréquent), l'individu ne fait pas de mouvement d'inspiration violent, et l'hiatus œsophagien est fermé au moment où le liquide caustique arrive à la partie inférieure de l'œsophage. Le liquide s'accumule quelques instants à ce niveau et remplit sur une hauteur plus ou moins grande tout le segment thoracique de l'œsophage, avant de passer dans l'estomac. Il en résultera ultérieurement un rétrécissement très serré de la partie inférieure de l'œsophage, rétrécissement annulaire, ou plus souvent tubulaire, la brûlure étant plus ou moins étendue vers le haut. Telle est, en effet, la fréquence du rétrécissement thoracique inférieur, que sur 100 autopsies von Hacker l'a trouvé 54 fois isolé, plus 16 fois combiné à plusieurs rétrécissements sus-jacents. Sur 25 cas cliniques, dans lesquels le siège du rétrécissement est noté, Guisez l'a trouvé 10 fois.

Supposons un enfant qui avale par mégarde du liquide caustique;

étant données les faibles dimensions de l'œsophage, une partie du liquide s'arrête déjà dans l'œsophage cervical, au niveau du cartilage cricoïde; puis le liquide descend, en contact non seulement avec le sommet des plis muqueux, mais avec toute la paroi, surtout au niveau des points normalement rétrécis (rétrécissements aortique et bronchique), où, bien souvent, il épuisera son action. Il en résultera une brûlure intense de la partie initiale de l'œsophage, une brûlure de la portion thoracique supérieure et, si la quantité de liquide était assez abondante, une brûlure de la portion thoracique inférieure. Or les brûlures de la partie initiale sont souvent mortelles par suite de l'inflammation des voies respiratoires; aussi trouve-t-on surtout, chez les enfants, des rétrécissements de la portion thoracique supérieure, associés ou non avec des rétrécissements moins serrés de la partie initiale ou de la partie terminale de l'œsophage. Sur 100 autopsies, von Hacker a trouvé 18 rétrécissements à ce niveau, dont 5 chez des adultes, 15 chez des enfants; sur 100 cas cliniques, le même auteur en a trouvé 17, dont 5 chez l'adulte, 12 chez l'enfant.

Ces conditions mécaniques permettent de comprendre le siège habituel des rétrécissements. On peut, à ce point de vue, les diviser en 3 groupes : 1. Rétrécissements uniques; 2. Rétrécissements multiples; 3. Rétrécissements de tout l'œsophage.

Sur 100 autopsies, von Hacker a trouvé :

56 rétrécissements uniques.

52   —   multiples.

12   —   de tout l'œsophage.

Sur 100 cas cliniques :

59 rétrécissements uniques.

52   —   multiples.

9   —   de tout l'œsophage.

| R. UNIQUES | SUR 100 CAS CLINIQUES 59 0/0 | | | | | | SUR 100 AUTOPSIES 56 0/0 | | | | | | |
		MUQUEUX	CALLEUX ANNULAIRES	TUBULAIRES	ADULTES	ENFANTS		MUQUEUX	CALLEUX ANNULAIRES	TUBULAIRES	ADULTES	ENFANTS	INCONNU
R. thor. inf. .	27				13	14	34		12	22	20	15	1
R. thor. sup. .	17				14	3	18	1	14	3	13	5	
R. cervical . .	15				5	9		4	2	2	2	2	

1) Les rétrécissements uniques siègent avec une grande prédilection, surtout chez l'adulte, au niveau de l'hiatus œsophagien du diaphragme. Ils sont annulaires et plus souvent tubulaires, remontant parfois jusqu'à la bifurcation de la trachée, mais ayant toujours, dans ces cas, leur point le plus serré en bas.

Le second point d'élection est la partie thoracique supérieure (rétrécissements aortique et bronchique). Il s'agit ici presque toujours de rétrécissements annulaires. ou tubulaires courts, résultant de l'absorption de petites quantités de caustiques.

Un troisième point d'élection, beaucoup plus rare, est la partie cervicale de l'œsophage, immédiatement au-dessous du cricoïde. Il s'agit souvent de strictures muqueuses ou calleuses annulaires courtes, rarement de strictures tubulaires.

B) Les rétrécissements multiples sont formés par la coexistence de 2, 3, ou même 4 rétrécissements. Bien que, s'il s'agit de rétrécissements tubulaires, deux ou plusieurs rétrécissements superposés semblent se fusionner et n'en constituer qu'un, il existe toujours entre les parties rétrécies des parties de muqueuse saine, ce qui est d'un intérêt très grand au point de vue du pronostic. Un caractère général de ces rétrécissements multiples, c'est que la partie la plus resserrée est toujours la partie la plus basse. Lorsqu'il existe deux rétrécissements, le type le plus fréquent est constitué par la coexistence d'un rétrécissement de la portion cervicale avec un rétrécissement de la partie thoracique supérieure (type 1); puis le type constitué par la coexistence d'un rétrécissement de la partie thoracique supérieure avec un de la partie thoracique inférieure (type 2); puis le type formé par la superposition d'un rétrécissement cervical avec un rétrécissement thoracique supérieur (type 3). Exceptionnellement, on a vu 2 rétrécissements annulaires superposés au niveau du rétrécissement aortique et du rétrécissement bronchique, ou 2 rétrécissements superposés de la partie inférieure de l'œsophage thoracique.

Lorsqu'il y a 3 rétrécissements, ils occupent les 3 points d'élection (cervical, thoracique supérieur, thoracique inférieur).

Telle est la fréquence respective de ces différents types que, sur sur 52 rétrécissements multiples, von Hacker a trouvé 27 fois 2 rétrécissements, 4 fois 3, 1 fois 4. Sur les 27 cas de rétrécissements doubles, il a trouvé 12 fois le type 1, 7 fois le type 2, 5 fois le type 3.

C) Le rétrécissement total de l'œsophage est une forme exceptionnelle. Von Hacker l'a trouvé 12 fois sur 100 autopsies. Ce chiffre est évidemment trop grand; on ne le rencontre que chez l'adulte; et, sur 21 cas de la clinique de Billroth, von Hacker ne l'a diagnostiqué qu'une fois. Nous ne l'avons nous-même pas rencontré.

II. Nous n'avons que peu de chose à ajouter à propos des rétrécissements dus à l'ulcération de la muqueuse œsophagienne par un corps étranger, un processus infectieux ou trophique, un ulcère simple de l'œsophage. Nous reviendrons sur les caractères macroscopiques de ces rétrécissements, à propos du diagnostic œsophagoscopique. Nous renvoyons de même, pour les rétrécissements inflammatoires, à ce que nous avons dit de la tuberculose, de la syphilis, de l'actinomyose de l'œsophage.

Étude clinique. — Les anciens auteurs décrivaient deux sortes de symptômes des rétrécissements de l'œsophage : des symptômes primitifs et des symptômes secondaires. Comme le fait justement remarquer Hartmann, les symptômes primitifs appartiennent à l'histoire des brûlures, des ulcérations, des inflammations aiguës de l'œsophage. Les symptômes dits secondaires appartiennent seuls à l'histoire des rétrécissements. En réalité, tous les rétrécissements de l'œsophage ne sont pas la suite d'une œsophagite aiguë, et il faut distinguer ici encore les rétrécissements cicatriciels des rétrécissements inflammatoires, ces derniers s'installant lentement, progressivement, sans qu'on puisse retrouver dans l'histoire des malades qui en sont porteurs les commémoratifs d'une affection antérieure aiguë de l'œsophage.

L'histoire clinique des rétrécissements cicatriciels est toujours la même. Il s'agit d'un individu, enfant ou adulte, qui, il y a quelques semaines, au plus quelques mois, a avalé une solution de liquide caustique. A la douleur intense du début, accompagnée de phénomènes de shock, à la dysphagie totale, aux vomissements sanglants, à la diarrhée sanguinolente a fait suite peu à peu une période d'accalmie ; le shock a disparu, les vomissements et la diarrhée sanguinolentes ont cessé, la douleur s'est peu à peu calmée. Parfois, cette période d'accalmie a été marquée par la brusque réapparition de la douleur, d'une dysphagie absolue avec sensation d'étouffement ; puis tout d'un coup les symptômes alarmants ont de nouveau cédé à la suite de l'élimination, dans un effort de régurgitation, de la muqueuse œsophagienne, totalement ou partiellement escharifiée, qui, au moment de son élimination, a obstrué la lumière. Puis l'accalmie reparaît ; la déglutition redevient possible et même assez facile, mais bientôt, après quelques semaines, survient une dysphagie progressive qui met peu à peu obstacle à la déglutition des solides. L'aspect du malade est alors caractéristique : se rendant compte que la déglutition des liquides est encore relativement facile, il mâche longuement ses aliments, les émiettant en parcelles très minimes, et s'efforce de les rendre semi-liquides par une salivation abondante. Sa prudence est extrême ; il choisit des aliments d'une désagrégation facile, n'en prend que de petites parcelles à la fois, les mâche longuement et s'efforce d'en faciliter la déglutition par des mouvements en avant de la tête et du cou. Parfois la déglutition semble assez facile, mais à peine le malade a-t-il avalé une petite quantité d'aliments qu'il doit s'arrêter, en proie à une sensation vague d'étouffement, jusqu'à ce que, par une sorte de rumination, il ait peu à peu ramené les aliments ingérés. Presque toujours, d'ailleurs, il s'accumule au-dessus du rétrécissement une quantité plus ou moins considérable de salive que le malade rejette de temps en temps sous forme d'un liquide filant et spumeux.

Peu à peu, la dysphagie s'accentue au point que les liquides euxmêmes ne passent plus qu'avec peine. A partir de ce moment, la dénutrition devient de plus en plus marquée ; l'amaigrissement, l'inanition font de rapides progrès, et la mort survient si l'on ne se hâte de porter remède à ces malheureux.

Cette marche progressive et régulière de la maladie est parfois troublée par des épisodes aigus, en particulier chez les enfants. A une période où la déglutition des liquides est encore facile, brusquement rien ne passe plus ; l'eau même est rejetée. Poussé par la faim, l'enfant a avalé une croûte de pain, un quartier de pomme, et ces corps solides obstruent complètement l'orifice supérieur du rétrécissement. Le plus souvent, l'enfant finit par rejeter ce corps étranger, et tout rentre dans l'ordre ; mais il n'est pas exceptionnel de voir de véritables bouchons alimentaires se fixer dans le rétrécissement, et nécessiter une extraction œsophagoscopique. Les noyaux de fruits constituent très souvent le corps du délit (von Hacker ([1]), 5 cas) ; mais il s'agit aussi parfois de corps étrangers véritables : une bille (von Hacker), un bouton, un sifflet [Delaire ([2])].

Parfois, qu'il s'agisse d'enfants ou d'adultes, l'apparition d'un spasme vient, tout d'un coup, rendre la déglutition, jusque-là difficile, absolument impossible. Le passage d'une parcelle alimentaire rugueuse et dure a provoqué une petite blessure de la muqueuse au niveau d'une brûlure mal guérie, et il en résulte un spasme très violent que réveille chaque tentative de déglutition ou de cathétérisme.

Si nous supprimons l'histoire clinique de la brûlure initiale, les symptômes des *rétrécissements inflammatoires* (tuberculeux, syphilitiques, etc.) sont très semblables à ceux des rétrécissements cicatriciels. Seulement ces symptômes s'échelonnent sur une période plus longue, et la dysphagie lente et progressive dure plusieurs années avant d'être suffisamment alarmante pour que le malade se présente au chirurgien.

Pratiquement nous voici donc en présence d'un individu atteint d'une dysphagie progressive ; le problème clinique soulève deux questions :

1° Y a-t-il un rétrécissement de l'œsophage ?

2° Quels en sont le siège, la forme, la nature ?

1. — L'étude des *commémoratifs* a, nous venons de le voir, une importance très grande. La notion d'une œsophagite aiguë antérieure, d'une brûlure de l'œsophage nous donne en effet de fortes présomp-

1. Von Hacker, Ueber die Entfernung von Fremdkœrpern aus der Speiseröhre mittelst Œsophagoskopie, *Beiträge z. klin. Chir.*, vol. XXI, p. 128.

2. Delaire, Coexistence de rétrécissement et de corps étranger dans l'œsophage, *Thèse de Bordeaux*, 1901.

tions pour l'existence d'un rétrécissement cicatriciel. Mais les commémoratifs peuvent manquer complètement, soit qu'il s'agisse d'un rétrécissement inflammatoire, soit que le malade, s'il s'agit par exemple d'une tentative d'empoisonnement, nie toute ingestion ancienne de liquide caustique. Ils peuvent aussi nous induire en erreur, car il n'est pas rare de voir invoquer une brûlure ancienne par un malade atteint en réalité d'épithélioma.

II. — *L'inspection*, la *palpation*, *l'auscultation* du thorax et du cou pourront donner des renseignements précieux en révélant l'existence d'un goitre cervical, plongeant ou non, d'un cancer thyroïdien, d'une cyphose dorsale accompagnée d'une lordose cervicale compensatrice, d'une tumeur profonde du médiastin, ou d'une affection inflammatoire péri-œsophagienne. La constatation clinique d'une de ces affections pourra faire penser à l'existence d'un rétrécissement extrinsèque de l'œsophage, surtout si tout commémoratif purement œsophagien fait défaut.

L'auscultation de l'œsophage donnerait, d'après certains auteurs, des renseignements très précieux. On sait que l'auscultation de l'œsophage normal révèle l'existence de deux bruits survenant l'un au début de la déglutition, l'autre six à huit secondes plus tard. S'il existe un rétrécissement, ce deuxième bruit peut n'apparaître que dix à vingt secondes après le premier. Mais il ne faut pas oublier que le moindre spasme œsophagien peut donner lieu à un retard analogue du deuxième bruit. Un signe plus important, d'après Revidseff (¹), consiste en ce fait que si, après le deuxième bruit, on demande au malade atteint de rétrécissement de faire un ou plusieurs mouvements de déglutition, mais sans rien avaler, on entend, à chacun de ces mouvements, un nouveau bruit qui peut se produire trois ou quatre fois suivant la quantité de liquide avalé la première fois, et suivant le degré du rétrécissement.

III. — Le *cathétérisme* pratiqué plutôt à l'aide d'une bougie en gomme qu'avec une sonde terminée par une olive d'ivoire donnera des renseignements autrement précis. Il montre immédiatement l'existence d'un obstacle au passage de la sonde, et la distance qui sépare cet obstacle des arcades dentaires. Il montre aussi l'importance de cet obstacle, d'après le diamètre de la sonde la plus grosse qu'admet encore l'œsophage. Il peut aussi montrer l'existence de plusieurs rétrécissements superposés et la longueur de chacun d'eux. La sensation fournie par le cathéter qui franchit le rétrécissement renseigne également sur sa forme et sa nature. Si la sonde arrêtée dans l'œsophage franchit brusquement l'obstacle en glissant sur une muqueuse souple et lisse, et si, l'obstacle une fois franchi, elle descend librement dans l'estomac, on peut penser à un rétrécissement extrinsèque de l'œsophage ou à un spasme du conduit; si la sonde passe, en frottant, à

---

1. Revidseff, *Berl. klin. Woch.*, 13 avril 1905.

travers une filière plus ou moins irrégulière, on a tout lieu de croire à un rétrécissement cicatriciel tubulaire. Dans le but d'obtenir des données précises sur la longueur et la forme des rétrécissements, on a construit différents modèles de sondes, comme les sondes graduées ou les sondes armées de cire (Holmes), destinées à épouser la forme de la lumière œsophagienne rétrécie. Enfin la mobilité latérale très grande de la sonde au-dessus de l'obstacle pourra révéler l'existence d'une dilatation préstricturale.

Il faut savoir pourtant que la présence d'un spasme provoqué par le cathétérisme vient parfois fausser ses données ; il faut savoir aussi que la présence de valvules muqueuses d'origine cicatricielle peut mettre obstacle au cathétérisme, surtout s'il est pratiqué avec des sondes fines, alors qu'il ne s'agit que d'un rétrécissement muqueux peu important. Il faut savoir enfin que dans des rétrécissements cicatriciels encore très perméables, l'excentricité de l'orifice supérieur, la présence de replis muqueux ou calleux à son voisinage rendent ce cathétérisme parfois impossible, sans qu'il faille conclure de cette impossibilité, même constatée souvent, à l'imperméabilité du rétrécissement.

IV. — L'*examen radioscopique et radiographique* de l'œsophage fournit aussi d'importantes données. On sait qu'à l'examen radioscopique direct, antéro-postérieur du thorax, l'œsophage est invisible, perdu dans l'ombre épaisse et large que laissent sur l'écran la colonne vertébrale, le cœur et les gros vaisseaux. Mais si on introduit dans l'œsophage un corps étranger de densité supérieure à celle du tissu osseux, une tige métallique souple munie d'une olive nickelée, un tube de caoutchouc rempli de mercure métallique, on voit très nettement l'ombre de ces objets se détacher sur le fond grisâtre de l'ombre vertébrale. Si, au lieu de pratiquer un examen direct antéro-postérieur on pratique un examen oblique antérieur droit, par exemple [Jore d'Arces (1)], les corps opaques intra-œsophagiens se détachent bien mieux encore dans ce qu'on appelle en radiologie l'*espace clair moyen*, limité à droite par l'ombre du cœur et des gros vaisseaux, à gauche par celle de la colonne vertébrale. L'endroit où s'arrête la sonde métallique, les courbures que subit le tube rempli de mercure au-dessus du point où son extrémité s'arrête donnent d'importants renseignements sur le siège du rétrécissement, sur l'existence d'une dilatation préstricturale.

On peut étudier encore sur l'écran radioscopique la forme, la longueur, le degré de perméabilité du rétrécissement. Faites ingurgiter à un individu normal un à deux grammes de bismuth délayé dans 100 grammes d'eau ; le troisième temps de la déglutition des liquides est tellement rapide que l'examen radioscopique, fait à ce moment

1. Jore d'Arces, Exploration de l'œsophage à l'aide des rayons X, *Thèse de Paris*, 1902.

même, ne montre rien ou ne montre qu'une ombre très faible et très rapidement disparue. Y a-t-il une sténose œsophagienne, le bismuth se dépose sur les parois de l'œsophage, en amont du point rétréci, et vous voyez sur l'écran une bande sombre dans l'espace clair moyen, avec une tache plus sombre encore au niveau du point rétréci.

Faites avaler à un individu normal un cachet d'un gramme de bismuth : vous assistez sur l'écran radioscopique à la chute rapide du cachet dans l'estomac, chute qui ne dure guère que deux secondes, avec une différence de vitesse à peine sensible, au niveau des points de l'œsophage physiologiquement rétrécis. Y a-t-il une sténose œsophagienne, vous voyez l'ombre du cachet de bismuth immobilisée au niveau du point rétréci ; parfois cette ombre restera longtemps immobile sous vos yeux, puis elle prendra la forme d'un clou dont la pointe s'effile de plus en plus pour disparaître quand le cachet, laminé au niveau du rétrécissement, finira par le franchir ; parfois l'ombre du cachet est animée de mouvements ascendants et descendants se répétant trois à six fois par seconde, puis finit par s'effiler et disparaître comme précédemment. Y a-t-il simplement un spasme, l'ombre disparaîtra brusquement sans être effilée, comme un éclair, vers l'estomac.

V. — L'*exploration œsophagoscopique* permettra d'asseoir définitivement le diagnostic. L'aspect endoscopique d'un œsophage rétréci est très caractéristique. S'il s'agit, par exemple, d'un rétrécissement calleux de la partie supérieure de l'œsophage thoracique, on voit, dès la portion cervicale, de longues traînées, continues ou interrompues, de muqueuse pâle et dure, tranchant sur la muqueuse voisine, souple et rosée. Plus on s'approche de l'orifice supérieur du rétrécissement, plus ces traînées cicatricielles se rapprochent, convergeant vers le point rétréci. A ce niveau, on voit, formant le fond d'un entonnoir progressivement rétréci, ou le fond à pic d'une portion plus ou moins dilatée, un diaphragme cicatriciel, de coloration blanchâtre, lisse, de consistance ferme et dure, immobile, sauf s'il s'agit d'un simple diaphragme muqueux. La lumière du conduit est réduite à un petit orifice, excentrique le plus souvent, masqué en partie par des masses cicatricielles (fig. 62 et 63).

Grâce aux données positives fournies par

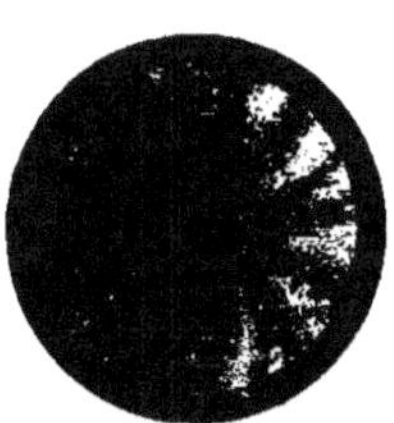

Fig. 62. — Rétrécissement cicatriciel. Type muqueux valvulaire. Aspect œsophagoscopique.

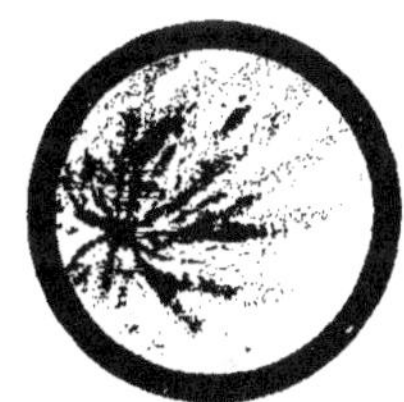

Fig. 63. — Rétrécissement cicatriciel. Type calleux à orifice excentrique.

ces différents modes d'exploration, le diagnostic de rétrécissement de l'œsophage est généralement facile. Le plus souvent même, on n'aura pas besoin de faire appel à l'examen radioscopique et œsophagoscopique. Ainsi, par exemple, les commémoratifs, l'examen clinique, le cathétérisme permettent de diagnostiquer facilement les *compressions œsophagiennes;* cependant il est des cas dans lesquels un tel examen clinique négatif laissera le diagnostic en suspens. Nous avons eu l'occasion de voir un individu souffrant d'une dysphagie progressive, à marche lente, chez qui le cathétérisme décelait un obstacle œsophagien au niveau de la base du cou. L'absence de commémoratifs avait fait craindre un néoplasme, malgré la marche lente de l'affection et l'intégrité de l'état général. L'examen œsophagoscopique redressa le diagnostic. Il montra l'existence d'une bosselure de la paroi latérale droite de l'œsophage, faisant une forte saillie dans la lumière sans qu'il y ait le moindre changement dans la coloration ou la mobilité de la muqueuse, qui glissait parfaitement sur la tumeur. Il s'agissait d'une compression œsophagienne par un goitre aberrant.

Le simple examen clinique et le cathétérisme permettent encore de reconnaître le rétrécissement congénital, le rétrécissement spasmodique et le rétrécissement cancéreux. Dans le *rétrécissement congénital,* observé chez l'enfant, la dysphagie existe depuis le moment où l'alimentation solide a succédé à l'alimentation liquide ou semi-liquide. Elle s'est installée sans cause et n'a subi aucune aggravation, ni aucune amélioration. La dysphagie que cause le *spasme œsophagien,* en apparence spontanée, à marche progressive, est très irrégulière dans son intensité comme dans son siège. Enfin le *rétrécissement néoplasique* frappe des adultes, provoque un amaigrissement et une cachexie non en rapport avec le simple obstacle œsophagien ; le rejet de parcelles néoplasiques sanguinolentes dans les régurgitations ou après une séance de cathétérisme complète sa physionomie propre.

Cependant si, dans la majorité des cas, un tel diagnostic est facile, il en est d'autres dans lesquels sans les rayons X et surtout sans l'examen œsophagoscopique il resterait en suspens. Voici un adulte atteint de dysphagie commençante ; son histoire clinique est nulle ; le cathétérisme a bien montré l'existence d'un obstacle, mais quel est-il? L'œsophagoscope nous le dira. S'agit-il d'un spasme, pas trace de tissu cicatriciel au niveau de l'obstacle, mais une muqueuse de coloration normale, fortement plissée longitudinalement et contractée autour d'un orifice central que ferme la contracture musculaire. S'agit-il d'un néoplasme, on voit, au niveau de l'obstacle, une tumeur fongueuse, ulcérée, limitée à une des parois de l'œsophage, ou envahissant déjà presque toute la circonférence (fig. 64). Exceptionnellement pourtant, un spasme concomittant peut masquer une ulcération cancéreuse ; exceptionnellement aussi, un rétrécissement par brûlure,

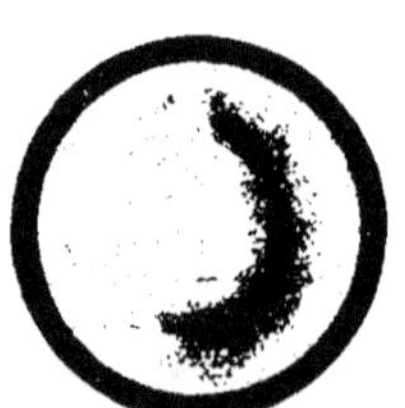

Fig. 64. — Sténose œsophagienne d'origine néoplasique. Aspect œsophagoscopique.

surtout s'il a été souvent sondé, peut présenter une surface rouge, granuleuse, saignant facilement, et qu'on pourrait prendre pour un néoplasme. L'examen microscopique d'un fragment de la végétation suspecte est alors décisif.

Le rétrécissement de l'œsophage étant admis, c'est encore l'examen œsophagoscopique qui permettra d'en déterminer la forme et la nature.

S'agit-il d'un rétrécissement inflammatoire, d'une infiltration tuberculeuse ou syphilitique, d'une gomme sous-muqueuse, on sera frappé par l'absence de toute cicatrice au-dessus et au niveau du rétrécissement. Pas de bande muqueuse surélevée, pas de replis, pas de valvules. Au niveau du rétrécissement, une muqueuse pâle, jaunâtre dans le cas d'une gomme syphilitique (Gottstein), granuleuse avec de petits nodules pâles dans le cas de tuberculose (von Schrœtter); parfois une ulcération au centre de la tuméfaction, ulcération à bords taillés à pic (syphilis) ou décollés (tuberculose), à fond saignottant ou suintant, présentant parfois des grains jaunes (actinomycose) (Gottstein). Bien que parfaitement nets, de tels aspects laisseront parfois le chirurgien dans le doute, et seul l'examen microscopique d'un fragment prélevé sous le contrôle de l'œil affirmera la nature de la lésion (Gottstein, von Hacker).

La présence du tissu cicatriciel blanchâtre, dur, immobile, fera porter d'emblée le diagnostic de rétrécissement cicatriciel. Pratiquement ce rétrécissement cicatriciel est toujours la suite d'une brûlure. L'endoscopie nous montre s'il s'agit d'un simple rétrécissement muqueux ou d'un rétrécissement calleux vrai. Elle nous renseigne sur la disposition de l'orifice supérieur, sur l'existence et les dimensions de la dilatation préstricturale. Mais elle ne nous donne aucune notion sur la longueur du rétrécissement, l'irrégularité de son trajet et de sa direction. Exceptionnellement la cause de la cicatrice n'est pas une brûlure. Dans ces cas on en reconnaîtra facilement la nature. La cicatrice résultant d'une *ulcération traumatique* (corps étranger) est petite et limitée à une portion de la circonférence ; il s'agit presque toujours d'une cicatrice muqueuse. La cicatrice qui suit une *ulcération inflammatoire* aiguë ou chronique siège dans la portion cervicale du conduit (diphtérie, scarlatine). Elle ne siège pas aux lieux d'élection des brûlures. Elle est rarement circonférentielle et toujours superficielle (Danielsen). Il en est de même des cicatrices résultant d'ulcérations syphilitiques (Just, Gottstein, Starck). Le rétrécissement résultant de la cicatrisation d'un *ulcère rond* siège dans la partie inférieure de l'œsophage. C'est une cicatrice unique, pouvant affecter cependant la forme d'un rétrécissement annulaire ou tubulaire court. Le reste du conduit est sain, tandis qu'il n'est pas rare de voir encore le vestige d'une ulcération saigner au contact du tube.

Ainsi donc, l'examen clinique, complété par l'examen radioscopique et l'examen œsophagoscopique, permet non seulement d'établir avec certitude le diagnostic de rétrécissement de l'œsophage, mais encore d'en spécifier la nature, la forme, l'origine.

Pronostic. — Il est difficile de donner une idée d'ensemble de la gravité des rétrécissements de l'œsophage. D'une façon générale, on peut dire que les rétrécissements inflammatoires sont moins graves que les rétrécissements cicatriciels parce qu'ils se laissent plus facilement dilater et qu'ils exposent moins à la récidive après la dilatation.

Pour les rétrécissements cicatriciels, le pronostic est en rapport avec l'étendue et le degré de la sténose. Aussi les rétrécissements par brûlure doivent-ils être considérés comme les plus graves. Ils le sont moins chez les enfants que chez les adultes. La mortalité inhérente aux brûlures graves de l'œsophage est telle, en effet, chez les enfants, que seuls résistent ceux qui ne sont atteints que de brûlure de moyenne intensité. De plus la dilatation est considérablement aidée chez les enfants, du fait de l'accroissement normal des parties [Keller [1]].

Chez l'enfant comme chez l'adulte, plus le rétrécissement a tardé à se manifester, plus le pronostic est favorable, au moins en ce qui concerne la facilité du traitement. D'une façon générale, on peut dire que près d'un tiers des malades atteints de rétrécissement par brûlure sont voués à la mort dans un délai assez court. Ce chiffre est évidemment trop fort si l'on envisage tous les degrés de rétrécissement. Il ne s'applique qu'aux cas vus par le chirurgien, après échec du traitement entrepris d'abord par le médecin traitant. Même avec cette restriction, il y a de grandes différences suivant les pays et suivant les époques. C'est ainsi que de 1860 à 1876, sur quinze cas de rétrécissement par brûlure traités par Billroth à Zürich et à Vienne, la mortalité ne fut que de 13,33 pour 100, tandis que dix-huit cas traités par le même chirurgien de 1877 à 1886 ont donné une mortalité de 58,8 pour 100. Il faut ajouter d'ailleurs que depuis les perfectionnements apportés au traitement par l'œsophagoscopie, le pronostic s'est sensiblement amélioré : sur neuf cas de rétrécissements graves traités en trois ans à Nancy, l'un de nous n'a eu qu'un cas de mort. Sur vingt-trois cas traités par Guisez [2], il n'y eut que quatre cas mortels.

La mort est la conséquence de l'inanition, qui se complique souvent de tuberculose pulmonaire. Elle peut survenir accidentellement à la suite d'une perforation spontanée au niveau d'une ulcération préstricturale ou provoquée à la suite d'une fausse route produite au cours de la dilatation. Elle peut être due à l'arrêt d'un corps étranger, alimentaire ou autre, au niveau du rétrécissement. Enfin, sans qu'il y ait de perforation, il n'est pas exceptionnel de voir l'inflammation des parois de l'œsophage au-dessus du rétrécissement se propager aux organes

1. Keller, *Œsterreichische Zeitschrift f. praktische Heilkunde*, 1862, n° 45.
2. Guisez, *Annales des maladies de l'oreille, du nez et du larynx*, 1909, p. 315 et 361.

voisins et provoquer la mort par pleurésie purulente, péricardite, médiastinite, bronchite purulente, gangrène pulmonaire, toutes complications pouvant survenir spontanément, ou succéder au cathétérisme le plus simple comme à la moindre tentative de traitement.

Traitement. — A) **Traitement médical.** — Le traitement médical des rétrécissements de l'œsophage peut être utilisé seul, constituant toute la thérapeutique de l'affection ; il peut n'être employé que comme adjuvant du traitement chirurgical. Dans ce dernier cas, il consiste dans l'emploi des remèdes propres à calmer la douleur, à diminuer la dysphagie en faisant cesser le spasme, et dans l'emploi des méthodes propres à calmer la soif et la faim, à soutenir et à relever les forces du malade.

L'emploi de l'opium, du chloral, des bromures, de la belladone, et surtout de la morphine a, dans certains cas, une action très remarquable sur la douleur et sur la dysphagie. Sous l'influence de l'administration raisonnée de la morphine, Naunyn, Gerhardt ([1]), ont vu des rétrécis cachectiques se remonter, reprendre même cinq kilogrammes (Gerhardt). Ces auteurs recommandent de prescrire XV gouttes d'une solution de morphine à 1 pour 100, 5 fois par jour, dix à quinze minutes avant le repas.

L'emploi des lavements alimentaires et des injections sous-cutanées de sérum, en soutenant les forces du malade, en trompant sa faim, et surtout sa soif, constituent aussi un excellent adjuvant du traitement.

Le traitement mercuriel serait, pour certains auteurs, sans action sur le rétrécissement syphilitique ; pour d'autres, il aiderait beaucoup à la dilatation ; pour d'autres enfin, il suffirait à lui seul à faire disparaître un rétrécissement syphilitique de l'œsophage. Just ([2]), Galewski ([3]) ont cité des cas de rétrécissement de l'œsophage traités depuis longtemps sans succès par la dilatation, et qui ont guéri sans dilatation, du jour où l'apparition d'accidents syphilitiques cutanés a fait instituer chez ces malades le traitement spécifique.

L'apparition en thérapeutique de la thiosinamine et de la fibrolysine, la spécificité de leur action sur les cicatrices ont conduit les médecins à instituer un traitement purement médical des rétrécissements cicatriciels de l'œsophage.

Les propriétés pharmacologiques de la thiosinamine permettent de lui reconnaître une triple action lymphagogue, chimiotactique, hyperémique. Sous cette triple influence, on voit se produire dans le tissu cicatriciel une exsudation lymphatique, une infiltration leuco-

---

1. GERHARDT, Zur Therapie der OEsophagusstenosen, *Münch. med. Woch.*, 1906, n° 27.

2. JUST, Lues der Speiseröhre und OEsophagoskopie, *Münchn. med. Woch.*, 1906, p. 225.

3. GALEWSKI, *Münchn. med. Woch.*, 1906, p. 2226.

cytaire, une suractivité circulatoire. Il en résulte un certain degré de gonflement, suivi d'une transsudation séreuse plus ou moins abondante [Wolff (¹), Teleky (²)] qui a pour résultat définitif le ramollissement et l'assouplissement de la cicatrice. L'action de la thiosinamine sur les rétrécissements de l'œsophage (Hartz (³), Kircz (⁴), Schneider (⁵), Weisselberg (⁶), Boas (⁷), Teleky, Just, Forest (⁸), etc.), bien que niée par Wolff, a été constatée sur le vivant, grâce à des examens œsophagoscopiques répétés. On a pu voir (Forest) les parties cicatricielles devenir plus rouges et plus brillantes, et, après avoir subi un léger gonflement, diminuer d'épaisseur et s'assouplir, par suite de l'exsudation des infiltrats séreux. A ce moment, la cicatrice est devenue extensible, et le seul passage du bol alimentaire doit suffire à la dilater peu à peu, jusqu'à redonner au conduit son calibre normal. Cependant si le rétrécissement est récent, et si la brûlure originelle n'est pas encore guérie, on voit au contraire survenir une aggravation des phénomènes inflammatoires, un gonflement intense qui peut conduire à l'éclatement de la paroi (Teleky).

Aussi ne doit-on commencer le traitement d'un rétrécissement de l'œsophage par la thiosinamine que quand la brûlure initiale est guérie, trois à quatre mois après le début des signes de rétrécissement. Et encore ne devra-t-on employer au début que des solutions étendues. A partir du sixième mois, les chances de succès sont bien plus grandes. Sur 8 cas de rétrécissement de l'œsophage traités par la thiosinamine, Teleky a obtenu 5 succès complets pour ceux de ces rétrécissements qui dataient de six mois ou plus. Dans 5 cas, au contraire, dans lesquels la brûlure ne remontait qu'à trois mois au plus, il y eut une aggravation du rétrécissement, et on dut recourir au traitement chirurgical.

On emploie la thiosinamine sous forme de solution à 15/100 dans l'alcool absolu (Basz (⁹), Teleky), ou en solution dans la glycérine (thiosinamine 2, glycérine 4, aq. dist. 14. Langemann). On injecte une demi-seringue de Pravaz de la solution alcoolique au début, puis 1 seringue, et on fait 2 injections par semaine. Après la cinquième injection, il est prudent de faire une pause de quelques semaines

1. Wolff, Das Thiosinamin als Heilmittel, *Arch. f. klin. Chir.*, Bd LXXXII, p. 93, 1906.

2. Teleky, Die Laugenverätzungen der Speiseröhre, *Zeitsch. f. Heilk.*, 1904, Bd XXV.

3. Hartz, *Deutsch. med. Wochsch.*, 1904, n° 8, 1905, n° 11.

4. Kircz, *Budapesti Arrosi Ujsag.*, 1904, n° 24.

5. Schneider, *In Wolff. loc. cit.*

6. Weisselberg, Ein Fall von Œsophagusstriktur geheilt durch Fibrolysin, *Münch. med. Wochsch.*, 1906, p. 1623.

7. Boas, Stenosen des Œsophagus, *Deutsche. med. Wochsch.*, 1905, p. 281.

8. Forest. Fibrolysin bei Œsophagusstrictur, *Deutsche, med. Wochsch.*, 1906, p. 942.

9. Basz, Beiträge zur Behandlung der Laugenverätzungen der Speiseröhre, *Wien. klin. Wochsch.*, 1907, p. 517.

avant de recommencer le traitement. On recommande de faire l'injection de thiosinamine dans la région interscapulaire, le plus près possible, en somme, des cicatrices œsophagiennes. Les injections sont assez douloureuses. Suker ([1]) et Mertens ([2]) en donnant la thiosinamine en capsules gélatinées (0,05 ctg de thios., 1 à 6 capsules par jour) supprimeraient la douleur des injections.

Bien que certains auteurs aient considéré l'emploi de la thiosinamine comme un adjuvant du traitement chirurgical, il serait prudent de ne pas faire de dilatation pendant le cours du traitement par la thiosinamine, les moindres plaies ou ulcérations produites par les sondes pouvant être, de par la thiosinamine, la cause d'une aggravation momentanée du rétrécissement.

L'emploi de la thiosinamine a d'ailleurs des inconvénients : d'abord l'intoxication, qui se traduit par de la céphalée, des vomissements, de la somnolence, de l'apathie, du tremblement (Wolff) et qu'on a vue se produire après l'administration de 1 gramme de thiosinamine [Kunkel ([3])] ; ensuite l'exagération de son action locale qui peut avoir pour conséquence la nécrose partielle du tissu inflammatoire ou cicatriciel, exposant ainsi à l'infection. Enfin la thiosinamine ramollit le tissu cicatriciel sans élection, de sorte qu'on a vu des tuberculoses pulmonaires en voie de guérison reprendre une évolution active avec fièvre, etc., des ganglions bacillaires scléreux se ramollir et suppurer ; on a vu fondre des cicatrices opératoires anciennes, et Teleky rapporte un cas de mort survenue à la suite du ramollissement d'une cicatrice de gastrostomie : l'estomac abandonna la paroi, et la mort survint par péritonite. Aussi a-t-on voulu substituer à la thiosinamine un corps ayant des propriétés analogues sans en avoir les inconvénients. C'est ainsi que Schneider, Boas, Weisselberg, etc., ont employé la *fibrolysine*, sel double de thiosinamine et de salicylate de soude, qu'on emploie en injections intramusculaires, à la dose de 5 centimètres cubes par jour.

Les résultats obtenus par ce traitement médical des rétrécissements de l'œsophage semblent, à un examen superficiel, être très remarquables. Après 24 injections de thiosinamine, Pollack ([4]) obtint la guérison complète d'un rétrécissement par la potasse durant depuis huit ans ; Weisselberg, après 20 injections de fibrolysine, réussit à dilater un rétrécissement jusque-là non dilatable. Des faits analogues ont été publiés par Kircz, Schneider, Forest, Teleky. Mais à y regarder de près, on voit qu'il s'agissait le plus souvent, dans ces cas, de rétrécissements peu serrés, dans lesquels l'élément spasmodique jouait un

1. SUKER, *La Clin. ophtalmologique*, 1898, n° 18.
2. MERTENS, *Wratsch.*, 1894, p. 350, 582, 410.
3. KUNKEL, *Handb. der Toxikologie*, Iena, 1901.
4. POLLACK, Ueber rasche und dauernde Heilung einer alten Verätzungsstrictur des Œsophagus durch Thiosinamin, *Therapie der Gegenwart*, 1906, n° 3.

rôle considérable. De plus, les résultats publiés sont tout récents, et il faudrait connaître des résultats éloignés pour pouvoir juger définitivement la méthode. Les contre-indications sont, d'autre part, très importantes (tuberculose pulmonaire ou locale, présence de cicatrices anciennes ou récentes, etc.).

En somme, en présence d'un rétrécissement datant de plus de six mois, chez un individu ne présentant aucune affection concomittante, on peut essayer la thiosinamine ou la fibrolysine; mais si, après une dizaine d'injections, on n'obtient pas une amélioration fonctionnelle marquée, il ne faudra plus compter sur le traitement médical.

B) Traitement chirurgical. — Les différentes méthodes de traitement des rétrécissements de l'œsophage peuvent se classer en deux groupes, suivant qu'elles ont pour but: ou bien, en agissant directement sur le rétrécissement, d'en obtenir la diminution ou même la disparition, ou bien, en agissant à distance, de tourner l'obstacle qu'il constitue, et de créer une voie nouvelle au passage des aliments.

I. — MÉTHODES QUI AGISSENT DIRECTEMENT SUR LE RÉTRÉCISSEMENT

Nous les diviserons en deux groupes :

1º Les méthodes ayant pour but d'agir sur le rétrécissement par l'intérieur même du conduit; 2º les méthodes ayant pour but d'agir sur le rétrécissement par l'extérieur de l'œsophage.

Les méthodes intra-œsophagiennes se divisent elles-mêmes en deux groupes suivant qu'on agit sur le rétrécissement de haut en bas par les voies naturelles, ou de bas en haut, après création d'une voie artificielle par ouverture de l'estomac.

I. — MÉTHODES INTRA-ŒSOPHAGIENNES PAR LES VOIES NATURELLES

α) *La cautérisation.* — Imaginée par Home Andrew, vantée par Gendron, Hamburger, la cautérisation consiste à détruire le tissu cicatriciel par un caustique chimique approprié (nitrate d'argent, alun, etc.). C'est là une méthode illogique, aveugle et dangereuse, justement tombée dans l'oubli. L'emploi systématique de l'œsophagoscopie a semblé pouvoir, dans certains cas exceptionnels, redonner à cette méthode un peu d'actualité, et Rosenheim a fait construire un galvano-cautère spécial, destiné à sectionner à travers l'œsophagoscope certains rétrécissements muqueux valvulaires de l'œsophage.

β) *La dilatation.* — Chercher à obtenir la perméabilité et le calibrage de l'œsophage rétréci par l'introduction d'instruments dans son intérieur a depuis longtemps préoccupé le chirurgien. Dès 1742,

Mauchard recommandait la dilatation. Chopart, Desault en 1785, Valisneri en 1774, Boyer en 1799, reconnaissant l'insuffisance de la médication interne dans le traitement des rétrécissements, en préconisent le traitement chirurgical par la dilatation. Dès lors, le nombre des procédés va croissant, et dès le début du xixᵉ siècle, l'arsenal chirurgical est extrêmement riche en instruments dilatateurs. Jusqu'à la découverte de l'œsophagoscope, les procédés de dilatation se perfectionnent lentement ; les instruments se multiplient, mais la méthode reste la même. Depuis, la méthode elle-même s'est transformée : nous devons donc étudier : 1° la dilatation sans œsophagoscopie ou dilatation simple ; 2° la dilatation œsophagoscopique.

1° **Dilatation simple**. — On peut pratiquer la dilatation temporaire et la dilatation permanente.

Dilatation temporaire. — Elle peut être rapide ou lente.

La dilatation rapide est obtenue soit par la *dilatation brusque* ou *divulsion*, soit par la *dilatation immédiate progressive*.

La *divulsion* est pratiquée à l'aide du dilatateur de Flechter ou des instruments analogues de Collin et Lefort, de Vidal, de Leube. Ce sont des instruments métalliques, formés de plusieurs branches pouvant s'écarter l'une de l'autre par un mécanisme quelconque. Il est à peine besoin de dire que la dilatation brusque est une méthode dangereuse et justement condamnée.

La *dilatation immédiate progressive* de Lefort consiste à introduire successivement, et dans une même séance, à la suite d'une fine bougie conductrice armée d'un pas de vis, une série de bougies de dimensions progressivement croissantes. Ces bougies en gomme sont cylindriques ou cylindro-coniques. Dans certains cas difficiles, von Hacker emploie une sonde cylindrique creuse dont il conduit l'extrémité jusqu'au niveau supérieur du rétrécissement, et à travers laquelle il pousse un ou plusieurs catguts rigides dans l'intérieur du rétrécissement. Le gonflement subi au bout de quelques minutes par le catgut a suffisamment dilaté le rétrécissement pour qu'on puisse y pousser la fine bougie conductrice qu'il n'admettait pas d'abord.

La *dilatation lente* consiste à pratiquer, en des séances plus ou moins nombreuses et plus ou moins espacées, la dilatation du rétrécissement par le passage d'instruments de volume progressivement croissant. Bretonneau et Trousseau employaient une simple éponge fixée à une tige de baleine, à laquelle ils faisaient parcourir deux ou trois fois de suite le trajet du rétrécissement. D'autres se servent d'explorateurs à boule formés d'une tige de baleine à l'extrémité de laquelle on peut visser des olives d'ivoire de tailles différentes (Duguet) ; pour éviter la réintroduction répétée de la tige porte-olive, Velpeau plaçait sur une même tige plusieurs olives ou plusieurs renflements dont le volume allait croissant du plus bas au plus élevé. Verneuil, Mac-Cormac, Jameson, von Bruns ont inventé des dilatateurs ayant tous pour principe l'introduction d'olives de dimensions variées, percées d'un canal suivant leur longueur, et conduites, grâce à ce canal, le long d'une tige conductrice préalablement introduite dans le rétrécissement. Tous ces dilatateurs à boule ont fait place, depuis Richet et Trélat, surtout depuis Bouchard, aux dilatateurs en forme de bougie cylindrique ou cylindro-conique. A l'action un peu brutale et surtout trop rapide du passage de la boule, se substituait ainsi l'action plus douce et plus prolongée des sondes et des bougies. Pour donner à l'extrémité cylindro-conique de la sonde une rigidité suffisante, on a conseillé de l'emplir de grenaille de plomb (Bouchard, Routier) ou de mercure (Billroth). Schreiber a adapté à l'extrémité de la sonde un petit tube de caoutchouc mince, susceptible d'être rempli d'eau depuis l'extérieur et de dilater ainsi par son poids le rétrécissement dans lequel il a pénétré. Reichmann, Russel remplacent ce tube de caoutchouc par une sorte de petit ballon qu'ils insufflent depuis l'extérieur. Senator enfin conduit dans le rétrécissement des tiges de laminaire vissées à la bougie conductrice, et dont le gonflement produit en une heure ou deux une importante dilatation.

De tous ces instruments, les plus employés sont les sondes et les bougies cylindro-coniques. Bien enduites d'huile ou de vaseline, elles sont introduites avec précaution et suivant les règles du cathétérisme, pour être laissées en place quelques instants. A la première séance de dilatation, le malaise du patient, ses efforts de régurgitation, la difficulté de respirer qu'il accuse empêchent de laisser la sonde en place plus de quelques secondes ; mais lorsque le patient s'est habitué à respirer lentement, et à laisser la salive s'écouler au dehors sans essayer de cracher, on peut laisser la sonde en place de cinq à dix minutes, voire une demi-heure, sans inconvénient.

Dilatation permanente. — Elle a pour but d'introduire dans le rétrécissement un instrument dilatateur qu'on laisse en place un temps plus ou moins long, de façon à obtenir une dilatation lente et continue.

On peut pour cela se servir de fines bougies laissées à demeure pendant quarante-huit heures, l'alimentation du malade étant assurée pendant ce temps à l'aide de lavements alimentaires. On peut aussi se servir de boules d'ivoire, fixées à l'extrémité d'une tige de baleine laissée en place (Mauchard), ou maintenues par un fil, la tige conductrice ayant été retirée aussitôt l'olive en place (Svitzer).

Mais il est préférable de se servir de dilatateurs creux, permettant l'alimentation directe du malade. Dans ce but, on a introduit dans le rétrécissement des canules fixées à un fil et introduites sur une bougie conductrice qu'on retire quand la canule est en place (Krishaber, Symonds, Leyden, Renvers, Chappel). On s'est servi, aussi et surtout, depuis Boyer, de longues sondes en gomme introduites par la narine et laissées à demeure dans l'œsophage. Von Hacker a utilisé les propriétés élastiques des drains de caoutchouc : dans un drain, il introduit une bougie rigide bien vaselinée, plus longue que lui ; tirant sur les deux extrémités du drain, il l'allonge jusqu'à ce que ces extrémités dépassent celles de la bougie, et, repliant latéralement les extrémités du tube de caoutchouc, il en fait saillir la paroi latérale sur les extrémités de la bougie. La partie coudée ayant été coupée, on introduit le tube de caoutchouc, ainsi armé et fixé par un fil, dans le rétrécissement. Le drain en place, on retire la bougie par l'orifice supérieur latéral du drain, et le caoutchouc, livré à son élasticité propre, revient sur lui-même, augmentant peu à peu de volume, et produit ainsi une dilatation lente et très douce.

Telles sont les principales méthodes de dilatation de l'œsophage. Toutes, elles présentent des difficultés et des dangers. La principale difficulté consiste à trouver l'orifice supérieur du rétrécissement. Si, dans les cas légers, la sonde descend facilement et directement dans le rétrécissement, dans les cas sérieux ou graves, le spasme, l'excentricité de l'orifice supérieur, la présence d'une dilatation préstricturale avec des poches, des valvules, des replis au milieu desquels va s'égarer la sonde rendent le cathétérisme très difficile, voire même impossible. L'introduction de catguts conducteurs poussés à travers une sonde creuse dont le bout affleure le rétrécissement peut rendre service ; mais le succès de l'opération est encore livré au hasard, et il arrive qu'un rétrécissement qui s'est laissé franchir une ou plusieurs fois devient brusquement infranchissable, simplement parce que le hasard n'a plus favorisé le passage de la sonde. A plus forte raison si une minime ulcération produite par un cathétérisme antérieur vient encore augmenter les difficultés, en provoquant un spasme ou un gonflement inflammatoire des parois. Aussi la plus grande patience est-elle indispensable, la plus minime violence, la moindre manœuvre un peu brutale pouvant exposer aux plus graves complications.

Le grand danger est en effet la perforation de l'œsophage, la fausse route, à laquelle on est surtout exposé lorsqu'existe une dilatation préstricturale, enflammée ou non. Il faut bien en effet exercer une certaine pression pour franchir un rétrécissement. Or sait-on si la pression est faite en bonne place, sur l'orifice supérieur du rétrécissement, ou à côté ? Doit-on insister devant la résistance, et quelle est la limite de l'effort à faire ? Autant de questions auxquelles il est impossible de répondre. Il n'y a donc pas lieu de s'étonner qu'on ait vu la sonde perforer l'œsophage au-dessus du rétrécissement, pénétrer dans l'aorte (Haese, in Billroth), dans la plèvre, le poumon, le péricarde (Teleky). Cet auteur a réuni, en 1904, 19 cas de ce genre publiés, et tous ne le sont pas ! La perforation peut d'ailleurs ne pas être la conséquence immédiate d'une effraction des parois de l'œsophage par la sonde. Le passage de celle-ci, même en bonne place, provoque en effet, dans certains cas, une inflammation très vive, la moindre ulcération ouvrant la porte aux saprophytes qui stagnent dans la dilatation, et pouvant produire ainsi un ramollissement des parois qui céderont à la moindre violence [von Torday (1), Billroth (2), Rokitanski (3)]. Même si les parois ne cèdent pas, l'inflammation peut se propager spontanément vers les organes voisins et amener une médiastinite, une péricardite, une pleurésie mortelles. Aussi ne doit-on employer la dilatation qu'avec une prudence extrême, en suivant scrupuleusement certaines règles.

Il ne faut recourir à la dilatation que lorsque la brûlure initiale est guérie, au moins dans les cas sérieux; car le danger de perforation et de propagation inflammatoire péri-œsophagienne est d'autant plus grand que les tissus sont plus mous ou enflammés. On a reproché à l'abstention systématique du début de nécessiter souvent la gastrostomie pour assurer l'alimentation du malade. On lui a reproché aussi de permettre la formation d'un rétrécissement d'autant plus serré qu'on l'aura abandonné plus longtemps à lui-même. Pour nous, la nécessité d'une gastrostomie temporaire n'est pas une complication grave; nous la craignons beaucoup moins que les risques d'une perforation de l'œsophage impossible à éviter sûrement; nous ne voyons pas, d'autre part, comment le passage d'une sonde tous les huit jours pourrait empêcher la cicatrisation inodulaire et rétractile de se produire. Il faudrait pour cela modeler la cicatrisation sur une sonde à demeure placée immédiatement; mais les dangers d'une ulcération compressive, les risques d'une inflammation aiguë ont fait depuis longtemps renoncer à ce procédé.

On ne commencera donc la dilatation que six semaines ou deux mois après la brûlure; la cicatrisation est alors en partie terminée, et le tissu cicatriciel encore assez mou pour se dilater. A quel mode de dilatation faut-il avoir recours? On commencera par la *dilatation progressive temporaire*, pratiquée à l'aide des bougies cylindro-coniques de Bouchard. Introduite avec une grande prudence, la bougie bien vaselinée sera laissée en place quelques minutes au début; plus tard, jusqu'à une demi-heure. A quels intervalles doit-on sonder? Weiss (4) veut deux fois par jour, Rosenheim (5) tous les jours. Nous croyons avec Teleky, von Hacker et la majorité des auteurs que deux ou trois séances de dilatation par semaine sont très suffisantes. Ce mode de dilatation est généralement bien supporté, encore que le patient se plaigne souvent, au moment du passage de la sonde, d'une vive douleur interscapulaire ou épigastrique. Quand, au bout de quelques semaines de patients essais, on aura obtenu un certain degré de dilatation, on s'efforcera de le maintenir par l'emploi d'une sonde

1. V. Torday, *Jahrbuch für Kinderheilkunde*, 1901, Bd LIII, p. 273.
2. Billroth, Cité par Teleky, *Loc. cit.*
3. Rokitanski, *Lehrbuch der pathologischen Anatomie*, Wien, 1855.
4. Weiss, *Jahrbuch für Kinderheilkunde*, Bd XIV, p. 249.
5. Rosenheim, *Berliner klin. Woch.*, 1892, p. 811.

à demeure laissée en place quelques heures, ou même plusieurs jours. La sonde en gomme passée par la narine constituant un supplice souvent insupportable, on emploiera de préférence les drains de von Hacker très efficaces et très peu vulnérants. Lorsque le degré de dilatation ainsi obtenu semblera définitivement acquis, on reprendra la dilatation progressive par les bougies, et on s'arrêtera quand, chez l'adulte, une sonde de 13 à 14 mm. franchira facilement la sténose. Il suffira désormais d'une séance de dilatation tous les mois pour maintenir le résultat obtenu. Rien n'empêchera d'ailleurs à ce moment de confier une sonde au malade intelligent qui maintiendra lui-même le calibrage de son œsophage.

2° **Dilatation œsophagoscopique.** — Deux ordres de causes, physiologiques et anatomiques peuvent rendre la *dilatation simple* difficile, dangereuse ou même impossible. Les causes anatomiques sont : l'excentricité de l'orifice supérieur du rétrécissement, la présence d'une dilatation où s'égarent les instruments explorateurs, la présence d'un diverticule, la présence d'une hypertrophie musculaire irrégulière déplaçant l'axe du conduit. Les causes physiologiques consistent dans l'élément spasmodique et inflammatoire, qui fait contracter l'œsophage à la moindre exploration, et s'oppose au passage des instruments les plus fins. L'œsophagoscope permet très souvent de vaincre ou de tourner ces obstacles.

A l'extrémité du tube endoscopique on découvre l'orifice supérieur du rétrécissement qu'un fin cathéter, directement conduit sous le contrôle de l'œil, peut alors facilement franchir. On voit la contraction spasmodique de la paroi œsophagienne qu'un badigeonnage cocaïné fait céder sous les yeux de l'observateur. Le cathétérisme, impossible à l'aveugle, est devenu possible, et souvent très facile. Le premier pas est franchi; on peut dès lors commencer la dilatation. Rosenheim [1], Pariser [2], Meyer [3], Reizenstein [4], von Hacker, Harmer [5], Ebstein [6], Starck [7], en Allemagne, Myer [8], Jackson [9], en Amérique, Guisez [10], Sargnon [11], Sencert [12], etc., en France,

1. Rosenheim, *Deutsch. med. Wochsch.*, 1895, p. 740, *Berl. klin. Wochsch.*, 1895, n° 12, *Deutsch med. Wochsch.*, 1899, p. 55, etc.
2. Pariser, *Berl. klin. Wochsch.*, 1897, n° 22.
3. Meyer, Ueber Otoscopie u. Œsophagoskopie, *Allg. med. zentr. Zeit.*, 1895, n° 100.
4. Reizenstein, Zur Klinik der Speiseröhrenerkrankungen mit Demonst, *Münchn., med. Wochsch.*, 1900, n° 31.
5. Harmer, Klinik der Œsophagoskopie, *Wien. klin. Wochsch.*, 1902, n° 25.
6. Ebstein, Ueber Œsophagoskopie und ihre therapeutische Verwendbarkeit, *Wien. klin. Wochsch.*, 1898, n° 6.
7. Stark, Die direkte Besichtigung der Speiseröhre. Œsophagoskopie, 1905, Stuber, Würzburg.
8. Myer, *Medical Record*, 1908, p. 179.
9. Jackson, *Boston med. and surg. Journal*, 1908, p. 350.
10. Guisez, *Traité des maladies de l'œsophage*, Paris, 1911, Baillière.
11. Sargnon, *Soc. des Sciences méd. de Lyon*, 25 décembre 1908, *Congrès d'oto-rhino-laryngologie*, Paris, 1909.
12. Sencert, *Revue de Chir.*, 1907, n° 1.

ont, ces dernières années, fixé la technique de la dilatation œsophagoscopique des rétrécissements de l'œsophage.

On peut pratiquer, ici encore, la dilatation temporaire ou la dilatation permanente.

La dilatation progressive temporaire se fait à l'aide de fines bougies ou de fines sondes en gomme. La nécessité d'œsophagoscopies répétées plusieurs fois par semaine a fait préférer à ce mode de dilatation la dilatation immédiate progressive. Elle consiste à faire pénétrer dans le rétrécissement, à la suite d'une bougie conductrice armée d'un pas de vis, une série de bougies de diamètres progressivement croissants. On s'arrête quand on a gagné quelques numéros, surtout quand on a la sensation que la bougie ne passe plus qu'à frottement dur dans le rétrécissement. Il n'est pas rare d'obtenir, en deux ou trois séances de dilatation œsophagoscopique, un calibrage suffisant pour permettre de poursuivre le traitement par la dilatation simple (Guisez, Sencert).

La dilatation permanente a été préconisée surtout par Ebstein et par Starck. Nous l'avons employée plusieurs fois avec succès en utilisant, après ces auteurs, les propriétés des tiges de laminaire. Lorsqu'on a sous les yeux l'orifice supérieur du rétrécissement, qu'un cathétérisme prudent, pratiqué sous le contrôle de l'œil, a renseigné sur sa forme et sa longueur, on porte dans le rétrécissement une tige de laminaire d'un diamètre un peu inférieur à celui de la lumière du rétrécissement et dont l'extrémité supérieure est fixée à un solide fil de soie. La tige de laminaire a une longueur correspondante à celle du rétrécissement. Nous en avons placé à plusieurs reprises de 15 et 18 centimètres dans l'œsophage d'un jeune garçon porteur de rétrécissements multiples. La tige placée, on retire l'œsophagoscope en ramenant doucement le fil qu'on fixe à l'oreille du patient. On laisse la tige en place pendant une demi-heure, une heure; nous l'avons laissée trois heures dans un cas particulièrement rebelle. Pendant tout ce temps, le malade doit rester couché, immobile, laissant sa salive s'écouler le long des commissures labiales. Il n'y a plus qu'à retirer la laminaire en tirant sur le fil.

Outre la laminaire, Ebstein s'est servi d'un instrument analogue à celui de von Hacker, basé sur les propriétés élastiques des tubes de caoutchouc. Il consiste essentiellement en un tube de caoutchouc très étiré et ainsi fixé à un mandrin qu'on introduit dans le rétrécissement. Le retrait du mandrin permet au caoutchouc de revenir sur lui-même, dilatant ainsi le rétrécissement.

La dilatation œsophagoscopique a donné d'excellents résultats entre les mains de tous les chirurgiens familiarisés avec l'œsophagoscope. Ebstein n'a pas eu d'insuccès. Starck, Rosenheim, etc., ont publié de très beaux résultats; sur 20 cas traités par la dilatation œsophagoscopique, Guisez n'a pas eu un seul accident. Nous-même, sur 8 cas, n'en avons pas éprouvé. La méthode est donc assez peu dangereuse. Est-ce à dire qu'elle évite tous les dangers de la dilatation? Non. La dilatation simple exposait à la perforation au-dessus ou à l'intérieur du rétrécissement, et surtout à la perforation lente par irritation, inflammation, suppuration de la paroi. Avec l'œsophagoscope, on peut éviter la perforation sus-sténosique; on n'évite pas à coup sûr la perforation à l'intérieur du rétrécissement. Quand, l'orifice supérieur du rétrécissement une fois découvert, nous avons pu y pousser un cathéter, ce cathéter chemine à l'aveugle dans le rétrécissement, frotte contre ses parois. Le voilà qui n'avance plus qu'avec peine. Faut-il appuyer? Quel effort oser? Sommes-nous en bonne place? Autant de questions que l'œsophagoscope à lui seul ne peut résoudre. Aussi, tout en améliorant considérablement le pronostic de la dilatation, l'œsophagoscopie n'en a pas supprimé complètement les dangers.

Les résultats fonctionnels de la dilatation œsophagoscopique sont en général très bons. Ils l'emportent encore sur ceux de la dilatation simple par la possibilité de la dilatation permanente rendue facile par l'emploi des tiges de laminaire.

En résumé, l'œsophagoscopie a amélioré les résultats vitaux et fonctionnels de la dilatation, et surtout elle en a élargi considérablement les indications : tel rétrécissement qui semble infranchissable aux sondes les plus fines devient franchissable sous le contrôle de l'œil, et justiciable de la dilatation. Les 8 cas de rétrécissements que nous avons ainsi traités échappaient complètement au cathétérisme cent fois répété. Les 55 cas publiés par Guisez étaient relatifs à des rétrécissements infranchissables; l'œsophagoscope a permis de les franchir et de les dilater tous.

γ) *L'électrolyse.* — L'électrolyse a été employée dans le traitement des rétrécissements de l'œsophage par Stern, E. Bœckel, Fort, et dans ces dernières années, par tous les chirurgiens qui pratiquent l'œsophagoscopie. On peut faire, en effet, *l'électrolyse simple* et *l'électrolyse œsophagoscopique.*

L'électrolyse simple est *linéaire* (Fort) ou *circulaire* (Newmann). L'électrolyse linéaire est pratiquée avec les instruments de Fort, sondes œsophagiennes armées d'une pièce métallique semblable à la lame de l'uréthrotome de Maisonneuve. L'extrémité de la sonde est poussée dans le rétrécissement jusqu'à ce qu'on sente la lame métallique arrêtée par lui. A ce moment, on fait passer dans cette lame un courant de 15 milli-ampères pendant cinquante à soixante secondes, tandis qu'on appuie légèrement sur la sonde. Peu à peu, la lame et la sonde franchissent le rétrécissement. Aussitôt après, on peut commencer la dilatation.

L'électrolyse circulaire se pratique à l'aide d'olives allongées, en nickel pur, creusées d'un canal permettant d'y visser une longue tige conductrice isolée. Lorsque l'olive est arrivée au contact du rétrécissement, on fait passer le courant en graduant lentement, de façon à atteindre 12 milli-ampères, et on pousse légèrement et doucement l'olive. Lorsqu'une première est passée, on la remplace par une deuxième plus volumineuse; puis, séance tenante, on peut commencer la dilatation avec des bougies molles.

L'électrolyse simple qui, entre les mains de quelques chirurgiens, a donné de beaux succès, est loin d'être sans danger. Dans les cas les plus bénins , il n'est pas rare de voir les séances d'électrolyse suivies d'accidents dyspnéiques et de fièvre pouvant atteindre 38, 39 degrés [Frœhlich(¹)]. Dans les cas graves, la perforation immédiate ou consécutive à l'inflammation de la paroi est un accident malheureusement très à craindre, surtout avec l'électrolyse linéaire. Aussi conseillons-nous de recourir de préférence à l'électrolyse circulaire.

L'*électrolyse œsophagoscopique*, recommandée par Ebstein, Starck, Gottstein, etc., a sur l'électrolyse simple les avantages qu'a la dilatation œsophagoscopique sur la dilatation simple. Nous n'y reviendrons pas. L'orifice supérieur du rétrécissement une fois découvert, on en pratique l'électrolyse circulaire; et, en deux ou trois séances de dilatation œsophagoscopique consécutives, on peut arriver à un calibrage suffisant de l'œsophage. La dilatation simple fera le reste. Pratiquée avec prudence, l'électrolyse circulaire œsophagoscopique est une excellente opération; on évitera les inflammations légères ou graves, et surtout les perforations, si on a la patience d'avancer lentement dans la cure de la sténose. Au lieu de pousser au hasard la boule dilatatrice après qu'elle a franchi l'entrée du rétrécissement, il faut toujours la suivre, ne pas la perdre de vue, et n'avancer qu'après avoir vu le chemin qu'elle doit prendre. Il faut bien savoir pourtant qu'une telle conduite est impossible à suivre dans certains cas, comme par exemple dans les rétrécissements tubulaires serrés.

δ) *L'œsophagotomie interne.* — Cette opération, imaginée en 1861 par Maisonneuve, ressemble en tous points à l'urétrotomie interne, pratiquée à l'aide de l'instrument de cet auteur. On coupe le rétrécissement de haut en bas, à l'aide d'une ou de plusieurs lames triangulaires, ne coupant que par leur sommet, qu'on fait glisser dans la rainure d'un conducteur cannelé préalablement introduit dans le rétrécissement. On peut aussi, à l'exemple de Dolbeau, sectionner le rétrécissement de bas en haut, à l'aide d'un œsophagotome à lame cachée, terminé par une olive métallique. Une fois le rétrécissement franchi par l'olive, on retire l'instrument en faisant saillir la lame. L'œsophagotome de Trélat, véritable instrument de précision, consiste en une longue tige courbe graduée, présentant à quelques centimètres de son extrémité un renflement destiné à s'arrêter à l'orifice

---

1. Frœhlich, *Annales de méd. et de chir. infantiles*, 1905, p. 255.

supérieur du rétrécissement. Une vis permet de faire saillir deux lames triangulaires cachées dans la partie de l'instrument qui a pénétré dans la sténose, et un petit cadran, placé près de la vis, permet de lire l'écartement des lames. En retirant l'instrument, on sectionne les parties rétrécies.

Pratiquée en France surtout par Lannelongue, Dolbeau, Trélat Tillaux, à l'étranger par Billroth, Czerny, Studgaard, Elsberg, Mackenzie, l'œsophagotomie interne, au premier abord séduisante comme l'urétrotomie interne, n'a eu qu'une fortune médiocre : Weber [1] n'a pu réunir en 1897 que 25 opérations, et depuis, l'opération est abandonnée. D'après Mackenzie [2], la mortalité en serait de 25 à 50 pour 100 ; les dangers de l'opération sont la section totale de la paroi œsophagienne, à laquelle expose la moindre déviation du conduit rétréci, la blessure des organes péri-œsophagiens, à laquelle expose la moindre fausse route, les hémorragies, souvent sérieuses, de l'œsophage, enfin et surtout, les inflammations œsophagiennes et péri-œsophagiennes, médiastinites, pleurésies, péricardites, etc.

Depuis l'apparition de l'œsophagoscopie, l'œsophagotomie interne a repris une certaine actualité. Grâce à l'œsophagoscope, on voit l'orifice supérieur du rétrécissement à travers lequel on peut conduire simplement une boule métallique précédant une petite lame triangulaire. Plus de danger de perforation au-dessus du rétrécissement, plus de crainte des diverticules sus-sténosiques, plus de crainte des fausses routes. On voit ce que l'on fait, on conduit l'œsophagotome, et on limite à son gré son action.

Cette opération ainsi perfectionnée constitue un grand progrès sur l'ancienne œsophagotomie interne de Maisonneuve, et elle a donné de beaux succès à Guisez et à Sencert. Mais elle est loin d'être encore sans danger. Ces auteurs ont eu des cas de mort après œsophagotomie interne œsophagoscopique. Si l'on peut, en effet, éviter les accidents qui avaient pour théâtre le niveau supérieur du rétrécissement, on ne peut pas grand'chose pour éviter ceux qui peuvent se produire à l'intérieur même du rétrécissement. Une fois l'œsophagotome dans le rétrécissement, vous ne voyez plus sa pointe ni ses lames ; vous progressez dès lors au hasard, et votre opération redevient comparable à l'œsophagotomie interne d'autrefois. Donc, même perfectionnée par l'œsophagoscopie, l'œsophagotomie interne reste une opération aveugle, très souvent dangereuse.

On pourrait lui pardonner ses dangers si les résultats qu'elle donne ne pouvaient être obtenus que par elle. Or il n'en est rien, et ses indications me paraissent bien restreintes. Si le rétrécissement est très étroit, la boule conductrice de l'œsophagotome n'y pourra pas passer ;

---

1. WEBER, *OEsophagotomia interna, Inaug. Dissert.* in *Centralbl. f. Chir.*, 1897, p. 69.

2. MACKENZIE, in VON HACKER, *Handbuch der prakt. Chir.*, vol. II, p. 467.

s'il est très long, sa section expose aux dangers signalés plus haut. S'il est assez large pour admettre l'œsophagotome, il est, en général, bien plus justiciable de la dilatation ou de l'electrolyse. Nous croyons cependant qu'on peut recourir à l'œsophagotomie interne œsophagoscopique dans deux cas bien déterminés :

1° Dans le cas de rétrécissement très court, surtout dans le cas de rétrécissement valvulaire, diaphragmatique. Nous avons eu l'occasion de pratiquer ainsi la section œsophagoscopique d'un rétrécissement valvulaire congénital de l'œsophage avec un plein succès (fig. 65 et 66).

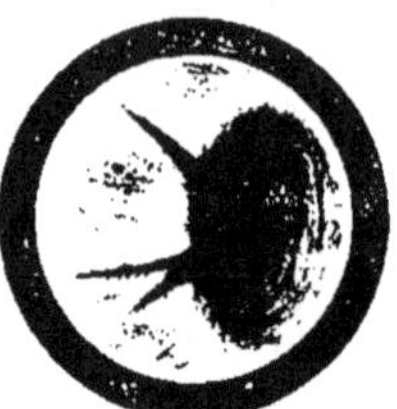

Fig. 65.
Œsophagotomie interne œsophagoscopique.

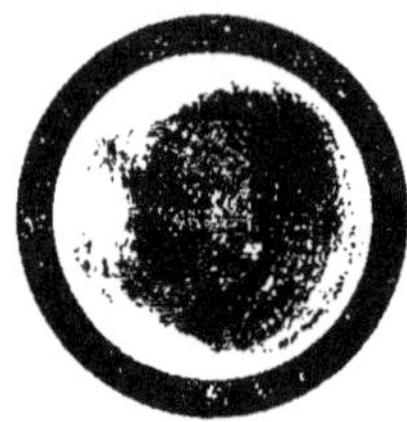

Fig. 66.
Résultat après un mois de l'œsophagotomie interne œsophagoscopique.

2° Dans le cas de rétrécissement calleux, court, franchissable, mais indilatable. Il existe en effet des cas dans lesquels la dilatation la mieux conduite et la plus persévérante n'arrive pas à calibrer l'œsophage. Dans ces cas, l'œsophagoscope montrant l'orifice supérieur du rétrécissement, le cathétérisme montrant son peu de longueur, la régularité de sa direction et l'épaisseur régulière de ses parois, on pourra, avec le maximum de chances de succès, pratiquer l'œsophagotomie interne œsophagoscopique.

II. — MÉTHODES INTRA-ŒSOPHAGIENNES APRÈS OUVERTURE DE L'ESTOMAC

Toutes les méthodes précédentes impliquent la possibilité de franchir le rétrécissement par le cathétérisme direct. Nous avons dit les obstacles d'ordre anatomique et physiologique qui, trop souvent, le rendent infranchissable.

Pour arriver à franchir et à tourner ces obstacles, on a songé d'une part à faire cesser le spasme par la mise au repos de l'œsophage grâce à la *gastrostomie*, d'autre part à tourner les obstacles anatomiques en abordant le rétrécissement de bas en haut, après ouverture large ou étroite de l'estomac. La première idée de ce traitement revient à Egeberg, chirurgien suédois, qui le conçut en 1857, et à L. H. Petit qui le vulgarisa en 1879. Son sort fut lié à celui de la gastrostomie qui, pratiquée pour la première fois par Sédillot en 1849, ne fut acceptée qu'après le début de l'ère antiseptique. Le premier essai de traitement rétrograde d'un rétrécissement de l'œsophage fut

fait par Trendelenburg (¹) en 1877; le premier succès fut celui de
v. Bergmann (²) en 1885.

Il existe deux modes de traitement des rétrécissements de l'œsophage après ouverture de l'estomac, suivant qu'on fait une ouverture
étroite (*gastrostomie*) ou une ouverture large (*gastrotomie*).

Gastrostomie. — La gastrostomie pour rétrécissement de l'œsophage répond à une double indication : alimenter le malade tout en
laissant l'œsophage au repos; permettre le traitement ultérieur du
rétrécissement.

Pour remplir efficacement ces deux indications, la fistule gastrique
doit être continente; elle doit permettre une alimentation relativement
riche; elle doit offrir une voie praticable et sûre pour le cathétérisme rétrograde de l'œsophage.

Pour être continente, la fistule doit être étroite et haut placée, aussi
près que possible du cardia. Quoi qu'on en ait dit, ces deux conditions
suffisent le plus souvent, et tous les procédés sphinctériens, valvulaires ou canaliculaires ne sont pas bien supérieurs, à cet égard, à la
gastrostomie directe bien exécutée. Dans les cas qui nous occupent,
ils ont en outre sur celle-ci l'inconvénient de rendre le cardia moins
accessible à l'exploration rétrograde. V. Hacker (³) a reproché à la
fistule étroite de ne permettre qu'une alimentation liquide, susceptible d'entretenir la vie, mais non de relever la nutrition du malade. Il
propose de faire une fistule plus large, du diamètre de l'index, à
travers laquelle on pourra verser dans l'estomac une alimentation
riche : viande, œufs, etc. Après le repas, un tube du diamètre du
doigt, introduit à frottement dans l'orifice fistuleux, l'oblitérera complètement, et sera maintenu en place par une ceinture appropriée. La
fistule large aura, de plus, l'avantage de faciliter le cathétérisme
rétrograde. En réalité, une fistule étroite bien continente suffit à
la nutrition normale. Wilms a nourri pendant sept ans et demi un
enfant gastrostomisé à l'âge de huit jours et qui s'est ainsi développé
normalement; Reizenstein, Quincke, nous-même avons vu des individus gastrostomisés depuis huit et dix ans et qui étaient dans un
état de santé relativement très bon. Quant à la difficulté du cathétérisme rétrograde par une fistule étroite, on peut y remédier, le moment
venu, par une dilatation de l'orifice fistuleux. Donc, pour les sténoses
bénignes comme pour les sténoses malignes, la fistule gastrique doit
être étroite et haut placée. Mais, pour les sténoses bénignes, elle sera
simple, directe. On réservera les procédés sphinctériens ou canaliculaires aux sténoses malignes pour lesquelles la fistule est définitive.

---

1. Trendelenburg, Gastrostomie bei Œsophagustrictur, *Arch. f. klin. Chir.*,
1878, Bd XXII.

2. V. Bergmann, *Deutsche med. Woch.*, 1885, n° 42, n° 43.

3. Von Hacker, Mehrjæhrige Magenlistelernaehrung bei völligem Narben-
verschlusz der Speiseröhre, *Beitrüge zur klin. Chir.*, 1906, Bd LI, p. 164.

La gastrostomie établie, commence le traitement consécutif :

α) **Dilatation simple** : Dans un certain nombre de cas, la seule gastrostomie suffit, par la mise au repos de l'œsophage, la cessation de la contracture spasmodique et la diminution des phénomènes inflammatoires, à rendre **perméables et dilatables** des rétrécissements jusque-là infranchissables. En dehors des 8 cas **déjà anciens de** Cohen, on trouve dans la littérature médicale un très grand nombre d'observations de ce genre (Jaboulay, Demons, v. Eiselsberg, Delagenière, Narrath, Lieblein ([1]), etc.).

β) **Dilatation sans fin** : Dans d'autres cas, le rétrécissement se laisse franchir après gastrostomie par une fine bougie exploratrice ; mais il ne se laisse pas dilater, soit qu'il n'admette pas les cathéters progressivement croissants, soit qu'apparaissent des phénomènes inflammatoires sérieux après chaque tentative de cathétérisme. On fera dans ce cas la *dilatation sans fin* de von Hacker.

Une fine sonde munie d'un fil est poussée à travers le rétrécissement jusque dans l'estomac ; par la fistule gastrique on s'efforce d'atteindre la sonde et de l'attirer au dehors à l'aide d'une pince. En remplissant d'eau l'estomac et en mettant le malade dans la position génu-pectorale, on arrivera, en général, assez facilement à ce résultat. On peut alors procéder de deux façons : ou bien, à l'extrémité supérieure du fil qui sort par la bouche on attache un drain de caoutchouc, d'un volume un peu supérieur à celui de la sonde, qu'on attire de haut en bas en tirant sur la sonde jusque dans le rétrécissement ; ou bien à l'extrémité inférieure du fil qu'on a attiré avec la sonde à travers la fistule gastrique on attache un drain qu'on ramène en tirant sur l'extrémité buccale du fil, de bas en haut, jusque dans le rétrécissement. Une fois en place, ce drain, allongé par la traction, revient sur lui-même en augmentant de diamètre, dilatant ainsi le rétrécissement. Dans l'un et l'autre cas, on a eu soin d'attacher un gros fil à l'extrémité supérieure ou inférieure du drain. On laisse celui-ci en place pendant un temps qui peut varier d'une demi-heure à plusieurs heures ; puis on le retire. Au fur et à mesure qu'il est retiré, il est remplacé par le fil qui y est attaché. Le lendemain, à l'aide du fil laissé dans l'œsophage et sortant par la bouche et par la fistule gastrique, on attire de haut en bas, ou plutôt de bas en haut, un nouveau drain un peu plus gros qu'on laisse en place, comme la veille, pendant une heure ou deux. Ordinairement, un séjour quotidien d'une demi-heure est suffisant, et on obtient ainsi, en règle générale, en trois à cinq semaines, la perméabilité complète de l'œsophage aux plus grosses sondes.

Au lieu des drains de caoutchouc de v. Hacker, certains auteurs emploient des bougies ou des sondes en gomme [Weinlechner ([2])].

1. Lieblein, *Beitr. z. klin. Chir.*, 1908, Bd LVI, p. 581.
2. Weinlechner, *Gesellschaft der Ærzte. Wien.*, 1886.

Maydl ([1]), Frank ([2])], d'autres, des olives d'ivoire traversées par un fil (Kraske), d'autres, de petits fuseaux métalliques, de petites balles d'argent [Zeehuisen ([3]), Seyffarth ([4])], d'autres enfin, des fils portant des nœuds de volume progressivement croissant [Socin, Soldani ([5])]. Il semble que les drains de caoutchouc, à cause de leur élasticité, soient le plus recommandables.

Ce mode de traitement n'offre, en somme, que les dangers, aujourd'hui insignifiants, de la gastrostomie. Le trop long séjour d'un tube a pu amener, dans quelques rares cas, des escarres œsophagiennes. La pression du tube sur le chaton cricoïdien a amené une périchondrite cricoïdienne suivie d'infection pleuro-pulmonaire mortelle [Billroth ([6])]; mais ce sont là des accidents exceptionnels qu'on évitera d'ailleurs en ne laissant les drains en place qu'une demi-heure à une heure tous les jours.

Les résultats de cette méthode sont excellents. Lieblein a rassemblé récemment 80 cas de dilatation sans fin. Dans tous les cas dans lesquels ce mode de traitement fut possible, il fut suivi de succès, et de succès durable. [Stubenrauch ([7])], guérison constatée après sept ans; Ochsner ([8]), après quatre ans; Billroth, Körte ([9]), Elter ([10]), après deux ans, etc.]. Dans un cas de Körte, l'autopsie du patient, mort de tuberculose pulmonaire trois mois et demi après la dilatation sans fin, montra un calibrage parfait de l'œsophage. Si la récidive survint dans les cas de Mosetig et de Seyffarth, c'est qu'il s'agissait de cas particulièrement rebelles, et l'on peut dire qu'en somme les insuccès sont tout à fait exceptionnels.

Malheureusement, la dilatation sans fin telle que nous l'avons décrite n'est pas toujours facile, ni même possible. Elle suppose, en effet, le passage d'une sonde fine de la bouche à la fistule gastrique. Or il existe des cas dans lesquels, malgré la gastrostomie, il est absolument impossible de passer la sonde la plus fine de haut en bas; même conduite à travers l'œsophagoscope, la sonde ne passe pas.

Différents procédés ont été utilisés pour tourner cette difficulté. Socin, Hagenbach ([11]) font avaler une petite balle de plomb munie d'un fil, espérant que son poids et les mouvements péristaltiques de l'œsophage l'entraîneront à travers le rétrécissement jusque dans l'estomac. Une fois là, elle sera attirée au dehors à l'aide d'une pince,

1. MAYDL, *Allgem. Wiener med. Zeitung.*, 1886, p. 287.
2. FRANK. *Wiener med. Blätter.*, 1887, n° 49.
3. ZEEHUISEN, *Zentralbl. für innere Med.*, 1898, p. 57.
4. SEYFFARTH, *Inaug. Dissert.*, Leipzig, 1903.
5. SOLDANI, *In Ztbl, f. Chir.*, 1887, p. 787.
6. BILLROTH, *In Lieblein, Loc. cit.*
7. STUBENRAUCH, *Münch. med. Wochsch.*, 1901, p. 240, et 1907, p. 1965.
8. OCHSNER, *Ann. of Surgery*, 1905, p. 785.
9. KÖRTE, *Deutsch. Chir. Kongress*, 1895.
10. ELTER, *Beitr. z. klin. Chir.*, Bd XXIX, p. 508.
11. HAGENBACH, *Corr. Bl. f. Schweizer Aerzte*, 1899, n° 5.

d'un courant d'eau, ou encore à l'aide d'un aimant, si, au lieu d'une balle de plomb, on s'est servi d'un petit morceau de fer [Henle (1)]. Dans une mince capsule gélatineuse, Hacker (2) enferme un fil de soie dont une extrémité est fixée à une tige de baleine : dès que la capsule est dans l'estomac, la gélatine se dissout, le fil est libre, le conducteur placé. Dunham (3) fait avaler un verre d'eau dans lequel un fil de soie est en suspension.

Tous ces procédés présentent un très grand aléa. Ils ne peuvent être utilisés que chez l'adulte, l'indocilité des enfants s'opposant à leur emploi chez les petits rétrécis. Chez l'adulte même, ils ont souvent échoué (Lieblein). Pour faciliter, dans ces cas difficiles, l'introduction du conducteur indispensable à la dilatation sans fin, Billroth, v. Hacker, ont proposé de faire une *œsophagostomie cervicale temporaire* destinée à donner accès sur l'extrémité supérieure du rétrécissement ; et, de fait, cette opération a permis à Billroth, v. Hacker, v. Eiselsberg, Mickulicz, Bernays, Pretorius, etc., de mener à bien la dilatation sans fin, autrement irréalisable.

γ) **Dilatation rétrograde** : Devant l'impossibilité absolue de franchir, en certains cas, le rétrécissement de haut en bas, même à l'aide des nombreux artifices que nous venons de décrire, on a pratiqué le cathétérisme rétrograde, de la fistule gastrique vers le bord inférieur du rétrécissement.

Pour atteindre le cardia par en bas et pénétrer dans l'œsophage, on a employé divers procédés. Le cathétérisme avec les sondes et les bougies est la méthode la plus usitée. Si la fistule gastrique est située en bonne place, il est rare que la sonde exploratrice dirigée en haut et légèrement à droite ne pénètre pas, après quelques patients essais, dans l'œsophage. On sait d'ailleurs qu'après la gastrostomie il se forme souvent une sorte de voie directe par le plissement de la muqueuse entre le cardia et l'orifice fistuleux. Elter, Murray, Seldovitch, Kruger, Rowsing sont arrivés sans peine à suivre cette voie.

Après d'inutiles tentatives de cathétérisme rétrograde, d'autres auteurs ont dû conduire la fine bougie œsophagienne dans l'œsophage, soit en l'y portant avec une longue pince courbe (Schattauer), soit en l'y dirigeant sur le doigt introduit par la fistule gastrique préalablement dilatée.

En réalité, ce n'est pas chose facile que de pratiquer ce cathétérisme rétrograde de l'œsophage. A la sonde poussée aveuglément vers le cardia par la fistule gastrique, la muqueuse de l'estomac plissée, refoulée, offre mille obstacles difficiles à tourner ; le cardia lui-même, normalement fermé par la tonicité musculaire et la disposition anatomique du bord droit de l'estomac, ne se laisse pas franchir par

---

1. Henle, *Centralbl. f. Chir.*, 1901, p. 856.
2. Hacker, *Centralbl. f. Chir.*, 1905, p. 178.
3. Dunham, *Annals of Surgery*, 1901, p. 811.

le bec de la sonde qui a bien des chances d'aller se perdre au fond de
la grosse tubérosité. Le doigt introduit à travers la fistule ne saurait
guider la sonde avec certitude que dans des cas exceptionnels, chez
des individus petits, chez lesquels le diamètre antéro-postérieur du
tronc à ce niveau ne dépasse pas 18 à 20 centimètres. Aussi a-t-on
songé à utiliser l'éclairage direct de l'estomac pour diriger les sondes
avec une plus grande sécurité. Dès 1884, Roux introduit dans l'estomac une petite lampe électrique qui éclaire le cardia et permet à la
sonde œsophagienne d'y pénétrer facilement; Curtis se sert d'un spé-
culum rectal; Lange, d'un endoscope urétral. Dans ces dernières
années, on a préconisé l'œsophagoscopie rétrograde dont v. Hacker
avait eu l'idée dès 1887. Ehrlich ([1]), le premier, a réussi à conduire
un tube endoscopique dans l'œsophage thoracique, de bas en haut, et
a pu ainsi franchir et dilater un rétrécissement jusque-là infranchissable. Reizenstein ([2]), Hoffmann ([3]), Sargnon ([4]), Sencert ont aussi
heureusement pratiqué l'œsophagoscopie rétrograde. Ce n'est cependant pas une exploration facile, et il faut s'armer d'une grande
patience pour l'entreprendre. Ce n'est qu'après le huitième essai
qu'Ehrlich a franchi le cardia; chez une jeune fille de vingt et un ans,
Starck n'a pu réussir cette exploration. C'est que la réplétion de
l'estomac par des liquides, les petites hémorragies de la muqueuse au
contact du tube, le plissement de la muqueuse devant lui opposent
parfois à l'œsophagoscopie rétrograde d'insurmontables difficultés.

Lorsque, par le cathétérisme rétrograde simple ou endoscopique,
on est arrivé à franchir un rétrécissement infranchissable par les voies
naturelles, il n'y a plus qu'à en poursuivre la dilatation sans fin, ou en
pratiquer l'électrolyse rétrograde (Hjort) ou l'œsophagotomie interne,
sanglante ou à la ficelle (Abbe), ou l'œsophagotomie rétrograde œsophagoscopique.

Il peut arriver néanmoins que, malgré la multiplicité et l'ingéniosité
des manœuvres que nous venons de décrire, le chirurgien ne puisse
ni par les voies naturelles, ni par la fistule gastrique placer le fil conducteur dans l'œsophage. Dans ces cas, il est indiqué de se créer une
large voie vers le cardia en ouvrant largement l'estomac. Nous arrivons ainsi à décrire les méthodes de traitement intra-œsophagiennes
après ouverture large de l'estomac.

2° *Gastrostomie*. — Depuis que les perfectionnements de la technique
opératoire ont permis d'ouvrir largement les viscères abdominaux
sans vouer forcément la cavité péritonéale à la contamination septique,
on a eu l'idée d'ouvrir largement l'estomac pour se créer une voie

---

1. Ehrlich, *Berl. klin. Wochsch.*, 1898, n° 42, p. 927.
2. Reizenstein, Die Besichtigung der Speiseröhre vom Munde aus (Œsophagoskopie) u. vom Magen aus (retrograde Œsophagoskopie), *Festsch. zur Feier des
50 sten Bestehens des Aerzt. Vereins. Nürnberg.*, 1902.
3. Hoffmann, Retrograde Œsophagoskopie, *Ztbl. f. Chir.*, 1901, n° 29, p. 729.
4. Sargnon, *Congrès d'oto-rhino-laryngologie*, Paris, mai 1909.

d'accès simple et facile sur le cardia et la partie inférieure de l'œsophage. Toutes les difficultés des manœuvres rétrogrades après gastrostomie sont levées d'emblée. On fait une laparotomie médiane sus-ombilicale, et on extériorise l'estomac et le côlon tranverse. A égale distance de la grande et de la petite courbure, on fait, sur la paroi antérieure de l'estomac et suivant son grand axe, une incision de 8 à 10 centimètres dont l'extrémité supérieure atteint presque le cardia. L'hémostase assurée, on assèche soigneusement la cavité gastrique, et on remplit toute sa partie pylorique de compresses stériles. La main est alors introduite dans l'estomac, et l'index arrive en général sans difficulté à franchir le cardia. La voie est ouverte pour attaquer le rétrécissement par son extrémité inférieure.

Les uns conduisent une fine bougie à travers le rétrécissement, et, quand cette bougie arrive dans le pharynx, ils y attachent une sonde en gomme qu'ils ramènent ensuite dans le rétrécissement pour l'y laisser à demeure pendant quelques jours [Delagenière (1)]. D'autres ramènent de haut en bas une lanière de gaze iodoformée destinée à rester en place quelques jours [Kendal Franks (2)]. D'autres préconisent l'introduction immédiate d'un dilatateur destiné à rompre d'un coup le rétrécissement. C'est Loreta qui, à la suite des succès que lui avait valus la divulsion du pylore, a recommandé, en 1885, la divulsion du cardia et de l'œsophage. Il pousse à travers le cardia une pince dont les branches, longues de 24 centimètres, peuvent s'écarter l'une de l'autre de 5 centimètres. Quand la pince est serrée dans le rétrécissement, il la retire en écartant ses branches; la manœuvre est répétée deux ou trois fois de suite, et la divulsion ainsi obtenue. D'autres enfin font d'emblée l'œsophagotomie interne rétrograde.

Tous ces procédés peuvent être classés en deux groupes : les procédés de douceur et les procédés de force. Les avantages des procédés de douceur sont la bénignité et la sécurité de l'intervention. Leur inconvénient est la lenteur de leur action et la nécessité absolue de poursuivre longtemps encore la dilatation. L'avantage des procédés de force est d'être brillants et rapides; leurs inconvénients sont, est-il besoin de le dire, très nombreux et très graves: au moment où on fait la divulsion brutale et aveugle, on peut voir survenir des troubles respiratoires et circulatoires très marqués avec élévation rapide de la température, tous symptômes très alarmants pouvant compromettre la vie. Loreta lui-même a observé ces graves accidents; et si Kendal Franks a pu réunir, en 1894, 8 cas de divulsion de l'œsophage sans accident, si v. Hacker a pu ajouter 4 cas nouveaux à cette heureuse série, c'est que ces chirurgiens sont tombés sur des cas particulièrement favorables qui auraient sans doute guéri à moins de frais par des

1. Delagenière, De l'exploration intra-stomacale après gastrostomie, *Arch. provinc. de Chir.*, 1898, p. 258 et 104, p. 40.
2. Kendal Franks, *Ann. of. Surgery*, 1894.

méthodes plus anodines. Quelques succès isolés ne sauraient rien prouver, et le discrédit dans lequel sont tombées les méthodes brutales est parfaitement justifié.

Une fois l'œsophage franchi de bas en haut, que doit faire le chirurgien? Les partisans de la divulsion recommandent de fermer tout simplement l'estomac, le calibrage de l'œsophage étant désormais acquis. D'autres, partisans de la sonde à demeure, préconisent également la fermeture de l'estomac, la dilatation ultérieure pouvant être faite de haut en bas par les voies naturelles. Plus nombreux sont aujourd'hui les partisans de la gastrostomie consécutive dont Delagenière s'est fait le champion convaincu. La fistule gastrique a l'avantage de permettre l'alimentation du malade, tout en laissant l'œsophage au repos; elle est la ressource suprême si la sonde à demeure est mal tolérée, ou si un spasme provoqué par la dilatation directe vient, au cours du traitement, mettre obstacle à l'alimentation normale. La question nous paraît aujourd'hui jugée, et la gastrostomie complémentaire est un temps obligé de la gastrotomie. Elle est pour nous la condition *sine qua non* du traitement ultérieur. En effet, la sonde à demeure, souvent mal tolérée, souvent cause de troubles dypsnéiques et circulatoires graves, doit être condamnée; de même la dilatation faite de haut en bas qui ne bénéficie pas, en somme, des avantages énormes du cathétérisme rétrograde. Le traitement de choix est la *dilatation sans fin* pratiquée de bas en haut à travers la fistule gastrique.

Donc, après gastrotomie et cathétérisme rétrograde de l'œsophage, on laissera dans le rétrécissement un long fil de soie dont une des extrémités sort par la bouche, l'autre par la fistule gastrique établie après fermeture partielle de la plaie de l'estomac. Ce fil sert désormais de conducteur à la dilatation sans fin telle que nous l'avons décrite.

III. — MÉTHODES EXTRA-ŒSOPHAGIENNES

Elles comprennent l'œsophagotomie externe et l'œsophagectomie.

1º L'*œsophagotomie externe*, en vue du traitement des rétrécissements de l'œsophage, peut être pratiquée dans la région cervicale ou dans la région thoracique.

A) L'**œsophagotomie externe cervicale** peut être pratiquée au niveau même du rétrécissement, exceptionnellement au-dessous de lui, plus souvent au-dessus.

Pratiquée au niveau même du rétrécissement, l'œsophagotomie externe a pour but soit la résection de la partie rétrécie (voir Œsophagectomie), soit le rétablissement du calibre de l'œsophage par une œsophagoplastie en tout semblable à la pyloroplastie bien connue de Mickulicz.

La technique de l'œsophagotomie externe a été exposée plus haut. Notons toutefois que, lorsqu'il s'agit d'ouvrir l'œsophage juste sur un rétrécissement, il est bon de se guider sur une olive préalablement introduite par la bouche. L'œsophage découvert est incisé longitudinalement, comme on incise l'urètre dans l'urétrotomie externe. Si le rétrécissement, très étroit, oppose au bistouri d'épaisses couches de tissu fibreux dans lesquelles il risque de s'égarer, il est préférable d'ouvrir l'œsophage juste sur l'olive, c'est-à-dire au-dessus du point rétréci et d'inciser ensuite le rétrécissement sur une sonde cannelée introduite par la plaie dans la lumière œsophagienne. Le conduit incisé longitudinalement est ensuite suturé transversalement. En réalité, une telle suture, déjà difficile et aléatoire sur un œsophage normal, est à peine réalisable sur un œsophage rétréci. Théoriquement, il conviendrait de suturer isolément la muqueuse et la musculeuse, la suture muqueuse n'étant pas perforante. En réalité, au niveau du point rétréci, la muqueuse transformée et soudée à la sous-muqueuse ne se laisse pas isoler, et la suture séparée est à peu près impossible. C'est ainsi que v. Bergmann, Billroth n'ont pu pratiquer la suture de l'œsophage; néanmoins, deux ans après l'opération, leurs malades étaient guéris sans récidive. Au contraire, Willy Meyer pratiqua la suture transversale avec succès. Des opérations semblables furent pratiquées avec des résultats inégaux par Demons, M. Schmidt, Robert.

Pratiquée au-dessus du rétrécissement, l'œsophagotomie externe a pour but de fournir une voie d'accès simple et facile vers son orifice supérieur. Par la plaie œsophagienne, on peut tenter le cathétérisme et la dilatation sous toutes ses formes, avec ou sans œsophagoscope. Nové-Josserand ([1]), Sargnon, Perrin ([2]) ont vivement recommandé la dilatation œsophagoscopique après œsophagotomie externe dans les cas dans lesquels l'œsophagoscopie supérieure a échoué. Si le rétrécissement est facilement abordable par la plaie œsophagienne, on peut en pratiquer la section de dedans en dehors à l'aide d'un bistouri boutonné; une telle opération est parfaitement indiquée dans le cas de rétrécissement calleux court. Si le rétrécissement est situé plus profondément dans le thorax, on peut pratiquer l'*œsophagotomie combinée* de Gussenbauer ([3]) : après œsophagotomie externe cervicale, Gussenbauer introduit par la plaie dans le rétrécissement une fine sonde suivie d'une sonde cannelée dans la rainure de laquelle il fait glisser un bistouri boutonné à long manche destiné à couper les parties rétrécies. Chez l'adulte, il atteint ainsi facilement les rétrécisse-

---

1. Nové-Josserand, *Soc. de Chir. de Lyon*, 25 mars 1909, in *Lyon Chir.*, 1909. p. 851.

2. Perrin, *Société des Sciences méd. de Lyon*, 21 avril 1907.

3. Gussenbauer, Ueber kombinierte Œsophagotomie, *Zeitsch. f. Heilk.* 1883, Bd IV. p. 55.

ments thoraciques supérieurs (bifurcation de la trachée). Chez un enfant de deux ans et demi, il put atteindre un rétrécissement thoracique inférieur (hiatus œsophagien du diaphragme). Pourtant si l'on songe que l'hiatus œsophagien se trouve chez l'enfant de six ans à environ 12 centimètres, chez l'adulte à environ 20 centimètres de la plaie œsophagienne cervicale, si l'on songe, d'autre part, que les rétrécissements thoraciques inférieurs sont le plus souvent tubulaires longs, on se rend compte des difficultés et des dangers de cette opération. Aussi n'a-t-elle été pratiquée qu'un très petit nombre de fois (Gussenbauer, Bayer et Bergmann, Sand). A la section au bistouri, Lennander, Billroth, Oston, Willy Meyer, etc., ont substitué la section à l'œsophagotome sur conducteur. Cette opération ne s'est pas montrée supérieure à l'œsophagotomie interne de Maisonneuve.

Pratiquée au-dessous du rétrécissement, l'œsophagotomie externe cervicale a pour but de créer une voie nouvelle pour l'alimentation de malades très inanitiés (œsophagostomie cervicale), ou bien de fournir une voie d'accès sur des rétrécissements haut situés de l'œsophage, ou bien enfin d'atteindre des rétrécissements multiples cervicaux et thoraciques supérieurs (Unkowski).

Les résultats de l'œsophagotomie externe pour rétrécissement ne sont pas très brillants et la mortalité opératoire est très supérieure à celle de l'œsophagotomie externe pour corps étranger. Gross a eu 4 morts sur 5 opérations; sur 10 cas rassemblés par v. Hacker, il y eut une mortalité de 60 pour 100; sur 9 cas recueillis par Pickenback à la clinique de Billroth de 1885 à 1895, il y eut une mortalité de 55 pour 100. Les causes de cette mortalité tiennent moins à l'œsophagotomie elle-même qu'au traitement post-opératoire (dilatation, discision, œsophagotomie combinée), la plupart des insuccès étant dus précisément à des fausses routes, à des perforations ou à des inflammations péri-œsophagiennes consécutives.

B) **L'œsophagotomie externe thoracique** a été pratiquée directement au niveau du rétrécissement dans le but d'obtenir, par la section externe du rétrécissement, le rétablissement de la perméabilité du conduit.

Cette opération a été pratiquée soit par la voie extra-pleurale (transmédiastine), soit par la voie transpleurale.

Voie extra-pleurale. — Cette voie a été suivie pour la première fois par Rehn[1], en 1898; par Llobet[2] quelques années plus tard. Nous ne reviendrons pas sur la technique de l'œsophagotomie externe transmédiastine. Disons seulement que Rehn suivit la voie droite et Llobet la voie gauche. L'œsophage incisé, Rehn poussa dans le bout

1. REHN, Operationen an dem Brustabschnitt der Speiseröhre, *Archiv f. klin. Chir.*, 1898.

2. LLOBET, L'opération de Nassilow, la première intervention à Buenos-Ayres, *Rev. de Chir.*, 1900, n° 11, p. 674.

inférieur une sonde du diamètre du petit doigt qu'il put, après quelques tâtonnements, faire sortir à l'extérieur par un orifice de gastrostomie préalablement établi; à l'extrémité de la sonde, il attacha un fil qu'il retira vers le haut et qu'il put pousser sans difficulté jusqu'à l'orifice d'œsophagotomie externe cervicale aussi établi au préalable. Ce fil entraînait à sa suite une sonde œsophagienne qui resta à demeure dans le rétrécissement. La sonde en place, Rehn sutura l'œsophage par-dessus, au fond de la plaie médiastine. Le malade mourut vingt-quatre heures après l'opération. Llobet opéra de la même façon, mais sans suturer l'œsophage; son opérée mourut le huitième jour, d'infection.

Voie transpleurale. — Le 12 novembre 1902, Tuffier[1] fit une œsophagotomie externe transpleurale pour un rétrécissement infranchissable de l'œsophage thoracique. Après dissection, sur le côté gauche du thorax, d'un large volet cutanéo-musculaire, il réséqua les 8e, 9e et 10e côtes; puis, ayant ponctionné la plèvre, il laissa le pneumothorax s'installer progressivement et lentement. Le poumon une fois rétracté sur son hile, Tuffier ouvrit largement la plèvre et aborda l'œsophage thoracique à travers le feuillet pleuro-médiastinal incisé. L'œsophage ouvert, il y plaça une sonde dont l'extrémité inférieure atteignait l'estomac et dont l'extrémité supérieure sortait par les fosses nasales. Puis il fit une suture à la Lembert des tissus péri-œsophagiens et referma le thorax en drainant les sinus costo-diaphragmatiques en avant et en arrière. L'opéré mourut le troisième jour.

De telles interventions présentent une exceptionnelle gravité, et l'insuccès absolu de toutes les autres méthodes de traitement a pu seul en justifier la pratique. Les raisons qui rendent ces opérations dangereuses sont d'ailleurs variables suivant qu'il s'agit de la voie transmédiastine ou de la voie transpleurale.

La voie médiastine est dangereuse parce qu'elle n'offre qu'un champ opératoire très étroit où, gêné par le peu d'écartement des lèvres de la plaie, l'opérateur doit travailler à bout de doigts, au fond d'un trou, dans une région éminemment dangereuse où il est indispensable de voir et de bien voir. Son seul avantage est l'intégrité laissée à la plèvre. La voie transpleurale est dangereuse à cause du pneumothorax unilatéral total délibérément établi par le chirurgien. Son grand avantage est de donner un large jour sur les organes du médiastin, particulièrement sur l'œsophage. A travers cette large brèche thoraco-pleurale l'opération devient relativement si simple et si facile que bon nombre de chirurgiens n'hésitent pas à recommander cette voie. Ils dénient d'ailleurs toute gravité au pneumothorax à condition qu'il se produise lentement et aseptiquement (Tuffier, Gosset, Llobet, Delagenière, etc.). En réalité, les expériences déjà

---

1. TUFFIER, *Bull. et mém. de la Soc. de Chir.*, 12 mai 1903.

anciennes de Reineboth, Sehrwald, Aron, Weil en Allemagne, Rodet et Pourrat, Gilbert et Roger, Sencert en France, les faits cliniques rassemblés par Gérulanos prouvent que si le pneumothorax lentement et aseptiquement installé par une plaie *étroite* de la plèvre n'est pas dangereux, le pneumothorax *ouvert*, qui suit l'établissement d'une large brèche thoraco-pleurale, est au contraire d'une extrême gravité. Ceci est dû à ce que la plèvre médiastine du côté sain se rétracte fortement sur le poumon sain pendant l'inspiration, diminuant ainsi la capacité utile du seul poumon fonctionnellement existant. Dans ces conditions, la vie ne peut se prolonger très longtemps, trop peu de temps pour permettre de mener à bien une opération de quelque durée sur l'œsophage. Les chirurgiens se sont d'ailleurs si bien rendu compte de ce danger qu'ils ont inventé toute une série de procédés destinés à s'en préserver (production d'adhérences artificielles entre les deux feuillets de la plèvre : Quénu et Longuet, Quincke, etc. — pneumopexie : Gross, Muller, Bayer — insufflation pulmonaire : Tuffier et Hallion, etc.). Mais tous ces artifices n'ont pas eu grand succès, car ou bien par la réduction du champ opératoire ils ne permettent que des interventions très limitées, ou bien ils exposent à des modifications respiratoires et circulatoires dangereuses pour la vie.

En somme, la voie transpleurale simple doit être rejetée au nom de la physiologie et de la clinique ; la voie médiastine, anatomiquement et physiologiquement possible, est cliniquement difficile et dangereuse. C'est à elle cependant qu'il faudrait donner la préférence si on n'avait aujourd'hui, grâce aux *méthodes physiologiques*, rendu la voie transpleurale physiologiquement praticable.

Méthodes physiologiques. — Pour empêcher, après ouverture large de la plèvre, le poumon de se rétracter sur son hile, il suffit de créer entre la surface intérieure et la surface extérieure de cet organe, une différence de pression de 10 à 12 millimètres de mercure. Deux méthodes permettent d'obtenir ce résultat : ou bien en réalisant sur la cavité thoracique une dépression de 12 millimètres de mercure, tandis que l'air inspiré reste à la pression barométrique normale ; ou bien la cavité thoracique étant soumise à la pression barométrique normale, en faisant inspirer de l'air soumis à une pression supérieure à la normale de 12 millimètres de mercure. La première méthode est la *méthode d'hypopression de Sauerbruch*, la deuxième la *méthode d'hyperpression de Brauer*.

Pratiquement, la méthode de Sauerbruch est réalisée par l'emploi d'une chambre pneumatique dans laquelle un puissant moteur établit un courant d'air sous une pression inférieure de 10 à 12 millimètres de mercure à la normale. Le corps de l'opéré, moins la tête, l'opérateur et ses aides sont enfermés dans la chambre ; la tête de l'opéré est à l'extérieur, et l'air inspiré est à la pression normale. La méthode de Brauer consiste simplement à placer la tête du patient dans une cage vitrée où passe un courant d'air comprimé. De nombreux appareils d'une grande simplicité ont rendu très pratique la méthode de Brauer (appareils de Vidal, Tiegel, Meyer, etc.). Malgré les reproches théoriques que Sauerbruch adresse à la méthode de Brauer (augmentation de la pression veineuse dans le thorax, augmentation de la pression dans l'artère pulmonaire, dilatation du cœur droit), la plupart des chirurgiens qui ont essayé les deux méthodes se sont prononcés pour la deuxième. Les expériences de Schmieden, Dreyer, Tiegel, les faits d'observation clinique de Küttner, Kuhn, Kausch, Depage, etc., l'ont fait définitivement entrer dans la pratique. Déjà une quarantaine d'observations cliniques démontrent l'immense progrès réalisé en chirurgie thoracique par les méthodes physiologiques. La chirurgie de l'œsophage devait bénéficier de ces heureuses innovations ; et bien qu'il n'existe pas encore, à notre connaissance, de cas d'œsophagotomie externe pour rétrécissement pratiquée par la voie transpleurale à l'aide des méthodes physiologiques, nous pensons que c'est à elle seule, et non à l'ancienne œsophagotomie médiastine ou transpleurale, qu'on devrait avoir recours, si elle se trouvait, un jour, exceptionnellement indiquée.

2° ***Œsophagectomie.*** — La résection de l'œsophage sténosé peut être pratiquée dans sa portion cervicale et dans sa portion thoracique. L'œsophagectomie thoracique n'ayant pas encore été, croyons-nous, pratiquée pour des sténoses bénignes, nous ne parlerons ici que de l'œsophagectomie cervicale.

La multiplicité des modes de traitement bénins et efficaces que nous avons passés en revue explique la rareté extrême des cas pour lesquels on a dû être amené à pratiquer la résection d'un rétrécissement. Nous ne connaissons que les 3 cas de Kendal Franks ([1]), Braun ([2]), Rokitzky ([3]). La technique est celle de l'œsophagotomie externe suivie d'isolement minutieux de l'œsophage. Si, devant l'insuccès des tentatives répétées de cathétérisme par la plaie d'œsophagotomie, on se décide à réséquer le segment sténosé, on incise de nouveau l'œsophage immédiatement au-dessous du point rétréci, et on enlève tout le segment intermédiaire aux deux incisions (Kendal Franks), ou ce segment moins un mince pont de tissu œsophagien réunissant les deux bouts (Rokitzky). La résection terminée, on reconstitue le conduit, soit en faisant une suture bout à bout des deux extrémités (Kendal Franks), soit en faisant une autoplastie œsophagienne (v. Hacker, Rokitzky). La suture bout à bout ne sera naturellement possible que dans le cas de résection très limitée : elle sera, même dans ces cas, d'une grande difficulté, qu'on tente la réunion à l'aide

1. Kendal Franks, *Brit. med. Journal*, 1864, p. 975.
2. Braun, *Deutsch. Zeitsch, f. Chir.*, 1901, p. 510.
3. Rokitzky, Zur Frage der Œsophagusplastik, *Archiv. f. klin. Chir.*, 1907, p. 600.

de fils ou à l'aide d'un bouton anastomotique. Si la perte de substance
œsophagienne est quelque peu importante (2 centimètres, 2^{cm},5), on
s'efforcera de reconstituer l'œsophage à l'aide de lambeaux cutanés
empruntés aux téguments du cou. Le premier, von Hacker tenta,
en 1888, cette autoplastie œsophagienne sur le chien. Sa première
opération sur l'homme, pratiquée après résection d'un cancer cervical, fut suivie de mort. Les opérations pratiquées dans la suite par
Poulsen[1], Novaro[2], puis avec succès par Hochenegg[3], Narath[4],
Garré[5], Glück[6], Schalita[7], Rokitzsky ont fixé la technique de
l'œsophagoplastie cervicale. Dans un premier temps, on crée, à l'aide
d'un (Rokitzky) ou de deux (v. Hacker) lambeaux cutanés, la paroi
postérieure du conduit. Dans un deuxième temps, on suture à ce
segment cutané, ainsi fixé dans la profondeur du cou, un deuxième
lambeau destiné à former sa paroi antérieure qu'on modèle sur une
sonde, la face cutanée en dedans. Il n'y a plus qu'à établir, dans un
troisième temps, la continuité étanche entre les bouts supérieur et
inférieur d'une part et le segment néoformé d'autre part. Rokitzky a
œsophagoscopé, quatre mois après l'opération, le nouvel œsophage :
il a constaté que son calibre était normal, sa paroi plus pâle et moins
plissée, mais sans aucune formation diverticulaire.

Quelque brillants que soient les résultats d'une telle opération, on
n'aura, pour ce qui est des sténoses bénignes, que bien rarement
l'occasion de la pratiquer. Il faut, en effet, pour que la résection du
rétrécissement soit indiquée : 1° qu'il s'agisse d'un rétrécissement
cervical unique, de forme annulaire ou circulaire, court; 2° que ce
rétrécissement, infranchissable de haut en bas et de bas en haut, ait
résisté à tous les autres modes de traitement. Une indication qui,
dans l'avenir, pourrait avoir sa valeur, c'est la présence d'un rétrécissement tuberculeux, limité, et bien dûment diagnostiqué, de l'œsophage cervical.

II. — MÉTHODES AYANT POUR BUT DE CRÉER
UNE VOIE NOUVELLE POUR LE PASSAGE DES ALIMENTS

Ces méthodes peuvent être classées en deux groupes : 1° celles qui
consistent à aboucher au dehors une partie du tube digestif située
au-dessous du point rétréci (*œsophagostomie cervicale* et *gastrostomie*);
2° celles qui consistent à anastomoser une partie du tube digestif

1. POULSEN, *Ztbl. f. Chir.*, 1891, n° 1.
2. NOVARO, *Riforma medica*, 1891, 4 juin.
3. HOCHENEGG, *Wien. klin. Wochsch.*, 1892, n° 8, p. 125.
4. NARATH, *Arch. f. klin. Chir.*, 1897, Bd LV, p. 859.
5. GARRÉ, *Arch. f. klin. Chir.*, 1898, Bd LVII, p. 718.
6. GLÜCK, *Berl. klin. Wochsch.*, 1898, n° 42.
7. SCHALITA, Cité par Rokitzky, *Loc. cit.*

située au-dessous du rétrécissement avec une partie située au-dessus (*œsophago-gastrostomie* et *œsophago-jéjuno-gastrostomie*). Les premières, qui acceptent définitivement l'impossibilité de l'alimentation par la bouche, peuvent être appelées *méthodes palliatives*; les secondes, qui substituent à l'œsophage imperméable un nouvel œsophage, peuvent être appelées *méthodes curatives*.

I. — MÉTHODES PALLIATIVES

a) ***Œsophagostomie cervicale***. — Nous avons peu de chose à dire de cette opération. Pour obtenir, après œsophagotomie externe cervicale, la fistulisation définitive de la bouche œsophagienne, il suffit soit de mettre dans le bout inférieur une sonde qui sort par la plaie, soit de suturer par quelques points les lèvres de la plaie œsophagienne à la peau. Cette opération est bien plus théorique que pratique, et l'indication n'en saurait être qu'exceptionnelle. Il faudrait que le point rétréci siégeât dans l'œsophage cervical immédiatement au-dessous du cricoïde et que tout le reste du conduit fût libre et perméable; il faudrait en outre que cette sténose cervicale fût absolument imperméable et indilatable. L'anatomie pathologique nous a appris que ces conditions ne se rencontrent pour ainsi dire jamais. Tout au plus pourrait-on envisager cette opération dans quelques rares cas de rétrécissement extrinsèque de l'œsophage cervical (cancer du corps thyroïde, tumeur maligne du cou); et, même dans ces cas, la gastrostomie est une opération autrement bénigne, facile et efficace.

b) ***Gastrostomie***. — La gastrostomie définitive pour rétrécissements non cancéreux de l'œsophage n'est jamais pratiquée d'emblée. Elle n'est que le premier temps du traitement rétrograde, heureusement si efficace. Ce n'est qu'après l'échec de toutes les tentatives de traitement intra-œsophagien de la sténose que le chirurgien et le malade accepteront la fistule gastrique définitive. La technique de la gastrostomie est classique. Nous avons vu que la gastrostomie directe simple, sans complications sphinctériennes, valvulaires ou canaliculaires, peut être parfaitement continente, à condition que la fistule soit petite et bien placée. Si cependant, par suite de l'élargissement subi par l'orifice fistuleux au cours des manœuvres intra-stomacales, au cours de la dilatation rétrograde, la fistule était devenue incontinente, il pourrait être indiqué de faire une nouvelle laparotomie, suivie de résection de l'orifice fistuleux et d'établissement d'une fistule définitive par un des nombreux procédés canaliculaires, par exemple par le procédé de Tavel. Nous citons ce procédé parce qu'il est le point de départ d'une des opérations curatives, l'œsophago-jéjuno-gastrostomie.

La *gastro-jéjunostomie* de Tavel ([1]) consiste, en effet, à se servir d'une anse intestinale pour établir entre la paroi abdominale et l'estomac un canal, véritable œsophage abdominal, destiné à amener les aliments dans l'estomac. Après laparotomie médiane sus-ombilicale, Tavel exclut 25 centimètres d'une anse intestinale haut située et à mésentère long et bien vascularisé. La continuité de l'intestin grêle est rétablie par une anastomose bout à bout. Le bout inférieur de l'anse exclue est implanté à travers le méso-côlon transverse et le ligament gastro-colique, sur la face antérieure de l'estomac ; le bout supérieur est fixé à la peau sous le bord externe du grand droit.

Bien que cette opération paraisse sérieuse et longue pour une opération palliative, elle a été exécutée 4 fois avec succès par son auteur. Néanmoins, elle est restée dans l'ombre depuis l'apparition de l'œsophago-jéjuno-gastrostomie.

II. — MÉTHODES CURATIVES

Elles comprennent *l'œsophago-gastrostomie.* et *la reconstitution plastique d'un œsophage extra-thoracique.*

a) **Œsophago-gastrostomie.** — C'est une opération qui a pour but d'aboucher la grosse tubérosité de l'estomac avec une portion de l'œsophage située au-dessus du point rétréci. Elle est à la sténose du cardia ce que la gastro-entérostomie est à la sténose du pylore. Imaginée par v. Bergmann (v. Hacker), expérimentée par Biondi ([2]) en 1895, cette opération fut expérimentalement réglée en 1903 par Gosset ([3]), en 1904 par Sencert. Le premier décrivit et recommanda l'opération par la voie transpleurale simple, le deuxième par la voie transmédiastine (fig. 67). Nous avons dit les avantages et les inconvénients respectifs de ces deux méthodes, et qu'elles devaient être aujourd'hui abandonnées toutes deux dans la chirurgie de l'œsophage thoracique pour faire place aux méthodes physiologiques. Telle qu'elle a été réglée par Sauerbruch ([4]), Tiegel ([5]), Meyer ([6]), cette opération doit être la suivante : incision cutanée dans le 7e ou 8e espace intercostal, avec ou sans relèvement d'un volet costal ; le malade étant anesthésié à l'aide d'un appareil à surpression, on ouvre largement la cavité pleurale, et on refoule le poumon vers le haut sous des compresses. L'œsophage, flanqué des deux pneumo-gastriques, occupe le fond de la plaie. Soit par l'hiatus œsophagien du diaphragme agrandi à cet effet (Sauerbruch, Meyer), soit par une inci-

1. TAVEL, *Correspondenz-Blatt f. Schweitzer Aertzte*, 15 janvier 1909, p. 59.
2. BIONDI, *Suppl. al Policlinico*, n° 52, p. 904, 1895.
3. GOSSET, *Rev. de Chir.*, décembre 1903.
4. SAUERBRUCH, Die Chir. des Brusttheils der Speiseröhre, *Beitr. z. klin. Chir.*, 1905, Bd XLVI. p. 405.
5. TIEGEL, Zur Chir. des Œsophagus. *Beitr. z. klin. Chir.*, 1909, p. 514, Bd LXV.
6. WILLY MEYER, *Ann. of Surg.*, t. L, n° 1, juillet 1909, p. 175.

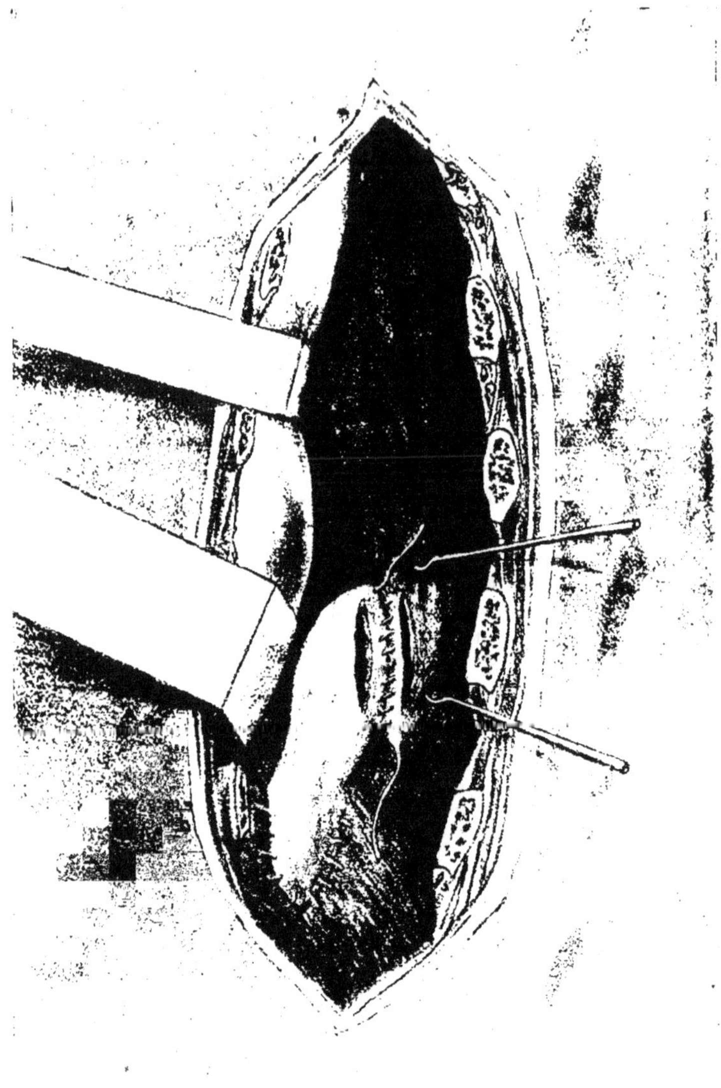

Fig. 67. — Œsophago-gastrostomie par la voie médiastine.

sion pratiquée sur la coupole diaphragmatique entre le lobe gauche
du foie et la rate (Gosset), on attire dans le thorax un cône gastrique
d'une longueur un peu supérieure à la longueur du rétrécissement de

l'œsophage, c'est-à-dire dépassant un peu vers le haut l'olive œsophagienne arrêtée au point rétréci. Ce cône gastrique est soigneusement
suturé aux bords de l'orifice diaphragmatique. Pour établir l'anastomose, les uns recommandent les sutures (Gosset, Meyer), les autres,
les boutons anastomotiques (Sauerbruch, Tiegel). Si on préfère les
sutures, on fera entre l'œsophage et le cône gastrique attiré une anastomose latérale ou une implantation directe dans l'estomac du bout
supérieur de l'œsophage sectionné avec exclusion du cardia. Si on
préfère l'anastomose au bouton, on placera d'abord la branche femelle
au sommet du cône gastrique, puis on descendra la branche mâle
dans l'œsophage à l'aide d'une sonde introduite par la bouche. Les
deux branches sont réunies au-dessus du rétrécissement et l'anastomose est terminée.

Cette opération, pratiquée avec succès sur le chien, n'a pas encore
servi chez l'homme à la cure des rétrécissements cicatriciels de l'œsophage. Pour qu'elle soit indiquée, il faudra : 1° que le rétrécissement
occupe l'extrémité inférieure de l'œsophage thoracique sans remonter
trop haut ; 2° que toutes les méthodes intra-œsophagiennes aient
échoué. Les dissections de Gosset, de Sauerbruch, etc., ont montré
que chez l'homme on peut attirer dans le thorax un cône gastrique de
12 centimètres de long. C'est dire qu'on pourrait employer l'œsophago-gastrostomie pour des rétrécissements remontant presque jusqu'à la bifurcation de la trachée.

b) ***Reconstitution plastique d'un œsophage extra-thoracique.***

Les ennuis inhérents à l'existence d'une fistule gastrique définitive,
les dangers qui résultent pour le malade de l'absence de l'excitation
gastrique par la salive et la dénutrition qui, en définitive, rend cette
infirmité dangereuse, ont poussé le chirurgien à tenter de rétablir
l'alimentation normale par la bouche en créant un conduit extra-thoracique unissant la fistule gastrique à un point de l'œsophage sus-
jacent à la sténose.

En 1902, Spiegel (¹), dans un cas qui avait nécessité l'œsophagostomie cervicale et la gastrostomie, proposa de réunir les deux fistules
par un tube métallique. En 1904, Wullstein (²), Sencert, Glück en
1905, proposèrent de créer un conduit cutané extra-thoracique dont
les deux extrémités seraient anastomosées avec la fistule œsophagienne
cervicale d'une part, la fistule gastrique d'autre part. En 1907, Bircher (³) proposa la même opération. Au Congrès des Chirurgiens allemands de 1905, Glück présenta un enfant porteur d'un œsophage
cutané extra-thoracique à travers lequel se faisait l'ingestion des
aliments les plus variés.

Le désir de remplacer ce conduit cutané extra-thoracique par un

1. SPIEGEL. Ein künstliches Œsophagus. *Berl. klin. Wochsch.*, 1902, p. 91.
2. WULLSTEIN, *Deutsch. med. Wochsch.*, 1905, *Ztbl. f. Chir.*, 1908, p. 222.
3. BIRCHER, *Ztbl. f. Chir.*, 1907, 21 décembre.

segment intestinal pourvu de contractions péristaltiques a enfin fait imaginer par Roux (¹) une très intéressante opération qu'il a désignée sous le nom d'œsophago-jéjuno-gastrostomie.

Œsophago-jéjuno-gastrostomie de Roux. — Chez un enfant atteint de rétrécissement de l'œsophage infranchissable et enflammé, Roux fit avec succès l'opération suivante en 1905 : laparotomie médiane sus-ombilicale; isolement d'une anse jéjuno-iléale d'une longueur un peu supérieure à celle qui sépare la base du cou de l'appendice xiphoïde; cette anse isolée et séparée, Roux rétablit la continuité de l'intestin au moyen du bouton de Murphy. Se basant sur le mode de distribution des vaisseaux mésentériques dans la partie supérieure du grêle, disposition telle que les branches primaires de la mésentérique, en s'anastomosant entre elles, donnent naissance par ces anastomoses à une voûte vasculaire parallèle à l'intestin et d'où partent les vasa recta, Roux sectionne de haut en bas, sur le mésentère de l'anse isolée, quatre ou cinq des artères venant à la voûte vasculaire. La branche la plus inférieure sert alors à elle seule de pédicule nourricier à l'anse exclue, grâce à la voûte vasculaire. L'anse, ainsi devenue très mobilisable, est retournée: son bout inférieur est implanté dans l'estomac, près de la petite courbure; son bout supérieur est attiré dans un tunnel sous-cutané qu'une pince de Richelot creuse sous les téguments entre l'appendice xiphoïde et la base du cou, et ressort à la base du cou. Ainsi est constitué un véritable œsophage extra-thoracique qu'on anastomose, dans un deuxième temps opératoire, avec l'œsophage cervical.

Les opérations exécutées avec succès par Roux, Kocher, Tuffier, etc., ont montré que la vascularisation de l'anse grêle s'était parfaitement conservée, et ont consacré la valeur du procédé. On lui a cependant reproché sa longue durée et ses difficultés, la possibilité de torsion du pédicule vasculaire, la compression par l'anse exclue du côlon transverse. Pour parer à ces inconvénients, Herzen (²) a proposé de faire l'opération en plusieurs temps : faire dans un premier temps, une *jéjunostomie en Y antéthoracique et cervicale*, mettre dans un deuxième temps l'anse jéjunale en communication avec l'estomac. Pour éviter la torsion du pédicule et la compression du côlon transverse par l'anse mobilisée, Herzen, Wullstein ont proposé de la faire passer en arrière du côlon, à travers le méso-côlon transverse. Quoi qu'il en soit, cette ingénieuse et très brillante opération reste d'une longueur, d'une difficulté et d'une gravité telles qu'elle ne saurait être acceptée que pour des cas vraiment désespérés dans lesquels, après échec de tous les modes de traitement intra-œsophagiens, la gastrostomie palliative serait impuissante à empêcher la dénutrition et la mort.

L. SENCERT.

1. Roux, *Sem. méd.*, 1907, n° 4.
2. Herzen, *Centralbl. f. Chir.*, 1908, p. 219.

CHAPITRE VIII

AFFECTIONS NÉVROPATHIQUES DE L'ŒSOPHAGE

Considérations préliminaires. — Les manifestations nerveuses localisées à l'œsophage sont d'observation fréquente. Elles se traduisent surtout par des phénomènes de dysphagie plus ou moins douloureuse, pouvant aller jusqu'à l'arrêt complet de la déglutition, dont la nature névropathique est démontrée surtout par les circonstances suivantes :

Survenue chez des névropathes ;

Conditions particulières de leur production : brusquerie de leur apparition, émotion vive, imitation, etc. ;

Conditions de leur disparition : brusquerie, influence de la suggestion, etc. ;

Absence de lésions soit sur le vivant à l'examen œsophagoscopique, soit sur le cadavre à la nécropsie, ou bien, dans les cas d'œsophagisme secondaire, présence de lésions insuffisantes pour expliquer les accidents observés sans l'intervention d'un élément névropathique surajouté, agissant directement ou à distance, par voie réflexe.

Physiologie pathologique. — Les notions que nous possédons actuellement sur la physiologie normale de l'œsophage, bien qu'incomplètes encore, suffisent cependant pour nous faire saisir d'une façon satisfaisante dans l'ensemble quels sont les éléments qui entrent en jeu. Les données de l'examen radioscopique et de l'examen œsophagoscopique ont à ce point de vue fourni des points de repère plus importants que les notions encore hypothétiques qui résultent de l'anatomie et de la vivisection. Il convient de les rappeler sommairement ; elles constituent une introduction naturelle à l'histoire clinique des névroses œsophagiennes.

Killian a démontré l'existence d'une bouche œsophagienne située immédiatement au-dessous du cartilage cricoïde ; elle représente l'ouverture supérieure du conduit. Cette bouche, normalement fermée, s'ouvre sous l'influence d'un réflexe mis en œuvre par l'excitation des substances alimentaires sur la partie inférieure du pharynx. En raison d'une association motrice semblable à celle qui règle les mouvements d'ouverture du cardia, la bouche œsophagienne s'ouvre au moment où le bol alimentaire, fortement pressé par les contractions du pharynx, se trouve poussé vers elle.

La bouche œsophagienne franchie, les liquides et les solides se comportent d'une façon différente. Les liquides tombent directement à travers l'œsophage béant, trouvent le cardia ouvert et pénètrent sans arrêt appréciable dans l'estomac. C'est ainsi que se comporte le lait de bismuth qu'on retrouve dans l'estomac, à la partie supérieure du tube que forme le siphon stomacal vide, ou bien, dans le cas où l'estomac est hypotonique, dans la poche prépylorique. Quelquefois une traînée persiste le long de la petite courbure. Parfois, une petite partie du liquide marque un léger temps d'arrêt au-dessus du cardia ; cela ne suffit pas pour admettre l'existence d'un spasme de cet orifice.

Les substances demi-solides (pâte de bismuth) progressent plus lentement, de haut en bas, sous l'influence des contractions péristaltiques de l'œsophage. Leur passage à travers le cardia se fait par fragments, comme par une série de mouvements de défécation. On ne constate pas du reste de dilatation de la partie inférieure de l'œsophage.

Seuls les corps trop volumineux, mal mâchés ou irritants subissent un temps d'arrêt marqué au niveau du cardia, qu'ils franchissent sous l'influence des contractions péristaltiques plus énergiques des tuniques œsophagiennes.

L'examen œsophagoscopique montre que le cardia est normalement fermé, mais qu'il s'ouvre sous l'influence d'un réflexe parti du tiers inférieur de la muqueuse du canal œsophagien. Les parois de l'œsophage lui-même sont relâchées, de telle façon que l'extrémité du tube œsophagoscopique s'y trouve libre et flottant. Il y a là une condition qui prédispose l'œsophage à la dilatation dite primitive que nous étudierons ultérieurement.

Le cardia est donc un organe de défense de l'estomac contre l'intrusion des substances dures, trop volumineuses, ou irritantes. Son rôle est encore de s'opposer au reflux du contenu de l'estomac. Et ce reflux est aussi empêché par la disposition oblique de l'abouchement de l'œsophage dans l'estomac (*Incisura cardiaca* de His). Elle joue le rôle d'une sorte de valvule qui se ferme surtout sous l'influence de la tension gazeuse de la grosse tubérosité de l'estomac.

On peut dire, du reste, que l'importance du rôle des sphincters supérieur et inférieur de l'œsophage se trouve démontrée nettement encore par l'existence et la gravité éventuelle des spasmes dont ils peuvent être le siège.

A l'état normal, la *sensibilité* de l'œsophage reste en quelque sorte latente ; elle se révèle seulement par des sensations plus ou moins pénibles au contact de substances irritantes, de bols alimentaires trop volumineux, de corps étrangers irritants. La sensibilité de la muqueuse permet de reconnaître les excès de température, dans le sens du froid ou du chaud. Les sensations de gêne, de constriction ont sans doute pour siège les tuniques musculaires elles-mêmes.

Il existe donc :

Une sensibilité de la muqueuse, en particulier aux impressions excessives de chaud et de froid ;

Une sensibilité des tuniques musculaires mise en jeu par la contraction ou la distension excessives ;

Une motricité péristaltique mise en jeu par la progression des substances solides ;

Une coordination réflexe dont l'intervention règle non seulement les mouvements péristaltiques de l'œsophage, mais aussi l'ouverture et la fermeture des sphincters inférieur et supérieur.

Il serait très satisfaisant pour l'esprit de connaître exactement quels sont les centres et les rameaux nerveux qui président à cette innervation complexe. Malheureusement il règne encore à ce point de vue une assez grande incertitude (Voir Chap. I).

Si des notions anatomiques et physiologiques plus exactes sont désirables, si elles pourraient servir à établir la localisation originelle et les voies de transmission de certains influx morbides, ce que nous savons actuellement de la physiologie de l'œsophage suffit cependant pour comprendre, dans ses traits essentiels, le mécanisme des principaux syndromes névropathiques dont il est le siège.

Étude clinique des manifestations névropathiques de l'œsophage. — On peut distinguer des troubles de la sensibilité et des troubles moteurs ; leur association est du reste fréquente.

Troubles de la sensibilité. — Il peut y avoir *anesthésie* ou au contraire *hyperesthésie.*

Troubles moteurs. — Il peut y avoir troubles de la motricité par excès ou par insuffisance.

L'observation clinique montre la possibilité du *spasme* et de *l'atonie.* Le spasme paraît être beaucoup plus fréquent que l'atonie et l'insuffisance motrice. Toutefois, il semble y avoir le plus souvent association d'éléments divers : hyperesthésie et spasme ; spasme des sphincters et atonie du corps de l'œsophage, etc. La prédominance très nette de l'un de ces facteurs permet seule de classer les divers syndromes cliniques, d'après les vraisemblances de la physiologie pathologique.

Nous aurons ainsi à passer en revue :

A) **Viciations de la sensibilité.**

    a) Anesthésie.

    b) Hyperesthésie.

B) **Viciations de la motricité.**

    a) Spasme aigu primitif de l'œsophage.

    b) Occlusion névropathique permanente des sphincters œsophagiens.

    c) Spasmes symptomatiques.

    d) Paralysie ou atonie de l'œsophage.

Au cours de cette étude, nous nous arrêterons peu à l'analyse des symptômes pris isolément. Elle ne présente qu'un intérêt pratique en somme minime. Par contre, nous étudierons avec soin les *grands syndromes œsophagiens* dont la connaissance a en clinique une si grande importance.

Étiologie. — Auparavant, il est utile de donner dès maintenant des indications sur ce que nous savons de l'étiologie des troubles névropathiques de l'œsophage.

Considérations générales. — L'œsophage est un organe de transmission et de défense; il conduit les aliments du pharynx à l'estomac, sans que leur passage se révèle à l'état normal par une sensation nette. La sensibilité n'intervient que lorsque les corps en transit sont irritants physiquement ou chimiquement, lorsqu'ils sont durs, trop volumineux, trop chauds ou caustiques. La sensibilité œsophagienne entre naturellement en jeu aussi lorsqu'il existe quelque lésion du canal : brûlure, inflammation, fissure, ulcération, tumeur, etc.

Un sphincter supérieur, la bouche de l'œsophage, le défend contre la pénétration de substances irritantes; un sphincter inférieur sert plus directement à la défense de l'estomac. Ces sphincters sont sujets à des constrictions spasmodiques qui en amènent l'occlusion complète; et toutes les causes susceptibles de produire la douleur dans l'œsophage peuvent aussi provoquer son spasme occlusif, ou, ce qui revient au même, le défaut de béance des orifices à l'arrivée des aliments.

L'occlusion pathologique des sphincters peut se produire sous l'influence d'un réflexe à court circuit, d'une irritation portant sur l'œsophage lui-même, surtout au niveau de ses deux orifices; mais elle peut aussi se faire par la mise en jeu d'un réflexe à long circuit ainsi qu'on le verra à propos du spasme réflexe.

Ce n'est pas tout : l'œsophage est un organe sur lequel les émotions retentissent avec une grande facilité, si bien que le serrement à la gorge dû à la contraction de son orifice supérieur, est, au cours des impressions vives et pénibles, angoissantes, une manifestation banale. Pour la même raison, il est facilement le siège, chez des névropathes, de spasmes qui peuvent être passagers ou au contraire durables. Le spasme œsophagien susceptible de guérir par la suggestion est fréquent chez les hystériques.

Nous trouvons donc là une prédisposition physiologique commune à tous les segments du tube digestif et, pour l'œsophage, une prédisposition particulière aux influences émotionnelles et névropathiques qui, chez certaines personnes, atteint une intensité excessive. Elle en fait des candidats aux accidents névropathiques de l'œsophage.

Les *circonstances occasionnelles* viennent souvent mettre en jeu la prédisposition morbide et déclancher une crise ou une série plus ou moins prolongée de crises paroxystiques.

On peut citer ainsi les émotions vives, l'influence de l'imitation chez les pithiasiques et les irritations locales, telles que la déglutition d'une bouchée trop volumineuse ou mal mâchée, d'une boisson brûlante, d'une peur brusque, d'un grand chagrin, etc.

On remarquera que, dans cet exposé, il n'est guère question que d'hyperesthésie et de spasme, ou tout au moins de l'occlusion des sphincters par viciation de la coordination des réflexes normaux. C'est que les conditions étiologiques de l'anesthésie et de l'atonie de l'œsophage sont mal connues. L'anesthésie paraît ne se guère rencontrer que chez les hystériques. On connaît la paralysie consécutive à la diphtérie; mais on connaît mal les conditions d'apparition de la simple atonie. Toutefois, dans le syndrome signalé par Holzknecht, il y a en réalité occlusion névropathique de la bouche œsophagienne, et atonie sous-jacente du tube œsophagien lui-même, ce qui constitue un exemple d'une combinaison assez fréquente sur le trajet du canal gastro-intestinal.

D'une façon générale, on le verra, les accidents névropathiques de l'œsophage se produisent surtout chez les sujets adultes, chez les hystériques, et enfin chez les vieillards, et il est possible qu'alors le ramollissement cérébral ou bulbaire y prédispose.

Étude anatomo-clinique.

A) **Viciations de la sensibilité.**

a) **Anesthésie.** — On peut constater dans certains cas, particulièrement chez des hystériques, la disparition de la sensibilité de la muqueuse œsophagienne aux lésions superficielles et plus particulièrement encore à la chaleur ou au froid. Cette anesthésie assez rarement observée n'a du reste qu'une signification vague et imprécise. Il est inutile d'y insister.

b) **Hyperesthésie.** — L'importance de l'hyperesthésie est beaucoup plus grande. Elle est d'observation fréquente. On la voit se produire à la suite de lésions diverses de l'œsophage, de blessures, de brûlures, d'inflammation. Elle est très souvent associée à des troubles moteurs, et en particulier au spasme de l'œsophage.

Elle se traduit au passage des aliments, surtout des aliments solides, par une sensation pénible, douloureuse. Quelquefois, il persiste en dehors de l'ingestion des aliments une sensation de gêne, de brûlure, et surtout de constriction souvent très désagréable. C'est à cette catégorie qu'appartient très probablement la sensation de boule si fréquemment observée chez les hystériques, et il est probable qu'elle a pour origine non pas la surface de la muqueuse, mais l'épaisseur même des tuniques musculaires dans lesquelles se trouvent disséminés, surtout au voisinage du cardia, de petits plexus ganglionnaires interstitiels.

Cependant, dans un certain nombre de circonstances, surtout dans des cas de lésions de l'estomac, telles que cancer ou ulcère, il y a parfois des sensations de dysphagie auxquelles ne correspond aucun trouble moteur appréciable par l'examen radioscopique ou œsophagoscopique. Il s'agit d'un *œsophagisme* purement sensitif. (G. Lion.)

On peut, chez certains névropathes, en dehors de toute lésion œsophagienne ou gastrique, constater des faits analogues. Toutefois, il semble bien que « *l'œsophagisme* » soit plus souvent encore dû à l'association de troubles sensitifs et de troubles moteurs semblables à ceux que nous allons maintenant décrire.

B) **Viciations de la motricité.**

Dans cette série prédominent nettement les phénomènes spasmodiques. Nous étudierons tout d'abord les *accidents primitifs, idiopathiques*, puis les *accidents secondaires, symptomatiques.*

a) **Spasme aigu primitif.** — On sait depuis longtemps qu'on peut observer au niveau de l'œsophage des contractions spasmodiques sans qu'il existe de lésion organique appréciable de ce conduit. Tous les classiques décrivent sous le nom d'*œsophagisme*, de *rétrécissement spasmodique*, de *spasme œsophagien* une occlusion nerveuse plus ou moins complète du canal pharyngo-œsophagien.

Cliniquement, le spasme aigu de l'œsophage se présente de la façon suivante : il s'agit le plus souvent d'un adulte qui, bien portant jusque-là, est pris brusquement, au milieu d'un repas, à l'occasion de la déglutition d'un bol alimentaire volumineux, ou sans cause appréciable, d'une sensation de constriction profonde, cervicale ou thoracique, avec arrêt brusque et total du bol alimentaire. Le malade éprouve une sensation de gêne rétro-sternale très pénible; il est pris de toux, de hoquet, d'efforts de vomissements. Il accuse une sensation de gêne thoracique, de constriction à la gorge, d'étouffement. Il est congestionné, angoissé, les yeux larmoyants, jusqu'à ce que, dans une sorte de régurgitation, il ait rejeté le bol alimentaire et qu'une nouvelle tentative de déglutition après quelques minutes de repos reproduise les mêmes phénomènes. La dysphagie persiste ainsi pendant un temps variable, quelques minutes, des heures, rarement pendant plus de 24 heures. La dysphagie peut être partielle et élective. Brusquement, la crise terminée, tout rentre dans l'ordre, la déglutition redevient possible, les douleurs disparaissent, jusqu'à ce que, quelques jours ou quelques semaines plus tard, survienne un nouvel accès.

Parfois, la première crise éclate à la suite d'une émotion vive; elle semble être alors l'exagération de la constriction pharyngo-œsophagienne banale en cas semblable. Parfois encore elle débute par le fait de l'imitation, de la représentation mentale intensive d'accidents de dysphagie. C'est ainsi, par exemple, que, chez un malade de Raymond, le spasme éclata brusquement pendant le repas chez un homme dont le chien avait avalé un os trop volumineux. Cet os s'était arrêté dans le pharynx de l'animal et son maître avait eu beaucoup de peine à l'en débarrasser.

Le début, toutefois, n'affiche pas toujours cette brusquerie, et parfois c'est lentement, graduellement qu'apparaissent la dysphagie et les douleurs. Il suffit alors d'une circonstance occasionnelle minime, telle qu'une émotion, la déglutition d'un bol alimentaire trop volumineux ou insuffisamment mâché et insalivé, pour déclancher un paroxysme.

La dysphagie progressive ou brusque est parfois élective, et nous avons vu des malades avaler facilement du pain, chez qui la déglutition de quelques gouttes de liquide provoquait immanquablement un spasme très violent avec sensation d'étouffement et toux violente incoercible. Du reste, il est assez fréquent que, dans le spasme, les liquides passent beaucoup plus difficilement que les solides, ce qui est l'opposé de ce qui s'observe en cas de rétrécissement organique. Quelquefois la dysphagie n'est pas complète, et le passage du bol alimentaire est plutôt retardé qu'empêché. Après un stationnement de quelques minutes, il finit par descendre.

Le spasme n'occupe pas toujours le même point de l'œsophage, et Hamburger a distingué l'*œsophagisme fixe* et l'*œsophagisme migrateur*. Ce dernier cependant est exceptionnel, et ce sont presque toujours les mêmes points qui sont atteints : la région cervicale et le cardia surtout. La partie moyenne de l'œsophage n'est que fort rarement le siège de la constriction, et si Mickulicz, Rosenheim, Gottstein ont observé des cas de spasme de l'œsophage thoracique, il ne faut pas oublier qu'il est très facile de méconnaître à ce niveau l'existence d'une lésion organique peu étendue, telle qu'une ulcération légère, une minime fissure. Le spasme aigu du cardia est également une rareté. Brüning n'en connaît que 4 cas certains, dus à Rosenheim et à Gottstein, auxquels il ajoute un cas personnel. C'est donc la partie supérieure du conduit, *la bouche de l'œsophage*, qui est le lieu d'élection des spasmes.

Ce siège est déjà indiqué souvent par la localisation même des sensations éprouvées par le malade ; mais c'est là un signe parfois trompeur. À l'examen radioscopique, on voit le lait et surtout la bouillie de bismuth s'arrêter immédiatement au-dessus du cricoïde, dans l'hypopharynx dans les cas de spasme de l'orifice supérieur de l'œsophage, en même temps que le malade est pris de toux, et qu'il fait des efforts pénibles de régurgitation. Rien ne pénètre dans l'œsophage. Quand le spasme siège vers le tiers inférieur de l'œsophage, on voit les cachets de bismuth s'arrêter, et présenter une série de mouvements d'ascension et de descente. Si le spasme est peu marqué, ils finissent par passer en s'allongeant. Le lait et surtout la bouillie sont arrêtés momentanément au-dessus du cardia à 5 ou 4 centimètres au-dessus de l'abouchement de l'œsophage dans l'estomac. On voit sur l'écran radioscopique une colonne noire plus ou moins longue, quelquefois renflée vers son extrémité inférieure, qui subit souvent des oscillations ascendantes et descendantes paraissant attribuables à des contractions antipéristaltiques. Le malade accuse une sensation de gêne. Puis enfin, le lait de bismuth pénètre brusquement dans l'estomac, ou par gorgées successives, après un temps d'arrêt plus ou moins marqué. Dans les cas de spasme serré, il peut être complètement rejeté à la suite d'efforts de régurgitation (fig. 68 et 69).

L'examen œsophagoscopique, en cas de spasme de l'extrémité supérieure, montre la bouche de l'œsophage fermée par l'application du cricoïde contre la paroi postérieure de l'œsophage qui fait elle-

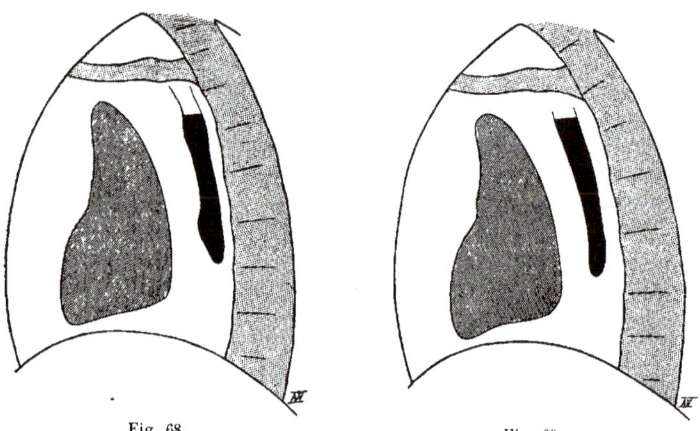

Fig. 68.Fig. 69.

Fig. 68. — *Spasme prononcé du tiers inférieur de l'œsophage.* Ce malade présentait des crises paroxystiques isolées avec dysphagie totale, durant de 3 à 6 jours. On notait pendant ces périodes de violentes contractions antipéristaltiques déterminant à la partie supérieure de l'œsophage l'apparition de petites dilatations ampullaires extrêmement fugaces.

Fig. 69. — *Spasme du tiers inférieur de l'œsophage.* Le lait de bismuth, accumulé en amont de l'obstacle, remplit un œsophage de calibre régulier, animé de légères contractions antipéristaltiques. De temps à autre, le spasme cesse et l'œsophage se vide brusquement, parfois de la totalité des matières dégluties, parfois d'une partie plus ou moins étendue seulement de son contenu.

même une saillie en forme de croissant à concavité antérieure. Si le spasme siège dans la portion thoracique, on peut voir la lumière réduite à un petit orifice central; la muqueuse soulevée par des replis longitudinaux converge vers cet orifice punctiforme. L'orifice cardiaque se montre sous la forme d'un point d'où partent des sillons dessinant les branches d'une rosace. Ces images sont fixes et ne se modifient pas sous l'influence des mouvements de la respiration. Nulle part d'ailleurs on n'observe de changement dans l'aspect et la coloration de la muqueuse. Si vous appuyez l'extrémité de l'œsophagoscope contre l'obstacle, vous ne faites que le rendre plus rigide jusqu'à ce que, spontanément ou sous l'influence d'un badigeonnage cocaïné, l'œsophage s'ouvre brusquement, et, en laissant descendre le tube jusque dans l'estomac, permette de reconnaître l'intégrité organique du conduit dans toute son étendue.

b) **Occlusion névropathique permanente des sphincters œsophagiens.** — Nous préférons le terme d'occlusion permanente à celui de spasme permanent. En effet, si les orifices supérieurs et inférieurs de l'œsophage restent fermés à l'arrivée du bol alimentaire, cela peut résulter simplement d'un défaut de coordination tout autant que d'un spasme. Et, d'autre part, si celui-ci existe il n'est pas indispensable d'admettre qu'il soit réellement permanent; l'hypertonie sphinctérienne et l'incoordination motrice peuvent très bien n'être mises en jeu qu'au moment où le bol alimentaire parvient, dans sa descente pharyngo-œsophagienne, au niveau des régions de la muqueuse d'où part le réflexe régulateur du sphincter correspondant, et il peut se faire ou bien que le réflexe d'ouverture ne se produise pas, ou bien qu'il aboutisse à une occlusion de défense semblable à celle qui garantit, à l'état normal, l'œsophage ou l'estomac contre la pénétration d'aliments irritants, trop volumineux ou mal mâchés.

Quoi qu'il en soit, la permanence des accidents amène facilement la dilatation du canal situé en amont d'un sphincter irrégulièrement et insuffisamment perméable. L'histoire de la grande dilatation dite primitive de l'œsophage dont l'histoire sera exposée plus loin se confond ainsi avec celle de l'occlusion dite permanente du cardia.

α) *Occlusion névropathique permanente de l'orifice supérieur de l'œsophage.* — Il s'agit en général d'individus adultes, névropathes ou hystériques, ou encore d'individus âgés, tachyphages et gloutons, à dentition défectueuse, qui, après avoir présenté une ou plusieurs crises d'œsophagisme, ou d'emblée, sans accidents prémonitoires, sont atteints d'une dysphagie progressive de forme clinique assez particulière. Au début le malade se plaint simplement d'une gêne ou d'une maladresse de la déglutition. Il s'étrangle de temps en temps au moment du repas, et ceci surtout à l'occasion de l'ingestion des aliments solides. Le pain et la viande passent particulièrement mal; si le malade en avale d'un coup une quantité notable, il éprouve une sensation de gêne, de gonflement douloureux à la base du cou, et, pour la faire cesser, il exécute des mouvements répétés de flexion et de rotation de la tête dont le résultat est quelquefois le rejet brusque des aliments par la bouche et par le nez. Les liquides passent plus facilement, à la condition toutefois d'être ingérés par petites quantités. Bientôt averti, le malade n'ingère plus que de très petits bols alimentaires, et on le voit, après chaque bouchée, exécuter trois ou quatre mouvements de déglutition successifs. Il mange alors très lentement, et le moindre repas dure une heure ou une heure et demie. Mais peu à peu, avec parfois des paroxysmes intermittents, l'alimentation devient de plus en plus pénible et difficile. Il n'est pas rare à ce moment de voir se produire à chaque déglutition ou après plusieurs déglutitions consécutives, une sorte de tuméfaction unilatérale ou bilatérale à la base du cou. A partir de ce moment des lésions mécaniques se sont constituées, dilatation diffuse de l'hypopharynx ou diverticule, qui vont désormais dominer l'évolution anatomique et clinique de la maladie. Tant que les lésions secondaires sont absentes ou peu marquées, l'état général reste bon. Bien que lente et pénible, l'alimentation est suffisante. Un malade de Rouvillois s'est parfaitement développé malgré l'existence d'une dilatation hypopharyngienne. A la condition de ne se permettre que des aliments liquides ou demi-liquides, le patient mène une vie supportable. C'est plutôt un infirme qu'un malade proprement dit, et il est extrêmement rare que le spasme devienne suffisamment intense et constant pour amener la dénutrition et la cachexie. L'apparition d'une dilatation diffuse ou d'un diverticule exposant à des accidents inflammatoires aigus ou chroniques peut par contre finir par mettre en danger la vie du malade (voir Chap. IX).

L'examen radioscopique montre l'arrêt du liquide bismuthé à la partie supérieure de l'œsophage, la lenteur de son passage à travers la bouche œsophagienne, et, le cas échéant, la dilatation de l'hypopharynx sous forme d'une poche régulière, plus ou moins évasée, le plus souvent médiane, plus rarement latérale.

Le cathétérisme, qui ne va pas sans de sérieux inconvénients, donne des renseignements variables d'une séance à l'autre, et leur variabilité même est un élément de diagnostic. Tantôt la sonde est arrêtée à 15 centimètres des arcades dentaires, tantôt, après un arrêt de quelques secondes ou plus, le cathéter descend brusquement ou, plus souvent, lentement dans l'œsophage thoracique. Des mouvements de déglutition répétés favorisent le passage de la sonde. Le seul fait caractéristique, c'est que l'obstacle d'intensité et de durée variables a un siège constant, l'orifice supérieur de l'œsophage.

L'examen œsophagoscopique montre des aspects variés suivant l'ancienneté et l'intensité de l'affection. Au début, on constate simplement que la bouche de l'œsophage d'aspect normal tarde à s'ouvrir au contact du tube ; d'autres fois, la saillie de la lèvre œsophagienne postérieure est telle que l'entrée du conduit se présente sous la forme d'une fente imperceptible à concavité antérieure. D'autres fois encore, le tube provoque l'éclosion d'un spasme violent, et l'orifice supérieur est alors punctiforme entouré d'un véritable bourrelet saillant sous la muqueuse. Par une pression douce et continue, on arrive à franchir ce sphincter, l'œsophage cervical se déplisse peu à peu devant le tube en produisant des figures en forme de rosace. S'il existe déjà une dilatation de l'hypopharynx, le tube se meut latéralement avec une grande facilité, et il permet de voir la muqueuse plissée, parfois rougeâtre et enflammée, parfois recouverte de plaques de leucoplasie comme Sencert l'a personnellement constaté. Toutefois, il n'est pas toujours facile d'apercevoir la bouche œsophagienne. Sous la pression du tube, en effet, la muqueuse se distend et dépasse le niveau de l'orifice supérieur de l'œsophage; on a dès lors la plus grande peine à le retrouver.

Chez un malade atteint de dilatation diffuse de l'hypopharynx, Sencert n'a jamais pu, malgré de multiples tentatives, découvrir la bouche de l'œsophage. Nous dirons plus loin les difficultés particulières que peut provoquer la présence d'un diverticule.

β) *Occlusion névropathique de l'orifice inférieur de l'œsophage.* — Ici encore, il s'agit d'individus jeunes ou adultes, névropathes, parfois de sujets âgés qui se plaignent d'une dysphagie progressive dont les premières manifestations remontent à plusieurs années.

Le début de l'affection est en général très insidieux, bien qu'on ait signalé parfois un début brusque et violent. Il est possible, du reste, qu'une crise de spasme aigu du cardia, provoquée par une des causes signalées plus haut, vienne brusquement aggraver des troubles de dysphagie assez vagues jusque-là, et marquer ainsi d'une façon dramatique le début apparent d'un état morbide jusque-là peu accusé. Le plus souvent, au début, la dysphagie est en effet minime et transitoire. Les malades éprouvent une sensation de gêne lorsque les aliments parviennent à la partie inférieure de l'œsophage. Ils sont forcés d'interrompre leur repas à peine commencé par suite de la sensation d'arrêt, de constriction et d'angoisse qui suit l'ingestion des aliments. Chose inattendue, et en apparence paradoxale, les solides passent mieux que les liquides, comme si le bol alimentaire solide, offrant une prise plus efficace à la péristaltique œsophagienne, arrivait plus facilement à franchir le cardia que les liquides. Plus tard, quand la parésie de la musculature apparaît, les solides stagnent aussi bien que les liquides au-dessus du cardia fermé.

Pour faciliter le passage du bol alimentaire arrêté, les malades usent d'une série variée d'artifices. Ils avalent de l'air, ils font de profondes inspirations suivies de mouvements d'expiration, glotte fermée; ils prennent des attitudes diverses, plus ou moins bizarres; ils exercent avec les mains des pressions répétées sur différents points du thorax jusqu'à ce que l'angoisse, la pesanteur, la gêne rétro-sternales cessent brusquement après l'ouverture du cardia et le passage du contenu de l'œsophage dans l'estomac. Certains patients ont conscience de cette ouverture; c'est ainsi qu'un malade de Starck avait la sensation d'une trappe qui s'ouvrait pour livrer enfin passage aux aliments.

D'abord intermittents et passagers, ces troubles de la déglutition deviennent constants et permanents. Liquides et solides arrêtés au-dessus du cardia s'accumulent dans l'œsophage. La tension œsophagienne devient considérable, la musculature du canal se relâche et la dilatation permanente apparaît : elle sera étudiée plus loin. Tant qu'il n'y a pas dilatation, on n'observe ni vomissement œsophagien, ni régurgitation, ni rumination, et l'état général reste suffisamment bon. L'altération de l'état général et les complications toxi-infectieuses sont les conséquences de l'occlusion du cardia avec dilatation marquée de l'œsophage.

L'*examen radioscopique*, bien préférable à l'aveugle et dangereux cathétérisme, montre l'arrêt du lait et de la bouillie bismuthés au-dessus du cardia. Il révèle le degré plus ou moins marqué de la dilatation consécutive, et, par la durée de la rétention, sert à mesurer l'intensité et le degré de l'occlusion cardiaque.

Le *cathétérisme* a beaucoup perdu de sa valeur en présence de procédés meilleurs et moins dangereux d'exploration. L'arrêt de l'olive révélait un obstacle au niveau du cardia. Au début de l'affection, une pression douce et soutenue pouvait en avoir raison. Plus tard, cet obstacle devenant constant, on avait beaucoup plus de peine à franchir le cardia, et, au passage, on pouvait éprouver une sensation assez nette de constriction musculaire du sphincter sur la sonde. La main ressentait alors une sensation caractéristique de résistance vaincue brusquement et complètement. Pour une semblable exploration, il convient de préférer les sondes à bout non rigide (sonde d'Ynurrigaro), et davantage encore le passage sous l'écran d'une sonde semblable remplie de mercure ou de fin plomb de chasse. Mais, ici encore, l'*exploration œsophagoscopique* devra compléter l'examen physique : elle seule permet, par l'examen direct, répété au besoin, de décider s'il existe ou non une lésion sténosante du cardia. Après avoir plus ou moins facilement franchi la bouche de l'œsophage, suivant qu'il existe ou non un léger spasme concomittant de l'orifice supérieur, l'œsophagoscope descend sans difficulté jusqu'au voisinage du cardia, montrant chemin faisant l'intégrité absolue de la muqueuse et la conservation des mouvements de l'œsophage, synchrones aux mouvements respiratoires et cardiaques. On constate alors que, au lieu de s'ouvrir devant le tube, le cardia reste fermé. Il se présente sous la forme d'un entonnoir à plis radiés dont la lumière centrale est punctiforme (fig. 70). Si l'on appuie légèrement l'extrémité de l'œsophagoscope sur le fond de cet entonnoir, on sent une résistance plus ou moins intense qui peut céder brusquement, laissant le tube pénétrer librement dans l'estomac. On arrive en général à ce résultat par une pression douce exercée sur le cardia soigneusement cocaïnisé.

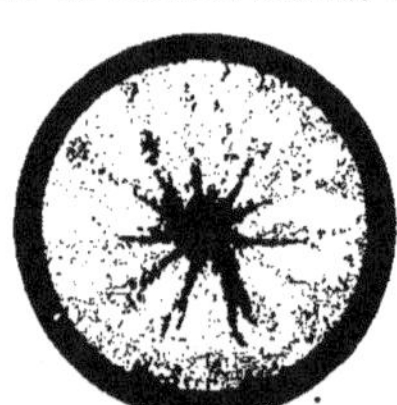

Fig. 70.
Occlusion hypertonique
du cardia.

Si l'affection est ancienne déjà, si la perte du réflexe dilatateur du cardia se complique, du fait de lésions muqueuses plus ou moins appréciables, d'un véritable spasme à chaque tentative de déglutition ou d'examen, l'aspect œsophagoscopique est quelque peu changé. On peut voir se dessiner sous la muqueuse un véritable bourrelet sphinc-térien circonférentiel ou limité, se présen-tant dans ce dernier cas sous la forme de deux lèvres saillantes séparées par une étroite fissure (fig. 71). Le cathétérisme appuyé n'arrive qu'à grand'peine, même après une soigneuse anesthésie locale, à franchir le sphincter. Ce sont là, en réalité, deux aspects successifs d'un même état morbide, et il n'y a pas lieu, comme l'ont fait certains auteurs, de distinguer d'après les données œsophagos-copiques deux formes cliniques différentes,

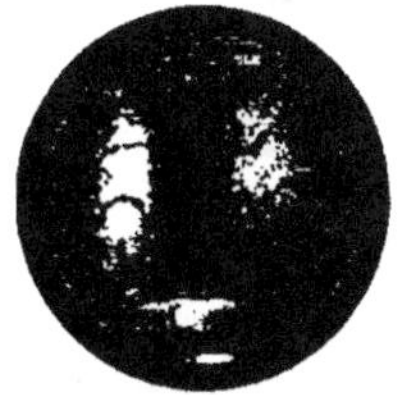

Fig. 71. — Occlusion hyper-tonique du cardia compli-quée de spasme.

le spasme simple et la contracture spasmodique du cardia.

c) **Spasmes symptomatiques de l'œsophage.** — Le spasme de l'œsophage est souvent symptomatique d'une lésion de l'œsophage lui-même; mais il peut aussi résulter par voie réflexe d'une lésion à distance sus- et plus souvent encore sous-jacente du tube digestif. Enfin, il peut se produire sous l'influence de lésions d'organes indé-pendants du tube digestif.

α) Spasme symptomatique d'une lésion de l'œsophage. — Les lésions de l'œsophage sont une cause fréquente de spasme de ce con-

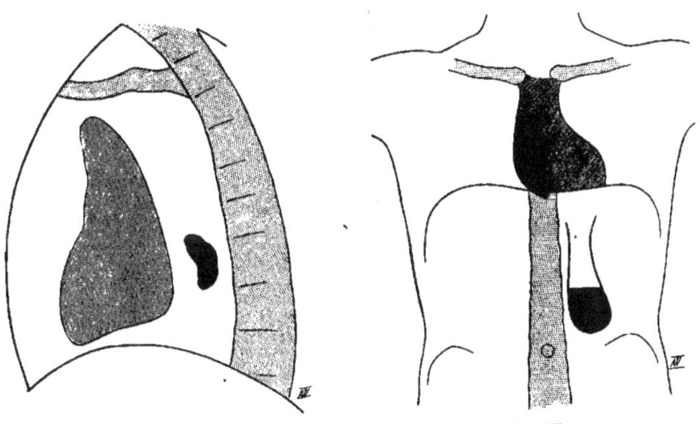

Fig. 72.　　　　　　　　　　　　Fig. 73.

Fig. 72. — *Ulcère du cardia* (Constaté par l'œsophagoscopie). Le spasme siège à plusieurs centimètres de l'orifice gastrique et arrête le lait de bismuth.

Fig. 73. — *Ulcère du cardia* (constaté par l'œsophagoscopie). Le spasme siège au cardia lui-même ou immédiatement au-dessus. La poche œsophagienne sus-jacente est effilée, et le bismuth semble passer lentement par filtration lente dans l'estomac.

duit, spasme qui peut siéger au niveau même ou à distance de la lésion. Les œsophagites, les plaies, les ulcérations, les fissures de l'œsophage, le cancer, les tumeurs extérieures qui le compriment sont une cause commune de spasme. Certaines de ces lésions sont parfois difficiles à découvrir, même à l'examen œsophagoscopique. Une fissure minime et même un petit corps étranger peuvent facilement échapper à l'inspection et, d'autre part, il peut se faire que l'ulcération, cause de spasme, se trouve située au-dessous de l'anneau contracté et soit ainsi difficilement découverte (fig. 72).

Le spasme symptomatique peut provoquer une occlusion permanente. C'est ainsi, par exemple, qu'une lésion néoplasique ou ulcéreuse peut donner lieu à une constriction persistante de la bouche œsophagienne ou du cardia, qui en masque pendant longtemps l'existence, et souvent des examens radioscopiques répétés sont nécessaires pour établir le diagnostic.

β) *Spasme œsophagien symptomatique de lésions sus ou sous-jacentes du tube digestif.* — Des lésions sus-jacentes à la bouche œsophagienne, pharyngite, blessure du pharynx, accidents de la dent de sagesse, peuvent provoquer le spasme de l'extrémité supérieure de l'œsophage. Plus fréquentes et plus intéressantes sont les manifestations réflexes qui ont leur origine dans un point du tube digestif situé au-dessous du cardia. En première ligne il convient de mentionner les lésions organiques, ulcères ou cancers situés dans l'estomac, au voisinage du cardia, puis celles qui en sont plus éloignées (fig. 74). Souvent, du reste, les malades accusent dans des cas semblables, une dysphagie que l'exploration de l'œsophage démontre indépendante d'un spasme vrai; il y a simplement hyperesthésie réflexe de l'œsophage.

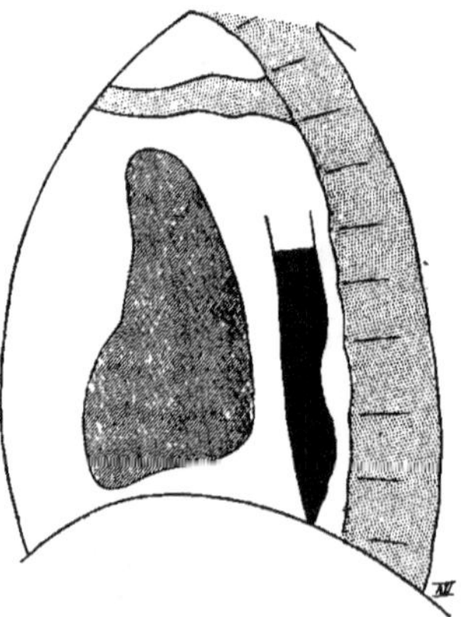

Fig. 74. — *Cancer de l'estomac avec spasme ou envahissement épithélial secondaire de l'extrémité inférieure de l'œsophage. Il existe une dilatation prononcée de l'œsophage avec ondulations péristaltiques accusées.*

γ) *Spasme œsophagien symptomatique de lésions d'organes indépendants du tube digestif.* — On a signalé la coïncidence du spasme de l'œsophage et de lésions de la vésicule biliaire, des organes génitaux, etc. Il est difficile souvent de démontrer la liaison directe entre ces manifestations. Par exemple, chez des femmes nerveuses, hystériques même, il semble qu'on doive beaucoup plutôt incriminer la névropathie que telle ou telle lésion de l'utérus ou de ses annexes.

Il faut faire une place à part aux tumeurs du médiastin susceptibles de produire soit des accidents réflexes, soit des accidents de compression et d'irritation directes.

Enfin, toute une série de lésions encéphaliques et surtout bulbaires peuvent s'accompagner de dysphagie et de troubles moteurs de l'œsophage.

d) **Paralysie et atonie de l'œsophage.** — Admises et décrites depuis peu par Netter, Rosenheim, Kraus, Guisez et Holzknecht, les atonies, parésies et paralysies de l'œsophage sont encore peu connues. Elles peuvent être la conséquence d'une lésion organique, peut-être aussi simplement d'une altération dynamique de l'appareil d'innervation œsophagienne.

Les lésions peuvent être de localisation centrale, encéphalique ou bulbaire, ou d'origine périphérique, portant directement sur les nerfs vagues. Les traumatismes crânio-encéphaliques, les gommes, les hémorragies, les foyers de ramollissement, les tumeurs d'une part, de l'autre les infections microbiennes à bacilles d'Eberth, de Löffler, etc. et les intoxications par l'alcool, le plomb, etc. en seraient les causes déterminantes. Existe-t-il aussi des paralysies et des atonies d'origine myopathique dues à une affection primitive de la musculature œsophagienne? Il est à l'heure actuelle impossible de le dire.

Cliniquement très difficiles à différencier des autres troubles névropathiques de l'œsophage, ces affections se traduisent par une dysphagie progressive et élective. Tandis que les liquides passent en général facilement, les solides sont au contraire arrêtés, ou du moins ne passent que lentement et péniblement. Après avoir ingéré deux ou trois bouchées, le malade ressent une sensation de gêne, d'étouffement, de constriction thoracique en tout semblable à celle que produit le spasme du cardia. Souvent alors, il arrive à faire cesser cette sensation pénible en avalant de grandes quantités d'eau qui entraînent mécaniquement les aliments solides.

Dans les premiers temps de l'affection, il ne s'agit encore que d'un simple affaiblissement de la motricité, d'une diminution dans l'intensité des contractions péristaltiques. A ce moment, de fortes excitations, des déglutitions répétées peuvent finir par réveiller la contractilité affaiblie. Plus tard, à ce stade d'insuffisance mécanique fait suite un stade de paralysie complète. Dès lors, la stagnation des solides se produit, et l'ectasie en est la conséquence d'autant plus rapide et plus marquée que la motricité est plus affaiblie. A ce moment, il est possible que l'irritation de la muqueuse produise secondairement un spasme du cardia, et il se constituerait ainsi une dilatation primitive de l'œsophage avec occlusion permanente du cardia, identique dans ses manifestations et ses conséquences à celle qui succède à l'occlusion primitive du cardia.

Le cathétérisme montre la perméabilité complète de tout l'œsophage. Les sondes passent facilement jusque dans l'estomac. L'œsophagoscope descend sans obstacle, d'autant plus facilement que l'anesthésie concomittante de la muqueuse a supprimé complètement tous les réflexes de défense. Il franchit la bouche œsophagienne et le cardia avec une égale facilité. Il fait voir une paroi œsophagienne flasque, flottante, qui ne présente pas cette rigidité tonique qui, à l'état normal dans l'œsophage thoracique, permet de voir au loin, vers le cardia (Gottstein, Guisez).

L'examen radioscopique pratiqué par Holzknecht chez des malades atteints de dysphagie lui a montré qu'il y avait à la fois perméabilité difficile de la bouche œsophagienne et atonie de l'œsophage. La préparation de bismuth hésite à la partie inférieure du pharynx où elle marque un temps d'arrêt de quelques instants. Le lait de bismuth, la bouche œsophagienne franchie, tombe rapidement vers le cardia et pénètre d'emblée dans l'estomac. Quant à la pâte de bismuth plus épaisse, elle s'arrête en route sous forme d'une colonne allongée, et ne descend que lentement sans qu'on observe de mouvements péristaltiques appréciables. L'œsophage paraît inerte. Après son passage, la pâte bismuthée laisse une traînée grisâtre sinueuse : il semble que l'œsophage soit trop long et qu'il y ait inertie des fibres longitudinales aussi bien que des fibres circulaires.

Il semble donc y avoir là une curieuse combinaison entre le défaut de perméabilité de la bouche œsophagienne et l'inertie du tube œsophagien sous-jacent.

Le *pronostic* de l'atonie avec dilatation permanente et de la paralysie de l'œsophage est toujours très sérieux, dans ses formes accentuées tout au moins.

Évolution et pronostic des troubles névropathiques de l'œsophage. — L'évolution est très variable suivant les cas. Certaines de ces manifestations ne provoquent qu'une gêne tolérable, comme l'hyperesthésie simplement névropathique de l'œsophage. D'autres sont intimement liées à l'évolution de la lésion dont elles sont la manifestation symptomatique, par exemple l'hyperesthésie et le spasme liés à l'inflammation ou à une ulcération de l'œsophage. Il n'est pas rare toutefois, et le cancer œsophagien en offre des exemples fréquents, que le spasme n'ait qu'une durée passagère ou qu'il procède par paroxysmes successifs et irréguliers.

Le spasme primitif de l'œsophage commence souvent brusquement et cesse de même. Cette brusquerie est en particulier très marquée chez les hystériques, chez lesquels la suggestion peut faire à volonté apparaître et disparaître le spasme. Toutefois, il peut devenir chez eux le point de départ d'un état persistant et fort grave d'anémie.

Parmi les formes cliniques graves il faut signaler les occlusions permanentes, susceptibles de provoquer la production en amont du cardia ou de la bouche œsophagienne d'une dilatation dite primitive de l'œsophage, ou d'une dilatation et surtout de diverticules de l'hypopharynx. Toutefois, il n'est pas douteux que la dilatation permanente de l'œsophage puisse guérir, à la période première, par la dilatation forcée de l'orifice cardiaque.

L'atonie œsophagienne, si elle peut réellement aboutir à la dilatation permanente, présente, en raison même de cette possibilité, une gravité aussi grande que le spasme primitif du cardia. Le pronostic n'est, semble-t-il, réellement grave que dans les cas de longue durée dans lesquels cette dilatation n'a pas été pratiquée, surtout si, en raison de la stase sus-jacente, il s'est produit des lésions irréparables de la muqueuse et des tuniques musculaires de l'œsophage thoracique. (Voir Chap. IX.)

Diagnostic différentiel. — D'une façon générale, il est devenu beaucoup plus facile actuellement grâce à l'emploi méthodique de l'examen radioscopique et de l'œsophagoscopie.

La radioscopie indique s'il y a ou non perméabilité de l'œsophage, s'il y a ou non arrêt et à quel niveau il se produit, s'il existe une dilatation et quelles en sont les dimensions. Elle peut aussi révéler l'existence de lésions extérieures telles que tumeurs du médiastin, adénopathie trachéo-bronchique, anévrisme de la crosse ou de la partie descendante de l'aorte, etc.

L'œsophagoscopie vient alors montrer l'état de l'œsophage et surtout de ses orifices. Elle fait voir les lésions sténosantes lorsqu'elles existent ou la constriction spasmodique elle-même. La difficulté est souvent de décider si l'occlusion spasmodique est primitive, ou symptomatique d'une lésion sous-jacente.

Le cathétérisme à l'heure actuelle ne vient plus qu'à l'arrière-plan : il ne doit être employé qu'avec des précautions telles qu'il ne puisse pas nuire. Il est arrivé souvent que le passage d'une olive ou d'une sonde rigide ait fait reconnaître le siège de l'occlusion, et que le cathétérisme appuyé; en leur faisant franchir l'obstacle, ait fait tomber le spasme. Mais actuellement, grâce à l'œsophagoscope, on peut *voir* le point contracté, on peut le cocaïniser et le forcer parfois sans crainte de fausse route soit à l'aide de l'extrémité même de l'œsophagoscope, soit à l'aide d'un cathéter introduit dans sa cavité et dont l'œil peut suivre la position et la marche.

L'*hyperesthésie purement névropathique de l'œsophage* est démontrée par l'absence de lésions et par le passage facile d'une sonde ou du tube œsophagoscopique.

Il peut y avoir des signes plus ou moins caractéristiques de lésions ulcéreuses ou cancéreuses de l'estomac.

L'*anesthésie*, parfois observée à l'état isolé chez des hystériques, est aussi, nous l'avons vu, souvent liée à l'atonie ou à la paralysie de l'œsophage. Elle n'a du reste aucun intérêt clinique en dehors de cette coïncidence.

C'est surtout le diagnostic différentiel du *spasme aigu* et de l'occlusion *névropathique primitive* qui doit retenir notre attention.

L'existence du *spasme aigu* est rendu vraisemblable, dans bien des cas, par son début brusque chez un névropathe prédisposé, sous l'influence d'une cause occasionnelle particulière : grand chagrin, peur, émotion vive, déglutition d'un liquide irritant, d'un os, d'une arête, d'un corps étranger, spectacle d'accidents semblables chez une autre personne ou chez un animal.

En faveur du spasme aigu simple, on notera encore la variabilité de l'occlusion œsophagienne, l'existence antérieure d'accidents semblables, l'irrégularité capricieuse avec laquelle une sonde passe ou est arrêtée, et, enfin, la cessation brusque des accidents, en particulier sous l'influence du cathétérisme, d'un examen radioscopique, ou même simplement de la suggestion.

On se rappellera que, quelquefois, au cours d'*une lésion organique*, et en particulier d'un néoplasme, la dysphagie peut débuter brusquement et être totale d'emblée.

Les *corps étrangers* donnent facilement lieu à des phénomènes d'hyperesthésie et de spasme, et, parfois, il est extrêmement difficile de savoir si le corps étranger a été arrêté, s'il est toujours implanté dans la paroi œsophagienne, ou s'il a donné lieu à quelque complication telle qu'ulcération ou abcès.

Le diagnostic de l'*occlusion névropathique permanente* de la bouche œsophagienne ou du cardia est surtout à faire avec le *cancer de l'œsophage*.

La longue durée antérieure des accidents qui ont commencé quelquefois des années avant qu'on ait l'occasion d'observer le malade est tout à fait opposée à l'idée d'une lésion néoplasique. Dans les cas relativement récents, la différenciation peut être des plus difficiles. Elle ne peut être faite que grâce à un examen œsophagoscopique quelquefois répété. La cocaïnisation du point contracté peut parfois faire cesser assez brusquement une sténose suspecte et faire disparaître définitivement la dysphagie.

Traitement. — Dans les faits que nous venons de passer en revue, on peut distinguer deux grandes catégories principales, suivant qu'il y a affaiblissement ou au contraire excitation de la sensibilité et de la motricité œsophagiennes.

Anesthésie, hypotonie, paralysie. — Elles réclament une thérapeutique excitante. Contre l'atonie et la paralysie œsophagienne, on a employé la faradisation et la galvanisation pratiquées à l'aide d'une olive métallique. La dilatation permanente de l'œsophage consécutive pourra réclamer un traitement chirurgical qui sera exposé dans le prochain chapitre.

Hyperesthésie. — Elle est très rarement primitive et elle est souvent liée, en clinique, à l'existence de lésions qui échappent facilement, quelquefois même à un examen sérieux et répété. C'est bien entendu, la lésion primitive qu'il conviendrait, en cas semblable, d'atteindre et de guérir.

Très souvent, du reste, l'hyperesthésie se combine au spasme et nous allons dire quels sont les moyens dont on dispose pour l'atténuer.

Spasme aigu. — Il convient de ranger dans une catégorie spéciale le spasme des hystériques, pour l'éclosion duquel l'auto-suggestion joue un rôle si important. C'est également à la suggestion et à la persuasion qu'il faut avoir recours pour le faire disparaître. Les circonstances de son apparition, les résultats de l'examen permettront souvent d'affirmer énergiquement aux malades qu'il n'existe aucune lésion de leur œsophage. On leur fera comprendre le mécanisme du spasme et sa nature purement nerveuse. L'examen radioscopique, le cathétérisme à l'aide d'une sonde en caoutchouc rouge permettront souvent de leur démontrer que le passage est libre : on en profitera pour rendre la suggestion plus persuasive encore.

Dans certains cas, en présence d'accidents d'inanition hystérique, on sera forcé d'avoir recours à l'isolement et on emploiera les moyens de persuasion classiques en cas semblable. Assez souvent, les malades de ce genre se figurent ne pas pouvoir avaler, et leur dysphagie est la conséquence même de cette conviction qu'il faut s'efforcer de leur faire perdre.

Disons une fois pour toutes qu'il conviendra pour le choix des aliments de favoriser la réalimentation du malade et qu'il y aura souvent lieu de soutenir l'état général par des moyens appropriés.

On sera souvent amené également à combattre la *névropathie* par le repos, le séjour à la campagne, l'hydrothérapie et les calmants.

Parmi les calmants généraux, on a beaucoup employé les bromures, la valériane. Nous leur préférons la codéine et la dionine que nous associons volontiers à la belladone ou à l'atropine dans le but de faire cesser l'élément spasmodique.

Traitement direct du spasme. — On peut s'attaquer au spasme soit pour faire tomber le réflexe dont il est la résultante, soit pour le forcer.

La belladone, la jusquiame, l'atropine, la morphine, la cocaïne sont souvent administrées en potions pour produire une action calmante directe, résolutive du spasme dont on supprime l'irritation réflexe initiale. Peut-être y a-t-il eu souvent, en cas semblable, une action suggestive involontaire plus efficace que l'action générale ou locale des médicaments employés. Quoi qu'il en soit, l'usage de l'œsophagoscope a montré les effets excellents d'une cocaïnisation locale intensive. Après quelques minutes d'attente, on voit souvent le spasme céder et laisser passer l'extrémité d'une sonde ou de l'œsophagoscope lui-même.

Depuis longtemps, on savait que le spasme se résout souvent après un cathétérisme heureux. Le cathétérisme sous inspection directe est, d'une façon générale, très préférable.

Le traitement du spasme symptomatique est, dans ses grands traits, identique à celui du spasme primitif; toutefois, on comprend facilement que l'existence certaine ou très possible d'une lésion susceptible d'hémorragie ou de perforation sera un motif de prudence beaucoup plus grand encore et qu'elle apportera par elle-même des indications particulières.

Ces considérations s'appliquent aussi bien au spasme de la bouche œsophagienne qu'à celui du cardia.

Occlusion névropathique permanente de l'extrémité supérieure et de l'extrémité inférieure de l'œsophage. — Dans les cas récents, un cathétérisme simple peut suffire pour faire tomber le spasme. Dans des cas plus anciens, il conviendra d'avoir recours au cathétérisme répété, progressif et, au besoin, pour le cardia, à la dilatation permanente.

Nous ne nous occuperons pas ici du traitement de la dilatation permanente et des diverticules qui peuvent succéder à l'occlusion spasmodique des orifices de l'œsophage : il sera ultérieurement exposé et discuté avec tout le détail nécessaire.

Le traitement de choix dans le « spasme permanent » du cardia est la dilatation progressive pratiquée, au moins au début, sous le contrôle de l'œil. Après cocaïnisation de la muqueuse œsophagienne, on s'efforcera de franchir le sphincter avec des bougies olivaires de plus en plus volumineuses. Ces séances de dilatation à l'aide de l'œsophagoscope seront répétées plusieurs fois à quelques jours d'intervalle; puis on s'efforcera de poursuivre le traitement par la dilatation simple, sans œsophagoscope. Il va sans dire qu'on ajoutera au traitement local un traitement général variable suivant les indications (antispasmodiques, hydrothérapie, hygiène diététique, traitement des affections périœsophagiennes susceptibles d'être la cause occasionnelle de l'affection, etc.).

Si la maladie est déjà ancienne, et que chaque tentative de dilatation ne fasse qu'accentuer le spasme, il est indiqué de pratiquer la dilatation permanente du cardia. On a proposé, dans ce but, l'emploi de ballons insufflables de baudruche (Strauss, Rosenheim, Wilms) destinés, une fois gonflés, à dilater le sphincter cardiaque. Leur action est peu efficace, par suite de leur peu de rigidité. C'est pourquoi Gottstein et Guisez ont utilisé des ballons plus solides dans lesquels ils injectent de 100 à 200 centimètres cubes d'eau. On a proposé aussi des dilatateurs métalliques susceptibles de produire une véritable divulsion; mais leur action brutale n'est pas sans danger. Nous pensons que, dans les cas relativement récents sans dilatation marquée de l'œsophage, le cathétérisme sous contrôle œsophagoscopique est la méthode de choix. On peut aussi parfois avoir de bons résultats du cathétérisme par les sondes d'Ynurrigaro remplies de mercure et introduites sous le contrôle de la radioscopie.

Contre le cardiospasme, Thiroloix et Bensaude ont eu l'idée d'employer les *courants de haute fréquence*. Ils ont fait construire, dans ce but, une électrode spéciale contenue dans une sonde souple de 11 millimètres de diamètre et de 65 centimètres de longueur. Ces courants, dont l'action anti-spasmodique est, on le sait, très puissante, auraient donné de bons résultats entre les mains des deux auteurs précédents et entre celles de Guisez et Delherm.

Grâce au traitement qui vient d'être indiqué, on atténuera en général la dysphagie et on arrêtera la marche de l'affection. Si ce traitement échoue, ou si le médecin est appelé trop tardivement, on se trouvera en présence d'une grande dilatation de l'œsophage qui comportera des indications nouvelles d'ordre chirurgical qui seront étudiées dans le chapitre suivant.

A. MATHIEU et L. SENCERT.

CHAPITRE IX

DILATATIONS DE L'ŒSOPHAGE (¹)

Les dilatations de l'œsophage se divisent en 2 groupes : 1° les *dilatations circonférencielles*, dues à l'élargissement excentrique de la lumière œsophagienne ; 2° les *dilatations diverticulaires*, dues à une véritable hernie d'un point limité de la circonférence œsophagienne : ces dernières constituent les *diverticules de l'œsophage*.

Les *dilatations circonférencielles*, ou *dilatations proprement dites*, sont la conséquence d'une malformation congénitale, d'une affection organique sténosante, ou d'un trouble névropathique de l'œsophage.

Les *dilatations d'origine congénitale* sont d'une exceptionnelle rareté. Elles sont l'exagération d'une disposition anatomique qu'on rencontre sur certains sujets, en dehors de toute manifestation patho-

1. Auerbach, Diagnose u. Therapie der spindelförmige Œsophagusdilatation, *Münchner med. Wochenschrift*, 1906, p. 677. — Bensaude et Rivet, Les dilatations dites idiopathiques de l'œsophage, *Arch. des mal. de l'app. digestif*, 1908, t. II, p. 200. — Boechelmann, Ein Geval von diffuse dilatatie von der Œsophagus, *Neederlandsch Tijdschrift for Geneeskunde*, 1898, n° 77. — Brüning, Ein Beitrag zur Lehre vom Cardiospasmus, *Beitr. z. klin. Chir.*, 1906, Bd XLVIII. — Einhorn, Dilatation idiopathique de l'œsophage, *XIII° Congrès internat. de méd.*, Paris, 1900, LV, p. 45. — Faure, De la mort subite dans les dilatat. cong. de l'œsophage, *Thèse de Paris*, 1894. — Fleiner, Neue Beiträge zur Pathol. der Speiseröhre, *Münchner med. Wochschr.* 1900, n° 16 et 17. — Giesse, Ueber die einfache, gleichmässige Erweiterung des Œsophagus, *Inaug. Diss.* Würzburg, 1860. — Glas, Zur œsophagoskopischen Diagnose der idiopathischen Speiseröhrenerweiterung, *Wien. klin. Wochschr.*, 1907, p. 405. — Gottstein, Weitere Fortschritte in der Ther. des chron. Cardiospasmus, *Arch. f. klin. Chir.*, 1908, Bd LXXXVII, p. 497. — Guisez, Des spasmes à forme grave de l'œsophage, et spécialement du cardiospasme. Diagn. et traitement rationnel par l'œsophagoscopie, *Soc. méd. hôp.*, Paris, 1908, p. 407. — Jaffe, Ueber idiopatische Œsophaguserweiterungen, *Münchner med. Wochschr.*, 1897, n° 15. — Janeway et Green, *Ann. of Surgery*, 1910, III, p. 58. — Kelling, Physikalische Untersuchungen über die Druckverhältnisse im Magen, usw. *Samml. klin. Vorträge*, 1906, n° 144. — Klemperer, *Deutsche med. Wochschr.*, 1894, p. 255. — Kreuder, Ueber die spontanen spindelförmigen Erweiterungen des Œsophagus, *Inaug. Diss.* Giessen, 1884. — W. Lerche, Diagnosis of cardiospasm, *Saint-Paul med. Journal*, avril 1908. *Id.* : Diffuse dilatation of the œsophagus, without anatomical stenosis. with the report of a case due to chronic cardiospasm, *Amer. Journal of med. Sciences*, octobre 1907. — Lindau, Dysphagia von Erweiterung des Œsophagus, *Wochschr. f. gesamten Heilkunde*, 1840. — Lion, Sténose du cardia, *Soc. med. Hôp. de Paris*, 1908, p. 98. *Id.* : Rétrécissement de l'extrémité cardiaque de l'œs. *Soc. méd. Hôp. de Paris*, 6 avril 1905. — Luschka, Die spindelförmige Erweiterung der Speiseröhre, *Wirchow's Archiv.*, Bd 42. — Leichtenstern, Beiträge

logique. Arnold et, après lui, Luschka (¹) ont décrit sous le nom de *pré-estomac* et *d'antre du cardiä*, deux dilatations légères de l'extrémité inférieure de l'œsophage ayant pour siège, l'une la partie de ce conduit située immédiatement au-dessus du diaphragme, l'autre la portion située immédiatement au-dessous. Il existerait normalement, d'après Mehnert (²), une légère dilatation de la portion sus-diaphragmatique de l'œsophage et, séparée d'elle par un sillon diaphragmatique, une dilatation de la portion sous-diaphragmatique. Le développement métamérique de l'œsophage expliquerait fort bien, d'après lui, l'existence de ces dilatations segmentaires. Que, par suite d'une disposition congénitale indéterminée, ces dilatations segmentaires soient plus marquées, on aura affaire à une véritable malformation congénitale, dont Luschka, Baumgarten (³), Zenker (⁴), Sievers (⁵) ont rapporté des exemples. Anatomiquement, ces dilatations, qui peuvent exister indépendamment l'une de l'autre, sont séparées par un rétrécissement diaphragmatique ; le « Vormagen » se continue insensiblement vers le haut avec la lumière normale de l'œsophage ; l' « Antrum cardiacum » se sépare nettement de l'estomac, quoi qu'en ait dit

zur Pathol. des Œsophagus, *Deutsche med. Wochschr.*, 1891, p. 419. — Martin, Zur chirurg. Behandlung des Cardiospasmus u. der spindelförmigen Speiseröhrenerweiterung. *Mitteil. aus dem Grenzgeb. der Med. u. Chir.*, 1900, Bd VIII. — Mathieu, Dilatation primitive ou dite primitive de l'œsophage, *Journal de méd. interne*, 10 mai 1908. — Mathieu et Laboulais, Sur un cas de grande dilatation de l'œsophage, *Soc. méd. Hôp. de Paris*, 1908, p. 254. — Mermod, Dilatation diffuse de l'œsophage sans rétrécissement organique, *Rev. méd. de la Suisse romande*, 1887, p. 422. — Meltzer, Ein Fall von Dysphagia. *Berl. klin. Wochschr.*, 1888, n° 8. — Mickulicz, Zur Pathol. u. Therapie des Cardiospasmus, *Deutsche med. Wochschr.*, 1904, nᵒˢ 1 et 2. — Neumann, Ueber die einfache gleichmässige Erweiterung der Speiseröhre, *Ctrbl. f. den Grenzgeb. der Med. u. Chir.*, 1900, III. — Reisinger, Ueber die operative Behandlung der Erweiterung des Œsophagus, *Congrès all. de Chir.*, 1907. — Richartz, Zur Etiologie der gleichmässigen Œsophaguserweiterung, *Deutsche med. Wochschr.*, 1905, p. 1385. — Rosenheim, Ueber Spasmus u. Atonie der Speiseröhre, *Deutsche med. Wochschr.*, 1899, nᵒˢ 4 et 5. Id. : Ueber Erweiterung des Œsophagus ohne anat. Stenose, *Berl. klin. Wochschr.*, 17, 24, 31 mars 1902. — Rumpel, Die klin. Diagnose der spindelförmigen Speiseröhrenerweiterung, *Münchner med. Wochschr.*, 1897, nᵒˢ 15 et 16, 1899, p. 76. — Schmidt, Spindelförmige Erweiterung des Œsophagus. *Münchner med. Worhschr.*, 1899, p, 504. — Schreiber, *Ueber den Schluckmechanismus.* Berlin, 1904. — Schwörer, *Münchner med. Wochschr.*, 1899, n° 5. — Sencert, Sur un cas de rétrécissement spasmodique du cardia, *Rev. hebd. de laryngol.* 1906. — Stern, Ein Fall von gleichmässiger Erweiterung des Œsophagus, *Zeitschr. f. Heilkunde*, Bd XVII, p. 457. — Strauss, Zur Diagnose u. Therapie der cardiospastischen Speiseröhrenerweiterung, *Berl. klin. Wochschr.*, 1904, p. 1261. — Strümpel, Spindelförmige Erweiterung des Œsophagus ohne nachweisbare Stenosenbildung, *Arch. f. klin. Med.*, Bd XXIX, p. 1881. — Thiroloix et Bensaude, Sur un cas de dilatat. de l'œsophage avec sténose spasmodique du cardia, *Soc. Méd. Hôp. de Paris*, 17 janvier 1908. — Zweig, Zur Diagnose der tiefsitzenden Œsophagusdivertikel, *Deutsche med. Wochschr.*, 1901, p. 558.

1. Luschka, *Wirchow's Archiv.*, Bd XLII, p. 475.

2. Mehnert, *Arch. f. klin. Chir.*, 1899, Bd LVIII.

3. Baumgarten, *Wiener. klin. Wochschr.*, 1897, p. 179.

4. Zenker et von Ziemssen, Krankheiten des Œsophagus, *Handb. der spez. Pathol. u. Therapie*, Bd VII.

5. Sievers, *Hospitaltiedende*, 1902, n° 39.

Robinson, par le repli cardiaque de His. Ces dispositions, qui rappellent dans une certaine mesure l'estomac multilobé des ruminants (Luschka), auraient été observées sur des cadavres de nouveau-nés, et même sur des cadavres d'adultes, sans avoir déterminé, pendant la vie, de symptômes morbides. Cliniquement, ces malformations sont sans intérêt; on a dit pourtant que les irritations muqueuses provoquées par la stase du bol alimentaire au niveau des parties dilatées pouvaient être l'origine d'un spasme du cardia, et prédisposer, par conséquent, à la formation d'une dilatation diffuse, d'origine à la fois congénitale et névropathique.

Les *dilatations consécutives à une affection organique sténosante*, bien que plus fréquentes, sont encore peu communes. Jaffé rapporte un cas de dilatation de l'œsophage consécutive à la compression extrinsèque du cardia par la colonne vertébrale proéminente chez un cypho-scoliotique à sternum enfoncé. Tous les auteurs signalent, depuis Zenker, les rétro-dilatations sus-sténosiques, les *dilatations de stase*, observées au-dessus des rétrécissements congénitaux, inflammatoires, cicatriciels ou néoplasiques. Bien que, surtout si la sténose est bas située, de telles dilatations puissent acquérir de grandes dimensions (4 pouces de diamètre, dans un cas de Lindau), elles sont en général minimes, et il n'est pas rare de voir des sténoses très serrées sans aucune dilatation préstricturale. C'est que, si serrée qu'elle soit, la sténose laisse toujours filtrer les liquides, si bien qu'il n'y a pour ainsi dire pas de stase; si, par exception, la sténose est serrée au point de ne plus laisser passer les liquides, elle conduit rapidement à la mort, à moins qu'une gastrostomie vienne pourvoir à l'alimentation et préparer le traitement ultérieur.

La dilatation de l'œsophage au-dessus d'un cancer, soit de l'œsophage lui-même soit du cardia est toujours relativement peu considérable : l'examen nécropsique ou œsophagoscopique l'avait déjà démontré. Quelquefois l'excavation est attribuable à une destruction plus ou moins étendue de la tumeur et, alors, elle n'a rien de commun avec une dilatation proprement dite de l'œsophage. La radioscopie a fourni ici des renseignements précis. C'est ainsi que, dans un grand nombre d'examens de cancer de l'œsophage, A. Béclère et A. Mathieu n'ont constaté le plus souvent qu'une dilatation allongée de deux doigts environ sur l'écran; plus rarement la largeur de l'ombre atteint trois doigts. Il semble que, dans ces cas, il s'agisse beaucoup plutôt d'une dilatation allongée cylindrique, portant parfois sur tout l'œsophage, que d'une dilatation limitée et ampullaire, telle qu'on la trouve dans les formes légères ou initiales de la dilatation dite primitive. Si cette dilatation sus-jacente n'est pas plus marquée, c'est qu'ici encore la sténose n'est jamais absolue; les liquides filtrent toujours et si, à un moment donné, la sténose devient complète, la mort est trop rapide pour qu'une dilatation ait le temps de se produire.

Nous n'insisterons pas d'ailleurs sur ces dilatations de stase, renvoyant à l'étude des différentes affections sténosantes.

Les *dilatations d'origine névropathique* sont de beaucoup les plus importantes au double point de vue anatomique et clinique. Elles constituent une affection relativement fréquente, cliniquement bien déterminée et justifiable d'une thérapeutique médico-chirurgicale très efficace.

Dès 1821, Purton ([1]) rapporte l'histoire d'un homme de 42 ans, à l'autopsie duquel il trouva l'œsophage dilaté depuis deux pouces au-dessous du pharynx jusqu'au cardia non sténosé. Des observations analogues sont publiées isolément par Hannay ([2]) (1833), Rokitansky ([3]) (1840), Delle Chiage (1840), Lindau (1840), Aberkrombie ([4]) (1843); ces faits sont connus de Cruveilhier, qui figure dans son Atlas un cas de dilatation de l'œsophage sans altération organique des parois. Le premier travail d'ensemble, dû à Zenker et Ziemssen, réunit, en 1877, 17 observations nécropsiques de dilatations de l'œsophage sans sténose organique. Puis, après les observations de Strümpell, les importantes recherches de Mickulicz, les travaux de Mermod, Melzer, Einhorn, etc., on s'efforce de préciser les symptômes de cette intéressante affection et d'en faire le diagnostic pendant la vie. Puis, ce sont les discussions pathogéniques qui inspirent les travaux de Klemperer, Rosenheim, Störck, Kraus, Lion, Mathieu, et tant d'autres dont on trouvera l'analyse dans toute une série de revues générales, comme celles de Neumann, Sencert, Bensaude et Rivet, Brüning, Lerche, Guisez, etc.

Anatomie pathologique. — Ordinairement, la dilatation commence immédiatement au-dessous de la « bouche de l'œsophage » et augmente progressivement pour atteindre son maximum au niveau du tiers inférieur de l'œsophage thoracique; puis elle diminue progressivement jusqu'au diaphragme, si bien que l'œsophage abdominal a repris son calibre normal. Plus rarement, la dilatation est vraiment fusiforme, le maximum de calibre répondant à la partie moyenne du conduit (fig. 75). Beaucoup plus fréquente est la dilatation en forme de poire ou de bouteille, dans laquelle la partie la plus dilatée se trouve immédiatement au-dessus du diaphragme, au-dessous duquel toute dilatation a disparu, et au-dessus duquel la dilatation va en diminuant au fur et à mesure qu'on remonte, si bien que les parties supérieures représentent le goulot de la bouteille dont la portion sus-diaphragmatique immédiate représente le fond (fig. 76). Ces dilatations « en calebasse », sont loin d'être toujours régulières; elles présentent

---

1. Purton, *London med. and phys. Journal*, 1821, XLVI, p. 540.
2. Hannay, *Edinburgh Med. and Surg. Journal*, 1833, XL, p. 65.
3. Rokitansky, *Lehrb. der pathol. Anatomie*, III Auflage, Wien, Braumüller, 1855.
4. Aberkrombie, *Die Krankheiten des Magens*, Bremen, 1865, p. 117.

parfois de véritables culs-de-sac latéraux reposant sur la convexité du diaphragme, et c'est presque toujours à droite que ces culs-de-sac sont le plus développés. Telle est en effet la direction de la partie inférieure de l'œsophage, que la pression intra-œsophagienne se fait surtout sentir sur sa paroi droite, d'ailleurs moins bien soutenue que la gauche, contre laquelle chemine l'aorte descendante.

On a même signalé de véritables diverticules secondaires, formés aux dépens des parois de la partie la plus dilatée. Dans un cas figuré par Kraus (¹), on voyait un diverticule du volume d'une pomme appendu à la partie antéro-latérale gauche de la dilatation, au niveau de sa partie inférieure, et s'ouvrant dans la cavité par un orifice de 5 cm 5 de largeur (fig. 77).

Les mensurations de Hölder, Luschka, Griffitt et d'autres prouvent que la longueur de l'œsophage est augmentée. Dans le cas de Hölder, la distance qui sépare le cardia des arcades dentaires atteignait 55 centimètres au lieu de 40; dans les cas de Kreuder, Straus, la longueur de l'œsophage était de 40 centimètres au lieu de 25 environ.

La circonférence de l'œsophage dilaté est évidemment des plus variées suivant l'ancienneté de la maladie : dans un cas de Dreschfeld, elle atteignait 50 centimètres; 50 centimètres aussi dans le cas de Luschka, 21 centimètres dans les cas de Giesse et de Kreuder, 5 pouces et demi et 8 pouces dans les cas figurés par Brüning et empruntés aux musées de l'hôpital Saint-Thomas et du Royal College de Chirurgie de Londres. Aussi la capacité de la poche œsophagienne est-elle très variée : de 50 à 150 centimètres cubes, la capacité de l'œsophage thoracique monte à 400, 800, 1000, 1500 centimètres cubes. Dans un cas de Guisez, elle atteignait 2 litres.

Lorsqu'on ouvre l'œsophage sur toute sa longueur, on évacue une quantité plus ou moins considérable de mucus et de débris alimentaires altérés. Parfois, la muqueuse, asséchée, apparaît indemne de toute lésion (cas de Zenker, Rumpel, Schwörer, etc.); le plus souvent, elle présente des signes d'inflammation catarrhale chronique : elle est terne, grisâtre, épaissie et indurée, ça et là œdémateuse. Nous avons observé, dans un cas, des plaques de leucoplasie irrégulières et multiples. Il n'est pas rare de trouver au niveau de la partie inférieure de la dilatation des érosions en coup d'ongle, des ulcérations plus profondes atteignant la sous-muqueuse, parfois même des abcès sous-muqueux (Kreuder, Strümpell, Jaffé, Schmidt, Hölder, etc.). Dans certains cas, on a vu la trace de lésions anciennes cicatrisées.

Dans la majorité des cas, la musculature est hypertrophiée et épaissie, l'épaississement portant surtout sur la couche circulaire qui peut atteindre un demi-centimètre d'épaisseur. Cette hypertrophie

---

1. Kraus, Die Erkrankungen der Speiseröhre, *Spez. Path. u. Therapie,* von Nothnagel, Wien, 1902.

n'est pas toujours régulière et, à côté de zones longitudinales hypertrophiées, on voit
parfois des sillons
amincis. On a pu
voir la couche
musculaire longi-
tudinale disso-

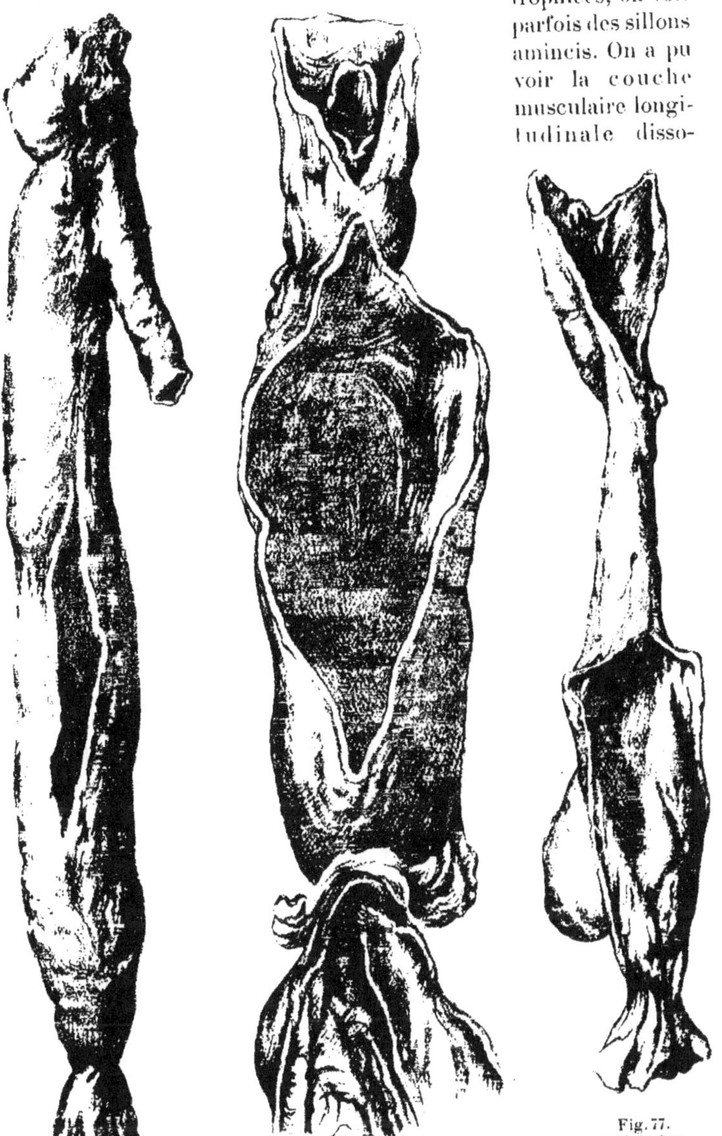

Fig. 75.
Dilatation de l'œsophage.

Fig. 76. — Grande dilatation
de l'œsophage. (D'après Kraus.)

Fig. 77.
Dilatation
de l'œsophage avec
diverticule latéral.
(D'après Kraus.)

ciée se présentant sous forme de bandelettes se réunissant au pôle inférieur de la dilatation pour reconstituer une couche continue. Enfin, dans quelques cas, c'est une véritable atrophie musculaire qu'on a sous les yeux.

L'étude histologique de la paroi œsophagienne montre la muqueuse épaissie et infiltrée de globules blancs, présentant en somme les signes microscopiques de l'inflammation catarrhale. La musculeuse montre une hypertrophie et une hyperplasie des fibres musculaires, souvent séparées par des infiltrations leucocytaires. Klebs, Stern ont vu une véritable dégénérescence graisseuse des fibres musculaires.

Les lésions inflammatoires peuvent dépasser les limites de l'œsophage, et on a signalé la péri-œsophagite, la médiastinite et la propagation inflammatoire à l'aorte (Mathieu et Laboulais), aux ganglions péri-œsophagiens, aux nerfs pneumogastriques (Kraus). Bien que recherchées par plusieurs auteurs, des lésions microscopiques définies des nerfs vagues n'ont été observées que par Kraus; nous ajouterons qu'une telle étude est fort difficile, la fragmentation en boule de la myéline, la liquéfaction des cylindre-axes se produisant rapidement après la mort, ce qui ne permet guère, comme Sencert a eu l'occasion de le montrer, l'observation de fines lésions nerveuses.

Au niveau du cardia, on ne trouve en général aucune lésion : pas d'érosions, pas d'ulcérations, pas de valvules muqueuses ni de cicatrices calleuses, pas trace de sténose. Quelques auteurs ont signalé une hypertrophie musculaire notable, augmentant l'épaisseur des parois et diminuant plus ou moins la lumière du cardia. L'étude histologique de cette paroi hypertrophiée a montré l'absence complète de toute lésion inflammatoire. Après Leichtenstern, qui observa le cardia 2 heures après la mort, Rumpell, Schmidt, etc. ont vu le cardia « fortement contracté », comme le dit expressément Leichtenstern. Une contracture du cardia constatée à l'autopsie nous paraît, malgré ces affirmations, jusqu'à un certain point douteuse, et s'il faut, comme dans le cas de Leichtenstern, une « certaine force pour franchir le cardia avec la pulpe de l'index », cela ne peut-il tenir simplement à « l'hypertrophie musculaire considérable? » La circonférence interne du cardia n'était, dans ce cas partout cité, diminuée que d'un quart. Est-il besoin, pour expliquer cette faible diminution de calibre, d'invoquer une contracture subsistant après la mort? Nous ne le croyons pas. A notre avis, les trouvailles d'autopsies ne suffisent pas jusqu'à ce jour à prouver l'existence d'une contracture permanente du cardia dans la dilatation dite primitive de l'œsophage.

Étiologie et pathogénie. — Les premiers auteurs qui constatèrent sur la table d'autopsie l'existence de dilatations diffuses de l'œsophage sans sténose sous-jacente invoquèrent, pour les expliquer, la perte ou la diminution de la tonicité et de la contractilité de la musculature du conduit (Zenker et Ziemssen). Pensant qu'un obstacle mécanique au passage des aliments est nécessaire pour que la dilatation se produise, d'autres auteurs, comme Strümpell, invoquèrent une couture de l'œsophage au niveau de l'hiatus diaphragmatique. C'étaient là de pures hypothèses. Se basant sur de nombreux examens œsophagoscopiques qui leur montraient dans ces cas une fermeture tonique anormale du cardia, Mickulicz et, après lui, une foule d'autres auteurs, admirent que la dilatation diffuse de l'œsophage est la conséquence d'un spasme chronique du cardia, d'un cardio-spasme, suivant l'expression de Mickulicz. Le cardia, fermé par un spasme, ne s'ouvre plus quand arrive le bol alimentaire; la musculature œsophagienne s'hypertrophie, puis elle devient insuffisante et se laisse dilater. C'est la théorie du cardio-spasme, basée à la fois sur de nombreux examens œsophagoscopiques et sur des constatations nécropsiques qui, comme celles de Leichtenstern, démontreraient l'existence du cardio-spasme d'une façon irréfutable.

Ayant constaté que, dans certains cas de soi-disant cardio-spasme, le cardia était parfaitement perméable à l'olive ou à la sonde exploratrice, d'autres, avec Rosenheim, sans nier la possibilité du cardio-spasme, pensèrent que la pathogénie des dilatations n'est pas univoque, et qu'il faut admettre comme cause de certaines d'entre elles l'existence d'une atonie primitive de la musculature œsophagienne.

D'autres enfin, avec Kraus, admettent que le mécanisme de la dilatation est à la fois celui du cardio-spasme et de l'atonie, ces deux facteurs étant eux-mêmes la conséquence d'une lésion des nerfs vagues. Ces auteurs s'appuient sur les données physiologiques établissant que la section des vagues produit chez les animaux à la fois la contracture du cardia et la paralysie de la musculature de l'œsophage.

Dans ces dernières années, la plupart des auteurs français et étrangers se sont ralliés à la théorie du cardio-spasme, en admettant comme cause des dilatations :

1° Un spasme primitif, essentiel du cardia;

2° Un spasme secondaire, dont l'apparition et l'influence sont favorisées par la présence de dilatations congénitales, par des lésions inflammatoires d'œsophagite, par un certain degré d'atonie œsophagienne.

Nous nous garderons de discuter longuement toutes ces théories et nous nous contenterons d'exposer brièvement la pathogénie des dilatations de l'œsophage, telle que nous la comprenons.

Une notion essentielle, capitale, qui domine toute la pathogénie des dilatations de l'œsophage, c'est que de telles dilatations sont mécaniquement impossibles sans l'intervention de l'obstruction cardiaque. Cette notion fondamentale est loin d'être admise par tous les auteurs, qui lui opposent :

1° La rareté très grande des dilatations au-dessus des sténoses organiques ;

2° La perméabilité du cardia, fréquemment constatée chez les malades qui présentent une dilatation;

3° La disposition particulière de la dilatation, qui ne commence jamais au niveau même du cardia, mais plusieurs centimètres au-dessus.

Ces reproches sont sans valeur :

1° Les dispositions anatomiques des sténoses organiques expliquent fort bien la rareté des dilatations sus-sténosiques. Les sténoses cicatricielles, si serrées qu'elles soient, n'aboutissent jamais à une oblitération complète, et les liquides peuvent toujours filtrer à travers le rétrécissement. La pression intra-œsophagienne ne peut donc jamais devenir très considérable. De plus, le point le plus rétréci occupe le fond d'un entonnoir, dont les parois hypertrophiées, épaissies et sclérosées s'opposent à la dilatation. Les sténoses cancéreuses ne sont non plus jamais complètes, et le deviendraient-elles que la rapidité d'évolution de la maladie ne permettrait pas la production d'une vraie dilatation sus-sténosique.

2° La perméabilité, même plusieurs fois constatée, du cardia à la sonde œsophagienne ne saurait infirmer l'existence d'une oblitération dynamique du cardia. Nous avons dit, à propos de l'étude des troubles névropathiques de l'œsophage, la grande variabilité des résultats fournis par le cathétérisme. Telle sonde franchit un jour sans difficulté un cardia qui l'arrête le lendemain. En général, les sondes passent mieux que les olives; mais il faudrait n'avoir jamais été arrêté au cardia, avoir en outre constaté l'ouverture normale de cet orifice devant l'œsophagoscope, pour pouvoir affirmer l'absence de toute sténose dynamique. De telles constatations répétées n'ont pas été faites. Bien plus, les examens œsophagoscopiques de ces œsophages dilatés avec cardia soi-disant perméable ont permis de constater, comme dans les cas de dilatation avec sténose dynamique indiscutable du cardia, une rétention alimentaire impossible à comprendre si le cardia est facilement et complètement perméable.

3° La présence du diaphragme qui entoure l'œsophage comme d'une gaine jusqu'à 2^{cm},5 au-dessus du cardia empêche la portion diaphragmatique de se dilater. Si en effet on vient, comme l'a montré Gottstein, à appliquer un lien constricteur à 5 centimètres de l'extrémité d'un sac de caoutchouc mince de 50 centimètres de long, et à verser de l'eau dans ce sac, on voit la portion sus-jacente au lien se dilater fortement, la portion sous-jacente gardant presque ses dimensions normales. Le diaphragme joue ce rôle de lien constricteur avec cette différence que, engainant l'œsophage abdominal sur une certaine hauteur (Jonnesco), il s'oppose mieux encore à la dilatation de cette portion. L'existence d'une dilatation fusiforme ayant son maximum loin au-dessus du diaphragme s'explique à son tour par ce fait que la musculature a longuement lutté contre l'obstacle cardiaque et s'est hypertrophiée surtout à sa partie inférieure, au voisinage de l'obstacle, ce qui a rendu cette portion moins apte à la dilatation.

Ainsi donc, nous continuons de penser qu'il existe toujours une oblitération ou une sténose du cardia. Les autopsies, les très nombreux examens œsophagoscopiques prouvent qu'il ne s'agit pas d'une sténose organique, et c'est d'ailleurs ce qui donne à la maladie son individualité propre : il ne peut donc s'agir que d'une *imperméabilité dynamique*.

Comment faut-il comprendre ce trouble fonctionnel ? Est-ce à proprement parler un spasme, une contracture permanente du cardia, tellement intense qu'elle subsiste encore quelques heures après la mort, comme l'a dit Leichtenstern ? Cette notion d'un spasme chronique permanent ne nous paraît pas justifiée.

Tout d'abord une telle notion est peu conforme à ce que nous apprend la physiologie relativement à la contraction musculaire. Jamais un muscle, quel qu'il soit, ne demeure ainsi en état de contraction permanente, et ce n'est pas le renforcement de la musculature du cardia qui peut, comme l'ont prétendu Thiroloix et Bensaude, justifier une exception biologique en faveur du cardia. De plus, s'il s'agissait d'une contracture permanente, le cathétérisme ne fournirait pas les résultats variables que nous avons décrits. Enfin si le cardia était toujours contracturé, les aliments ne le franchiraient jamais. Or, s'il y a stase œsophagienne, si les aliments séjournent plus ou moins longtemps au-dessus du cardia, ils finissent cependant, en tout ou en partie, par le franchir. L'unique constatation nécropsique de Leichtenstern, qui dit avoir vu le cardia « fortement contracté » deux heures après la mort, a peu d'importance vis-à-vis de ces faits, d'autant que la contracture signalée par cet auteur est une pure induction, non une constatation de fait, comme nous l'avons montré plus haut.

Nous nous refusons donc, au nom de la physiologie, à admettre un spasme permanent du cardia, et nous admettons que l'occlusion dynamique, cause de dilatation, n'est autre chose que la viciation de coordination motrice avec hypertonie du cardia que nous avons admise plus haut en décrivant le spasme de l'œsophage. Nous ne reviendrons pas sur l'étude que nous avons faite de ce trouble névropathique et de ses conséquences anatomiques.

Rappelons seulement que, normalement fermé par la disposition anatomique de l'insertion oblique de l'œsophage dans l'estomac et par la tonicité physiologique de son sphincter, le cardia s'ouvre sous l'influence d'un réflexe inhibiteur de ce tonus, qui a pour point de départ la muqueuse œsophagienne depuis le niveau du rétrécissement bronchique jusqu'au cardia. Toutes les causes susceptibles de troubler ou d'abolir ce réflexe dilatateur sont les causes essentielles de l'occlusion hypertonique du cardia.

Ces causes sont d'ordre dynamique ou d'ordre organique.

Les causes d'ordre dynamique sont l'hystérie, les auto-suggestions, et d'une façon générale les névroses. Les causes d'ordre organique sont extrêmement variées; elles peuvent agir sur le point de départ œsophagien du réflexe, sur l'arc réflexe lui-même par les filets centripètes et centrifuges du pneumogastrique, par l'appareil neuro-ganglionnaire du cardia, enfin sur le centre lui-même. C'est dire l'importance étiologique des anesthésies œsophagiennes, des plaies, ulcérations, inflammations si légères qu'on voudra, mais qui peuvent devenir le point de départ de névrites de la Xe paire; c'est dire l'importance des lésions des vagues, inflammation, compression, envahissement par des tumeurs de voisinage, cervicales ou médiastines; l'importance enfin de lésions cérébrales diffuses ou localisées.

Ainsi donc, les dilatations diffuses de l'œsophage sont, pour nous, la conséquence d'une occlusion hypertonique du cardia, laquelle est sous la dépendance de lésions nerveuses organiques ou de conditions purement fonctionnelles. Est-ce à dire que l'une quelconque des causes que nous venons de rappeler, portant sur un point quelconque de l'arc réflexe dilatateur, soit toujours suffisante à produire à elle seule une dilatation de l'œsophage? En aucune façon. Presque toujours, sinon toujours, le mécanisme de la dilatation est complexe : inflammations catarrhales de l'œsophage, névrites inflammatoires ou toxiques, prédispositions névropathiques, autant d'éléments pathologiques qui se combinent pour produire l'occlusion hypertonique du cardia. Celle-ci installée, toutes ces causes continuent d'agir en amenant soit des inflammations secondaires, entretenues et ravivées par la stagnation alimentaire, des parois du conduit, soit des troubles myopathiques également entretenus par les lésions nerveuses, infectieuses ou toxiques, peut-être préparés, eux aussi, par une faiblesse congénitale de la musculature œsophagienne.

Étude clinique. — Ainsi comprises, les dilatations de l'œsophage, conséquence ultime d'affections névropathiques anciennes, se traduisent cliniquement par un ensemble de symptômes qui succèdent aux manifestations cliniques de l'imperméabilité fonctionnelle du cardia et du trouble de coordination de la motricité œsophagienne. Nous ne reviendrons pas sur la dysphagie tout d'abord minime et transitoire, à début lent et insidieux, puis permanente et progressivement plus intense, qui, comme nous l'avons exposé plus haut, traduit les troubles hypertoniques de la musculature du cardia.

Tant que la paroi musculaire lutte contre la stase alimentaire et s'hypertrophie, la dysphagie, avec ses caractères propres, traduit seule ce trouble névropathique. Lorsque la résistance pariétale est vaincue, que la période d'hypertrophie a fait place à la période d'insuffisance, les symptômes propres de la dilatation apparaissent, donnant à l'affection définitivement constituée une physionomie très caractéristique.

Il y a lieu de lui distinguer des *symptômes fonctionnels* et des *signes physiques*.

Symptômes fonctionnels. — Au premier rang des symptômes fonctionnels se place le *vomissement œsophagien*. Le vomissement œsophagien ne se présente pas avec les mêmes caractères aux différentes périodes de la maladie. Au début, quand la dilatation est encore peu importante, il apparaît au commencement du repas, dès les premières tentatives de déglutition. C'est une sorte de vomissement réactionnel, survenant brusquement, sans aucun trouble prémonitoire ; il est constitué uniquement par les aliments que le malade vient d'ingérer. A mesure que la dilatation s'accentue, le vomissement devient plus tardif et plus abondant. Souvent alors il est précédé de troubles divers traduisant la distension de l'œsophage : oppression, crises dyspnéiques simulant l'asthme, douleurs rétro-sternales et inter-scapulaires, vertiges. Le sentiment d'oppression est parfois si intense que le malade cherche par tous les moyens à provoquer le vomissement, à la suite duquel toute douleur disparaît. Le vomissement survient spontanément au milieu ou à la fin du repas, parfois quelque temps après. Il est relativement abondant : 200, 500 centimètres cubes, quelquefois 1 litre; il a des caractères chimiques importants à connaître, comme nous le verrons bientôt. Il peut, à cette période encore, être précédé et accompagné de nausées et d'efforts; le plus souvent, il survient sans effort, il est indolore : c'est un véritable vomissement de « trop-plein ».

En dehors des vomissements alimentaires, les malades présentent souvent des vomissements muqueux plus ou moins abondants, survenant dans l'intervalle des repas, de préférence le matin à jeun. Le liquide vomi, épais et filant, d'une abondance très variable suivant les cas, provient des sécrétions muqueuses œsophagiennes accumulées au-dessus du cardia et auxquelles viennent s'ajouter des quantités de salive déglutie d'autant plus considérables que, par suite du réflexe œsophago-salivaire, la sécrétion de ce liquide est fortement accrue. Cette réplétion de l'œsophage provoque les mêmes phénomènes dyspnéiques que la réplétion alimentaire. Il suffit quelquefois au malade de se pencher pour voir le liquide muqueux s'écouler au dehors.

A ce degré, la tonicité œsophagienne est d'ailleurs à ce point disparue que la poche distendue par les aliments ou du liquide muqueux se comporte comme un sac inerte : quand le malade est debout, les liquides accumulés au-dessus du cardia remontent plus ou moins haut dans la poche; s'étend-il horizontalement, ils se répandent dans toute la poche et s'écoulent même par la bouche, provoquant parfois, lorsqu'une particule pénètre dans les voies respiratoires, de brusques accès de toux et de suffocation. Aussi certains malades n'osent-ils se coucher que longtemps après le repas du soir, et encore, à demi-assis, la tête haute, supportée par de nombreux oreillers. Chaque fois qu'elle rompait avec cette règle, une de nos malades était prise de suffocation, de toux, et ne redevenait calme qu'après avoir complètement vidé son œsophage.

A côté du vomissement œsophagien, il faut signaler l'existence de la *rumination* (Zenker, Wilms, Fleiner, etc.). Une malade de Thiroloix et Bensaude ruminait tout l'après-midi les aliments ingérés le matin. La stagnation alimentaire et les fermentations œsophagiennes expliquent la fétidité de l'haleine, les borborygmes et l'aérophagie. Richartz insiste sur l'existence du hoquet œsophagien, à la production duquel le diaphragme ne participe pas, et qui est la manifestation de courtes crampes siégeant dans la musculature œsophagienne.

A ces symptômes fonctionnels locaux s'ajoutent des troubles distants et généraux, qui n'apparaissent qu'à un stade déjà avancé de la maladie. L'état général se conserve, en effet, longtemps très bon : l'appétit reste excellent et l'amaigrissement peu marqué malgré certains troubles gastriques concomitants et une constipation opiniâtre, si bien que l'évolution est souvent très lente et de très longue durée : Wilms rapporte un fait dans lequel la maladie a duré jusqu'à l'âge de 74 ans. Mais tel n'est pas le cas général. Trop souvent, par suite de la répétition des vomissements œsophagiens et de la dénutrition qui en résulte, l'état général s'altère, l'amaigrissement se prononce, la constipation devient opiniâtre, les urines rares et pauvres en urée : le malade s'achemine peu à peu vers la cachexie et la mort.

Cette évolution progressive est parfois troublée par des *complications* locales ou générales.

Les complications locales sont d'ordre infectieux ou toxique. L'œsophagite, à laquelle conduit fatalement la stagnation alimentaire, peut se propager en dehors du conduit et provoquer la médiastinite suppurée, origine d'une septicémie rapidement mortelle ; elle peut conduire à des propagations lentes et chroniques vers le cœur et les gros vaisseaux, et Mathieu et Laboulais ont signalé dans un cas du pouls lent permanent et des crises syncopales menaçantes dont l'apparition a coïncidé avec un souffle rude qu'expliquait sans doute la production d'une aortite par propagation inflammatoire. La mort subite peut être la conséquence de ces accidents secondaires ; elle peut d'ailleurs survenir sans complications cliniquement ou anatomiquement décelables (Faure).

Les complications générales sont la conséquence de la débilité spéciale et de l'amaigrissement qu'entraîne la maladie (tuberculose pulmonaire, broncho-pneumonie, etc.).

Symptômes physiques. — Les signes physiques nous sont fournis par les différents modes d'exploration de l'œsophage : percussion, auscultation, cathétérisme, radiographie et radioscopie, œsophagoscopie.

La *percussion* peut révéler, lorsque la dilatation est considérable et remplie de liquide, une zone de matité thoracique postérieure (Rosenheim) ou postéro-latérale droite (Hölder). Pratiquée après distension de la poche par insufflation ou dégagement d'acide carbonique, la percussion pourra révéler, à la place de la matité précédente, une zone de sonorité tympanique correspondante.

L'*auscultation* de l'œsophage, pratiquée suivant les règles que nous avons indiquées plus haut (voir chap. II), révèle des modifications des bruits normaux de la déglutition. Tantôt, comme dans l'observation de Thiroloix et Bensaude, le second bruit est supprimé; tantôt il est simplement retardé, et, au lieu d'être perçu six à huit secondes après le premier, il se fait attendre quarante à cinquante secondes; tantôt il est modifié dans son intensité, dans son rythme, dans sa durée, rappelant par exemple le bruit de l'eau qui coule ou qui tombe dans un vase à demi rempli. Enfin le signe de Revidseff est très souvent observé : si, après qu'on a perçu le 2e bruit de la déglutition, on commande au malade de déglutir à vide, on perçoit de nouveau, et deux, trois, quatre fois de suite, le second bruit de la déglutition.

Le *cathétérisme* fournit des renseignements très variables et très inconstants. D'une façon générale, il révèle l'existence d'un obstacle siégeant à environ 40 ou 42 centimètres des arcades dentaires. Mais l'intensité de cet obstacle, sa résistance à la pression varient, d'une façon très curieuse, avec le moment, avec la nature et le volume du cathéter, et cette variabilité n'est pas un des signes les moins caractéristiques de la maladie. Tantôt l'olive la plus fine est arrêtée, et l'on se rend compte qu'une pression même forte, et par conséquent dangereuse, ne vaincra pas l'obstacle; tantôt, au contraire, une sonde de fort calibre, du n° 50, comme dans le cas de Thiroloix et Bensaude, passe sans difficulté et cela à un jour, à quelques minutes d'intervalle, chez le même malade. Dans certains cas, le cathéter franchit l'obstacle sans grande difficulté, mais on a le sentiment que la sonde est serrée dans un conduit musculaire, dont les parois sont contractées sur elle. Sencert n'a pas éprouvé une telle sensation dans les quelques cas qu'il a observés, et pense qu'il s'agit là d'une induction bien plus que d'une constatation clinique objective.

Il n'est pas rare que le cathéter rencontre un obstacle tout en haut, au niveau de la bouche de l'œsophage; cet obstacle, qui le plus souvent ne résiste pas à une pression douce et soutenue, est dû à un spasme transitoire de l'orifice supérieur de l'œsophage.

Parfois la sonde pénètre à 55, 58 centimètres des arcades dentaires, laissant croire qu'elle est dans l'estomac, alors qu'elle s'est recourbée dans la poche.

Parfois enfin, on a la sensation que la boule exploratrice ou l'extrémité de la sonde bute sur une paroi lisse, sans trace d'orifice, et qu'elle se meut dans une poche dont elle explore le fond et les parties latérales, sans avoir chance d'atteindre le cardia. Aussi la recherche du cardia est-elle, dans tous ces cas, très délicate et très aléatoire. Mathieu et Laboulais ont vainement tenté le cathétérisme du cardia à l'aide de mandrins malléables en plomb, dirigés sous le contrôle radioscopique ; ni les sondes métalliques, ni les bougies remplies de mercure, ni les sondes mousses articulées ne leur permirent de franchir le cardia.

Cette difficulté de passer dans l'estomac jointe à la facilité énorme d'excursion latérale de la sonde œsophagienne suffirait déjà à indiquer l'existence d'une dilatation de l'œsophage. Le *cathétérisme évacuateur* vient confirmer cette donnée. Dès que le tube de Faucher, ou la sonde en gomme, a pénétré dans la partie dilatée, on voit refluer par son intérieur ou le long de ses bords des débris alimentaires ingérés quelquefois plusieurs jours auparavant, non digérés, parfois putréfiés, entourés d'une grande quantité de mucus. Ces liquides œsophagiens ne ren-

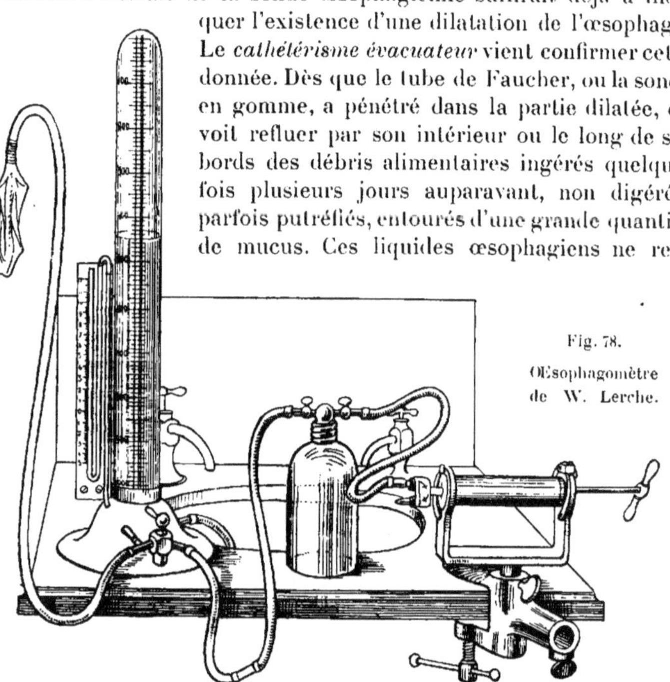

Fig. 78.

OEsophagomètre de W. Lerche.

ferment pas trace d'acide chlorhydrique libre ; le chlore organique combiné y fait également défaut. L'acidité, très faible, ne dépassant pas 0,080, est entièrement due à l'acide lactique ou à divers autres acides gras. On n'y trouve ni syntonine, ni peptone, ni pepsine, ni ferment lab ; quelquefois des traces de sucre, résultant de l'action de la salive sur l'amidon.

La quantité de liquide retirée à jeun de la poche œsophagienne varie de 500 à 500 centimètres cubes. Elle donne une idée du volume de la dilatation. On a imaginé différents procédés pour déterminer avec précision le volume de la poche :

Tout d'abord on mesure la quantité d'eau qu'on peut verser dans l'œsophage, sans que le malade éprouve de malaise. Cela n'est qu'approximatif, car il est possible que, pendant l'examen, une certaine quantité d'eau passe dans l'estomac.

Thiroloix et Bensaude ont employé la méthode utilisée pour mesurer la capacité stomacale : on mesure la quantité d'air contenu dans le ballon de l'appareil insufflateur, et on compte combien de fois il faut exprimer ce ballon pour remplir la poche œsophagienne. Strauss introduit dans l'œsophage un ballon de caoutchouc, l'insuffle et mesure ensuite la quantité d'air retiré de l'œsophage et recueilli sous l'eau dans une éprouvette graduée. Schlippe a étudié la « capacité respiratoire » de l'œsophage dilaté. À l'état normal, il pénètre dans l'œsophage, lors d'une inspiration profonde, environ 20 cm³ d'air ; un dispositif très simple, (tube en T relié à une sonde œsophagienne) permet de constater que dans le cas de dilatation il en pénètre de 150 à 500 cm³. Enfin dans ces derniers temps, W. Lerche a inventé un « œsophagomètre » basé sur le même principe que celui de Strauss. On insuffle un ballon intra-œsophagien, puis, à l'aide d'une pompe à eau, on aspire le liquide contenu dans un tube avec lequel le ballon est en relation ; celui ci se vide dans le tube où il remplace l'eau aspirée, et où son volume est facilement dosé (fig. 78).

L'examen radiographique et radioscopique, pratiqué après ingestion d'un lait de bismuth (40 à 50 grammes pour 1 litre d'eau), nous renseigne sur l'existence de la poche œsophagienne, sur sa forme et ses dimensions. Tantôt on voit une ombre en forme de fuseau vertical (Thiroloix et Bensaude), tantôt le fuseau est pour ainsi dire biloculaire, les deux parties étant séparées par un sillon que produit vraisemblablement la bronche gauche (W. Lerche) ; dans le cas de Mathieu et Laboulais, l'image radioscopique indiquait une dilatation biloculaire, la loge inférieure étant sacci-

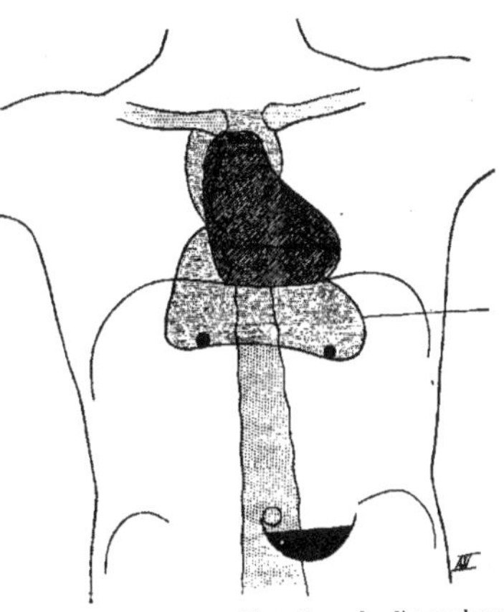

Fig. 79. — Grande dilatation de l'œsophage (cas observé par A. Mathieu et A. Laboulais). Cette dilatation forme une poche de fortes dimensions, qui déborde largement l'ombre du cœur. Cette poche, après un certain rétrécissement qui se dessine au bord droit du cœur, atteint son ampleur maxima immédiatement au-dessus de la partie postérieure du diaphragme, se projetant ainsi au-dessous de la courbe de sa partie la plus élevée. Cette poche est de plus oblique en bas et à gauche ainsi que l'indiquent les positions successives d'une pilule de bismuth roulant vers sa déclivité principale. Plus bas, bismuth dans le bas-fond de l'estomac.

forme ; cette poche inférieure dilatée reposait par sa base sur le diaphragme, et était légèrement inclinée vers la gauche (fig. 79).

L'examen radioscopique peut encore confirmer certaines données du cathétérisme et redresser certaines erreurs. Alors qu'on pourrait penser qu'une sonde qui a pénétré à 55, 58 centimètres des arcades dentaires est bien dans l'estomac, la radioscopie montre que cette sonde est recourbée dans la dilatation œsophagienne (fig. 80) ; elle montre aussi la direction à suivre pour atteindre le cardia ; elle apporte un précieux concours aux délicates manœuvres du cathétérisme. La sonde peut aussi exceptionnellement pénétrer dans l'œsophage et se disposer en boucle sous l'influence d'un mouvement de torsion imprimé à son extrémité supérieure comme le montrent, dans un cas observé par Laboulais, les figures 81 et 82.

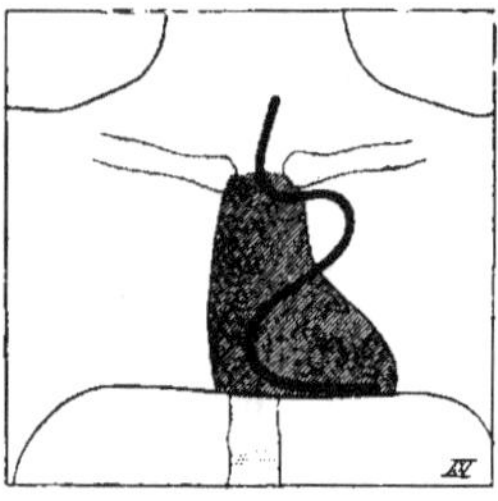

Fig. 80. — Dilatation de l'œsophage. Dans ce cas, et les choses se passent ainsi sur la majorité des malades, la sonde introduite se pelotonne dans la poche et ne peut franchir le cardia.

L'examen œsophagoscopique des dilatations de l'œsophage nécessite quelques précautions préalables : il est bon de diminuer les sécrétions œsophagiennes dans les 24 heures qui précèdent l'examen par l'emploi de la

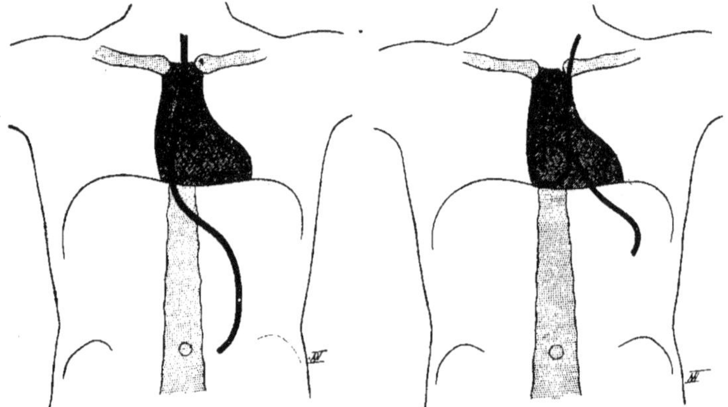

Fig. 81. — Dilatation de l'œsophage. La sonde a franchi le cardia.

Fig. 82. — Même cas : la sonde tordue fait une boucle dans la poche.

morphine (Rosenheim) ; il est bon d'évacuer et de bien nettoyer la poche par un ou plusieurs lavages à l'eau chaude, et, dans un cas de Bensaude et Rivet, on ne put évacuer la poche qu'en employant la sonde à orifices multiples, grâce à laquelle le liquide accumulé dans la poche put passer dans l'estomac.

L'examen est pratiqué de préférence dans le décubitus dorsal. Le passage de la « bouche de l'œsophage » n'est pas toujours facile, par suite du « spasme supérieur », qui, nous l'avons vu, accompagne souvent les dilatations névropathiques de l'œsophage. Grâce à une bonne anesthésie locale, on vaincra toujours ce spasme par une pression douce et soutenue, mais prudente. L'orifice supérieur franchi, le tube entre dans la poche dilatée; presque toujours, soit qu'on n'ait pas ou qu'on n'ait qu'insuffisamment lavé l'œsophage, cette poche est plus ou moins remplie de liquides et de débris alimentaires. Il importe donc d'abord de la laver et de l'assécher, ce qui se fait facilement avec la pompe de Killian. La paroi bien asséchée et le tube œsophagoscopique bien approprié, on peut examiner successivement la poche elle-même et ses parois, puis son orifice inférieur, le cardia.

A peine le tube est-il dans la poche œsophagienne, que l'observateur est frappé par la facilité d'excursion latérale de l'œsophagoscope. Nous avons pu, dans plusieurs cas, le faire passer d'un versant de la colonne vertébrale à l'autre sans difficulté. On ne voit guère alors que le point précis qui se trouve en face de l'extrémité du tube et on ne peut guère juger de la dilatation que par la facilité d'excursion du tube. Quelquefois pourtant on voit successivement les différentes parois de l'œsophage sous forme de rideaux muqueux, rigides et immobiles (fig. 85). Le plus souvent la muqueuse est plissée, et la saillie des plis est parfois si marquée que l'extrémité de l'œsophagoscope glisse entre deux plis qui semblent l'enfermer comme les parois d'un œsophage normal; dans les sinus qui séparent

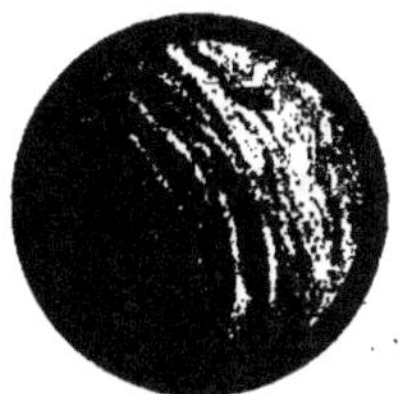

Fig. 85. — Aspect œsophagoscopique de la paroi d'une grande dilatation.

ces plis on trouve ordinairement des débris alimentaires, collés à la paroi. Lorsque la dilatation est peu accentuée, les parois œsophagiennes ont conservé leurs mouvements ondulatoires et rythmiques normaux. Dans les cas anciens, ces mouvements ont disparu; les parois sont flasques et immobiles. Starck, Bensaude et Rivet ont signalé un plissement transversal de la muqueuse, se présentant sous forme d'anneaux superposés. Mais le plissement longitudinal est généralement observé.

La muqueuse est le plus souvent altérée; rougeur, congestion, œdème sont des altérations très frappantes dans les cas anciens. Plus on descend, plus les arborisations vasculaires sont apparentes, plus la muqueuse saigne facilement au contact du tube. En certains points, elle est grisâtre, comme macérée, épaissie et indurée. Dans un cas, nous avons constaté des plaques étendues de *leucoplasie* œsophagienne.

L'orifice inférieur de l'œsophage n'est pas toujours facile à trouver. Il se présente sous un aspect variable avec l'ancienneté de la maladie. Dans les cas relativement récents, il se présente sous l'aspect que nous avons décrit à propos de l'*occlusion hypertonique du cardia* : un orifice punctiforme d'où partent des plis muqueux radiés, le tout donnant l'image d'une rosace qui ne s'ouvre pas devant le tube, à travers

laquelle on ne voit pas, comme normalement, sourdre de l'estomac quelques gouttes de liquide spumeux ou quelques bulles gazeuses (fig. 70). Dans les cas plus anciens dans lesquels la musculature cardiaque est hypertrophiée, on voit souvent le cardia se présenter sous la forme d'une fente, obliquement dirigée d'arrière en avant et de droite à gauche, limitée par des bourrelets muqueux et sous-muqueux, semblables à deux lèvres exactement accolées.

En général, une pression douce et soutenue, quelques badigeonnages cocaïnés, finissent par avoir raison de la fermeture du cardia, et le tube pénètre dans l'estomac.

Diagnostic. — D'après ce que nous venons de dire, le diagnostic de dilatation névropathique de l'œsophage est relativement facile pour qui connaît cette affection et sait explorer l'œsophage.

Le problème se pose de deux façons différentes suivant la période à laquelle est arrivée la maladie.

1° L'affection est relativement récente et ne se traduit cliniquement que par la dysphagie.

La variabilié de la dysphagie, telle que parfois les solides seuls sont arrêtés, tandis qu'à d'autres moments les solides passent mieux que les liquides, son irrégularité et son intermittence sont des caractères suffisants pour faire penser à une affection non organique, à une affection névropathique de l'œsophage. Cependant ces variations dans le mode d'apparition, dans l'intensité, dans la durée de la dysphagie sont parfois peu marquées; d'autre part certaines sténoses organiques, compliquées de spasmes intermittents, présentent parfois ces caractères de variabilité et d'irrégularité dans leurs symptômes. Aussi y a-t-il toujours lieu de vérifier ou d'établir le diagnostic de sténose hypertonique de l'œsophage en utilisant les différents modes d'exploration que nous avons passés en revue.

Le cathétérisme révèle l'existence d'un obstacle au niveau du cardia. Ici encore les données du cathétérisme ont des caractères de variabilité et d'irrégularité qui font rejeter une sténose organique. Tel jour une grosse sonde passe où avait été arrêtée la veille une très fine olive exploratrice. Telle sonde volumineuse passe le jour où précisément la dysphagie semblait le plus marquée. Cependant il existe nombre de faits dans lesquels ces caractères n'étaient pas assez nets pour entraîner la conviction. On pouvait penser dès lors à un rétrécissement de l'œsophage, rétrécissement extrinsèque par compression, ou rétrécissement intrinsèque d'origine congénitale, inflammatoire, cicatricielle, ou néoplasique.

Les *compressions du cardia*, par un anévrisme de l'aorte descendante, par un paquet ganglionnaire périhépatique ou périgastrique, par des adhérences fibreuses médiastines ou sous-diaphragmatiques produisent bien les signes d'une sténose du cardia; mais les symptômes propres que provoque l'agent compresseur, sont là pour mettre sur la voie du diagnostic; et s'ils passaient inaperçus, la déviation de la partie inférieure de l'œsophage, constatée par l'examen aux rayons X ou à l'œsophagoscope, montrerait nettement l'origine extra-œsophagienne de la dysphagie.

Nous ne reviendrons pas sur le diagnostic différentiel des *sténoses inflammatoires, cicatricielles ou néoplasiques du cardia* (voir Chap. VII); bien que l'âge des malades, la durée de la maladie, les commémoratifs, la marche progressive de la dysphagie soient susceptibles d'entraîner dès l'abord le diagnostic, il est des cas cependant dans lesquels tout semblerait faire croire à un cancer ou à une sténose inflammatoire, tandis qu'en réalité il s'agit d'une sténose hypertonique. C'est l'examen œsophagoscopique qui, en dernière analyse, lèvera tous les doutes. Et nous insistons sur ce fait que, dans certains cas, il faudra plusieurs examens avant de pouvoir affirmer l'absence de sténose organique, épithéliomateuse par exemple, soit qu'un spasme concomitant cache le néoplasme à l'observateur, soit que l'ulcère néoplasique encore peu étendu ait échappé à un premier examen (Gottstein, Lerche). L'examen histologique d'une végétation suspecte lèverait tous les doutes.

Ainsi donc, dans la première période de l'affection, la dysphagie fait penser à une sténose du cardia. Les commémoratifs, l'étude clinique de la dysphagie, les résultats du cathétérisme, de la radioscopie et surtout de l'œsophagoscopie, permettent d'affirmer qu'il s'agit d'une sténose hypertonique du cardia.

2° L'affection est plus ancienne et se traduit surtout par les vomissements œsophagiens et la dysphagie. Le plus souvent, les sensations qu'éprouve le malade, à savoir la sensation d'arrêt des aliments et des liquides au-dessus du diaphragme, derrière le sternum, et la sensation que ces vomissements ne proviennent pas de l'estomac, orientent le médecin vers l'idée de vomissement œsophagien. Il se confirme dans son idée s'il apprend que, dans la position couchée, le malade a des régurgitations fréquentes, des accès de toux et de suffocation, lorsque les liquides de la poche tendent à s'écouler par la bouche du seul fait de la pesanteur.

Mais quelquefois le malade ne peut préciser ses sensations; il vomit abondamment, après chaque repas, et c'est tout. La première idée du médecin est de songer à une sténose pylorique, et, de fait, on connaît un certain nombre de cas dans lesquels la gastro-entérostomie fut pratiquée chez des individus chez lesquels l'évolution de la maladie ou l'autopsie a montré qu'il s'agissait en réalité de dilatation de l'œsophage (Thiroloix et Bensaude, Lerche, etc.). L'examen de l'estomac montre bien l'absence de dilatation; mais toutes les sténoses pyloriques ne s'accompagnent pas de rétro-dilatation.

Pour peu que le médecin songe à l'œsophage, il pratiquera le cathétérisme. Dans l'immense majorité des cas, cette exploration fera le diagnostic. Par la sonde, ou le long de ses bords vient un liquide abondant, dont les caractères chimiques sont très différents, en général, des liquides gastriques. Si le liquide œsophagien revient dès l'entrée de la sonde dans l'œsophage thoracique, il n'y a pas de doute, c'est bien de l'œsophage qu'il s'agit. Mais si la sonde s'enfonce de 50, 55, 58 centimètres, tout porte à croire qu'elle est dans l'estomac et le diagnostic de sténose pylorique vient tout naturellement à l'esprit, ou celui d'estomac biloculaire avec sténose médio-gastrique. C'est à l'examen radioscopique et à l'œsophagoscopie qu'il faudra ici encore demander de préciser le diagnostic. Nous renvoyons à ce que nous avons dit plus haut du résultat de ces explorations. Elles sont décisives.

Lorsque par le cathétérisme, l'exploration radioscopique, voire l'œsophagoscopie, on aura établi d'une façon certaine qu'il s'agit d'une dilatation de l'œsophage thoracique, il ne sera pas encore toujours très facile d'affirmer qu'il s'agit bien d'une grande dilatation d'origine névropathique.

La dysphagie, le vomissement œsophagien, la variabilité des résultats fournis par le cathétérisme, tantôt facile, tantôt impossible, la constatation radioscopique d'une poche intra-thoracique sont des symptômes qu'on peut rencontrer alors qu'il s'agit, non plus d'une grande dilatation, mais d'une dilatation circonscrite, d'un *diverticule profond de l'œsophage*. Bien que très rare, cette affection existe et il faut savoir, le cas échéant, la reconnaître et la différencier de la dilatation circonférencielle de l'œsophage.

Pour établir ce diagnostic différentiel, on peut avoir recours à divers procédés :

Dans le procédé de Zweig, on introduit une sonde dans l'estomac et une sonde dans l'œsophage.

On verse par la sonde œsophagienne une solution de bleu de méthylène, et, par la sonde gastrique, de l'eau. On retire doucement celle-ci : tant qu'elle est dans l'estomac, elle laisse écouler de l'eau claire ; dès qu'elle a franchi le cardia et pénétré dans la poche œsophagienne, elle laisse écouler du liquide coloré en bleu, s'il s'agit de dilatation circonférencielle ; la sonde gastrique passe à côté de la sonde œsophagienne, et ne laisse pas écouler de liquide bleu, si la sonde œsophagienne est dans un diverticule (fig. 84).

Dans le procédé de Rumpel, la sonde gastrique est percée d'orifices latéraux dans ses 25 derniers centimètres ; elle est introduite dans l'estomac de telle façon qu'une partie de son segment perforé reste au-dessus du cardia. Par la sonde œsophagienne, on verse de l'eau dans l'œsophage. S'il s'agit d'une dilatation circonférencielle, toute l'eau versée s'écoule dans l'estomac par la sonde perforée, et au bout de quelques minutes la sonde œsophagienne ne saurait plus retirer de liquide ; s'il s'agit d'un diverticule, l'eau versée reste dans le diverticule, qu'on pourra toujours évacuer par la sonde (fig. 85).

Des procédés analogues ont été proposés par Einhorn, Mermod, Kelling, Bœckelmann. Tous sont en somme approximatifs ; aucun n'est à l'abri de la critique et nous pensons que dans les cas douteux,

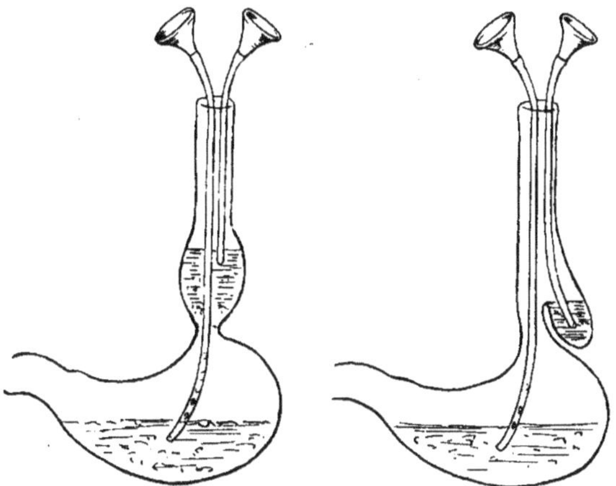

Fig. 84. — Procédé de Zweig.

c'est encore l'examen œsophagoscopique qui permettra le plus de précision dans le diagnostic. Au dire de Starck, Reizenstein serait le seul à avoir de cette façon diagnostiqué un diverticule profond. Nous pen-

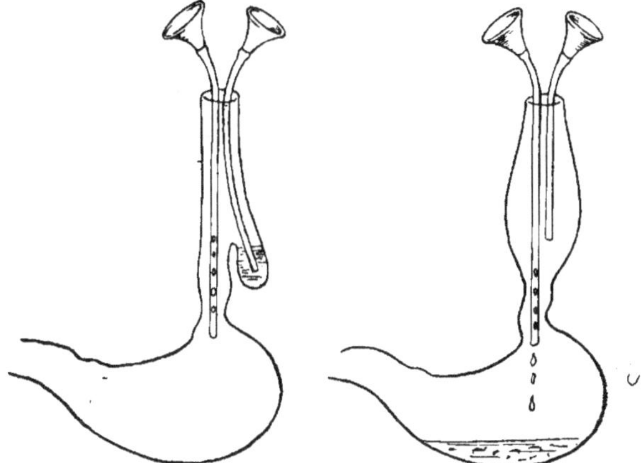

Fig. 85. — Procédé de Rumpel.

sons, pour avoir pu, dans un cas, déceler un diverticule haut situé, que le diagnostic de diverticule profond est possible à l'œsophagoscope, et que, après avoir employé tous les procédés de diagnostic que nous venons d'énumérer, c'est encore à lui qu'il faudra demander la solution du problème dans les cas difficiles.

L'existence d'une dilatation de l'œsophage sans sténose organique étant établie, il faudra, avant de poser les indications du traitement, examiner soigneusement les parois du conduit, étudier la capacité de la poche, en somme se renseigner de la façon la plus précise, par les moyens que nous avons indiqués, sur les dispositions anatomiques exactes de l'œsophage.

Traitement. — Le traitement peut être purement médical. Dans l'immense majorité des cas, le traitement chirurgical est nécessaire.

Le *traitement médical* doit répondre à trois indications: faciliter autant que possible l'alimentation du malade par une diététique appropriée, combattre l'inanition par une alimentation artificielle; agir sur la diathèse névropathique du malade.

Pendant longtemps, le malade arrive, au prix d'efforts parfois très considérables, à déglutir ses aliments. Ce sont les aliments en purée, les bouillies, les viandes hachées qui passent le mieux, mieux que les aliments solides, le pain et la viande rôtie, mieux aussi, très souvent, que les liquides comme le lait ou l'eau. Il faut d'ailleurs recommander au malade de n'avaler que de petites bouchées, de ne faire que de petits repas, mais répétés; il est bon de l'engager, au premier sentiment d'arrêt des aliments, à faire deux ou plusieurs mouvements de déglutition à vide, dont le résultat peut être l'ouverture du cardia.

De temps en temps, même pendant les premières périodes de l'affection, la déglutition, jusque-là difficile, devient brusquement impossible, et cela pendant plusieurs heures ou même plusieurs jours. Il faut parer à l'inanition menaçante. L'alimentation rectale, les injections de sérum ne peuvent longtemps suppléer à l'alimentation par les voies naturelles. Il faut de toute nécessité gaver le malade. Le cathétérisme, pratiqué avec une sonde en gomme, nous en fournit le moyen. Parfois le spasme aigu du cardia qui a rendu la déglutition brusquement impossible s'oppose pendant quelque temps au cathétérisme; mais, au moins pendant les premières périodes de l'affection, il finit par céder et l'alimentation à la sonde est possible. Cette alimentation à la sonde est continuée pendant plusieurs jours, parfois plusieurs mois, et certains auteurs, la considérant comme un véritable mode de traitement et non comme une manœuvre de nécessité, recommandent d'instituer, dans les cas qui nous occupent, l'alimentation à la sonde pendant un minimum de deux mois. Cette méthode aurait pour avantages: 1° de mettre l'œsophage au repos, favorisant la guérison des lésions petites ou grandes de la muqueuse œsophagienne, causes de spasme; 2° d'assurer l'alimentation normale du malade et de maintenir son état général. Elle aurait pour inconvénient de rendre parfois définitivement nécessaire l'emploi de la sonde, dont le malade ne pourrait plus se passer. Et en somme les résultats obtenus par les auteurs (Fleiner, Lossen), qui firent de ce procédé d'exception une méthode thérapeutique ne furent jamais définitifs. Après une accalmie plus ou moins longue, les troubles de la déglutition ont toujours reparu.

C'est encore au traitement médical qu'appartient le *lavage de l'œsophage*. On lave la poche œsophagienne comme on lave l'estomac, en y introduisant un tube de Faucher, par lequel on fait passer 2 litres d'eau bouillie, des liquides chargés d'acide carbonique, ou d'une solution de nitrate d'argent à 1 ou 2 pour 1000. Le lavage a pour but et pour effet d'évacuer complètement la poche, d'empêcher la fermentation des matières retenues, de favoriser la guérison des lésions d'œsophagite causes de spasme. Ainsi sont supprimées, par le lavage du soir, les sensations d'oppression, de distension intra-thoracique, la dyspnée, la toux et les régurgitations ; le sommeil est rendu possible. Par les lavages du matin sont supprimés les vomissements muqueux, les régurgitations, la toux ; la déglutition est rendue plus facile, surtout si on a soin, après le lavage, d'introduire dans la poche 20 à 50 cm³ d'huile d'olive chaude, dans le triple but de protéger la muqueuse, de faciliter la progression du bol alimentaire et peut-être aussi de faciliter l'ouverture du cardia.

Enfin le traitement médical ne doit pas négliger la diathèse névropathique du malade. La suggestion, l'hydrothérapie, les bromures, à l'emploi desquels on peut ajouter l'usage de la cocaïne et de la morphine administrées en lavements, les enveloppements froids du thorax, l'action du courant galvanique agissant à distance, tout cela constitue un ensemble de moyens très utiles, mais sur l'efficacité desquels on ne saurait évidemment compter dans les périodes avancées de la maladie.

En somme, le traitement médical, en facilitant par une diététique appropriée, jointe à un traitement énergique de la diathèse névropathique, l'alimentation du malade, est utile dans les premières périodes de l'affection ; c'est à lui qu'il faut recourir à ce moment. Mais dès que l'affection est plus ancienne, que la dilatation proprement dite existe, le traitement médical est insuffisant ; il se montre, par l'emploi des lavages, un auxiliaire précieux du traitement chirurgical ; mais ce dernier est le seul efficace, et désormais il est seul indiqué.

Traitement chirurgical. — Les différentes méthodes de traitement des dilatations névropathiques de l'œsophage peuvent se classer en deux groupes, suivant qu'elles ont pour but, ou bien, en agissant directement sur le cardia, d'en rétablir la perméabilité permanente, ou bien, en agissant à distance, de tourner l'obstacle qu'il constitue et de créer une voie nouvelle au passage des aliments.

1. **Méthodes qui agissent directement sur le cardia.** — Nous les diviserons en deux groupes : 1° les méthodes ayant pour but d'agir sur

le cardia par l'intérieur même du conduit ; 2° les méthodes ayant pour but d'agir sur lui par l'extérieur de l'œsophage.

1° **Méthodes intra-œsophagiennes.** — Elles se divisent elles-mêmes en deux groupes, suivant qu'on agit sur le cardia directement, par les voies naturelles, ou indirectement après création d'une voie artificielle par l'ouverture de l'estomac.

A) *Méthodes intra-œsophagiennes par les voies naturelles.* — Elles comprennent la *dilatation simple* et la *dilatation œsophagoscopique.*

Nous avons décrit plus haut (voir Chap. VII), les différentes manières de pratiquer la dilatation simple des sténoses œsophagiennes. Dans le cas de sténose dynamique du cardia, on pratique soit la *dilatation lente*, soit la *dilatation brusque.*

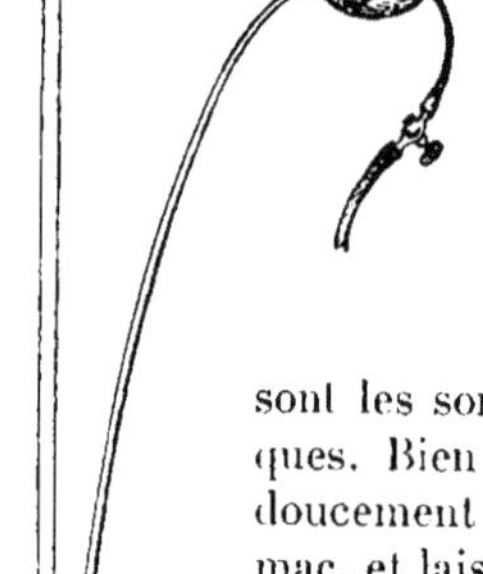

La *dilatation lente* consiste à pratiquer chaque matin le cathétérisme du cardia à l'aide d'instruments de volume progressivement croissant. Nous ne rappellerons pas la série, énumérée plus haut, des instruments très nombreux qui sont à la disposition du chirurgien. Les plus employés sont les sondes en gomme et les bougies cylindro-coniques. Bien enduites de vaseline, elles sont introduites doucement dans l'œsophage, poussées jusque dans l'estomac, et laissées quelques instants en place. L'action vulnérante de ces bougies rigides, capables de blesser la muqueuse œsophagienne enflammée, leur fait préférer par nombre de chirurgiens la sonde molle d'Ynurrigaro, en caoutchouc rouge qu'on peut rendre rigide en la remplissant de grains de plomb ou de mercure métallique, avant de la passer. Suivant la tolérance du malade on laisse la sonde en place pendant un quart d'heure ou une demi-heure, et on renouvelle les séances de dilatation jusqu'à ce qu'on passe les n°ˢ 50 à 55 de la filière ordinaire.

La *dilatation brusque* consiste à introduire à travers le cardia des instruments dont on peut augmenter progressivement ou brusquement le volume. Elle se fait soit à l'aide de sondes rigides, munies à leur extrémité distale d'un petit ballon insufflable en caoutchouc, soit à l'aide de sondes, dont l'extrémité est divisée en bandelettes, qu'on peut, à l'aide d'un mécanisme extérieur écarter l'une de l'autre comme les baleines d'un parapluie, soit à l'aide de tubes dont l'extrémité est composée d'un faisceau de lames métalliques élastiques qu'on peut faire

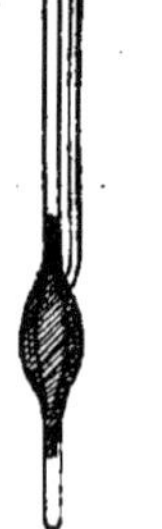

Fig. 86. Sonde œsophagienne à ballon insufflable de Strauss.

saillir fortement à l'intérieur du cardia.

Le type des instruments insufflables est la sonde de Schreiber, d'où dérivent celles de Jacobi, de Strauss (fig. 86), de Rosenheim. Le type des instruments divulseurs est le parapluie de Jacobi, ou l'instrument dilatateur d'Abrand (fig. 87). L'instrument non armé est introduit dans

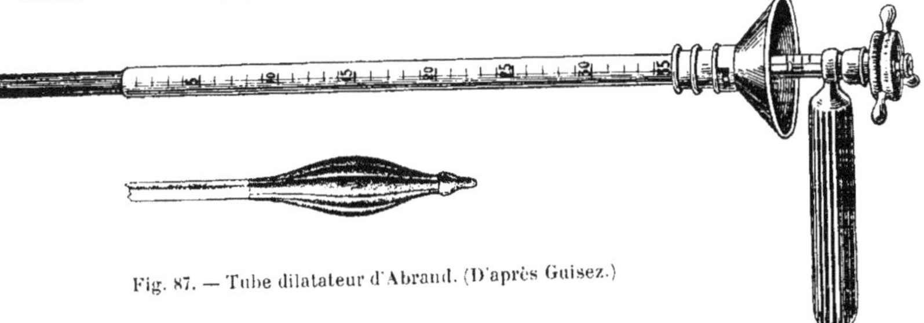

Fig. 87. — Tube dilatateur d'Abrand. (D'après Guisez.)

l'œsophage et poussé à travers le cardia jusque dans l'estomac. Une fois qu'il est en place, on gonfle le ballon, on fait écarter les branches du divulseur, et on retire le dilatateur ainsi armé de bas en haut à travers le cardia. Il est bon de laisser la partie dilatée de l'instrument séjourner quelques minutes dans le cardia, afin d'obtenir une dilatation plus efficace. Si on se sert d'un ballon insufflable, on peut contrôler le degré de la pression exercée à l'aide d'un manomètre ; on pourrait, d'après Strauss, élever la pression jusqu'à 250 millimètres de mercure. La circonférence interne du cardia atteindrait alors 9 à 10 centimètres. Si on se sert de ballons de caoutchouc renforcés par une enveloppe de soie (Gottstein), on peut les remplir d'eau, en y versant jusqu'à 150 à 200 centimètres cubes d'eau (fig. 88).

La dilatation simple du cardia, qu'elle soit lente ou rapide, présente un certain nombre de difficultés et de dangers. La principale difficulté consiste à trouver le cardia avec un instrument aveugle. Sans doute, dans les cas légers, dans lesquels la dilatation œsophagienne est à peine marquée, le bec de la sonde arrive directement, conduit par les parois mêmes de l'œsophage, sur l'orifice cardiaque qu'il franchit après quelques instants de cathétérisme appuyé. Mais pour peu que

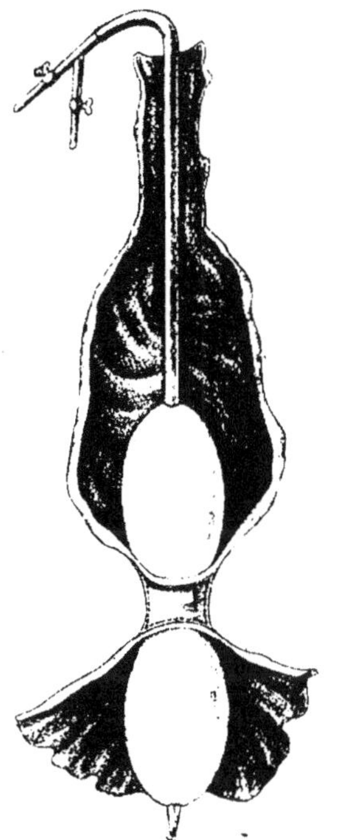

Fig. 88. — Dilatation du cardia avec le ballon de Gottstein. — (D'après Gottstein.)

l'affection soit ancienne, que la dilatation soit marquée, surtout s'il s'agit d'une dilatation en forme de calebasse, le bec de la sonde glisse le long des parois, sur le plan incliné que lui offre le fond de la dilatation, se perd dans les plis de la muqueuse, ou se recourbe vers le haut jusqu'à remonter vers la base du cou. D'autres fois la sonde, dont le bec s'arrête au fond de la poche, s'enfonce encore, au point de faire croire qu'elle est dans l'estomac, tandis qu'elle décrit simplement des sinuosités dans l'œsophage élargi. Malgré des tentatives réitérées et l'emploi d'instruments très divers, Mathieu et Laboulais ne sont pas arrivés, dans leur cas, à franchir le cardia. L'emploi de mandrins malléables en plomb, destinés à donner au cathéter une forme variable, même dirigés dans l'œsophage sous le contrôle de la radioscopie, fut également infructueux. En somme le succès de l'opération est livré au hasard, et elle a d'autant moins de chances de réussir que les hésitations du bec de l'instrument au niveau du fond de la poche, en traumatisant les petites ulcérations dues à l'œsophagite secondaire, viennent encore augmenter les difficultés en favorisant l'apparition d'un spasme plus ou moins durable du cardia. Aussi la plus grande prudence est-elle indispensable, la plus minime violence pouvant exposer à de graves dangers.

Le grand danger est en effet la perforation de l'œsophage, à laquelle expose tant l'inflammation chronique de la paroi amincie et friable. C'est ainsi que mourut un malade de Konried, à la suite d'une péritonite par perforation, et un malade de Rumpel, à la suite d'une perforation de l'œsophage... Même sans perforation, de graves complications peuvent survenir, par suite de la propagation inflammatoire au médiastin, à la plèvre, au poumon des lésions de la muqueuse traumatisée et irritée par des cathétérismes aveugles et répétés.

A-t-on sans encombre franchi le cardia avec un instrument dilatateur ou divulseur, tout danger n'est pas écarté et Mickulicz, Naunyn ont bien insisté sur les dangers de la divulsion du cardia par les ballons, les parapluies, les divulseurs. La profondeur à laquelle on opère, l'impossibilité dans laquelle on est de se rendre compte de l'effet produit, et par conséquent de s'arrêter s'il se produit des déchirures muqueuses susceptibles de propager l'infection font de la divulsion du cardia, ainsi pratiquée, une opération très aléatoire et dangereuse. Ici encore c'est à l'endoscopie de l'œsophage qu'on a eu recours pour vaincre les difficultés et éviter les dangers.

La *dilatation œsophagoscopique* du cardia est en effet autrement sûre et autrement bénigne. A l'extrémité du tube endoscopique, on découvre, en général assez facilement, l'orifice supérieur du cardia fermé, qu'un cathéter, directement conduit sous le contrôle de l'œil, peut facilement franchir. On peut alors pratiquer soit la dilatation immédiate progressive, soit la divulsion, soit la dilatation permanente.

Nous ne reviendrons pas sur la technique de ces différentes méthodes. La dilatation immédiate progressive se fait avec des sondes

cylindro-coniques en gomme, ou avec des olives vissées à l'extrémité
d'une tige souple en argent, ce qui permet de mieux voir encore ce
que l'on fait, la tige d'argent n'oblitérant pas le tube œsophagoscopique comme fait la sonde en gomme. La divulsion se fait à l'aide
d'un des instruments que nous venons de décrire, les meilleurs
paraissant être les ballons de caoutchouc renforcés qu'on peut
remplir avec de l'eau, ou les dilatateurs à lames métalliques élastiques dont on provoque doucement et progressivement l'écartement
à l'intérieur même du cardia. La dilatation permanente se fait à
l'aide d'une canule métallique qu'on laisse en place dans le cardia
et qu'on peut retirer à l'aide d'un fil fixé à son extrémité supérieure. Des canules très perfectionnées ont été fabriquées, qui, grâce
à un appareil valvulaire, permettent le passage des aliments de haut
en bas, et s'opposent au reflux des liquides gastriques dans la poche
œsophagienne.

La dilatation œsophagoscopique a donné d'excellents résultats entre
les mains des chirurgiens tant soit peu familiarisés avec l'œsophagoscopie. Rosenheim, Wilms, Jacobs, Guisez, nous-même avons ainsi
facilement rétabli la perméabilité du cardia, et cela sans grand danger. Lorsque l'extrémité du tube endoscopique est contre le cardia,
le tube sert de mandrin à l'instrument dilatateur, et il suffit d'un peu
de patience pour obtenir, en une ou plusieurs séances de dilatation
immédiate progressive, un excellent résultat. Si l'on a recours, ce qui,
pour nous, doit être exceptionnel, à la divulsion du cardia ou à la
mise en place d'une canule à demeure, on voit progresser le dilatateur
à travers le cardia qu'il franchit de bas en haut; on voit s'il se produit
des déchirures muqueuses, et l'on s'arrête ou on diminue le volume
de l'instrument, dès que la manœuvre semble provoquer des lésions.
On réduit ainsi au minimum les dangers de la dilatation.

Est-ce à dire pourtant que la dilatation œsophagoscopique des sténoses dynamiques du cardia avec grande poche œsophagienne soit
toujours facile? Non. Il arrive que l'extrémité de l'endoscope aille d'une
paroi à l'autre de la poche œsophagienne sans découvrir le cardia,
qu'elle glisse entre des plis muqueux, toujours les mêmes, avec un dé-
courageant insuccès, et que finalement le cardia reste introuvable.
Nous avons eu l'occasion d'examiner un malade porteur d'une grande
poche œsophagienne, au fond de laquelle il nous a été impossible,
malgré des tentatives répétées, de découvrir le cardia.

Quoi qu'il en soit, les résultats immédiats de la dilatation œsophagoscopique du cardia sont excellents. Les résultats éloignés sont
également très bons. Des malades ont été définitivement guéris après
une séance de divulsion (Jacobs), d'autres après plusieurs séances
(Wilms); on ne compte presque plus les améliorations durables et les
guérisons définitives obtenues par la dilatation progressive. S'il est
vrai que parfois la récidive survient, comme dans un cas traité par

nous, et nécessite au bout d'un an un nouveau traitement, cela n'est encore qu'un faible inconvénient, et n'est pas pour faire abandonner une thérapeutique simple, efficace et peu dangereuse.

C'est à l'ensemble des méthodes de traitement intra-œsophagiennes par les voies naturelles qu'il faut joindre l'*électrothérapie*. Elle a été employée sous toutes ses formes dans le traitement des dilatations de l'œsophage.

Contre la sténose du cardia, Dubois employait l'électrolyse ; contre l'atonie de la musculature œsophagienne, Kraus, Rütimeyer, Glücksmann emploient la faradisation. Pour combattre l'élément spasmodique, Thiroloix et Bensaude ont employé les *courants de haute fréquence*, dont on connaît l'incontestable efficacité dans le traitement des spasmes de l'intestin. Tous ces modes de traitement sont réalisés par l'emploi d'une électrode œsophagienne, enfermée dans un cathéter et mise en relation avec la source électrique. L'électrode de Thiroloix et Bensaude, dont les auteurs n'ont eu qu'à se louer, se compose « d'un fil métallique en torsade, entouré de caoutchouc moulé et terminé à une extrémité par une olive métallique, à l'autre par une borne. Le tout forme une sonde souple de 65 centimètres de longueur ». A 45 centimètres de l'olive se trouve une poignée isolante en caoutchouc, qui est tenue par le médecin. L'appareil est complété par une pièce en ébonite, qui s'adapte à la mâchoire, protège les dents contre les étincelles, et la sonde contre les morsures (fig. 89).

L'emploi de la faradisation œsophagienne ou des courants de haute fréquence constitue un utile complément de la dilatation simple ou œsophagoscopique du cardia. Le danger de l'opération n'est pas augmenté ; au dire de certains auteurs (Glücksmann), son efficacité est considérablement accrue.

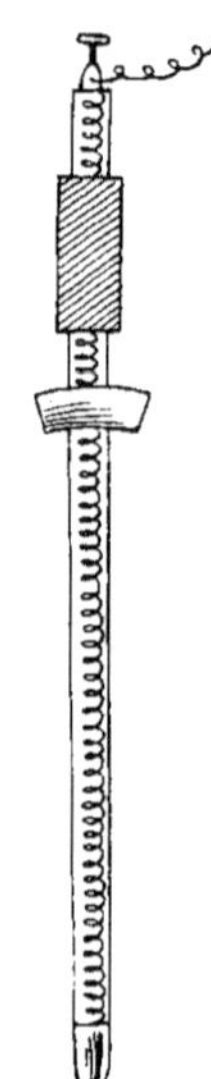

Fig. 89. — Sonde pour l'application des courants de haute fréquence.

B) *Méthodes intra-œsophagiennes après ouverture de l'estomac.* — Toutes les méthodes précédentes impliquent la possibilité de franchir le cardia de haut en bas par les voies naturelles. Nous avons dit les difficultés que le plissement de la muqueuse, l'excentricité de l'orifice cardiaque dans les dilatations sacciformes de l'œsophage peuvent opposer au cathétérisme du cardia, le surcroît de difficulté que peut apporter au passage du cathéter l'apparition d'un spasme violent provoqué par l'irritation des altérations secondaires de la muqueuse, enfin les dangers de perforation ou d'inflammation péri-œsophagienne auxquels expose un cathétérisme aveugle ou trop appuyé. Si nous ajoutons que, dans bien des cas, ces méthodes se sont montrées insuffisantes, et n'ont pas empêché, malgré un succès momentané, tous les troubles dûs à la dilatation œsophagienne de reparaître, on comprendra qu'on se soit efforcé de trouver d'autres modes de traitement plus sûrs, moins dangereux et plus efficaces. Les méthodes de traitement que nous allons passer en revue n'ont évidemment cette triple qualité que lorsqu'il s'agit de cas graves, pour la cure desquels la dilatation par les voies naturelles s'est montrée aléatoire, dangereuse ou inefficace.

La première étape du traitement consiste dans l'ouverture de l'estomac. Ce peut être là le premier temps de l'acte opératoire, qui se fait en une seule séance à travers l'estomac largement ouvert (*gastrotomie*); ce peut être le premier temps d'un traitement progressif, en plusieurs séances, pratiqué par la fistule gastrique (*gastrostomie*).

Dans ce dernier cas, la *gastrostomie* a pour premier résultat de permettre l'alimentation du malade, et ce n'est pas un mince avantage dans les cas dans lesquels le malade, depuis longtemps inanitié, est arrivé à un état de maigreur et de faiblesse avancées. Elle fut même dans quelques cas une véritable opération d'urgence (Strümpel, Hölder, Rumpel). Elle a eu, dans quelques cas pour second résultat de faciliter grandement le retour de l'alimentation par les voies naturelles. On a expliqué cette action favorable soit par la mise au repos absolue de l'œsophage, soit par le fait que l'estomac attiré et fixé à la paroi abdominale exerce une sorte de traction constante sur le cardia et l'entr'ouvre. Mais le grand avantage de la fistule gastrique, c'est de permettre le *cathétérisme* et *la dilatation rétrogrades* du cardia.

A travers la fistule gastrique, on s'efforce de franchir le cardia de bas en haut à l'aide d'une fine bougie, ou d'une sonde en gomme, ou d'un cathéter métallique. Nous ne reviendrons pas sur la technique du cathétérisme rétrograde, simple ou œsophagoscopique, de l'œsophage, que nous avons exposée plus haut. Disons seulement que la méthode la plus sûre, la moins dangereuse et la plus efficace consiste à pratiquer ici encore le *cathétérisme sans fin* de von Hacker (voir Chap. VII). Pour nombre d'auteurs c'est là le traitement de choix dans les cas difficiles (Martin). Les résultats immédiats de ce mode de traitement sont très favorables, les dangers de l'opération absolument nuls. Les résultats éloignés sont également remarquables, bien que les faits publiés soient assez peu nombreux. Au bout de dix-huit mois de traitement, un malade de Martin était débarrassé de tous ses troubles et avait augmenté de quarante livres. Malheureusement le cathétérisme sans fin n'est pas toujours possible; et, malgré tous les artifices ingénieux dont nous avons fait plus haut l'énumération, le chirurgien reste parfois dans l'impossibilité de trouver et de franchir le cardia à travers la très étroite fistule gastrique. De plus, et c'est le reproche que font à cette méthode les partisans de la dilatation rapide, le cathétérisme sans fin est une méthode lente, exigeant beaucoup de patience de la part du malade et du chirurgien.

Aussi a-t-on cherché à obtenir en une fois la perméabilité complète et définitive du cardia. C'est Mickulicz, qui, appliquant au cardia la dilatation brusque que Récamier a proposée jadis contre les spasmes de l'anus dus à la fissure anale, proposa et exécuta la dilatation brusque, la divulsion du cardia, à l'aide de la main introduite dans l'estomac largement ouvert (*gastrotomie*). Après laparotomie médiane sus-ombilicale, on ouvre largement l'estomac, et on y introduit la main tout entière, ou seulement l'index et le médius. La pulpe de l'index s'engage à travers le cardia qu'elle ne peut franchir. On dirige alors à travers le cardia et sur l'index conducteur, une pince courbe dont les branches sont entourées de caoutchouc. Quand les branches de la pince sont enfoncées de 4 centimètres environ, on ouvre la pince et on la retire, en contrôlant du doigt l'intégrité de la muqueuse du cardia. On répète cette manœuvre deux ou trois fois, jusqu'à ce que l'index et le médius franchissent facilement le cardia et pénètrent dans l'œsophage thoracique. On atteint ce résultat lorsqu'on a pu écarter les deux branches de la pince de 6 centimètres environ. Il n'y a plus qu'à refermer l'estomac et l'abdomen sans drainage. Pour certains cas, dans lesquels l'estomac très rétracté sous la coupole diaphragmatique rend l'introduction de la pince difficile sous le contrôle de l'index, Brüning a proposé d'amener un cathéter œsophagien, introduit par la bouche, jusque dans l'estomac, et de fixer la pince à son extrémité. En retirant le cathéter, on met la pince en place.

Cette dilatation brusque du cardia a été pratiquée une dizaine de fois par Mickulicz et ses élèves avec un plein succès. Gottstein, Ledderhose, Brüning ont publié des faits de guérison complète obtenue ainsi rapidement, en une séance, dans des cas pour lesquels toutes les autres méthodes de traitement avaient échoué. Les résultats immédiats furent très favorables, et les résultats éloignés, observés pendant plusieurs années, n'ont pas été moins bons. Brüning a pu constater à l'œsophagoscope, 5 mois après l'opération, la parfaite perméabilité du cardia.

Bien que nous n'ayons pas la pratique de cette opération, nous ne croyons pas, malgré les dires des auteurs précédents, que la divulsion du cardia ainsi pratiquée soit une opération absolument sans danger. Outre les dangers, assez négligeables d'ailleurs, que la gastrotomie implique, nous pensons que la divulsion instrumentale du cardia expose à des déchirures muqueuses, et par conséquent à des infections de voisinage qui peuvent être très graves. Une opération de Gottstein ne fut-elle pas suivie de l'apparition d'un abcès sous-phrénique? Et d'ailleurs sait-on à quel moment s'arrête la dilatation nécessaire et à quel moment commence la dilatation dangereuse? Jusqu'à un certain point l'opération est encore livrée au hasard, et, tout en tenant compte des heureux résultats publiés, il faut faire des réserves sur sa bénignité absolue.

2° **Méthodes extra-œsophagiennes.** — Elles comprennent la *cardioplastie* et la *cardiectomie*.

La *cardioplastie*, préconisée par Gottstein, en tout semblable à la pyloroplastie de Mickulicz, peut-être extra-muqueuse ou totale. Dans le premier cas, on fait, après laparotomie, une incision longitudinale, verticale, intéressant l'anneau musculaire du cardia jusqu'à la partie profonde de la muqueuse qu'on n'ouvre pas, et on suture transversalement, horizontalement, les lèvres de la plaie ainsi créée. Il en résulte un élargissement transversal du calibre du cardia. Dans le deuxième cas, on incise à la fois musculeuse et muqueuse longitudinalement, et on les suture transversalement. Cette opération n'a été pratiquée qu'un très petit nombre de fois. La difficulté de faire sur l'œsophage, au niveau du cardia, une suture hermétique et solide en rend d'ailleurs les résultats immédiats très incertains. Le nombre des opérations pratiquées est trop restreint pour qu'on puisse juger des résultats éloignés.

La *cardiectomie*, ou résection du cardia, proposée par Rumpf dans le traitement des dilatations œsophagiennes par sténose dynamique du cardia, n'a pas, à notre connaissance, été pratiquée dans ces cas. C'est donc une opération purement théorique. Nous ne nous y arrêterons pas. Rappelons seulement que la cardiectomie peut être pratiquée par la voie abdominale, après résection du rebord costal gauche, ou par la voie abdomino-thoracique, proposée par Janeway et Green et suivie récemment par eux dans un cas de cancer du cardia. Leur opéré succomba au bout de 54 heures à une infection pleurale due à une désunion partielle de la suture œsophago-gastrique. Est-il besoin de dire qu'une opération aussi difficile, aussi grave ne saurait être de mise dans les cas qui nous occupent? L'efficacité des modes de traitement infiniment plus simples et plus sûrs que nous avons passés en revue le démontre surabondamment.

II. **Méthodes n'agissant pas directement sur le cardia.** — Elles comprennent l'œsophago-gastrostomie, l'œsophago-jéjuno-gastrostomie et la résection par voie thoracique de la poche œsophagienne dilatée.

L'*œsophago-gastrostomie* et *l'œsophago-jéjuno-gastrostomie* n'ayant pas été, à notre connaissance, pratiquées pour des sténoses dynamiques du cardia, nous nous contenterons de les mentionner, renvoyant pour la technique et les résultats à ce que nous en avons dit plus haut. (Voir Chap. VII.)

La *résection partielle de la poche œsophagienne* a été pratiquée en 1907 par Reisinger. Ayant diagnostiqué un diverticule profond de l'œsophage thoracique, Reisinger fit une thoracotomie droite, dans le but de pratiquer l'ablation du diverticule. S'étant rendu compte de l'évidence d'une dilatation diffuse, il referma et fit, six semaines plus tard, une deuxième opération. Après résection des 4e, 5e, 6e et 7e côtes droites, il mit à nu l'œsophage thoracique, en réséqua un lambeau longitudinal et sutura longitudinalement la plaie œsophagienne. Malgré l'apparition d'une fistule œsophagienne, dont l'oblitération nécessita plusieurs opérations consécutives, le malade guérit. Ici encore la gravité d'une telle opération ne permet pas de la mettre en balance avec les opérations que nous avons décrites et qui sont, à moins de frais, au moins aussi efficaces. Nous en dirons autant de *l'œsophago-plicature* de Willy Meyer.

Si maintenant nous voulons résumer en deux mots les indications du traitement des dilatations névropathiques de l'œsophage, nous dirons :

Dans les cas légers, le traitement médical est susceptible d'apporter une amélioration sensible. On commencera toujours par lui. On l'adjoindra toujours, dans les cas plus sérieux, au traitement chirurgical. Celui-ci consistera dans la dilatation immédiate progressive du cardia pratiquée sous le contrôle de l'œil, à travers l'œsophagoscope, à laquelle on pourra adjoindre l'électrothérapie. Dans les cas rebelles on recourra à la divulsion du cardia par les voies naturelles. Si les méthodes de traitement intra-œsophagiennes par les voies naturelles ne sont pas utilisables, on recourra à la dilatation sans fin de von Hacker et, dans les cas nécessitant un traitement rapide, à la divulsion du cardia par la méthode de Mickulicz. Grâce à ces méthodes heureusement efficaces, on s'épargnera l'aléa des grandes opérations extra-œsophagiennes.

L. Sencert.

CHAPITRE X

DIVERTICULES DE L'ŒSOPHAGE

La dilatation circonscrite d'un point limité de la circonférence œsophagienne donne lieu à des formations diverticulaires, véritables évaginations de la muqueuse plus ou moins revêtue des couches musculaires, qui, en dernière analyse, se présentent sous la forme de sacs de dimensions très variées, appendus à l'œsophage, avec lequel ils communiquent plus ou moins largement : on désigne ces formations sous le nom de *diverticules de l'œsophage*.

Depuis Zenker, la plupart des auteurs décrivent ces diverticules de l'œsophage en les classant en deux groupes : les *diverticules par pulsion* et les *diverticules par traction*. Faire d'une notion pathogénique la base d'une classification nosologique implique le caractère irréfutable et définitif de nos connaissances pathogéniques. Or, s'il est démontré qu'un certain nombre de diverticules de l'œsophage sont bien réellement des diverticules par pulsion, et d'autres des diverticules par traction, il en est un certain nombre à qui rien n'autorise à attribuer la 1re plutôt que la 2e de ces notions pathogéniques, et d'autres aussi à qui ni la 1re, ni la 2e ne sauraient exclusivement s'expliquer.

Les autopsies, les opérations chirurgicales, les examens endoscopiques de l'œsophage ont, d'autre part, accumulé un grand nombre de notions anatomiques positives qui nous permettent de classer les diverticules de l'œsophage en groupes anatomiques distincts, à qui le siège, la forme et les dispositions anatomiques donnent une homogénéité parfaite. La notion du siège du diverticule étant à ce point de vue primordiale, nous classerons les diverticules de l'œsophage en 3 groupes :

1º Diverticules de la partie supérieure de l'œsophage;
2º   —   —   moyenne   —
3º   —   —   inférieure   —

I. — DIVERTICULES DE LA PARTIE SUPÉRIEURE DE L'ŒSOPHAGE
(DIVERTICULES PAR PULSION DE ZENKER)[1]

Étude anatomique. — Les dispositions anatomiques des diverticules de la partie supérieure de l'œsophage nous sont aujourd'hui bien connues, grâce à une centaine d'observations nécropsiques dont on trouvera la relation dans les ouvrages d'ensemble de Starck et de Rosenthal et dans quelques monographies ultérieures, grâce aux

1. BARTELT. Ueber Pulsionsdivertikel des Œsophagus. *Inaug. Diss.*, Freiburg, 1898. — BAYER, Ein Fall von Œsophagusdivertikel geheilt durch Extirpation, *Prager med. Handschrift*, 1894, p. 52. — BERKHAN, Zur Behandlung des Divertikels der Speiseröhre, *Mitteil. aus dem Grenzgebiet der Med. u. Chir.*, 1895, 1896, I, p. 586. — BERGMANN, Ueber den Œsophagusdivertikel u. seine Behandl., *Arch. f. klin. Chir.*, 1892. XLIII, p. 1. — BICKEL, Beitrag zur Diagnose u. Therapie der Œsophagusdivertikel, *Beitr. z. klin. Chir.*, 1904, XLIV, p. 650. — BRUN, Ein Grenzdivertikel des Œsophagus, *Beitr. z. klin. Chir.*, 1905, XLI, p. 198. — BUTLIN, An account of eight cases of pressure pouches of the œsophagus removed by operation, *British. med. Journal*, 1905, II, p. 64. — DEPAGE, Diverticule pharyngo-œsophagien, ablation, guérison, *Ann. de la Soc. belge de Chir.*, 1900, VIII, p. 44. — GEHLE, Zur radikale Operation des Œsophagusdivertikels, *Münchner med. Wochschr.*, 1907, p. 2527. — GIRARD, Du traitement des divert. de l'œsophage, *Congrès français de Chir.*, 1896. — GOLDMANN, Zur Operation des Speiseröhrendivertikels, *Zentralbl. f. Chir.*, 1907, p. 1477, *Beiträge z. klin. Chir.*, 1909, LXI, p. 741. — HALSTEAD, Diverticula of the œsophagus, with the report of a case, *Ann. of Surgery*, 1904, p. 171. — HARMER. Die œsophagoskopische Diagnose des Speiseröhrendivertikels, *Zeitsch. f. Heilkunde*, 1905, XXIV, Abt. Chir.*, p. 502. — HOFFMANN, Ueber das Sackdivertikel des Œsophagus u. seine chir. Radikalbehandlung mit vorausgeschickter Gastrostomose, *Deutsche med. Wochschr.*, 1899, p. 509. — KILIAN, La bouche de l'œsophage, *Ann. des mal. de l'oreille, du nez, etc.*, 1908. — KOCHER, Das Œsophagusdivertikel u. dessen Behandlung. *Korrespondenzblatt. f. Schweitzer Aerzte*, 1892, XXII, p. 233. — KÖNIG, Die Extirpation des Œsophagusdivertikels, eine kasuistische Mitteilung, *Berl. klin. Wochenschr.*, 1894, p. 947. — MAYO, Diagnosis and surgical treatment of œsophageal diverticula, *Ann. of Surgery*, 1910, LI, p. 812. — MAYR und DEHLER, Beitrag. z. Diagnose u. Therapie der Divertikel der Speiseröhre, *Münchner med. Wochschr.*, 1901, p. 1435. — MARTENS, Zur Kenntniss der Œsophagusdivertikel. *Deutsche Zeitsch. f. Chir.*, 1906, LXXXV, p. 529. — POLLARD, Clinical observations on a case of diverticulum of the œsophagus, *British med. Journal*, 1907, I. p. 1059. — PHOCAS, Diverticule de l'œsophage, *Congrès français de Chir.*, 1905. — RICHARDSON, 2 cases of œsophageal diverticulum with remarks, *Ann. of Surgery*, 1900, XXXI, p. 525. — ROSENTHAL, *Die Pulsionsdivertikel des Schlundes*, Leipzig, 1902. — ROUVILLOIS, Rétrécissement de la bouche de l'œsophage et divert. du pharynx, *Bull. et Mém. de la Soc. de Chir. de Paris*, 1909, p. 586. — SCHWARZENBACH, Zur operativen Behandlung und Etiologie der Œsophagusdivertikel. *Wiener klin. Wochschr.*, 1895, p. 453, 455, 474. — STARCK, *Die Divertikel der Speiseröhre*, Leipzig, 1900. — TAYLOR, Report of a case of œsophageal diverticulum with some remarks on that condition, *British med. Journal*, 1909, II, p. 193. — TILLMANN, Ueber Œsophagusdivertikel, *Münchner med. Wochschr.*, 1908, p. 1104. — VEIEL, Ueber die Radikaloperation des Œsophagusdivertikels. *Beitr. z. klin. Chir.*, 1900, XXVII, p. 575. — ZENKER u. v. ZIEMSSEN, *Handb. der spez. Path. u. Therapie*, Leipzig, 1877. — DE WITT STETTEN, The radical extirpation of pharyngo-œsophageal pressure diverticula, *Ann. of Surgery*, 1910, LI. p. 500. — ZESAS, Beitrag z. chirurg. Behandlung des Speiseröhrendivertikels, *Deutsche Zeitschr. f. Chir.*, 1906, LXXXII, p. 575. — WENDEL, Ein Beitrag z. Kasuistik des Œsophagusdivertikels. *Inaug. Diss.*, Bonn 1896.

constatations opératoires déjà nombreuses, dont on trouvera un excellent tableau dans le récent travail de de Witt Stetten, grâce enfin à un certain nombre d'observations œsophagoscopiques qui sont venues corroborer les premières constatations de Killian, von Eicken, etc. Ce triple faisceau d'informations permet de décrire actuellement avec une clarté suffisante les dispositions anatomiques des diverticules œsophagiens.

A) **Siège.** — Les diverticules de la partie supérieure de l'œsophage siègent avec une remarquable constance à la partie postérieure du conduit. Si l'on se reporte uniquement aux constatations nécropsiques ou aux constatations opératoires, on est embarrassé pour fixer avec exactitude le point de départ du diverticule. Si, en effet, on note dans la plupart des observations que le point de départ du D. se trouve à la paroi postérieure de l'œsophage, au niveau du bord inférieur du chaton cricoïdien, on trouve dans quelques cas un point de départ plus haut situé, partie moyenne ou partie inférieure du chaton cricoïdien, ou plus bas situé, partie initiale de l'œsophage cervical, au niveau des premiers anneaux de la trachée. Ces constatations exceptionnelles s'expliquent par la difficulté qu'il y a à déterminer le point précis d'où est parti un diverticule ancien, et il a fallu l'examen attentif du seuil diverticulaire pratiqué sur le vivant, corroboré par la dissection minutieuse de ce même seuil sur le cadavre des individus préalablement œsophagoscopés, pour préciser d'une manière définitive le siège du seuil diverticulaire.

Le point de départ des diverticules est toujours situé immédiatement au-dessus de la bouche de l'œsophage (Killian). Rappelons que les examens œsophagoscopiques et hypopharyngoscopiques de cet auteur lui ont permis de montrer qu'il existe à la limite inférieure de l'hypopharynx un bourrelet semi-lunaire transversal, surtout développé au niveau de la paroi postérieure, et qui diminue graduellement de relief et d'épaisseur vers les parties latérales. Ce bourrelet postérieur constitue la lèvre de la bouche de l'œsophage. Anatomiquement, ce bourrelet est constitué par la partie tranversale du muscle crico-pharyngien, en état de contraction tonique. Si l'on vient à disséquer par derrière l'extrémité inférieure du constricteur inférieur du pharynx, on constate en effet que les fibres de ce muscle qui naissent de chaque côté sur le cricoïde pour se diriger en arrière et se rejoindre sur la ligne médiane se divisent en 2 parties : une partie oblique, dont les fibres se dirigent en arrière et en haut (pars obliqua du crico-pharyngien), et une partie transversale, horizontalement dirigée (pars fundiformis du crico-pharyngien) (fig. 90). C'est cette pars fundiformis qui constitue, par sa saillie en avant, le bourrelet semi-lunaire que Killian désigne sous le nom de lèvre de la bouche œsophagienne (fig. 1). Cette pars fundiformis est en partie recouverte dans son quart inférieur par la musculature de l'œsophage. La pars obliqua se continue en haut avec les fibres obliques du constricteur inférieur. Entre la pars obliqua et la pars fundiformis, c'est-à-dire immédiatement au-dessus de la bouche de l'œsophage, se trouve un hiatus musculaire, ou au moins un point faible de la paroi postérieure de l'hypopharynx. C'est de là que partent les diverticules de l'œsophage. Il serait anatomiquement plus exact de dire qu'ils constituent des diverticules de l'hypopharynx, puisqu'ils naissent au-dessus de la bouche de l'œsophage (fig. 91, 92).

B) **Dimensions**. — Se basant sur des mensurations conventionnelles, Rosenthal divise les diverticules de la partie supérieure de l'œsophage, en petits, moyens et grands diverticules, les moyens étant les

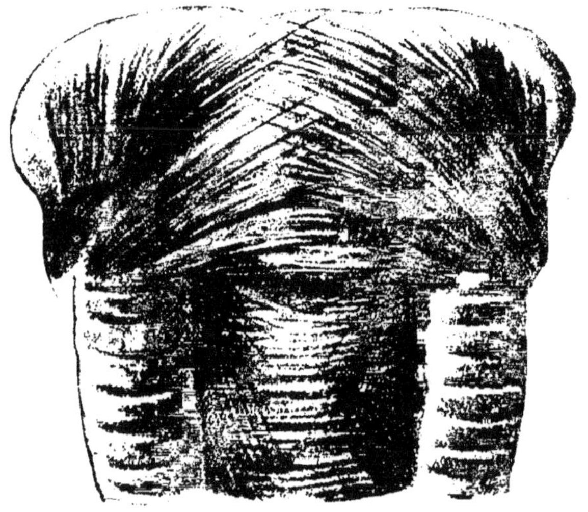

Fig. 90. — Muscles de l'hypopharynx et de la partie supérieure de l'œsophage, vus par derrière. (D'après Killian.)

plus nombreux (59, pour 14 gros et 8 petits). En réalité, les moyens et les grands diverticules sont les stades avancés des petits, naturellement plus rarement observés que les grands. En les recherchant systématiquement à la salle d'autopsie, Zenker en a trouvé qui n'étaient pas plus gros qu'un pois ; Starck en a vu un, conservé à l'Institut anatomique d'Heidelberg, qui ne dépassait pas le volume d'une noisette. Le plus souvent, ils sont gros comme un œuf, parfois comme une orange, un poing d'adulte. On en a vu qui renfermaient plus d'un 1/2 litre de liquide. D'ailleurs, l'élasticité de leur paroi est telle que leurs dimensions peuvent, suivant les moments, être très diversement appréciées. Un diverticule observé par Butlin [1] augmentait du

1. BUTLIN, *British. med. Journal*, 1893, 1898, 1903.

triple par la réplétion. Le fond du diverticule peut se laisser fortement refouler par le tube œsophagoscopique ou les sondes (Killian)
et illusionner l'observateur sur les dimensions de la poche.

C) **Forme.** — Bien que de forme variable suivant leur ancienneté

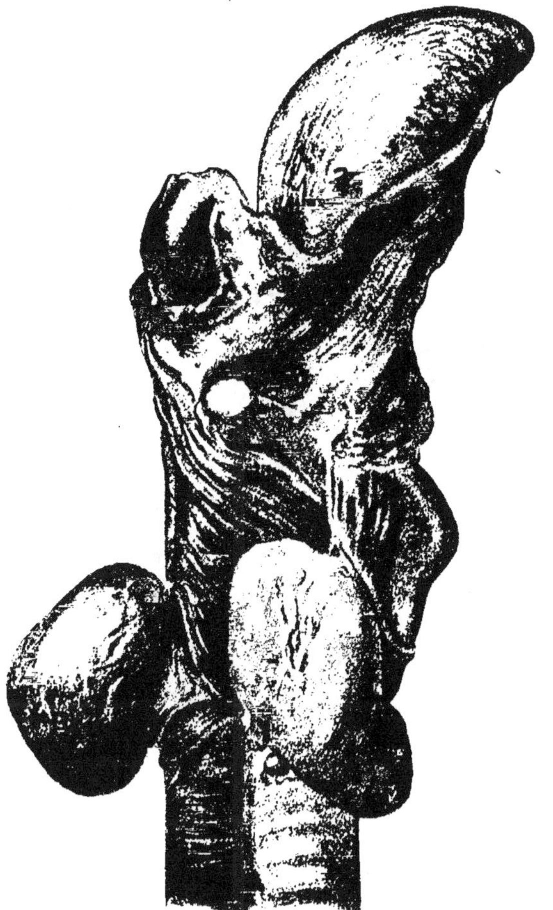

Fig. 91. — Diverticule de la partie supérieure de l'œsophage. Vue latérale. (D'après Killian.)

et leur degré de développement, les D. de l'œsophage répondent à un
type anatomique uniforme. Ce sont des sacs membraneux, appendus
à la paroi postérieure de l'œsophage, avec lequel ils communiquent
par un orifice de dimensions variables. Tantôt l'orifice de communication est petit, gros comme un pois, voire une cerise; le col du

diverticule est court et étroit, dirigé perpendiculairement à l'axe de l'œsophage; le corps du diverticule est en forme de poire, tous ses diamètres étant plus grands que ceux du col. La lumière œsophagienne a gardé sa forme et ses dimensions normales. Le plus souvent, l'orifice de communication est large; il comprend toute la paroi postérieure de l'hypopharynx, entre la pars obliqua et la pars fundiformis du crico-pharyngien. Le diverticule semble prolonger l'hypopharynx. Il n'y a pas de délimitation entre la paroi postérieure du

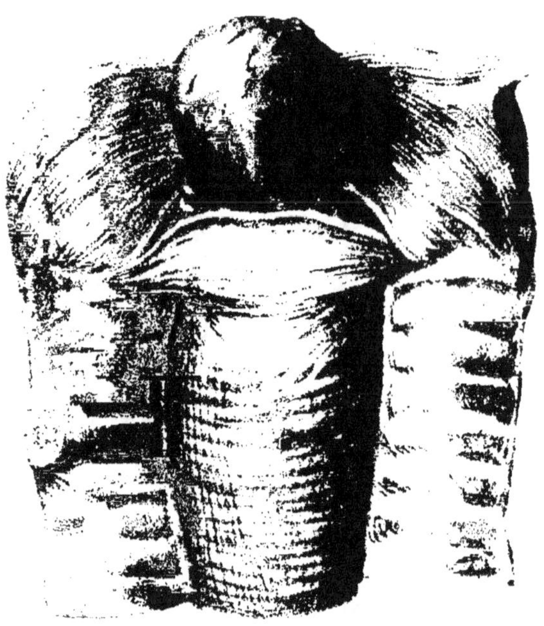

Fig. 92. — Diverticule de la partie supérieure de l'œsophage, vue postérieure.
(D'après Killian.)

pharynx et celle du D. Il n'y a pas de col proprement dit. Dans ces cas, l'ouverture de l'œsophage, rejetée fortement en avant, est dissimulée tout contre le bord inférieur du cricoïde, fermée par la contraction tonique du repli musculaire que forme la pars fundiformis du crico-pharyngien. Ces dispositions anatomiques expliquent pourquoi les sondes œsophagiennes, qui suivent la paroi postérieure de l'hypopharynx s'égarent toujours dans le diverticule, et pourquoi il est toujours très difficile, quelquefois impossible, de découvrir, même à l'œsophagoscope, l'orifice supérieur de l'œsophage et d'y pénétrer. Nous avons eu l'occasion d'examiner un individu atteint d'un diverticule de ce genre ; malgré 5 ou 6 examens œsophagoscopiques minutieux, nous n'avons jamais pu pénétrer dans l'œsophage.

Entre ces deux types principaux, il y a tous les intermédiaires. Le second d'ailleurs, n'est qu'un aboutissant du premier. L'ouverture, d'abord étroite, se dilate peu à peu par la pression des aliments et par la traction exercée sur le col par le poids du D.

A partir de leur origine, les D. se dirigent en bas et en arrière dans l'espace rétro-viscéral de Huschke. Situés entre l'œsophage et le rachis, ils gardent une forme cylindrique, ou bien dépassent latéralement la saillie vertébrale et prennent la forme de poires, de bouteilles. Le fond du D. est situé le plus souvent dans le thorax ; il ne dépasse pas le niveau de la bifurcation de la trachée. Il comprime souvent dans ces cas la partie initiale de l'œsophage à la façon d'une tumeur. D'autres fois, le fond du D. reste dans la région cervicale ; la poche remplit une fosse sus-claviculaire et repose sur le dôme pleural. Le sac est souvent très adhérent aux organes voisins dont il modifie la forme et les dispositions anatomiques. L'œsophage peut être aplati, atrophié, presque oblitéré ; la trachée très aplatie en arrière. Le rachis lui-même participe aux déformations. On a vu les corps des 2ᵉ, 3ᵉ, et 4ᵉ vertèbres dorsales subir un aplatissement cunéiforme qui donne à ce segment la forme d'un arc court ouvert vers la gauche, et dans lequel s'appuie le fond du diverticule.

D) **Constitution anatomique.** — Rien de variable comme l'épaisseur des parois diverticulaires : tantôt la paroi est mince, transparente, surtout vers le fond ; tantôt elle semble avoir l'épaisseur d'une paroi œsophagienne normale ; tantôt, et c'est le cas le plus fréquent, elle est épaissie, et mesure jusqu'à 1/2 centimètre d'épaisseur. Elle se compose essentiellement d'une couche interne, muqueuse, et d'une couche externe, conjonctive. La muqueuse, papillaire, est normale, légèrement épaissie ; les papilles dix fois plus grandes que celles de la muqueuse œsophagienne lui donnent un aspect rugueux. On y trouve, dans les D. anciens, des ulcérations ou des traces cicatrisées d'anciens ulcères. La couche externe, conjonctive, est plus ou moins épaisse, souvent très vascularisée. Entre les deux, il est exceptionnel de trouver une musculaire muqueuse.

Les anciens auteurs croyaient que la paroi diverticulaire, formée par la hernie des trois tuniques de l'œsophage, comprenait une couche musculaire continue. Des examens macroscopiques et microscopiques minutieux ont montré que le corps et le fond du D. ne possèdent pas de tuniques musculaires. König (¹) a prétendu, sans preuve, qu'il existe originellement une tunique musculaire, qui peut, dans la suite, dégénérer et disparaître. Mais on n'a jamais rencontré de fibres musculaires en voie de dégénérescence. Le col du D. pré

---

1. Koenig. Die Krankheiten des Œsophagus und Pharynx, *Deutsche Chirurgie.* 1880, Bd XXXV.

sente cependant parfois une couche musculaire circulaire, qui envoie vers le corps du D. quelques anneaux de fibres musculaires. Ces dispositions anatomiques se comprennent facilement et il n'y a pas à distinguer des D. avec muscles et des diverticules sans muscles. En réalité, les petits D., simples évaginations muqueuses, qui passent entre les deux chefs du crico-pharyngien, n'ont aucune trace de tunique musculaire. Au fur et à mesure que le D. grandit, que son orifice s'élargit, la traction opérée sur le col par le fond du D. entraîne peu à peu les parties voisines, notamment la paroi postérieure du pharynx qui entre alors dans la constitution du col avec toutes ses tuniques. Et c'est ainsi que le col du D. semble avoir une tunique musculaire qui s'étend plus ou moins vers le fond, suivant le degré de déplacement de la paroi pharyngienne postérieure.

Étiologie et pathogénie. — Les D. de la partie supérieure de l'œsophage constituent une affection très rare, si rare que, d'après Zenker, la plupart des médecins peuvent terminer leur carrière sans en observer un seul. A vrai dire, depuis que la pratique des autopsies est devenue une règle, depuis surtout que, grâce à la radiographie et à l'œsophagoscopie, les investigations cliniques sont devenues plus précises, le nombre des faits observés semble considérablement augmenter.

Rassemblant tous les cas publiés de 1764 à 1877, Zenker n'en trouvait que 34, dont 27 faits d'autopsie et 7 d'observation clinique. En 1900 déjà, Starck pouvait en rassembler 95; en 1902, Rosenthal basait son étude sur 120 observations. En 1910, de Witt Stetten rassemblait 60 cas diagnostiqués et opérés. Les nombreuses monographies publiées dans ces dernières années prouvent qu'à bien observer les dysphagiques, on court la chance de rencontrer souvent les diverticules de Zenker. Nous avons, pour notre part, eu l'occasion d'en diagnostiquer deux en 4 ans.

Sur 79 cas de la statistique de Starck pour lesquels le sexe est signalé, on en trouve 60 concernant des hommes et 19 des femmes. Les D. de l'œsophage sont une affection de l'âge adulte et même de la vieillesse. C'est entre 50 et 60 ans, voire entre 60 et 70 ans qu'on observe leur maximum de fréquence. D'après la statistique de Rosenthal, deux tiers des cas auraient été observés après 50 ans; 1/5 seulement entre 40 et 50 ans. Huit cas seulement l'auraient été avant 35 ans, et dans tous ces cas, il ne s'agissait pas de diverticules vrais, mais de lésions consécutives à une brûlure (Czerny), à un phlegmon du cou (Overkamp), à un goître volumineux (Rokitansky), etc. Il faut reconnaître d'ailleurs que les données relatives à l'âge restent encore fort imprécises, car 10, 15, 20 ans et plus peuvent s'écouler entre le début anatomique du D. et l'établissement certain de son diagnostic.

Pathogénie. — S'il est une affection de l'œsophage dont la nature et la cause primordiale aient été longuement discutées, c'est bien celle qui nous occupe. De nombreuses théories pathogéniques ont été imaginées, qui peuvent se grouper en 2 classes :

1° Les théories relatives à l'origine congénitale des diverticules;

2° Les théories relatives à leur origine mécanique.

1° **Origine congénitale.** — Les auteurs qui ont cru pouvoir admettre l'origine congénitale des diverticules n'ont pas admis une explication univoque.

Les uns, avec König, voient dans les D. une malformation congénitale due à un arrêt de développement analogue à celui qui a pour conséquence l'oblitération congénitale de l'œsophage. Nous avons décrit au Chap. III, parmi les malformations de l'œsophage, celle qu'on observe de beaucoup le plus fréquemment et qui consiste en une oblitération du conduit dont le bout supérieur se termine en cul-de-sac et dont le bout inférieur reste adhérent par un conduit plein ou perméable avec la trachée. König compare les diverticules au sac œsophagien, fermé vers le bas, que constitue dans ces cas le bout supérieur de l'œsophage. C'est là une pure vue de l'esprit. Il n'y a aucune analogie entre la malformation dont il s'agit et un diverticule : le siège en est différent, le diverticule siégeant à l'origine de l'œsophage, l'oblitération congénitale au niveau de la bifurcation de la trachée; le diverticule forme un cul-de-sac appendu à l'œsophage et non une dilatation en cul-de-sac du conduit. Il est véritablement superflu d'insister sur une théorie sans valeur.

D'autres, après Ascherson, avec Klebs, Weinlechner, etc., pensent que les diverticules sont dus à la persistance, au moment de la naissance, et à l'accroissement, pendant la vie, des sillons entodermiques qui, dans la cavité bucco-pharyngée de l'embryon humain, représentent les fentes et sillons branchiaux des animaux à respiration branchiale. Mais de l'examen minutieux d'un grand nombre de poches et de fistules branchiales, von Kostanecki a pu conclure que presque toutes ces malformations prenaient naissance aux dépens de la 2ᵉ fente branchiale, c'est-à-dire bien au-dessus de l'origine de l'œsophage, que la 3ᵉ fente branchiale n'en était qu'exceptionnellement l'origine, et qu'il n'existe pas un seul cas connu de fistule ou de poche développée aux dépens de la 4ᵉ fente branchiale. Les affirmations de Schwarzenbach n'ont pas infirmé ces données, et en admettant que des diverticules puissent être la conséquence de la persistance et du développement mécanique des restes de ces sillons branchiaux, il ne s'agirait en tout cas que de diverticules pharyngiens, non œsophagiens. Enfin on ne saurait s'expliquer le siège toujours postérieur des diverticules de Zenker aux dépens de fentes et de sillons branchiaux toujours forcément latéraux.

D'autres enfin, peu nombreux à la vérité, ont adopté la théorie qu'Albrecht exposait en 1885 au xiv⁰ Congrès allemand de chirurgie, et qui voulait voir dans les diverticules de Zenker la représentation anatomique chez l'homme de la poche pharyngienne, du cæcum œsophagien qu'on observe d'une façon constante chez le porc, le chameau et l'éléphant, et de temps en temps aussi chez le bœuf. Mais la situation naso-pharyngienne de cette poche, située bien au-dessus de l'œsophage, en fait une formation à laquelle ne sauraient répondre les diverticules de Zenker. Les observations de von Kostanecki, de Killian, etc., ont fait justice de cette théorie d'ailleurs peu répandue.

Qu'ils admettent la théorie de König, celle d'Ascherson-Bergmann ou celle d'Albrecht, tous les auteurs partisans de l'origine congénitale des diverticules s'appuient sur un double faisceau d'arguments anatomiques et cliniques.

Le seul argument clinique, c'est l'observation des D. de Zenker chez le nouveau-né et chez l'enfant. Or les quelques faits sur lesquels se base cet argument sont en réalité sans valeur, car l'observation rigoureuse a montré que, dans ces cas, les diverticules étaient la conséquence de lésions acquises (traumatisme œsophagien (Monti) ; sténose organique, Mayr, Kurz, etc.).

Les arguments anatomiques, sur lesquels insistent von Bergmann, König, etc., ont trait : 1⁰ au siège constant des D. ; 2⁰ à la coexistence fréquente de D. et de fistules branchiales ; 3⁰ à la présence d'une couche musculaire continue dans les diverticules.

Or 1⁰ il existe des diverticules à la partie moyenne et à la partie inférieure de l'œsophage, et s'il est vrai que ceux de la partie supérieure ont un siège remarquablement constant, cela s'explique, comme nous le verrons, très simplement par les dispositions anatomiques normales ;

2⁰ Trois faits seulement peuvent être retenus pour prouver la coexistence de D. et de fistules branchiales et, comme Starck le fait judicieusement observer, ces trois faits concernent des D. secondaires à des lésions organiques reconnues à l'autopsie ;

3⁰ La présence d'une couche musculaire continue dans la paroi des D. n'est rien moins que prouvée. Beaucoup d'observateurs l'ont admis, dont les pièces, plus minutieusement étudiées, ont montré l'absence de musculature continue (cas de Friedberg, repris par Zenker) ; et si l'on ne tient compte que des pièces microscopiquement étudiées, on constate que, dans toutes, il y avait des fibres musculaires entourant complètement le col du D. et se dispersant plus ou moins bas dans la paroi antérieure du corps diverticulaire, mais qu'il n'en existe pas une seule dans laquelle on ait pu mettre en évidence une couche musculaire continue doublant la muqueuse dans toute l'étendue du diverticule. Et rien ne permet d'admettre avec König, que, si la couche musculaire fait défaut, c'est que, bien que primitivement existante, elle a secondairement dégénéré. Non ; comme nous l'avons exposé plus haut, il existe au niveau du col diverticulaire un anneau musculaire, dont les parties périphériques sont plus ou moins étirées par l'accroissement du sac, mais il n'existe pas de couche musculaire doublant partout la muqueuse diverticulaire.

En somme, tous les arguments des partisans de l'origine congénitale des D. tombent devant l'observation rigoureuse des faits.

2° **Origine acquise ou mécanique.** — Pour Zenker, Starck et un grand nombre d'auteurs, les D. de la partie supérieure de l'œsophage sont la conséquence de la pression répétée du bol alimentaire en un point de la paroi postérieure de l'œsophage, qui pour une raison quelconque a perdu sa résistance.

Des conditions d'ordre physiologique et d'ordre pathologique président à cette diminution de résistance de la paroi pharyngo-œsophagienne postérieure.

Tillaux et Mouton nous ont montré par leurs moulages que l'orifice supérieur de l'œsophage était non seulement le point le plus rétréci du conduit, mais aussi celui dont la paroi est le plus extensible. His pensait que ce point, correspondant au sommet de la convexité de la courbure nucale de l'embryon, était physiologiquement affaibli, par suite de l'écartement des fibres musculaires circulaires au niveau de la convexité. Enfin on admet, depuis Kronecker et Meltzer que le bol alimentaire, fortement projeté dans l'hypopharynx au moment du second temps de la déglutition, vient régulièrement frapper le même point de la paroi pharyngo-œsophagienne, point qui représenterait le sommet de l'angle formé par l'axe de la cavité bucco-pharyngée et l'axe de l'œsophage. Ces prédispositions d'ordre anatomique à la dilatation circonscrite de la paroi œsophagienne postérieure sont augmentées encore par certaines transformations qu'apporte l'âge à diverses parties de cette région, notamment aux cartilages laryngés. Zenker a bien insisté sur l'importance de l'ossification des cartilages laryngiens, qui, en perdant leur souplesse, sont moins aptes à répartir les pressions que subit l'orifice supérieur de l'œsophage. Et c'est peut-être là la cause de la plus grande fréquence des D. chez l'homme, dont les cartilages laryngés s'ossifient beaucoup plus tôt (entre 40 et 50 ans) que ceux de la femme.

A ces prédispositions d'ordre anatomique et physiologique s'ajouteraient des prédispositions d'ordre pathologique. Les ulcérations ou les plaies produites par le séjour ou le passage d'un corps étranger, même s'il n'a produit que peu ou pas de symptômes, les altérations de la muqueuse produites par des liquides ou des bols alimentaires trop chauds, les altérations de la musculature consécutives à des paralysies d'origine infectieuse (diphtérie, fièvre typhoïde, influenza), sont susceptibles de compromettre la résistance de la paroi et d'en favoriser la dilatation. Toutes les causes de rétrécissement de l'orifice supérieur de l'œsophage, qu'elles soient intrinsèques comme les sténoses organiques, ou extrinsèques, comme celles qui résultent de la compression par un goitre volumineux et dur, par des ganglions carotidiens enflammés ou par un processus de rétraction cicatricielle du tissu cellulaire du cou, sont à leur tour susceptibles d'augmenter les pressions que supporte la paroi œsophagienne postérieure.

Ainsi donc la paroi postérieure de l'œsophage, au niveau de son orifice supérieur, représente un point faible du conduit ; la faiblesse anatomique de ce point peut être sans cesse augmentée par une foule d'injures extérieures, très minimes, mais très répétées ; ce point faible est, à chaque déglutition, soumis au choc du bol alimentaire et à la pression positive que produit dans l'hypopharynx le deuxième temps de la déglutition ; cette pression, ainsi que la durée du choc, peuvent être augmentées par une foule de causes rétrécissant le passage de de l'hypopharynx dans l'œsophage. Il n'en faut pas davantage pour comprendre la formation des D., leur situation et leur siège constants.

A vrai dire, cette explication, admise par la plupart des auteurs, manque de précision. Le choc du bol alimentaire est purement théorique ; en réalité les aliments glissent de la bouche dans le méso et l'hypopharynx sans y être brutalement et brusquement projetés. Y eût-il choc d'ailleurs, que ce choc se produirait dans le méso-pharynx et non à l'entrée de l'œsophage. Regardez en effet une coupe sagittale de la tête et du cou ; vous verrez que si l'axe de la cavité buccale forme avec l'axe pharyngo-œsophagien un angle à sommet postérieur où forcément doit se produire ce prétendu choc, le sommet de cet angle se trouve, quelle que soit la position de la tête, dans le méso-pharynx. A partir de là, comme le fait remarquer Killian, le bol alimentaire glisse sur la muqueuse du pharynx dans l'œsophage comme une voiture sur des rails. Le fait exact, c'est non le choc du bol alimentaire, mais l'augmentation de pression que subit dans certaines circonstances l'orifice supérieur de l'œsophage et les parois de l'entonnoir pharyngo-œsophagien. Cette augmentation de pression se produit toutes les fois que le bol rencontre un obstacle et subit un arrêt à l'entrée de l'œsophage. Si cet obstacle est dur, rigide, invincible (sténose organique serrée), le bol est immédiatement rejeté. Si l'obstacle est peu marqué, si surtout il est de cause musculaire, comme dans le cas de spasme de l'orifice supérieur de l'œsophage, il finit par être vaincu et le bol alimentaire passe, mais après avoir exercé une pression exagérée sur toutes les parois de l'hypopharynx. Après avoir longtemps lutté et résisté, ces parois s'affaiblissent et s'épuisent ; la période d'insuffisance apparaît ; la dilatation commence.

Des différentes parois du conduit, l'antérieure, formée par le cartilage cricoïde, parfois ossifié, est inextensible et ne peut se dilater ; les parois latérales et la paroi postérieure seules le peuvent. Deux choses peuvent alors se passer. Ou bien la dilatation se fait aux dépens des parois latérales et de la paroi postérieure ; on est alors en présence, comme dans un cas de Killian, dans un cas de Rouvillois, d'une dilatation diffuse de l'hypopharynx (fig. 95) : ou bien les parois latérales, fortement soutenues par les lobes latéraux du corps thyroïde (Killian), résistent et restent rigides. Il ne reste comme partie dilatable que la paroi postérieure, séparée de la colonne vertébrale par un tissu

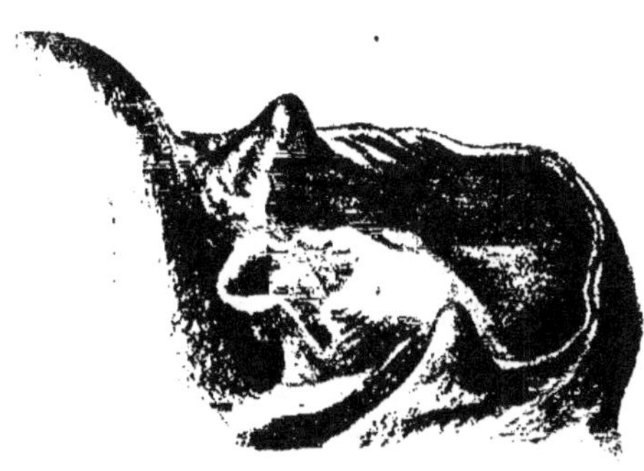

Fig. 95. — Dilatation diffuse de l'hypopharynx. (D'après Killian.)

cellulaire lâche qui ne saurait la soutenir. Or c'est à ce niveau qu'existe, comme nous le disions plus haut, le point faible du conduit. C'est au niveau de la pars fundiformis du muscle crico-pharyngien (muscle de la lèvre de la bouche œsophagienne) que se produit le spasme. Or pendant la contraction du crico-pharyngien, il se forme entre la pars fundiformis, horizontale, de ce muscle, et sa pars obliqua un véritable hiatus musculaire au niveau duquel la muqueuse n'est plus soutenue. De plus, la contraction de la pars fundiformis, qui fait saillir en avant la lèvre de la bouche, amène la formation au-dessus de cette saillie d'un petit sinus muqueux, qui correspond juste à l'hiatus musculaire. C'est donc là, et forcément là, que cédera la paroi et que commencera la dilatation (fig. 94).

Étude clinique. — Nous avons dit, à propos de l'étude anatomique des D., avec quelle lenteur s'accroît, le plus généralement, la petite évagination

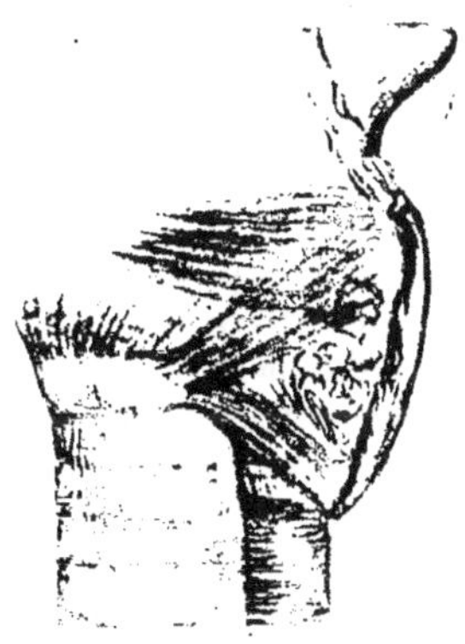

Fig. 94. — Dilatation de l'hiatus musculaire, ébauche du diverticule. (D'après Killian.)

muqueuse qui constitue l'ébauche diverticulaire : des mois, de longues années s'écoulent avant que le D. soit définitivement constitué à l'état de sac appendu à l'origine de l'œsophage. Or ce n'est guère que quand il a acquis un développement considérable qu'apparaissent les symptômes caractéristiques. Pourtant, si on interroge les malades qui présentent ces symptômes caractéristiques, on retrouve, dans leur passé, un certain nombre de troubles, d'abord passagers et intermittents, plus tard durables et constants, qui ont traduit le développement des D. Ces troubles constituent ce que l'on peut appeler les prodromes de la maladie.

Ces prodromes consistent surtout en une salivation excessive, qu'accompagne le rejet de mucosités abondantes et troubles. A d'autres moments, le malade se plaint de sécheresse de la gorge, de picotements dans le cou qui provoquent une toux sèche, et qui peuvent être accompagnés de nausées et même de vomissements. Si le médecin est consulté à ce moment, il conclut généralement à une pharyngite chronique, qui ne cède d'ailleurs à aucun des traitements institués. Puis apparaissent les premiers symptômes de nature à faire penser à une sténose commençante de l'œsophage : sensation de constriction à la base du cou, sensation d'arrêt du bol alimentaire à chaque déglutition ; le malade, jusque-là tachyphage, doit prendre son temps, mastiquer avec soin et faire des mouvements de déglutition prudents et réfléchis. Malgré cela, il a souvent la sensation d'un corps étranger arrêté dans l'œsophage ; il vomit de temps en temps, et se plaint à chaque instant d'un état nauséeux, toutes raisons pour lesquelles le médecin consulté alors pense généralement à une affection gastrique. Mais bientôt apparaît la dysphagie caractéristique des D. qui met définitivement sur la voie.

Ces prodromes s'échelonnent sur une longue période de temps : ils débutent vers la quarantaine, et ce n'est qu'après la cinquantaine, souvent plus tard, qu'apparaissent les vrais symptômes des D.

Le premier grand symptôme consiste dans une dysphagie particulière, caractéristique. A une période encore relativement récente, cette dysphagie ne se traduit guère que par une sensation d'arrêt qu'éprouve le malade au moment où le bol alimentaire arrive dans l'œsophage. Cette sensation d'arrêt s'accompagne de douleur ; elle peut être suivie du rejet brusque du bol alimentaire dégluti. Cet accident se produit d'abord à des intervalles plus ou moins éloignés ; il finit par se produire chaque jour, à tous les repas.

A ce moment la façon dont mangent les malades est très particulière. Les premières bouchées dégluties s'arrêtent à la base du cou, provoquent une sensation de corps étranger, de gêne, de malaise, et sont en partie régurgitées ; puis brusquement une bouchée passe, et le malade continue alors normalement son repas. Tantôt ce sont surtout les solides qui s'arrêtent ainsi au début du repas, tantôt ce sont surtout les liquides. Il semble que les premiers bols alimentaires pénètrent dans le diverticule, et le remplissent. Quand il est plein, que rien n'y peut plus entrer, les bols suivants glissent normalement dans l'œsophage.

A une période un peu plus avancée, quand le D. a acquis des dimensions plus considérables, notamment vers le bas, c'est le contraire qui se produit. Les premières bouchées sont normalement dégluties ; elles tombent dans le D. qu'elles remplissent peu à peu. A mesure qu'il se gonfle, le D. comprime l'œsophage en avant de lui, et les bouchées suivantes sont de plus en plus complètement arrêtées. On voit alors, en même temps que le malade accuse une sensation de pesanteur, de plénitude à la base du cou et dans la poitrine, se produire des régurgitations. Chaque nouvelle bouchée avalée est immédiatement rejetée ; le malade cherche par différents artifices à vaincre la résistance qui arrête le bol alimentaire. Il baisse la tête, se contorsionne, porte les mains à son cou, jusqu'à ce qu'il s'arrête, forcé d'interrompre son repas. Alors, sous l'influence de l'élasticité de ses parois, de la contraction des muscles du cou et des mouvements que fait le malade, peu à peu le D. se vide ; son contenu repasse dans l'hypopharynx d'où il est rejeté au dehors, soit brusquement dans une sorte de vomissement, soit lentement en plusieurs fois. D'abord le D. se vide complètement et les matières rejetées sont les aliments qui viennent d'être avalés et qui ne sont nullement transformés. Plus tard le D. ne se vide qu'incomplètement, une partie du bol qui le remplit stagne au fond du D. et s'y putréfie, provoquant des éructations extrêmement fétides.

Parfois, au lieu de régurgitations, il se produit une véritable rumination. Spontanément le D. se vide dans l'hypopharynx ; il se produit de nouveaux mouvements de déglutition qui poussent ce bol ruminé dans l'œsophage et dans l'estomac. Il n'est pas rare de voir des malades provoquer eux-mêmes la vidange du diverticule et la rumination ; grâce à certaines positions de la tête et du cou, grâce à certaines pressions exercées extérieurement à la base du cou, ils arrivent à exprimer dans l'hypopharynx le contenu du diverticule et à le vider. Un prêtre dont l'histoire est rapportée par Starck avait accoutumé de vider ainsi son D. avant de monter en chaire, afin d'éviter les régurgitations susceptibles d'interrompre son prêche. D'autres malades savent qu'en se couchant dans une position déterminée ils favorisent l'évacuation de leur poche ; certains arrivent même à pratiquer une sorte de lavage de la poche avec de l'eau qu'ils avalent dans leur diverticule, qu'ils régurgitent ensuite ou qu'ils ruminent pour la faire ensuite passer dans l'estomac. On voit ainsi des individus qui, présentant une dysphagie complète, arrivent par ces divers artifices à ruminer le contenu de leur poche, et qui, ayant ainsi fait disparaître l'obstacle à la déglutition, se reprennent à manger. De temps en temps un bol alimentaire prend le bon chemin, et ils arrivent ainsi à se nourrir, au prix de longs efforts et d'une patiente persévérance.

C'est à cette période qu'on voit survenir des troubles gastro-intestinaux dus à la rumination de produits alimentaires putréfiés, ayant longtemps stagné dans le diverticule. C'est à ce moment aussi que la fétidité de l'haleine est devenue un symptôme insupportable ; la table

commune est interdite à ce malheureux qui remplit toutes les pièces
où il se trouve d'odeurs pestilentielles.

Étant donnée la situation anatomique des D., on comprend que
l'existence d'une tumeur à la base du cou soit un symptôme relativement rare. D'après von Hacker ([1]), il n'existerait que dans 59 pour 100
des cas, dans 55 pour 100 d'après Starck. Cette tumeur, d'autant plus
visible que le malade est plus maigre, apparaît sous forme d'une tuméfaction latérale du cou, occupant la région sus-claviculaire, parfois bilatérale (Collomb), ayant des dimensions variables, tantôt grosse comme
un œuf de pigeon, atteignant parfois le volume d'une orange ou d'un
poing d'adulte (fig. 95). Le caractère essentiel de cette tumeur c'est

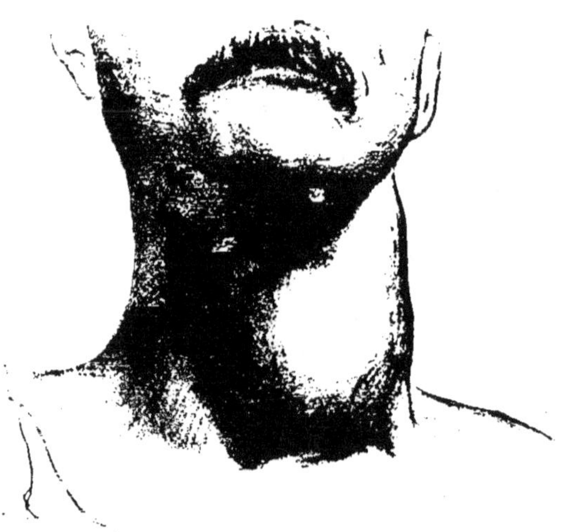

Fig. 95. — Diverticule de l'œsophage. (D'après Robinson.)

l'intermittence de son apparition; elle disparaît après les repas, pour
réapparaître brusquement ou progressivement au début des repas.
Elle est molle, de consistance élastique, se réduit brusquement ou le
plus souvent lentement, en plusieurs temps; elle peut, après la réduction, disparaître complètement, ou se reproduire d'un seul coup, quand
ses parois adhérentes aux muscles du cou reviennent, après la compression extérieure, spontanément à leur place. Elle est le plus souvent
mate à la percussion, quelquefois sonore. Elle peut par son développement effacer la saillie du sterno-cléido-mastoïdien, occuper la
région thyroïdienne, et comme elle subit les mouvements d'ascension

1. Von Hacker, *Handbuch der praktischen Chir.*, 1900, Bd II, p. 488.

du larynx au cours des mouvements de la déglutition, elle peut prêter
à confusion avec une tumeur du corps thyroïde.

Cette tumeur est très souvent le siège de bruits particuliers, qu'un
stéthoscope appliqué sur le côté du cou permet d'entendre facilement,
dont le malade a généralement conscience, et qui s'entendent même
parfois à distance. Ces bruits sont produits par le barbotage de l'air
pendant la déglutition au milieu du contenu mi-solide, mi-liquide
du D. Ils apparaissent parfois d'une manière précoce. Un malade de
Starck les avait signalés bien avant l'apparition de la dysphagie.

A mesure que le D. s'accroît apparaissent des symptômes distants
et généraux. La douleur due à la présence d'ulcérations diverticulaires
et à l'inflammation de la muqueuse de la poche, due aussi à la compression par le D. des organes voisins, notamment de la trachée, la
dyspnée, les troubles respiratoires, la congestion céphalique, due à
la compression des vaisseaux du cou, les névralgies, dues à la compression des plexus cervical et brachial, viennent peu à peu altérer
l'état général déjà sérieusement compromis par la dénutrition et les
troubles digestifs concomitants. L'amaigrissement s'accentue, les
forces disparaissent, l'appétit est nul, la soif ardente, la constipation
opiniâtre. Peu à peu la cachexie s'installe, et, si le malade continue à
mourir de faim, c'est une véritable momie, que, selon l'expression de
Starck, on trouve peu après sur la table d'autopsie. La fin du malade
est d'ailleurs assez souvent précipitée par des infections pulmonaires,
pneumonie de déglutition ou gangrène pulmonaire.

Diagnostic. — L'*étude anamnestique* du malade nous donne déjà
de fortes présomptions, et si, pendant toute la période prodromique
qui, sans doute, peut durer de longues années, les symptômes sont
trop peu marqués pour qu'on puisse, en se basant sur eux, établir
l'existence d'un D. au début, il n'en est plus de même une fois que
la poche diverticulaire est formée. La spontanéité de l'affection, sa
très longue durée, la dysphagie très particulière que nous venons
de décrire, parfois les bruits cervicaux que le malade se plaint
d'entendre au moment de la déglutition, nous mettent déjà sur la
voie. Un symptôme sur lequel insiste Starck, c'est la variabilité du
point au niveau duquel le malade se plaint de ressentir l'arrêt des
aliments. Au fur et à mesure que le D. s'enfonce, c'est, en effet, de
plus en plus bas que son fond comprime l'œsophage et produit la
sténose, et à bien interroger les malades on a chance de les voir
insister sur ce point capital.

L'*inspection*, la *percussion*, l'*auscultation* peuvent donner des renseignements importants. La constatation de l'existence d'une tumeur
cervicale, apparaissant au moment des repas et réductible par la
pression, est presque pathognomonique. En son absence, on constate
parfois l'existence d'une zone de matité anormale en avant, à gauche
du sternum ou en arrière, entre les deux épaules ; cette zone de matité

apparaît après les repas pour disparaître au fur et à mesure que se produisent les régurgitations ou la rumination.

Le *cathétérisme* ne nous donne guère de renseignements pendant les premières périodes de l'affection; déjà, cependant, soit spasme de la bouche de l'œsophage, soit arrêt momentané de l'extrémité de la sonde dans l'ébauche diverticulaire, le cathétérisme échoue quelquefois. Après quelques tâtonnements, la sonde passe dans l'estomac; précisément, cette variabilité dans le résultat du cathétérisme qui tantôt est simple et facile, tantôt minutieux et difficile, est un bon signe de D. On n'observe guère de phénomènes comparables que dans les sténoses spasmodiques de l'œsophage et dans les toutes premières périodes du carcinome.

A mesure que le D. s'accroît, le cathétérisme devient plus difficile ou plus aléatoire. On ne passe plus la sonde que tous les deux jours, toutes les semaines; bientôt elle ne passe plus, elle s'arrête à 20, 23 25 centimètres des arcades dentaires. On peut, dans ces cas, sentir l'extrémité de la sonde par la palpation extérieure du cou; on constate ainsi qu'elle se meut dans une cavité extra-œsophagienne et non dans une dilatation sus-sténosique. Il arrive que, tandis que la sonde se meut dans le D., une autre sonde pénètre directement dans l'œsophage et atteint l'estomac. On peut, dans certains cas, se demander si on a bien poussé la sonde dans l'estomac ou si elle ne s'est pas recourbée, enroulée dans le D. L'examen des liquides ramenés par la sonde lèverait alors les doutes : la sonde diverticulaire ramène des aliments intacts ou putréfiés, mais jamais digérés, et totalement privés d'HCl.

On s'est efforcé, à l'aide du cathétérisme, de déterminer la disposition, les dimensions, le volume du D.; on a inventé pour cela des procédés nombreux que nous exposerons plus loin, à propos du diagnostic des D. profonds. Pour les D. supérieurs, nous avons, dans l'emploi des rayons de Roentgen, un moyen de diagnostic plus simple et plus profitable.

La *radiographie* et la *radioscopie*, faites après absorption de bouillie bismuthée, donnent des renseignements pathognomoniques. On voit une ombre, de dimensions variables, tantôt large comme une pièce de cinq francs [von Eiselsberg([1])], tantôt occupant toute la partie latérale du cou, à droite [Bergmann([2])] ou à gauche [Küster([3])] de la colonne vertébrale. Cette ombre a parfois un aspect ovalaire, en forme de poire, et descend plus ou moins bas dans le thorax. Il est exceptionnel que l'œsophage soit visible, sur l'écran, à côté ou au-dessous du D. Aussi cette ombre cervicale est-elle parfois d'une inter-

1. Von Eiselsberg, *Wien. klin. Woch.*, 1907, p. 331.
2. Von Bergmann, *Archiv. f. klin. Chir.*, 1892. t. XLIII, p. 30.
3. Küster, *Wien. klin. Woch.*, 1907, p. 551, et *Arch. f. klin. Chir.*, 1907, t. LXXXIII, p. 615.

prétation difficile. Küster rapporte l'observation d'un homme radiographié successivement à Gœttingen, puis à Marburg, avec des résultats différents. A Gœttingen, on n'avait pas vu l'œsophage sous l'ombre pseudo-diverticulaire; on avait conclu à un D. A Marburg, on put mettre en évidence le conduit prolongeant la dilatation sus-sténosique. Parfois, en combinant le cathétérisme avec l'examen radioscopique, on peut voir sur l'écran, à côté de l'ombre formée par le D. rempli de bismuth, la sonde remplie de Hg ou de grenaille de Pb cheminer dans l'œsophage [Rumpel([1])]. Une telle constatation est absolument pathognomonique.

Enfin, si l'*œsophagoscopie* n'est pas nécessaire, le plus souvent, à l'établissement du diagnostic, elle peut nous instruire en détail sur la forme et les dispositions du D., sur la situation de son orifice d'entrée, sur les dispositions et la forme du seuil, le volume et les dimensions du sac, l'état de sa muqueuse.

Qu'on introduise le tube endoscopique sur un mandrin en suivant la paroi postérieure du pharynx, ou directement sous le contrôle de la vue, ce tube pénètre presque immanquablement dans le diverticule. On constate alors qu'on est dans un sac, complètement fermé vers le bas et sur les côtés, dont la muqueuse est lisse, présentant parfois les signes d'une inflammation chronique, catarrhale. Sencert a constaté, dans un cas, l'existence de plaques leucoplasiques très nettes. Presque toujours ce sac renferme quelques résidus alimentaires mêlés à d'abondantes mucosités. On constate, en explorant la paroi inférieure du sac, que cette paroi se laisse très facilement distendre et qu'on peut déprimer le fond de plusieurs centimètres.

L'orifice d'entrée peut se présenter sous deux formes : tantôt, et c'est le cas de beaucoup le plus fréquent, l'ouverture diverticulaire est large; on peut dire que le D. prolonge l'hypopharynx; tantôt l'ouverture est plus étroite, en forme de fente, s'ouvrant dans la paroi postérieure de l'œsophage [Killian, Waldenburg, Lotheissen] (fig. 96).

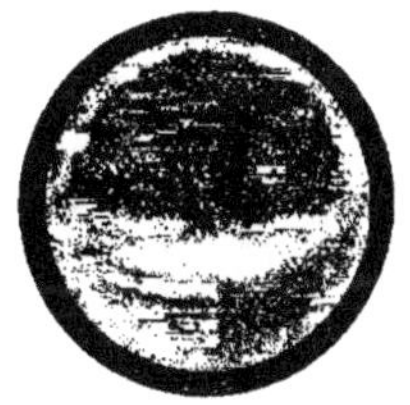

Fig. 96.— Diverticule de l'œsophage (aspect œsophagoscopique).

Dans le premier cas, le tube œsophagoscopique s'engage presque fatalement dans le D. On reconnaît alors l'absence d'orifice inférieur. Si, pour affirmer avec certitude le diagnostic de D., on veut pénétrer dans l'œsophage, il faut retirer doucement ce tube et en appuyer l'extrémité en avant contre la face postérieure du cricoïde. On voit alors à ce niveau une fente transversale, en forme de croissant à convexité postérieure, fente susceptible de s'élargir pendant les efforts, les mouvements de déglutition ou de

1. Rumpel. *Deutsche med. Woch.*, 1905, p. 1858.

vomissement. Cette fente est séparée du diverticule par un pli transversal, le seuil diverticulaire, dont la coloration est généralement pâle (fig. 97). On peut avoir les plus grandes difficultés à pousser le tube endoscopique à travers cette fente et à le faire pénétrer dans l'œsophage. On peut y arriver en glissant à travers le tube une sonde, qui finit, après bien des tâtonnements, par entrer dans l'œsophage et sur laquelle on pousse ensuite le tube œsophagoscopique ainsi dirigé.

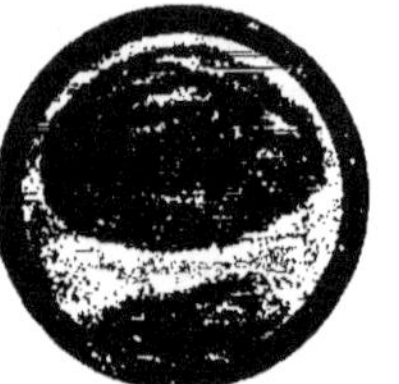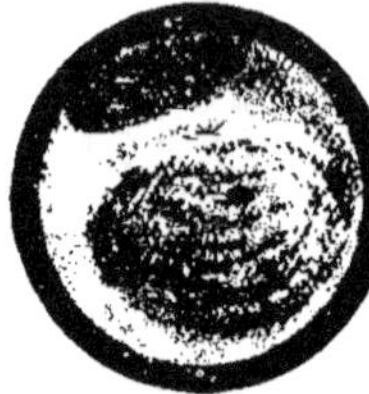

Fig. 97. — Aspects œsophagoscopiques du seuil diverticulaire.

Von Hacker, Lotheissen ont fait construire des tubes spéciaux, sur lesquels un œil latéral permet de se rendre compte de l'endroit précis où se trouve l'orifice supérieur de l'œsophage. Le tube à bec fendu de Brünings (fig. 98) a rendu de grands services. Le bec de l'instrument pénètre facilement dans l'œsophage si l'on a soin de rester au contact du chaton cricoïdien, et, pendant ce temps, la lumière et la fente du tube éclairant l'hypopharynx renseignent exactement sur le siège et la forme du seuil diverticulaire.

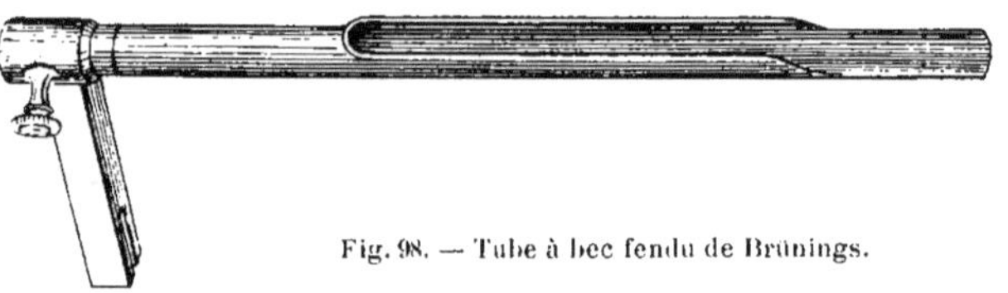

Fig. 98. — Tube à bec fendu de Brünings.

Dans le deuxième cas, le diagnostic est plus ou moins facile suivant le degré de développement du D. S'il s'agit d'un diverticule au début, d'une simple évagination muqueuse, on ne constate guère qu'une petite dépression muqueuse plus sombre que les parties voisines et au centre de laquelle, signe important, on peut retrouver des parcelles alimentaires antérieurement dégluties; s'il s'agit d'un D. plus avancé, on constate, sur la paroi postérieure de l'œsophage, l'existence d'un pli muqueux, qui ne s'efface pas par la pression, et par-dessus lequel le tube s'enfonce dans une cavité borgne, sans issue, où stagnent des débris alimentaires.

En somme, l'œsophagoscopie confirme et précise les données fournies par l'étude anatomique du malade, l'examen clinique, la radiographie et le cathétérisme. Elle permet d'affirmer, à coup sûr, le diagnostic de D. de Zenker.

Pronostic. — Maladie chronique à marche fatale et progressive, le D. de Zenker conduit à la mort d'une façon certaine si un traitement actif n'est mis en œuvre pour en arrêter l'évolution ou pour le faire disparaître.

Des 84 cas rapportés par Starck, 66 ont été suivis jusqu'à la fin par les chirurgiens qui les ont observés; or, 55 malades sur 66 sont morts; 36 sont morts du fait de leur D., 17 de maladies intercurrentes; 15 ont guéri. Ces 15 guérisons ont été chirurgicalement obtenues; elles ne remontent pas à plus de 15 ans. La cause de la mort est ordinairement la dénutrition progressive et fatale; la mort est parfois hâtée par l'apparition de complications pulmonaires, pneumonie de déglutition, gangrène, etc. Elle peut être enfin la conséquence de phlegmons péri-œsophagiens consécutifs aux ulcérations dont la muqueuse diverticulaire est si souvent le siège. Rappelons, pour finir, qu'on a vu des carcinomes se développer dans la muqueuse diverticulaire au niveau de ces ulcérations banales que provoquent le séjour et la putréfaction des débris alimentaires stagnant dans le D.

Traitement. — Les différents moyens que nous avons à notre disposition pour combattre les D. de Zenker peuvent se grouper sous deux chefs comprenant :

    1° Le traitement curatif;

    2° Le traitement palliatif.

I. Traitement curatif. — Le traitement curatif comprend deux ordres de méthodes : les méthodes non sanglantes, les méthodes sanglantes.

A. Méthodes non sanglantes. — Par l'emploi du cathétérisme œsophagien, aidé ou non du courant faradique, le chirurgien s'efforce d'empêcher l'accroissement des petits diverticules diagnostiqués de bonne heure, ou même d'obtenir la diminution, voire la disparition des diverticules plus avancés.

Dans les premiers stades de leur évolution, les D. de Zenker se présentent sous la forme d'une simple évagination muqueuse de la paroi œsophagienne postérieure. Plus tard, sous l'influence des pressions qu'exerce à chaque instant le bol alimentaire sur la paroi diverticulaire, le D. s'allonge; son fond descend en arrière de l'œsophage et est bientôt situé au-dessous de l'orifice de communication avec l'œsophage; dès lors, le *seuil diverticulaire* est constitué.

Tant que le D. n'est qu'à l'état d'ébauche, qu'il n'y a pas encore de seuil proprement dit, on peut espérer obtenir par le cathétérisme œsophagien une dilatation de l'orifice supérieur de l'œsophage, telle que la paroi postérieure du conduit, refoulée en arrière, se confonde bientôt avec la paroi diverticulaire et que, par conséquent, il n'y ait plus, à vrai dire, d'ébauche diverticulaire. Une telle thérapeutique aura naturellement son maximum d'effet s'il s'agit d'un D. situé au-dessus d'une légère sténose organique, par brûlure, par exemple. Le cathétérisme, en pareil cas, répond en effet à l'indication causale. Mais, dans un grand nombre de cas, il n'y a pas de rétrécissement de l'orifice supérieur de l'œsophage. Escompter dans ce cas la disparition de l'ébauche diverticulaire nous paraît bien aléatoire. Se basant sur cette notion que la cause du D. réside alors dans une faiblesse particulière de la musculature pharyngo-œsophagienne postérieure, on a tenté de renforcer cette musculature par l'emploi répété de l'électrisation du conduit. C'est ainsi que Waldenburg, Wendel ont pratiqué le cathétérisme à l'aide d'une bougie métallique en relation avec un courant induit. La répétition des contractions artificielles de la paroi pharyngo-œsophagienne aurait pour effet de fortifier sa musculature qui, dès lors, mettrait obstacle à l'accroissement de l'ébauche diverticulaire.

En réalité, le diagnostic de diverticule n'est pour ainsi dire jamais posé à cette époque précoce de son évolution. L'emploi systématique de l'endoscopie œsophagienne permettra-t-il de découvrir ces diverticules au début et, par conséquent, de les traiter? Les faits manquent encore pour qu'on puisse l'affirmer. Il est certain que le traitement que nous venons de décrire serait alors indiqué.

Une fois que le seuil est constitué, tout concourt à l'accroissement du D.; la direction verticale du col, prolongeant la cavité pharyngienne, l'excentricité de l'orifice supérieur de l'œsophage, le rétrécissement de cet orifice que provoque la pression sur lui du corps diverticulaire sont autant de conditions favorisant la pénétration des aliments dans le sac et, par conséquent, son accroissement.

Pour empêcher cet accroissement, pour réduire même le D., on s'est efforcé de faire disparaître le seuil du diverticule pour ramener ce dernier à l'état de simple évagination de la paroi postérieure du conduit.

Dans ce but, on a pratiqué le cathétérisme de l'œsophage avec l'espoir de dilater son orifice supérieur dans lequel se dirigeront alors normalement les aliments; le diverticule déshabité diminuerait ainsi peu à peu de volume par rétraction de ses parois. Malheureusement, le cathétérisme, pratiqué avec les instruments ordinaires, échoue le plus souvent; la sonde s'engage naturellement dans le diverticule et on obtient ainsi un résultat opposé à celui que l'on recherche, sans compter d'ailleurs que ce cathétérisme diverticulaire n'est pas sans danger, témoins les faits publiés par König et par Starck de perforation du D. suivie de mort par pyo-pneumothorax.

Pour éviter la pénétration du cathéter dans le sac, on s'est servi depuis longtemps de sondes à bout coudé, analogues aux sondes béquilles. Dès 1764, Ludlow avait posé le principe de la sonde coudée; Bell, Weber ont inventé la *sonde à diverticule* dont l'extrémité, coudée en avant, pénètre plus facilement dans l'œsophage. Non que le cathétérisme ainsi pratiqué soit toujours facile, ou même possible; de longs tâtonnements sont souvent nécessaires avant de trouver l'orifice œsophagien; une position particulière de la tête ou du tronc est parfois indispensable, et on a vu des malades réussir le cathétérisme sur eux-mêmes beaucoup plus facilement que leur médecin (Friedberg, Bergmann). Kocher a recommandé, dans ces cas, l'emploi simultané de plusieurs sondes, suivant la pratique employée pour le cathétérisme urétral. Schede pratique le cathétérisme avec la *sonde électrique*: il conduit la sonde jusqu'à l'entrée du diverticule et la retire légèrement, puis fait passer le courant; la paroi pharyngienne se contracterait alors sur la sonde et la dirigerait, le diverticule étant fermé, vers l'orifice œsophagien. En réalité, on ne voit pas pourquoi l'orifice supérieur de l'œsophage s'ouvrirait pendant que l'orifice diverticulaire se fermerait.

L'emploi de l'œsophagoscope semblait devoir rendre le cathétérisme plus facile. Dans les cas peu avancés, il permet, en effet, de voir à la fois l'orifice diverticulaire, le seuil et l'orifice œsophagien situé en avant. Le cathétérisme est alors facilité. Mais, pour peu qu'on ait affaire à un D. avancé, à col largement ouvert dans le pharynx, l'œsophagoscope s'engage fatalement dans le D., et on a dès lors les plus grandes peines à trouver l'orifice œsophagien. Nous avons dit plus haut la technique de l'œsophagoscopie dans ces cas, ses difficultés et ses résultats. Peut-être pourrat-on, grâce à elle, dans les cas récents, refouler peu à peu le seuil diverticulaire vers le bas et le faire disparaître, ramenant ainsi le D. à l'état d'ébauche. L'emploi de la sonde à rigole, préconisée par Starck, permettrait peut-être d'obtenir ce résultat. Ce ne sont là toutefois que moyens théoriques dont la pratique n'a pas encore sanctionné la valeur.

B. **Méthodes sanglantes.** — L'idée première du traitement sanglant des D. de Zenker remonte à G. Bell[1] qui, au commencement du siècle dernier, proposa l'ouverture au dehors et le drainage du D. Quelques années plus tard, Kluge proposa l'excision du D. et la suture du moignon. La première extirpation d'un D. de Zenker fut pratiquée en 1884 par Niehaus. Les premières guérisons obtenues par cette méthode sont dues à von Bergmann (1892) et Kocher (1892). Depuis cette époque, sous le couvert de l'antisepsie, grâce à l'emploi judicieux de précautions pré- et post-opératoires, le nombre des opérations et des succès s'est multiplié. On compte aujourd'hui environ 70 cas d'extirpation de D. de Zenker.

Extirpation du diverticule. — α) *Soins pré-opératoires.* — Pour aider le malade à supporter victorieusement l'opération, la première indication à remplir est de remonter son état général, en combattant

1. BELL, *Surgical observations.* 1816, p. 52.

l'amaigrissement et en parant à la dénutrition. Pour cela, il faut faire de la suralimentation soit par le gavage à la sonde, soit par une fistule gastrique préalablement établie, les lavements alimentaires étant tout à fait insuffisants à cet égard. Nous avons dit les difficultés du cathétérisme œsophagien, nous avons signalé ailleurs les dangers de la sonde à demeure. Pour nous, le seul moyen efficace de relever l'état général est de pratiquer la gastrostomie préablale qui, sous le couvert de l'asepsie, et grâce à l'anesthésie locale, ne présente plus aucun des inconvénients qu'on lui reprochait autrefois. Non seulement la gastrostomie permet la suralimentation préalable, mais elle seule permet d'obtenir une désinfection relative des voies digestives supérieures; elle seule aussi permet de conserver, après l'opération, une asepsie relative de l'hypopharynx et de l'œsophage. De plus en plus la gastrostomie apparaît comme un temps préliminaire essentiel des opérations pharyngo-œsophagiennes, tout comme la colostomie paraît devoir toujours précéder les extirpations du rectum. Beaucoup d'auteurs s'en sont cependant dispensés et, parmi les 60 cas d'extirpation de D. relevés par de Witt Stetten, on n'en trouve que 5 dans lesquels on ait fait la gastrostomie préalable. Nous croyons néanmoins que, dans les cas avancés nécessitant une opération difficile et grave, la gastrostomie est un adjuvant très utile, sinon indispensable, de l'opération.

La deuxième indication à remplir est d'assurer la désinfection aussi complète que possible des voies digestives supérieures : c'est encore la gastrostomie qui permet le mieux de répondre à cette indication. On recommandera, en outre, des lavages fréquents de la bouche et du pharynx; on fera brosser les dents, gratter la langue, antiseptiser la bouche. On s'efforcera de laver la poche en faisant boire de l'eau bouillie plusieurs fois par jour, et quand on aura ainsi obtenu une asepsie aussi parfaite que possible du pharynx et de l'œsophage, on s'attaquera au D.

β) *Technique opératoire.* — Le malade étant endormi au chloroforme, plutôt qu'à l'éther, pour éviter la sécrétion trop abondante de mucus, on fait, sur le bord antérieur du sterno-cléido-mastoïdien, une incision longitudinale allant depuis le bord supérieur de l'os hyoïde jusqu'au sternum. Etant donnée la prédominance avec laquelle les D. font saillie du côté gauche, c'est presque toujours du côté gauche que portera l'incision. Si toutefois on avait constaté par la vue ou par l'examen radiographique l'existence de la tumeur du côté droit, c'est de ce côté que devrait porter l'incision. L'aponévrose cervicale superficielle étant incisée, on écarte fortement en dehors le st.-cl.-m. avec le paquet vasculo-nerveux du cou et fortement en dedans le larynx, la trachée et le corps thyroïde. Si les vaisseaux thyroïdiens s'opposent à cette translation en dedans du corps thyroïde, on les sectionne entre deux ligatures, et s'il existe un goitre conco-

mitant, on l'extirpe, comme cela a été fait dans trois cas. L'aponévrose cervicale moyenne ayant été effondrée, on arrive sur le D. Le
sac est, en général, facilement reconnu. Point n'est besoin, comme
firent Koenig, Kraske, etc., de le distendre en faisant, avant l'opération, avaler des aliments ou du liquide au malade. Une telle pratique
ne peut qu'exposer à la pneumonie de déglutition (Kraske). Mieux
vaudrait, si c'était nécessaire, conduire une sonde rigide dans le D. La
dissection du sac doit être prudente et minutieuse; on l'isolera du
tissu cellulaire profond en ménageant les vaisseaux et les nerfs adhérents, notamment le récurrent. On poussera la dissection jusqu'au
pôle inférieur qui peut être assez profondément caché dans le thorax,
mais qu'on arrivera à isoler et à amener dans la plaie cervicale, fût-il
situé à 25 centimètres des arcades dentaires (de Witt Stetten).

Le sac isolé peut être traité de différentes façons. Girard a proposé
de l'invaginer, sans l'ouvrir, dans la lumière œsophagienne en suturant par-dessus les tuniques externes de l'œsophage. Une telle pratique a l'avantage de ne pas exposer à la contamination le tissu
cellulaire du cou et du médiastin. Elle a l'inconvénient de créer un
véritable polype de l'œsophage qui peut se sphacéler, infecter les
sutures périphériques et conduire tout de même au phlegmon cervical ou médiastinal. Le plus simple, le plus radical est de pratiquer
l'ablation du sac. Si le sac est bien pédiculé et si le col est petit, on
l'enlèvera comme on enlève un appendice, en coupant le collet au
thermocautère entre une ligature au catgut et un clamp. Le petit
moignon muqueux sera enfoui sous une suture de la musculeuse, et
par-dessus on fera encore un plan de sutures œsophagiennes longitudinales (Kocher). Si le sac est sessile et le collet très large, on ouvrira
largement le D. et on en réséquera les parois au ras de l'œsophage.
La plaie œsophagienne sera ensuite fermée en deux plans (Bergmann).
Il est évident que si, sous le seuil diverticulaire, on trouvait un rétrécissement de l'œsophage, on pourrait faire une œsophagotomie externe
ou une œsophagoplastie (voir Chap. VII). Enfin on drainera la plaie
cervicale par un drain ou une mèche de gaze.

γ) *Soins post-opératoires.* — Si on a fait la gastrostomie préalable,
le malade est nourri exclusivement par la fistule gastrique pendant
un minimum de 5 jours. Pendant ce temps, on n'oublie pas les soins
d'hygiène et d'antisepsie buccale; on peut lever le malade au bout de
48 heures. Le cinquième jour, on autorise la déglutition d'eau stérile,
le huitième jour la déglutition d'aliments liquides.

Si on n'a pas fait la gastrostomie, il faut, pendant 4 ou 5 jours,
soutenir le malade à l'aide de lavements alimentaires et d'injections
de sérum. Passé ce temps, on autorise l'alimentation liquide par la
bouche. En aucun cas, la sonde œsophagienne à demeure, gênante et
dangereuse, n'est à conseiller. Le cinquième ou le septième jour, on
supprime le drainage de la plaie et quand, après 15 ou 20 jours, on a

pu passer dans l'œsophage une sonde n° 36 ou 40, on peut laisser la fistule gastrique se fermer : la guérison est complète.

Résultats. — Les dangers immédiats de cette opération sont la blessure des vaisseaux et des nerfs du cou, dangers très théoriques inhérents à toute opération pratiquée sur cette région, et le passage du contenu du sac et du sang dans les voies aériennes (Ch. Mayo). Les dangers médiats sont le phlegmon du cou et du médiastin, l'apparition et la persistance d'une fistule œsophagienne cervicale. En réalité ces dangers sont peu importants et les résultats immédiats s'améliorent constamment. En 1900, Starck trouvait encore 8 cas de mort sur 24 opérations (33 pour 100). En 1910, de Witt Stetten a réuni 60 cas avec 10 morts, soit 16,6 pour 100 de mortalité. Récemment Ch. Mayo publiait 6 cas personnels opérés avec 6 guérisons.

Les résultats médiats sont également très favorables. Dans la moitié des cas, on a obtenu la réunion par première intention de la plaie œsophagienne et de la plaie cervicale. La fistule cervicale, observée dans l'autre moitié des cas, s'est spontanément fermée en un temps variant de 10 jours à 6 semaines. Enfin les résultats éloignés ont été excellents. Des malades observés pendant 8, 15 et 19 ans sont restés complètement guéris sans récidive.

II. **Traitement palliatif.** — Soit que l'âge trop avancé des malades ou l'état de cachexie dans lequel ils se trouvent contre-indiquent l'opération radicale, soit que, au contraire, l'état stationnaire des symptômes ne semble pas au malade et au médecin devoir justifier une opération, le traitement curatif du D. doit, dans certains cas, céder le pas au traitement palliatif, au traitement symptomatique.

Dans le premier cas, la seule indication à remplir est de parer à la dénutrition menaçante, et d'empêcher le malade de mourir de faim. On s'est efforcé, dans ce but, ou de rémédier à la déficience des voies naturelles, ou de créer une voie artificielle à l'alimentation. Pour faciliter ou rétablir l'alimentation par les voies naturelles, on pratique le cathétérisme à l'aide d'une sonde béquille et on s'efforce ainsi de gaver le malade. Ce que nous avons dit du cathétérisme œsophagien dans le cas de D. montre tout l'aléa de ces manœuvres. La sonde à demeure, préconisée par von Bergmann, est souvent inefficace, puisqu'elle facilite le rejet au dehors du contenu stomacal, et est souvent dangereuse, du fait des ulcérations et des escarres qu'elle peut produire au niveau du pharynx, du larynx ou de l'œsophage. Mieux vaut se décider franchement à créer une voie nouvelle à l'alimentation en faisant une *gastrostomie*. Cette intervention a été pratiquée, d'après Starck, 6 fois avec 2 morts. On ne saurait s'étonner de la gravité de la gastrostomie pratiquée en pareil cas sur des malades cachectiques, mourant de faim, déshydratés et incapables de la moindre résistance.

Dans le deuxième cas, le malade vit avec son diverticule une vie supportable; il hésite à recourir à une intervention radicale, ou le chirurgien hésite à la lui proposer. Il y a lieu, en pareille circonstance, d'établir un traitement symptomatique destiné à amoindrir les principaux inconvénients de la maladie.

Ces inconvénients sont la dysphagie, les troubles respiratoires et cardiaques, les douleurs, et la fétidité de l'haleine.

On doit s'efforcer, en pareil cas, d'empêcher le diverticule de se remplir, ou, s'il se remplit, d'en faciliter l'évacuation.

Une hygiène alimentaire sévère doit être prescrite. Le choix des aliments n'est pas indifférent; si ce sont parfois les solides qui passent le plus facilement, en général, au contraire, la déglutition des liquides ou des purées est bien plus facile. Les aliments gras passent mieux que les autres; le pain n'est dégluti que s'il est fortement beurré; un malade de Bücking n'avait aucune dysphagie tant qu'il se contentait de manger des graisses à la cuillère. Les excitants, le vin, l'alcool et les épices doivent être proscrits, parce qu'ils provoquent facilement des régurgitations. La façon de manger vaut mieux encore que ce que l'on mange. Les aliments doivent être avalés très lentement, à petites gorgées et en petite quantité; les repas doivent être répétés toutes les heures. La nourriture doit être bien mâchée, bien imbibée de salive et réduite en purée. Certaines attitudes facilitent la déglutition et doivent être recherchées. Un malade de Rosenthal ne pouvait avaler que la tête fortement inclinée à gauche: un autre de Watson ne le faisait que la tête en déflexion; un autre de Neukirch (¹), que dans le décubitus latéral. Parfois l'application de la main ou d'un doigt sur le cou facilite la déglutition; Starck a même proposé l'emploi d'une sorte de bandage cervical, muni d'une pelote destinée à oblitérer momentanément l'orifice de communication du D. avec l'œsophage.

Malgré ces précautions, le plus souvent le D. s'emplit d'aliments; il comprime alors les organes voisins, œsophage, trachée, vaisseaux et nerfs, d'où les symptômes dysphagiques, dyspnéiques ou congestifs. Il faut dans ces cas s'efforcer de vider le D. Certains malades le peuvent facilement par des pressions sur le cou, par des attitudes variées de la tête et du tronc. Le plus souvent cette vidange diverticulaire ne se fait qu'incomplètement et au prix de douleurs très vives et de symptômes dyspnéiques alarmants. C'est pour ces cas qu'on a préconisé l'emploi d'une sonde diverticulaire évacuatrice, qui, en vidant la poche, supprime les phénomènes de compression et permet les déglutitions ultérieures. C'est encore par la vidange artificielle du D. et par les lavages répétés de la poche qu'on combattra la fétidité de l'haleine.

Tous ces artifices sont en réalité d'une efficacité inconstante. Ils ne

1. Neukirch, *Deutsche Archiv. für klin. Med.*, Bd 56.

sauraient empêcher l'évolution progressive du diverticule et seule, peut-être, la gastrostomie est susceptible d'empêcher le malade de mourir de faim ou de pneumonie septique. Aussi la conclusion de ce qui précède est que dès qu'un D. est diagnostiqué, ou plutôt dès que les moyens médicaux mis en œuvre pour en arrêter l'évolution se sont montrés impuissants, il faut recourir à l'opération radicale, à l'extirpation du D.

II. — DIVERTICULES DE LA PARTIE MOYENNE DE L'ŒSOPHAGE[1]

Les dilatations circonscrites de la partie moyenne de l'œsophage peuvent se diviser en deux groupes :

Dans le 1er, on réunit une série de dilatations fort dissemblables, d'étiologie variée, et qui n'ont, du fait de leur situation dans la partie moyenne de l'œsophage, aucun caractère anatomique particulier. Dans le 2e, on réunit une série de dilatations relativement fréquentes, ayant un siège, une forme, enfin des caractères anatomiques identiques et relevant d'une étiologie commune. Ce dernier groupe comprend les diverticules qu'on désigne, depuis Zenker, sous le nom de D. *par traction*.

Nous étudierons rapidement les D. par traction, laissant de côté les autres diverticules, qui ne diffèrent pas des D. de la partie inférieure de l'œsophage et que nous étudierons en même temps que ceux-ci.

Diverticules par traction. — *Étude anatomique.* — Les diverticules dits par traction se présentent sous la forme de petits entonnoirs ou de petites fentes, de longueur et de diamètre variés. Tantôt ces évaginations muqueuses, très petites, ne sont visibles qu'après déplissement de la muqueuse, tantôt elles atteignent une longueur de 2 centimètres et leur cavité admet la pulpe de l'index (Tiedemann, Œkonomides). L'orifice de communication avec la lumière œsophagienne se présente sous la forme d'un croissant, plus souvent d'une fente elliptique dont le grand axe répond à l'axe de l'œsophage. Avec le temps et sous des influences que nous étudierons, ces petits D. peuvent prendre des dimensions plus considérables et atteindre le

1. OEKONOMIDES, Ueber chronische Bronchialdrüsenaffection u. ihre Folgen, *Inaug. Diss.* Basel., 1882. — RIBBERT, Zur Kenntniss des Traktionsdivertikels des OEsophagus, *Wirchow's Archiv.*, 1902, Bd CLXVII. *Id.* : Noch einmal das Traktionsdivertikel des OEsophagus, *Wirchow's Archiv.*, 1906, Bd CLXXXIV. — RIEBOLD, Weitere Untersuchungen über die Pathogenese der Traktionsdivertikel des OEsophagus, *Wirchow's Archiv.*, 1908, Bd CXCII. — ROSENTHAL, *loc. cit.* — LEICHTENSTERN, Beiträge z. Pathol. des OEsophagus, *Deutsche med. Wochsch.*, 1891, n°s 14 et 15. — STARCK, *loc. cit.* — TETENS, Ein Beitrag zur Lehre von den OEsophagusdivertikeln, *Inaug. Diss.*, Kiel, 1888. — TIEDEMANN, Divertikel des OEsophagus, *Inaug. Diss.*, Kiel, 1875.

volume d'une noix, voire d'un œuf de poule [Greiner et Rokitansky (¹)].

Le siège de ces D. est d'une constance remarquable. Ils se trouvent situés à la hauteur de la bifurcation bronchique ou immédiatement au-dessous, toujours au niveau du tiers moyen de l'œsophage. Ils partent de la paroi antérieure ou antéro-latérale du conduit, presque toujours, d'après Œkonomides, de la paroi antéro-latérale droite. Il est exceptionnel d'en trouver le point de départ sur la paroi postérieure; le fait a cependant été signalé par Von Hacker (²) et Chiari (³). Ils sont le plus souvent uniques; on en a cependant rencontré 2, 3 et même 4 sur la même préparation. Parmi les 210 faits rassemblés par Starck, on a trouvé 155 fois 1 diverticule unique, 24 fois 2 diverticules, 9 fois 3 et 3 fois 4.

La direction de l'axe du D. peut être perpendiculaire à la paroi de l'œsophage; elle est le plus souvent oblique de bas en haut, exceptionnellement de haut en bas; ce fait a une importance considérable relativement à la pénétration et au séjour de parcelles alimentaires dans le D. Enfin, il existe quelques faits exceptionnels de D. contournés, enroulés pour ainsi dire autour de l'œsophage.

Les auteurs ne sont pas tous d'accord au sujet de la constitution anatomique des D. Tandis que Zenker, Tiedemann, Tetens pensent qu'ils se composent toujours d'une couche muqueuse revêtue d'une musculeuse en tout identique à celle de l'œsophage, Rokitansky, Œkonomides ont constaté très souvent l'absence de la couche musculaire (27 fois sur 34, d'après Œkonomides). Aussi ce dernier auteur a-t-il proposé de distinguer *les D. vrais*, c'est-à-dire pourvus d'une couche musculaire, des *D. faux*, c'est-à-dire dépourvus d'une couche musculaire. Une telle classification ne saurait répondre à la réalité. Suivant leur degré de développement les D. possèdent ou non une couche musculaire plus ou moins continue. La forme la plus simple est en effet représentée par un simple entonnoir muqueux, dont le sommet pénètre dans le conjonctif sous-muqueux, maintenu en place par un tractus vasculo-connectif. Dans un stade plus avancé, le sommet de l'entonnoir muqueux pénètre dans les couches musculaires, soit simplement dans la circulaire, soit dans la circulaire et la longitudinale. Il peut pénétrer à travers une brèche de la couche circulaire et n'être revêtu que de quelques tractus longitudinaux; il peut au contraire être revêtu des deux couches plus ou moins dissociées et mêlées.

La muqueuse est plissée; elle est d'aspect normal; plus souvent elle présente des ulcérations ou des cicatrices; il est rare que le fond du D. ne soit pas épaissi, d'aspect cicatriciel. Exceptionnellement, le fond du D. présente une perte de substance muqueuse, à travers

1. Rokitansky, *Lehrb. der pathol. Anat.*, 1861, III, p. 127.
2. Von Hacker, *Handb. der prakt. Chir.*, 1900, p. 494.
3. Chiari, *Prager med. Wochschr.*, 1884, p. 13.

laquelle le stylet pénètre dans une petite cavité borgne, ou même dans une bronche. Enfin il est des cas dans lesquels le D. est complètement privé de muqueuse; sa surface interne est revêtue d'un tissu de cicatrice plus ou moins pigmenté.

La surface externe du D. est le plus souvent en connexion intime avec un ganglion trachéo-bronchique. Parfois le tissu ganglionnaire fait corps avec les couches externes, musculaires ou conjonctives, du D.; tantôt ce rapport n'existe qu'au sommet du D.; tantôt les connexions sont telles que le tissu ganglionnaire est intimement fusionné avec les couches profondes de la muqueuse; tantôt ces connexions sont plus médiates : les couches musculaires sous-muqueuses ne sont adhérentes aux ganglions que par des tractus conjonctifs d'aspect cicatriciel. Ces ganglions trachéo-bronchiques sont d'ailleurs modifiés; on y trouve les signes d'une inflammation ancienne; ils sont rétractés, calleux, calcifiés ou caséeux. Parfois complètement détruits, ils sont remplacés par un tissu cicatriciel, dont la seule pigmentation noire rappelle l'origine. Enfin, dans quelques cas, à vrai dire exceptionnels, on ne trouve pas de tissu ganglionnaire au pourtour du D.; ou bien on trouve un ganglion rétracté, mais sans rapport intime avec le D.; dans ces cas, il n'est pas rare de voir le fond du D. prolongé par un cordon vasculo-connectif non adhérent au ganglion ou au tissu cicatriciel péri-diverticulaire qui se prolonge jusqu'à la trachée. Dans des cas tout à fait rares, le fond du D. est uni à la paroi postérieure de la trachée ou de la bronche droite par un tractus fibreux et vasculaire, sans qu'on trouve dans le voisinage la moindre trace de tissu de cicatrice.

Étiologie et pathogénie. — Les D. dits par traction constituent une malformation relativement fréquente. Tiedemann, d'après l'examen de 655 cadavres adultes, évalue leur fréquence à 4 pour 100. On les rencontre presque exclusivement chez des adultes; sur 200 D. rassemblés par Starck, on n'en trouve que 8 sur des enfants de moins de 10 ans; 127 ont été observés sur des individus de plus de 50 ans. Zenker et Tetens en ont rencontré chacun un sur des enfants de moins de 2 ans. Le sexe masculin semble plus frappé que le sexe féminin, puisque sur 164 cas Starck en a trouvé 95 chez des hommes, 69 chez des femmes.

La constance du siège des D. à la paroi antérieure de l'œsophage au niveau de la bifurcation de la trachée et de l'amas ganglionnaire intertrachéo-bronchique, la fréquence très grande des inflammations ganglionnaires trachéo-bronchiques concomitantes, les relations anatomiques constatées entre les D. et les ganglions enflammés et rétractés ont fait penser de tout temps qu'il existait un rapport entre les adénopathies trachéo-bronchiques et les D. de cette partie de l'œsophage. La plupart des auteurs admettent, depuis Zenker, que les ganglions enflammés deviennent adhérents à la paroi antérieure de l'œsophage, pour attirer ensuite en avant cette paroi, quand au processus inflammatoire de gonflement a fait suite le processus de cicatrisation rétractile. La paroi œsophagienne adhérente suit le ganglion dans son retrait; l'ébauche diverticulaire est constituée. D'où la dénomination de *Diverticule par traction.* L'origine et le degré de l'inflammation ganglionnaire sont variables.

La cause de beaucoup la plus fréquente serait l'*infiltration anthracosique* des ganglions. Œkonomides l'a constatée 17 fois sur 80 autopsies de D. Le ganglion enflammé adhère à la paroi antérieure de l'œsophage; quand, l'inflammation réduite, le ganglion se rétracte, il entraîne l'œsophage adhérent. Le plus souvent l'inflammation arthracosique se complique d'infections secondaires (strepto- ou staphylocoques, bacilles de Koch). Elle gagne la paroi externe de l'œsophage dont elle détruit en partie la musculature. Après cicatrisation et rétraction, un diverticule se constitue, dont la cavité muqueuse n'est plus qu'en partie tapissée par la musculeuse œsophagienne. Parfois le ganglion se ramollit et donne un abcès péri-œsophagien dont la guérison spontanée a pour conséquence d'attirer encore la paroi œsophagienne, plus ou moins modifiée, enflammée, cicatricielle. Quelquefois enfin l'abcès ainsi formé s'ouvre dans la lumière œsophagienne; après évacuation de son contenu, il se rétracte; sa cavité ainsi rétractée constitue la lumière du D.; elle est alors tapissée par une muqueuse cicatricielle; son fond est purement conjonctif, ses parois purement scléreuses sans musculature. On reconnaît l'origine anthracosique de l'abcès à la pigmentation noire des couches périphériques du D.

À côté de l'anthracose ganglionnaire, il faut signaler l'inflammation primitive des ganglions par les microbes pathogènes banaux ou par le bacille de Koch. Mais cette étiologie est beaucoup plus rare que la précédente.

Dans un certain nombre de cas, on n'a pu mettre en évidence la moindre inflammation ganglionnaire. On a invoqué dans ces cas l'inflammation du tissu médiastinal péri-œsophagien, l'infiltration tuberculeuse des poumons. Fraenkel[1] a en effet décrit une préparation dans laquelle on voit le sommet du D. adhérent à un foyer de tuberculose pulmonaire rétracté. Tiedemann a observé un D. dont le sommet s'ouvrait dans une caverne. Œkonomides, Immermann ont montré l'adhérence de certains D. avec des foyers de pneumonie chronique interstitielle. Starck signale le rôle étiologique possible des inflammations chroniques de la plèvre et du péricarde. On a cité des cas de D. adhérents à des foyers d'inflammation thyroïdienne (Chiari), ou vertébrale (Von Hacker).

Cette pathogénie très simple, expliquant ces D. par la rétraction cicatricielle de foyers inflammatoires péri-œsophagiens auxquels le

---

1. Fraenkel, *Deutsche med. Wochenschr.*, 1893, p. 1370.

conduit était devenu secondairement adhérent, a été combattue par un certain nombre d'auteurs, en particulier par Ribbert. Cet auteur fait remarquer que, malgré la fréquence des adénopathies trachéo-bronchiques dans le jeune âge, les D. par traction sont exceptionnels à cette période de la vie; que malgré la fréquence de la propagation de l'inflammation ganglionnaire à la trachée et aux bronches, on ne voit rien sur ces organes qui rappelle les diverticules œsophagiens. Il démontre enfin, d'après l'examen histologique d'un grand nombre de pièces, qu'il existe nombre de cas, dans lesquels ou bien il n'existe aucune inflammation péri-œsophagienne, ganglionnaire ou autre, ou bien cette inflammation est nettement secondaire, sans rapport étio-logique avec le D. Ces diverticules doivent admettre une origine con-génitale. Entre la paroi antérieure de l'œsophage dont elle s'est diffé-renciée et la paroi postérieure de la trachée, il existe une couche de tissu cellulaire dans laquelle cheminent les vaisseaux œsophagiens. Si la différenciation s'est incomplètement effectuée, trop cependant pour qu'on ait affaire à une des malformations congénitales étudiées au chapitre III, il subsiste des points faibles de la musculature œsopha-gienne qui favoriseront la formation des entonnoirs muqueux. Les tractus conjonctifs qui fixent ces entonnoirs muqueux, à peine visibles, à la trachée fixe, vont allonger le diverticule à mesure que l'œsophage se développera vers le bas. Les D. dits par traction ne seraient autre chose que des malformations congénitales dues à un développement incomplet de la cloison interœsophago-trachéale.

Cette théorie congénitale est passible d'un certain nombre de cri-tiques. Tout d'abord on ne rencontre pas de diverticules dans l'enfance ou la jeunesse, âge d'apparition des malformations congénitales. De plus, elle ne saurait expliquer les cas de D. des parois latérales et surtout de la paroi postérieure de l'œsophage. Enfin elle ne tient pas compte des faits bien observés d'inflammations péri-œsophagiennes ganglionnaires ou autres. Nous conclurons en disant que la plupart des diverticules en question sont dus à des inflammations ganglion-naires péri-œsophagiennes, que quelques-uns sont dus entièrement à un vice de développement, un plus grand nombre enfin préparés par ce vice de développement, mais créés par des processus inflamma-toires aboutissant, par les vaisseaux lymphatiques et sanguins, au fond des microscopiques ébauches congénitales.

Étude clinique. — En raison de leurs faibles dimensions, de l'étroitesse et de la disposition verticale de leur orifice œsophagien, en raison de la direction ascendante de leur axe, la pénétration de par-celles alimentaires dans les cavités diverticulaires est presque irréa-lisable, et on s'explique que tous les symptômes d'arrêt des aliments, de stagnation et de fermentation, qui sont si frappants dans les D. de la partie supérieure de l'œsophage, fassent ici complètement défaut. Que, tout à fait exceptionnellement, des parcelles alimentaires en franchissent l'orifice, elles tombent ensuite, par leur propre poids, dans la lumière œsophagienne; l'épaisseur, l'induration de la muqueuse cicatricielle s'opposent d'ailleurs, pendant leur court séjour, à l'inflammation de la paroi. La limitation de l'affection à un point très limité de la circonférence œsophagienne empêche toute diminution de calibre du conduit. On s'explique ainsi l'absence de symptômes causés par ces D. et pourquoi on ne les a pour ainsi dire jamais diagnostiqués pendant la vie.

Un malade chez lequel Starck a pu, à l'aide de l'œsophagoscope, diagnostiquer un D. par traction, avait présenté pendant 10 ans des symptômes dysphagiques légers, coexistant avec les signes d'une tuberculose pulmonaire à évolution lente. Une dysphagie peu marquée des solides, avec sensation d'arrêt des aliments durs dans le thorax, quelques douleurs rétro-sternales pendant les repas avaient attiré sur l'œsophage l'attention du médecin. Bien que les résultats du cathétérisme eussent été parfaitement négatifs, l'examen radioscopique révéla l'existence de 2 petits diverticules de la partie moyenne de l'œsophage. C'est sous la forme d'une petite dépression muqueuse, siégeant au niveau de la paroi antérieure de l'œsophage, dans son tiers moyen, dépression très circonscrite, sans aucune modification dans la forme, le calibre, l'aspect des parties voisines, que se présente à l'œsophagoscope un D. par traction (fig. 99). Cet aspect est suffisamment caractéristique pour permettre de porter le diagnostic. On peut tou-

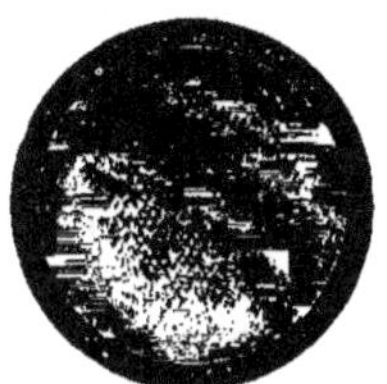

Fig. 99. — Diverticule par traction, de la partie moyenne de l'œsophage. (D'après Starck.)

tefois ne pas découvrir le D. à l'œsophagoscope, et Rosenheim[1] a ainsi méconnu un D. dont l'autopsie lui démontra plus tard l'existence.

Si donc on est en présence d'un malade se plaignant de dysphagie légère des solides, que l'examen clinique minutieux, complété par le cathétérisme et l'examen aux rayons X, n'ait donné aucun renseignement, on est autorisé à pratiquer l'œsophagoscopie qui, seule, permettra à un observateur avisé et prévenu de découvrir un diverticule par traction. Le diagnostic serait d'ailleurs sans importance si l'on ne savait que, méconnus, non ou mal traités, les petits diverticules du tiers moyen de l'œsophage peuvent parfois se transformer, et donner lieu à des accidents brusques, menaçant immédiatement la vie.

Les cas, rares à la vérité, dans lesquels l'axe du D. est parallèle à l'axe de l'œsophage, prédisposent en effet à la pénétration et à la stagnation de parcelles alimentaires dans la cavité diverticulaire. Cette cavité peut s'accroître sous l'influence des pressions répétées; la muqueuse herniée franchit les tuniques musculaires, et on voit se déve-

1. Rosenheim, *Zeitschr. f. klin. Med.*, 1900, Bd XXXXI.

lopper une poche péri-œsophagienne dont les dimensions peuvent atteindre celles d'un œuf de poule. Des diverticules de ce genre, appelés *diverticules par traction et pulsion*, ont été observés par Tiedemann, OEkonomides, Tetens. Ils se présentent sous l'aspect des diverticules bas situés de l'œsophage que nous étudierons bientôt. Ils constituent, bien entendu, un gros danger, à cause de la stagnation des aliments, de la dysphagie qui en résulte, et de la possibilité de perforation de leur fond.

Point n'est besoin d'ailleurs de la transformation de D. par traction en gros diverticule par pulsion pour qu'on voie survenir la perforation de l'œsophage au niveau du D. D'après Starck, la perforation se produirait, en effet, sur les petits D. dans la proportion de 10 pour 100 (15 fois sur 150 cas).

La perforation peut se produire de dedans en dehors ou de dehors en dedans. De dedans en dehors, elle est généralement la conséquence de la pénétration dans le D. d'un corps étranger pointu, débris alimentaire, fragment d'os (Rokitansky). Elle peut se produire, sans le concours d'un corps étranger vulnérant, simplement par ulcération inflammatoire due à la stagnation de parcelles alimentaires putréfiées. Bien plus fréquente serait la perforation de dehors en dedans, produite par l'ouverture dans le D. d'un abcès ganglionnaire péri-diverticulaire (OEkonomides, Eternod).

Les conséquences de ces perforations peuvent être insignifiantes : l'abcès ganglionnaire s'ouvre et se vide dans le D. et dans l'œsophage ; sa cavité se rétracte et la guérison survient sans encombre. Il peut en être de même pour les perforations par un corps étranger : à l'extrémité du D., autour de la perforation, un petit abcès se forme qui se vide et se draine dans l'œsophage jusqu'à rétraction de ses parois et disparition de la suppuration. Il n'en est pas toujours ainsi ; la pénétration dans la cavité suppurante de particules alimentaires qui s'y putréfient provoque une extension du processus infectieux qui peut d'emblée envahir tout le médiastin, ou gagner de proche en proche les ganglions voisins et le tissu cellulaire environnant. La médiastinite suraiguë ou subaiguë qui en résulte est généralement mortelle.

La perforation peut se faire dans la trachée ou dans une bronche (Tiedemann, Fraenkel), et si parfois, à la suite d'une vomique, on peut voir survenir la guérison, il est plus fréquent de voir éclater, après cette complication, une pneumonie massive ou une gangrène pulmonaire.

La perforation peut encore se faire directement dans une cavité pulmonaire (caverne, dilatation bronchique, (Leichtenstern, Tiedemann) ; elle est plus fréquente dans la cavité pleurale. La conséquence en est une pleurésie généralisée ou enkystée, séro-fibrineuse ou purulente, suivant l'état antérieur très souvent altéré de la séreuse dans ces cas. Un pyo-pneumothorax rapidement mortel constitue la fin la plus redoutable de cette complication. Enfin Zenker, Trotter, Zahn ont vu la perforation se produire dans le péricarde et amener une péricardite séreuse ou suppurée ou un pyo-pneumo-péricarde ; ou encore dans les gros vaisseaux du médiastin antérieur, artère pulmonaire, aorte, veine cave supérieure, provoquant des hémorragies foudroyantes.

Quand nous aurons ajouté que les diverticules par traction sont assez fréquemment envahis par un processus carcinomateux, nous aurons montré que les complications de cette affection, en apparence insignifiante et presque toujours méconnue, la rendent fort redoutable et lui donnent, dans la pathologie œsophagienne, une importance qu'il était nécessaire de souligner.

Malheureusement nous sommes peu armés pour la combattre et en prévenir les complications. Si pourtant l'œsophagoscopie nous permettait de diagnostiquer un D. par traction, il faudrait dès ce moment soumettre le malade à une hygiène et une diététique sévères. Bien mâcher ses aliments, les bien imbiber de salive, « rincer » l'œsophage après le repas en avalant lentement plusieurs gorgées d'eau bouillie, sont des précautions que le malade ne devra pas négliger. Notre thérapeutique se borne malheureusement à ces quelques moyens d'hygiène destinés à éviter les complications. Pourrait-on songer à un traitement curatif et s'efforcer, sous le contrôle de l'œsophagoscope, de cautériser les bords de l'orifice diverticulaire pour essayer d'en obtenir l'adhésion, c'est ce que nous ne saurions affirmer.

III. — DIVERTICULES DE LA PARTIE INFÉRIEURE DE L'ŒSOPHAGE[1]

Bien qu'il soit très difficile et d'ailleurs très artificiel de classer les diverticules de la partie inférieure de l'œsophage en groupes anatomo-cliniques distincts, on peut dire qu'il existe à ce niveau, en dehors des diverticules par pulsion et des diverticules par traction, deux groupes de diverticules très différents : les uns répondent à des causes connues ; les autres sont, à vrai dire, d'origine inconnue. Les premiers, de beaucoup les plus rares et les moins intéressants en pratique, peuvent se rencontrer à différentes hauteurs dans l'œsophage, et ne sont pas, à proprement parler, des diverticules de la partie inférieure du conduit ; les seconds, plus fréquents, quoique encore bien peu connus, siègent à la partie inférieure du conduit ; on les appelle diverticules profonds de l'œsophage.

1. Jung. *Arch. f. Verdauungskrankheiten*, 1900, Bd VI. — Kelling, Tiefsitzende Divertikel der Speiseröhre, *Münchn. med. Wochschr.*, 1894, n° 47. — Küster, Ueber Divertikel u. cirküläre Narben der Speiseröhre, *Arch. f. klin. Chir.*, 1907, Bd LXXXIII, p. 613. — Lotheissen, Zur Behandl. des Speiseröhrendivertikels. *Münchn., med. Wochschr.*, 1906, p. 76. — Mintz, Ein seltener Fall von einem Divertikel der Speiseröhre, *Deutsche med. Wochschr.*, 1895, n° 10. — Reichmann. Ueber grosse, selbstständige Divertikel der Speiseröhre, *Wiener med. Wochschr.* 1895, p. 176. — Reizenstein, Zur Kenntniss und Diagnose der tiefen Œsophagusdivertikel, *Berl. klin. Wochsch.*, 1898, n° 12, — Zweig, Ein tiefsitzendes Divertikel des Œsophagus, *Deutsche med. Wochschr.*, 15 octobre 1901.

Les premiers comprennent plusieurs espèces de formations diverticulaires :

1° Les *diverticules par traction et pulsion* qui, comme nous l'avons vu précédemment, ne sont autre chose qu'une complication de certains diverticules par traction, dont le grand axe parallèle à la lumière du conduit a favorisé l'accroissement en permettant la pénétration de parcelles alimentaires dans la cavité diverticulaire ;

2° Les *diverticules sus-sténosiques*, situés immédiatement au-dessus de rétrécissements cicatriciels de l'œsophage. Ils sont d'une rareté extrême ; von Hacker n'en a pas constaté un seul dans ses 100 autopsies de rétrécissements ; Rosenthal en décrit trois cas, auxquels nous pouvons ajouter un cas personnel (fig. 100). L'épaississement hypertrophique ou calleux des tuniques œsophagiennes au-dessus des points rétrécis explique la rareté des diverticules à ce niveau. On comprend cependant qu'il soit possible que la pression répétée du bol alimentaire en un point, toujours le même, vers lequel la disposition en entonnoir du conduit dirige à chaque déglutition le bol alimentaire, finisse par produire, surtout si ce point a été fortement affaibli par une infiltration inflammatoire consécutive à la brûlure, une ébauche diverticulaire, qui peu à peu pourra prendre des dimensions considérables. Nous avons pratiqué l'autopsie d'un individu atteint de rétrécissement par brûlure et qui était porteur d'un diverticule sus-sténosique de 15 centimètres de longueur. Nous renvoyons, pour la description de ces formations, au chapitre « Rétrécissements ».

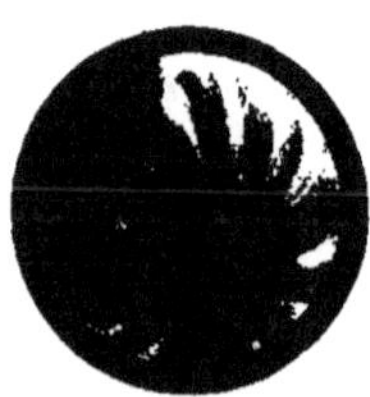

Fig. 100. — Diverticule de l'œsophage au niveau d'un rétrécissement par brûlure. Aspect œsophagoscopique.

3° Les *diverticules épi-bronchiques* qui ne sont que de petits renflements de la paroi œsophagienne situés immédiatement au-dessus du point où la bronche gauche croise la paroi antéro-latérale du conduit. L'obstacle physiologique apporté par la présence de la bronche refoulant la paroi latérale de l'œsophage provoquerait à la longue une dilatation circonscrite de cette paroi et une hernie de la muqueuse. Ce ne sont là en réalité que des ébauches de diverticules par pulsion.

Les seconds comprennent les diverticules profonds de l'œsophage proprement dits.

Diverticules profonds de l'œsophage.

Considérations anatomiques. — Ils se présentent sous la forme de poches appendues à la partie inférieure de l'œsophague thoracique et reposant sur le diaphragme. Leur volume varie entre celui d'une noisette et celui d'un poing d'adulte. Ils ont la forme d'une poire, d'un champignon, d'une bouteille, et présentent un col et un corps. La longueur du D. peut atteindre 10 centimètres, et sa largeur, au niveau du fond, 9 centimètres. Leur contenu dépasse parfois un demi-litre.

L'orifice de communication avec l'œsophage est arrondi, elliptique, quelquefois en forme de fente longitudinale. Il siège le plus souvent au niveau de la paroi antéro-latérale du conduit. C'est toujours au niveau du tiers inférieur de l'œsophage qu'on voit ces diverticules, à 57 centimètres (Reitzenstein) des arcades dentaires, à 40 centimètres (Jung), à 6 centimètres au-dessus du cardia (Kelling).

La paroi diverticulaire est constituée par la muqueuse œsophagienne, plus ou moins modifiée, revêtue d'une couche de tissu conjonctif. La couche musculaire fait généralement défaut, même dans la paroi des grands D; on trouve parfois des fibres musculaires longitudinales entourant le collet du D. et se prolongeant plus ou moins vers son fond (OEkonomides). La couche conjonctive périphérique peut d'ailleurs être adhérente aux tissus et organes voisins, cœur, poumon, œsophage. La muqueuse est parfois normale; le plus souvent elle est altérée, épaissie, ulcérée, souvent pigmentée.

Étiologie et pathogénie. — Les diverticules profonds de l'œsophage sont d'une exceptionnelle rareté. On n'en connaît guère qu'une trentaine de cas. Leur fréquence est peut-être plus grande qu'on ne le pense généralement, s'il faut en croire Przewoski qui en aurait observé personnellement sept cas en cinq ans. Les grands D. ont été plus souvent signalés que les petits (9 petits pour 17 grands, d'après Starck). Les deux sexes seraient également frappés; on les a observés à tous les âges de la vie, mais leur maximum de fréquence serait entre 40 et 50 ans: ce serait en somme une affection de l'âge adulte et même de la vieillesse.

La pathogénie en est pour ainsi dire inconnue. D'après Starck, il s'agirait en général de diverticules par traction et pulsion. Ce seraient originellement des diverticules par traction, secondairement accrus par la pression des aliments dans leur cavité. L'absence de lésions inflammatoires voisines ne prouverait rien contre cette pathogénie, les lésions voisines causes de la traction primitive pouvant avoir disparu. Cette conception pathogénique est purement hypothétique. D'autres auteurs leur reconnaissent une origine congénitale : la persistance entre la trachée et l'œsophage de brides conjonctives, restes de la paroi commune des deux conduits, favoriserait, par la fixation de certains points de l'œsophage, l'apparition des ébauches diverticulaires. Mais le siège bas situé de ces D. est peu en rapport avec une telle explication, et cette conception pathogénique manque, elle aussi, de bases anatomiques certaines. Enfin, on a invoqué une théorie traumatique, expliquant l'apparition des D. par l'existence de pertes de substance de la muqueuse et de la musculeuse, provoquées par des corps étrangers, des bols alimentaires trop volumineux ou trop durs, des liquides trop chauds ou caustiques. Cette théorie est, comme la précédente, dépourvue de bases anatomiques sérieuses. En somme, nous ne savons rien de précis sur l'origine des D. profonds de l'œsophage.

Étude clinique et thérapeutique.. — La symptomatologie des diverticules profonds de l'œsophage est, au moins au point de vue fonctionnel, comparable à celle des D. de la partie supérieure. Cependant les symptômes en sont moins nets; ils se développent plus insidieusement et plus lentement.

Au début de l'affection les seuls symptômes consistent en une sensation de pesanteur, de tension intra-thoracique au début de chaque repas. Déjà, à cette époque, la déglutition peut devenir brusquement impossible; les aliments s'arrêtent dans la profondeur du thorax; puis, après quelques essais de déglutition à vide, ou après l'ingestion d'un verre d'eau, la déglutition des aliments redevient possible, et le repas s'achève sans encombre. Souvent aussi à cette période, on voit apparaître les signes d'une inflammation catarrhale de l'œsophage : douleur rétro-sternale et interscapulaire, sensation de chaleur profonde exacerbée par le passage des aliments.

Quand le sac diverticulaire a acquis des dimensions plus considérables, des troubles plus importants apparaissent; les premiers aliments ingérés remplissent le D., puis les signes d'une sténose apparaissent; l'œsophage comprimé par la poche ne laisse plus rien passer, jusqu'à ce que peu à peu le D. se soit vidé dans l'estomac ou au dehors. On voit, en effet, survenir à ce moment des régurgitations, plus souvent de véritables vomissements œsophagiens, analogues à ceux qu'on observe dans la dilatation diffuse de l'œsophage. Ces vomissements se produisent pendant le repas, quelquefois longtemps après (12 heures, Grashuis). Ils sont constitués par des aliments non digérés, ne renfermant jamais d'acide chlorhydrique. Tant que le D. n'est pas vide, on observe des signes de compression des organes voisins. Le malade se plaint de douleurs entre les deux épaules: il a de la dyspnée, des palpitations, de la fréquence du pouls (Reichmann, Hintz, Kelling). Aussi, pour faire cesser ces pénibles symptômes, s'efforce-t-il de vider son diverticule. Tantôt il provoque son évacuation dans l'estomac, en avalant un quart ou un demi-litre d'eau chaude (Reitzenstein), tantôt il cherche à le vider à l'extérieur, par des pressions sur l'abdomen, par des attitudes variées de la tête et du tronc.

Mais peu à peu, sous l'influence de la dysphagie progressive et des vomissements répétés, la dénutrition s'accentue; l'état général s'altère; la faim et surtout la soif ne laissent plus de repos au malade qui maigrit, pâlit et prend le teint cachectique des inanitiés.

Aussi le pronostic de cette affection est-il très sérieux. Moins rapidement toutefois que les D. par pulsion du tiers supérieur de l'œsophage, les D. profonds conduisent peu à peu à l'inanition et à la mort, à moins qu'une complication brusque comme la perforation ne vienne hâter la terminaison fatale, ou que sur les ulcérations de la muqueuse diverticulaire ne vienne se greffer une ulcération néoplasique maligne à évolution rapide.

La dysphagie progressive, sans caractères spéciaux, qui, avec les régurgitations, les vomissements œsophagiens, traduit cliniquement l'existence des D. profonds de l'œsophage est loin de constituer un syndrome clinique suffisamment net pour qu'il soit facile, en général, de poser le diagnostic de D. profond de l'œsophage. Un examen approfondi est toujours nécessaire, et aucun mode d'exploration du conduit ne doit être négligé.

Le cathétérisme nous permet tout d'abord d'établir l'existence d'une sténose œsophagienne bas située; on exclut dès lors l'existence d'une affection gastrique à laquelle la symptomatologie fonctionnelle eût pu nous faire penser. On peut même par le simple cathétérisme établir qu'il ne s'agit pas d'une sténose spasmodique (voir chap. IX). Cependant c'est avec une grande dilatation de l'œsophage thoracique qu'on est le plus exposé de confondre un D. profond de l'œsophage. Nous avons exposé plus haut les procédés de Kelling, de Zweig, de Rumpel pour établir, à l'aide des sondes diverticulaires, un diagnostic précis. On trouvera là également décrits les différents artifices à l'aide desquels on peut arriver à mesurer le D., à évaluer ses dimensions et son contenu.

Mais il est plus simple encore, pour diagnostiquer avec certitude l'existence d'un D. profond, de recourir à l'examen radioscopique et à l'examen œsophagoscopique. Bien que l'examen radioscopique ne permette pas d'éliminer toute cause d'erreur [Küstner([1])], il est susceptible de rendre de grands services (Kimbock). Le cas échéant et s'il y a doute, l'examen œsophagoscopique, encore que difficile dans ces cas, permettra d'établir définitivement le diagnostic. Toutefois, il n'existe à notre connaissance que trois cas de D. profonds, diagnostiqués à l'œsophagoscope. Ce sont les cas de Kelling ([2]) (1894), Landauer ([3]) (1899), et Reitzenstein (1902). Le tube endoscopique descend, dans ces cas, dans le D. et s'arrête sur son fond sans que l'observateur puisse apercevoir l'orifice du pseudo-rétrécissement. Si le tube est alors lentement et prudemment retiré, il ressort du D., et l'observateur finit par découvrir, généralement plus en arrière, un nouvel orifice dans lequel le tube peut s'engager pour descendre jusque dans l'estomac (fig. 101). Une telle exploration est d'ailleurs fort difficile, et on peut très bien ne pas découvrir l'orifice œsophagien, qui doit conduire le tube dans l'estomac.

Malgré les difficultés qui peuvent rendre le cathétérisme et l'œsophagoscopie très aléatoires, malgré les incertitudes qui peuvent subsister après leur emploi, comme aussi après l'emploi des rayons X, le diagnostic de D. profond de l'œsophage sera en général pôsé, si on connaît l'affection et si on la recherche minutieusement.

Malheureusement, l'établissement d'un diagnostic précis n'implique

1. Küstner, *Arch. f. klin. Chir.*, 1907, Bd LXXXIII, p. 613.
2. Kelling, *Münchner med. Wochschr.*, 1894, n° 47.
5. Landauer, *Centrbl. f. innere Med.*, 1899, n° 16.

pas les indications d'une thérapeutique simple et efficace. Nous sommes en réalité peu armés contre les D. profonds de l'œsophage.

Le traitement médical et palliatif comporte une hygiène alimentaire et des soins identiques à ceux que nous avons décrits à propos des D. du tiers supérieur. Comme dans ceux-ci, les lavages antiseptiques de l'œsophage et de la poche adjacente sont indiqués pour prévenir la stagnation des aliments dans le D., leur putréfaction et les inflammations pariétales qui en peuvent résulter. La vidange quotidienne du D., après les repas, à l'aide d'une sonde à diverticule, rendra à cet égard des services très appréciés des malades.

Si l'inanition devient menaçante, l'alimentation par la sonde, avec ou sans œsophagoscope, rendra les plus grands services. C'est là

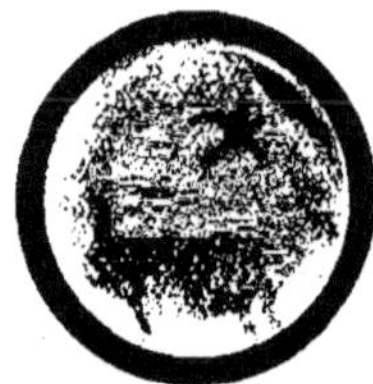

Fig. 101. — Diverticule profond de l'œsophage Seuil diverticulaire. (D'après Starck.)

toutefois un moyen trop peu sûr, trop dangereux à la longue, pour qu'on ne lui préfère pas, dans ces cas, l'alimentation par une voie artificielle, par la gastrostomie.

Depuis que l'emploi des méthodes physiologiques (voir Chap. IV) a renouvelé la chirurgie thoracique et permis d'aborder, sans craindre l'ouverture de la poitrine, les organes qui y sont profondément cachés, on a proposé des méthodes de traitement ayant pour but la guérison radicale des D. profonds de l'œsophage.

Ces méthodes comprennent l'extirpation du D. et l'anastomose du fond du D. avec l'estomac.

1° L'extirpation d'un D. thoracique serait en tout semblable à l'extirpation d'un D. de Zenker haut situé. Dans un premier temps opératoire, on met à nu l'œsophage thoracique par une large ouverture de la poitrine pratiquée dans la chambre de Sauerbruch ou sous le masque de Brauer; dans un deuxième temps, on pratique l'extirpation du D. en suivant une technique absolument identique à celle que nous avons décrite pour l'extirpation des D. de Zenker;

2° L'anastomose du fond du D. avec l'estomac a été préconisée en 1908 par Lotheissen. Par une incision partant de l'appendice xiphoïde et allant jusqu'à l'extrémité de la dixième côte, on pénètre, en sectionnant tous les muscles, dans la cavité abdominale. Par cette incision, on a une bonne vue sur le diaphragme et le cardia. Une sonde introduite par la bouche dans le diverticule indique le point où le fond du D. repose sur le diaphragme. On incise le diaphragme à ce niveau, on attire le fond du D. dans la plaie diaphragmatique et on l'unit par une anastomose terminale avec la grosse tubérosité de l'estomac. On termine en enfouissant l'anastomose sous une suture de l'estomac au péritoine diaphragmatique.

L. SENCERT.

CHAPITRE XI

AFFECTIONS NÉOPLASIQUES DE L'ŒSOPHAGE

Les affections néoplasiques de l'œsophage peuvent se diviser en
2 groupes, d'importance très inégale :

1° Groupe des tumeurs bénignes ;

2° Groupe des tumeurs malignes.

Les tumeurs bénignes de l'œsophage sont d'une très grande rareté,
et nombreux sont les médecins qui n'en ont jamais rencontré une
seule dans le cours de très longues carrières. Les observations se
comptent par quelques unités. Nous ne nous y arrêterons qu'un
instant.

I. — TUMEURS BÉNIGNES DE L'ŒSOPHAGE [1]

La plupart des tumeurs bénignes de l'œsophage se caractérisent
par leur forme pédiculée, et constituent ce qu'on est convenu d'appeler
les *polypes* de l'œsophage. Cependant il existe dans la littérature
quelques rares cas de *tumeurs sessiles* ; celles-ci furent presque uniquement des trouvailles d'autopsie ; elles n'ont guère qu'un intérêt
anatomo-pathologique. Nous ne ferons que les mentionner rapidement.

A) **Tumeurs sessiles.** — Elles comprennent des *kystes*, des *papillomes*, des *fibromes*, des *myomes* et des *lipomes*.

Les *kystes* sont de petites tumeurs liquides, dues à la rétention du
liquide des glandes œsophagiennes, après oblitération de leurs orifices
d'excrétion. Ils se présentent sous la forme de petites tumeurs sphé-
riques, pouvant atteindre les dimensions d'une noisette (Klebs), ou
d'une mirabelle (Zahn). Elles sont formées d'une double paroi épithé-

---

1. Gayet, in Bouget, Polype de la partie inf. de l'œs., *Lyon Méd.*, 20 mars
1911, p. 327. — Minski, Zur Entwicklungsgeschichte u. Klinik der Polypen u.
polypenähnlichen Gewächse des Rachens u. der Speiseröhre, *Deutsche Zeitsch.
f. Chir.*, 1895, Bd XLI. — Lotheissen, *Handb. der prakt. Chir.*, von von Bergmann, Bruns u. Mickulicz, 1900, t. II, p. 500. — Wolfensberger, Ueber ein
Rhabdomyom der Speiseröhre, *Ziegler's Beiträge z. path. Anat.*, 1894, XV, p. 2.
— Zahn, Ueber mit Flimmerepithel ausgekleidete Cysten des Œsophagus, —
Wirchow's Archiv., 1896, Bd CXLIII. — Anitchkoff, Etude sur les fibromyomes
du tube digestif, myomes de l'œsophage et du cardia, *Chirourguitchesky Archiv.
Valaminova*, 1911, n° 4, t. XXVII.

liale, constituée en dedans par l'épithélium glandulaire atrophié et étiré, en dehors par l'épithélium pavimenteux stratifié de l'œsophage. Grâce à leurs faibles dimensions, ces petits kystes ne provoquent pour ainsi dire pas de symptômes et passent inaperçus pendant la vie.

Les *papillomes* sont de petites tumeurs villeuses, semblables à des verrues cutanées, qui sont formées au dépens de la prolifération des papilles dermo-épidermiques de la muqueuse œsophagienne. Ils peuvent acquérir des dimensions assez considérables pour faire une véritable saillie dans la lumière du conduit et causer les symptômes d'un rétrécissement (sensation d'arrêt des aliments, dysphagie progressive, etc.). Parfois le cathétérisme, pratiqué avec une sonde en gomme, ramène, insinué dans l'œil de la sonde, un petit fragment de la tumeur, dont l'examen histologique peut alors fixer la nature.

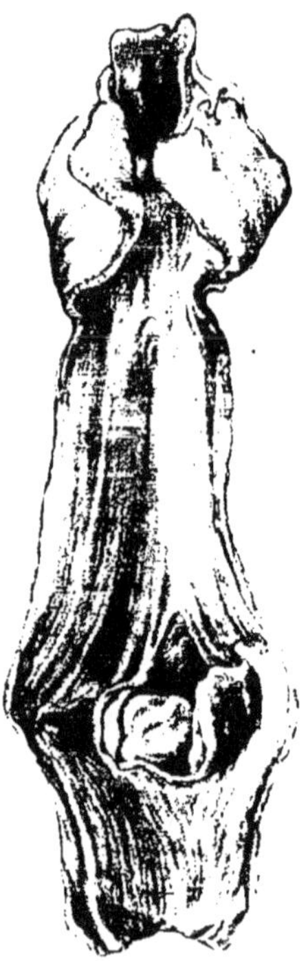

Fig. 102.
Myome de l'œsophage.
(D'après Lotheissen.)

Les *fibromes*, les myomes, les lipomes, se développent aux dépens des couches sous-muqueuses de l'œsophage (sous-muqueuse et musculeuse) (fig. 102). On ne connaît que quelques rares cas de ces tumeurs. Leur siège ne semble pas constant; on en a signalé à différentes hauteurs du conduit. Ils se développent à l'âge adulte, et n'atteignent pas en général de grandes dimensions. D'après Lotheissen, s'il s'agit en général de leiomyomes, on rencontrerait aussi des rabdomyomes, susceptibles de prendre des caractères de malignité (accroissement rapide, métastases).

B) **Tumeurs pédiculées. Polypes de l'œsophage.** — Bien qu'également très rares, les polypes de l'œsophage présentent un intérêt clinique plus marqué. Ils ont, par définition, une forme pédiculée qui rappelle celle des polypes naso-pharyngiens, des polypes intestinaux, des polypes utérins. Au point de vue anatomique, ce sont des fibromes, des lipomes, des myomes, plus souvent des tumeurs mixtes, fibro-myolipomes.

En général ils naissent à la partie tout à fait supérieure de l'œsophage, immédiatement au-dessous du cartilage cricoïde. D'après Zenker, le pédicule serait en général inséré à la paroi antérieure de l'œsophage, sur la ligne médiane, quelquefois un peu à gauche.

Exceptionnellement, on a rencontré des polypes œsophagiens insérés plus bas, au niveau de la bifurcation de la trachée, immédiatement au-dessus du cardia. Gayet a eu récemment l'occasion d'observer, à l'autopsie, un polype œsopha-gien (myome pur) inséré à 1 cen-timètre au-dessus du cardia. König pense que dans certains cas, sous l'influence des mou-vements de déglutition répétés, il peut y avoir une sorte de migration vers le bas de l'in-sertion de la tumeur.

Leur volume est générale-ment petit (grosseur d'une amande (Gayet) d'une cerise, d'une petite noix). On en a vu de beaucoup plus volu-mineuses : Lotheissen figure une tumeur appartenant au Musée anatomo-pathologique de Vienne, qui avait le volume d'une orange (fig. 105). Une observation partout citée de Minski a trait à une tumeur polypoïde de l'œsophage re-jetée hors de la bouche dans un effort de vomissement, et qui mesurait près de 15 centi-mètres de longueur (fig. 104). La surface extérieure de ces tu-meurs est lisse, régulière, re-vêtue par la muqueuse œso-phagienne intacte, quelque-fois ulcérée.

Les polypes de l'œsophage sont des tumeurs de l'âge adulte, et même de l'âge avancé (Zen-ker). On les rencontrerait sur-tout dans le sexe masculin.

Les polypes de l'œsophage déterminent un syndrome cli-nique très variable suivant leur

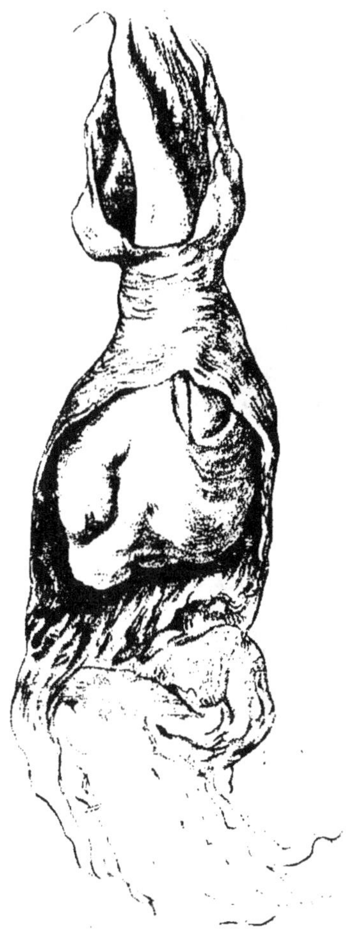

Fig. 105. — Grand polype de l'œsophage.
(Pièce du Musée de Vienne.)

volume et leur point d'implantation. De petits polypes peuvent passer complètement inaperçus; cependant, dans le cas de Gayet, une tumeur grosse comme une amande provoquait des symptômes très marqués de rétrécissement de l'œsophage. C'est en effet par l'apparition d'une dysphagie progressive, d'abord limitée aux solides, puis frappant aussi les liquides, que se traduisent les polypes plus volumineux de l'œsophage. En outre le malade accuse dans l'intervalle des repas une sensation de corps étranger situé à la base du cou, avec parfois des régurgitations, des nausées, des vomissements. Si la tumeur est très volumineuse, on peut voir survenir, de temps en temps, des symptômes d'asphyxie, lorsque, dans un effort de vomissement, le polype se retourne et vient se placer à l'entrée du larynx. Parfois il pourrait être projeté dans le pharynx, dans la bouche, et même au dehors. Dans le cas de Minski, le polype apparaissait au dehors, sortant de la bouche, sous forme d'une tumeur allongée, cylindroïde, dont le pédicule s'insérait à la paroi antérieure de l'œsophage, immédiatement sous le cricoïde (fig. 104). Enfin certains malades ressentiraient des douleurs vagues dans la profondeur du cou, parfois dans le thorax. Il est exceptionnel que la tumeur soit assez volumineuse et assez dure pour qu'on puisse l'apercevoir par le palper du cou. Aussi, en dehors des cas analogues à celui de Minski, ne pourra-t-on diagnostiquer un polype de l'œsophage, sans un examen approfondi du conduit.

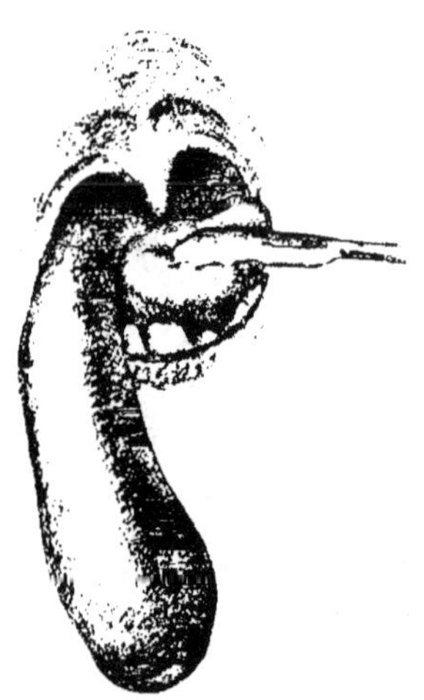

Fig. 104. — Polype de l'œsophage.
(D'après Minski.)

Le cathétérisme donne des résultats variables et inconstants : tantôt la plus petite sonde en gomme est arrêtée ; tantôt, chez le même malade, une sonde plus volumineuse descend librement dans l'estomac, ce qui pourrait faire penser à un diverticule. Tantôt une olive métallique finit par passer là où toutes les sondes ont échoué, ce qui dans plusieurs cas a fait penser à un spasme œsophagien.

L'examen radioscopique de l'œsophage après ingestion de cachets de bismuth donne également des résultats très variables. Dans le cas de Gayet, on voyait le cachet s'arrêter au-dessus du cardia, puis franchir brusquement l'obstacle et tomber dans l'estomac. On avait pensé à un spasme du cardia. L'œsophagoscopie est susceptible de donner des renseignements plus précis sur l'existence, le siège, la nature du polype. Il peut être toutefois difficile d'apercevoir le pédicule, et l'on ne voit en général qu'une masse sphérique, plus ou moins régulière, oblitérant la lumière du conduit. Dans un cas, l'un de nous a cru reconnaître, dans l'œsophage d'un enfant atteint de rétrécissement léger, un polype recouvrant l'orifice supérieur du rétrécissement. Il en préleva un fragment et s'aperçut, au cours de cette manipulation, qu'il s'agissait d'un corps étranger, d'une cerise.

Le *traitement* des polypes de l'œsophage consiste dans l'extirpation. Se basant sur ce fait que les efforts de vomissement peuvent les projeter dans la cavité bucco-pharyngée et même au dehors, on a conseillé de favoriser cette expulsion spontanée en donnant au malade de l'apomorphine. Une fois la tumeur dans la bouche, on l'enlèverait en sectionnant son pédicule, soit simplement par une torsion de ce pédicule, soit par une section aux ciseaux courbes après ligature préalable ou non, suivant le volume de ce pédicule. On peut se servir aussi, bien entendu, de l'anse galvanique.

Si le pédicule est court, ou que, malgré la longueur de son pédicule, le polype reste obstinément dans l'œsophage, on peut en tenter l'extirpation soit par les voies naturelles, soit par une voie artificielle.

A l'aide de l'œsophagoscope, il est possible d'aborder le polype par l'intérieur de l'œsophage, d'en rechercher le pédicule et, celui-ci découvert, de le sectionner à l'aide d'une pince coupante ou d'une anse galvanique. Il suffirait ensuite de le retirer comme un corps étranger, à travers le tube œsophagoscopique.

Ce n'est qu'après l'échec répété de tentatives de ce genre qu'on serait en droit de recourir à des opérations plus sérieuses, ouvrant une voie d'accès plus large vers le polype œsophagien. L'œsophagotomie externe cervicale pour les polypes haut situés, la gastrostomie, ou mieux la gastrotomie large, pour les polypes bas situés, seraient alors indiquées. Le plus souvent, le succès de l'extirpation œsophagoscopique dispensera de recourir à ces opérations.

II. — TUMEURS MALIGNES DE L'ŒSOPHAGE

Elles comprennent les tumeurs d'origine conjonctive, le *sarcome* de l'œsophage, et les tumeurs d'origine épithéliale, le *carcinome*.

Nous nous arrêterons peu au sarcome de l'œsophage, dont la rareté est extrême. La fréquence très grande du carcinome de l'œsophage nous obligera à une minutieuse étude de cette affection.

A. — SARCOME DE L'ŒSOPHAGE [1]

Le sarcome de l'œsophage est, avons-nous dit, d'une exceptionnelle rareté. A l'occasion d'un cas qu'il rapportait récemment, Rieke constatait qu'à Hambourg on avait observé, de 1888 à 1909, 550 cas de carci-

1. Donath, Beitrag zur Kenntniss der sarkomatösen Geschwülste der Speiseröhre, *Wirchow's Archiv.*, 1908, Bd CXCIV. — Von Hacker, Der Sarkom des

nome de l'œsophage, et pas un seul cas de sarcome. En 1900, Starck avait pu en recueillir 7 cas, publiés depuis l'ouvrage de Zenker. En 1908, von Hacker en réunissait 21 cas, dont deux personnels. Donath portait ce nombre à 24, et récemment Rieke en recueillait une trentaine de cas publiés.

Comme le carcinome, le sarcome de l'œsophage se rencontre à peu près exclusivement chez des adultes et même des vieillards. Sur 25 malades sur lesquels Rieke a pu avoir des renseignements relatifs à l'âge d'apparition de la tumeur, 1 avait 4 ans, 5 étaient entre 30 et 40 ans et tous les autres avaient, la plupart très largement, dépassé la quarantaine. C'est presque toujours l'homme qui est frappé (21 hommes pour 5 femmes (Rieke).

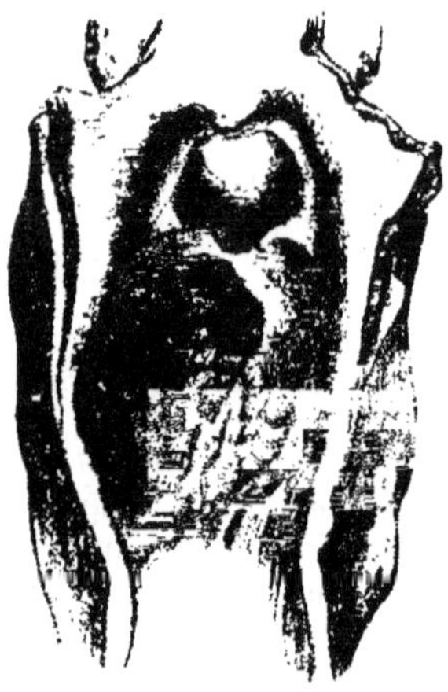

Fig. 105. — Sarcome de l'œsophage.
(D'après von Hacker.)

Au point de vue anatomique, on peut distinguer 2 formes de sarcomes de l'œsophage; l'une circonscrite, comprenant des tumeurs ulcéreuses ou plus souvent polypiformes (fig. 105), restant toujours limitées à la paroi œsophagienne, sans envahissement de voisinage et sans généralisation, l'autre diffuse, comprenant de vastes tumeurs ulcérées, envahissant les organes voisins et donnant naissance à des métastases nombreuses et rapides dans les ganglions, les os, les viscères. La première forme serait deux fois plus fréquente que la seconde.

Le sarcome de l'œsophage siège presque toujours dans les parties inférieures du conduit. Dans 6 cas seulement sur 30, il s'agissait de tumeurs de l'œsophage cervical. C'est alors la partie immédiatement sous-jacente au cartilage cricoïde qui est le point de départ du sarcome. En général c'est le tiers moyen de l'œsophage qui est atteint, ou bien, et plus souvent encore, le tiers inférieur, le segment sus-cardiaque. C'est à la paroi antérieure de l'œsophage que débute la tumeur, et il est très rare qu'elle envahisse circulairement toute la circonférence du conduit. Le plus souvent il reste une languette plus ou moins large de sa paroi postérieure, et c'est ce qui explique l'absence ou au moins l'apparition tardive des symptômes de rétrécissement.

Œsophagus, *Mitteil. aus dem Grenzgeb. der Med. u. Chir.*, 1908, XII, p. 528. — Moralès Perez, *Il siglo med.*, 1903. — Rieke, Ueber ein ausgedehntes Medullarsarkom des Œsophagus, *Wirchow's Archiv.*, 1909, Bd CXCVIII, p. 526. — Starck, Sarkom des Œsophagus, *Wirchow's Archiv.*, 1900, Bd CLXII.

La tumeur peut être de dimensions restreintes (une noisette, une noix), ou, au contraire, envahir une grande hauteur du conduit (7 cm 5, 9 cm., 17 cm., comme dans un cas de Morales Perez).

Histologiquement, il s'agirait le plus souvent de sarcomes globo- ou fuso-cellulaires (von Hacker); on a signalé, comme variétés rares, quelques cas isolés de leiomyosarcomes, de rabdomyosarcomes, de lymphosarcomes, de sarcomes mélaniques.

La symptomatologie du sarcome de l'œsophage est assez mal connue par suite de la rareté des observations cliniques. Dans certains cas, les plus rares, les troubles de la déglutition, la dysphagie, les symptômes de rétrécissement attireraient tout d'abord l'attention. Dans d'autres, les plus fréquents, ces symptômes œsophagiens n'apparaissent que très tard, alors que depuis longtemps la perte d'appétit, la diminution des forces, la teinte jaune paille des téguments, la cachexie en un mot, ont fait penser à l'existence d'une tumeur maligne de siège inconnu. Starck insiste sur l'importance du symptôme douleur. Les douleurs apparaîtraient de bonne heure; elles seraient intermittentes et présenteraient des exacerbations très violentes. Chose curieuse, elles ne seraient pas influencées par l'acte de la déglutition et elles apparaîtraient de préférence la nuit, spontanément. De telles douleurs seraient, pour Starck, pathognomoniques du sarcome de l'œsophage. En réalité on peut les rencontrer dans tous les cas de cancers ulcérés; de plus, dans le sarcome comme dans le carcinome, elles sont réveillées ou accentuées par le passage des aliments. Enfin il existe plusieurs cas de sarcomes très étendus de l'œsophage, qui ont évolué rapidement vers la mort, par cachexie, sans qu'il y ait jamais eu la moindre douleur. De même le syndrome d'obstruction ou de rétrécissement de l'œsophage peut manquer ou n'apparaître que très tardivement. On peut en trouver la raison dans la mollesse de la tumeur, et dans sa circonscription. Néanmoins c'est encore la dysphagie et les régurgitations qui, révélateurs d'obstacle progressif au passage des aliments dans l'œsophage, constituent les symptômes les plus constants du sarcome de l'œsophage.

Aussi le diagnostic en est-il très difficile, et, hormis un cas de von Hacker, n'a pour ainsi dire jamais été posé. Ni l'âge, ni le sexe, ni la date d'apparition des symptômes ne sauraient permettre de diagnostiquer un sarcome de l'œsophage; les douleurs spontanées, nocturnes, paroxistiques ne sauraient permettre, malgré les dires de Starck, d'établir d'emblée le diagnostic. S'il n'y a pas de symptômes œsophagiens, on méconnaît l'existence d'une tumeur de l'œsophage, et cela est arrivé dans plusieurs cas; s'il y a des symptômes de rétrécissement, on pense à un cancer épithélial; et ni l'étude des commémoratifs, ni la radioscopie, ni le cathétérisme ne permettent de reconnaître le sarcome et de le distinguer du carcinome. Peut-être la facilité plus grande du cathétérisme, due à la mollesse de la tumeur, le caractère

moins fatalement progressif de la dysphagie pourraient-ils faire penser
au sarcome? Mais tous ces caractères sont trop vagues et trop incertains pour permettre une certitude. L'examen histologique d'un
fragment enlevé sous le contrôle de l'œsophagoscope peut seul permettre un diagnostic précis. C'est ce qui a permis à von Hacker dans
un de ses cas de diagnostiquer un sarcome globo- et fuso-cellulaire.
Ce cas constitue le premier dans lequel le diagnostic ait été posé et
l'extirpation pratiquée.   L. Sencert.

B. — CANCER DE L'ŒSOPHAGE [1]

Étiologie. Fréquence. — Le cancer de l'œsophage est plus fréquent qu'on ne le disait autrefois et qu'on ne le pense généralement
encore.

Lebert a noté 13 cas de C. de l'œsophage sur 471 de cancer. Zenker
et Ziemssen, sur un total de 5079 autopsies, ont relevé 15 cas de C. de
l'œsophage et 6 cas de cancer secondaire du cardia dans lesquels
l'estomac avait été le siège premier de la lésion.

Il est surtout intéressant de noter la fréquence relative du C. de
l'œsophage et du cancer de l'estomac et des divers segments du tube
digestif.

A. Mathieu et Dobrovici [2] ont compté 58 cas de C. de l'œsophage
et du cardia contre 125 de l'estomac, ce qui fait environ 1 cas de C.
de l'œsophage contre 2 cas de C. de l'estomac.

L. Lamy [3] a établi la statistique suivante d'après les faits observés
dans le service d'A. Mathieu pendant une période de 5 ans.

C. de l'œsophage	104 cas
C. primitif du cardia	24 —
C. secondaire du cardia	6 —
C. de l'estomac	232 —
C. de l'intestin	21 —
C. du rectum	25 —

Il convient toutefois de faire remarquer que ces chiffres n'ont
qu'une valeur relative et que la proportion des cas de C. de l'œsophage s'y trouve certainement exagérée. Tout d'abord il s'agit de
malades observés dans une clinique spéciale pour les maladies de
l'appareil digestif et il est probable que les cancéreux de l'œsophage
y viennent, pour diverses raisons, dans une proportion plus élevée
que les cancéreux de l'estomac ou de l'intestin. Enfin, cette statis-

1. J. Kraus, Die Erkrankungen der Speiseröhre Carcinoma Œsophagi. *Nothna-
gel's spec. Pathol. u. Therapie*, Bd XVI-I Th.-II Abt., p. 226, 1902. — Th. Rosenheim.
Œsophagus krankheiten. *Eulenburg's Real Encyclopädie*, IV Aufl. — Galliard,
Traité de médecine de Brouardel et Gilbert, fascic. XV. — J. Rathery, Article
Œsophage. Manuel des maladies du tube digestif de Debove-Achard-Castaigne.
Paris, 1907. — J. Guisez, Traité des maladies de l'œsophage. Paris, 1911.
2. *Société médic. des Hôpitaux*, 18 mai 1906.
3. L. Lamy, Etude de statistique clinique sur 154 cas de cancer de l'œso-
phage et du cardia, *Thèse de Paris*, 1910.

tique n'est basée le plus souvent que sur un diagnostic clinique, l'examen œsophagoscopique ou la nécropsie n'ayant été pratiqués que dans un cinquième environ des cas qui y figurent. Comme l'erreur du diagnostic clinique en dehors de l'examen œsophagoscopique est évaluée à un dixième environ par Guisez [1], le coefficient d'erreur laisserait encore aux chiffres précédents leur signification générale : ils montrent que le cancer de l'œsophage est beaucoup moins rare qu'on ne le disait autrefois. Est-ce que sa fréquence a augmenté dans une proportion absolue et relative? Ce n'est pas impossible.

Age. — La fréquence maxima du C. de l'œsophage se trouve comprise entre 40 et 60 ans; tous les auteurs sont d'accord sur ce point. Il est à noter qu'il a été quelquefois signalé chez des jeunes gens.

Nous avons relevé ainsi dans diverses statistiques 8 cas au-dessous de 20 ans, dont 1 à 19 ans et 5 entre 20 et 50 ans.

Sexe. — On retrouve ici la fréquence plus grande chez les hommes qu'on constate à peu près au même degré pour le cancer et l'ulcus gastriques, d'après la statistique établie par Fr. Moustier dans le service d'A. Mathieu.

Kraus, sur un chiffre global de 772 cas, a compté 188 femmes et 584 hommes, soit environ 1 femme sur 4 malades. L. Lamy sur 154 cas a trouvé 29 femmes, soit seulement 1 femme sur 6 à 7 malades.

Pourquoi cette prédominance si marquée dans le sexe masculin? Il semble bien qu'on doive ici encore invoquer l'abus des excitants de divers ordres, l'alcool, le tabac, etc. Dans 80 cas pour 100, Lamy a noté les abus alcooliques antérieurs. Il a relevé également la syphilis dans 10 pour 100 des cas.

Hérédité. — Rien n'indique, dans les documents recueillis, l'influence de l'hérédité sur la production du C. de l'œsophage; mais il est probable que l'enquête à ce sujet a souvent été négligée. Il est certain que le C. de l'œsophage est rarement héréditaire sous cette forme; mais il existe sans doute chez certains sujets une prédisposition générale au cancer sans localisation préétablie que fixent les contingences occasionnelles.

Siège. — D'après les chiffres fournis par Zenker, Ziemssen et Petri, Kraus établit la statistique suivante :

Tiers supérieur	9 cas sur 58,	soit	15,6	pour 100
Tiers moyen	30	—	51,7	—
Tiers inférieur	37	—	63,8	—

Il y aurait donc une prédominance notable pour le tiers inférieur, en y comprenant le cardia.

L. Lamy, d'après 106 cas dans lesquels la localisation a été le plus

1. Guisez, *Traité des maladies de l'œsophage.*

souvent déterminée par l'examen radioscopique (Béclère), a dressé le tableau suivant :

> Tiers supérieur 11 cas. . . . . 10,57 pour 100
> Tiers moyen   58 — 56   —
> Tiers inférieur   27 — 25,5   —
> Cardia { 24 cas primitifs / 6 cas secondaires } 30 cas . . . . 28,50 pour 100

On admet que le cancer se développe surtout au niveau des sphincters supérieurs et inférieurs, et aussi au niveau des points rétrécis, et en particulier du point de croisement de l'œsophage par la bronche gauche. Cette fréquence plus grande au niveau des orifices sphinctériens et des points rétrécis correspond à une loi de pathologie générale du cancer qui est bien connue.

Sans donner de statistique, Guisez déclare que le cancer de l'œsophage siège avec « le maximum de fréquence au niveau de l'extrémité supérieure du conduit; l'extrémité inférieure vient ensuite, puis la partie moyenne, la plus rarement atteinte ».

Anatomie pathologique. — Avant l'intervention de l'œsophagoscopie, les lésions cancéreuses de l'œsophage n'avaient jamais été vues et décrites qu'à l'autopsie, à la période terminale de leur histoire. L'examen direct a permis de les connaître à leur phase initiale, et on se fait maintenant une idée plus exacte qu'autrefois de leur évolution. Il serait donc naturel de commencer par la description des images œsophagoscopiques et d'exposer ultérieurement les lésions constatées après la mort du malade.

Cependant, nous renverrons au chapitre consacré à la symptomatologie l'exposé des résultats de l'examen œsophagoscopique et nous nous contenterons de décrire ici le C. de l'œsophage tel qu'on l'observe sur la table d'autopsie et de donner quelques brèves indications sur les phases initiales de son développement.

Cancer de l'œsophage à l'autopsie. — Les cadavres présentent les signes d'un grand amaigrissement; quelquefois il y a de l'œdème des membres inférieurs. Il est assez rare qu'on se trouve, le thorax ouvert, en présence d'un cancer pur, exempt de complications. Dans près de la moitié des cas, une perforation a provoqué une suppuration du médiastin, une pleurésie purulente, de la broncho-pneumonie, parfois de la gangrène pulmonaire. Les ganglions péribronchiques sont augmentés de volume, parfois en voie de suppuration. L'œsophage est masqué par ces lésions, il a contracté des adhérences, ses parois sont fragiles et il est souvent difficile de l'enlever sans le déchirer. Il faut ajouter que la putridité des liquides contenus dans l'œsophage ou dans les foyers suppurés fait souvent de l'autopsie une opération fort désagréable.

Les *lésions de l'œsophage* elles-mêmes consistent tout d'abord en un épaississement plus ou moins marqué et situé plus ou moins haut.

Cet épaississement déforme le conduit d'une façon plus ou moins régulière. Quand la tumeur siège à la partie inférieure, on constate habituellement une dilatation sus-jacente.

On ne se rend bien compte de la nature et de l'étendue des lésions qu'après avoir pratiqué une coupe longitudinale qui sectionne la tumeur et permet plus ou moins d'étaler la lumière du conduit œsophagien. On peut ainsi, d'une façon générale, classer les lésions dans les trois catégories suivantes :

Tumeur végétante ;

Tumeur molle infiltrée et ulcérée ;

Tumeur dure, squirrheuse.

Dans les deux premières formes, la tumeur est molle, friable, peu résistante ; il y a une grande tendance à la destruction soit des productions bourgeonnantes, soit de la tumeur infiltrée, et à l'ulcération. Les formes dures, squirrheuses, sont plus limitées, elles ont une marche plus lente, et sont ainsi plus favorables à la production d'une dilatation secondaire, sus-jacente de l'œsophage. Inutile de dire que cette division est schématique, et qu'il existe souvent des formes intermédiaires qui rendraient pour certains cas une classification précise difficile et même impossible.

Tumeurs végétantes. — Ici la production cancéreuse a tendance surtout à se présenter sous forme de végétations plus ou moins saillantes, plus ou moins volumineuses, qui tendent à oblitérer le canal œsophagien. Ces végétations sont grisâtres ou rougeâtres, lobulées, villeuses (fig. 106) ou en chou-fleur. Elles sont friables, et souvent détruites en partie. Assez souvent une ulcération existe à côté de végétations encore à demi conservées. Au-dessous de ces

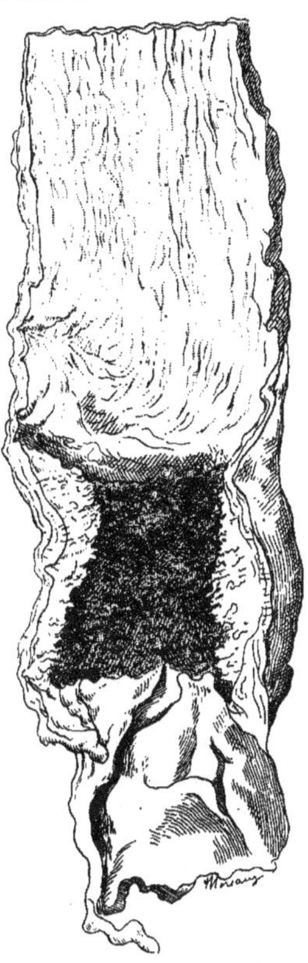

Fig. 106. — Cancer villeux de la partie inférieure de l'œsophage. (A. Mathieu.)

végétations, les tuniques de l'œsophage sont épaissies et infiltrées. Sur la coupe, il est impossible de distinguer la muqueuse des tuniques sous-jacentes, et souvent ce n'est qu'à 2 ou 3 centimètres au-dessus de la masse principale de la tumeur que cette distinction peut être faite. Ordinairement les végétations se produisent surtout vers la partie supérieure du cancer, là où elles peuvent se développer dans la lumière dilatée de l'œsophage. Plus bas il y a un épaississement blanchâtre, avec déformation et rétrécissement du canal, et les lésions sont analogues à celles que nous allons décrire.

Tumeur molle infiltrée et ulcérée. — Dans cette forme, l'épaississement de la paroi est plus considérable, elle forme davantage tumeur par elle-même, et cet épaississement, long souvent de 5 à 6 centimètres, s'étend inégalement à tout le pourtour du tube œsophagien. Son épaisseur au point maximum peut mesurer deux ou trois centimètres. A la coupe, on constate une surface blanchâtre, humide, sur laquelle, par le raclage, on recueille facilement une certaine quantité de suc cancéreux. Souvent, la surface muqueuse est entamée, plus ou moins profondément ulcérée, et c'est avec cette forme et la précédente, avec laquelle elle se combine volontiers, qu'on trouve le plus facilement soit des perforations spontanées, soit des perforations provoquées par le cathétérisme. Les parois de l'œsophage au-dessus de la tumeur sont souvent inégalement enflammées et infiltrées; elles sont souvent très friables, et le danger de perforation est d'autant plus grand qu'il existe un certain degré de dilatation et des culs-de-sac dans lesquels peuvent venir butter les sondes et les cathéters. L'œsophage se montre souvent à demi rempli de liquide sanieux et putride.

L'ulcération a pu atteindre les organes voisins et la perforation la fait communiquer avec des foyers de suppuration ou de gangrène. On peut trouver la perforation des bronches, de la trachée et quelquefois de gros vaisseaux.

Tumeur infiltrée, dure, squirrheuse. — Ici la tumeur est moins volumineuse, plus limitée, plus résistante. Cette forme se rencontre surtout vers la partie inférieure de l'œsophage et au cardia. Les tuniques musculaires sont hypertrophiées et l'œsophage plus dilaté que dans les formes précédentes. A la coupe, on trouve soit une sorte d'entonnoir évasé en haut, soit un anneau plus ou moins régulièrement circulaire. L'épaississement des parois au niveau de la lésion est moins marqué, mais plus dur. La surface de la coupe est plus sèche que dans les formes précédentes. On distingue sur une étendue beaucoup plus grande la sous-muqueuse et les tuniques musculaires épaissies. Ici l'ulcération est moins fréquente, moins étendue et plus superficielle que dans les formes précédentes. L'évolution se fait beaucoup plus tôt vers la sténose avec dilatation en amont que vers l'ulcération (fig. 107).

Les formes infiltrées, non végétantes, se présentent à une phase relativement précoce à l'examen direct sous l'aspect d'une saillie plus ou moins marquée, parfois déjà ulcérée, et, quelquefois aussi, d'une sorte d'anneau incomplet. La paroi œsophagienne épaissie est immobilisée et comme figée : c'est le premier signe de l'infiltration qui épaissit les parois. Parfois l'infiltration, surtout lymphangitique et sous-muqueuse; elle est étendue à une large hauteur, sinon même à la presque totalité du conduit (fig. 108).

Tels sont, d'une façon schématique, les types anatomo-patho-

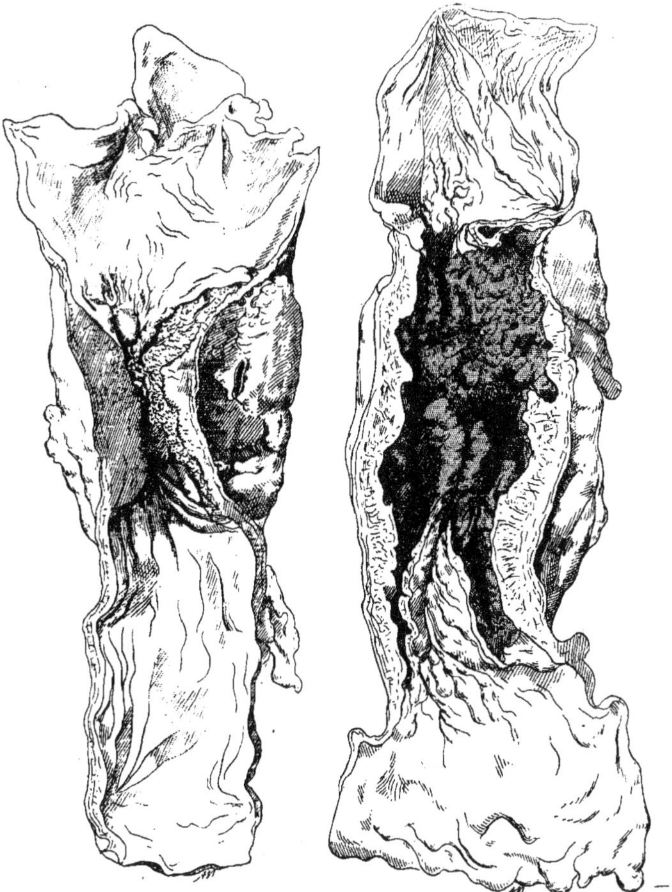

Fig. 107. — Cancer de la partie supérieure de l'œsophage. (A. Mathieu.)

Fig. 108. — Cancer infiltré étendu de l'œsophage. (A. Mathieu.)

logiques principaux du cancer de l'œsophage. Il convient d'ajouter quelques détails. L'extension du cancer de l'œsophage semble se faire surtout par infiltration sous-muqueuse, dans les deux sens, de haut en bas ou de bas en haut. Il peut se faire de cette façon que le cardia et la partie adjacente de l'estomac soient envahis par une lésion à marche descendante. Il peut y avoir au contraire, par voie ascendante, propagation à la partie inférieure du pharynx. Parfois on voit des nodosités ou des traînées irrégulières, blanchâtres, soulever la muqueuse à distance du foyer principal. Il peut se faire même, mais le fait est exceptionnel, que cet envahissement de la sous-muqueuse se généralise à presque toute l'étendue de l'œsophage.

On n'a vu que très exceptionnellement se développer deux tumeurs néoplasiques contemporaines, éloignées et indépendantes l'une de l'autre. Exceptionnels sont également les faits de greffe néoplasique d'un cancer de la bouche ou du larynx, à la suite semble-t-il de la déglutition et de l'implantation de particules néoplasiques.

Adénopathie secondaire. — Il n'y a pas de cancer de l'œsophage dans lequel, à l'autopsie, on ne trouve une adénopathie secondaire plus ou moins considérable. Quelquefois, les ganglions ainsi atteints sont peu volumineux et peu nombreux; d'autres fois, ils le sont assez pour produire des accidents de compression trachéo-bronchique. Ces ganglions peuvent s'enflammer, suppurer, s'ulcérer, et c'est par leur intermédiaire que se produisent quelquefois les abcès du médiastin, les perforations trachéo-bronchiques, les pleurésies purulentes, etc.

La *propagation cancéreuse* peut se faire aussi, par contiguïté aux organes voisins, en haut au larynx, au corps thyroïde, plus bas aux gros vaisseaux et en particulier à l'aorte qui peuvent être perforées. A signaler particulièrement le bourgeonnement du cancer dans les veines, bourgeonnement tel que, par la voie veineuse, il peut y avoir, par l'intermédiaire de la veine cave, envahissement de l'oreillette droite et du cœur.

La propagation aux plèvres et aux poumons peut se faire par la tumeur primitive ou par l'intermédiaire de l'adénopathie médiastinale.

La colonne vertébrale peut elle aussi être atteinte et l'on observe alors les signes connus de la compression des racines médullaires et de la moelle.

Lésions histologiques. — Dans la très grande majorité des cas, il s'agit d'un épithélioma pavimenteux. La présence des globes épidermiques dans des fragments de la tumeur spontanément expulsés ou cueillis au cours d'un examen œsophagoscopique a pu quelquefois permettre de fixer le diagnostic.

Nous avons vu que le C. de l'œsophage peut avoir les caractères du squirrhe : cela s'explique par l'importance du stroma fibreux.

On cite quelques cas d'épithéliome cylindrique, dont l'origine a été rapportée aux glandes muqueuses. La forme colloïde est tout à fait exceptionnelle. Le sarcome a été précédemment décrit, nous n'avons pas à y revenir ici.

Symptomatologie. — **Commémoratifs et signes objectifs.** —
Lorsqu'un malade atteint d'un cancer de l'œsophage durant depuis
quelque temps déjà se présente à l'observation, il fournit, sur le début
de sa maladie, sur les douleurs qu'il a éprouvées et sur les phénomènes
qu'il a pu observer lui-même, des renseignements importants et souvent caractéristiques.

Les principaux éléments de cette séméiologie subjective sont peu
nombreux : ils se résument en une dysphagie plus ou moins complète
et plus ou moins pénible, et en un amaigrissement et une tendance à
la cachexie plus ou moins marqués. Les phénomènes douloureux sont
moins constants et moins caractéristiques.

Dysphagie. — La dysphagie débute quelquefois d'une façon assez
brusque; au cours d'un repas, le malade éprouve une certaine difficulté à avaler, surtout les aliments solides. Il éprouve, au moment de
leur descente, une sensation de gêne et d'arrêt en arrière du sternum, à une hauteur variable, qui ne correspond pas toujours à la
localisation de la lésion, en raison du spasme sus-jacent, fréquent en
cas semblable. Cette dysphagie persiste et tend à augmenter progressivement. Pour la diminuer, le malade mâche lentement et avec soin,
il boit de petites gorgées de liquide presque après chaque bouchée.
Au bout de quelque temps, les aliments en bouillie et les liquides
passent seuls, puis, au bout d'un temps variable, ceux-ci eux-mêmes
sont arrêtés et l'inanition menace alors de devenir complète. Parfois,
une amélioration momentanée de la déglutition est suivie d'une
reprise de dysphagie.

Rarement les sensations éprouvées sont véritablement douloureuses; le plus souvent, il s'agit d'une sensation de gêne, de plénitude
pénible de l'œsophage. Quelquefois cependant, il y a des douleurs
vraies, parfois intenses, qui retentissent entre les omoplates, et plus
particulièrement vers l'épaule gauche. Ces douleurs, plus marquées
la nuit, se calment assez souvent, dès que le malade se met debout.

Les *régurgitations* sont fréquemment observées. Elles apparaissent
plus ou moins rapidement après l'ingestion des aliments et des boissons : quelquefois, au cours du repas, bouchée par bouchée, parfois
seulement quelques instants, 5, 10 minutes après l'ingestion. Rarement, elles surviennent tardivement, 2 ou 3 heures après. Elles sont
alors constituées par des fragments alimentaires non digérés et enve-
loppés de mucosités et délayées dans de la salive.

Les *régurgitations muco-salivaires* sont habituelles : le plus souvent, elles apparaissent à propos du rejet d'une certaine quantité de
particules alimentaires; parfois elles sont plus abondantes et constituent de véritables *vomissements pituiteux œsophagiens*. Chacun de
ces vomissements est représenté par environ un verre à bordeaux
de liquide filant, muqueux, rejeté après de pénibles efforts. On y
trouve parfois une certaine quantité de particules alimentaires tardi-

vement régurgitées. Cela ne se produit du reste guère qu'aux phases déjà avancées de la maladie.

Dans certains cas, en raison de l'exagération du réflexe œsophago-salivaire sur lequel a insisté H. Roger[1], il y a une sialorrhée abondante, mais cela est peu fréquent. A. Mathieu a vu persister une sialorrhée de ce genre après la gastrostomie.

Amaigrissement. — L'amaigrissement se montre plus ou moins rapidement, en raison même de la difficulté qu'éprouve le malade à s'alimenter. La perte de poids atteint souvent 10 à 20 et même 25 kilog. en quelques mois. Toutefois, le malade ne présente pas le *facies cachectique* si spécial du cancer de l'estomac. Il reste coloré et il n'a pas la teinte jaune paille si fréquente chez les gastro-cancéreux. Il y a donc des signes d'inanition et de déshydratation plutôt que des signes d'auto-intoxication cancéreuse.

Du reste, les malades conservent le plus souvent leur *appétit*. Ils n'ont pas d'anorexie élective, et s'ils renoncent à manger de la viande, c'est simplement en raison de la difficulté qu'ils éprouvent à la déglutir. Quand les liquides eux-mêmes ne passent plus, ils sont torturés par une soif qu'ils ne peuvent étancher. Et du reste, la rareté des urines, le relâchement de la peau, l'absence des œdèmes cachectiques, la dépression de la cavité orbitaire, traduisent bien la dishydratation. Inutile de dire que les urines renferment peu d'urée et de sels minéraux. La constipation est souvent très opiniâtre.

Phénomènes douloureux. — Les douleurs, en dehors des crises de dysphagie, manquent assez souvent dans le cancer de l'œsophage. Elles prennent assez rarement une notable intensité. Elles consistent dans une sensation d'endolorissement profond, paroxystique, avec irradiations dorsales dont les malades ont une assez grande peine à définir les caractères.

Examen extérieur du malade. — Il indique à première vue, dans les cas de longue durée déjà, l'amaigrissement, la déshydratation, la faiblesse, le découragement. Au début, alors que l'alimentation solide est seule diminuée et que l'ingestion des liquides est conservée, l'aspect général des malades ne donne aucun renseignement sur la nature et la gravité de leur maladie.

Parfois, on peut trouver, à l'examen de la région cervicale ou de l'aisselle, des signes d'adénopathie secondaire et particulièrement, entre les deux chefs du sterno-mastoïdien gauche, le ganglion de Troisier. Plus rarement encore, on peut, au cas de lésion de la partie supérieure de l'œsophage, constater une tumeur à gauche, au niveau ou au-dessous du cartilage cricoïde.

Dans les cas où l'inanition est marquée, l'examen montre seulement la petitesse du foie et l'excavation de l'abdomen.

---

1. G.-H. Roger. *Alimentation et digestion*, 1907, p. 147.

Parfois l'haleine présente une odeur d'*acétone*, en rapport avec l'inanition.

L'*auscultation de l'œsophage* ne fournit le plus souvent que des renseignements vagues, incertains, et partant sans grande valeur clinique.

On a noté la disparition du premier bruit de la déglutition en cas de sténose de la bouche œsophagienne, la suppression du deuxième bruit en cas de sténose de la partie inférieure. La répétition, à plusieurs reprises, du second bruit par des efforts successifs de déglutition indiquerait le rétrécissement du cardia et la dilatation de l'œsophage.

Exploration de l'œsophage. — Les renseignements les plus importants sont fournis par l'exploration de l'œsophage.

On aura recours, tout d'abord, à l'examen radioscopique ; si celui-ci trahit l'existence d'une sténose œsophagienne, on pratiquera l'œsophagoscopie. Quant au cathétérisme aveugle à l'aide de cathéters rigides, leur emploi doit être abandonné à cause de ses grands dangers et des méfaits dont il est responsable. On n'aura recours qu'au cathétérisme pratiqué avec des sondes à extrémités molles, et, de préférence encore, devant l'écran radioscopique.

Radioscopie, radiographie. — On pratiquera l'examen direct antéro-postérieur et, de préférence encore, l'examen oblique antérieur qui permet de séparer, dans l'espace clair médian, l'image de l'œsophage de l'ombre de la colonne vertébrale et de celle du cœur.

L'examen direct permet quelquefois de reconnaître l'ombre d'un épaississement néoplasique ou celle de ganglions atteints d'adénopathie secondaire.

On se servira de lait ou de bouillie de bismuth : l'examen par les cachets n'a qu'une valeur très relative. Le plus simple est de l'abandonner. La radioscopie a plus de valeur que la radiographie, qui peut cependant servir à préciser l'existence et l'étendue de la dilatation.

Le mieux est de faire prendre d'abord quelques cuillerées de pâte ou de bouillie de bismuth assez épaisse. En cas de sténose, elle s'arrête plus ou moins haut, à la bouche œsophagienne, à la hauteur de la bifurcation des bronches ou au-dessous, vers le cardia. Elle s'accumule sans traverser le point rétréci. Des gorgées d'eau ne peuvent l'entraîner ; des gorgées de lait de bismuth s'arrêtent également et, le cas échéant, la dilatation de l'œsophage s'accuse. Cette dilatation n'est jamais très marquée, à l'examen orthoscopique elle se traduit par une bande noire de deux travers de doigt au plus, un peu plus renflée en bas et se terminant en pointe plus ou moins effilée. Le renflement inférieur rappelle alors l'image d'un petit radis dont la racine est représentée par le bismuth engagé dans le canal rétréci. La variabilité des images radioscopiques, assez grande, est bien indiquée par les figures que nous reproduisons ici et qui toutes sont des réductions d'images décalquées sur l'écran (fig. 109, 110, 111, 112, 113, 114 et 115). Il n'est pas rare de constater des contractions anti-péristaltiques

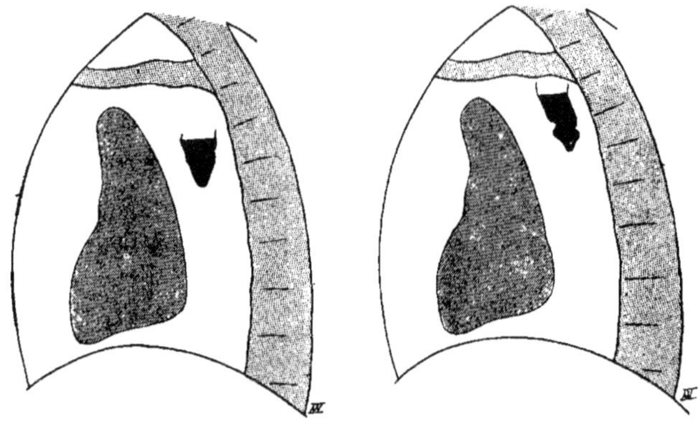

Fig. 109.   Fig. 110.

Fig. 109. — *Cancer de l'œsophage* (tiers moyen). Le bismuth s'accumule au-dessus de l'obstacle, dessinant une poche régulière, animée de contractions antipéristaltiques parfois fort vives.

Fig. 110. — *Cancer de l'œsophage* (tiers moyen). Le lait de bismuth s'accumule dans une poche irrégulière, présentant des déformations étendues, permanentes, qui semblent liées à des adénopathies médiastinales.

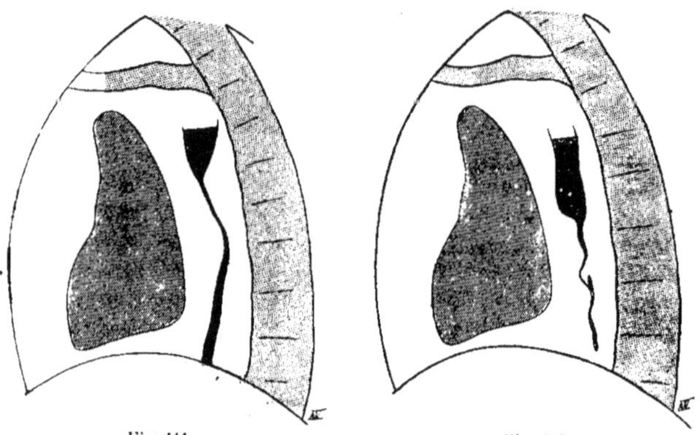

Fig. 111.   Fig. 112.

Fig. 111. — *Cancer étendu du tiers moyen de l'œsophage*. Au-dessus d'un détroit resserré au niveau duquel l'infiltration épithéliomateuse est à son maximum, l'œsophage se dilate progressivement. Au-dessous, son calibre ne s'élargit que très lentement, et se rapproche de la normale au voisinage du cardia seulement.

Fig. 112. — *Cancer étendu de la moitié inférieure de l'œsophage*. La sténose est incomplète : le lait de bismuth s'insinue au travers d'un rétrécissement linéaire, irrégulier, anfractueux, de diamètre variable.

énergiques. En cas de rétrécissement supérieur, l'image est moins nette, on constate l'arrêt du sel de bismuth dans l'hypopharynx souvent dilaté; mais le malade est pris rapidement d'efforts de régurgitation et de quintes de toux qui rendent difficile la continuation de l'examen.

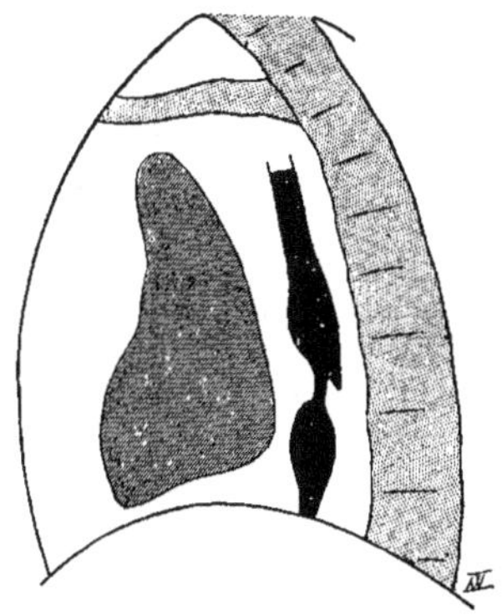

Fig. 113.   Fig. 114.

Fig. 113. — *Cancer annulaire siégeant au tiers inférieur de l'œsophage.* Au-dessus d'un rétrécissement de faible hauteur existe une poche supérieure en bec de flûte animée de contractions péristaltiques prononcées. Au-dessous, poche inférieure atonique. Le rétrécissement, assez serré, se trouve à trois travers de doigt au-dessus du diaphragme.
Fig. 114. — *Cancer du tiers inférieur de l'œsophage.* Il existe un rétrécissement brusque, étendu, avec dilatation ampullaire au-dessus du diaphragme. La partie du conduit sus-jacente au tube néoplasique rigide est notablement dilatée. La sténose du cardia n'était point complète pourtant en ce cas.

Parfois, quand le spasme s'est surajouté à la sténose matérielle, il se produit une détente au bout de quelques instants, et une certaine quantité de bismuth franchit l'espace rétréci et parvient dans l'estomac. Parfois aussi l'ombre du bismuth dessine un défilé étroit, allongé, quelque peu sinueux et inégal.

Œsophagoscopie. — La radioscopie ayant démontré qu'il s'agit bien d'une sténose intrinsèque de l'œsophage et non de la compression par une tumeur extérieure et, en particulier, par un anévrisme de l'aorte, on peut procéder à l'examen œsophagoscopique. Il peut être ou retardé ou arrêté par deux circonstances fréquentes : le spasme sus-jacent au néoplasme et l'accumulation de liquides dans l'œsophage dilaté. La cocaïnisation peut venir à bout du

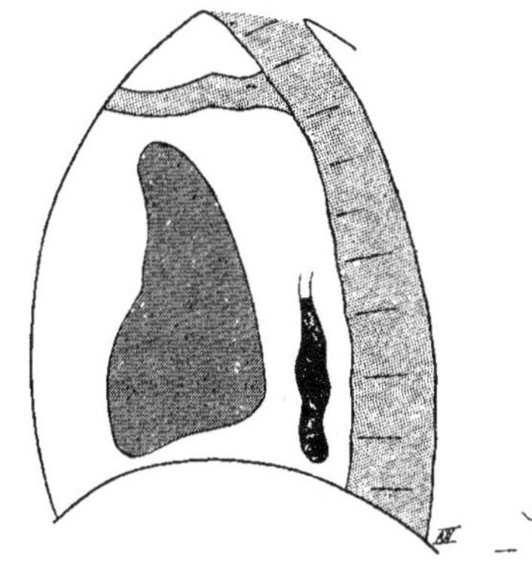

Fig. 115. — *Cancer de l'œsophage au voisinage immédiat du cardia.* L'extrémité inférieure de l'œsophage est sensiblement dilatée.

spasme, dont l'existence force souvent à faire plusieurs tentatives inutiles avant d'apercevoir la lésion. La présence de liquide dans l'œsophage dilaté au-dessus de l'obstacle, liquide qui se reproduit incessamment, force à l'étancher avec des tampons de ouate hydrophile et quelquefois à l'aspirer à l'aide d'une sonde. En cas de suintement hémorragique marqué, l'examen doit être remis à une autre séance. Le liquide sanguinolent ainsi extrait est quelquefois d'une fétidité de très mauvais augure.

Souvent, avant que l'œil découvre la lésion elle-même, on constate une immobilisation de la paroi œsophagienne qui ne transmet ni les mouvements respiratoires, ni les battements du cœur. L'œsophagoscope étant enfin parvenu au niveau de la lésion néoplasique, on découvre la partie supérieure de celle-ci dans une mesure souvent suffisante pour établir un diagnostic exact, mais il est impossible de déterminer quelle en est l'étendue verticale. Il serait en effet très dangereux de chercher à introduire le tube à travers la zone malade : on risquerait de provoquer des hémorragies, des érosions et même une déchirure étendue et la perforation.

Les auteurs ont été amenés à établir, des lésions appréciables à travers l'œsophagoscope, une classification qui se rapproche beaucoup de celle que donne Guisez dans son récent ouvrage :

1° Forme bourgeonnante et polypeuse ;

2° Forme ulcéreuse ;

3° Forme végétante papillomateuse ;

4° Forme infiltrée sous-muqueuse.

1° *Forme bourgeonnante et polypeuse.* — Les bourgeons cancéreux sont rarement pédiculés. Ils tendent à envahir le conduit dans toute son étendue transversale et à oblitérer complètement sa lumière, qui se trouve alors déjetée et réduite à l'état d'une fente plus ou moins étroite. Ces bourgeons grisâtres, plus ou moins rougeâtres, saignent facilement : ils sont très friables. Ils sont souvent recouverts d'une sanie sanguinolente et d'une odeur fétide caractéristique. Les bourgeons donnent l'impression d'être implantés sur une base épaissie (fig. 116 et 117).

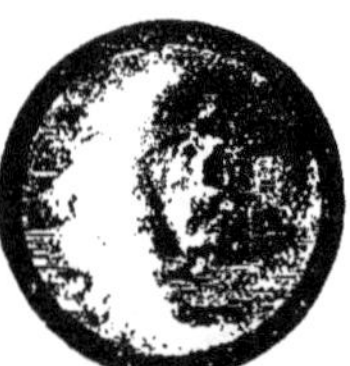
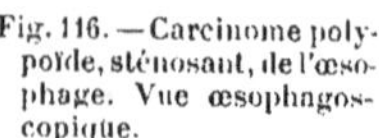
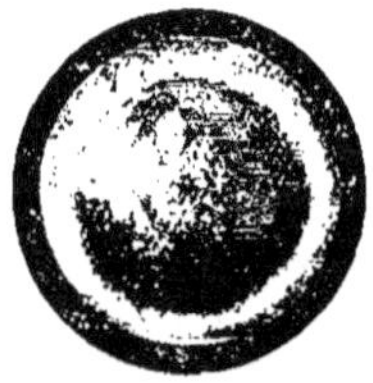

Fig. 116. — Carcinome polypoïde, sténosant, de l'œsophage. Vue œsophagoscopique.

Fig. 117. — Carcinome végétant, polypoïde, de l'œsophage. Vue œsophagoscopique.

2° *Forme végétante papillomateuse.* — Le cancer se présente ici sous l'aspect de végétations fines, fragiles, saignantes, développées sur une surface indurée. Cette forme est assez rare.

3° *Forme ulcéreuse.* — Elle est caractérisée par une ulcération à bords bourgeonnants, plus ou moins soulevés, à fond sanieux reposant sur une surface indurée, immobile et saillante. Les bords sont quelquefois irréguliers ou polycycliques. L'ulcération saigne facilement; le liquide sanguinolent et sanieux retiré par le tampon de ouate présente, fait important, une odeur nettement fétide (fig. 118).

4° *Forme infiltrée, sous muqueuse.* — La paroi est soulevée latéralement par une infiltration qui la fige et l'immobilise. La surface, lisse ou granuleuse, saigne facilement. La lumière de l'œsophage se trouve ainsi déjetée, écrasée et amincie en croissant. Cette saillie peut être plus ou moins dure et résistante. Elle peut devenir le siège d'une ulcération semblable à celle qui vient d'être décrite. Il peut encore se produire à sa surface des végétations bourgeonnantes.

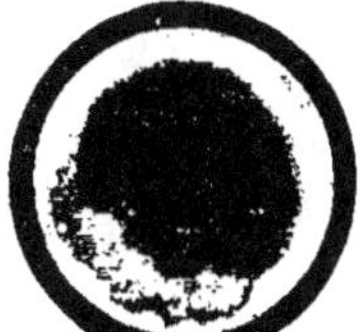  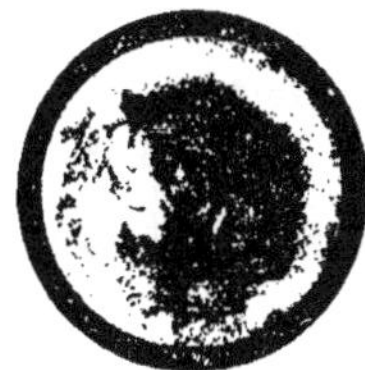

Fig. 118.   Fig. 119.   Fig. 120.

Fig. 118. — Carcinome ulcéré de la paroi postéro-latérale gauche. Aspect œsophagoscopique.
Fig. 119. — Début d'infiltration néoplasique sous-muqueuse de la paroi postérieure de l'œsophage. Vue œsophagoscopique.
Fig. 120. — Carcinome infiltré de la paroi latérale gauche de l'œsophage. Aspect œsophagoscopique.

Les combinaisons et les formes de passage sont du reste fréquentes et d'aspects assez variés (fig. 119 et 120).

Rarement on constate une induration annulaire avec rétrécissement infundibuliforme. Ce genre de sténose ne se voit guère que dans les formes scléreuses du cancer de l'œsophage et au voisinage du cardia. Dans le cas, assez rare, où il existe une infiltration circulaire avec ulcération centrale, l'aspect de la lésion a été comparé par von Hacker à celui d'un tambour crevé.

Ainsi donc : infiltration le plus souvent latérale de la paroi, bourgeonnements ou ulcération, sanie fétide, suintement hémorragique, immobilisation du canal au niveau de la lésion, voilà les caractères essentiels du cancer de l'œsophage à ses phases premières, tels que les montre l'œsophagoscope au niveau de leur limite supérieure. Nous avons dit plus haut, à propos de l'anatomie pathologique, ce qu'elles deviennent plus tard, à la phase terminale de leur évolution.

Cathétérisme explorateur. — L'anatomie pathologique du C. de l'œsophage fait comprendre le grand danger du cathétérisme; il explique comment cette exploration ou le sondage destiné à l'alimentation ont amené souvent des hémorragies, des péri-œsophagites et des perforations. On doit renoncer complètement à l'exploration par le cathéter à boule d'ivoire ou par une sonde rigide; malheureusement l'exploration à l'aide de sondes molles ou demi-molles ne donne que des renseignements très incertains. C'est donc à la radioscopie et à l'œsophagoscopie qu'il faut avoir recours dans les cas suspects.

Complications. — Réduite à ses manifestations cliniques les plus simples, l'évolution du C. de l'œsophage ne comporte que la dysphagie et la cachexie progressives; tous les autres accidents peuvent être considérés comme des complications.

Ces complications résultent de l'accroissement même de la tumeur et de l'adénopathie annexe, de la propagation de la lésion aux organes du médiastin, de son ulcération et des conséquences qui peuvent en résulter; des suppurations de voisinage qui sont la conséquence soit d'une perforation, soit d'une infection secondaire, et enfin de la propagation du cancer à des organes éloignés. Nous pourrions, comme on le fait ordinairement, énumérer ces complications organe par organe; mais il nous paraît plus clinique et plus naturel de les étudier par catégorie. Nous passerons donc en revue successivement :

Les hémorragies;

Les compressions dans le médiastin;

Les perforations bronchiques;

Les abcès péri-œsophagiens;

Les accidents pleuro-pulmonaires;

Les propagations cancéreuses à distance.

Hémorragies. — Les lésions cancéreuses de l'œsophage saignent facilement comme nous l'avons indiqué. Le plus souvent il s'agit d'hémorragies minimes qui surviennent surtout à la suite des explorations : œsophagoscopie et surtout cathétérisme simple. Plus rarement, il y a des hématémèses semblables à celles du cancer de l'estomac. Le sang peut être alors rejeté en partie en nature, sous forme d'hématémèses rouges ou noires, en partie par l'intestin sous forme de melæna; parfois plusieurs grandes hémorragies peuvent se produire l'une après l'autre.

Les hémorragies d'abondance modérée résultent de l'ulcération des vaisseaux de petit calibre de la tumeur ou quelquefois de l'ouverture des artères œsophagiennes ou de leurs branches.

L'ouverture des gros vaisseaux du voisinage, l'aorte, les carotides, la sous-clavière, les artères intercostales, l'artère pulmonaire, peut provoquer des hémorragies rapidement mortelles et même foudroyantes.

Dans une statistique citée par Kraus, Knaut a noté, sur 50 cas de perforation vasculaire, 52 cas de perforation de l'aorte et 1 cas de perforation de la crosse de l'aorte. Le plus souvent l'aorte se trouve ouverte 5 à 9 centimètres au-dessous de la sous-clavière; mais il peut arriver que, en raison de l'étendue de la tumeur primitive et surtout des adénopathies secondaires, la perforation vasculaire se fasse assez loin de cette zone. C'est ainsi que peuvent se trouver atteintes quelquefois les carotides, la sous-clavière, les artères thyroïdiennes, les artères intercostales. Dans un cas de Lancereaux l'aorte abdominale avait été ouverte.

Les grosses artères résistent cependant à l'ulcération; il se constitue, en même temps que des adhérences, une gaine conjonctive épaisse qui les protège. Il peut aussi se produire un bourgeon cancéreux qui pénètre dans leur cavité sans ulcération. Les hémorragies des gros vaisseaux ne sont pas toujours mortelles d'emblée. Quelquefois elles sont précédées de petites hématémèses prémonitoires; d'autres fois, elles se font en deux ou trois temps. Dans certains cas, une hémorragie rapidement mortelle est survenue immédiatement après un cathétérisme.

Notons encore, pour terminer, qu'on a plusieurs fois observé en même temps une ulcération de l'aorte et d'une bronche.

Compressions médiastinales. — La tumeur primitive et les adénopathies secondaires produisent souvent la compression des divers organes qui se trouvent dans le médiastin, surtout des voies aériennes et des troncs nerveux.

Nous ne séparerons pas l'histoire des compressions de la trachée et des bronches de celle de leur perforation qui sera exposée plus loin. Nous ne nous occuperons ici que de la *compression des troncs nerveux*.

Sous cette dénomination on comprend en même temps, non seulement la compression proprement dite, mais les adhérences, l'inflammation et même la destruction des troncs nerveux.

La tumeur primitive et les adénopathies secondaires peuvent atteindre de cette façon les récurrents et certains filets du grand sympathique et du pneumogastrique.

Lésions des récurrents. — Le récurrent gauche en raison de sa longueur plus grande et de sa situation topographique est plus exposé à être atteint que le droit. Le plus souvent, les malades présentent de la dysphonie (voix bitonale) et, à l'examen laryngoscopique, on constate que la corde vocale gauche est en position cadavérique. C'est que, en effet, d'après la loi de Semon, au début des accidents de compression, ce sont les filets dilatateurs qui sont les premiers atteints; plus tard la paralysie devient complète. On peut observer de brusques accès de dyspnée, du cornage, des crises de suffocation. Dans quelques cas exceptionnels, on a vu des accidents laryngés se produire d'une façon précoce, alors que la dysphagie était presque nulle. Plus souvent, c'est tardivement qu'ils apparaissent, et leur interprétation est alors des plus faciles. Il arrive qu'on hésite en cas semblable entre l'hypothèse d'un anévrisme aortique et celle d'une lésion cancéreuse, et l'examen radioscopique est d'un grand secours pour cette différenciation diagnostique.

Lésions du grand sympathique. — Au cours du C. de l'œsophage, comme sous l'influence des autres tumeurs du médiastin, on peut observer des phénomènes qui s'expliquent par la lésion des filets du grand sympathique, des *rami communicantes*, inclus dans la première et la seconde racine médullaire. Les accidents observés sont alors les suivants : myosis (par paralysie des fibres musculaires dilatatrices de l'iris), rétrécissement de la fente palpébrale et rétraction du globe oculaire (paralysie du muscle de Muller), et quelquefois aplatissement de la moitié correspondante de la face.

Les signes de la compression du vague sont plus difficiles à distinguer dans l'ensemble symptomatique ; ils peuvent expliquer certains accidents de dyspnée et d'arythmie.

Perforations trachéo-bronchiques. — Les rapports de l'œsophage avec la trachée et la bifurcation des bronches expliquent très bien la fréquence de la compression et de la perforation des voies aériennes. La bronche gauche, qui croise l'œsophage en avant, est le plus souvent atteinte, en raison même de ce rapport immédiat.

C'est naturellement le cancer du tiers supérieur de l'œsophage qui atteint le plus souvent la trachée et les bronches. On considère, nous le rappelons, le resserrement de l'œsophage au point où il est croisé par la bronche gauche, comme la cause d'une localisation relativement fréquente de la lésion néoplasique au tiers supérieur de l'œsophage.

Au début, il y a souvent adhérence de la tumeur ou du ganglion dégénéré à la bronche gauche ou à l'extrémité inférieure de la trachée. On peut observer une déviation, un rétrécissement plus ou moins marqué, mais il peut y avoir aussi propagation de la lésion cancéreuse. Enfin il n'est pas rare qu'il se produise une ulcération à ce niveau et qu'il s'établisse une communication plus ou moins large et plus ou moins facilement perméable entre l'œsophage et le canal trachéo-bronchique. Dans une statistique de 120 cas relevés, par Zenker et Ziemssen, il y avait communication :

Avec les voies respiratoires 70 fois.

Avec la bronche gauche 26 fois.

Avec la trachée 20 fois.

Il y avait en plus 23 fois perforation dans le poumon, 17 fois dans le poumon droit et 6 fois dans le poumon gauche.

La perforation trachéo-bronchique provoque une toux angoissante, violente, quinteuse, avec tendance à l'asphyxie, qui se produit immédiatement après l'ingestion des liquides. On peut reconnaître les liquides ingérés (lait, liquide coloré) dans l'expectoration. Dans les cas où la fistule de communication est suffisamment large, on peut, d'après Gerhardt, observer des phénomènes d'aspiration et d'expiration à l'orifice d'un tube introduit dans l'œsophage. La flamme d'une bougie est attirée à l'inspiration et repoussée à l'expiration. Il ne faudrait pas compter beaucoup sur ce signe, en raison des petites dimensions habituelles de la perforation. La perforation œsophago-bronchique amène rapidement l'augmentation de l'inanition, parce que le malade n'ose plus boire, et des complications pulmonaires, bronchopneumonie simple ou gangréneuse. Dans un cas observé par A. Mathieu et L. Moutier, la fistule de communication, comme l'a montré l'autopsie, s'était oblitérée par le fait même de l'accroissement d'un bourgeon cancéreux qui avait fait bouchon.

Abcès péri-œsophagiens. — Ils peuvent résulter de la perforation de l'œsophage, ou simplement de la production d'un abcès par propagation d'une lymphangite dont le point de départ est une ulcération œsophagienne. Il peut se faire encore que la suppuration soit ganglionnaire ou péri-ganglionnaire. Quelquefois la perforation et l'œsophagite ont été provoquées par un cathétérisme malencontreux.

La suppuration péri-œsophagienne peut s'enkyster, mais elle peut aussi donner lieu à un phlegmon diffus du médiastin, et les organes disséqués sont alors baignés dans le pus fétide et sanieux. Les suppurations œsophagiennes peuvent s'ouvrir à la fois dans l'œsophage lui-même et dans les voies respiratoires, et donner lieu à une fistule œsophago-bronchique secondaire. Elles peuvent encore s'ouvrir dans les plèvres ou le péricarde et devenir le point de départ d'une pleurésie purulente, d'un pyo-pneumothorax, ou d'une péricardite.

On comprend combien ces accidents sont variés, et on devine par quels signes d'infection générale ils peuvent se révéler. La fièvre survient et elle révèle la suppuration profonde. Assez souvent cependant, chez des malades cachectiques, épuisés, il est impossible par le simple examen extérieur de se rendre compte de la nature, de la localisation et de l'étendue des lésions. Le mieux serait de pratiquer un examen radioscopique, ce que ne permet pas toujours de faire la faiblesse très grande du malade.

Accidents pleuro-pulmonaires. — Ils sont fréquents et variés au cours de l'évolution du cancer de l'œsophage.

Il peut y avoir :

Broncho-pneumonie ;

Apoplexie pulmonaire ;

Gangrène pulmonaire ;

Pleurésie fibrineuse, pleurésie purulente généralisée ou localisée ;

Pyo-pneumothorax ;

Tuberculose pulmonaire.

La *broncho-pneumonie*, dont l'éclosion est facilitée par l'état d'anémie et de cachexie du malade, est souvent le résultat de la pénétration dans les bronches de particules alimentaires ou de produits sanieux venus de l'œsophage. Elle peut devenir le point de départ de la gangrène pulmonaire à foyers disséminés.

Les *foyers d'apoplexie pulmonaire* peuvent être la conséquence de la production de thromboses ou d'embolies.

La perforation par propagation d'abcès péri-œsophagiens peut provoquer la production de *foyers gangréneux pleuro-pulmonaires* renfermant un pus grisâtre ou rougeâtre très fétide, et, à la suite de vomiques, d'excavations intra-pulmonaires plus ou moins étendues.

Les *complications pleurales* sont fréquentes. On peut observer des pleurésies séro-fibrineuses simples, des pleurésies purulentes, cloisonnées, enkystées ou généralisées, le pyopneumothorax localisé ou généralisé.

Dans une série de cas, on a retrouvé dans la plèvre des aliments injectés à travers une perforation œsophago-pleurale, chez des malades auxquels on pratiquait le gavage pour obvier à la lésion cancéreuse.

Enfin, on a vu, avec une fréquence assez grande, la *tuberculose* apparaître ou accélérer sa marche sous l'influence de l'affaiblissement et de l'amaigrissement qui résultent de l'inanition prolongée.

On comprend facilement que les infections et les suppurations dont il vient d'être question puissent devenir le point de départ d'accidents graves et variés de *septicémie générale*; de là des accidents d'endocardite, de méningite suppurée, etc.

Propagations cancéreuses à distance. — Les lésions cancéreuses de l'œsophage et des ganglions médiastinaux peuvent se propager par continuité, par contiguïté et par métastase.

Par *continuité*, il peut y avoir propagation à l'estomac ou à la partie inférieure du pharynx. Par *contiguïté*, la propagation peut se faire à la plèvre et au poumon, et encore, en arrière, à la colonne vertébrale.

La *lésion cancéreuse* de la colonne vertébrale peut amener tous les accidents du mal de Pott cancéreux, les douleurs névralgiques par lésion des racines médullaires et la paraplégie par compression de la moelle. C'est du reste une complication très rare.

Les *métastases*, en dehors du thorax, sont très rares,: elles peuvent résulter de la pénétration de bourgeons cancéreux dans les troncs veineux.

Le cancer peut se propager par continuité dans la cavité même des veines. Dans un cas de Leichtenstern, il s'était fait ainsi un bourgeonnement progressif de la veine azygos à la veine cave, à l'oreillette droite et au ventricule droit.

Formes cliniques et évolution. — Pour le C. de l'œsophage, comme pour toutes les maladies cancéreuses du tube digestif, il serait facile, mais sans avantage réel, de multiplier les formes cliniques.

L. Lamy, d'après l'analyse de 104 observations du service d'A. Mathieu, a dressé le tableau suivant des diverses formes cliniques: d'après le mode de début de la maladie, d'après l'absence ou la prédominance d'un des symptômes importants de la maladie, d'après sa localisation anatomique, d'après l'apparition de certaines complications.

Variations du mode de début :

1º Début brusque, par une crise inattendue de dysphagie, en pleine santé apparente (8 cas). Dans 7 cas, ce début s'est fait sans douleur, et une fois seulement avec douleur intense ;

2º Début assez rapide, la dysphagie mettant toutefois plusieurs mois à se compléter (8 cas) ;

3º Début par une période prémonitoire de douleurs gastriques (27 cas de C. du cardia).

Ce mode spécial de début appartient exclusivement, il faut le noter, au cancer du cardia.

Formes caractérisées par l'absence d'un ou de plusieurs des signes cardinaux habituels du C. de l'œsophage.

1º *Forme latente.* — Très rare. Dans un cas, la perforation de la trachée est survenue sans qu'il y ait eu ni dysphagie ni cachexie marquée, de telle sorte qu'on s'est trouvé fort embarrassé pour expliquer les troubles respiratoires ; la mort est survenue en 2 mois ;

2º *Absence d'un des signes cardinaux.* — La douleur a manqué dans 60 pour 100 des cas. Dans 17 cas, il n'y a eu aucun phénomène de régurgitation ;

3º *Prédominance d'un symptôme.* — Dans 27 cas, il y avait simplement exagération du réflexe œsophago-salivaire de Roger, et, dans 5 cas, salivation continue.

Dans ces formes, la répétition des vomissements œsophagiens devient souvent très fatigante pour le malade.

Formes cliniques d'après le siège anatomique de la lésion. — Dans le *C. du tiers supérieur de l'œsophage*, la maladie est rendue particulièrement pénible par les régurgitations fréquentes et les efforts de toux.

Dans le C. du tiers moyen, ces manifestations sont atténuées.

Le *C. du cardia* doit être subdivisé en C. primitif et en C. secondaire.

Dans 24 cas de C. du cardia, L. Lamy a noté une période prémonitoire de douleurs gastriques analogues à celles qui marquent le début du C. de l'estomac, des brûlures au creux épigastrique, du gonflement, du ballonnement ; la dysphagie n'est survenue que plus tard. La sensation d'arrêt dans la descente du bol alimentaire était localisée 15 fois à l'épigastre, 5 fois à la région médio-sternale et 2 fois à la partie supérieure de l'œsophage. Les régurgitations n'étaient tardives que dans les 8 cas où il existait une dilatation relativement marquée de la partie inférieure de l'œsophage.

D'une façon générale, la douleur était plus accusée que dans les autres localisations du C. de l'œsophage.

L'appétit était nul dans tous les cas, et, sauf dans deux d'entre eux, il y avait de l'inappétence élective.

Il existe donc une forme de transition entre le C. de l'œsophage et le C. de l'estomac. Dans le C. de l'estomac secondairement propagé à l'œsophage (6 cas), on observe d'abord les signes habituels du C. de l'estomac : anorexie, dégoût pour la viande, troubles de la digestion, douleurs, puis tardivement dysphagie et apparition d'une tumeur à la région épigastrique sous le rebord des fausses côtes.

Formes cliniques conditionnées par des complications. — Nous nous contenterons de faire remarquer que la perforation œsophago-bronchique est la plus fréquente de toutes, et de renvoyer à l'exposé fait antérieurement des principales complications, chacune d'elles, lorsqu'elle est quelque peu en relief, pouvant servir de prétexte à l'établissement d'une variété clinique.

Au point de vue de l'évolution, on peut distinguer : 1° une forme commune continue; 2° une forme à évolution entrecoupée; 3° une forme lente; 4° une forme rapide.

1° La *forme commune continue*, qui comprend les trois quarts des cas, évolue en 6 à 12 mois, après le début de la dysphagie;

2° *Dans la forme à évolution entrecoupée*, il y a des périodes d'accalmie et de rétrocession des symptômes; mais toutefois ces variations sont moins brusques et moins capricieuses que dans le spasme intermittent pur;

3° *Formes lentes* : Dans quelques cas (6 sur 104), la dysphagie était encore peu marquée au bout d'un an et même d'un an et demi. La durée de la maladie a été de deux ans et demi dans un cas;

4° *Formes rapides* : Dans 7 cas (sur 104), les accidents se sont précipités; dans ces 7 cas, les malades souffraient beaucoup.

La survenue d'une complication grave vient souvent, on l'a vu, modifier la marche de la maladie et accélérer la terminaison fatale.

Diagnostic différentiel. — Le C. de l'œsophage peut être confondu avec une série de maladies susceptibles d'amener à la fois la dysphagie et l'inanition.

. Parmi celles qui peuvent le plus souvent prêter à l'erreur, il convient de citer :

La compression de l'œsophage;

Le spasme chronique;

Le rétrécissement cicatriciel d'origine traumatique ou non traumatique;

La dilatation primitive de l'œsophage;

Les diverticules de l'hypopharynx.

Et parmi les causes plus rares de confusion, on doit citer :

Le cancer de l'estomac, la syphilis, la tuberculose et les tumeurs bénignes de l'œsophage.

Compression. — Parmi les tumeurs du médiastin susceptibles d'amener la compression et le rétrécissement de l'œsophage avec ses graves conséquences, il convient de retenir surtout l'*anévrisme* aortique, l'*hypertrophie des ganglions* et les *tumeurs du médiastin.*

Dans ces cas, l'examen radioscopique rend les services les plus précieux. Si, en effet, les battements à distance observés devant l'orifice du tube peuvent avertir du voisinage d'un anévrisme, et si le danger de perforation au cours de l'œsophagoscopie est ainsi presque nul pour un observateur attentif (Guisez), il vaut beaucoup mieux encore être prévenu d'avance de l'existence de l'ectasie artérielle et ne pas l'affronter inutilement.

Bien entendu, en l'absence d'un examen radioscopique possible, on aura soin, dans tous les cas de dysphagie suspecte, de rechercher les signes cliniques de l'anévrisme de l'aorte.

Les *adénopathies du médiastin* susceptibles de provoquer la compression de l'œsophage sont très différentes les unes des autres : .1. *tuberculeuses, cancéreuses, lymphadénie, adéno-sarcome,* etc. Ici encore l'examen radioscopique rendra de très précieux services.

Dans la pratique, il n'y a guère lieu de tenir compte des faits exceptionnels de compression par lordose, au cours du mal de Pott, etc.

Spasme de l'œsophage. — La notion du terrain névropathique préalable, le mode de début, les conditions occasionnelles de son apparition, l'intermittence et les caprices de la dysphagie spasmodique, les résultats variables du cathétérisme, le mode de disparition constituent des arguments de présomption importants en faveur du spasme. Il en est de même de la longue durée de ce dernier dans certains cas dont l'évolution paroxystique ou intermittente peut durer des années sans que survienne une cachexie comparable à celle que le cancer provoque au bout de quelques mois.

Toutefois, l'embarras peut être grand, surtout parce que le spasme peut se surajouter et se superposer au cancer. L'examen œsophagoscopique lui-même doit quelquefois être répété à plusieurs reprises jusqu'à ce que, le spasme cédant, on puisse voir la lésion cancéreuse ou constater l'intégrité de l'œsophage ou du cardia au-dessous du point contracté.

Inversement, il est possible que le cancer survienne secondairement chez des malades depuis longtemps atteints de crises paroxystiques de spasme.

Rétrécissement cicatriciel. — Le rétrécissement fibreux cicatriciel succède à des accidents plus ou moins éloignés dont le souvenir est rarement perdu : ingestion de substance caustique, brûlure, ingestion d'un corps étranger et manœuvres destinées à son extraction. L'image sèche, étoilée, blanchâtre de la région cicatricielle, l'absence de bourgeonnements, de suintement sanguin ou sanieux fétide permettent d'établir facilement le diagnostic dans le plus grand nombre des cas. Toutefois, l'existence de bourgeons inflammatoires sanguinolents et d'ulcérations traumatiques peut tenir le diagnostic en suspens. Il ne faut pas oublier non plus que le cancer peut se greffer secondairement sur une lésion cicatricielle.

Guisez a insisté dans ces derniers temps sur l'existence de *rétrécissements fibreux* d'origine inflammatoire attribuables à l'œsophagite chronique. Il en aurait observé 7 cas (5 au cardia et 2 à l'extrémité supérieure) ([1]).

Dilatation primitive de l'œsophage. — Les caractéristiques sont la très longue durée des accidents et les signes de grande dilatation de l'œsophage. Ici encore l'examen radioscopique est, par excellence, le moyen le meilleur et le plus sûr d'établir le diagnostic différentiel ([2]).

Diverticules de l'hypopharynx. — Les diverticules de l'hypopharynx sont, nous le rappelons, à l'occlusion permanente de la bouche supérieure de l'œsophage ce que la dilatation œsophagienne est à l'occlusion permanente du cardia. Le rejet à la fin du repas d'aliments ingérés au début, tantôt le passage facile de la sonde dans l'œsophage, tantôt son arrêt dans un cul-de-sac infranchissable, la tumeur du cou à la suite de l'ingestion des aliments constituent des signes de probabilités ; l'examen radioscopique et quelquefois l'examen œsophagoscopique permettent d'établir le diagnostic avec une rapidité et une facilité inconnues autrefois, malgré le grand effort d'ingéniosité dépensé.

Exceptionnellement la greffe d'une lésion cancéreuse sur l'éperon d'un diverticule de longue date viendrait apporter au diagnostic des difficultés que l'examen direct peut du reste lever.

C. de l'estomac. — Le diagnostic différentiel est à établir dans des conditions variées :

a) Un cancer de l'estomac, surtout du voisinage du cardia, donne lieu à des accidents d'œsophagisme symptomatique ; dans ce cas, du reste, le cathétérisme et la radioscopie montrent facilement qu'il n'y a pas de lésion sténosante de l'œsophage ;

b) Un cancer de l'estomac situé au voisinage du cardia provoque, par le fait même de sa localisation et de son extension, tout d'abord le spasme, et plus tard le rétrécissement de cet orifice. On constate souvent, dans l'évolution de la maladie, une première phase dans laquelle le malade accuse des manifestations subjectives identiques à celles qui appartiennent au C. de l'estomac d'une façon générale (anorexie, amaigrissement, vomissements, etc.). Souvent on finit par trouver une tumeur à la partie supérieure de la région épigastrique, sous le rebord des côtes gauches.

c) Soupault a montré que, dans certains cas de cancer atrophiant de l'estomac, on observe surtout des phénomènes de dysphagie et

---

1. *Bullet. de la Soc. méd. des Hôp.*, 4 mars 1910.
2. Voir plus haut l'histoire de la dilatation primitive de l'œsophage, p. 229, et des diverticules, p. 261.

des régurgitations analogues à ceux que l'on constate lorsqu'il existe une sténose cancéreuse du cardia avec dilatation sus-jacente. Toutefois, la sonde pénètre plus loin qu'elle ne le ferait si elle était arrêtée au cardia; mais elle pourrait se replier dans une grande dilatation précardiaque. Les recherches récentes ont montré la fréquence de cette forme de cancer de l'estomac dont on trouvera plus loin l'histoire. L'examen radioscopique rend très facile un diagnostic très difficile sans lui.

Pour le diagnostic différentiel des sténoses œsophagiennes d'origine syphilitique ou tuberculeuse, et pour celui des tumeurs bénignes, nous nous contenterons de renvoyer aux chapitres dans lesquels ont été étudiées ces lésions rares.

C. — TRAITEMENT DU CANCER DE L'ŒSOPHAGE

Comme les tumeurs malignes des autres organes, le C. de l'œsophage peut amener la mort par le fait de l'extension progressive des lésions, par celui des accidents qui résultent de la nécrose et de l'ulcération du néoplasme primitif ou de ses colonies et par la cachexie cancéreuse. De plus, la sténose est une cause rapide d'inanition, susceptible de provoquer par elle-même la terminaison fatale et d'accélérer en tout cas la cachexie finale.

Ici, comme ailleurs, l'idéal serait de détruire la lésion cancéreuse, soit par des moyens médicaux, soit par exérèse chirurgicale. Les moyens médicaux se sont montrés jusqu'ici impuissants à amener autre chose qu'une amélioration passagère. Quant à l'exérèse chirurgicale tentée dans une série de cas, elle se heurte à des difficultés d'exécution qui résultent de la topographie même du conduit œsophagien.

On a donc dû se borner le plus souvent à alimenter les malades le mieux possible, à soutenir leurs forces et à atténuer leurs souffrances.

Nous exposerons successivement le traitement médical, la petite chirurgie et la grande chirurgie du C. de l'œsophage.

Le traitement médical comprend l'alimentation et la médication.

Alimentation. — Très rapidement on se trouve amené à éliminer les aliments irritants et mal divisés, et à prescrire une alimentation liquide ou demi-liquide : lait, laitages, bouillons, potages, œufs, purées claires, viande finement hachée ou poudres nutritives suffisamment délayées. Souvent les aliments un peu gluants, tels que les potages au bouillon et tapioca, non seulement franchissent avec une certaine facilité le point rétréci, mais même paraissent faciliter le passage des aliments ingérés ensuite. Ces potages gluants semblent agir à la façon de l'huile d'olives, qu'on donne souvent par cuillerées espacées pour oindre et rendre plus facilement perméable la région rétrécie.

Il vaut mieux que les repas soient petits et espacés que d'être rares et copieux. Il est bon après chacun d'eux de faire avaler quelques gorgées d'eau, ou mieux encore d'eau de Vichy, de façon à nettoyer l'œsophage et à faire que les particules alimentaires ne séjournent que le moins possible au-dessus de la sténose.

On pourra avoir recours aux lavements alimentaires ; mais on ne s'illusionnera pas sur leur valeur très relative. En cas de besoin, on fera des injections massives de sérum chloruré sodique pour remédier à la déshydratation.

Médication. — La médication peut se proposer de guérir la lésion, d'en atténuer les conséquences néfastes, de calmer les douleurs, de soutenir les forces du malade.

Médication curative. — Les médications qui ont eu l'intention et la prétention de guérir le cancer ont naturellement été appliquées au traitement du C. de l'œsophage sans plus de succès que pour le traitement du cancer des autres organes. On pourrait dresser une longue liste des substances ainsi préconisées : les unes devaient agir localement, les autres à distance et par action générale sur l'organisme ; substances arsénicales diverses, cacodylate, sels de quinine, nitrate d'argent, chlorate de soude, sérums anticancéreux, etc., ont été successivement employés et délaissés.

Seul le *radium*, le dernier venu, mérite une mention particulière.

Employé tout d'abord en Allemagne, il y a été abandonné en raison des dangers très grands de son application. En effet, le radium ne détruit pas seulement les tissus néoplasiques, il attaque aussi les tissus sains à travers lesquels il peut produire ainsi des perforations. Même en utilisant l'œsophagoscope pour en localiser l'application, il est très difficile de restreindre l'action destructive de ses émanations à la tumeur qui le plus souvent est non pas exactement annulaire, mais latérale, de sorte que le canal sténosé, qui n'occupe pas l'axe même du conduit œsophagien n'est pas situé au centre même de la production néoplasique. De là une difficulté très grande pour protéger la partie saine ou peu atteinte de la paroi contre l'action ulcérante du radium. Toutefois, Guisez a employé le radium dans 26 cas de C. de l'œsophage(¹). Il déclare en avoir obtenu de très bons résultats, en particulier dans trois cas dans lesquels l'examen bioptique avait été pratiqué à une phase initiale de la maladie, grâce à l'œsophagoscopie. Les troubles dysphagiques et les lésions elles mêmes ont disparu. La guérison au bout de quelques mois paraissait se maintenir.

Médication modificatrice. — Toutefois l'emploi d'un certain nombre des substances antérieurement préconisées peut être utile. C'est ainsi que des badigeonnages avec une solution de *nitrate d'argent* peuvent atténuer les phénomènes inflammatoires secondaires.

A. Mathieu se sert volontiers du *chlorate de soude*. Depuis long-

1. GUISEZ, Du traitement du C. de l'œsophage par les applications locales directes du radium. *Gaz. des hôpit.*, p. 865, 1912.

temps, il prescrit aux malades atteints de sténose néoplasique incomplète de l'œsophage de prendre par cuillerées à soupe, espacées de demi-heure en demi-heure, la solution suivante :

    Chlorate de soude. . . . .   7 gr. 50
    Eau   —   . . . . 600 gr.

Ou encore 15 cuillerées à soupe ou 50 demi-cuillerées à soupe espacées par jour de la solution :

    Chlorate de soude. . . . .   50 gr.
    Eau   —   . . . .   1 litre

Le traitement se fait par séries de 10 à 15 jours.

La solution de chlorate de soude est donnée systématiquement à doses fractionnées, de façon à ce que le contact du sel avec l'ulcération soit prolongé.

A. Mathieu, plus récemment, a fait ingérer pendant 2 ou 3 jours des capsules ou des cachets (2 à 5 par jour), renfermant 1 gr. de chlorate de soude et 1 gr. de lactose. Théoriquement, ces cachets doivent s'arrêter au niveau du point rétréci, se rompre et laisser le chlorate de soude se répandre sur la surface ulcérée de la lésion. On observe alors une sensation de brûlure, quelquefois de la dysphagie plus marquée pendant un ou deux jours, et ensuite la déglutition se fait, en général, avec plus de facilité qu'avant le traitement. Il emploier aussi de la même façon des cachets qui renferment 0 gr. 50 de bichlorhydrate neutre de quinine et 1 gr. de lactose (2 à 4 par jour, pendant 3 ou 4 jours). On observe habituellement une amélioration de la dysphagie, qui persiste pendant quelques jours.

Médication calmante. — Elle peut être locale ou générale. Avant l'intervention de l'œsophagoscopie, on n'employait que des solutions calmantes étendues de chlorhydrate de morphine, de chlorhydrate de cocaïne, etc. L'introduction de l'œsophagoscope peut permettre de faire des applications intensives et localisées de solutions fortes de cocaïne ou de stovaïne, qui peuvent souvent amener une sédation momentanée dès douleurs et du spasme. Malheureusement le cathétérisme œsophagoscopique est pénible et non exempt de dangers, et force est bien d'avoir recours encore aux solutions calmantes, et quelquefois, au besoin, en cas de douleurs vives et persistantes, aux injections hypodermiques de dionine ou de morphine.

Médication fortifiante. — Elle consiste surtout actuellement dans des injections de cacodylate de soude ou d'arrhénal. On s'abstiendra des injections de strychnine qui pourraient favoriser le spasme œsophagien. Les injections hypodermiques de sérum chloruré à doses massives peuvent rendre service momentanément, en particulier pour remonter les malades avant la gastrostomie.

Petite chirurgie du cancer de l'œsophage. — Nous comprenons dans ce titre général le cathétérisme dilatateur, le gavage et le tubage permanent et l'électrolyse linéaire ou annulaire.

La technique de ces diverses pratiques a été exposée déjà à propos du traitement des rétrécissements cicatriciels de l'œsophage, nous n'avons pas à la décrire de nouveau ici.

Nous nous contenterons de faire remarquer que la nature même de la lésion cancéreuse, sa fragilité, sa tendance à la reviviscence après destruction partielle, les dangers permanents d'ulcération, d'infection et de perforation restreignent beaucoup l'utilité de ces diverses manœuvres. Dans un grand nombre de cas, le tubage dilatateur et le tubage destiné à l'introduction des aliments dans l'estomac au delà de la zone sténosée ont amené la perforation de l'œsophage avec ses graves conséquences et provoqué la production de foyers de suppuration du médiastin.

L'examen direct par l'œsophagoscope peut permettre de distinguer les cas les moins dangereux, ceux dans lesquels la nature squirreuse de la lésion et le siège central du canal sténosé, l'absence de cul-de-sac au-dessus du rétrécissement, réduisent au minimum les risques du cathétérisme. Toutefois, les renseignements ainsi fournis sont forcément toujours insuffisants, puisqu'on ne peut voir que la partie supérieure de la région cancéreuse et qu'on ignore ce qui existe au-dessous. C'est pour cette raison qu'on a cherché en Angleterre et plus tard en Allemagne à substituer le drainage permanent au cathétérisme intermittent et répété. Ce drainage a été réalisé soit à l'aide de sondes œsophagiennes laissées à demeure, soit, ce qui est moins pénible, à l'aide de courts tubes d'ébonite ou de métal qu'on met en place grâce à des mandrins spéciaux. Un fil à demeure permet de les retirer à volonté. On cite des malades qui, grâce au drainage à demeure, ont pu s'alimenter suffisamment pendant des semaines et même des mois. Pour notre part, nous préférons avoir recours à la gastrostomie précoce.

On comprend combien est risquée l'*œsophagotomie linéaire*. L'*électrolyse linéaire*, moins dangereuse immédiatement, ne peut donner que des résultats momentanés. Le chemin ouvert ne tarde pas à être de nouveau oblitéré par le bourgeonnement cancéreux. L'*électrolyse circulaire* ne pourrait être employée que dans certains cas dans lesquels l'examen œsophagoscopique et l'examen radioscopique combinés montreraient qu'il n'y a qu'une sorte d'anneau ou de diaphragme squirreux.
A. Mathieu.

Traitement chirurgical. — Il peut se proposer d'être *curatif* ou simplement *palliatif*.

Traitement curatif. Exérèse [1].

Le traitement radical, par l'extirpation, du cancer de l'œsophage, était hier encore du domaine des conceptions théoriques. Aujourd'hui,

1. Arbuthnot Lane, *Brit. med. Journal*, 1911, p. 16. — Barbier, Le traitement radical du cancer de l'œsophage cervical, *Thèse de Lyon*, 1909. — Bryant, The

s'il n'est pas encore possible de juger définitivement de la valeur de la résection de l'œsophage thoracique, les faits cliniques sont déjà assez nombreux pour qu'on puisse parler, en toute connaissance de cause, de la résection de l'œsophage cervical. Nous devons donc séparer l'étude du traitement radical du cancer de l'œsophage en deux parties comprenant :

    1° L'extirpation du cancer de l'œsophage cervical ;
    2°   —   —   thoracique.

On trouvera dans une autre partie de cet ouvrage les données relatives à l'extirpation du cancer de l'œsophage abdominal (Voir Estomac).

surgical technic of entry to the posterior mediastinum, *Transact. of the Amer. surg. Assoc.*, 1895, XIII. p. 255. — DOBROMISSLOV, *Wratch*, 1900, XXI. p. 845. — ENDERLEN, Ein Beitrag z. Chir. des hint. Mediastin., *Deutsche Zeitsch., für Chir.*, 1901. p. 440. — J. L. FAURE, L'extirpation de l'œsophage thoracique, *Presse Médicale*. 1903, n° 21, p. 231. — FEDOROFF, Traitement du cancer de l'œsophage, *II° Congrès internat. de Chir.*, Bruxelles, 1908. — GARRE, Ueber Œsophagusresektion mit Œsophagoplastik, *XXVII° Congrès All. de Chir.*, 1898. — GLÜCK, Der gegenwärtige Stand der Chir. des Schlundes, Kehlkopfes u. Trachea, *Arch. f. klin. Chir.*, Bd LXIX, p. 456. — HOCHENEGG, Totale Kehlkopfextirpation u. Resektion des Œsophagus wegen Carcinom, *Wiener klin. Wochenschr.*, 1892, n° 8. — VON HACKER, Ueber Resektion u. Plastik am Halsabschnitt der Speiseröhre insbesondere beim Carcinom, *Arch. f. klin. Chir.*, 1908, Bd LXXXVII, p. 237. — GREEN et JANEWAY, Cancer de l'œsophage et du cardia, *Ann. of Surgery.*, 1910, LII, p. 67. — KASANSKI, Operative Behandlung des Œsophaguscarcinoms. *Inaug. Diss.*, Basel, 1905. — KEITEL, Ein Beitrag zu den Operationen am Pharynx u. Œsophagus, *Inaug. Diss.*, Berlin, 1885. — KOCHER, *Chirurgische Operationslehre*. 1897, III Auflage. — KÜTTNER, Erfahrungen über Operationen bei Unter-und Ueberdruck, *Congrès All. de Chir.*, 1905, *Ctrbl. f. Chir.*, 1908, p. 96. — KÜMMEL, Traitement du cancer de l'œsophage. *II° Congrès internat. de Chir.*, Bruxelles, 1908. — MARWEDEL, Ein Fall von Resektion des Œsophagus bei Carcinom. *Beitr. z. klin. Chir.*, Bd XIV, p. 730. — MICKULICZ, Ein Fall von Resektion des carcinomatösen Œsophagus mit plastichem Ersatz des excidierten Stückes, *Prager med. Wochschr.*, 1886, n° 10. — NARRATH, *Beitr. z. Chir. des Œsophagus u. des Larynx, Arch. f. klin. Chir.*, 1897, Bd LV. — NOVARO, Un caso d'asportarzione parziale del pharynge, *Riforma med.*, 4 juin 1891. — POULSEN, Zur Pharyngo-u. Œsophagoplastik, *Ctrbl. f. Chir.*, 1891, p. 15. — REHN, Operationen an dem Brustabschnitt der Speiseröhre, *Archiv. f. klin. Chir.*, 1898. — De QUERVAIN, Zur Resektion des Halsabschnittes der Speiseröhre wegen Carcinom, *Arch. f. klin. Chir.*, 1899, Bd LVIII. p. 858. — SCHULTZ, Der Krebs der Speiseröhre, *Inaug. Diss.*, Berlin, 1886. — SCHMIEDEN, Eigene Erfahrungen mit dem Druckdiff. Verfahren nach Sauerbruch, *Congrès all. de Chir.*, 1908, in *Ctrbl. f. Chir.*, 1908, p. 94. — SAUERBRUCH. Die Chir. des Brustteils der Speiseröhre, *Beitr. z. klin. Chir.*, 1905, Bd XLVI, p. 405, *Id.* : Ueber die Indikationen z. Resektion des Brustabschnittes der Speiseröhre. *Deutsche Zeitsch. f. Chir.*, 1909, Bd XCVIII, p. 115. — SENCERT, La Chir. de l'Œs. thor. et abd., *Thèse de Nancy.*, 1904. — SONNENBURG, *Deutsche med. Wochschr.*, 1884, p. 459. — TIEGEL, Zur Chir. des Œsophagus, *Beitr. z. klin. Chir.*, Bd LXV, p. 314, — TAUBER, Ueber die Kehlkopfextirpation, *Arch. f. klin. Chir.*, Bd XLI, p. 641. — TUFFIER, Les opérations sur la portion thoracique de l'œsophage, *Bull. et Mém. de la Soc. de Chir.*, 12 mai 1905. — WENDEL, *Beitr. z. endothorakalen Œsophaguschirurgie, Arch. f. klin. Chir.*, 1907, Bd LXXXIII. p. 635. — WILLY MEYER, Œsophago-gastrostomie après résection intra-thoracique de l'œsophage, *Ann. of Surgery*, 1909, L, p. 175. — WILMS. Ueber Resektion des Œsophagus, *Inaug. Diss.*, Bonn, 1890. — ZIMMERMANN, *Münchner med. Wochschr.*, 1911, p. 256.

I. — **Extirpation du cancer de l'œsophage cervical.**

Expérimentalement démontrée par Billroth en 1872, la possibilité de la résection circulaire d'un segment de l'œsophage cervical devint, avec la 1re opération de Czerny en 1877, une réalité clinique. Malgré le beau succès obtenu à cette époque déjà ancienne par Czerny, la résection de l'œsophage cervical pour cancer n'a été pratiquée qu'un très petit nombre de fois. En 1899, de Quervain, à l'occasion d'un cas opéré par lui, réunissait les 14 faits alors connus de résection de l'œsophage cervical pour carcinome. En 1908, von Hacker en rassemblait 25. Depuis cette époque, le nombre de ces opérations ne s'est guère accru (Küttner, Körte, Fédoroff, Zimmermann, Arbutnot Lane, Weiss, de Nancy), si l'on ne tient compte, bien entendu, que d's résections circulaires pour cancer primitif de l'œsophage, et si l'on rejette les cas, évidemment assez nombreux, de résections partielles de l'œsophage au cours de l'extirpation de cancers thyroïdiens ou laryngés propagés à l'œsophage. Cette pénurie de faits tient à la rareté du cancer primitif de l'œsophage cervical, à ce fait qu'il est exceptionnel que le chirurgien soit appelé pendant les premières périodes de la maladie, à ce fait enfin que les résultats immédiats des opérations pratiquées jusqu'ici n'ont pas été assez brillants pour séduire la majorité des médecins. Pour la plupart d'entre eux, le cancer de l'œsophage reste une maladie incurable, et les malheureux qui en sont atteints ne sont justiciables de la chirurgie que quand l'impossibilité complète de l'alimentation réclame la gastrostomie de nécessité. C'est cette fâcheuse croyance qui a longtemps enrayé l'essor de la chirurgie du carcinome gastrique. C'est elle encore qui a jusqu'ici empêché l'ablation du cancer de l'œsophage cervical de devenir une opération féconde, d'autant plus féconde qu'elle s'adresse à une affection toujours et rapidement mortelle. Aussi le jugement que les seuls chiffres actuels permettent de poser devra-t-il être réformé, au fur et à mesure que, les malades étant opérés plus tôt, les résultats de l'opération iront s'améliorant.

La mortalité opératoire est, en effet, aujourd'hui encore, considérable. Les 25 opérations rassemblées par von Hacker ont donné 9 morts immédiates (36 pour 100), sans compter 3 cas de morts survenues au cours des suites médiates, du fait de l'opération, ce qui porterait à 48 pour 100 le taux de la mortalité opératoire.

Une première cause de mort immédiate ou rapide, c'est le schock opératoire. Des malades affaiblis par une longue inanition, amaigris, cachectiques, ne peuvent supporter une opération longue, difficile et forcément septique. Aussi, dans la moitié des cas, la cause de la mort est-elle rapportée à l'affaiblissement progressif du cœur, aux troubles respiratoires consécutifs à une longue anesthésie, au shock.

Une autre cause de mort, c'est l'infection de la plaie, provoquée par la salive, la déglutition des aliments, ou simplement par le contact, avec le tissu cellulaire péri-œsophagien, des sécrétions putrides stagnantes au niveau de l'œsophage cancéreux. La cellulite cervicale, la médiastinite, avec toutes deux les hémorragies secondaires, la pleuro-pneumonie infectieuse, la « Schluckpneumonie » constituent la deuxième grande cause de mort après la résection de l'œsophage cancéreux. Une complication opératoire qui prédispose singulièrement aux accidents post-opératoires rapides, c'est la blessure des voies aériennes. A l'époque où jusqu'alors le chirurgien l'a vu, le cancer de l'œsophage cervical est très fréquemment adhérent au larynx ou à la trachée. Dans près de la moitié des cas de von Hacker, de telles adhérences ont compliqué l'opération. On peut dire que le cancer de l'œsophage se propage plus rapidement aux voies aériennes que le cancer des voies aériennes à l'œsophage (6,7 pour 100 seulement, d'après Tauber). Aussi le larynx a-t-il été blessé et un récurrent coupé, ce qui a nécessité la trachéotomie, dans un cas de Bergmann; la trachée ouverte et suturée, mais secondairement nécrosée, ce qui amena une pneumonie mortelle, dans un cas de Hildebrandt; la trachée ouverte et inondée de sang, ce qui amena, malgré la trachéotomie, une asphyxie rapide dans un cas de Hildebrandt; le récurrent coupé et le larynx ouvert, ce qui amena la mort par pneumonie septique dans un cas de Kocher. C'est donc, au point de vue des suites immédiates de l'opération, une grave complication que la blessure involontaire, si propice à l'infection, des voies aériennes. Ce n'est pas, en effet, la section ou même la résection du larynx et de la trachée qui, par elle-même, augmente beaucoup la mortalité opératoire; ne constate-t-on pas, en effet, que les cas dans lesquels l'ablation du larynx et même d'une partie de la trachée a été délibérément pratiquée au cours de l'opération n'ont pas donné une mortalité supérieure à celle qu'ont donnée les cas de résections œsophagiennes isolées? Deux cas de Garré, deux cas de von Hacker, deux cas de Langenbeck et de Mickulicz, un cas de Novaro ont, en effet, été suivis de guérisons opératoires. Ce qui est dangereux, c'est la blessure involontaire des voies aériennes en milieu septique.

Les résultats éloignés de la résection de l'œsophage cervical pour cancer ne sont pas jusqu'à présent bien brillants. 12 cas de guérisons opératoires ont été suivis de mort rapide, par récidive en : 7 semaines, 8 mois et demi, 9 mois, 11 mois, 12 mois, 15 mois. Un opéré de von Hacker était encore en bonne santé, libre de toute récidive, 18 mois après l'opération, au moment de la publication de l'auteur; un cas de Fédoroff, 50 mois après l'opération.

La cause principale de la rapidité de la récidive (nous ne parlons pas, bien entendu, des cas dans lesquels la section inférieure de l'œsophage n'a pu dépasser les limites de la tumeur et dans lesquels on doit parler non de récidive, mais de continuation de la maladie) est encore l'adhérence de la tumeur aux voies aériennes. Dans un cas de Mickulicz et dans un cas de von Hacker, la récidive survint dans le larynx et dans la trachée; il en fut de même dans les cas de de Quervain et de Streissler.

Une autre cause de récidive rapide c'est la repullulation ganglionnaire de la tumeur. Nous avons vu (Chap. Ier) que les lymphatiques de l'œsophage cervical se rendent à deux groupes ganglionnaires, situés l'un le long de la carotide primitive et de la jugulaire interne, tout près de la paroi œsophagienne, l'autre plus en dehors, dans la fosse sus-claviculaire, dans l'angle que forment la jugulaire interne et la veine sous-clavière. La plupart du temps, les ganglions juxta-œsophagiens sont enlevés, volontairement ou non, en même temps que la tumeur. Mais les ganglions sus-claviculaires doivent être cherchés. Or, il en est à peine fait mention dans les relations d'opérations. Garré, Czerny, Narath, disent bien qu'ils ont enlevé des ganglions infectés. Mais il n'est fait nulle part mention d'une recherche systématique des ganglions sus-claviculaires.

En somme, résultats immédiats peu brillants, résultats éloignés pitoyables, tel serait le bilan actuel de la résection de l'œsophage cervical pour cancer. Les causes de la gravité opératoire sont, en dehors de l'état de cachexie des malades, les blessures involontaires des voies aériennes et l'infection de la plaie; les causes de récidive sont l'invasion cancéreuse des voies aériennes et des ganglions sus-claviculaires. Ce sont là, de part et d'autre, des dangers contre lesquels on peut se prémunir. Nous sommes convaincus, avec von Hacker, qu'en préparant soigneusement les malades, en suivant une bonne technique et en surveillant les opérés, on peut arriver à de meilleurs résultats. Nous décrirons la technique de la résection de l'œsophage cervical pour cancer, telle que nous l'entendons.

Technique opératoire. — A) **Soins pré-opératoires.** — Comme de Quervain, comme von Hacker, nous rejetons la trachéotomie préliminaire, comme une cause d'infection de la plaie. Il sera toujours temps si, au cours de l'opération, on doit agir sur les voies aériennes, de la faire en terminant l'opération. Nous rejetons de même l'œsophagostomie cervicale qui a cependant été pratiquée dans un quart des cas. Elle aussi prédispose à l'infection de la plaie, et elle ne met pas à l'abri, après l'opération, de l'infection par les aliments introduits par la sonde. Nous lui préférons de beaucoup la *gastrostomie*.

Nous avons à plusieurs reprises insisté sur l'importance de la gastrostomie comme temps préliminaire de toutes les graves opérations pratiquées sur l'œsophage, et si elle n'a été pratiquée que trois fois sur 26 avant l'extirpation de cancer de l'œsophage cervical, nous ne l'en recommanderons, vu les résultats, que davantage. Elle a pour principaux avantages : 1° de suralimenter le malade avant l'opération et de le rendre plus apte à la supporter; 2° de permettre une alimentation post-opératoire rapide, susceptible de favoriser et de hâter la guérison; 3° de diminuer dans des proportions considérables les chances d'infection de la plaie cervicale par les aliments, même introduits par une sonde, dans les heures et les jours qui suivent l'opération. Comme l'a montré von Hacker, elle a encore pour avantage de permettre, comme nous le verrons à propos des indications opératoires, une délimitation exacte de l'extrémité inférieure de la partie à enlever. Pratiquée sous l'anesthésie cocaïnique, par un des nombreux procédés sphinctériens qu'il est inutile de rappeler ici, elle ne constitue pas une opération importante susceptible d'affaiblir, même momentanément, le futur opéré.

B) **Opération**. — α) **Anesthésie**. — Bien que von Hacker ait pu mener à bien l'extirpation d'une tumeur de l'œsophage sous la simple anesthésie cocaïnique, nous recommanderons d'employer le plus souvent l'anesthésie générale au chloroforme, ou régionale à la rachino-vocaïne.

β) **Incision cutanée**. — L'incision curviligne, employée généralement pour l'ablation des tumeurs thyroïdiennes et qui a été recommandée pour la résection de l'œsophage, nous semble une inutile complication. Elle est de plus, comme nous le verrons dans un instant, défavorable à la reconstitution plastique de l'œsophage à l'aide de lambeaux cutanés. Nous lui préférons de beaucoup l'incision longitudinale de l'œsophagotomie externe, pratiquée sur le bord antérieur du sterno-cléido-mastoïdien gauche, et allant depuis le bord supérieur du cartilage thyroïde, plus haut si c'est nécessaire, jusqu'à la fourchette sternale. Cette incision est très suffisante pour mettre à nu largement l'œsophage. Pour la recherche des ganglions sus-claviculaires, on branchera à l'extrémité inférieure de l'incision verticale une incision transversale permettant d'atteindre le confluent veineux rétro-claviculaire et les ganglions adjacents.

La peau incisée, on met à nu l'œsophage, comme dans l'œsophagotomie externe (voir Chap. V); il peut être utile ici, pour bien dégager la région, dans les cas de tumeurs bas situées, de sectionner le chef sternal du St. Cl. M. Si un lobe thyroïdien adhérent à l'œsophage ne se laisse pas récliner, on en pratiquera la résection. L'œsophage mis à nu et bien isolé, on pratiquera l'extirpation de la tumeur.

γ) **Extirpation de la tumeur**. — Si la tumeur n'est pas adhérente aux voies aériennes et que l'œsophage se laisse bien isoler, on s'efforcera de placer au-dessus et au-dessous de la tumeur, loin d'elle, en tissu sain, une quadruple ligature, destinée à fermer la portion d'œsophage à enlever comme un sac. On sectionne ensuite l'œsophage au-dessus et au-dessous de la tumeur entre chacune des doubles ligatures, et la tumeur est enlevée sans que la lumière du conduit ait été ouverte. Malheureusement, si la limitation inférieure de la tumeur est le plus souvent possible, il n'en est pas de même de sa limitation supérieure ; et il n'est pas possible en général de lier l'œsophage au-dessus de la tumeur trop proche de son extrémité supérieure. Dans ce cas, on sectionne la partie inférieure entre deux ligatures. Le bout inférieur de l'œsophage, recouvert d'une compresse, est provisoirement abandonné dans la plaie, tandis que le bout supérieur, comprenant la tumeur, est disséqué de l'espace prévertébral et relevé peu à peu jusqu'à ce qu'on arrive au-dessus de la tumeur pour sectionner l'œsophage en tissu sain.

Si la tumeur est adhérente aux voies aériennes, on en pratique la résection simultanée : ablation du larynx, du larynx et de quelques anneaux trachéaux, résection circulaire de la trachée immédiatement suivie, bien entendu, soit de l'abouchement du bout inférieur à la peau, soit d'une trachéotomie inférieure.

δ) **Traitement des deux bouts de l'œsophage réséqué, et fermeture de la plaie.** — Si la portion d'œsophage réséqué est très courte, ne dépasse pas 4 centimètres, surtout si, comme dans le cas de sarcome de la paroi antérieure par exemple, on a pu laisser un pont de muqueuse postérieure, on tentera la réunion circulaire, bout à bout, de l'œsophage. Une telle suture sera presque toujours impossible ; elle n'a pas tenu dans un cas de Czerny dans lequel la partie réséquée ne mesurait pas 4 centimètres. Même en attirant vers le haut l'œsophage thoracique, même en le fixant préventivement, comme Narath, aux muscles prévertébraux, on n'a guère de chances de pouvoir faire une bonne suture circulaire.

On a proposé de laisser la plaie granuler, en abandonnant les deux bouts de l'œsophage, et de recouvrir ensuite cette plaie de greffes de Thiersch. Le malade à qui Kümmel a fait cette opération est mort d'œdème du larynx ; c'est là évidemment une pratique défectueuse, à laquelle il faut renoncer.

Deux cas peuvent se présenter : ou bien le bout inférieur, dépassant vers le haut la fourchette sternale, se laisse facilement attirer vers l'extérieur ; ou bien, si la résection a été plus étendue vers le bas, le bout inférieur plonge en arrière du sternum dans le médiastin, et n'est pas attirable.

Dans ce dernier cas, il faut abandonner le bout inférieur dûment cautérisé et fermé dans le médiastin. C'est là un gros danger d'infection médiastinale, car l'œsophage cancéreux est très septique et son occlusion forcément imparfaite. Nous conseillons de recourir dans ce cas à l'occlusion par invagination, suivant le procédé de Sencert. Par ce bout inférieur, on pousse dans l'estomac une sonde qu'on attire à l'extérieur par l'orifice de la gastrostomie préalablement établie. A l'extrémité de cette sonde, on attache un long fil de lin ou de catgut, et on retire la sonde, armée de son fil, jusqu'à la plaie cervicale. On détache le fil de la sonde, et on se sert de ce fil pour fermer le bout inférieur de l'œsophage. Quand l'occlusion est faite, on tire sur le bout du fil qui sort par la fistule gastrique, et on invagine ainsi le bout inférieur de l'œsophage ; on le retourne en doigt de gant sur la longueur que l'on veut. L'occlusion en est désormais absolue, et sa muqueuse septique est très loin de la plaie cervicale.

Dans le premier cas, le bout inférieur, mobile, est attiré au dehors, et sa circonférence antérieure soigneusement suturée dans l'angle inférieur de la plaie.

Dans les deux cas, le bout supérieur est à son tour attiré soigneusement, et sa circonférence antérieure suturée à l'angle supérieur de la plaie.

Il convient dès lors de fermer la plaie cervicale. La meilleure façon d'éviter l'infection de la plaie par le bout supérieur de l'œsophage, c'est de la recouvrir complètement de peau. Pour cela, grâce à deux incisions supérieures et deux incisions inférieures transversales (fig. 121), on mobilise deux lambeaux latéraux transversaux, qu'on attire vers la profondeur et qu'on suture au fond de la plaie, pour les y faire adhérer par leur face cruentée. De plus on suture ces lambeaux l'un à l'autre dans le milieu de la plaie ; enfin on suture

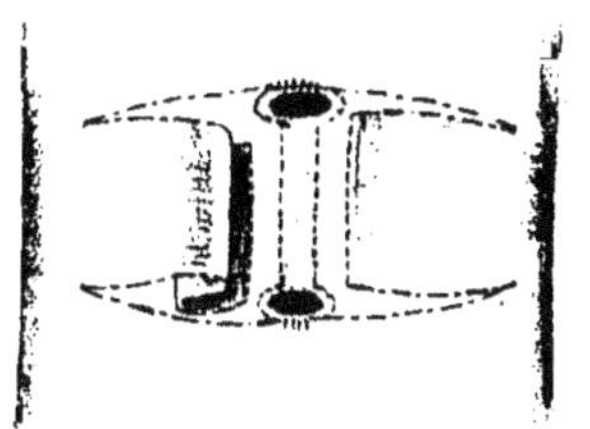

Fig. 121 (schématique). — Occlusion de la plaie cervicale à l'aide de deux lambeaux latéraux.

le bord supérieur d'un des lambeaux supérieurs à la circonférence postérieure du bout supérieur de l'œsophage, et l'un des lambeaux inférieurs à la circonférence postérieure du bout inférieur. Un petit drain est glissé sous chaque lambeau et l'opération est ainsi terminée, la plaie cervicale étant complètement recouverte de peau. Entre les deux bouts de l'œsophage, il existe une rigole cutanée dans laquelle peuvent glisser les sécrétions du bout supérieur. Cette oblitération cutanée complète de la plaie constitue le premier temps de la reconstitution plastique de l'œsophage imaginée et exécutée avec succès par von Hacker.

Si l'on a réséqué les voies aériennes, la technique est la même ; il est, en effet, exceptionnel qu'on puisse rétablir par une suture circulaire la continuité de la trachée ; on suture donc à la peau le bout supérieur et le bout inférieur du tube aérien, en ayant soin de séparer le bout inférieur du bout inférieur de l'œsophage pour éviter sa contamination, et on dispose les lambeaux comme nous venons de le décrire.

Par un traitement post-opératoire judicieux, consistant surtout en un changement fréquent du pansement, on obtient la guérison complète de la plaie en un mois environ. On se trouve alors en présence d'un individu porteur d'une gouttière cutanée unissant le bout supérieur et le bout inférieur muqueux de l'œsophage réséqué (fig. 122).

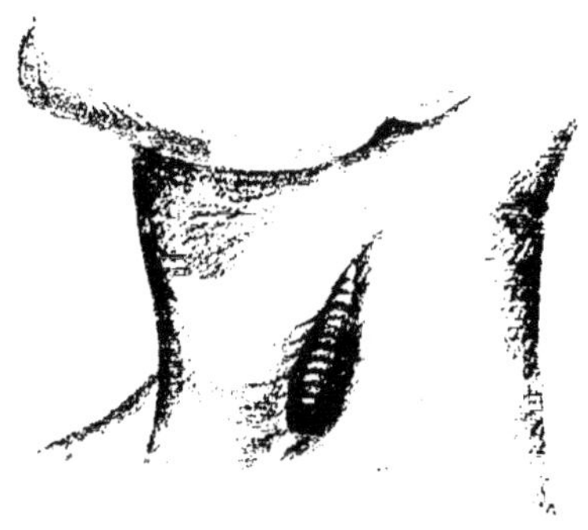

Fig. 122. — Résection de l'œsophage cervical avec autoplastie postérieure immédiate. Aspect de la gouttière œsophagienne six semaines après l'opération. (D'après von Hacker.)

Dans un 2e et un 5e temps opératoires, on peut tenter la reconstitution plastique complète de l'œsophage cervical par le procédé de von Hacker.

On commence par tailler de chaque côté de la gouttière cutanée qui représente la paroi postérieure de l'œsophage réséqué, un lambeau transversal à pédicule interne et dont la hauteur correspond à la longueur d'œsophage réséqué. Chacun des lambeaux est disséqué, séparé du tissu cellulaire sous-cutané et retourné, de façon que sa face épidermisée regarde l'intérieur de la gouttière œsophagienne et sa face cruentée regarde à l'extérieur. Ces deux lambeaux sont réunis l'un à l'autre par une suture longitudinale (fig. 125). De plus, après avoir avivé le bout inférieur muqueux de l'œsophage, on suture son bord supérieur ainsi avivé avec le bord inférieur du lambeau cutané retourné et devenu unique par la suture entre eux des deux lambeaux. On agit de même en haut de la plaie pour le bout pharyngien de l'œsophage : on avive son bord muqueux qu'on suture à la demi-circonférence du lambeau cutané. Enfin, à l'aide d'une autoplastie

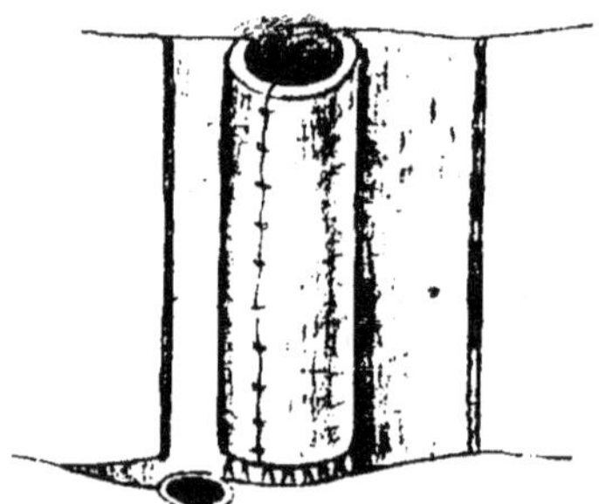

Fig. 125. — Schéma de la reconstitution plastique de l'œsophage cervical après résection. Reconstitution de la paroi antérieure à l'aide de deux lambeaux latéraux retournés. (D'après von Hacker.)

par glissement, en décollant aussi loin que possible les parties latérales des téguments du cou, au niveau de deux lambeaux transversaux, qui prolongent en dehors les lambeaux utilisés pour refaire la

paroi antérieure du conduit, on amène ces téguments face cruentée
en dedans, face cutanée en dehors, par-dessus le nouveau tube œsophagien reconstitué (fig. 124). Il peut arriver que la tension des téguments soit trop forte pour per-
mettre de réunir ces deux lambeaux l'un à l'autre; on les rapproche alors autant que possible
et on les suture tous deux au
muscle St. Cl. M. On comble
l'espace intermédiaire à l'aide de
greffes épidermiques. Un petit
drain placé sous chaque lambeau,
l'opération est terminée.

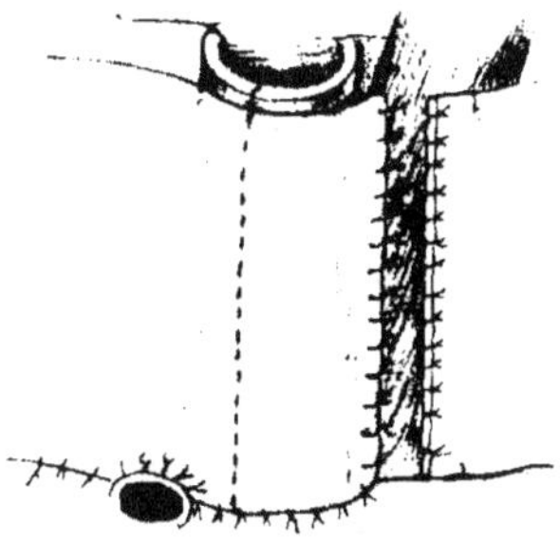

On peut évidemment, au lieu
de compléter la reconstitution
plastique en un temps, la faire en
plusieurs temps, en échelonnant
les temps opératoires que nous
venons de décrire.

Imaginée par von Hacker en

Fig. 124. — Schéma de la reconstitution plastique de l'œsophage cervical réséqué.
Enfouissement de la nouvelle paroi antérieure à l'aide d'une autoplastie par glissement. (D'après von Hacker.)

1886, et exécutée avec succès sur le chien en 1887, cette reconstitution plastique de l'œsophage cervical a été pratiquée sur le vivant et
avec succès un certain nombre de fois. Poulsen, Hochenegg, Novaro,
Narath, Glück, Garré, Schalita, von Hacker, etc., ont, dans 10 cas,
mené à bien cette difficile et intéressante autoplastie (fig. 125). Cette

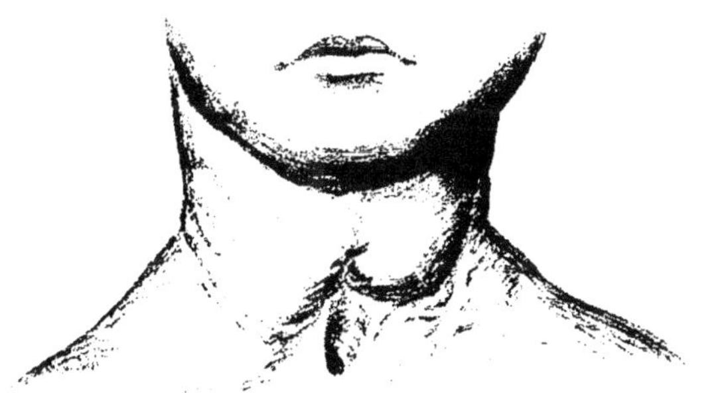

Fig. 125. — Reconstitution plastique de l'œsophage cervical. Aspect du cou
après guérison complète. (D'après von Hacker.)

opération est plus facile quand on a, en même temps que l'œsophage,
réséqué les voies aériennes supérieures. Mais le succès qu'a obtenu
von Hacker dans un cas de sarcome de l'œsophage montre que,

même le larynx et la trachée étant en place, cette autoplastie est possible, et peut réussir.

Grâce à la gastrostomie préalable, et en employant cette technique opératoire qui a l'énorme avantage de fermer d'emblée la large brèche cutanée si propice à l'infection, nous sommes convaincus que les résultats de la résection de l'œsophage cervical pour cancer ne tarderont pas à s'améliorer; la preuve sera faite de la curabilité de cette maladie, et les médecins convaincus, soumettant de bonne heure leurs patients à l'action du chirurgien, cette curabilité apparaîtra alors comme aussi certaine, et aussi belle que la curabilité du carcinome gastrique.

Aussi nous semble-t-il très simple de poser les indications opératoires. Tout *cancer* de l'œsophage *cervical*, diagnostiqué sur un individu *encore en état de supporter l'opération*, doit être opéré.

Diagnostiquer le cancer est, nous l'avons vu, devenu chose facile avec les progrès de l'œsophagoscopie et les secours de la biopsie. Doser la résistance du malade est chose plus malaisée, mais à laquelle arrivent, avec l'habitude, les cliniciens expérimentés et avisés. Le seul point délicat dans la question des indications, c'est la détermination exacte du siège de la tumeur, nous voulons dire du siège de son extrémité inférieure. Le cathétérisme, l'œsophagoscope nous renseignent bien sur la limite supérieure du mal, mais ne nous sont d'aucun secours, en général, pour déterminer sa limite inférieure. L'examen aux rayons X ne nous donne encore à cet égard que des renseignements incertains. Et il est facile de trouver dans la littérature un nombre considérable de faits dans lesquels une opération commencée pour un cancer que l'on croyait limité à l'œsophage cervical a été interrompue à cause de l'extension, constatée pendant l'acte opératoire, de la tumeur dans l'œsophage thoracique. Sonnenburg, Kraske, Fränkel, plus récemment notre ami Leriche, etc., ont dû s'arrêter et terminer l'opération par une œsophagostomie en pleine tumeur.

Sans doute, il arrive exceptionnellement qu'on puisse, par le palper du cou, reconnaître la tumeur et sentir au-dessus du sternum son extrémité inférieure. Mais il s'agit dans ces cas de cancers avancés, et ce qui est indispensable, c'est de faire un diagnostic précoce, quand la tumeur est encore, pour ainsi dire, limitée à la muqueuse œsophagienne. Faire une œsophagostomie préalable, destinée à examiner de visu l'état de l'œsophage cervical, est une pratique que nous avons condamnée plus haut. C'est encore la gastrostomie préalable qui nous permettra de préciser l'étendue vers le bas de la tumeur cervicale. On introduit par la bouche une fine sonde qu'on pousse jusque dans l'estomac. On attire, à travers la bouche gastrique, l'extrémité de cette sonde à laquelle on attache un fil qui est solidement lié à une grosse sonde œsophagienne. En retirant la bougie œsophagienne vers le

haut, on entraîne le fil et la grosse sonde. Quand celle-ci atteint le
bord inférieur de la stricture cancéreuse, elle est arrêtée. On fait à
la teinture d'iode une marque sur le fil, à l'endroit où, à ce moment,
il est au niveau des arcades dentaires et on retire le tout par l'estomac.
La distance qui sépare la marque de l'extrémité du fil indique la distance qui sépare l'extrémité inférieure de la tumeur des arcades dentaires. On connaît dès lors le siège exact de cette extrémité.

Grâce à cet artifice, nous pouvons diagnostiquer exactement le
siège de la tumeur et poser dès lors avec assurance l'indication opératoire.

2. — Extirpation du cancer de l'œsophage thoracique.

La situation, profondément cachée dans le médiastin postérieur,
de l'œsophage thoracique, ses dangereux rapports avec l'aorte, les
veines azygos, les nerfs vagues et surtout les poumons et les plèvres,
ont semblé jusqu'à nos jours rendre cette portion du tube digestif
inaccessible au chirurgien. Et pourtant nombre de médecins étaient
hantés par l'idée de remédier à la triste inopérabilité des tumeurs de
cet organe. Le premier, Nassilow, en 1888, se basant uniquement sur
des recherches anatomiques, a déclaré possible la résection partielle
de l'œsophage thoracique, en l'abordant par la voie médiastine (voir
chap. VII). Mais les auteurs qui, après lui, ont étudié la technique
des opérations œsophagiennes par la voie médiastinale, eurent peu
d'enthousiasme pour la résection, par cette voie, de l'œsophage
cancéreux (Quénu et Hartmann, Forgue, Enderlen, etc.). Nombreuses
pourtant furent les discussions relatives à la meilleure voie à suivre
pour aborder l'œsophage thoracique; mais ces discussions restèrent
purement théoriques jusqu'à ce que, en 1897, Rehn entreprit d'aborder
par la voie médiastine un cancer de l'œsophage thoracique. L'inopérabilité de la tumeur fusionnée à tous les organes voisins força
le chirurgien à abandonner l'opération entreprise. Le premier qui
put mener à bien la résection d'un cancer de l'œsophage thoracique
fut J.-L. Faure, qui, en 1902, exécuta deux fois cette opération.

Comme nous l'avons montré, la voie médiastine permet d'aborder,
sans trop de difficultés ni trop de dangers, la portion thoracique de
l'œsophage. Mais autre chose est d'aborder simplement l'œsophage
pour en inciser la paroi sur un corps étranger, ou de le mettre suffisamment à nu pour pouvoir l'isoler, le réséquer, et suturer bout à
bout les deux surfaces de section. Nous avons montré la possibilité
de cette opération sur le cadavre humain, mais elle n'a jamais reçu
la sanction de la clinique. Si J.-L. Faure a pu, par cette voie, se
donner assez de jour pour aborder largement l'œsophage, l'isoler et en
réséquer un important fragment, c'est qu'il l'a élargie, en sectionnant

la 1re côte et en combinant ainsi la voie cervicale à la voie médiastine. L'auteur a pu ainsi réséquer largement deux cancers de l'œsophage mais il n'a pu, même ainsi, suturer bout à bout les deux surfaces de section. Force lui fut de suturer le bout supérieur à la peau et d'abandonner le bout inférieur, cautérisé et fermé, dans le médiastin. Les deux opérés n'ont pas résisté au choc opératoire. Et cela en partie, d'après Quénu et Monod, parce que, d'une part, la section de la 1re côte compromet considérablement la mécanique respiratoire, et que, d'autre part, l'abandon dans le médiastin du bout inférieur, si septique, de l'œsophage expose trop à l'infection de la plaie. Aussi ces deux hardies opérations n'ont-elles pas entraîné la foi d'imitateurs zélés. On a bien tenté anatomiquement et expérimentalement de remédier aux défauts de la méthode. Sencert a montré qu'on pouvait pallier à l'inconvénient de l'abandon du bout inférieur septique de l'œsophage dans le médiastin par une invagination de ce bout inférieur. Mais ces notions sont jusqu'à ce jour restées dans le domaine expérimental.

Préoccupés avant tout de se donner un large jour sur la tumeur œsophagienne, même au prix de l'ouverture de la plèvre, et par conséquent d'un pneumothorax que l'expérience avait appris à regarder comme supportable et curable, d'autres auteurs ont tenté expérimentalement d'aborder l'œsophage thoracique et de le réséquer en ouvrant largement la poitrine à travers la plèvre, comme on ouvre l'abdomen à travers le péritoine. Tuffier et Haillon, Sencert ont pu ainsi, sur le chien, mener à bien la résection, suivie de suture bout à bout, d'un segment de l'œsophage thoracique. Mais ces expériences ont montré que, quoi qu'on en ait dit, le danger du pneumothorax ouvert est énorme, et que tous les animaux en expérience succombaient rapidement à ses conséquences. L'expérience clinique n'a pas tardé à corroborer les données de l'expérimentation, et les trois malades que Tuffier a opérés par la voie transpleurale n'ont pas supporté l'opération et sont morts rapidement. Aussi expérimentateurs et cliniciens se sont-ils efforcés de remédier à cet énorme inconvénient de la voie transpleurale, le pneumothorax. Grâce à l'entretien de la respiration artificielle, obtenue à l'aide d'une insufflation d'air dans la trachée préalablement ouverte, Tuffier et Haillon, Dobromysslow, Sencert ont pu expérimentalement pratiquer la résection, suivie de suture bout à bout, d'un segment de l'œsophage thoracique. Mais cette adaptation, un peu grossière, des procédés physiologiques à la médecine opératoire est restée dans le domaine de l'expérimentation, jusqu'à ce que l'invention des chambres à hypopression ou des masques à hyperpression soit venue donner aux chirurgiens un moyen simple, efficace, et pratique de supprimer les dangers du pneumothorax et du collapsus pulmonaire. Dès lors les difficultés topographiques étaient levées. La thoracotomie postérieure devenait comparable à la laparotomie ; on pouvait à ciel ouvert, et sans crainte d'asphyxie rapide, aborder l'œsophage et le réséquer. Grâce aux méthodes de Sauerbruch-Brauer, on aborde l'œsophage thoracique comme, par la laparotomie, une anse intestinale, avec la même sûreté, la même facilité. Malheureusement l'expérimentation et les premières opérations sur l'homme (Küttner, Wendel, Sauerbruch), ont montré que le rétablissement de la continuité de l'œsophage réséqué ne ressemblait en rien au rétablissement de la continuité d'une anse intestinale. Si peu qu'on résèque d'œsophage, le rapprochement des deux bouts devient difficile et expose à une dangereuse tension des sutures, et si Sauerbruch a pu expérimentalement rapprocher les deux bouts après résection de 5 et 6 centimètres, les sutures ont lâché, sur l'homme, dans les cas de Wendel, de Henle, dans lesquels pourtant la résection œsophagienne était moins étendue. Cette difficulté de la coaptation des deux bouts œsophagiens tient en effet, abstraction faite de la grande tension due à la fixité de l'organe, à l'absence de séreuse œsophagienne, à la friabilité de la musculature du conduit, à la septicité de sa muqueuse. Aussi, après l'échec des sutures, après l'échec des anastomoses au bouton de Murphy, a-t-on renoncé, sauf dans les cas de résection très minime, à la réunion bout à bout des deux surfaces de section. Anschütz, Sauerbruch, Willy Meyer, Tiegel, etc., ont tenté de remplacer le bout inférieur de l'œsophage par la grosse tubérosité de l'estomac, attirée, à travers une boutonnière diaphragmatique, dans la cavité thoracique, et au pôle supérieur de laquelle ils fixaient, par une anastomose termino-latérale à l'aiguille ou au bouton, le bout supérieur de l'œsophage, tandis que le bout inférieur était invaginé dans l'estomac. Malheureusement on ne peut attirer dans le thorax qu'une portion limitée de la grosse tubérosité, si bien que la réunion du bout œsophagien supérieur avec le sommet du cône gastrique n'est possible que si ce bout œsophagien est situé au-dessous de la bifurcation bronchique, limite supérieure de l'excursion du cône stomacal. Si le segment d'œsophage réséqué est plus considérable, force est de renoncer à cette anastomose pour suturer le bout supérieur à la plaie extérieure, en invaginant le bout inférieur dans l'estomac, ou, comme fit Küttner, pour enrouler ce bout supérieur dans un lambeau cutané, invaginé dans la plaie.

En somme, difficultés sérieuses pour aborder la tumeur, difficultés sans nombre pour rétablir, après la résection, la continuité du tube digestif et par conséquent éviter l'infection médiastino-pleurale, c'en est assez pour comprendre les dangers formidables de ces opérations. Les dangers immédiats, très atténués par l'emploi des chambres pneumatiques, sont : la gêne de la circulation et les troubles respiratoires d'ordre réflexe ou dus à des lésions intempestives des nerfs vagues; les dangers médiats tiennent à l'infection : pleurite et péricardite parfois hémorragiques, médiastinite; les dangers plus lointains tiennent à l'absence de coalescence du bout supérieur de l'œsophage réséqué soit avec le bout inférieur, soit avec le cône gastrique. Les opérations en deux temps préconisées par Küttner et Schmieden ne sauraient mettre à l'abri de ces dangers, le tamponnement de la plaie après isolement de l'œsophage favorisant le sphacèle du conduit, rendant les sutures encore plus difficiles au cours de la 2e opération, et ne conjurant pas, si les sutures lâchent, l'infection médiastino-pleurale. Les interventions en deux temps ne sont-elles pas d'ailleurs la négation des avantages de la chambre pneumatique?

Aussi, malgré les progrès énormes réalisés par l'emploi des méthodes dites physiologiques, la résection de l'œsophage thoracique pour cancer reste-t-elle une opération d'une gravité exceptionnelle, et qui jusqu'ici n'a pas encore été couronnée de succès. Nous en décrirons néanmoins la technique, les résultats et les indications.

Technique opératoire. — On peut réséquer une tumeur de l'œso-phage thoracique en abordant le conduit soit par la voie médiastine, soit par la voie transpleurale rendue pratiquable par l'emploi des méthodes physiologiques; nous ne parlerons pas de la voie abdomino-thoracique, qui ne saurait être employée que pour les tumeurs de l'œsophage abdominal et du cardia, et qui sera décrite à propos de la cardiectomie pour cancer.

I. **Voie médiastine.** — Le 1er temps de toute opération sur le médiastin postérieur consiste dans l'ouverture du thorax, incision des parties molles, et résection sous-périostée des côtes suivie de l'hémostase des intercostales. Nassilow recommande une incision en U, Rehn une incision courbe à lambeau, Bryant une large incision curviligne permettant le relèvement d'un lambeau costal; d'après Quénu et Hartmann, Potarca, Sencert, etc., une simple incision verticale suffit, pourvu qu'elle soit longue et donne beaucoup de jour. A égale distance du bord spinal de l'omoplate et des apophyses épineuses on fait donc une incision verticale de 15 à 20 centimètres de longueur et dont le centre correspond, suivant le siège de la lésion œsophagienne, au tiers supérieur ou au tiers moyen de la paroi thora-cique. La question de savoir si l'on doit ouvrir le thorax à droite ou à gauche a soulevé de longues discussions. Il résulte de nombreuses recherches anatomiques qu'au-dessus de la crosse aortique on peut indifféremment choisir la voie gauche ou la voie droite, qu'au-dessous de la crosse aortique, la présence de l'aorte à gauche rendant l'œso-phage difficilement abordable, c'est à la voie droite qu'il faut avoir recours.

Le 2e temps de l'opération consiste dans la mise à nu de l'œso-phage, décollement de la plèvre costo-vertébrale et refoulement du poumon. Quand on a décollé la plèvre jusqu'à la partie moyenne du flanc des vertèbres, on aperçoit, dans le milieu de la fenêtre thora-cique, la crosse de la veine azygos. Au-dessus et au-dessous du vaisseau, dans ces espaces bien délimités que nous avons désignés sous le nom de *fossettes sus et sous-azygos*, on aperçoit les fibres rouges longitudinales de l'œsophage, flanquées en dehors d'un cordon blanc, le pneumogastrique (fig. 49). Au doigt et à la sonde cannelée, on isole l'œsophage. Si le volume de la tumeur en rend l'isolement vers le haut difficile, il faut, comme Faure, faciliter la manœuvre en ouvrant largement la partie supérieure du médiastin, par la section de la 1re côte.

La section de l'œsophage au-dessous de la tumeur, l'ablation de celle-ci et le traitement des deux bouts de l'œsophage réséqué diffèrent suivant qu'il s'agit d'une tumeur haut située, au-dessus de la bifurcation bronchique, ou bas située, au-dessous de la bifurcation.

Dans le 1er cas, on sectionne l'œsophage entre deux fils, au-dessous de la tumeur, juste au-dessus de la crosse de l'azygos, on dissèque le bout supérieur de la tumeur, d'arrière en avant, en l'isolant des fascia prévertébraux et en allant de bas en haut. La section de la 1re côte rend ces manœuvres relativement faciles. Avant d'aller plus loin, on ferme soigneusement le bout inférieur de l'œsophage. Le procédé le meilleur nous semble ici encore l'invagination de ce bout inférieur (fig. 126). L'invagination est simplement amorcée sur un ou deux centimètres et un plan de sutures musculaires placé par-dessus, ou bien elle est complètement effectuée, jusqu'à ce qu'on attire par l'orifice de gastrostomie tout le segment inférieur de l'œsophage invaginé (fig. 127). Il ne reste plus qu'à enlever la tumeur. Par une incision verticale basse, le long du bord antérieur du St. Cl. M. du même côté que l'incision thoracique, on met, en s'aidant de la section du chef sternal du St. Cl. M., l'œsophage cervical à nu. On l'isole, on le sectionne entre deux ligatures et, en combinant le décollement de l'œsophage par la voie cervicale et la voie médiastine, on enlève par la brèche médiastinale tout le segment œsophagien intermédiaire aux deux sections, avec la tumeur. Il n'y a plus qu'à aboucher à la peau du cou le bout supérieur de l'œsophage et à drainer le médiastin, soit par un drain postérieur et un drain cervical, soit par un simple drain cervical, plongeant dans le médiastin, et qui, le malade étant légèrement incliné, tête en bas, drainera parfaitement l'espace rétroviscéral (voir Chap. IV, Médiastinotomie).

Dans le 2e cas, on sectionne l'œsophage entre 2 fils au-dessus et au-dessous de la tumeur, dans la fosse sous-azygos, et on enlève la portion intermédiaire. Le bout inférieur est, comme précédemment, invaginé, le bout supérieur attiré dans l'angle supérieur de la plaie et suturé à la peau.

Cette opération a été tentée pour la première fois, sur le vivant, par Rehn. Devant les adhérences intimes qui unissaient la tumeur aux parties voisines et la rendaient inextirpable, Rehn dut renoncer à son ablation et tamponner le médiastin au voisinage du cancer. Son opéré

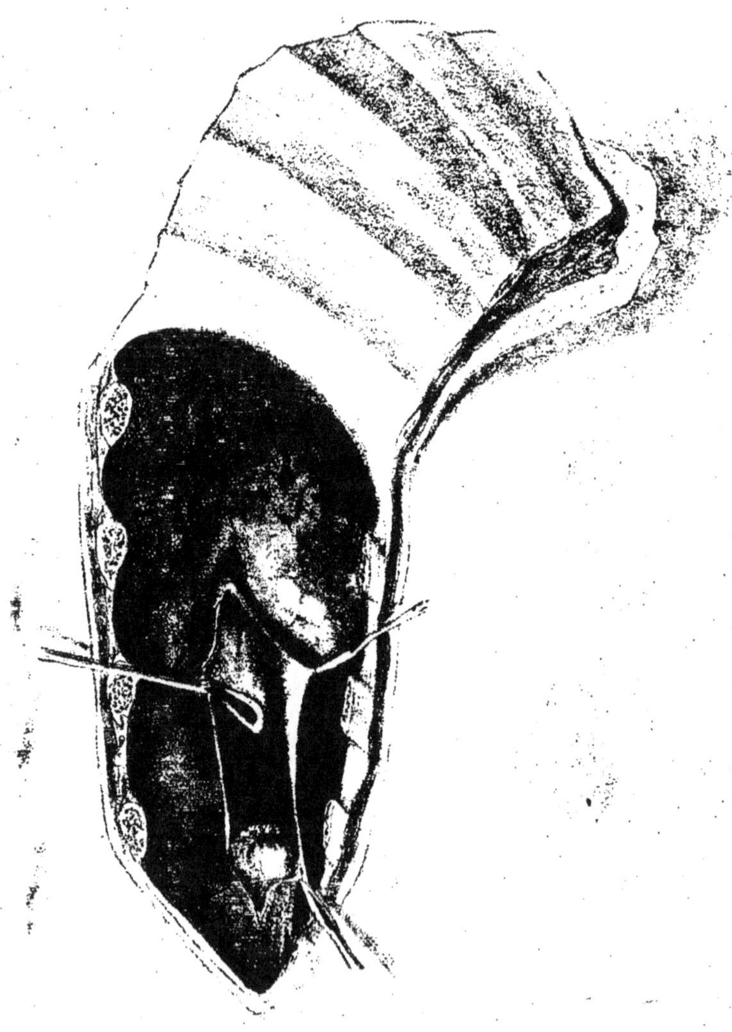

Fig. 126. — Invagination du bout inférieur de l'œsophage après résection.
(Dessin exécuté d'après un chien opéré par la voie transpleurale.)

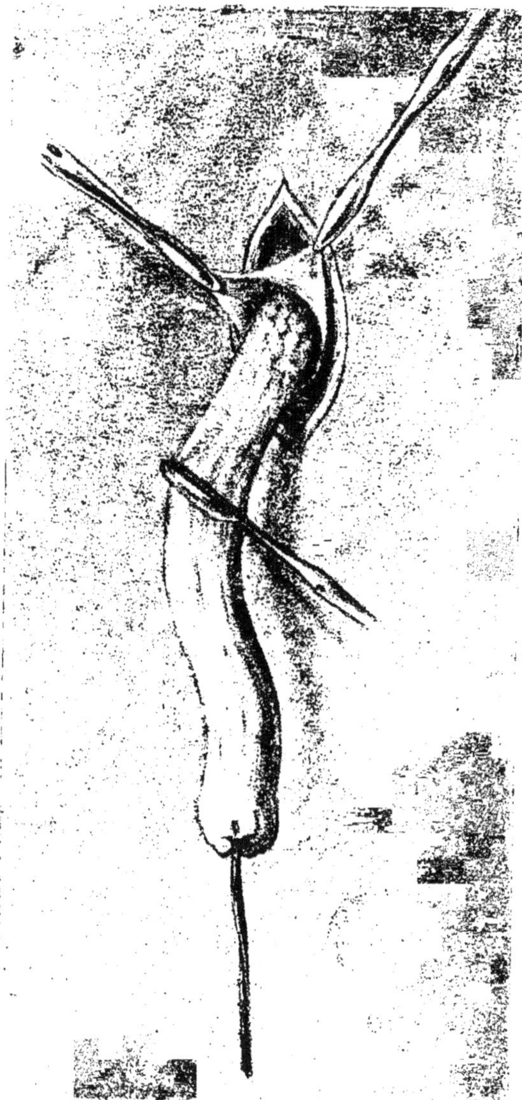

Fig. 127. — Ablation par l'orifice de gastrostomie de tout le segment inférieur de l'œsophage invaginé.

mourut le 6e jour après l'opération. Faure, le premier, réussit à enlever par cette voie deux cancers de l'œsophage. Dans les deux cas l'opération fut menée à bien jusqu'au bout. Mais les deux opérés succombèrent rapidement au shock. Il n'existe pas encore, à notre connaissance, d'opération suivie de succès. Aussi ne peut-on parler des résultats de ces opérations, et est-il bien difficile d'en poser les indications. Il y a quelques années encore, les dangers du pneumothorax interdisant d'une façon absolue la voie transpleurale, on pouvait dire que la voie médiastine était la seule indiquée; si, à tort ou à raison, le chirurgien décidait de tenter l'ablation d'un cancer de l'œsophage thoracique, c'est elle qu'il devait suivre. Aujourd'hui l'emploi, bien réglé et rendu pratique, des chambres pneumatiques et des appareils à surpression ont diminué les dangers immédiats du pneumothorax, et c'est la voie transpleurale que suivent maintenant les chirurgiens pour aborder le cancer de l'œsophage thoracique.

II. **Voie transpleurale.** — Nous ne parlerons pas de la voie transpleurale simple, telle qu'elle fut suivie par Tuffier dans deux cas. Nous en avons fait plus haut le procès. Les deux opérations de Tuffier furent d'ailleurs simplement exploratrices et, dans aucun de ces deux cas, la tumeur ne fut enlevée.

La voie transpleurale comporte l'emploi d'une chambre de Sauerbruch ou d'un appareil de Brauer, ou d'un des nombreux appareils que nous avons signalés plus haut (voir Ch. VII).

Le malade étant couché dans une chambre à sous-pression de Sauerbruch ou à sur-pression de W. Meyer, ou anesthésié à l'aide d'un appareil à sur-pression, on fait du côté droit du thorax une large incision longitudinale ou mieux une incision en U permettant de relever un vaste lambeau cutanéo-musculaire. Par une longue incision transversale on ouvre le 6e ou le 7e espace intercostal, et on écarte fortement, à l'aide d'un solide écarteur, les deux côtes séparées. Si le jour ainsi obtenu n'est pas suffisant, on résèque, dans l'étendue transversale du lambeau, une ou plusieurs côtes. Le poumon s'affaisse lentement et se laisse facilement refouler en dehors sous des compresses. On aperçoit l'œsophage à travers la plèvre médiastine qui le recouvre. On pratique alors l'isolement du conduit au niveau de la tumeur, puis au-dessus et au-dessous d'elle. Il faut avoir grand soin, au cours de cette dissection, de ménager les pneumogastriques. Elle n'est vraiment possible d'ailleurs que si la tumeur est encore bien limitée à l'œsophage et n'a pas contracté d'adhérences avec les organes voisins. Dans un cas de Willy Meyer, la tumeur était adhérente au pneumogastrique droit qui fut coupé. Il en résulta immédiatement des troubles cardiaques et respiratoires qui entraînèrent la mort au bout de dix minutes. D'après Tiegel, le sacrifice d'un ou même des deux vagues pourrait ne pas être fatal, à condition que leur section soit faite assez bas, largement au-dessous du hile pulmonaire. La tumeur bien isolée, on passe un double fil au-dessus d'elle et un double fil au-dessous. On coupe aux ciseaux la musculature œsophagienne ; on lie de nouveau la muqueuse et on la coupe au thermo. La tumeur est enlevée. Reste à rétablir la continuité de l'œsophage.

Si la tumeur est très limitée et la résection peu étendue, on peut tenter une suture bout à bout des deux segments de l'œsophage. Sauerbruch aurait réussi cette anastomose termino-terminale après résection de 5 à 6 centimètres d'œsophage sur le chien. Mais cette réunion n'a jamais été pratiquée sur l'homme. Les conditions dans lesquelles on opère le cancer de l'œsophage sont telles qu'on n'a pas, en général, affaire à de petites tumeurs, bien limitées. D'ailleurs, même avec une résection peu étendue, une suture bout à bout est bien aléatoire.

L'œsophage humain ne se laisse pas aussi facilement attirer et allonger que celui du chien, et les résultats obtenus par Sauerbruch, Mickulicz ne sont pas applicables à l'homme. En pratique, il ne faut pas compter sur la possi_bilité d'une suture bout à bout.

Dans ces conditions on a songé à suturer le bout supérieur de l'œsophage à un cône gastrique fortement

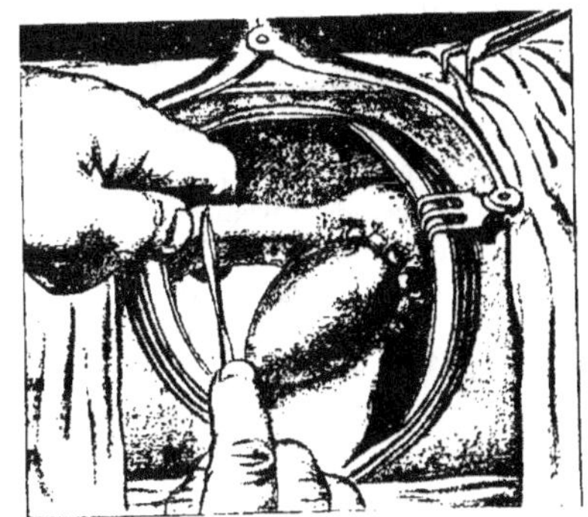

Fig. 128. — Œsophagectomie et œsophago-gastrostomie. (D'après Willy Meyer.) Fixation de l'estomac à la brèche diaphragmatique. Amorce de la section œsophagienne inférieure.

attiré dans le thorax. Pour cela, on élargit fortement l'hiatus œsophagien du diaphragme, et par cet orifice élargi on attire la grosse tubérosité de l'estomac dans la cavité thoracique. Quand le cône gastrique attiré est suffisamment long, on suture le diaphragme aux parois gastriques en adossant soigneusement les deux feuillets péritonéaux pariétal et viscéral (fig. 128). L'anastomose œsophago-gastrique est alors pratiquée. Sauerbruch ferme le bout supérieur de l'œsophage ; puis, par la bouche, il conduit une sonde armée de la pièce mâle d'un bouton de Murphy dans le bout supérieur fermé. La pièce femelle est fixée au sommet du cône gastrique. En les réunissant, on termine l'anastomose. Au lieu de cette anastomose latérale Tiegel a pratiqué une anastomose terminale, à l'aide d'un bouton spécial (fig. 129) qu'il consolide par une suture d'enfouissement en bourse (fig. 150 et 151). Green et Janeway ont préconisé, eux aussi, un bouton spécial, qui perfore lui-même les organes lorsqu'il est mis en place. W. Meyer préfère l'anastomose œsophago-gastrique, faite à l'aide de sutures.

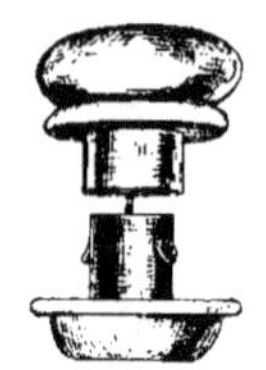

Fig. 129. — Bouton de Tiegel pour l'œso-phago-gastro-anas-tomose.

Le sommet du cône gastrique est dans ce but amené contre le bout supérieur de l'œsophage dont la muqueuse est momentanément liée. On adosse la face postérieure de l'œsophage à l'estomac par un surjet séro-musculaire ; puis on pratique une boutonnière gastrique, juste suffisante pour laisser passer le bout de l'œsophage. On refoule l'œsophage dans l'estomac et on termine par un surjet séro-musculaire antérieur (fig. 152 et 155). Quelle que soit la technique que l'on emploie, le bout inférieur de l'œsophage a été fermé et abandonné dans le thorax ou invaginé dans l'estomac (fig. 154).

Cette technique n'est utilisable que si le bout supérieur de l'œsophage est assez long pour pouvoir être suturé au sommet du cône gastrique. Les expériences de Sauerbruch lui ont montré que le bout supérieur ne devait pas remonter jusqu'au niveau du hile du poumon. Il ne peut donc s'agir dans ces cas que de tumeurs bas situées, n'atteignant pas le tiers moyen de l'œsophage. Dans le cas contraire, il ne faut plus songer à amener un cône gastrique au contact du bout supérieur. La seule ressource, c'est d'invaginer le bout inférieur de l'œsophage et d'amener le bout supérieur à l'angle supérieur de la plaie. On termine l'opération en refermant le thorax après drainage de la plèvre.

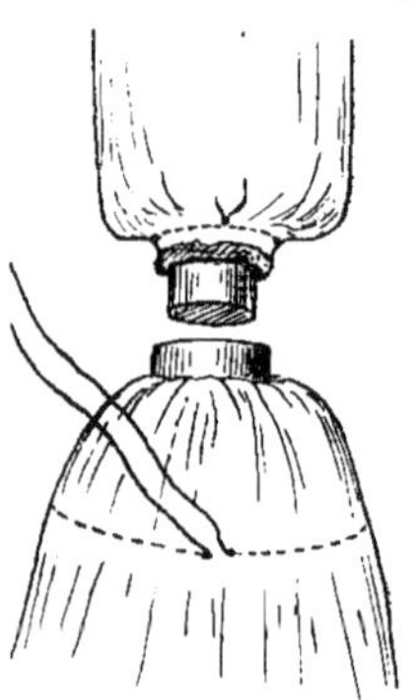

Fig. 130. — Les 2 parties du bouton de Tiegel en place.

Le nombre des résections de l'œsophage thoracique pour cancer pratiquées chez l'homme par cette méthode est encore très restreint. Sauerbruch en a opéré 10 cas; Küttner 5, Henlé, Wendel, Willy Meyer 1 ; on trouve dans la littérature quelques autres cas de résections œsophago-gastriques, mais qui ont été pratiquées pour des cancers du cardia remontant dans l'œsophage abdominal et thoracique, et qu'on trouvera citées dans une autre partie de cet ouvrage, à propos de la cardiectomie pour cancer.

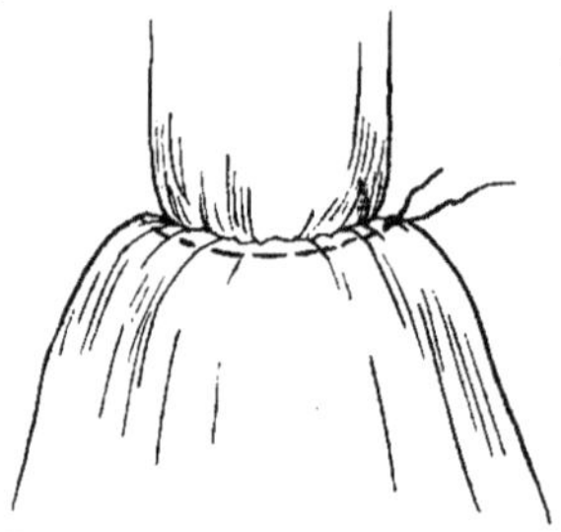

Fig. 151. — Anastomose œsophago-gastrique au bouton de Tiegel. Fin de l'anastomose.

Tous les opérés ont succombé.

En dehors d'accidents opératoires, comme la section d'un pneumogastrique (Willy Meyer) ou de la crosse de l'azygos (Sauerbruch), les causes principales de la mort sont la pneumonie et surtout l'infection pleurale post-opératoire.

La pneumonie, due au refroidissement du poumon et aux troubles respiratoires consécutifs à l'ouverture du thorax et du diaphragme, est difficile à prévenir, plus difficile encore à traiter.

L'infection pleurale post-opératoire est due à l'infection primitive de la plèvre, plus souvent à l'infection secondaire de la plèvre due à l'insuffisance de l'anastomose œsophago-gastrique. Si la

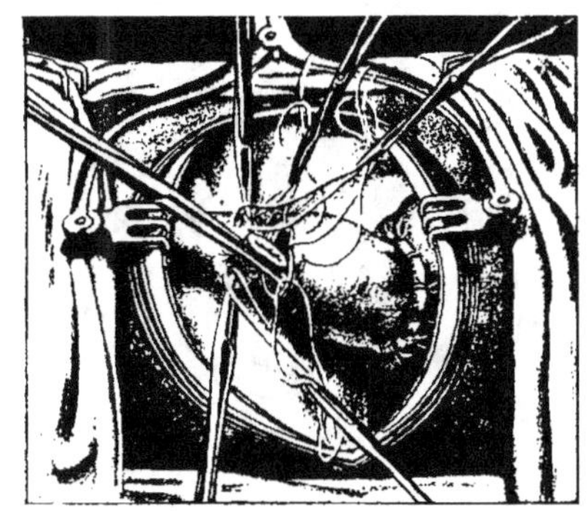

Fig. 152. — Œsophagectomie et œsophago-gastrostomie. (D'après Willy Meyer.) Introduction du bout supérieur de l'œsophage dans l'estomac.

fermeture isolée des deux bouts de l'œsophage sans anastomose œsophago-gastrique, préconisée par Schmieden et Küttner, met à l'abri de cette insuffisance, elle ne met pas, tant s'en faut, à l'abri de l'infection par les deux bouts de l'œsophage abandonné dans le médiastin. Il en est de même de l'opération en deux temps, qui ne fait que doubler les risques sans avantage appréciable. Mais dans la plupart des cas la mort est survenue avec une rapidité telle qu'on ne peut pas invoquer les causes précitées. La respiration très ralentie, les battements du cœur, petits et lents, indiquaient dans ces cas une excitation violente des nerfs vagues, et c'est là, en dernière analyse, la cause principale et rapide de la mort.

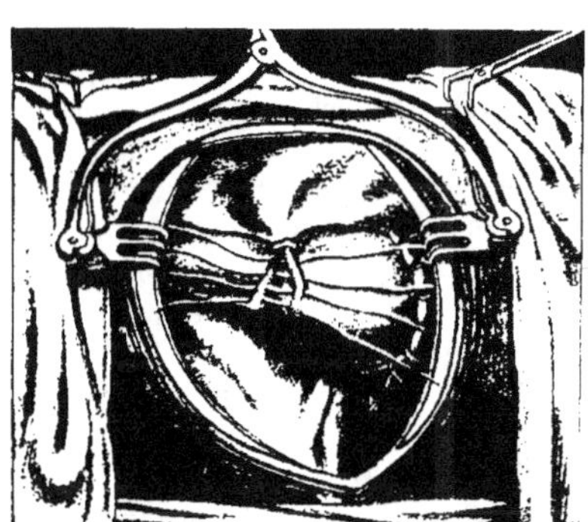

Fig. 153. — Œsophagectomie et œsophago-gastrostomie. (D'après Willy Meyer.) Fin de l'anastomose œsophago-gastrique.

Toutefois, comme le fait remarquer Tiegel, la plupart de ces opérations ont été entreprises pour des cancers avancés, adhérents aux organes voisins, fusionnés avec les pneumo-gastriques. De telles opérations n'étaient pas indiquées pour des cancers aussi étendus.

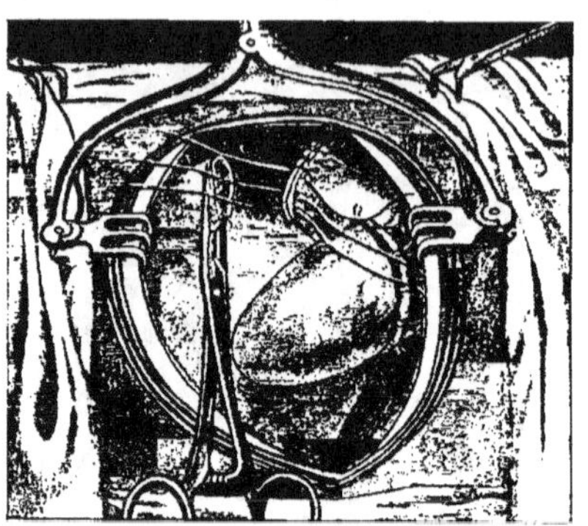

Fig. 134. — Œsophagectomie et œsophago-gastrostomie. (D'après Willy Meyer.) Ligature et enfouissement du moignon cardiaque.

C'est en les réservant à des cancers limités, au début de leur évolution, qu'on pourra seulement les juger. Aussi, malgré ces désolants résultats, ne faut-il pas se décourager et rejeter *à priori* toute intervention radicale pour cancer de la portion thoracique de l'œsophage. En opérant un cancer précocement diagnostiqué, en suivant une bonne technique, le chirurgien peut réussir, et, nous en sommes convaincus, le succès couronnera un jour ses efforts.

Traitement chirurgical palliatif. — Il consiste à pratiquer la *gastrostomie* de façon à tourner l'obstacle et à introduire directement les aliments dans l'estomac.

Nous ne voulons pas nous occuper ici de sa technique, trop connue. Nous nous contenterons de rappeler que, pour être continente, la bouche stomacale doit être petite et haut située. Nous devons nous demander surtout quels sont les avantages réels de la gastrostomie, et dans quelle mesure il convient de l'établir d'une façon précoce ou seulement tardive.

Autrefois, alors qu'il attendait que l'occlusion complète soit établie et l'inanition accentuée pour faire pratiquer la gastrostomie, l'un de nous (A. Mathieu) a constaté de si mauvais résultats immédiats et consécutifs, il a relevé tant de morts à bref délai après l'intervention opératoire, qu'il a renoncé dès lors à faire établir une bouche stomacale chez les malades inaniés de longue date, affaiblis et déprimés. Mieux vaut les laisser s'éteindre graduellement, à moins qu'on ne veuille considérer comme un bénéfice la cessation rapide de leur misérable existence.

Mieux vaut infiniment avoir recours à la gastrostomie dès que le diagnostic est suffisamment fixé ou même suffisamment probable, que l'alimentation devient difficile et la perte de poids progressive. On peut alors voir ces malades regagner du poids et des forces. Quelques-uns même peuvent momentanément reprendre leurs occupations.

Ils ont tout au moins le bénéfice d'une période de réconfort et d'espoir. La suppression du passage des aliments à travers la zone malade est, on le comprend, de nature à ralentir la marche des lésions et à restreindre les accidents secondaires d'inflammation et d'ulcération.

Dans les cas restés douteux, soit qu'on n'ait pas pu pratiquer l'œsophagoscopie ou que celle-ci soit restée indécise, il vaut mieux ne pas s'abstenir. La gastrostomie est une opération bénigne chez des malades encore assez résistants, et même s'il s'agissait d'un spasme grave, ou d'une sténose non cancéreuse, on n'aurait rien perdu à la pratiquer; l'existence de la bouche peut favoriser le traitement et la guérison ultérieures. Au contraire, la persistance de l'inanition aurait dans tous les cas des conséquences d'autant plus regrettables qu'il ne s'agirait pas d'une maladie d'essence incurable.

L. SENCERT.

MALADIES DE L'ESTOMAC

Par A. MATHIEU, J. Ch. ROUX, Th. TUFFIER et J.-L. ROUX-BERGER

PREMIÈRE PARTIE

ANATOMIE ET PHYSIOLOGIE
DE L'ESTOMAC

ANATOMIE

EMBRYOLOGIE

La différenciation de l'estomac apparaît d'une façon nette vers la 4ᵉ semaine de la vie intra-utérine de l'embryon humain. Il se forme, en arrière (embryon couché) de la portion respiratoire du tube digestif caractérisée par les fentes branchiales, un renflement fusiforme, qui va aller s'accentuant, et qui est l'estomac primitif. Plus caudalement, le duodénum, très tôt, se caractérise par l'apparition des bourgeons qui formeront le foie, le pancréas, et leurs canaux excréteurs. On peut alors décrire à l'estomac ainsi formé deux faces - - droite et gauche — un bord antérieur, un bord postérieur. Le bord postérieur sera relié à la paroi abdominale postérieure par une partie du mésentère dorsal étendu à tout le tube digestif et qui, à ce niveau, porte le nom de *mésogastre postérieur*; son bord antérieur est, de la même façon, relié à la paroi abdominale antérieure par un méso : le *mésogastre antérieur*, qui se prolonge sur le duodénum, mais ne va pas au delà.

Dans le *mésogastre antérieur* ou *ventral* se développera la masse énorme du *foie*, celui-ci sera alors uni au bord antérieur de l'estomac, future petite courbure, par la partie rétro-hépatique du mésogastre antérieur : futur petit épiploon, ou épiploon gastro-hépatique ; tandis que la partie du mésogastre antérieur disposé entre la paroi ventrale et le foie deviendra son ligament suspenseur.

Dans le *mésogastre postérieur* se développeront l'éminence *splénique* et le pancréas, et il sera parcouru par les vaisseaux qui, nés de l'aorte,

se portent vers l'estomac, la rate, ou plus en avant encore, vers le
foie à travers le méso gastro-hépatique [1] (fig. 155).

Semblable disposition dure peu de temps. Deux mouvements de
rotation vont modifier la direction de l'estomac et entraîner des changements considérables au niveau de ses ligaments. Dans un premier
mouvement de rotation autour d'un *axe vertical* la face gauche de la
primitive dilatation gastrique devient antérieure, la face droite, postérieure. En même temps une seconde rotation autour d'un *axe antéro-*

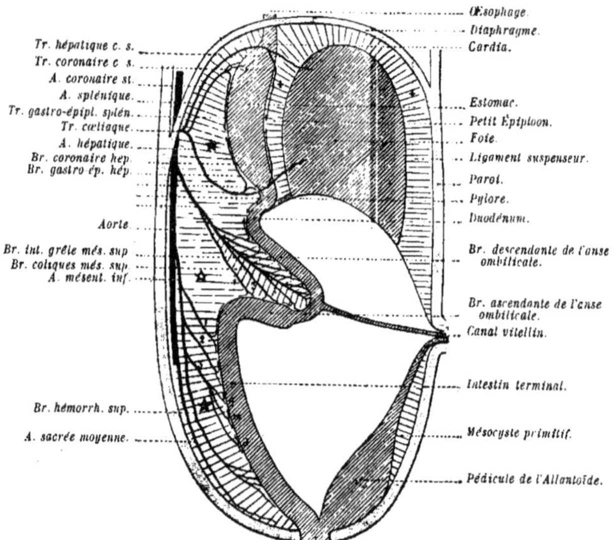

Fig. 155. — Coupe schématique de l'abdomen d'un embryon sur lequel les différents segments
du tube digestif sont différenciés. La section est faite dans le sens antéro-postérieur
et passe à droite de la ligne médiane. Elle laisse donc voir la face droite du mésentère
dorsal commun et le mésentère ventral (le foie est supposé isolé de la paroi ventrale
du diaphragme). (D'après Fredet.)

postérieur porte à droite l'orifice inférieur au pylore. C'est ainsi que
l'estomac acquiert la position définitive qu'il occupe normalement.

Simultanément à ces modifications de direction de l'estomac s'ac

1. En réalité, la disposition serait plus complexe : d'après les travaux de
Swaen et Brachet, la face droite du méso dorso-ventral primitif se creuserait
d'un diverticule dirigé en arrière, à gauche et en haut; le clivage qui commence
entre le foie et le tube digestif et se prolonge jusqu'à la paroi abdominale postérieure, déterminerait un dédoublement du méso primitif. Si bien qu'à droite
se trouverait un méso contenant dans son épaisseur la veine cave inférieure
plaquée sur la paroi abdominale postérieure (méso-hépato-cave), et à gauche
un autre méso, méso-gastre définitif sur lequel seul portent les modifications
que nous décrivons. La cavité située entre le méso-gastre et le méso-hépato-
cave est la cavité hépato-entérique.

complissent des changements dans l'orientation et la forme de ses
mésos. Ceux-ci constituant les véritables liens qui fixent l'estomac, et
contenant tous ses vaisseaux, doivent être parfaitement connus du
chirurgien qui aura à en libérer l'estomac et à pratiquer son hémostase préventive. Il est impossible de comprendre la disposition de ces
replis péritonéaux, chez l'adulte, si l'on ne part pas de la disposition
embryonnaire des vaisseaux de l'estomac.

Avant que l'estomac ait accompli ses mouvements de rotation les
vaisseaux l'abordent de la façon suivante : le *tronc cœliaque*, branche
de l'aorte, envoie en avant, dans le méso gastro-postérieur ses trois
branches : la *coronaire stomachique*, l'*hépatique*, la *splénique*, elles se
comportent différemment (fig. 156).

La *coronaire stomachique* atteint la grande courbure de l'estomac,

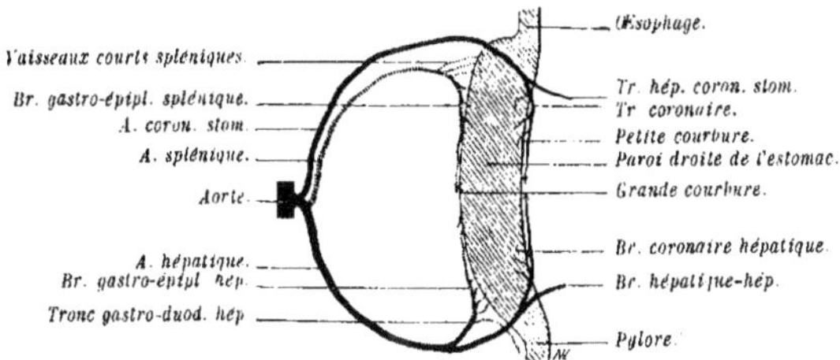

Fig. 156. — Les cercles vasculaires de l'estomac (schéma). L'estomac, supposé en position
sagittale et considérablement réduit pour simplifier la figure, est vu par sa face droite.
Le *cercle des coronaires* (trait plein) croise la face droite de l'estomac et s'enchaîne à la
petite courbure. Le *cercle des gastro-épiploïques* (trait haché) reste dans le mésentère
dorsal et s'enchaîne à la grande courbure. (D'après Fredet.)

ne lui donne aucune branche, croise sa face droite et arrive au bord
antérieur, petite courbure ; elle se dirige alors en longeant ce bord,
vers le pylore, et s'anastomose avec une branche de l'hépatique, la
pylorique.

La *splénique*, au contraire, s'arrête au bord postérieur, grande
courbure, lui fournit les vaisseaux courts, et une longue branche qui
suit ce bord vers le pylore et s'anastomose avec une branche semblable
venue de l'hépatique, c'est la gastro-épiploïque gauche.

L'*hépatique* donne à la fois aux deux courbures ; arrivée au niveau
de la grande courbure, elle lui abandonne la gastro-duodénale qui, par
sa branche gastro-épiploïque droite, s'anastomosera avec la gastro-épiploïque gauche, branche de la splénique ; le tronc de l'hépatique croise
ensuite la face droite de l'estomac, et, au bord antérieur, petite
courbure, donne la pylorique qui, longeant cette courbure, s'anastomose avec la coronaire stomachique.

De la sorte sont constitués deux cercles artériels : le *cercle des
gastro-épiploïques qui enchaîne la grande courbure*; et le *cercle formé*

*par la coronaire stomachique et la pylorique qui s'attache à la petite
courbure.* Quand l'estomac va devenir transversal, ces deux cercles
vont cesser d'être dans le même plan et entre eux se produira un
écart qui est mesuré par la largeur de l'estomac ; la splénique en effet,
solidement fixée à la grande courbure, va se laisser étirer et entraîner
vers la gauche ; tandis que la coronaire stomachique allant droit à la
petite courbure, sans prendre d'attaches avec la grande gardera son
trajet primitif, de la paroi abdominale postérieur à l'estomac. En bas,
près du pylore, les deux cercles ayant un trajet commun au niveau
du tronc de l'hépatique, leur plan ne s'est pas écarté.

On peut comprendre la disposition des replis péritonéaux en consi-

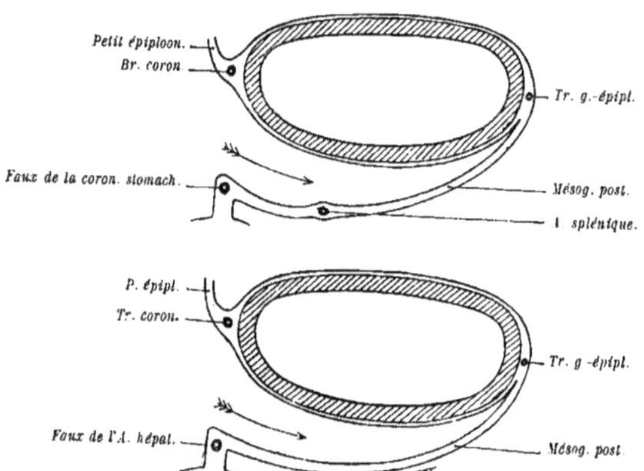

Fig. 137. — Coupes transversales schématiques passant par l'estomac et la poche mésogastrique au-dessus et au-dessous du tronc cœliaque. Segments supérieurs des coupes.
(D'après Fredet.)

dérant qu'ils ont suivi les mouvements de rotation des organes qu'ils
unissent, mais qu'en certains points ils ont été arrêtés par les vaisseaux — tels que la coronaire et l'hépatique — se sont en quelque
sorte drapés sur eux et ont ainsi formé ces ligaments ou « faux » de
la coronaire, de l'hépatique, véritables « ligaments de l'estomac » ([1]).

La disposition définitive du méso-gastre antérieur est aisée à comprendre : l'estomac s'est porté à gauche, le foie à droite ; le ligament
gastro-hépatique a suivi ces organes : de sagittal qu'il était il est
devenu transversal. C'est le petit épiploon dont le bord libre devenu
vertical contiendra le pédicule hépatique.

Derrière l'estomac les modifications sont plus complexes. Le méso-

---

1. Du moins est-ce là une manière facile de comprendre la disposition et la
forme de ces ligaments, car, en fait, la priorité de la disposition vasculaire par
rapport à la disposition péritonéale est difficile à établir.

gastre postérieur se déprime de droite à gauche derrière l'estomac ;
cette dépression se creuse dans le cercle coronaire-pylorique, se dilatant au delà, et constituant l'*arrière-cavité des épiploons* ; celle-ci est
située en partie derrière le petit épiploon : c'est le *vestibule de l'arrière-
cavité*, en partie derrière l'estomac lui-même : c'est la *bourse rétro-
stomacale, arrière-cavité proprement dite*. Le cercle artériel coro-

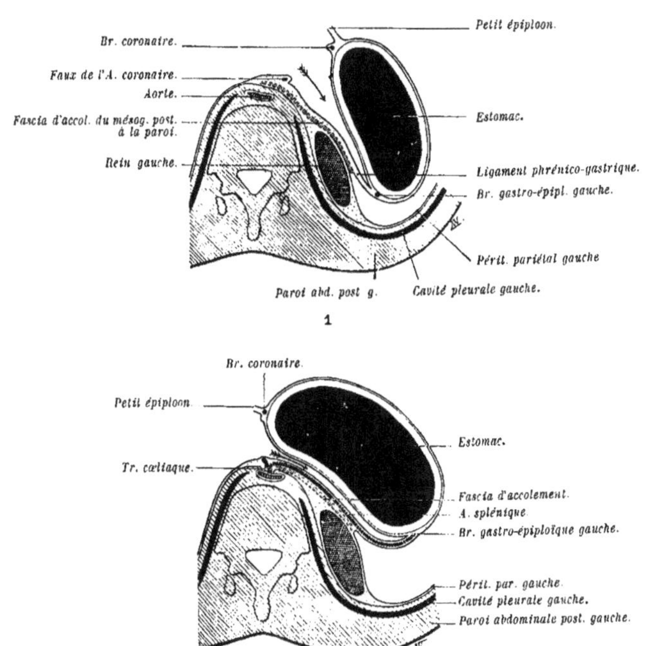

Fig. 138. — Coupes transversales schématiques, montrant l'accolement du mésogastre postérieur à la paroi. — 1. Au-dessus de la splénique ; — 2. Au niveau de la splénique.
(D'après Fredet.)

naire-pylorique marque la limite entre le vestibule et la bourse rétro-
stomacale ; et le péritoine, se drapant sur ces vaisseaux, constitue là
une véritable cloison incomplète, inclinée en bas et à droite qui sépare
nettement les deux portions de l'arrière-cavité l'une de l'autre.

Les figures sous-jacentes font bien comprendre la constitution de
l'arrière-cavité, mais surtout montrent l'évolution de *processus d'accolement* qui vont modifier notablement, en un point, la disposition des
ligaments péritonéaux (fig. 137 et 138).

L'estomac subit son mouvement de rotation ; le mésogastre postérieur d'antéro-postérieur est devenu transversal. A ce moment deux phénomènes se produisent :

1° La face gauche — maintenant *postérieure* — du méso-gastre postérieur s'accole au péritoine pariétal de la paroi abdominale posté-

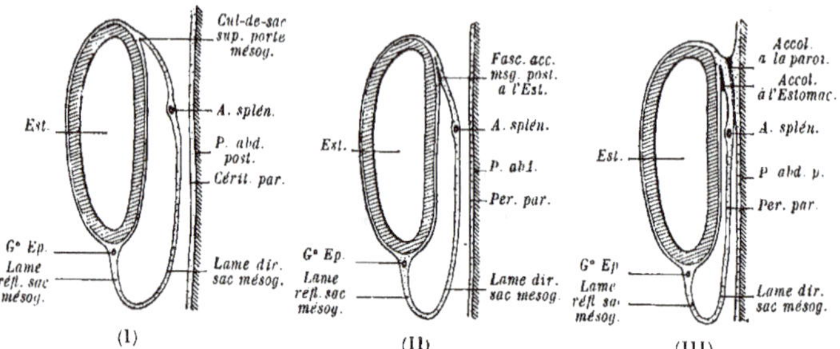

Fig. 159. — Coupes verticales schématiques, passant par l'estomac et la poche mésogastrique. (D'après Fredet.)

I. Phase de début, le méso-gastre s'attache près de la grande courbure de l'estomac ; — II. L'accolement du méso-gastre à la paroi postérieure de l'estomac abaisse le niveau de sa ligne d'implantation ; — III. Grâce à la fixation du méso-gastre à la paroi abdominale postérieure, le fond de l'estomac se met au contact de celle-ci. Dans cette région l'estomac paraît muni d'un méso très épais et sans hauteur.

rieure et se fusionne à lui ; il ne restera flottante qu'une minime portion du méso-gastro-postérieur, s'attachant sur le diaphragme ; c'est là le ligament *gastro-phrénique*.

2° La face droite — maintenant *antérieure* — du méso-gastre postérieur va s'accoler, elle aussi, mais au péritoine viscéral tapissant la

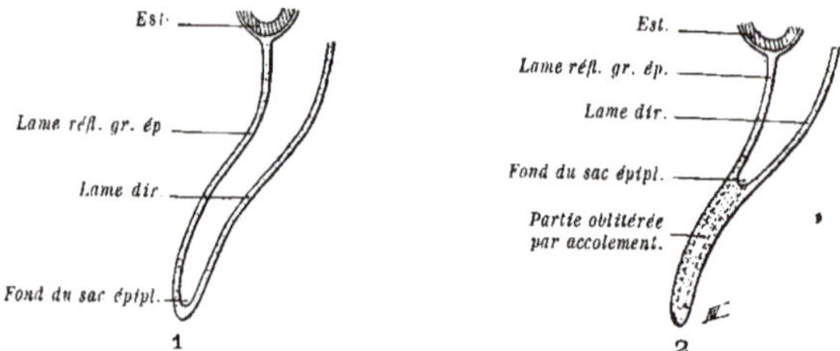

Fig. 140. — Coupes verticales antéro-postérieures passant par le sac épiploïque. (D'après Fredet.)

1. Montre la disposition primitive : la lame directe et la lame réfléchie se continuent naturellement l'une dans l'autre au niveau du fond. — 2. Montre l'oblitération secondaire du fond du sac par accolement des séreuses au contact.

face postérieure de l'estomac ; cet accolement ne se produit que dans la partie haute de la face postérieure de l'estomac (fig. 159).

Il en résulte qu'une partie de cette face est directement unie à la paroi par une sorte de méso à large racine ; disposition qui explique

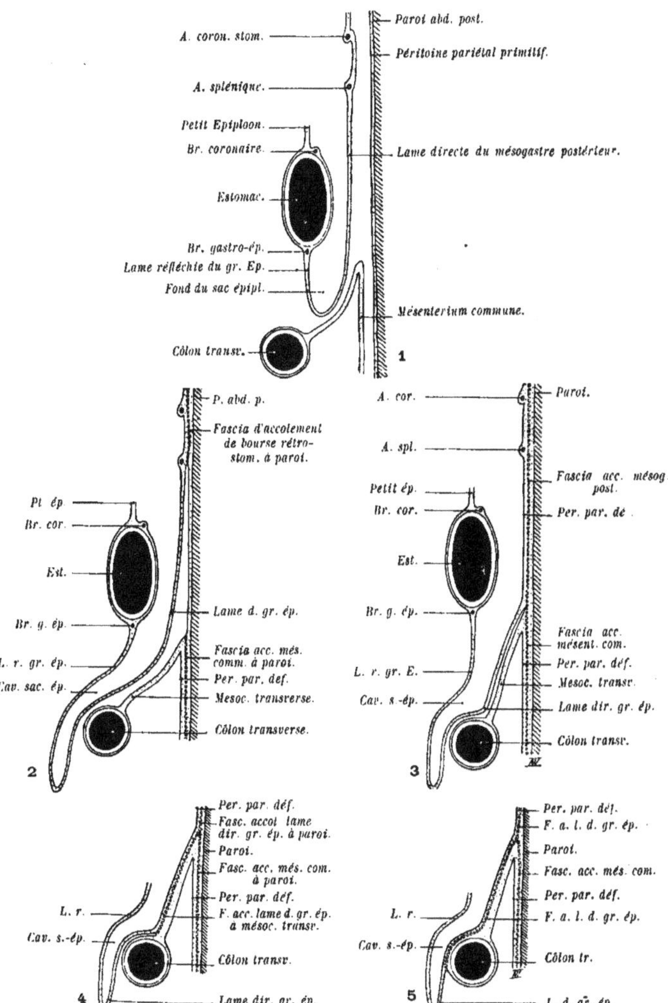

Fig. 141. — Rapport et fixation du grand épiploon dans le sens vertical. (D'après Fredet.) 1. Indépendance primitive du méso-gastre. Le fond du sac épiploïque touche le méso-côlon transverse mais ne déborde pas l'arc du côlon; — 2. Le mésentère terminal est fixé à la paroi; le méso-gastre aussi dans la région de la poche rétro-stomacale. La lame directe du sac épiploïque s'étale sur le méso-côlon mais en reste indépendante; — 3. L'accolement de la lame directe du méso-gastre à la paroi s'est étendue jusqu'au niveau de la racine du méso-côlon transverse; — 4. La lame directe de l'épiploon se fusionne avec le méso-côlon jusqu'au voisinage du côlon; — 5. La coalescence a atteint ses limites normales. Le grand épiploon semble se détacher de l'arc du côlon. Mais la racine épiploïque n'est pas diamétralement opposée à la ligne d'implantation du méso-côlon sur le gros intestin.

que la face postérieure vue de l'arrière-cavité des épiploons *semble moins haute que la face antérieure.*

Nous montrerons plus loin comment la rate, développée dans le méso-gastre postérieur, derrière la grande courbure de l'estomac lui est unie par un ligament péritonéal contenant les vaisseaux : le ligament gastro-splénique.

Des modifications importantes se produisent dans la partie inférieure de l'arrière-cavité, la portion du méso-gastre comprise dans l'intérieur du cercle artériel splénique gastro-épiploïque, se déprime en un sac secondaire qui va prendre des proportions considérables, et

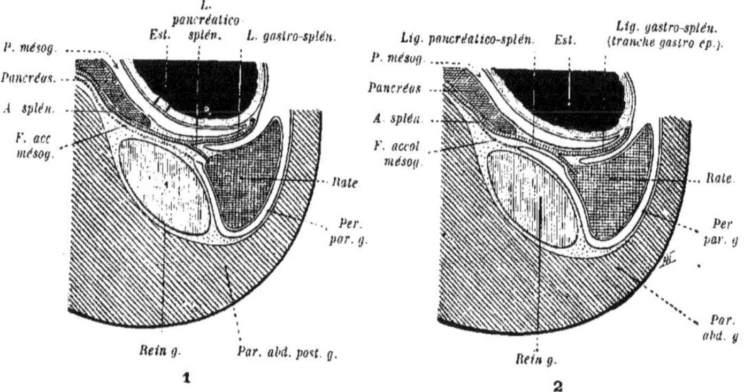

Fig. 142. — Coupes transversales schématiques, passant par le hile de la rate, le pancréas, l'artère splénique, la gastro-épiploïque et une artère de la rate. (D'après Fredet.)

1. La coalescence du mésog. post. s'est faite sur une grande étendue transversale, le pancréas est accolé à la paroi sur toute son étendue et le lig. pancréatico-splénique est court; — 2. La coalescence s'est moins étendue sur la gauche : il en résulte un lig. pancréatico-splén. plus haut.

dépasser la grande courbure de l'estomac, c'est le *sac épiploïque* ou *grand épiploon* (fig. 140).

Très vite ce sac se comble, ses feuillets se chargent de tissus graisseux, et il ne subsiste plus qu'un large « tablier » attaché à la grande courbure. Alors se produit un processus de coalescence d'une très grande importance au point de vue chirurgical.

Le feuillet postérieur du grand épiploon qui n'est autre qu'une portion du mésogastre postérieur s'accole au méso-côlon transverse qui lui est immédiatement sous-jacent (fig. 141).

De telle sorte que le sac épiploïque semble naître du côlon transverse et faire suite à son méso, et ainsi se comprend le nom de ligament ou *épiploon gastro-colique* donné à la partie du grand épiploon sus-jacente au côlon transverse; le ligament peut rester nettement isolé des formations péritonéales voisines, tendu de la grande courbure au côlon transverse : il est alors aisé de le traverser pour pénétrer dans l'arrière-cavité. Il n'en n'est pas de même si ce ligament s'est, lui aussi, fusionné avec le côlon transverse (déjà entré en coalescence avec la lame postérieure du grand épiploon). Dans ce cas, il faut raser la grande courbure pour être sûr d'entrer dans l'arrière-cavité ; si l'on attaque le ligament gastro-colique plus bas, c'est dans le méso-côlon transverse fusionné que l'on pénètre.

La *Rate* enfin, développée dans le mésogastre postérieur, derrière la grande courbure, a suivi celle-ci au moment de la rotation de l'estomac ; elle se trouve unie à la paroi d'une part, à la grande courbure de l'autre, par deux ligaments ou épiploons : l'*épiploon pancréatico-splénique* plus ou moins long, suivant l'étendue de la zone d'adhérence entre la paroi et le mésogastre postérieur, et l'*épiploon gastro-splénique* qui conduit au grand cul-de-sac de l'estomac les vaisseaux courts, branches de la splénique (fig. 142).

Ce dernier ligament est placé entre deux ligaments de l'estomac qui nous sont déjà connus : en haut le *ligament phréno-gastrique*, en bas le *ligament gastro-colique*.

ANATOMIE MACROSCOPIQUE

Forme. — Direction. — Fixité. — Nous ne rappellerons pas ici toutes les opinions qui ont eu cours sur la forme, la direction, les dimensions de l'estomac. Lushka le premier a soutenu qu'une très notable portion de l'organe, contenue dans l'hypocondre gauche, était rigoureusement verticale, tandis que la portion pylorique, sur une longueur d'environ 6 centimètres, se disposait horizontalement. Si les opinions que l'on peut voir exposées dans les traités classiques ont été tellement différentes, il est vraisemblable que cela tient à l'insuffisance des procédés d'investigation, au trop petit nombre d'observations sur le vivant, et certainement à de très grandes variations individuelles : un « *type* » *d'estomac normal est certainement très difficile à établir*. La radiographie et la radioscopie ont permis de préciser nos connaissances, dans une certaine mesure. Leven et Barret avaient déjà montré par l'examen radioscopique de l'estomac sa direction verticale et sa division très nette en un segment supérieur large, un autre sous-jacent rétréci presque tubulaire. (Tuffier et Aubourg, *Pr. méd.*, n° 100, 11 déc. 1907. *Société de Radiologie*, janvier-avril 1911) (*Presse médicale*, n° 34, 29 avril 1911) ont précisé la forme et la dimension de l'estomac: les résultats obtenus s'écartent singulièrement des descriptions « cadavériques » : sur le sujet debout, l'estomac est entièrement à gauche de la ligne médiane. La grosse tubérosité correspond à une poche à air en rapport avec le diaphragme gauche et situé au niveau de la 12e dorsale. Au-dessous de ce point, la forme de l'estomac est *celle d'un J majuscule.* Le point le plus déclive est au niveau de la crête iliaque dans 85 pour 100 des cas, et la dernière portion en J est ascendante en haut et à droite vers la ligne médiane (fig. 143, 144, 145, 146 et 147).

Enfin nous savons que l'estomac vide n'a pas la même forme que

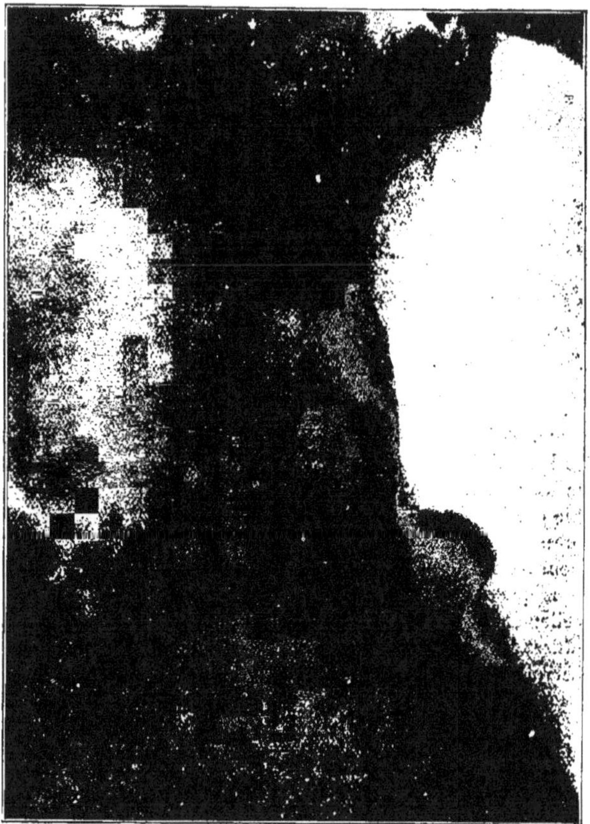

Fig. 143. — Radiographie de l'estomac, sujet debout. Aucun passé gastrique : le bon fond descend au-dessous de la crête iliaque (type le plus fréquemment observé). (D'après Tuffier et Aubourg.)

l'estomac en activité. Aussitôt que l'estomac est plein il se contracte, se modèle en quelque sorte sur son contenu ; si bien qu'il subit une diminution notable de ses dimensions et que *le pylore devient alors le point le plus déclive.*

Le corps de l'estomac répond aux 1re, 2e, 3e, 4e vertèbres lombaires, et la région pylorique est au niveau de la 5e lombaire, soit sur la ligne médiane, soit *sur son flanc gauche* (¹).

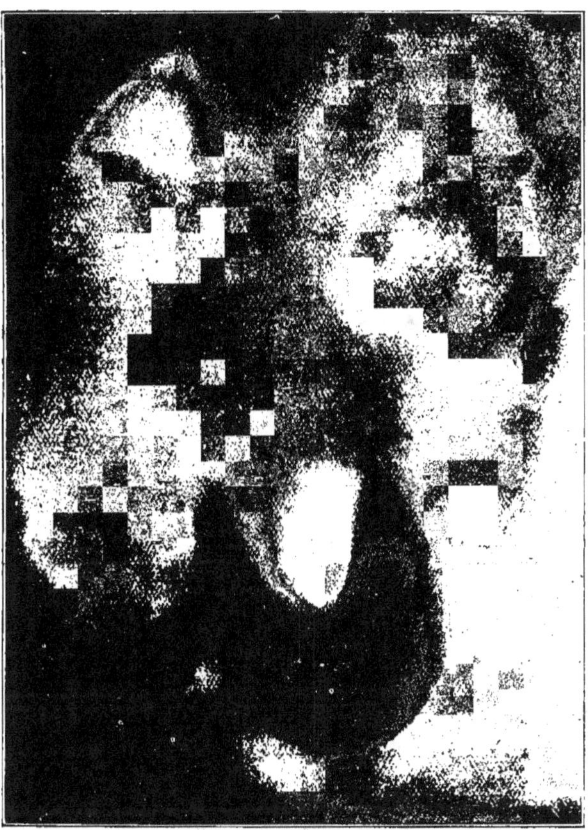

Fig. 114. — Radiographie de l'estomac et du duodénum. Le bas-fond atteint le détroit supérieur. Ptose concomitante de duodénum au niveau de la 4e vertèbre lombaire. (D'après Tuffier et Aubourg.)

Sur le sujet couché tout l'estomac remonte, le point le plus déclive atteint la 3e lombaire, et la région pylorique la seconde : le diamètre

1. Il est classique de repérer l'estomac de la façon suivante (Jonesco) :
Le *cardia* répond au flanc gauche de la 10e vertèbre dorsale. En avant, il se projette sur l'extrémité sternale du 7e cartilage costal gauche ;
Le *canal pylorique* monte au flanc droit de la 2e lombaire, atteignant la 1re où

transversal s'agrandit, le cul-de-sac inférieur est supprimé et le *pylore tend à devenir le point le plus déclive.*

Ces différences considérables montrent donc que l'estomac est un organe très mobile. Chilaiditi a pu provoquer une élévation du bas-fond de l'estomac atteignant 22 centimètres. Il est facile, dans la majorité des cas, d'obtenir une élévation de l'estomac de 10 à 15 centimètres : pareille mobilisation serait impossible en cas de ptôse.

Il est évident que les tractus péritonéaux décrits sous le nom de ligaments de l'estomac ont une résistance qui peut être très variable et parfois très faible ; et le petit épiploon ne peut qu'exercer une faible action sur l'estomac si l'on considère son extrême minceur dans la plus grande étendue de son insertion stomacale. Les *vaisseaux* qui abordent l'organe jouent évidemment un rôle comme pour tous les organes, mais en réalité, les dispositions anatomiques qui assurent cette fixité siègent dans les parties hautes de l'estomac et au pylore. En haut, la **continuité** avec l'**œsophage** *qui, dans sa portion abdominale, est solidement fixé à la paroi, et* l'**adhérence à cette paroi abdominale postérieure de la face postérieure du grand cul-de-sac** établis-

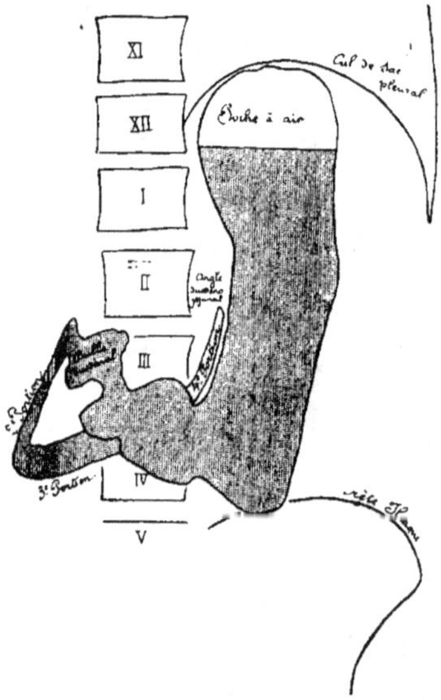

Fig. 145. — Malade debout. Poche à air. Bas-fond à la crête iliaque. Pylore à la 3e vertèbre lombaire. (D'après Tuffier et Aubourg.)

sent une fixité rigoureuse de l'organe à ce niveau : c'est le seul point de l'estomac aussi fixe, c'est *cette disposition qui empêche l'organe de s'abaisser en masse* dans aucun cas et lorsque l'on parle de

se trouve l'orifice pylorique, en avant il se projette sur la verticale prolongeant le bord droit du sternum : son bord inférieur étant, sur cette ligne à 7 centimètres de l'ombilic, le bord supérieur à 11 centimètres ;

Le *point le plus déclive de l'estomac*, situé sur la ligne médiane, répond au disque qui sépare la 3e et la 4e lombaire ; ce point est sur la paroi abdominale antérieure à 7 cm 1/2 au-dessus de l'ombilic ;

Le *fond*, région la plus haute, répond en arrière au bord supérieur de la 8e côte sur la verticale abaissée de la pointe de l'omoplate ; en avant au 4e espace intercostal, un peu en dedans de la ligne mamillaire.

ptose gastrique, il ne saurait s'agir d'un déplacement de tout l'organe, mais bien d'un allongement, d'un fléchissement de la partie mobile: de même le volvulus de l'estomac respecte toujours cette partie haute du viscère, qui devrait être arrachée pour qu'il puisse se produire un volvulus total (Tuffier et Jeanne. Le volvulus de l'estomac, *Rev. de Gynécologie et de Chir. abdominale*, Janvier 1912, n° 1, p. 27).

Le *pylore* d'après les données de la radioscopie, exposées précé-

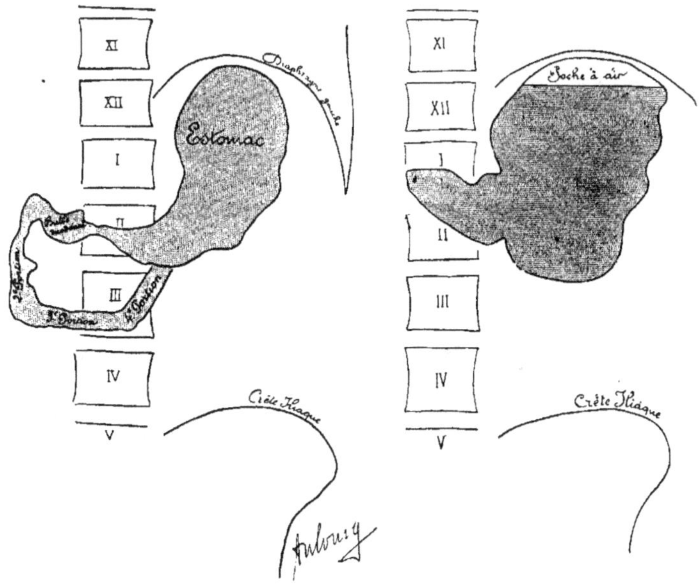

Fig. 146.   Fig. 147.

Fig. 146. — Même malade que la figure 145, couché. Pas de poche à air. Bas-fond remonté Pylore à la 2e vertèbre lombaire. (D'après Tuffier et Aubourg.)

Fig. 147. — Même malade que la figure 145, debout. La manœuvre de Chilaidite a remonté le bas-fond de 10 centimètres. (D'après Tuffier et Aubourg.)

demment, n'est pas rigoureusement fixe puisqu'on peut le mobiliser sur la hauteur d'une vertèbre. Néanmoins, il est certainement plus fixe que la zone comprise au-dessous du ligament gastro-splénique; c'est en effet la portion la plus mobile de l'estomac. La fixité relative du pylore tient, partiellement, à l'insertion du petit épiploon à son bord supérieur, et à l'artère hépatique qui aborde sa face profonde, mais surtout à sa *continuité avec le duodénum* qui, immédiatement après le croisement de la gastro-duodénale, va s'accoler à la paroi sans interposition de péritoine.

Lorsqu'on découvre la face antérieure de l'estomac, on distingue
nettement une partie verticale constituée par le « *fond* » ou grand
cul-de-sac, limité en bas par un plan passant par le cardia ; au-dessous
s'étend la partie verticale du *corps de l'estomac* ; à celle-ci fait suite
une partie horizontale, d'abord dilatée en un « *petit cul-de-sac* » ou
antre pylorique, et se prolongeant en un canal notablement plus étroit :
le *canal pylorique* long de 5 centimètres. Cette dernière partie présente un intérêt particulier.

Du côté du corps deux petits sillons, les *sillons pyloriques* limitent

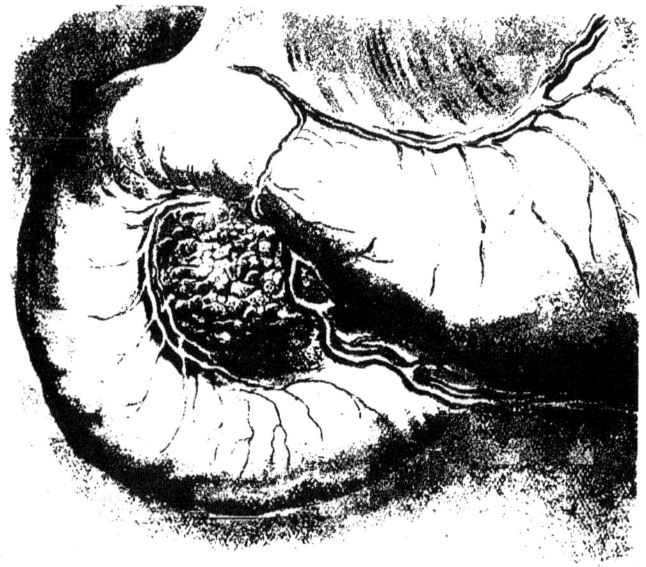

Fig. 148. — La veine propylorique. (D'après W. J. Mayo.)

nettement le canal pylorique. Du côté du duodénum un sillon très
net, circulaire, le sillon duodéno-pylorique, établit une limite précise
entre le duodénum et le pylore. Le *canal pylorique peut être considéré
comme une zone rétrécie entre l'antre pylorique et la première portion
du duodénum ou vestibule duodénal.* La palpation permet de bien
apprécier cette limite : l'épaisseur de l'estomac augmente progressivement vers le duodénum, elle atteint son maximum au niveau du
sphincter, puis brusquement la paroi s'amincit et s'assouplit sur la
première portion de l'intestin.

*Lorsque la région est altérée et modifiée dans son aspect ou sa consis-
tance par une lésion, il est parfois moins facile d'apprécier exactement*

la limite entre l'estomac et le duodénum et la question a une certaine importance pour affirmer le siège duodénal ou gastrique de cette lésion. Les chirurgiens anglo-saxons attachent une grande importance à l'existence d'une *veine prépylorique* qui établirait d'une façon absolument précise, la limite entre le duodénum et l'estomac. William J. Mayo écrit : « *Le meilleur moyen d'identifier le pylore réside dans la disposition des vaisseaux qui est absolument frappante. Une veine à parois épaisse monte du bord inférieur du pylore sur sa face gastrique, jusqu'aux trois quarts de sa hauteur. Une veine semblable descend de la petite courbure et se rapproche plus ou moins de la précédente pouvant s'unir à elle* » [1] (fig. 148).

La valeur topographique de cette veine est loin d'être admise en France d'une façon aussi complète qu'elle l'est dans les pays anglo-saxons. Remarquons d'ailleurs que lorsqu'elle existe, elle ne siège pas rigoureusement au point où cesse l'épaississement pylorique, mais « sur sa face gastrique » [2].

Rapports. — L'estomac est entièrement situé, avec la rate, dans la partie gauche de l'étage sus-mésocolique de l'abdomen. Près de ses deux tiers supérieurs se logent dans la concavité de la coupole diaphragmatique et seule une petite partie de la face antérieure de l'organe entrera directement en contact avec la paroi abdominale. Cette disposition intra-thoracique de toute une partie de l'organe, explique les difficultés de l'accès sur les parties hautes, et, au point de vue pathologique, l'existence d'une *zone de vulnérabilité thoracique de l'estomac.*

Face antérieure. — La face antérieure de l'estomac présente à étudier une partie supérieure *thoracique*, une partie inférieure *épigastrique* (fig. 149).

La *partie thoracique* est en rapport dans sa partie droite avec le lobe gauche du foie qui recouvre l'estomac sur une étendue variable, suivant le degré de réplétion ou de vacuité de l'organe. Dans sa partie gauche l'estomac entre plus directement en rapport avec les digitations du diaphragme et le transverse de l'abdomen ; plus particulièrement au niveau des 5e, 6e, 7e et 8e côtes ; ces insertions musculaires séparent l'estomac du sinus *costo-diaphragmatique* contenant le

1. WILLIAM, J. MAYO, Contributions of Surgery to a better understanding of gastric and duodenal ulcer. *Annals of Surgery*, juin 1907, Collected papers by the staff of St-Mary's Hospital. Mayo Clinic, 1905-1909, p. 58.
2. Dans une récente étude sur l'Anatomie de la Veine infra-pylorique. A Latarget montre que les veines de la partie inférieure du pylore ont une disposition assez constante ; néanmoins, il estime que la valeur du rameau prépylorique comme point de repère est certainement plus anatomique que clinique, à cause de la brièveté de son trajet visible, lorsque les veines ne sont pas injectées, sa situation à la partie inférieure du pylore, son calibre souvent minime (A. Latarget. Anatomie de la veine infra-pylorique. *Pyloric veine. Lyon chirurgical,* 1er octobre 1911). Cette anastomose n'est pas fréquemment visible et son siège n'est pas constant. (Mocquot et Houdard. Veines de la région pylorique. *Rev. de Chir.*, 10 mars 1912, n° 5, p. 402).

cul-de-sac pleural et le bord *inférieur du poumon*. Ce sont là des rapports très importants, permettant de comprendre la blessure concomittante de l'estomac, du diaphragme, de la plèvre, et dont la connaissance parfaite est nécessaire pour savoir réséquer sans ouvrir le cul-de-sac pleural, le rebord cartilagineux du thorax, en vue d'aborder la partie haute de l'estomac.

Le cul-de-sac pleural gauche après avoir atteint l'extrémité sternale

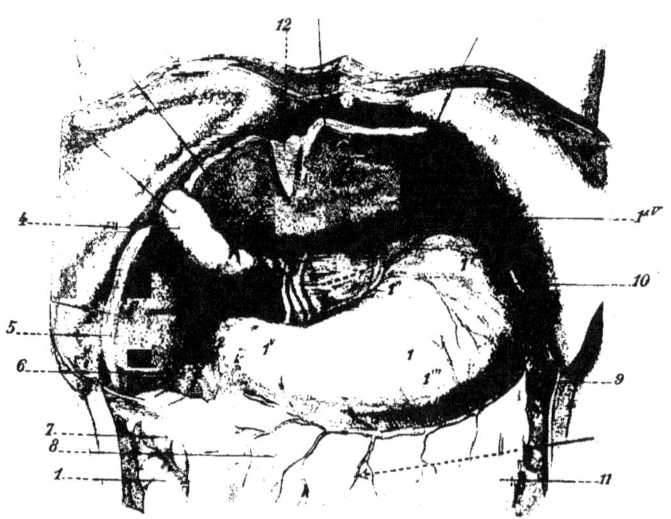

Fig. 149. — L'estomac vu en place avec les deux épiploons gastro-coliques et gastro-hépatiques. (D'après Testut et Jacob.)

1, Estomac avec 1' la grosse tubérosité ; 1" la petite courbure ; 1''' la grande courbure ; 1ᵛ le cardia ; 1ᵛ le pylore ; 2, le duodénum ; 3, le petit épiploon avec son bord libre le pédicule en foie ; 4, vésicule biliaire ; 5, lobe droit et 5' lobe gauche ; 6, rein droit ; 7, angle droit du côlon ; 8, côlon transverse recouvert par le grand épiploon ; 9, angle gauche du côlon ; 10, bord antérieur de la rate ; 11, grand épiploon ; 12, ligament suspenseur du foie.

du 4ᵉ cartilage costal en descendant verticalement derrière le sternum se porte en dehors progressivement. Il croise les 5ᵉ, 6ᵉ, 7ᵉ cartilages costaux et les espaces intercostaux correspondants pour atteindre l'extrémité antérieure de la portion osseuse de la 8ᵉ côte.

Au delà, les 9ᵉ et 10ᵉ côtes seront croisées plus ou moins près de l'extrémité osseuse, et la 12ᵉ côte sera atteinte à 8 ou 9 centimètres de la ligne médiane pour se terminer contre le rachis à la hauteur du bord supérieur de la première vertèbre lombaire.

Dans ce cul-de-sac pleural descend le poumon dont le bord inférieur reste distant du fond du cul-de-sac de 9 centimètres en état d'expiration; il s'abaisse d'environ 4 centimètres pendant l'inspiration.

Il résulte donc de cette disposition anatomique que la face antérieure de l'estomac est sur une notable étendue — à peu près tout le grand cul-de-sac — en rapport avec la plèvre : *l'espace de Traube* est la projection, sur la paroi thoracique de cette région. Cet espace demi-circulaire présente une limite supérieure qui varie avec la hauteur du grand cul-de-sac, mais qui, généralement, atteint en avant le 5e ou 6e cartilage; en arrière les 9e et 10e côtes; en bas sa limite correspond au rebord thoracique et va de la base de l'appendice xyphoïde à la 10e côte.

Il résulte également que le cul-de-sac pleural lorsqu'il n'est pas anormalement distendu par un épanchement reste *au-dessus du rebord cartilagineux du thorax* : et d'après le tracé du cul-de-sac indiqué plus haut, on peut voir qu'il ne dépasse jamais en dedans les 9e et 10e articulations chondro-costales, et lorsqu'il dépasse la 8e, ce n'est que de 1 centimètre au maximum (Monod et Vauvel). *Toute une partie du rebord thoracique peut donc être réséquée sans danger pour la plèvre.*

Le rebord inférieur du thorax établit la limite entre la *portion thoracique* et la *portion épigastrique* de la face antérieure de l'estomac. Cette dernière portion, en rapport avec la paroi abdominale antérieure est d'un abord chirurgical aisé. Cependant tout le canal pylorique est recouvert par le lobe carré du foie à la face inférieure duquel il marque son empreinte, et plus à gauche, le lobe gauche vient également recouvrir la partie supérieure de l'antre pylorique. Si bien que seule une assez petite partie de la face antérieure de l'estomac est au contact immédiat de la paroi; cette petite région se projette en un triangle dit *triangle de Labbé* dont le bord droit répond au bord antérieur du foie, le bord gauche au rebord du costal gauche; la base en est variable, s'élevant et s'abaissant avec la grande courbure, mais ne remonterait jamais au-dessus d'une horizontale unissant les 9e cartilages costaux. Toute incision de la paroi dans cette zone permettrait de trouver l'estomac immédiatement derrière elle.

En fait, ces données ont perdu à peu près toute leur importance, au point de vue chirurgical. Rien n'est plus aisé de trouver un estomac *dilaté* par une incision sus-ombilicale quelconque; et en revanche, nous savons que l'estomac d'un individu atteint de rétrécissement œsophagien, privé d'aliments depuis longtemps s'est rétracté, atrophié, n'est plus en contact avec la paroi; qu'il faut l'aller chercher haut, sous le diaphragme, et il peut être malaisé de l'abaisser pour établir une gastrostomie.

Face postérieure. — La face postérieure (fig. 150) de l'estomac prend des rapports par sa *partie élevée* avec la paroi abdominale postérieure et les organes qui la recouvrent, par sa *partie basse* elle s'appuie sur le méso-côlon transverse. L'insertion de ce méso s'étend du pôle inférieur du rein droit au pôle supérieur du rein gauche, croisant la face antérieure de la tête du pancréas, et longeant plus à gauche le bord inférieur du corps de cette glande : le long de cette insertion, les deux feuillets du méso s'écartent pour se continuer dans le péritoine pariétal.

Dans l'*étage sus-mésocolique* la face postérieure de l'estomac est en

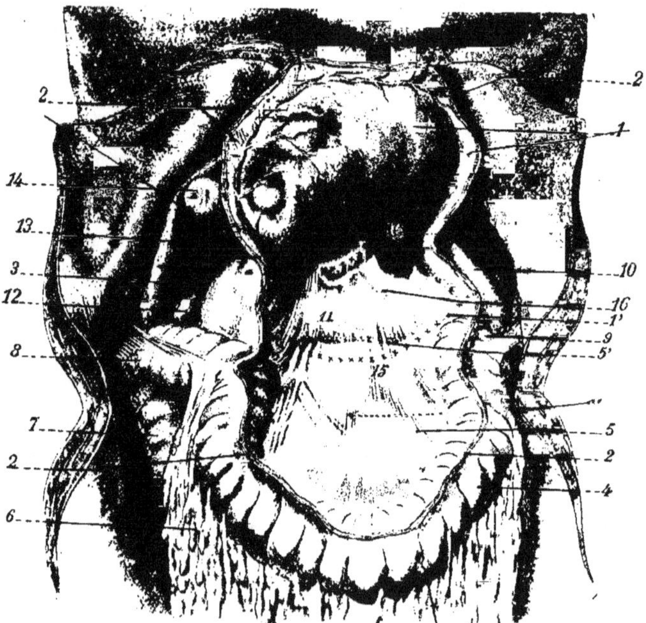

Fig. 159. — Rapport postérieur de l'estomac. (D'après Testut et Jacob.)

1, Estomac face postérieure, 1', sa situation normale ; 2, section de cette partie du grand épiploon qui constitue le ligament gastro-colique au niveau de l'estomac, le ligament gastro-splénique au niveau de la rate ; 3, duodénum ; 4, côlon transverse ; 5, méso-côlon transverse avec 5' son insertion sur la paroi postérieure de l'abdomen ; 6, grand épiploon ; 7, côlon ascendant ; 8, angle droit du côlon avec son ligament phréno-colique droit ; 9, angle gauche du côlon avec son ligament phréno-colique gauche ; 10, rate ; 11, pancréas ; 12, rein droit ; 13, foie ; 14, vésicule biliaire ; 15, angle duodénojéjunal visible à travers le méso-côlon transverse ; 16, artère splénique.

rapport avec l'arrière-cavité des épiploons. Mais celle-ci, dont nous avons vu la constitution est virtuelle, et par l'intermédiaire du double feuillet péritonéal qui la limite, l'estomac entre en contact avec le *pancréas*. C'est là le rapport le plus important au point de vue chirurgical : il explique les adhérences fréquentes entre les deux organes, et les difficultés opératoires qui en résultent. Le long du bord supérieur du pancréas court l'*artère splénique*, branche du tronc cœliaque : elle peut être ulcérée par une lésion destructive de la face postérieure de l'estomac. Plus à gauche, la *rate* entre en rapport avec l'estomac, débordant légèrement sa grande courbure, mais cependant, cachée pour sa plus grande partie, derrière l'estomac. Nous avons vu comment les deux ligaments gastro et pancréatico-splénique l'unissent à l'estomac et au pancréas.

Les autres rapports de la face postérieure sont beaucoup moins importants au point de vue chirurgical : tout en arrière la paroi est constituée par le diaphragme ; devant lui descend, au flanc gauche de la colonne, l'aorte ; plus à gauche se trouve le rein gauche avec la capsule surrénale, devant lequel vient se terminer la queue du pancréas. Nous rappelons que toute la face postérieure du grand cul-de-sac de l'estomac est dépourvue de péritoine, adhérente à la paroi, et ne peut être découverte, pas plus que le cardia lorsqu'on explore la face postérieure de l'organe par l'arrière-cavité des épiploons.

C'est par l'intermédiaire du *méso-côlon transverse* obliquement dirigé en bas et en avant, que la face postérieure de l'estomac entre en rapport avec les organes de l'étage sous-mésocolique de l'abdomen. Dans l'épaisseur du méso, court le long de son bord intestinal la grande arcade artérielle, anastomotique, entre la colique supérieure droite et la colique supérieure gauche. De la convexité de cette arcade partent les branches pour l'intestin. La zone du méso comprise dans la concavité de cette arcade est avasculaire ; c'est là que le méso doit être perforé pour aborder l'estomac en vue d'établir une gastro entérostomie postérieure. Dans les cas de méso très gras, les vaisseaux sont invisibles : on aura d'autant moins de chances de les blesser que l'on attaquera le méso plus près de sa racine, où il est avasculaire.

Il faut rappeler ici les adhérences normales possibles entre le méso-côlon transverse et le ligament gastro-coliques : elles rendent plus étroits les rapports entre la face postérieure de l'estomac, près de la grande courbure, et les vaisseaux contenus dans le méso-côlon : c'est là une disposition avec laquelle il faut compter, et qui rendra plus délicate la libération d'une tumeur de l'estomac adhérente.

Par l'intermédiaire du méso-côlon transverse, la face postérieure de l'estomac entre les rapports avec la toute petite partie sous-mésocolique de la tête du pancréas, la 5ᵉ ou la 4ᵉ portion du duodénum, l'angle duodéno-jéjunal auquel s'attache le muscle de Treitz, et au côté gauche duquel se dispose l'arc vasculaire de Treitz, enfin un peu plus à gauche la face antérieure du rein gauche.

Petite courbure. — La petite courbure de l'estomac reçoit l'insertion du *petit épiploon*, ancien mésogastre antérieur. Constitué par deux feuillets péritonéaux accolés ; il s'insère de haut en bas sur le bord droit de l'œsophage abdominal, toute la petite courbure de l'estomac, le bord supérieur du pylore et au delà, sur le duodénum, mais à ce niveau son insertion est reportée sur la face postérieure du viscère. Au niveau de l'estomac les deux feuillets qui le constituent

passent respectivement sur la face antérieure et la face postérieure
de l'estomac qu'ils tapissent.

Disposé frontalement, il n'apparaît pas après l'incision de la paroi :
pour bien le voir, en effet, il faut relever le lobe carré du foie qui le
cache, et tirer l'estomac en bas pour le tendre. On voit nettement que
la partie centrale du méso est d'une extrême minceur : cette zone est
limitée à gauche par une partie un peu plus épaisse, au voisinage de
la partie supérieure de la petite courbure et du bord droit de l'œso-

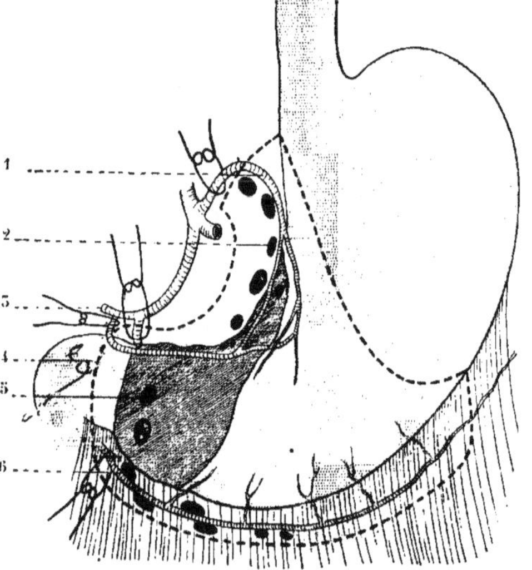

Fig. 151. — Représentation schématique de la zone suspecte dans l'épithélioma
du pylore. (D'après Cunéo.)

1, Coronaire stomachique ; 2, ganglions de la petite courbure ; 3, artère hépatique ; 4, duodénum ; 5, ganglions rétro-pyloriques supposés vus par transparence ; 6, ganglions sous-
pyloriques. Le pointillé indique les contours du segment à enlever. Le grisé répond aux
limites apparentes du néoplasme.

phage ; et à droite par le bord droit libre du petit épiploon : ce bord
est épais et contient dans son épaisseur les éléments du pédicule vasculaire et excréteur du foie : V. Porte, artère hépatique, canal cholédoque ou canaux cystiques et hépatiques accolés.

Si l'on effondre cette « pars flaccida » médiane du petit épiploon,
on pénètre dans l'arrière-cavité des épiploons, et si, accrochant du
doigt la petite courbure, on l'attire en bas, on voit se tendre deux
replis péritonéaux qui rattachent l'estomac à la paroi abdominale
postérieure : ce sont les *faux de l'hépatique*, à droite ; *de la coronaire*,
à gauche, cette dernière véritable *ligament profond de l'estomac* ou
ligament gastro-pancréatique de Huschke.

La *coronaire stomachique* (fig. 151), branche du tronc cœliaque, cheminant dans le bord libre du ligament profond de l'estomac, décrit une courbe à concavité inférieure et atteint la petite courbure à son tiers supérieur. Elle la suit, se dirigeant vers le pylore, après s'être généralement divisée en deux branches qui cheminent parallèlement et desquelles partent les vaisseaux qui rampent sur les faces de l'estomac. Au-dessus du pylore, les deux branches de la coronaire stomachique s'anastomosent par inosculation avec deux branches de la pylorique.

L'*artère hépatique*, née comme la précédente du tronc cœliaque, soulevant comme elle un repli, la faux de l'hépatique, se dirige vers le bord supérieur du pylore au-dessus duquel elle décrit une courbe à concavité supérieure qui l'amène dans le bord libre du petit épiploon où elle prend part à la constitution du pédicule hépatique. Au-dessus du pylore cette artère fournit la *pylorique* qui, longeant la petite courbure, va s'anastomoser avec la coronaire stomachique, et un peu plus loin *la gastro-duodénale*.

Celle-ci présente un intérêt chirurgical très grand : elle descend verticalement derrière la première portion du duodénum, représentant l'arête de l'angle dièdre que forment en avant la première portion du duodénum, en arrière la face antérieure du pancréas. *La gastro-duodénale marque le point où la première portion du duodénum cesse d'être entièrement entouré du péritoine et se fixe.* C'est là une notion de première importance pour la gastrectomie.

Le long des vaisseaux qui longent la petite courbure se dispose une chaîne de ganglions lymphatiques dont nous verrons plus loin l'importance et la disposition.

Grande courbure. — Nous connaissons déjà les rapports de la grande courbure et de la partie voisine de la face postérieure de l'estomac, avec le côlon transverse et son méso. Nous rappelons leur variation très grande suivant le type du côlon transverse et l'étendue des coalescences entre le ligament gastro-colique et le méso-côlon transverse.

Le long de ce bord coulent les deux artères gastro-épiploïques; la gauche est une branche de la splénique et naît derrière la grande courbure à la hauteur de la rate; la droite vient de la gastro-duodénale, au bord inférieur de la première portion du duodénum. A ces artères se joignent des veines gastro-épiploïques et une chaîne de ganglions lymphatiques.

STRUCTURE DE L'ESTOMAC

Trois tuniques constituent les parois de l'estomac. Une tunique externe, *séreuse*; une moyenne, *musculeuse*; une interne, *muqueuse*.

L'épaisseur de la paroi gastrique est la même sur la plus grande étendue de l'organe, mais en se rapprochant du pylore la paroi s'épaissit progressivement, pour atteindre un maximum au niveau de l'orifice pylorique : après cet épaississement annulaire, dù aux fibres circulaires, la paroi devient brusquement mince et souple sur le duodénum. *Le canal pylorique est une partie du tube digestif étroit et dur, entre deux régions dilatées et souples : du côté de l'estomac le vestibule pylorique, du côté de l'intestin la première portion du duodénum.*

Tunique musculeuse. — Elle est constituée par une couche superficielle de fibres longitudinales qui font suite à celles de l'œsophage. Les plus nombreuses suivent la petite courbure atteignant le pylore (cravate de Suisse). Au niveau du canal pylorique ces fibres longitudinales sont très abondantes. Pour Lushka elles y constitueraient, comme au niveau du cardia, un véritable appareil dilatateur de ces deux orifices.

Sous ce plan de fibres longitudinales se disposent des *fibres circulaires*; peu abondantes au niveau du fond de l'estomac elles deviennent de plus en plus nombreuses au fur et à mesure qu'on se rapproche du pylore. Ce sont elles qui forment le plan sphincter pylorique. A ce niveau l'épaisseur de ce plan atteint 2 et 3 millimètres (Lesshaft).

Enfin il existe sous la muqueuse un troisième plan de fibres dites « elliptiques, à anses, paraboliques, constituées par les faisceaux à cheval sur le côté gauche du cardia. Pour certains elles dérivent des fibres circulaires de l'œsophage, pour d'autres elles appartiennent en propre à l'estomac.

La tunique musculeuse est recouverte sur sa face externe de la tunique séreuse. D'une très grande minceur, celle-ci adhère intimement à la musculeuse; et les points de suture dits séro-séreux intéressent en réalité la séreuse et la musculeuse. C'est un véritable enduit permettant le glissement parfait de l'organe, et dont on connaît la propriété de cicatrisation particulièrement rapide : celle-ci est mise à contribution chaque fois que par un sujet séro-séreux on recouvre une suture comprenant la totalité des tuniques de l'estomac.

Tunique muqueuse. — La tunique muqueuse est séparée de la précédente par une sous-muqueuse parcourue par les vaisseaux et les nerfs de l'organe. Sa laxité est très grande et rien n'est plus facile, grâce à elle, que de décoller le sac muqueux de la musculeuse. Cette disposition a été mise à profit, dans certains procédés de gastrostomie; elle explique également la faute que l'on peut commettre au cours de cette opération, lorsque, croyant avoir ouvert l'estomac, on a en réalité seulement incisé sa musculeuse, le bistouri n'ayant pénétré que dans le tissu sous-muqueux.

La muqueuse est parcourue de plis longitudinaux et transversaux disparaissant quand l'estomac est très tendu. A sa surface on peut distinguer de petits mamelons sur lesquels s'ouvrent les nombreux orifices des glandes de l'estomac.

L'*épithélium* est constitué par une assise de cellules cylindriques ou prismatiques; quelques-unes d'entre elles ont un contour entièrement granuleux. D'autres subissent la dégénérescence muqueuse à tous ses degrés. Au niveau du cardia, la séparation est très nette entre l'épithélium cylindrique de l'estomac, et l'épithélium pavimenteux de l'œsophage.

Une *membrane basale*, discutée, sépare l'épithélium du chorion de la muqueuse.

Le *chorion* contient du tissu conjonctif et des glandes.

La *musculaire muqueuse* continue avec celle de l'œsophage et de l'intestin, formée de fibres circulaires et de fibres longitudinales, sépare le chorion de la sous-muqueuse.

Les *glandes* de l'estomac forment une couche non interrompue du cardia au pylore. Il est classique depuis Bishoff (1858) de distinguer deux sortes de glandes *morphologiquement* différentes : les *glandes du fond ou cardiaques*, les *glandes pyloriques*.

Les *glandes cardiaques* sont des glandes en tubes ramifiées : 8 à 12 tubes sécréteurs viennent s'ouvrir au fond d'un infundibulum de la muqueuse gastrique. Sur une membrane vitrée très mince se disposent, au niveau du tube sécréteur, deux sortes de cellules : les *cellules principales* ou *adelomorphes* (Rollet) à cause du peu de netteté de leur contour.

Les *cellules bordantes* à contours nets : *delomorphes* (Rollet) disposés sous les précédentes. Elles possèdent une affinité spéciale pour les colorants, leur noyau est petit, leur protoplasme rempli de granulations de zymogène et elles sont spécialement nombreuses dans cette partie rétrécie du tube sécréteur qui est le col de la glande.

Nous n'avons pas ici à discuter toutes les opinions qui ont été émises sur les significations des cellules bordantes, et le rôle physiologiques des cellules cardiaques. Rappelons seulement que certains auteurs leur attribuent exclusivement le rôle de sécréter la *pepsine*, attribution discutée d'ailleurs.

Les *glandes pyloriques* diffèrent des glandes cardiaques par la plus grande longueur du canal excréteur; le tube sécréteur n'est plus rectiligne mais se contourne en une sorte de glomérule, et des intervalles qui séparent chaque glande est notablement plus considérable que celui qui sépare chaque glande cardiaque. L'épithélium glandulaire est constitué par une assise de cellules très comparables aux cellules principales des glandes cardiaques. Mais on n'y trouve pas de cellules bordantes.

VAISSEAUX DE L'ESTOMAC

Artères. — La coronaire stomachique, la pylorique, les gastro-épiploïques, les artères courtes donnent des branches rampant sous la séreuse. Elles forment un premier *réseau sous-muqueux* puis un *réseau sous-glandulaire*.

Veines. — Elles forment deux réseaux disposés comme celui des artères autour des glandes et dans la muqueuse. Par un réseau sous-séreux, toutes ces veines se jetteront dans la veine coronaire stomachique, la pylorique, les gastro-épiploïques, les veines courtes : toutes tributaires du système porte.

Lymphatiques. — La connaissance des lymphatiques est d'une importance considérable pour le chirurgien : liés par des lacunes lymphatiques répandues dans le derme muqueux, ils forment dans la paroi de l'estomac un réseau *sous-glandulaire*, un réseau *sous-muqueux* et un réseau *sous-séreux* : les vaisseaux issus de ce dernier forment des troncs collecteurs qui vont se jeter dans des ganglions disposés autour de l'estomac et dont la description, reprise en France par Cunéo, pour étudier l'extension du cancer gastrique est, à l'heure actuelle, classique (fig. 151).

On peut très nettement diviser l'ensemble des troncs collecteurs de l'estomac en trois groupes :

Ceux de la *petite courbure*, qui convergent vers le point où la coronaire aborde l'estomac ;

Ceux de la *grande courbure* qui, se dirigeant de gauche à droite, vont aux ganglions sous-pyloriques ;

Ceux de la *grosse tubérosité*, dirigés de droite à gauche et atteignant le hile de la rate.

Il existe donc trois territoires lymphatiques au niveau de l'estomac : *le plus important, de beaucoup, est celui des lymphatiques de la petite courbure* ; les collecteurs des autres territoires ne sont que des voies accessoires.

Les GANGLIONS auxquels se rendent les troncs lymphatiques de l'estomac se disposent le long des vaisseaux de l'organe.

. La *chaîne coronaire stomachique* comprend :

1° Les ganglions de la faux, au contact de l'artère, avant qu'elle n'aborde l'estomac ;

2° Les ganglions de la petite courbure, dont les uns se disposent le long de la partie toute supérieure de celle-ci ; les autres au-dessous du point où l'artère aborde l'estomac, mais restant au voisinage de ce point. Il est rare de trouver des ganglions dans la partie basse de la petite courbure, au niveau du vestibule pylorique.

La chaîne hépatique ne nous intéresse que par les ganglions situés le long de la *gastro-épiploïque droite*. Ceux-ci comprennent :

1° Le *groupe sous-pylorique*, situé le long du bord inférieur de la région pylorique ;

2° Le *groupe rétro-pylorique*, à 2 ou 5 ganglions pouvant manquer, et placés le long de la gastro-duodénale, entre la face postérieure du duodénum en avant, la face antérieure du pancréas en arrière.

La chaîne splénique. — Les plus externes des ganglions de cette chaîne, placés dans l'épaisseur de l'épiploon pancréatico-splénique reçoivent les lymphatiques de la grande courbure. Cunéo n'a jamais vu de ganglions dans l'épiploon gastro-splénique.

Continuité des réseaux lymphatiques de l'estomac avec ceux de l'œsophage et du duodénum. — Tous les auteurs s'accordent à faire communiquer très largement les lymphatiques de l'estomac avec ceux de l'œsophage. — Cette disposition anatomique s'accorde avec ce qu'enseigne l'anatomie pathologique montrant la facilité avec laquelle se propage un cancer du cardia à l'œsophage inférieur.

Il n'en est pas de même pour le réseau duodénal.

Most et Cunéo s'accordent pour nier — contre Sappey — toute communication entre les réseaux sous-séreux des deux organes

En revanche, il existe des anastomoses, mais peu développées, entre leurs réseaux sous-muqueux.

Nerfs. — Les nerfs de l'estomac, fournis par les pneumo-gastriques et le plexus cœliaque, forment dans ses parois un plexus sous-muqueux et un plexus intra-musculaire, comparables aux plexus de Meissner et d'Auerbach, de l'intestin.

PHYSIOLOGIE

Les fonctions de l'estomac sont complexes. Mais avant tout c'est un organe *sécréteur* et *moteur*. Accessoirement il est *sensible*, peut *exhaler* et *absorber* certaines substances; son rôle *respiratoire* est extrêmement faible chez l'homme.

Sécrétion. — La muqueuse gastrique sécrète du *mucus* et du *suc gastrique*. Il n'entre pas dans le cadre de ce bref résumé physiologique de décrire tous les procédés d'étude qui ont été utilisés pour arriver aux connaissances actuellement acquises. Toutes les *fistules gastriques*, accidentelles (William Beaumont et le chasseur canadien), chirurgicales ou expérimentales, ont permis des observations du plus grand intérêt, mais aucune ne fournit un suc gastrique *pur*. Le procédé de choix est le *petit estomac de Pavlov*, qui permet d'isoler un cul-de-sac muqueux ayant gardé son innervation intacte, et d'obtenir un suc absolument pur.

Moment de la sécrétion. — Il est classique d'admettre que le suc — gastrique ne s'écoule pas par la fistule en dehors des digestions. Sa sécrétion est intermittente et sous la dépendance de facteurs divers.

1° Il s'établit une sécrétion de suc gastrique nette, lorsqu'on donne à un chien un *repas fictif*, c'est-à-dire tel que le repas s'échappe en entier par l'orifice d'une œsophagotomie, sans qu'aucun aliment n'arrive à l'estomac. Les phénomènes bucco-pharyngés semblent donc jouer un rôle; mais il est établi que ce n'est ni la déglutition, ni la mastication, ni l'insalivation qui sont en jeu; seule la *gustation* serait excito-sécrétoire; encore cette action est-elle niée par certains. Toutefois, la simple vue d'aliments « savoureux » pourrait provoquer une sécrétion de la muqueuse gastrique comme elle provoque celle des glandes salivaires : et cette *sécrétion première* serait purement une *sécrétion psychique*. La *sécrétion première* dure environ deux heures.

La section du pneumogastrique au-dessous du point où il fournit les nerfs cardiaques arrête la sécrétion. Celle des splanchniques ne modifie pas le phénomène.

2° La *sécrétion seconde* est provoquée par un repas véritable, par le contact des aliments avec la muqueuse. Ce contact n'agit d'ailleurs pas par action directe sur la cellule, puisque le petit cul-de-sac de Pavlov sécrète, mais par action sur les terminaisons nerveuses. L'atropine, poison des terminaisons glandulaires, supprime en effet cette *sécrétion seconde*, dite encore *chimique*. Tous les aliments n'agissent pas également sur la muqueuse gastrique, ce qui prouve bien qu'il ne s'agit pas d'un mécanisme sécrétoire par simple contact. Ni le pain ni l'albumine de l'œuf ne font sécréter l'estomac; la *viande*, au contraire, provoque la sécrétion au plus haut degré. Il en est de même de la dextrine, du bouillon : ce sont là les substances peptogènes de Shiff.

La section du pneumogastrique ou de la moelle n'empêche pas la sécrétion seconde : des centres nerveux périphériques contenus dans la paroi de l'estomac jouent vraisemblablement un rôle.

3° D'ailleurs, on peut également mettre en évidence une *sécrétion réflexe* : celle qui se produit, à la suite de l'introduction d'aliments directement dans l'intestin. On ne sait pas s'il s'agit d'un phénomène nerveux ou d'une action chimique.

A côté de ces notions, classiques maintenant, sur la sécrétion gastrique, il faut rappeler que Boldireff a constaté l'existence d'une *activité périodique* non seulement au niveau de l'estomac, mais dans tout le tube digestif. A l'estomac, elles se traduirait par la sécrétion de mucus peu peptique. Galli a en effet observé, chez les gastrostomisés, une sécrétion de suc gastrique à jeun. Pour Boldireff, les ferments ainsi sécrétés pendant l'activité périodique seraient résorbés, et au sein des tissus iraient compléter la transformation des substances nutritives.

Suc gastrique. — Les auteurs ont donné des compositions quantitatives du suc gastrique un peu différentes; ces variations tenant, au moins en partie, aux conditions différentes de prélèvement du suc.

Outre de l'*eau* (98 0/0), renfermant en dissolution des sels minéraux, le suc gastrique contient deux sortes d'éléments principaux : l'*acide* et les *ferments*.

L'*acide* (1 à 3 p. 1000) est l'*acide chlorhydrique*. Il se forme aux dépens du chlorure de sodium du sang, seule substance chlorée de l'organisme.

L'acide lactique est un produit de fermentation gastrique et n'est pas sécrété par l'estomac.

Les *ferments* sont : la *pepsine*, la *pseudo-pepsine* (Gläsner), l'*erepsine*, une *lipase gastrique* et le *lab ferment*.

1° La *pepsine* est sécrétée à l'état de *zymogène* ou *propepsine* qui est transformée en pepsine par l'action des acides. Elle agit sur les *albuminoïdes* qu'elle transforme en *peptones*. Nous savons d'ailleurs que la désintégration de la molécule albuminoïde est poussée plus loin, atteint les polypeptides ou peptoïdes et même les acides aminés, c'est-à-dire des corps abiurétiques.

Quel est le siège de ces deux sécrétions, l'acide chlorhydrique ou le ferment? La différence de structure des glandes cardiaques et des glandes pyloriques avait dès l'abord conduit à admettre une différenciation fonctionnelle correspondante. Heidenhain soutint que les cellules principales — plus spécialement donc les glandes pyloriques — sécrétaient la pepsine. Les cellules bordantes — seules par conséquent les glandes cardiaques — sécrétant l'acide. Opinion basée sur les expériences consistant à faire des isolements partiels dans les différentes parties de l'estomac (cul-de-sac de Heidenhain). Il ne semble pas que cette dualité existe aussi tranchée que le voulait Heidenhain : certains auteurs ne l'admettent nullement. Mais malgré toutes les nombreuses expériences qui ont été faites en vue de la prouver ou de la détruire, il est impossible d'avoir à l'heure présente une opinion précise sur ce fait. Il semble bien que la pepsine soit sécrétée par toutes les glandes, et qu'il en soit de même de l'acide, à l'inverse de l'opinion de Claude Bernard, qui localisait la sécrétion de l'acide à la surface de la muqueuse et non dans des glandes.

2° La *pseudo-pepsine* (Gläsner) agit de la même façon que la pepsine, mais aussi bien en milieu alcalin qu'en milieu acide.

3° L'*antipepsine* (Günzel) s'opposerait aux effets de la pepsine en milieu acide. Elle serait le principal moyen de défense de la muqueuse contre l'auto-digestion.

4° L'*erepsine*, dont on connaît la présence dans de nombreux tissus, existerait également dans le suc gastrique et prolongerait l'action de la pepsine.

5° Enfin on a décrit une *lipase gastrique* qui dédoublerait en glycérines et acides gras les graisses se présentant à l'état d'émulsion, comme le jaune d'œuf.

6° Le *lab ferment*, ou *présure*, surtout abondant chez les animaux jeunes, agit sur le lait dont il provoque la caséification. Il est sécrété à l'état de proferment transformé en diastase par l'acide chlorhydrique.

L'action essentielle du suc gastrique est donc une *action digestive*. Mais il faut rappeler qu'il est, dans une certaine mesure, *antiseptique*.

Motricité. — Nous n'avons guère quelques connaissances précises sur les mouvements de l'estomac et sur le brassage que subissent les aliments pendant la durée de leur séjour dans sa cavité que depuis l'application à ces recherches des procédés de radiographie et de radioscopie.

Il était classique de décrire le phénomène de la façon suivante : Les mouvements péristaltiques naissent au cardia, suivent la grande courbure et s'arrètent au pylore; ces mouvements étant d'autant plus marqués qu'on les considère plus près de ce dernier orifice. Sous l'influence de ces contractions, les aliments suivent la grande courbure, remontent ensuite au cardia le long de la petite, puis reviennent au centre de l'estomac. Ces mouvements se répètent jusqu'à évacuation par le pylore. Il résultait donc d'une telle description que toutes les parties de l'estomac se comportaient de la même façon au point de vue *moteur*.

Semblable conception doit être modifiée. Cannon divise l'estomac, au point de vue moteur, en trois régions : le *fundus*, l'*antre*, le *pylore*.

I. — Le *fundus*. Il ne s'y passe que des mouvements lents et faibles : Ce n'est guère qu'un réservoir pour les aliments.

II. — L'*antre* (ou pre antrum). Les contractions y deviennent plus brusques et plus fortes : Elles chassent constamment le contenu gastrique vers le pylore. Quelques auteurs ont décrit un cercle de contraction qui sépare encore plus nettement le fundus de l'antre pylorique, et une sorte de gouttière le long de la petite courbure par où les liquides s'écouleraient directement vers le pyloro (1).

Ces mouvements qui apparaissent en moyenne 15 minutes après l'arrivée des aliments dans l'estomac, se répètent avec une force de plus en plus considérable jusqu'à évacuation du contenu dans le duodénum.

Deux facteurs sont à l'origine de ces contractions du muscle cardiaque :

1° La distension de l'estomac;

2° L'*action chimique* sur la muqueuse gastrique de diverses substances. Cette excitation chimique est de beaucoup la plus importante. Les solutions d'acide chlorhydrique (1,5 pour 1000) les solutions d'acide lactique, de propeptones, déterminent de fortes contractions dans tout l'estomac. On peut donc admettre que les contractions apparaissent dès que les glandes gastriques ont commencé à sécréter ou que les mouvements sont entretenus par l'action des albumoses produites par le suc sécrété. Pour Boldiref, il existerait une motricité

---

1. H. M. Guay, *The Lancet*, 1908, n° 4430, décrit, entre les portions cardiaques et pyloriques de l'estomac, un anneau musculaire, véritable sphincter : *sphincter aditus vestibuli*. Dans la partie supérieure de la portion cardiaque il n'existe aucuns mouvements péristaltiques; ceux-ci n'apparaissent que dans sa partie inférieure, chassant les aliments vers le pylore.

périodique de l'estomac comme il existe une sécrétion périodique et provoquée d'ailleurs par cette dernière.

L'estomac n'est donc pas un sac inerte et ce n'est pas la pesanteur qui dirige son contenu. Il se contracte, se moule, sur ce contenu qu'il chasse constamment vers le pylore.

C'est là une notion qu'il faut avoir constamment présente à l'esprit pour comprendre le fonctionnement d'une bouche de gastrostomie ou de gastro-entérostomie.

III. — *Le pylore.* Le jeu du sphincter pylorique règle le passage de la bouillie gastrique dans le duodénum. Les études extrêmement nombreuses faites dans ces dernières années pour connaître son fonctionnement, ont permis d'acquérir les notions suivantes que nous ne pouvons que résumer très brièvement : Le pylore s'ouvre par *éclipses*, mais sous des influences variables :

1. Les *excitations mécaniques* (distensions) ne jouent qu'un rôle peu considérable.

2. L'*état physique* des aliments : les liquides sont évacués très vite : presque immédiatement s'il s'agit de solutions isotoniques, et d'autant plus tardivement qu'elles s'écartent davantage de l'état d'isotonie. Les solutions hypertoniques stagnent plus longtemps que les solutions hypotoniques.

Les *solides* restent beaucoup plus longtemps dans l'estomac :

Les *hydrates de carbone* passent très vite, après 10 minutes;

Les *albuminoïdes* beaucoup plus lentement : après 50 à 55 minutes;

Les *graisses* sont les aliments dont l'évacuation est la plus longue.

Tels sont les faits, admis universellement à l'heure présente, et que Chassevent et Carnot, en France, avaient établi. Cannon les explique par l'action de l'*acide* sur la face gastrique du pylore et qui provoque son ouverture : Les hydrates de carbone détermineraient une sécrétion gastrique comme les albuminoïdes (ce qui, d'ailleurs, n'est pas admis par tous) : le suc sécrété non employé par les hydrates de carbone agirait immédiatement sur le sphincter qui s'ouvrirait : d'où le passage immédiat de ces aliments dans le duodénum. Au contraire, les albuminoïdes subissant une digestion gastrique fixent l'acide et ce n'est qu'après saturation qu'il peut agir sur le sphincter et déterminer son ouverture. C'est là le *contrôle acide du pylore* (Cannon).

La fermeture du pylore s'explique par un mécanisme analogue : l'acidité du chyme gastrique au contact de la première portion du duodénum y détermine par réflexe (Pavlov) la fermeture du pylore, en même temps que cessent les contractions de l'estomac (Hirsch et Ledynkow).

Le *réflexe duodénal de fermeture du pylore* cessera d'agir quand les sécrétions alcalines intestinales ou pancréatiques auront neutralisé le chyme duodénal.

Un double réflexe à point de départ chimique sur les faces gastriques et duodénales du pylore règlent donc les alternatives d'ouverture et de fermeture de celui-ci.

Nous sommes peu renseignés sur le rôle du système nerveux. Le sympathique est inhibiteur, le pneumogastrique excito-moteur. Mais l'estomac présente une certaine autonomie que lui assurent des centres ganglionnaires très incomplètement connus.

TH. TUFFIER, J.-L. ROUX-BERGER.

DEUXIÈME PARTIE

MÉTHODES D'EXPLORATION
ET SÉMÉIOLOGIE ÉLÉMENTAIRE

EXAMEN EXTÉRIEUR DE L'ESTOMAC

Parmi les méthodes d'exploration, la première à mettre en œuvre, car elle peut fixer dans un très grand nombre de cas le diagnostic ou tout au moins l'orienter, c'est l'examen extérieur de l'abdomen.

En procédant d'une façon très attentive, en contrôlant les résultats de la palpation ou de la percussion, par les techniques plus précises de la radioscopie, il est bien rare qu'on n'arrive pas à recueillir quelques données importantes pour la solution des problèmes que pose toujours l'examen d'un malade.

Palpation de l'estomac. — Pour examiner l'estomac par la percussion ou la palpation, le malade sera couché sur le dos, la tête légèrement relevée, les jambes tendues ou un peu fléchies et en abduction, de façon à relâcher autant que possible les muscles de la paroi antérieure de l'abdomen. Chez un individu bien portant et bien nourri, la paroi musculaire de l'abdomen offre un obstacle assez considérable pour qu'il soit impossible de palper un organe aussi peu résistant que l'estomac; mais dans les états pathologiques il n'en va pas toujours de même et la paroi peut devenir assez flasque et assez molle pour que la palpation permette de sentir certaines parties de l'estomac. Cela est surtout facile chez les femmes atteintes d'éventration à la suite d'une grossesse; les muscles droits sont alors plus ou moins écartés dans la ligne médiane. Lorsque la malade essaie de s'asseoir et soulève les épaules au-dessus du plan du lit, on aperçoit très bien la saillie que font les viscères abdominaux refoulés sous les téguments entre les bords internes des deux muscles droits écartés l'un de l'autre. La main à ce moment peut pénétrer dans l'intérieur même de l'abdomen et l'on sent des deux côtés le bord tendu et dur des muscles contractés : il n'y a plus alors sur la ligne médiane qu'une couche de téguments assez mince, la peau, le tissu cellulaire sous-cutané et les aponévroses. On peut ainsi parfois palper la région pylorique.

Comme nous le verrons plus loin, en étudiant les mouvements de l'estomac, c'est au niveau de la région pylorique que se produisent les contractions les plus violentes. Parfois on peut sentir la contraction intermittente de cette région : le pylore contracté constitue un cylindre résistant de 4 à 5 centimètres de longueur, parfaitement mobile et apparaissant de temps à autre; pendant 5 à 10 secondes, d'après Obrastsow, on sent cette petite grosseur, puis elle s'efface pendant un instant pour se reproduire quelques secondes après; il y a en général 2 à 5 contractions par minute. Lorsque la contraction est plus persistante, on peut, si l'on n'est pas averti, croire à une tumeur véritable. On reconnaîtra qu'il s'agit bien du pylore, à ce que la disparition de la tumeur s'accompagne chaque fois d'un léger gargouillement plus perçu par la main qu'il n'est entendu par l'oreille, et qui est dû au passage d'une petite quantité de liquide et d'air dans le canal étroit constitué par la région pylorique, au moment de la contraction. La facilité avec laquelle on arrive à percevoir le pylore dans ces conditions a conduit quelques auteurs à rechercher d'une façon méthodique le pylore sur tous les individus; c'est ainsi que Haussman décrit un procédé de palpation, qui lui permet de sentir le pylore dans 20 pour 100 des cas environ.

Il recommande d'examiner le malade pendant la période digestive et de palper de haut en bas dans la région droite de l'épigastre avec les dernières phalanges disposées verticalement sur la paroi abdominale, et pénétrant dans la profondeur pendant les mouvements expiratoires. On peut de cette façon mettre en évidence le spasme du pylore; on sent un cylindre dur, ne changeant pas de consistance pendant plusieurs minutes, et ne présentant pas non plus de bruit, de gargouillement caractéristique; cette contracture persiste longtemps après le repas.

On ne doit pas oublier que ces contractions deviennent souvent plus nettes, lorsqu'il existe une petite lésion ulcéreuse ou un néoplasme au début, dans la région pylorique.

Percussion de l'estomac. — En général, la percussion de l'estomac donnera des indications plus nettes que la palpation. Au niveau de la région gastrique, on peut presque toujours délimiter, dans la partie supérieure, à la hauteur des dernières côtes en avant, une région tympanique, la zone de Traube; c'est la projection sur la partie inférieure du thorax de la couche gazeuse qui existe toujours dans la région supérieure de l'estomac. A l'état normal cette zone est peu étendue; elle remonte jusqu'à la partie inférieure du cœur; en bas elle déborde peu des dernières côtes.

Des variations dans ses dimensions on peut déjà tirer un certain nombre de conclusions. Chez certains malades, la zone de Traube prend un son tympanique particulièrement intense dû à la grande abondance de gaz accumulé dans la cavité gastrique. L'examen clinique apprend que, dans ce cas, il s'agissait presque toujours d'une distension de la région supérieure de l'estomac par l'air dégluti ; les aérophages, qui sont nombreux parmi les dyspeptiques, présentent ce tympanisme excessif ; ce symptôme met souvent sur la voie du diagnostic. On le confirmera en s'informant si par des déglutitions plus ou moins conscientes ou par une sialophagie silencieuse, le malade n'introduit pas à son insu une certaine quantité d'air dans la cavité gastrique.

Chez d'autres malades, au contraire, la zone de Traube est absente. La percussion ne donne plus ce son tympanique tranchant nettement sur la sonorité pulmonaire. L'estomac ne refoule plus les gaz dans la région supérieure : lorsque le malade est couché, les gaz contenus dans l'estomac s'accumulent au contraire dans la partie inférieure, au niveau de l'ombilic ; il est facile de s'assurer que cette zone tympanique abdominale provient bien de l'estomac en faisant ingérer une petite quantité d'une boisson gazeuse ou plus simplement en faisant déglutir un verre d'eau par petites gorgées, procédé qui permet de faire pénétrer une certaine quantité d'air dans l'estomac. L'extension immédiate de la zone tympanique montre bien que les gaz sont contenus dans la cavité gastrique ; mais au lieu de rester dans la zone de Traube, ces gaz s'étendent dans la partie inférieure. C'est là un symptôme important. L'estomac a perdu dans ce cas sa tonicité normale ; il ne constitue plus un tube contracté refoulant l'air et les gaz vers le diaphragme, il est flasque et atone, et les gaz se répandent dans toute sa cavité. Comme nous le verrons plus loin, c'est la condition essentielle pour la production du bruit de clapotage, un des signes les meilleurs de l'atonie gastrique.

Insufflation de l'estomac. — Si par la percussion on veut délimiter la projection totale de l'estomac sur la paroi antérieure, il faut tout d'abord remplir le viscère par une quantité de gaz assez considérable. On peut y arriver en introduisant une sonde dans l'estomac et en insufflant de l'air à l'aide d'une poire de pulvérisateur, c'est le procédé le plus précis pour augmenter ou diminuer à volonté la zone tympanique et mesurer à la fois la dimension de l'estomac et sa facilité plus ou moins grande à se laisser distendre. Chez l'individu normal l'estomac permet l'introduction de 700 à 1 000 centimètres cubes d'air ; une dilatation moyenne permet d'introduire 1 200 à 1 500 centimètres cubes. Enfin, dans les grandes dilatations on peut introduire 2 à 3 000 et même 5 000 centimètres cubes. La limite de tolérance est indiquée par la douleur qu'accuse spontanément le malade, lorsque la distension a atteint son maximum. Comme l'a montré Bourget, chaque estomac est capable de recevoir une quantité d'air, toujours la même au delà de laquelle la douleur apparaît. Pour apprécier le volume d'air introduit, Bourget détermine d'abord la quantité débitée par la poire du pulvérisateur à chaque compression ; il est alors possible d'apprécier très rapidement le volume de l'estomac. Mais malgré tout, ce procédé est encore assez difficile à mettre en pratique, car bien des malades supportent mal l'introduction prolongée de la sonde que nécessite cette exploration.

Un moyen plus simple consiste à faire absorber au malade successivement une solution de bicarbonate de soude et d'acide tartrique. Au contact de l'acide tartrique dans l'estomac, le bicarbonate se décompose et il se dégage une certaine quantité d'acide carbonique. Les auteurs allemands donnent 4 grammes à 6 grammes de bicarbonate de soude et d'acide tartrique. Cette quantité nous semble un peu considérable car le gaz distend l'estomac et ne lui laisse plus sa forme normale. Il nous semble que 1 à 2 grammes de chacune de ces substances suffisent largement ; à 37°, un gramme de bicarbonate de soude donne un volume de gaz de 280 centimètres cubes. On voit donc qu'avec 2 grammes on obtient 500 centimètres cubes de gaz, suffisante pour avoir très nettement une distension de l'estomac. Quel que soit le procédé d'insufflation employé, on peut déterminer aussi assez nettement la limite supérieure et la limite inférieure de l'estomac. L'examen radioscopique a permis de contrôler l'exactitude des renseignements fournis par la percussion.

Grâce aux rayons X on est en effet en possession d'un moyen très exact pour délimiter l'estomac contenant du carbonate de bismuth. Schule a vérifié que la limite ainsi trouvée correspondait très exactement à celle que l'on constate lorsque l'on distend l'estomac par des quantités d'acide carbonique peu considérable ; si l'on emploie, au contraire, plus de 2 grammes de bicarbonate de soude, la distension obtenue abaisse la limite inférieure de l'estomac qui n'occupe plus sa place normale.

Le bruit de clapotage. — Les procédés que nous venons de passer en revue permettent de délimiter la forme de l'estomac ; il nous reste à parler d'un autre signe que l'on peut également percevoir par l'exploration extérieure et qui non seulement nous donne la limite de l'estomac, mais nous permet de nous rendre compte, dans une certaine mesure, de l'état des fonctions motrices : c'est la recherche du bruit de clapotage.

Le signe si banal constitué par le bruit de clapotage gastrique est loin d'avoir encore à l'heure actuelle une valeur séméiologique bien déterminée et si nous nous sommes efforcés d'en préciser la signification c'est qu'il nous a paru que de l'étude complète de ce signe on pouvait tirer les conclusions souvent les plus importantes. Le symptôme indiqué autrefois par Chomel, fut remis en valeur par M. Bouchard qui lui donna une importance prépondérante, pour établir le diagnostic de la dilatation gastrique. A la suite de M. Bouchard de nombreux auteurs ont cru pendant longtemps qu'il suffisait de percevoir le bruit de clapotage au-dessous d'une ligne allant de l'ombilic aux dernières côtes gauches pour affirmer une absence de rétraction de l'estomac. C'était évidemment une opinion exagérée et la trop grande banalité de ce signe a conduit au contraire d'autres médecins à affirmer qu'il n'avait aucune importance. Nous pensons que la vérité tient entre ces deux opinions extrêmes et que, pour bien définir la valeur de ce symptôme, il faut avant tout déterminer dans quelles conditions on le constate.

La recherche du bruit de clapotage est des plus faciles. Sauf quelques cas exceptionnels, on ne le perçoit pas dans la station verticale, il convient donc de faire coucher le malade pour déterminer la zone exacte dans laquelle il se produit. Alors, une secousse rapide et légère au niveau de la paroi abdominale intérieure, suffit pour provoquer ce bruit hydro-aérique caractéristique. Lorsque les muscles de l'abdomen sont trop tendus pour que l'on puisse par la percussion provoquer le clapotage, on pratique la succussion hippocratique. Le médecin placé à droite du malade le saisit par les hanches et imprime à tout le corps une brusque secousse. On perçoit alors un bruit de flot très net. On ne confondra pas le bruit de clapotage avec les bruits analogues qui peuvent se produire dans le gros intestin ou dans une anse de l'intestin grêle dilatée. La sonorité du bruit est en général tout à fait différente, mais dans les cas de doute il sera bon de passer une sonde dans l'estomac, et la persistance du bruit de clapotage, alors que la cavité gastrique est complètement vidée, permettra seule d'affirmer que son siège est bien dans l'intestin.

Toute la valeur séméiologique de ce signe dépend des conditions dans lesquelles on l'observe, comme nous le rappelions plus haut. En effet, il n'y a pas un estomac normal sur lequel on ne puisse arriver à provoquer le bruit de clapotage ou son analogue, le bruit de succussion hippocratique. Il suffit de distendre l'estomac par une quantité suffisante d'air et de liquide, et un moment viendra où les gaz et le liquide entrant en contact, le bruit de clapotage apparaîtra forcément. C'est pour n'avoir pas tenu compte de ces conditions qu'on a pu attribuer à ce bruit de clapotage tantôt une valeur excessive, tantôt au contraire, aucune signification. On peut retrouver le bruit de clapotage dans trois conditions différentes :

1° *L'estomac étant vide et après ingestion d'une quantité déterminée d'eau.*

Voici comment nous procédons : L'estomac étant vide, le matin à jeun, nous faisons ingérer au malade une petite quantité d'eau, 50 à 100 grammes environ, en ayant soin de faire absorber l'eau par petites gorgées; avec chaque déglutition pénètrent quelques centimètres cubes d'air dans l'estomac et nous avons ainsi la cavité gastrique remplie d'une petite quantité de liquide et d'air. Comment vont se disposer les liquides et les gaz dans l'estomac du malade, étendu sur le lit d'examen, avec la tête et le torse légèrement soulevés? Comme l'examen radioscopique l'a montré, les liquides sont maintenus dans la partie inférieure de l'estomac rétracté en tube et rapidement chassés vers le pylore; les gaz sont au contraire refoulés dans la zone de Traube. Tout conflit de l'air et de l'eau étant impossible à l'état normal, il n'y aura pas de clapotage.

Au contraire, lorsque l'estomac ne se rétracte plus sur les liquides, les gaz vont pouvoir se répandre sur toute la face gastrique antérieure, et la moindre succussion amènera un bruit de clapotage, par suite du contact étendu de l'air et de l'eau. On aura ainsi reconnu l'existence d'un état pathologique qui peut tenir soit à l'atonie, soit à une distension habituelle et excessive de la cavité de l'estomac.

Dans ces deux cas, nous aurons, par ce même signe, une projection exacte de la paroi antérieure de l'estomac et nous pourrons apprécier la grandeur de ce viscère.

2° *Recherches du bruit de clapotage après un repas :*

Quelques heures après un repas normal, lorsque le contenu gastrique est devenu tout à fait fluide et qu'il existe encore une quantité assez considérable de gaz de fermentation ou d'air dégluti dans la cavité gastrique, on obtient un bruit de clapotage. Mais ce signe n'a plus de valeur pathologique; il est rare qu'on ne puisse le rencontrer sur un individu parfaitement normal. Il permet seulement de mesurer les dimensions de l'estomac et d'apprécier la rapidité d'évacuation du repas. Il permettra de reconnaître que l'estomac est trop lent à se vider lorsqu'on le perçoit cinq ou six heures après un repas. Cette lenteur à l'évacuation pourra tenir soit à une insuffisance motrice de l'estomac, soit à un obstacle dans la région pylorique.

3° *Recherche du bruit de clapotage le matin à jeun :*

A l'état normal, le matin à jeun, l'estomac est toujours vide. Lors donc qu'on constate un bruit de clapotage, on pourra affirmer qu'il y a un retard extrêmement marqué dans l'évacuation de l'estomac. Presque toujours, ce retard tient à un obstacle au niveau de la région pylorique; nous disons « presque toujours », car l'asthénie musculaire peut, dans un certain nombre de cas, donner lieu aussi au même signe. Nous reviendrons sur ces faits plus loin, mais on peut dire que dans l'insuffisance musculaire, le bruit de clapotage le matin à jeun est en général intermittent, il dure deux ou trois jours puis disparaît, tandis que dans les sténoses du pylore le bruit de clapotage le matin à jeun, existe d'une façon permanente.

Valeur séméiologique des modifications des dimensions et de la forme de l'estomac. — Les différents procédés que nous venons de passer en revue, qu'il s'agisse de la palpation, de la percussion ou de la recherche du bruit de clapotage, nous ont permis de constater la dimension et la forme de l'estomac. Nous pourrons ainsi distinguer l'augmentation de volume, la diminution de volume et la déformation de ce viscère.

L'augmentation de volume de l'estomac peut s'observer chez les gros mangeurs surtout, mais ce n'est pas un signe constant : l'estomac a un volume considérable après un repas copieux, mais c'est un muscle vigoureux et qui se rétracte à mesure que l'estomac se vide. Pour que l'alimentation produise une distension de l'estomac, il faut des repas très abondants pendant une longue période et une musculature gastrique insuffisante; on a alors une dilatation passagère de l'estomac.

La distension gastrique lorsqu'elle est permanente, tient soit à une insuffisance musculaire de l'estomac, soit à un rétrécissement du pylore. Chez les neurasthéniques, surtout chez les neurasthéniques inanitiés, la dilatation de l'estomac est très notable : lorsqu'il existe en même temps un relâchement de la paroi abdominale antérieure, il s'allonge, et peut atteindre le pubis.

Dans le cas de sténose du pylore, lorsque le rétrécissement dure depuis longtemps, l'estomac, toujours chargé d'aliments qu'il ne peut évacuer, acquiert également des dimensions trop considérables. Sa capacité peut être plus de cinq ou six fois augmentée, comme nous l'avons signalé plus haut. D'autres signes peuvent alors indiquer l'existence d'un obstacle pylorique, en particulier les mouvements péristaltiques visibles apparaissant au-dessous des dernières côtes gauches et se prolongeant jusqu'à la région pylorique, signe sur lequel nous reviendrons ultérieurement.

C'est également un obstacle à l'évacuation gastrique qui explique la dilatation aiguë de l'estomac observée parfois après les opérations abdominales. L'estomac dépourvu de contractilité par suite du choc opératoire, toujours plus rempli de liquide qu'il ne peut évacuer, repousse l'intestin vers le petit bassin : le duodénum est alors comprimé par l'artère mésentérique supérieure. A l'atonie gastrique vient s'ajouter une sténose duodénale et la distension de l'estomac peut être énorme.

Dans certains cas, l'estomac au contraire diminue de volume, en particulier chez les malades atteints de sténose œsophagienne et qui sont obligés de réduire considérablement leur alimentation; mais dans ce cas, tout en se rétractant, l'estomac perd sa vigueur par suite de l'inanition, et si l'alimentation devient brusquement plus copieuse, il se laissera facilement dilater. L'estomac peut être également réduit de volume, dans les cas de linite plastique ou lorsque ses parois sont infiltrées par un néoplasme.

Enfin, lorsque des adhérences périgastriques, consécutives en général à un ulcère, ont fixé l'estomac à la paroi antérieure, la grande courbure a une position immobile et ne se laisse pas abaisser lorsqu'on distend le viscère. Si l'on insuffle l'estomac, il se distend sur place comme un tambourin, ainsi que l'a indiqué M. Hayem. Mais, la déformation la plus habituelle que l'on puisse constater, c'est la biloculation de l'estomac due au développement d'un cancer ou d'un ulcère à sa région médiane. La cavité gastrique est alors divisée en deux parties par un détroit resserré. La radioscopie donne seule dans ce cas des renseignements vraiment indiscutables.

LES PTOSES ABDOMINALES

Suivant la définition de Glénard, il faut désigner sous le nom de ptoses abdominales : « un état d'abaissement des viscères abdominaux, sains d'ailleurs, au-dessous de leur siège normal et dans le sens de la pesanteur ».

Ptose de l'estomac. — Aussi il ne suffit pas, par l'examen extérieur de l'abdomen d'avoir déterminé la situation et la forme de l'estomac; il faut savoir si cet organe n'a pas subi une dislocation plus ou moins marquée. La ptose de l'estomac entraîne par elle-même des désordres dyspeptiques et se combine souvent à d'autres maladies organiques de l'estomac pour en compliquer l'aspect clinique. On devra également chercher les ptoses des reins, du foie et de l'intestin qui accompagnent ordinairement la ptose de l'estomac et qui aggravent tous les symptômes.

L'estomac est rattaché au diaphragme par un repli du péritoine au niveau de la grosse tubérosité, et sauf des cas exceptionnels, ce point reste fixe. On aura donc le plus souvent affaire à un déplacement partiel de l'estomac portant sur son segment inférieur.

Cruveilhier avait noté cette particularité de la ptose de l'estomac : « l'estomac vertical, écrit-il, atteint le détroit supérieur par sa grande courbure et s'infléchit brusquement sur lui-même pour se porter verticalement en haut. Son extrémité duodénale maintenue par des adhérences naturelles, tantôt reste sur place, tantôt est entraînée par le reste de l'estomac; on rencontre le pylore à l'ombilic, aux régions iliaques droites et gauches ». Cette dislocation de l'estomac, fut longtemps passée sous silence par les cliniciens. C'est en 1880 que Kussmaul attirait de nouveau l'attention sur ce point, et, depuis, de nombreuses recherches ont fixé très exactement nos notions à cet égard. Somme toute, dans cette dislocation l'estomac est entièrement rejeté à gauche dans l'abdomen; la grande courbure très abaissée peut descendre à plusieurs travers de doigts au-dessous de l'ombilic, la petite courbure prend une disposition verticale dans la première partie puis elle se courbe à angle plus ou moins aigu, pour remonter en haut et à droite vers le pylore.

La ptose de l'estomac relève de causes variables. Elle peut tenir de l'atonie même de la paroi gastrique comme la radioscopie l'a bien montré. Un estomac atonique est facilement ptosé; s'il n'est pas très fortement soutenu par la paroi abdominale, il s'allonge sous le poids des aliments lorsque le malade est debout.

Mais la ptose de l'estomac peut tenir aussi à des causes extrinsèques : c'est ainsi que l'estomac peut s'abaisser lorsque la masse
intestinale sous-jacente ne lui fournit plus un point d'appui suffisant :
c'est ce qu'on observe surtout chez la femme après de nombreuses
grossesses lorsque la paroi abdominale antérieure, et la paroi péri-
néale ont perdu leur résistance normale et se laissent distendre par
le poids des viscères. La constriction des vêtements à la taille et
surtout l'usage du corset, peuvent avoir le même résultat. L'estomac
s'allonge verticalement, parce qu'il ne trouve plus au niveau de la
taille l'espace qui lui serait nécessaire pour se développer après
l'ingestion des aliments.

Enfin dans un certain nombre de cas, la ptose gastrique paraît
tenir à une anomalie de constitution : chez les individus à thorax
étroit et allongé l'estomac prend également une disposition verticale.
Ces différents facteurs peuvent intervenir simultanément chez le
même sujet : et il n'est pas rare d'observer chez la femme une ptose
gastrique qui tient à la fois à l'atonie de l'estomac, au relâchement
de la paroi abdominale et au port d'un corset trop serré.

La recherche du clapotage gastrique, soit le matin à jeun après
ingestion d'une petite quantité d'eau si l'estomac est atone, soit après
le repas s'il n'y a pas d'atonie gastrique permettra de reconnaître la
situation abaissée de l'estomac, même dans le décubitus dorsal,
pourvu que le torse soit légèrement relevé sur un coussin comme
nous l'avons indiqué.

L'insufflation gastrique par la sonde, ou par l'ingestion de bicarbonate de soude et d'acide tartrique pourra encore faciliter la
recherche de la ptose gastrique, en indiquant non seulement la limite
inférieure de l'estomac, mais la direction de la petite courbure.

L'examen radioscopique, permettra enfin de reconnaître avec plus
de précision encore le degré et la nature de la ptose de l'estomac.

Ptose du rein. — On ne devra pas négliger de rechercher la situation des autres organes de l'abdomen : leur abaissement est associé
d'une façon presque constante à la ptose de l'estomac. Glénard a eu
le mérite d'insister à plusieurs reprises sur l'abaissement et la mobilité anormale du rein, sous l'influence des ptoses. C'est grâce à une
technique plus précise de la palpation que l'on a pu arriver à mieux
distinguer ces dislocations.

On recherche la mobilité anormale du rein par le procédé indiqué
par Guyon qui nous paraît le plus facile à mettre en œuvre. Le malade
étant couché sur le dos, le médecin étant à sa droite, la main gauche
est avancée sous la région lombaire de façon à ce que l'extrémité des
doigts parvienne dans l'angle formé par la dernière côte et la
colonne vertébrale; la main droite placée en avant, en face de la main
gauche à laquelle elle s'oppose, déprime progressivement et doucement la paroi abdominale antérieure. Lorsque le rein est descendu,

de petites secousses brusques et saccadées, données par la main gauche, projettent le rein contre la main droite qui sent un choc léger. Si le rein n'est pas abaissé d'une façon permanente, pour le percevoir, on fera respirer profondément le malade et à la fin de l'inspiration, lorsque le diaphragme contracté chasse au-devant de lui tous les viscères abdominaux, on sentira très nettement le rein s'engager entre les deux mains. On notera l'étendue du rein que l'on peut percevoir ainsi, la moitié inférieure ou toute la face antérieure; lorsque l'abaissement est plus accentué, la main peut s'engager au-dessus du pôle supérieur de l'organe.

On distingue ainsi des degrés assez différents de dislocation rénale et qu'il convient d'apprécier. Le rein est-il ou non perceptible d'une façon permanente? Si on le perçoit d'une façon constante, même en dehors des mouvements respiratoires, c'est que l'abaissement est déjà très considérable. Le rein perçu uniquement pendant la respiration représente un degré moindre de ptose. L'exploration rénale sera pratiquée à droite et à gauche, mais c'est surtout le rein droit qui est abaissé, en particulier chez les femmes. Comme nous l'exposerons plus loin, en étudiant l'aspect clinique des ptoses c'est au corset qu'il convient d'attribuer cette grande fréquence d'abaissement du rein. La constriction du corset agit sur le foie qui repousse le rein vers la partie inférieure de l'abdomen. En effet, dans une statistique publiée par M. Mathieu, nous trouvons que sur 572 femmes, atteintes de troubles dyspeptiques, l'ulcère et le cancer étant laissés de côté, il existe 155 fois une néphroptose droite et 7 fois une néphroptose gauche; par contre, sur 428 hommes, on ne constatait l'abaissement du rein droit que 18 fois.

Dans cette recherche des ptoses du rein droit, on évitera deux causes d'erreurs. Comme nous le verrons ci-dessous, le lobe droit du foie abaissé peut parfois faire songer au rein. Chez d'autres malades, le cæcum est contractile, pendant l'exploration il revêt la forme d'un petit ballon dur et tendu; c'est le faux rein mobile signalé par de Langenhagen, mais l'erreur est facile à éviter, en prolongeant quelque peu la palpation. La consistance du cæcum contractile varie en effet d'un instant à l'autre et cette confusion sera facilement évitée.

Ptose du foie. — L'abaissement du foie ne sera apprécié qu'en délimitant son bord inférieur pendant les mouvements respiratoires.

M. Mathieu a insisté sur les procédés les plus commodes pour se rendre compte de cette dislocation. Il indique deux moyens :

1° La palpation ascendante du foie. Le malade est couché sur le dos; le médecin se place à sa droite, à la hauteur de la tête, son bras passé par-dessus le thorax du malade et il enfonce légèrement l'extrémité des deux mains réunies en ligne, à quelque distance au-dessous du rebord des dernières côtes. Il remonte ainsi ses mains, en cherchant à accrocher avec l'extrémité des doigts, légèrement infléchis, toute saillie sous-jacente à la paroi; lorsque le foie déborde les côtes on arrive à déterminer la situation de son bord inférieur.

2° Dans la palpation respiratoire, les mains sont placées comme dans le procédé précédent, mais cette fois les doigts restent immobiles, le foie va se mobiliser par les mouvements respiratoires et c'est lui qui viendra heurter les doigts : « se palper contre eux ». Il est souvent avantageux d'additionner les renseignements fournis par ces deux procédés, on arrive ainsi plus nettement à délimiter l'extrémité inférieure des viscères.

Enfin, lorsque le foie est encore plus nettement abaissé on pourra pratiquer la palpation bi-manuelle comme pour la recherche du rein droit. C'est alors que l'on doit prendre garde à ne pas confondre le lobe droit du foie avec un rein mobile. Deux signes suffiront à établir cette distinction. Tout d'abord en palpant la masse sentie vers la région interne, on sentira une arête assez tranchante lorsqu'il s'agit du foie, tandis que le côté interne du rein est arrondi. D'autre part, lorsque le foie est abaissé, le mouvement transmis par la main gauche s'étend très loin, il est facilement perçu jusque dans la région épigastrique.

Grâce à ces procédés, on pourra décrire deux variétés dans la dislocation du foie. Tout d'abord la *mobilité respiratoire du foie*; elle est liée intimement aux ptoses abdominales totales. A l'état normal, la contraction des fibres musculaires du diaphragme élève les dernières côtes et élargit la surface inférieure du thorax parce que les viscères abdominaux refoulés par les muscles de la paroi antérieure maintiennent le centre phrénique en place. Lorsque ce point d'appui fait défaut, et c'est ce qui existe dans les ptoses abdominales, le centre phrénique s'abaisse quand le diaphragme se contracte et le foie ne subit plus à chaque inspiration son déplacement normal, son bord antérieur s'abaisse au contraire à chaque inspiration. Cet abaissement peut atteindre 7 à 8 centimètres, il est aussi marqué sur la ligne médiane que sur le lobe droit du foie. Cet abaissement anormal pendant la respiration caractérise le premier degré de la ptose du foie.

La *ptose définitive du foie* s'observe plus rarement. Ici, non seulement on délimite très bien le bord inférieur de l'organe, mais ce bord inférieur n'obéit plus aux mouvements respiratoires, à la fin de chaque inspiration il ne remonte plus se cacher dans le thorax. Cette variété de ptose du foie s'observe surtout chez les malades atteints d'inanition, dont le foie est très réduit de volume; comme l'écrit Glénard, le foie n'a plus alors pour ainsi dire de base supérieure et échappe à l'influence des mouvements verticaux du diaphragme.

Ptose de l'intestin. — Enfin, toute la masse intestinale peut aussi être déplacée en masse. La ptose de l'intestin est, comme nous l'avons dit, presque toujours associée aux ptoses de l'estomac et du foie. Pour apprécier cette dislocation, le meilleur procédé est l'épreuve de la sangle indiquée par Glénard. Lorsque le malade se met debout, le ventre se déforme; la région épigastrique se vide pour ainsi dire et se creuse tandis que toute la masse intestinale s'accumule dans la région inférieure de l'abdomen, qui fait saillie et pend en besace au-devant du pubis. Si le médecin se place à côté du malade et remonte l'abdomen en appliquant la main sur le ventre au-dessus du pubis, le malade accuse aussitôt une sensation de bien-être et une respiration plus facile accompagne le retour des viscères à leur position normale. Dans les degrés plus minimes, le ventre ne présente pas toujours une déformation aussi caractéristique, mais la sensation de bien-être éprouvée par le malade lorsque l'on refoule par la main ou par une sangle la partie inférieure de l'abdomen est déjà un signe net de cette dislocation.

EXAMEN RADIOSCOPIQUE DE L'ESTOMAC

L'exploration extérieure de l'abdomen ne nous fournit souvent que des indications plus ou moins probables, et l'examen radioscopique permettra seul de contrôler et de préciser ces renseignements.

Cette méthode d'exploration a réalisé en effet de grands progrès depuis ses débuts modestes. Nous rappellerons qu'elle fut employée, pour la première fois sur l'homme, dans le laboratoire de M. Albert Mathieu, où deux élèves du service, J.-C. Roux et Balthazard [1], après avoir fait ingérer 20 grammes de sous-nitrate de bismuth, purent observer la forme de l'estomac, les mouvements péristaltiques et le mode d'évacuation.

La technique fut perfectionnée par les recherches de Cannon sur l'animal, et Rieder [2] est le premier qui eut le mérite d'introduire dans la clinique ce mode d'exploration. Depuis lors, les travaux se sont multipliés. En France, nous rappellerons les recherches de Béclère [3], Cerné et Delaforge [4], Leven et Barret [5], Tuffier et

1. J.-Ch. Roux et Balthazard, *Études de contractions de l'estomac de l'homme à l'aide de rayons de Röntgen, Comptes rendus de la Société de biologie*, 24 juillet 1897. — J.-C. Roux et Balthazard, *Étude d'un fonctionnement moteur de l'estomac à l'aide de rayons de Röntgen, Archives de Physiologie*, janvier 1898.

2. Rieder, Radiologisches Untersuchungen des Magens und Darmes beim lebenden Menschen. *München med. Woch.*, 1904.

3. Béclère. *Les rayons de Röntgen dans le diagnostic des maladies internes*, Baillière, éditeur, Paris, 1904.

4. Cerné et Delaforge, *La radioscopie clinique de l'estomac normal et pathologique*, Baillière, éditeur, Paris, 1908.

5. Leven et Barret, *Radioscopie gastrique et maladie de l'estomac*, Doin, éditeur, Paris, 1909.

Aubourg [1], Enriquez et G. Durand [2], etc.... A l'étranger, Holzknecht [3], Schlesinger [4], Haudeck [5], ont publié les premiers travaux d'ensemble.

Pour reconnaître la forme de l'estomac, on doit avoir recours à un sel opaque, en général un sel de bismuth en suspension dans des excipients variés. Le carbonate de bismuth est actuellement le sel le plus employé, n'ayant jamais donné lieu à des accidents toxiques. Le sous-nitrate de bismuth a été abandonné par suite des dangers auxquels il expose les malades.

Le procédé le plus simple consiste à administrer 30 à 50 grammes de bismuth en suspension dans l'eau, mais le bismuth se dépose rapidement et ne remplit plus complètement l'estomac. Leven et Barret ont proposé l'emploi de bismuth en suspension dans de l'eau gommeuse : 200 grammes de gomme arabique à 20 pour 100 à laquelle on ajoute, au moment de l'emploi, en brassant avec soin le mélange, 20 à 50 grammes de bismuth ; actuellement, en France, on emploie souvent une préparation commerciale de carbonate de bismuth dans un mucilage. Dans certains cas on aura avantage à se servir d'une bouillie bismuthée. Le repas de Rieder est composé de 400 à 500 grammes de bouillie au lait, et de 50 grammes de carbonate de bismuth. On peut ajouter une cuillerée à soupe de sucre de lait pour prévenir la constipation. Que l'on emploie l'un ou l'autre de ces excipients, il doit toujours être donné à jeun et de façon à ce que le liquide bismuthé remplisse complètement l'estomac.

Enfin, une méthode toute récente proposée par Kaestle, pour apprécier la rapidité d'évacuation de l'estomac, consiste à donner 200 grammes d'eau avec plusieurs capsules de bismuth dont les unes sont flottantes tandis que les autres, plus lourdes, tombent au fond de l'eau. On peut ainsi juger constamment du niveau de l'eau contenue dans l'estomac et apprécier l'évacuation, sans addition de substances étrangères.

Voyons maintenant les renseignements fournis par ces méthodes d'observation.

I. La forme de l'estomac. — Il a fallu quelque temps pour s'entendre sur la forme normale de l'estomac. On peut observer en effet, même dans les cas les plus normaux, des formes différentes, suivant les individus et qui dépendent du sexe, de l'âge, de la forme du corps et d'autres facteurs.

1. TUFFIER et AUBOURG, L'estomac, le duodénum, le gros intestin dans les positions debout et couchée (constatation radiologique), *Presse médicale,* décembre 1907 et avril 1911.

2. ENRIQUEZ et G. DURAND, Renseignements fournis par la radioscopie gastrique, *Société médicale des Hôpitaux,* mars 1911.

3. HOLZKNECHT UND BRAUNER, *Mitt. u. d. Labor f. rad. Diagnostik,* Iena, 1906.

4. SCHLESINGER, *Berliner. Klin. Wochensch.,* 1910, n° 43.

5. HAUDEK, *München. med. Woch.,* 1910, n° 50 et 1911, n° 8.

Actuellement, la plupart des radiologistes ont accepté les schémas de Schlesinger qui correspondent aux différentes formes que peut revêtir l'estomac suivant son degré de tonicité.

1° La forme en corne de bœuf (Holzknecht) serait la forme origi-

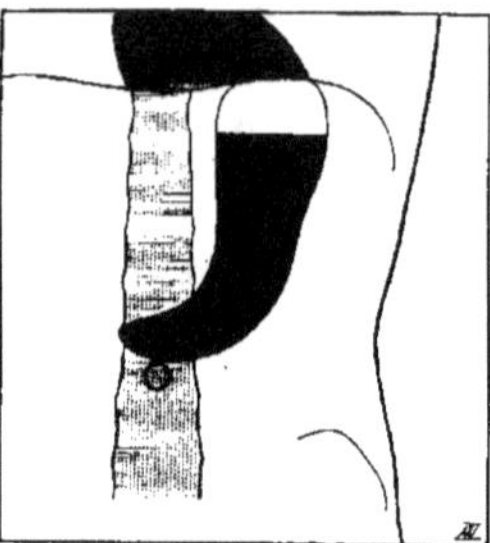

Fig. 152. — Estomac hypertonique.

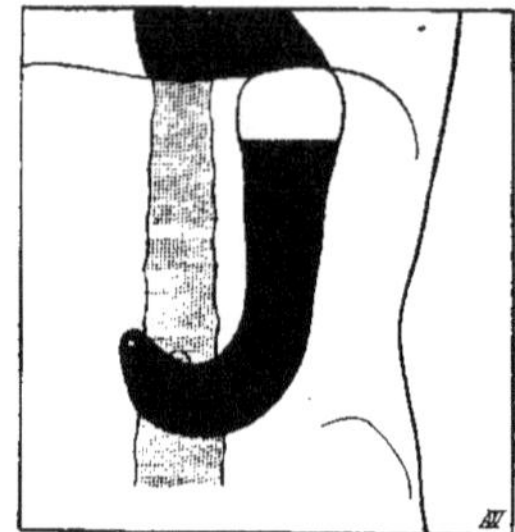

Fig. 153. — Estomac orthotonique.

nelle, hypertonique, la limite inférieure restant au-dessus de l'ombilic. Cette forme s'observe rarement (fig. 152).

2° Plus souvent, par suite de la distension habituelle par l'alimentation, l'estomac se déforme et prend l'aspect indiqué par Rieder : forme orthotonique la limite inférieure descend quelque peu au-dessous de l'ombilic (fig. 153).

3° Si la résistance musculaire de l'estomac est moins considérable, le pôle inférieur de l'estomac s'abaisse, la partie prépylorique

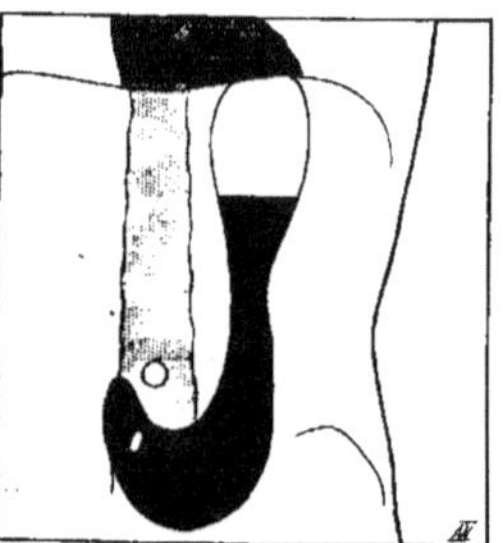

Fig. 154. — Estomac hypotonique.

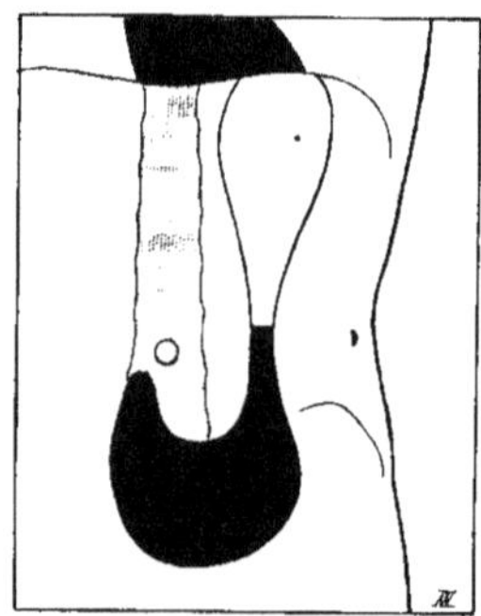

Fig. 155. — Estomac atonique.

prend une direction de plus en plus ascendante, le pôle inférieur descend de plus en plus bas, au moins un travers de main, au-dessous de l'ombilic : forme hypotonique. En même temps, la région supérieure de l'estomac se modifie, la zone gazeuse qui dessine une demi-sphère dans les deux premières variétés, revêt une forme plus allongée dans l'estomac hypotonique (fig. 154).

4° Dans la quatrième variété, l'estomac atonique, la zone gazeuse s'allonge encore et il se dessine un léger rétrécissement dans la

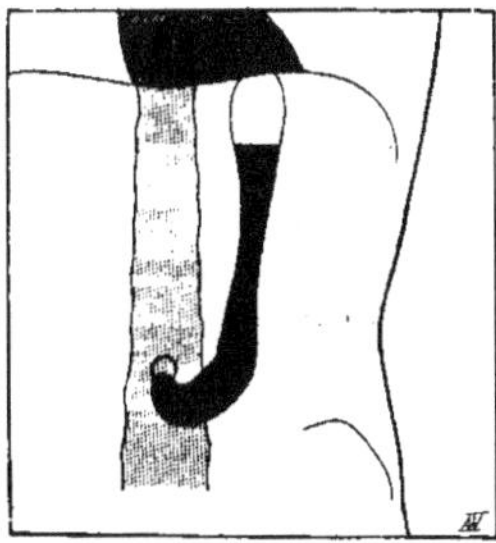

Fig. 156.
Estomac normal après ingestion
de 100 c. c.

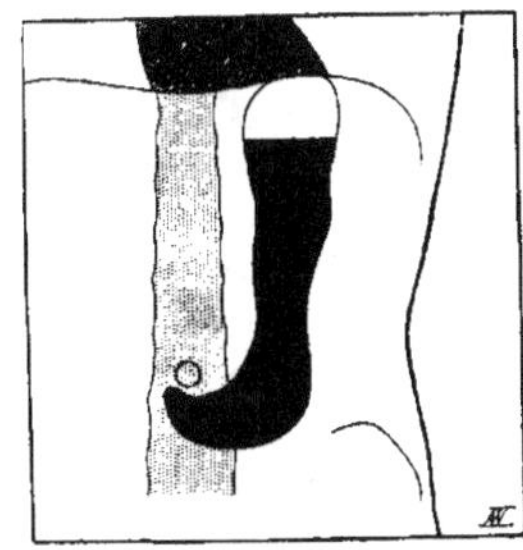

Fig. 157.
Estomac normal après ingestion
de 250 c. c.

partie médiane de l'estomac. Sous l'influence du poids des aliments, l'estomac s'allonge verticalement et s'étrangle dans sa partie médiane. Il suffit de soulever la partie inférieure de l'estomac avec la main pour faire remonter la bouillie bismuthée à la région médiane et voir

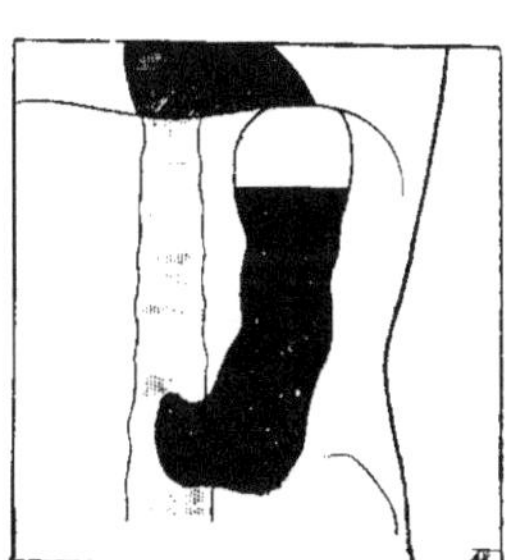

Fig. 158.
Estomac normal après ingestion
de 400 c. c.

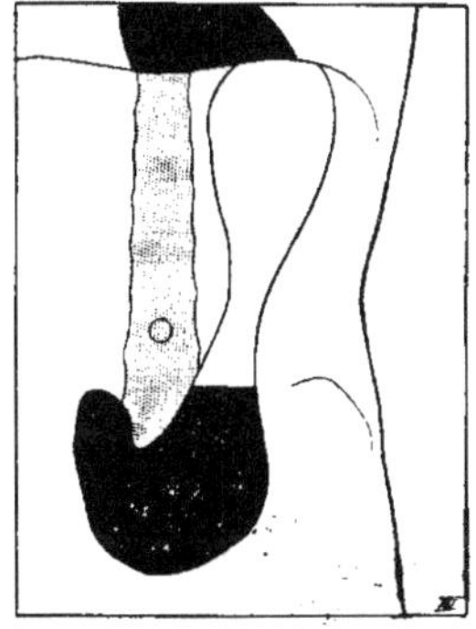

Fig. 159.
Estomac atonique après ingestion
de 250 c. c.

disparaître cette pseudo-biloculation. C'est le type décrit par Leven et Barret (fig. 155).

Cet aspect de l'estomac hypotonique ou atonique correspond à ce que l'on observe dans la station debout. Dans le décubitus dorsal, l'estomac remonte énormément ; plus des trois quarts de la face antérieure s'engagent sous les côtes et la région pylorique passe à droite de la ligne médiane, comme l'a montré Aubourg.

Il faut noter aussi qu'accidentellement l'estomac peut être comprimé et déplacé par le gros intestin dilaté. Il faut tenir compte de ce détail car parfois la distension gazeuse de l'angle splénique peut profondément déformer l'image de l'estomac.

II. Tonicité de l'estomac. Dilatation et ptose de l'estomac. — A l'état normal, le sujet étant debout, une petite quantité de liquide, environ 50 grammes, suffit à remplir la cavité gastrique jusque dans sa région supérieure vers le diaphragme. Les parois de l'estomac ne se laissent pas distendre ; à mesure que la quantité de liquide ingéré augmente, les parois s'écartent, mais le niveau du liquide ne se modifie pas (fig. 156, 157, 158).

Il n'en va pas de même dans l'estomac atonique. Il se remplit à la façon d'un sac à parois flasques, comme l'ont bien indiqué Leven et Barret, qui ont les premiers mis en évidence ce signe important. Le liquide s'accumule en nappe dans le bas-fond plus distendu, et le niveau s'élève en proportion de la quantité ingérée. En même temps, les parois musculaires, étirées par le poids du liquide, s'accolent à leur partie médiane. C'est le type de l'estomac atonique décrit par Schlesinger (fig. 159).

Ce mode de remplissage indique nettement que l'estomac est distendu dans sa région inférieure ; plus cette distension est accentuée, plus il faudra de liquide pour remplir l'estomac jusqu'à la région diaphragmatique. Ce même aspect se rencontre dans les dilatations d'estomac d'origine variée, par exemple, dans les sténoses du pylore, mais l'étirement avec étranglement de la région médiane est le seul signe certain de l'atonie.

On comprend donc qu'il n'existe pas d'atonie gastrique en général sans abaissement ou ptose de l'organe, le premier effet de l'atonie du muscle gastrique étant de se laisser distendre de haut en bas dans la station verticale. Le terme de ptose atonique employé par von Noorden est donc bien justifié.

Au point de vue radioscopique, la ptose est caractérisée par l'allongement vertical de l'estomac dont la hauteur atteint souvent 50 centimètres (Faulhaber). Les radiologues sont loin de s'entendre sur les rapports de la ptose avec l'atonie gastrique ou avec la dilatation. Il semble pourtant que l'on soit conduit, par l'examen des faits, aux conclusions suivantes. La ptose gastrique peut résulter de conditions assez différentes :

1° Dans la majorité des cas, la ptose dépend de l'atonie gastrique. Le défaut de tonicité de la paroi gastrique amène, dans la station debout, un allongement vertical si l'estomac n'est pas fortement soutenu, mais on reconnaît sans difficulté la cause de cette déformation.

En effet, la cavité ne se remplit pas comme à l'état normal et, dans la station debout, le poids des aliments détermine une sorte de biloculation de la cavité.

2° La ptose peut aussi relever d'autres causes; par exemple d'un défaut de soutien de la paroi abdominale, d'une constriction trop forte de la taille ou encore d'une anomalie de constitution chez les sujets minces et à thorax allongé [Faulhaber et Bonninger(¹)]. L'estomac est toujours allongé, son pôle inférieur très abaissé, la petite courbure, dans sa partie terminale, a une direction ascendante à droite mais il n'y a pas d'étirement ni d'étranglement de la région médiane sous le poids des aliments s'il n'y a pas d'atonie associée.

III. Le fonctionnement moteur de l'estomac. — L'évacuation de l'estomac dépend, dans une certaine mesure, de la tonicité de ses parois. Schlesinger indique une rapidité d'évacuation différente suivant les 4 types individuels d'estomac qu'il a décrits. Si l'on emploie le repas de Rieder, voici ce que l'on observe : le type hypertonique se vide dans 2 à 3 heures; le type tonique en 3 ou 4 heures; le type hypotonique en 5 heures, le type atonique en 5 ou 6 heures. L'atonie seule n'entraîne pas de troubles moteurs plus considérables.

En effet, ce qui règle la rapidité d'évacuation c'est en réalité le fonctionnement de la région prépylorique de l'estomac. Les ondulations péristaltiques se succèdent à ce niveau, suivant un rythme régulier, à 18 à 20 secondes d'intervalles l'une de l'autre. L'examen radioscopique permet déjà d'apprécier leur intensité et on peut également savoir si elles sont efficaces et si chaque contraction entraîne une évacuation dans le duodénum.

Lorsque le fonctionnement moteur sera insuffisant, on notera un retard considérable dans l'évacuation du repas bismuthé. D'après Haudeck l'évacuation en 6 heures du repas de Rieder permet d'éloigner toute idée d'une sténose pylorique. Si l'on trouve encore un résidu plus de 6 heures après l'ingestion du repas, cela peut tenir à l'atonie gastrique, mais si l'estomac est vigoureux, et si le péristaltisme est conservé, un résidu, même léger, peut faire penser à une sténose du pylore. Si le résidu persiste 12 heures après le repas, les probabilités sont plus grandes encore. Enfin, la présence d'un résidu même minime, du repas, 24 heures après l'ingestion, permet de conclure à une sténose organique. Ces conclusions doivent d'ailleurs être acceptées avec quelques réserves et dans l'estomac biloculaire, M. Mathieu a constaté la présence du bismuth dans la poche inférieure, plus de 24 heures après l'ingestion et cela sans aucune sténose du pylore.

Sauf pour les retards très considérables de l'évacuation, il est difficile de dire si le retard tient à un spasme ou à une sténose. Holzknecht et Fujinami, pensent avoir trouvé, dans l'étude de l'évacuation

---

1. FAULHABER, *Die Röntgen diagnostik der Magenkrankheiten.* Marhold, éditeur, Halle, 1912.

de l'eau pure, un moyen pour reconnaître si le retard de l'évacuation tient à une sténose spasmodique ou organique. Ils emploient le procédé de Kaestle avec les capsules bismuthées, que nous avons signalé plus haut : 200 grammes d'eau sont évacués en moyenne en 50 minutes. Lorsqu'il y a une sténose organique, ce temps est largement dépassé, et atteint 100 à 200 minutes. S'il n'y a, au contraire, qu'un spasme du pylore, l'évacuation de l'eau est aussi rapide, sinon plus qu'à l'état normal; la durée d'évacuation ne dépasse pas 55 à 40 minutes, alors que le repas de Rieder a laissé un résidu important au bout de 6 heures.

Ces conclusions de Holzknecht ne s'appliquent pas à l'évacuation de l'eau tenant en suspension du bismuth. En effet, le bismuth par lui-même ralentit considérablement l'évacuation. Si l'on emploie le bismuth en suspension dans l'eau gommeuse on peut admettre qu'un estomac normal évacue 200 grammes en 2 ou 5 heures, à condition que le sujet ne prenne aucun autre aliment solide ou liquide, jusqu'à ce que l'évacuation soit complète.

IV. Étude de la sensibilité de l'estomac. — Enfin, l'examen radioscopique a permis de déterminer la sensibilité anormale de quelques points de l'estomac au cours de divers états pathologiques. On peut marquer sur l'ombre de l'estomac le point douloureux au contact et si ce point est bien en rapport avec la paroi même de l'estomac, il s'élèvera et s'abaissera avec toutes les manœuvres qui déplacent l'estomac. On peut ainsi se rendre compte, dans une certaine mesure, du siège d'un ulcère. On peut aussi constater chez les névropathes que le point douloureux épigastrique n'a aucune relation directe avec l'estomac même et qu'il correspond seulement au plexus solaire.

V. Abondance de la sécrétion. — Schlesinger a essayé de déterminer l'abondance de la sécrétion par l'examen de la couche « intermédiaire » siégeant entre la masse bismuthée du repas de Rieder et la zone gazeuse claire; la couche de liquide qui s'amasse à ce niveau serait constituée presque exclusivement par la sécrétion gastrique et si elle augmente rapidement après le repas, on pourrait reconnaître ainsi une véritable hypersécrétion gastrique.

On peut aussi apprécier l'abondance du liquide contenu à jeun dans l'estomac, liquide d'hypersécrétion en général, par le procédé de Leven et Barret. On donne au sujet une cuillerée de bismuth-lycopodé, bismuth intimement mélangé avec la poudre de lycopode. Cette poudre flotte à la surface du liquide gastrique et l'on se rend compte ainsi du niveau atteint par le liquide dans l'estomac à jeun.

VI. Exploration du duodénum aux rayons X. — La radioscopie permet également de se rendre compte de la forme et du fonctionnement moteur du duodénum. On peut suivre le passage du lait de bismuth dans le duodénum. Mais lorsqu'il ne progresse pas assez rapidement, on peut le pousser avec la main; très souvent, on arrive à lui faire franchir le pylore et à remplir plus ou moins complètement le duodénum.

D'après Holzknecht, il faut considérer dans le duodénum trois parties. La première portion du duodénum se remplit complètement de bismuth sous l'influence d'une contraction de l'estomac, puis, il apparaît entre elle et l'antre pylorique un intervalle clair correspondant à une contraction du pylore; dès que le chyle a dépassé la première portion du duodénum, il est saisi par une contraction péristaltique qui lui fait parcourir jusqu'à 10 centimètres d'intestin. Toutefois, comme M. Barjon le fait remarquer, on constate souvent un arrêt du bismuth au niveau du passage du duodénum dans le jéjunum : il y a comme un sphincter à la coudure duodéno-jéjunale. Somme toute, la première partie du duodénum se remplit seule au moment des contractions de l'estomac; elle sert en quelque sorte d'organe régulateur, recevant et retenant pendant quelques instants le bol alimentaire évacué par la région prépylorique de l'estomac. Holzknecht propose de dénommer cette première portion si nettement différenciée le bulbe duodénal.

L'examen radioscopique permet également de se rendre compte des ptoses duodénales. Dans la ptose partielle, l'angle sous-hépatique est fixé à sa place normale, il devient seulement plus aigu, la première portion du duodénum prenant une direction très ascendante en haut et à droite. Il peut en résulter une gêne dans l'évacuation de l'estomac et un séjour prolongé du chyle acide dans cette région duodénale. Dans la ptose totale, toute la masse du duodénum est entraînée. Le muscle de Treitz seul résiste, maintenant l'angle duodéno-jéjunal.

Dans l'exploration du duodénum, on ne manquera pas de rechercher s'il existe quelque place sensible à ce niveau. Un point douloureux nettement localisé est en effet souvent le signe d'une ulcération duodénale. M. Mathieu en a rapporté des observations typiques.

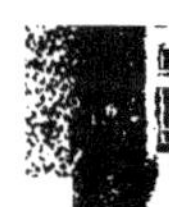

LA SÉCRÉTION GASTRIQUE

Le suc gastrique est un liquide de constitution complexe où l'analyse a permis de reconnaître différents sels, en particulier du chlorure de sodium, de l'acide chlorhydrique, et deux ferments, la pepsine et la présure. La teneur en acide chlorhydrique du suc gastrique est environ 2 pour 1000. Cet acide est en partie libre, en partie combiné avec des matières albuminoïdes, lorsque l'on examine le suc recueilli après l'ingestion d'un repas déterminé. La pepsine, ferment dont l'action est encore incomplètement connue, transforme les matières albuminoïdes en peptone et les prépare à subir l'action beaucoup plus active des ferments du pancréas.

Elle n'agit qu'en milieu acide, caractère qui la différencie des autres ferments protéolytiques. La présure coagule le lait et comme la pepsine elle est surtout active en milieu acide. Pour beaucoup d'auteurs, pepsine et présure seraient deux dénominations d'un même ferment. Enfin, il existe toujours dans l'estomac une proportion plus ou moins considérable de mucus.

La sécrétion gastrique est intermittente. A jeun, l'estomac est vide. La sécrétion s'établit sous l'influence de deux ordres de causes qui ont été très nettement distinguées par Pawlow et ses élèves.

Tout d'abord les excitations locales. La présence de certains aliments dans la cavité gastrique amène une sécrétion rapidement croissante et comme Pawlow l'a montré ce sont surtout la viande et les extraits de viande qui ont une action excitante sur la sécrétion gastrique. Quelques substances ont au contraire une influence inhibitrice : ce sont en particulier les corps gras.

Mais la sécrétion gastrique obéit encore à des influences psychiques ; sur le chien, Pawlow a pu démontrer d'une façon très évidente que le désir des aliments provoque une sécrétion intense. La quantité de suc sécrété est en quelque sorte proportionnelle à l'appétit de l'animal. Cette excitation psychique est transmise à l'estomac par l'intermédiaire des nerfs pneumogastriques.

Le repas d'épreuve. — Lorsque l'on veut étudier chez l'homme la nature de la sécrétion de l'estomac, on doit provoquer cette sécrétion par l'ingestion de certains aliments. La sécrétion psychique n'est jamais suffisante pour que l'on puisse obtenir sous sa seule influence une quantité assez considérable de suc gastrique, et les procédés qui ont été indiqués, en particulier par Carnot, ne sont pas encore entrés dans le domaine pratique.

L'inconvénient d'avoir recours à des substances alimentaires pour provoquer la sécrétion, c'est que le suc gastrique sera toujours plus ou moins mélangé avec des résidus de la digestion ; on diminue cet inconvénient en employant d'une façon systématique toujours le même repas d'épreuve. Actuellement l'accord s'est fait et l'on utilise le repas d'épreuve indiqué par Ewald et Boas. Sa composition est loin d'être parfaite au point de vue théorique mais comme il est d'un emploi facile, il a été rapidement adopté dans tous les pays.

Ce repas est composé de 60 grammes de pain et de 250 à 400 grammes de thé léger. La proportion de liquide n'a pas une grande importance et on trouve les mêmes chiffres au bout d'une heure, que l'on ait donné 250 ou 400 grammes de thé. Ce repas est ingéré par le malade, le matin à jeun et on lui recommande de mastiquer soigneusement le pain. Au bout d'une heure on procédera à l'extraction du repas.

Sondage de l'estomac. — Les sondes employées pour extraire le repas d'épreuve, comme pour tout sondage de l'estomac, seront à la fois assez rigides pour pénétrer facilement et assez molles pour éviter toute blessure. Nous employons de préférence la sonde de Frémont, longue de 0m,50 à 0m,60, munie à son extrémité d'une ouverture terminale et de quelques ouvertures latérales. Par un ajutage en verre on peut l'adapter à un tube de caoutchouc de un mètre environ qui permettra de pratiquer un siphonage de l'estomac. L'extraction étant rendue quelquefois plus difficile par la consistance des aliments, il convient d'interposer sur ce tube une poire aspiratrice. Cette poire en caoutchouc se place entre la sonde et le tube externe. Pour pratiquer l'aspiration, on comprime la poire, le tube extérieur étant ouvert, puis on pince ce tube entre deux doigts, de façon à empêcher toute communication avec l'air extérieur; en se distendant la poire produit une légère aspiration qui permet d'obtenir un liquide même visqueux.

L'introduction de la sonde est en général facile, sauf chez les malades nerveux et inquiets. Pour parvenir à faire pénétrer facilement la sonde dans l'estomac, le malade sera assis, le corps légèrement penché en avant. Une serviette mise autour du corps préserve ses vêtements et maintient aussi ses bras; elle prévient les mouvements involontaires au moment des nausées, provoquées par le premier contact de la sonde; on fera attention à ce que le malade ne garde pas d'appareil dentaire pendant le sondage. La sonde stérilisée est trempée dans l'eau, de façon à glisser plus facilement. Le médecin debout à côté du malade introduit la sonde dans la bouche et invite le patient à faire quelques mouvements de déglutition; il doit arriver à avaler la sonde en la saisissant par les lèvres et sans serrer les dents. On pousse légèrement la sonde pendant les mouvements de déglutition et on l'engage facilement dans l'œsophage du patient. Ce point franchi, il suffit de pousser progressivement la sonde et l'on arrive sans difficulté dans l'estomac. On s'arrête lorsque la ligne noire marquée sur la sonde est au niveau des arcades dentaires.

Lorsque la sonde est introduite pour la première fois chez un malade qui n'en a pas l'habitude, il se produit un certain nombre de réactions parfois assez pénibles et même effrayantes. Certains malades ne peuvent plus respirer lorsque la sonde a pénétré dans l'œsophage, ils étouffent, se cyanosent. On évitera ces accidents en calmant le malade par quelques paroles et en lui affirmant qu'il ne court aucun danger, et aussi en tenant compte de certaines conditions. Il faut par exemple éviter que le malade renverse la tête en arrière; il doit au contraire la tenir légèrement penchée en avant. Le malade ne doit pas avaler la salive qui afflue dans sa bouche pendant l'introduction de la sonde; il doit la laisser couler sur la serviette qui recouvre ses genoux. Enfin, il faut inviter le malade à respirer très largement: cette respiration régulière indique que la sonde n'a pas pénétré dans le larynx et en même temps les forts mouvements respiratoires arrêtent les nausées et les efforts de vomissements.

D'ailleurs, on sera vite renseigné sur la pénétration de la sonde dans l'estomac, en voyant le liquide gastrique s'écouler. Quelques efforts de contraction abdominale suffiront pour amorcer la sonde. Si l'on n'arrive pas à obtenir un écoulement par ce moyen, on emploiera la poire aspiratrice qui est fixée sur le tube. Si par exception il ne sort encore rien, on introduit dans l'estomac 200 centimètres cubes d'eau distillée et on la retire aussitôt. On obtient ainsi un suc gastrique dilué et dans l'interprétation du résultat on tiendra compte de cette addition d'eau. La sonde sera ensuite retirée lentement, puis d'un mouvement plus rapide lorsque son extrémité sera parvenue dans l'œsophage ; en la retirant, il faut la pincer entre les doigts, de façon à ce que le liquide encore contenu dans la sonde ne puisse s'écouler dans le larynx.

Il faut éviter l'emploi de la sonde dans un certain nombre de conditions où les efforts qui accompagnent toujours cette petite opération peuvent être nuisibles au malade ; nous signalerons surtout les affections cardiaques à la période asystolique, l'angine de poitrine, les anévrismes, les hémorragies, la grossesse, la tuberculose pulmonaire à un stade avancé. On s'abstiendra également de sonder le malade lorsqu'il a eu récemment une hématémèse ou lorsqu'il présente du melæna. Dans le cancer de l'estomac, lorsqu'il existe tout un ensemble de signes nets, il est inutile d'avoir recours à cette méthode d'exploration.

Dosage de l'acidité totale. — Le liquide extrait de l'estomac sera recueilli dans un verre gradué et l'on notera tout d'abord le volume. On extrait en général de 50 à 200 centimètres cubes de liquide ; un volume dépassant 500 centimètres cubes permettrait d'affirmer, d'après Soupault, un rétrécissement du pylore. L'examen chimique sera pratiqué sur le produit de la filtration de la bouillie alimentaire ainsi retirée. Ces dosages seront faits sans retard car le suc gastrique se modifie et son acidité varie si on le laisse trop longtemps séjourner dans une éprouvette.

Le premier soin sera de déterminer l'acidité totale du suc gastrique ainsi retiré. Le titrage se pratique avec une solution décinormale de soude dont chaque centimètre sature exactement 5 milligr. 65 d'acide chlorhydrique. La technique de cette petite opération est facile. On verse dans un verre à pied 10 centimètres cubes de suc gastrique filtré et on l'additionne de quelques gouttes d'une solution alcoolique de phénophtaléine. Ce réactif qui est incolore dans un liquide acide devient rose dès que le milieu est alcalin.

La solution décinormale de soude est mise dans une éprouvette de Mohr ; on la verse goutte à goutte dans le liquide continuellement agité et dès que la teinte rose permanente apparaît on lit le chiffre de centimètres cubes de la solution décinormale de soude qui a été employée. Dans les ouvrages allemands, on exprime l'acidité en indiquant uniquement la quantité de la solution décinormale de soude nécessaire pour saturer 100 centimètres cubes de suc gastrique. Une acidité de 50 indique qu'il faut verser 50 centimètres cubes dans le liquide examiné pour en saturer tous les acides. Dans les ouvrages français on exprime l'acidité en acide chlorhydrique libre; comme nous savons que 1 cent. cube de solution décinormale sature 5 milligr. 65 d'acide chlorhydrique libre, ce calcul est facile. Ce calcul de l'acidité est très important car l'acidité totale est un chiffre constant pour un même estomac, et pour un même repas et dans un temps donné.

Recherches des éléments acides du suc gastrique. — Mais il faut aller plus loin dans cet examen et chercher à déterminer quels sont les facteurs de l'acidité totale du suc gastrique. Existe-t-il de l'acide chlorhydrique et sous quelle forme, libre ou combiné; trouve-t-on de l'acide lactique, butyrique, etc. Nous ne pouvons décrire ici les très nombreux procédés qui ont été proposés; aucun n'a une valeur absolue. Nous nous bornerons à indiquer ceux qui nous paraissent les plus simples et les plus exacts :

Dans cette recherche on peut employer différentes méthodes d'examen de plus en plus précises et également de plus en plus compliquées :

1° **Détermination de la présence d'acide chlorhydrique libre sans dosage.** — Le procédé le plus simple est la réaction de Günszbourg. Les indications en sont des plus nettes et les acides organiques qui peuvent exister dans le suc gastrique ne modifient pas la réaction. Voici la composition du réactif de Günszbourg :

```
Phloroglucine . . . . . . . . . . . . . . . . . . .    2 grammes
Vanilline . . . . . . . . . . . . . . . . . . . . . .   1 gramme
Alcool . . . . . . . . . . . . . . . . . . . . . . . .  30 grammes
```

On met dans une capsule de porcelaine en verre, 2 à 3 gouttes du réactif et 2 à 8 gouttes du suc gastrique; on chauffe doucement en étalant le liquide par de légers mouvements sur toute la surface de la capsule. A mesure que le réactif s'évapore, on voit apparaître sur la partie périphérique de la capsule une teinte rouge carmin éclatante qui révèle la présence de l'acide chlorhydrique libre.

Lépine a conseillé l'usage d'une solution de vert brillant. Cette substance colorante en solution étendue, à 0,20 pour 100, est d'un beau bleu. On verse dans le tube à essai 2 ou 3 centimètres cubes de cette solution et autant de liquide gastrique; suivant la richesse en acide chlorhydrique, la teinte de la solution passe du bleu au vert ou au jaune; plus l'acide chlorhydrique est abondant, plus le mélange se décolore rapidement.

2° **Dosage approximatif de l'acide chlorhydrique, libre et combiné.** — Les procédés que nous venons d'indiquer, signalent seulement la présence de l'acide chlorhydrique libre. Pour le doser, on emploie en général le procédé de Topfer. Le réactif indicateur est une solution alcoolique de diméthylamidoazobenzol à 0,5 pour 100. A

10 centimètres cubes de suc gastrique, on ajoute quelques gouttes du réactif. S'il y a de l'acide chlorhydrique libre, on obtient aussitôt une teinte rouge cerise très nette. En versant goutte à goutte une solution décinormale de soude dès que l'acide chlorhydrique libre est saturé, on voit disparaître la couleur rouge cerise.

Avec ce réactif, on pourrait même aller plus loin. Si le suc gastrique contient des acides organiques, lorsque le rouge cerise a disparu, apparaît une coloration rouge orange due aux acides organiques et la quantité de solution décinormale de soude nécessaire pour arriver à la décoloration complète, permettrait de calculer la quantité d'acides organiques.

Enfin, la différence entre l'acidité qui tient à l'acide chlorhydrique libre et aux acides organiques, et l'acidité totale donnerait la quantité d'acide chlorhydrique combiné. Les chiffres que l'on obtient ainsi ne sont pas d'une exactitude parfaite. La limite de la réaction est difficile à préciser car elle se base sur des différences de teintes, mais en fait, les renseignements ainsi obtenus suffisent parfaitement au point de vue pratique, et c'est le procédé qui est employé d'une façon générale dans tous les pays étrangers.

3° **Méthode chlorométrique de Hayem et Winter.** — Pour doser le chlore contenu dans le suc gastrique sous ses différentes formes (acide chlorhydrique libre, acide chlorhydrique combiné, chlorure de sodium), le procédé le plus exact est celui de MM. Hayem et Winter. Il présente bien quelques causes d'erreurs, mais elles sont minimes, en comparaison de celles que l'on retrouve dans les autres procédés. C'est donc à cette méthode que nous aurons recours pour obtenir des indications exactes. Elle s'est d'ailleurs, à l'heure actuelle, imposée assez généralement en France.

Cette méthode consiste à doser le chlore dans le suc gastrique sous les différentes formes qu'il peut présenter. On trouve en effet, dans le suc gastrique :

De l'acide chlorhydrique libre;

De l'acide chlorhydrique combiné aux albumines;

De l'acide chlorhydrique combiné à la soude.

La mise en œuvre de ce procédé est un peu longue, mais cette difficulté pratique est compensée par la valeur bien certaine des résultats obtenus.

On prend trois capsules de porcelaine et dans chacune on verse exactement 5 centimètres cubes du produit de filtration de la bouillie retirée de l'estomac :

1° Dans la première capsule on verse un excès de carbonate de soude, de façon à saturer tout l'acide chlorhydrique libre et combiné. Elle est ensuite évaporée au bain-marie. Tout le chlore du suc gastrique est contenu dans cette capsule sous forme de chlorure de sodium.

2° La deuxième capsule est portée directement sur le bain-marie.

Pendant l'évaporation tout l'acide chlorhydrique libre disparaît et il ne reste dans la capsule que l'acide chlorhydrique combiné aux albumines et le chlorure de sodium. On ajoute alors un excès de carbonate de soude et l'on évapore de nouveau au bain-marie. Il reste dans cette deuxième capsule tout le chlore à l'état de chlorure de sodium, sauf l'acide chlorhydrique libre qui s'est évaporé à la première dessiccation.

3° La troisième capsule est évaporée au bain-marie. L'acide chlorhydrique libre s'évapore. Plus tard, on détruira l'acide chlorhydrique combiné aux albumines par une calcination au rouge sombre et finalement il ne restera dans cette capsule que le chlorure de sodium, contenu primitivement dans le suc gastrique.

Grâce aux indications que donne le dosage du chlore dans ces trois capsules, on pourra déterminer la quantité de l'acide chlorhydrique libre ou combiné aux albumines et au chlorure de sodium.

Voici comment on procède à ce dosage. La première capsule qui contient tout le chlore du suc gastrique est calciné sur un bec Bunsen donnant un feu modéré. En triturant avec une baguette de verre, on diminue l'action de la chaleur. Dès que la masse ne présente plus de points en ignition et qu'elle devient pâteuse par un commencement de fusion du carbonate de soude, la calcination est suffisante.

Cette opération ne doit durer que quelques minutes. Après refroidissement, on ajoute de l'eau distillée qui doit rester incolore et un léger excès d'acide nitrique pur qui décompose le carbonate de soude; pour chasser l'excès d'acide carbonique on porte à l'ébullition. On ramène alors à la neutralité ou même à l'alcalinité par addition de carbonate de chaux, tandis que l'on maintient le liquide à l'ébullition. On est averti que cette limite est atteinte, par une abondante précipitation de sel calcaire qui entraîne tout le charbon. On filtre au papier Berzélius, en lavant plusieurs fois la capsule à l'eau bouillante Tous les liquides filtrés sont réunis.

Ils contiennent tout le chlore qui existait dans la capsule, à l'état de chlorure de sodium.

Pour titrer le chlorure de sodium on emploie, comme réactif indicateur, une solution saturée de chromate de soude; elle donne au liquide une couleur jaune-citron. Puis on verse goutte à goutte une solution décinormale de nitrate d'argent.

Lorsque la coloration jaune citron a fait place à une teinte brune légèrement rougeâtre, on arrête l'écoulement. Tous les chlorures sont saturés. Chaque centimètre cube de la solution décinormale de nitrate d'argent correspondant à 3 milligr. 65 d'acide chlorhydrique, il est facile de calculer, en acide chlorhydrique, la quantité de chlorure de sodium contenue dans la liqueur primitive.

On traite de la même façon la deuxième capsule qui donne la somme de l'acide chlorhydrique et du chlorure de sodium. Par différence avec la première capsule on obtient l'acide chlorhydrique libre.

Enfin la troisième capsule est encore traitée de la même façon. La calcination doit être modérée et menée rapidement en évitant toute surchauffe. On s'arrête dès que le charbon est sec et friable. On a ainsi détruit l'acide chlorhydrique combiné aux matières albuminoïdes. Comme l'acide chlorhydrique libre s'est évaporé pendant la dessiccation, il ne reste que le chlorure de sodium primitivement contenu dans le suc gastrique, qui est dosé par le même procédé. Par différence avec la deuxième capsule dont le chlore représentait le chlorure de sodium primitif et l'acide chlorhydrique combiné, on pourra calculer la quantité d'acide chlorhydrique combiné.

Par ces trois opérations, on arrive à déterminer avec une exactitude supérieure à celle de tous les autres procédés, la valeur exacte des éléments chlorés du suc gastrique.

En général on désigne par quelques lettres les divers éléments fournis par l'analyse.

A — Acidité totale du suc gastrique ;

T — Chlore total contenu dans le suc gastrique, sous forme de chlorure de sodium, d'acide chlorhydrique libre ou combiné :

H — Acide chlorhydrique libre ;

C — Acide chlorhydrique combiné ;

La somme des deux valeurs précédentes $(H + C)$ est désignée par M. Hayem sous le nom de chlorhydrie ;

F — chlorure fixe de sodium.

Enfin M. Hayem attribue une grande importance aux deux rapports suivants :

1º Le rapport $\dfrac{T}{F}$ est égal à 5 à l'acmé de la digestion ;

2º Le rapport $\dfrac{A - H}{C}$ qu'il désigne par la lettre z et qui varie surtout d'après l'abondance des fermentations anormales, qui viennent augmenter la valeur de l'acidité totale.

Cette notation étant admise au bout d'une heure, l'analyse d'une sécrétion gastrique normale donnerait, d'après M. Hayem, les chiffres suivants : pour les différentes valeurs, ces chiffres sont exprimés en milligrammes pour 100 cubes de liquide gastrique.

$$A = 189$$
$$H = 44$$
$$C = 168$$
$$T = 521$$
$$F = 109$$
$$\frac{T}{F} = 5$$
$$\frac{A - H}{C} \text{ ou } z = 0.86.$$

Ces chiffres correspondent à l'acmé de la digestion.

4° **Recherche de l'acide lactique.** — Il reste enfin à déterminer la nature des acides organiques contenus dans le suc gastrique. Pour reconnaître l'acide lactique, au moment de l'essai, on verse 10 cc. d'eau distillée dans un tube, et on ajoute une ou deux gouttes de perchlorure de fer. S'il existe de l'acide lactique, quelques cc. de suc gastrique donneront une coloration jaune citron. Pour mieux apprécier de légères différences de teinte, on versera la moitié du réactif préparé dans un autre tube à essai qui servira de témoin. L'acide acétique sera recherché également par le réactif d'Uffelmann. Il donne une teinte jaune rougeâtre qui disparaît d'après Robin par l'addition d'acide chlorhydrique.

Quant à l'acide butyrique, on le reconnaît à son odeur de beurre rance. Pour mieux le caractériser, Robin recommande le procédé suivant. On agite 10 cc. de liquide gastrique avec 50 cc. d'éther; cet éther est évaporé dans un verre. On ajoute alors de l'eau distillée au résidu et quelques petits fragments de chlorure de calcium. L'acide butyrique surnage sous forme de gouttelettes huileuses, dégageant une odeur caractéristique.

Dosage des ferments digestifs. — La quantité de la pepsine dans le suc gastrique ne peut être appréciée que par l'action de ce ferment sur une quantité déterminée d'albumine. Le moyen le plus simple est de mettre un petit fragment d'albumine d'œuf coagulée, dans le suc gastrique, après s'être assuré que ce suc gastrique contient bien de l'acide chlorhydrique nécessaire à l'action de la pepsine. La rapidité de la dissolution du cube d'albumine permet d'apprécier l'abondance du ferment.

Mette, élève de Pawlow a perfectionné beaucoup ce procédé. Dans un tube de verre de 2 mm. de diamètre environ, on aspire de l'albumine d'œuf que l'on coagule aussitôt en plongeant le tube dans de l'eau très chaude; le tube ainsi préparé et qui pourra servir aux prochains examens est conservé dans de la glycérine. Au moment de s'en servir, on sectionne le tube en fragments de 1 cm. environ en prenant soin que la section du tube soit absolument nette. La pepsine étant retenue sur le filtre, on prend 5 cc. du liquide gastrique non filtré que l'on additionne de 50 cc. d'une solution d'acide chlorhydrique à 2 pour 1.000; ce liquide est placé dans l'étuve à 57° et l'on met dans ce mélange 2 à 5 tubes de Mette. Après 24 heures de séjour à l'étuve, on retire les tubes et à la loupe on mesure en millimètres la quantité d'albumine digérée aux deux extrémités. Ce procédé permet de mieux comparer deux sucs gastriques au point de vue de la richesse en pepsine; en effet, Borrissow a établi la loi suivante : « toute condition égale d'ailleurs, les longueurs d'albumine digérées croissent comme les racines carrées des quantités de pepsine contenues dans le liquide primitif. » C'est-à-dire qu'un suc gastrique qui digère 2 mm. d'albumine en 24 heures contient quatre fois plus de pepsine qu'un suc gastrique qui n'en digère que 1 mm.

Recherche de la présure. — La présure du suc gastrique se mesure en ajoutant à 5 ou 10 cc. de lait, 5 à 5 gouttes de suc gastrique et en portant le tout à l'étuve. S'il existe une certaine quantité de présure, le lait ne tarde pas à se coaguler. Suivant un procédé indiqué par Boas, on peut arriver à apprécier l'abondance de la présure en additionnant des quantités égales de lait, de suc gastrique, progressivement dilué. D'après le degré de dilution nécessaire pour qu'une quantité déterminée de lait ne se coagule plus, il est facile d'apprécier approximativement l'abondance de la présure.

Recherches des produits de la digestion. — Enfin, l'examen sera complet si l'on recherche les principaux produits de la digestion dans le suc gastrique extrait. Les peptones sont décelés par la réaction du biuret. On met dans un tube à essai 1 à 2 cm. de suc gastrique ; on ajoute quelques gouttes de liqueur de Fehling. La présence de peptone ou d'albumine en voie de digestion, se traduit par l'apparition d'une teinte rose. En additionnant le suc gastrique non filtré de petites quantités d'iode, on pourra apprécier l'abondance de l'amidon. Pour reconnaître l'activité des ferments salivaires qui so toujours mélangés au suc gastrique, il vaut mieux d'ailleurs doser le glucose contenu dans le liquide retiré.

Le mucus gastrique. — Les auteurs allemands attachent en général une grande importance à l'abondance du mucus contenu dans l'estomac. La plus ou moins grande quantité de mucus suffirait à caractériser les gastrites chroniques. En réalité cette appréciation est des plus difficiles. Le mucus contenu dans l'estomac provient en partie de la muqueuse gastrique et en partie également de l'œsophage, du pharynx, de la salive même. Les auteurs allemands croient que le mucus pharyngé est facile à distinguer car il flotte sur le liquide, et n'est pas intimement mélangé avec le contenu gastrique ; mais il reste toujours le mucus œsophagien soluble que l'on ne peut éliminer, ce qui rend très hypothétique le résultat de cet examen.

Valeur séméiologique des modifications de la sécrétion gastrique. — Lors des premières recherches sur la sécrétion de l'estomac, on crut que l'examen du suc gastrique allait élucider d'une façon définitive l'histoire des dyspepsies. Les premiers essais à cet égard sont des plus caractéristiques. Leube reconnaissait trois groupes de malades, suivant l'abondance de l'acide chlorhydrique : les hyperchlorhydriques, les hypochlorhydriques et les malades chez lesquels la sécrétion étant normale tous les désordres dérivent d'un trouble du système nerveux. Cette conception plus ou moins modifiée a réuni sans conteste pendant quelque temps l'opinion unanime des pathologistes ; mais, actuellement, l'expérience clinique nous a conduit à diminuer l'importance des troubles de la sécrétion gastrique et à y voir seulement un symptôme dont il convient d'interpréter pour chaque cas la signification.

On admettait en effet, *a priori*, un type normal de la sécrétion gastrique dont toutes modifications par excès ou par défaut constituait un état pathologique. En réalité, il n'en est rien; nos recherches et celles de nombreux auteurs ont montré que toutes les variations du chimisme gastrique peuvent être observées chez des individus parfaitement normaux. Si l'on étudie la sécrétion gastrique chez des sujets n'ayant jamais souffert de leur digestion et présentant toutes les apparences de la pleine santé, on sera étonné de la grande variété des chiffres relevés. Très exceptionnellement on rencontre le chimisme dit normal et l'on trouve des modifications de la sécrétion chlorhydrique variant depuis l'hypochlorhydrie jusqu'à l'hyperchlorhydrie la plus accentuée.

Il n'en faudrait pourtant pas conclure que l'étude de la sécrétion est inutile. L'expérience a appris, en effet, que certaines affections de l'estomac sont toujours associées à des modifications déterminées de la sécrétion gastrique. Éclairé par les autres symptômes, l'excès ou le défaut d'acide chlorhydrique libre ou combiné devient alors un signe d'une importance capitale dans le tableau clinique de la maladie.

1° **Diminution de l'acidité totale et de l'acide chlorhydrique libre et combiné.** — Sur un individu indemne de tout autre trouble de l'appareil digestif, la diminution de la teneur en acide chlorhydrique du suc gastrique n'a aucune valeur séméiologique. Cette diminution peut exister avec une santé parfaite. En effet, si le travail de l'estomac est insuffisant, les glandes sécrétoires de l'intestin pourront le suppléer parfaitement. On pourra simplement en conclure que l'intestin sera plus sensible à des influences nocives. L'estomac n'évacue pas dans le duodénum des aliments en voie de digestion parfaite. C'est ainsi que les diarrhées chroniques qui se développent chez ces malades sont particulièrement tenaces et ne cèdent qu'à l'usage régulier de l'acide chlorhydrique.

La diminution de l'acide chlorhydrique a sa valeur la plus grande pour confirmer un cancer de l'estomac, lorsque d'autres symptômes en font soupçonner l'existence. Quand, en 1879, Van den Velden eut reconnu que dans le cancer l'acide chlorhydrique libre faisait défaut, on crut être en présence d'un signe caractéristique, mais des recherches ultérieures montrèrent qu'il n'en était rien et actuellement, on peut résumer dans les phrases suivantes, empruntés à Boas, la valeur exacte de la disparition de l'acide chlorhydrique pour le diagnostic du cancer. « L'absence d'acide chlorhydrique libre indique l'existence d'un cancer lorsqu'il existe au moins deux autres signes (une tumeur par exemple ou un amaigrissement que rien n'explique). On peut poser ce diagnostic quand, au cours d'une cachexie progressive, il existe des signes de rétrécissement du pylore et un excès d'acide lactique, et lorsque d'ailleurs la marche de l'affection est favorable à l'idée d'un cancer. La présence d'acide chlorhydrique libre est un argument pour rejeter l'idée d'un cancer, si l'on fait d'autres constatations négatives, défaut de cachexie, absence de tumeur ou de stase. »

2° **Augmentation de la sécrétion d'acide chlorhydrique.** — Pas plus que l'hypochlorhydrie, l'augmentation de l'acide chlorhydrique ne suffit à créer un état pathologique. Cette augmentation peut s'observer en effet sur un individu parfaitement bien portant.

Mais il existe pourtant un type de dyspepsie qui se traduit par des douleurs tardives et dans lesquelles l'excès de la sécrétion chlorhydrique joue certainement un rôle. Nous aurons l'occasion de décrire plus loin cette variété de dyspepsie; qu'il nous suffise d'indiquer ici son caractère principal qui est l'apparition de douleurs plus ou moins violentes, deux ou trois heures après chacun des repas. L'influence de l'acidité excessive du contenu gastrique sur ces douleurs est bien démontrée par ce fait que les alcalins qui font disparaître l'acidité, enlèvent immédiatement la douleur. Mais pour que ces malades souffrent il ne suffit pas qu'ils aient un excès d'acide chlorhydrique, il faut aussi que leur muqueuse gastrique soit particulièrement sensible. En effet, une fois qu'ils ne souffrent plus, l'examen du liquide gastrique démontre pourtant que la sécrétion acide est toujours aussi élevée.

L'hyperchlorhydrie est également un signe habituel de l'ulcère de l'estomac, et d'autant plus important que par ce symptôme l'ulcère s'oppose dans la majorité des cas au cancer, avec lequel on pourrait si souvent le confondre.

Nous ajouterons enfin que l'excès d'acide chlorhydrique peut entraîner parfois des réactions intestinales secondaires et que certaines diarrhées subites, survenues régulièrement au moment des douleurs tardives tiennent certainement à cet excès d'acide chlorhydrique.

3° **Valeur séméiologique de l'acide lactique et des acides de fermentation.** — A l'état normal, on ne trouve dans l'estomac qu'une très faible proportion d'acide lactique. Cet acide augmente au contraire dans des proportions considérables au cours du cancer de l'estomac. Le retard de l'évacuation gastrique et l'absence d'acide chlorhydrique favorisent en effet dans ces conditions la production d'acide lactique. Certains bacilles filiformes, isolés par Schlésinger, seraient les agents principaux de cette production d'acide lactique et au microscope on les reconnaît toujours très facilement.

4° **Variation dans la quantité des ferments.** — Nous savons peu de choses encore sur la valeur séméiologique des ferments du suc gastrique. D'après les auteurs allemands, leur diminution ou leur absence serait le meilleur signe d'une gastrite chronique atrophique incurable. La présence des ferments indiquerait au contraire qu'il ne s'agit pas d'une affection gastrique grave.

LES FONCTIONS MOTRICES DE L'ESTOMAC

Nous ne possédons une connaissance assez complète des fonctions motrices de l'estomac que depuis l'emploi de la radioscopie dans l'exploration gastrique. Comme nous l'avons rappelé plus haut, en faisant ingérer une certaine quantité de bismuth en suspension dans l'eau ou dans une bouillie, on voit l'estomac se dessiner sur l'écran comme une tache noire. Ses contractions le divisent, au point de vue moteur, en deux régions différentes. Toute la partie supérieure de l'estomac est à peu près immobile ou ne présente que des mouvements d'ensemble très lents; dans la coupole supérieure existe presque toujours une certaine quantité de gaz, air atmosphérique entraîné avec la déglutition ou gaz de fermentation.

Seule la région prépylorique constitue l'organe moteur. A ce niveau, on aperçoit de fortes contractions péristaltiques naissant vers la région médiane de l'estomac et creusant un sillon de plus en plus profond sur la paroi gastrique à mesure qu'elles approchent de l'extrémité pylorique de l'estomac. Lorsque le pylore cède devant les contractions, on voit passer un fragment du bol alimentaire dans le duodénum.

On peut noter un second caractère dans l'évacuation de l'estomac. Lorsqu'on a fait ingérer une substance liquide, l'évacuation commence aussitôt et l'on voit l'estomac se vider rapidement. Une substance solide, au contraire, séjourne dans l'estomac et ne s'évacue que par petites quantités à mesure qu'elle se liquéfie. On n'observe pas, comme on l'avait cru autrefois, une évacuation en bloc, trois ou quatre heures après le repas. Il y a seulement une rapidité plus grande de l'évacuation à ce moment.

Plus récemment, et à l'aide d'une technique plus compliquée (examen de coupe d'estomac congelé pendant la digestion), Prym a montré que les aliments accumulés dans la région supérieure de l'estomac n'étaient pas soumis à un brassage énergique comme on avait pu le croire autrefois. La partie périphérique de la masse alimentaire, celle qui est en contact direct avec la muqueuse gastrique, subit une fluidification progressive, sous l'influence du suc gastique et, à mesure qu'elle est ramollie glisse, dans la région pylorique en suivant la paroi de l'estomac et est évacuée par le pylore.

Les mouvements évacuateurs de l'antre pylorique apparaissent dès que le viscère contient des substances liquides ou pâteuses, pouvant passer dans le duodénum. Si l'on fait ingérer uniquement de la viande à un chien par exemple, pendant deux ou trois heures l'estomac reste immobile et les contractions ne se dessinent pas. On pourra toutefois les faire apparaître plus tôt avec une solution de peptone ou d'acide chlorhydrique, qui nous ont paru être des agents très efficaces pour exciter les contractions gastriques.

L'influence nerveuse se fait sentir sur les mouvements de l'estomac comme sur la secrétion ; le nerf pneumogastrique est également le nerf moteur de l'estomac. D'après Wertheimer, il contiendrait aussi des fibres inhibitrices.

Examen des fonctions motrices de l'estomac. — Tandis que les modifications de la sécrétion gastrique n'ont, ainsi que nous l'avons indiqué plus haut, qu'une importance relativement secondaire, tout désordre dans l'évacuation de l'estomac est un état pathologique qui ne tardera pas à se traduire par des accidents dyspeptiques. Il importe donc de se rendre compte aussi exactement que possible des troubles de l'évacuation.

Nous avons vu plus haut que le bruit de clapotage perçu un certain temps après le repas permettait déjà de reconnaître un retard dans l'évacuation. Après un repas normal, vers 5 heures de l'après-midi, l'estomac doit être vide. La persistance à ce moment du clapotage gastrique permettra d'affirmer déjà un retard de l'évacuation. Ce retard est d'autant plus accentué que l'on peut constater plus long-temps après le repas un bruit de clapotage net.

Mais ce renseignement ne suffit pas et l'examen par la sonde peut seul indiquer si le contenu de l'estomac est constitué par des résidus alimentaires ou par du liquide d'hypersécrétion.

Après un repas d'épreuve d'Ewald, au bout d'une heure, on ne doit retirer que 100 à 150 centimètres cubes ; une quantité plus considérable est anormale ; elle est l'indice d'une rétention gastrique ou d'une sécrétion exagérée. Mais il est préférable d'employer un repas un peu plus complexe qui permette plus exactement de reconnaître les troubles moteurs. M. Bourget donne un repas ainsi composé :

Bouillon.	200 c. c.
Bifteck haché.	100 grammes
Pain	50 grammes
Pruneaux secs cuits	6

Sur un homme normal, au bout de trois heures, ce repas est complètement évacué dans l'intestin et l'on ne trouve plus dans l'estomac que des débris insignifiants. Si cinq heures après le repas, l'estomac contient encore 100 centimètres cubes de bouillie alimentaire, on peut être certain que le pylore est troublé dans son fonctionnement, qu'il s'agisse d'un spasme ou d'un rétrécissement organique. Les pruneaux sont ajoutés à ce repas, parce que les peaux des fruits sont toujours évacuées très difficilement par un pylore rétréci, ce qui permet d'apprécier des défauts mêmes très légers dans la perméabilité.

Mais on appréciera mieux encore l'état des fonctions gastriques en examinant par la sonde l'estomac, le matin à jeun. Le malade ayant pris, le soir, un repas comportant une certaine quantité de viande, un petit pain, une tasse de thé, ou quelques pruneaux, ou raisins secs, on doit trouver le lendemain matin à jeun un estomac vide. S'il existe une certaine quantité de liquide, c'est qu'il y a un trouble dans l'évacuation et l'étude du contenu retiré permettra d'apprécier à la fois l'abondance de la stase et l'intensité de l'hypersécrétion.

a) **Liquide riche en débris alimentaires.** — L'existence de débris alimentaires abondants, le matin, permet d'affirmer l'existence d'une sténose du pylore, rétrécissement organique ou spasme. Ces résidus flottent dans un liquide dont la composition chimique doit toujours être déterminée comme s'il s'agissait d'un repas d'épreuve. Ce liquide résiduel est très riche en acide chlorhydrique, tant que la muqueuse gastrique est encore intacte. A mesure que le trouble moteur se prolonge, la muqueuse en contact avec des aliments d'une façon permanente s'altère : l'acide chlorhydrique disparaît et l'on ne trouve plus dans le liquide sécrété que du chlorure de sodium. S'il s'agit d'une sténose cancéreuse l'acide chlorhydrique libre sera souvent absent.

Il convient également de comparer ce liquide résiduel avec le suc gastrique recueilli après un repas d'épreuve. L'abondance de l'acide chlorhydrique dans le liquide résiduel, alors que cet acide n'existe qu'en faible quantité, après le repas d'épreuve, serait d'après M. Hayem le signe certain d'un obstacle pylorique.

b) **Liquide de stase ne contenant que de rares débris d'aliments.** — Ici les débris alimentaires du repas de la veille sont beaucoup moins nets; il faut les rechercher dans le culot recueilli au fond d'un verre où l'on a laissé déposer le liquide extrait. On trouve de l'amidon colorable par l'iode ; quelquefois des débris de fibres musculaires ou des débris de cellulose provenant des fruits ingérés la veille. Le liquide contient souvent de l'acide chlorhydrique libre en proportion plus ou moins considérable, mais il n'y a aucun rapport entre l'abondance de la sécrétion et la proportion de la stase. Pour 100 à 150 grammes de liquide acide, on ne trouve qu'un ou deux centimètres cubes, par exemple, de débris alimentaires; suivant l'expression de Mathieu, l'hypersécrétion déborde la stase : l'expérience clinique a montré que dans ces faits il existait un ulcère de la région pylorique entraînant un spasme du pylore qui explique la rétention.

c) **Liquide résiduel sans trace de résidus alimentaires.** — Enfin, dans un certain nombre de cas, l'estomac contient, le matin à jeun, un liquide dépourvu de toute trace d'aliments.

La constatation de 20 à 30 centimètres cubes d'un liquide muqueux n'a pas beaucoup d'importance; il peut être produit exclusivement par la salive ou le mucus nasal dégluti. L'hypersécrétion muqueuse, sans acide chlorhydrique, n'acquiert une valeur que dans un certain nombre de cas. On l'a constatée, par exemple, dans les ancienne gastrites alcooliques chez les urémiques, dans le cancer de l'estomac.

Les faits les plus importants sont ceux où l'on trouve, le matin à jeun, un liquide contenant de l'acide chlorhydrique associé à une certaine quantité de pepsine. Il s'agit ici de l'hypersécrétion gastrique, mais ces faits se relient dans bien des cas à ceux que nous avons précédemment étudiés. En effet, tout retard à l'évacuation de l'estomac s'accompagnera d'hypersécrétion reflexe. Lorsque le retard à l'évacuation est très léger, il peut arriver que le matin à jeun l'estomac se soit déjà vidé de son contenu et que l'hypersécrétion seule subsiste. Pour être certain de la nature de ces troubles moteurs plus légers, il faut avoir recours à des méthodes d'exploration précises qui permettront seules de distinguer l'hypersécrétion pure de l'hypersécrétion liée à un retard de l'évacuation.

Calcul du volume total du contenu de l'estomac au moment de l'extraction. — Toutes les techniques proposées pour déterminer l'état exact des fonctions motrices de l'estomac dérivent de la méthode imaginée par Mathieu et Rémond (de Metz), méthode qui est devenue classique.

Voici quel est le principe de cette méthode :

Une heure après l'ingestion du repas d'épreuve d'Ewald, on extrait de l'estomac la plus grande quantité possible du contenu gastrique. On introduit ensuite par la sonde une quantité connue d'eau distillée. On fait descendre à plusieurs reprises le contenu gastrique dilué dans l'entonnoir, puis on le reverse dans l'estomac de façon que le mélange soit complet. On extrait alors un échantillon de suc gastrique dilué et on le recueille dans un récipient particulier.

Soit x le volume du contenu gastrique qui n'a pas été extrait de l'estomac et auquel on a ajouté la quantité connue d'eau distillée que nous exprimons par q.

Soit v la quantité de liquide gastrique pur extrait primitivement, a l'acidité de ce liquide et a' l'acidité du liquide dilué par la quantité d'eau q. La quantité totale d'acide contenu dans le liquide laissé dans l'estomac restant toujours la même, que ce liquide soit dilué ou non, nous pouvons établir l'équation suivante :

$$ax = a'q + a'x.$$

d'où l'on tire :

$$x = \frac{a'q}{a - a'}$$

La quantité de liquide primitivement contenu dans l'estomac est donc représentée par les formules

$$V = v + \frac{a'q}{a - a'},$$

V représente le volume total du contenu gastrique au moment de l'introduction de la sonde.

Plus récemment, MM. Laboulais et Goiffon ont simplifié cette technique. Ils extraient par la sonde la plus grande partie du contenu gastrique. Pour mesurer le résidu restant de l'estomac, ils versent par la sonde une quantité connue d'une solution titrée de phosphate de soude. D'après la dilution observée, il est facile de calculer avec beaucoup plus d'exactitude le volume du résidu.

Détermination du transit gastrique et de l'hypersécrétion. — En partant de cette méthode, on peut arriver à déterminer assez exactement au bout d'un temps donné la proportion de liquide retenu dans l'estomac et la quantité de liquide d'hypersécrétion. Il suffit, comme M. Mathieu l'a indiqué, d'introduire dans le contenu gastrique une substance parfaitement miscible, n'influençant pas la sécrétion gastrique et n'étant pas absorbé par la muqueuse de l'estomac. M. Mathieu avait proposé l'emploi de l'huile émulsionnée, mais on a dû renoncer à ce procédé par suite de quelques difficultés de technique. Roux et Laboulais ont proposé l'emploi d'une solution de phosphate disodique, sel non toxique à dosage facile et qui n'est pas absorbé par la muqueuse gastrique.

Le malade boit une certaine quantité de cette solution. Au bout d'un temps déterminé, on fait une extraction. Puis on dilue le liquide restant dans l'estomac avec une certaine quantité d'eau distillée et l'on fait une seconde extraction de façon à pouvoir déterminer le volume total par le procédé de M. Mathieu.

Il est donc facile de connaître la quantité totale de phosphate de soude contenue dans le liquide restant dans l'estomac au moment de l'extraction. On calcule par différence avec la plus grande facilité la quantité de liquide qui a été évacuée et le volume total du liquide de sécrétion au moment de l'extraction du repas d'épreuve.

Nous arrivons donc aux données suivantes : supposons, par exemple, que nous ayons introduit dans l'estomac 400 centimètres cubes d'une solution contenant 0 gr. 50 de phosphate de soude et que, une demi-heure après, nous trouvions dans l'estomac 300 centimètres cubes de liquide contenant encore 0 gr. 25 de phosphate de soude.

A l'aide de ces chiffres, il est facile de calculer la proportion de liquide primitivement ingéré qui reste encore dans l'estomac. En désignant par x la quantité cherchée, nous pouvons établir l'équation suivante :

$$\frac{x}{0,25} = \frac{400}{0,50}$$

D'où l'on tire facilement la valeur de x, qui est de 200 centimètres cubes.

Comme le volume total du contenu gastrique, calculé par le procédé de Mathieu, est de 500 centimètres cubes, il y a donc dans l'estomac 200 centimètres cubes de liquide ingéré mêlé à 100 centimètres cubes de liquide de sécrétion.

Deux dosages de phosphates suffisent à toutes ces déterminations ; il suffit de doser les phosphates dans le liquide extrait directement de l'estomac et dans le liquide dilué. On peut, en effet, déterminer le volume total par la formule de Mathieu aussi bien en s'appuyant sur les phosphates que sur l'acidité totale.

La variation de concentration. — Enfin, MM. Winter et Hayem ont apporté à l'étude des fonctions motrices et sécrétoires de l'estomac un nouveau signe qui paraît avoir une réelle valeur, la variation de concentration. Les auteurs désignent sous le nom de concentration la teneur en résidu sec d'un échantillon de suc gastrique. Il est facile de déterminer ce chiffre en faisant évaporer un centimètre cube du suc gastrique examiné et en pesant le résidu. Lorsque sur un individu normal on pratique des extractions successives, d'un repas d'épreuve, on trouve que la concentration ainsi mesurée part d'un chiffre relativement élevé et, au bout d'une demi-heure, atteint 0,01. C'est la concentration du suc gastrique lorsque l'estomac est complètement évacué et qu'il n'y a plus aucun aliment en voie de digestion. Les auteurs désignent sous le nom de variation de concentration la différence entre la concentration du suc gastrique pur et du liquide que l'on examine ; supposons que l'on retire de l'estomac un contenu ayant une concentration de 0,06, comme la concentration du suc gastrique est de 0,01, la variation de concentration sera de 0,05. Ce nouveau chiffre, introduit dans l'interprétation des résultats du repas d'épreuve, paraît avoir une grande importance. En effet, aussi longtemps que la variation de concentration est supérieure à 0,01, on peut être certain que la digestion n'est pas terminée. On a, dans ce cas, une mesure très précise de la stase. Lorsqu'on atteint au contraire le chiffre de 0,01, c'est qu'il n'existe plus que du suc gastrique pur. Si donc après une heure et demie ou deux heures on retrouve toujours dans le contenu gastrique un liquide d'une concentration de 0,01, c'est que l'hypersécrétion se prolonge alors que l'estomac est déjà complètement évacué.

LA SENSIBILITÉ DE L'ESTOMAC A L'ÉTAT NORMAL
ET PATHOLOGIQUE

Les fonctions de l'estomac s'accomplissent à l'état normal dans un silence complet sans provoquer aucune sensation consciente. En dehors de la faim et de la satiété, on peut dire que l'activité gastrique échappe à toute perception. Il n'en va pas de même chez les malades et la plupart des lésions gastriques où des troubles fonctionnels de l'estomac s'accompagnent de sensations pénibles pouvant aller jusqu'aux douleurs les plus aiguës, et dans la grande majorité des cas, ce sont ces malaises, d'apparence si variée, qui conduisent le malade chez le médecin.

A l'état normal, la sensibilité gastrique est en effet des plus modérées. Les traumatismes, les modifications chimiques de son contenu ne sont pas sentis par l'estomac. La chaleur elle-même est sentie beaucoup plutôt dans l'œsophage, semble-t-il, qu'à la surface même de l'estomac. La sensibilité à la distension est seule très développée. La tension intra-gastrique ne dépasse pas à l'état normal 8 à 9 centimètres d'eau. Dès que la tension atteint 20 centimètres un malaise apparaît, allant rapidement jusqu'à la douleur.

Au cours des affections gastriques, la sensibilité s'étend considérablement et un grand nombre d'excitations gastriques se traduisent à la conscience par des sensations très variées. Les malades traduisent tous ces troubles sensitifs dans des termes assez vagues et il n'est pas facile de se rendre un compte exact de ce qu'ils éprouvent. L'individualité du malade, sa sensibilité plus ou moins développée, son degré même de culture, influent dans une large mesure sur la façon dont il exprimera ses plaintes. Pourtant on peut, d'une façon générale, diviser en deux grands groupes ces sensations anormales ; d'une part les malaises, d'autre part, les douleurs véritables. Il y a quelque chose de fictif peut-être dans cette distinction, nous le reconnaissons volontiers. Il est bien certain qu'un malaise plus ou moins pénible pour un malade sera exprimé comme une douleur très aiguë par un autre plus délicat ou plus nerveux. Il existe aussi des sensations que l'on peut ranger à volonté dans l'un ou l'autre groupe, aussi cette division n'a-t-elle qu'un caractère essentiellement pratique.

1° Les sensations de malaises comprennent toutes les impressions vagues : gonflement, ballonnement, étouffement, pesanteur, mal localisées à la région gastrique et accompagnées très souvent de troubles réflexes, palpitations, tachycardie, vertiges, sensation d'instabilité, état nauséeux, impuissance musculaire ou intellectuelle plus ou moins complète.

2° Les douleurs gastriques sont bien différentes dans leur aspect ; elles siègent en général au point dit épigastrique, irradient dans le dos, dans le thorax, remontent vers le cou, vers la tête et parfois descendent même plus loin dans l'abdomen. La nature de la douleur est assez variée. Le malade peut la comparer à une crampe ou une brûlure, ou une sensation de déchirure. Ces douleurs peuvent avoir une intensité très variable. Légères, elles n'interrompent pas l'activité quotidienne ; vives, elles rendent déjà pénibles toute occupation ; atroces, comme elles le deviennent souvent, elles absorbent pour ainsi dire toute l'activité mentale du malade, qui se tord parfois de douleurs.

Pour importante qu'elle soit, l'étude subjective de la douleur ne peut mener très loin. On ne peut tirer que fort peu de conclusions du caractère des plaintes du malade. Il faudra se baser, pour bien fixer la nature de l'affection gastrique, sur l'examen d'objectif de la sensibilité de l'estomac. Les constatations directes et les plaintes du malade s'éclairent réciproquement et cela permet de reconnaître des types de gastropathies bien délimités. Dans cette étude objective des anomalies de la sensibilité gastrique on doit examiner successivement la sensibilité du plexus solaire, la sensibilité de la région gastrique, et enfin les zones d'anesthésie et d'hyperesthésie réflexes qui ont une valeur séméiologique bien certaine.

Sensibilité du plexus solaire. — Le plus grand nombre des malades localisent leurs douleurs dans la région épigastrique en un point situé à peu près à égale distance de l'ombilic et de l'appendice xiphoïde, sur la ligne médiane. Cruveilher avait déjà noté l'existence de ce point épigastrique chez les malades atteints d'ulcère, et croyait qu'il indiquait le siège de la lésion. En réalité, il s'observe en dehors de l'ulcère, chez beaucoup de dyspeptiques (Leven). La localisation de la douleur en un point si précis, a longtemps intrigué les pathologistes : s'agissait-il du pylore, d'une région du foie, des ganglions nerveux, d'une portion enflammée de l'aorte? En réalité, comme J.-C. Roux a pu le démontrer par des recherches anatomiques, sur des malades qui pendant leur vie avaient très nettement présenté la douleur épigastrique, ce point douloureux correspond directement au plexus solaire et en particulier au tractus nerveux qui partant des deux ganglions sympathiques descendent sur le tronc cœliaque mêlés à de petits ganglions nerveux.

Chez le plus grand nombre de ces malades, si l'on comprime le point épigastrique, on provoque à partir d'une certaine pression, une augmentation de la douleur. On peut donc ainsi apprécier le degré de sensibilité à une excitation mécanique : il faut noter d'ailleurs que la sensibilité à la pression n'est pas toujours limitée exactement au point épigastrique; en appuyant au-dessus ou au-dessous, on peut encore faire apparaître une douleur plus ou moins vive, car il existe sur la face antérieure de l'aorte, d'autres plexus nerveux dont la sensibilité est aussi augmentée. En employant un appareil permettant d'exercer des pressions plus ou moins fortes, esthésiomètre de Boas ou esthésiomètre de Roux et Millon, on peut suivre et mesurer des variations de la sensibilité sur un même individu aux divers moments de la journée. On peut aussi comparer à cet égard les différents individus entre eux.

On peut surtout étudier ainsi les groupes divers de gastropathes. Nous avons par là un moyen de rendre infiniment plus précises les recherches sur la sensibilité de l'estomac. On peut considérer, en effet, qu'il s'agit d'un état pathologique, lorsque la sensibilité apparaît à une pression qui n'atteint pas 5 kilogrammes. Un individu normal n'éprouve aucune sensation à une pression au niveau du plexus solaire atteignant 5 à 6 kilogrammes. En tenant compte à la fois des plaintes du malade et des renseignements fournis par l'exploration objective de la sensibilité, on pourra, dans bien des cas, orienter et faciliter le diagnostic d'un état dyspeptique quelconque. Nous pouvons en effet reconnaître à ce point de vue deux grands groupes de gastropathes.

I. **Malades atteints d'hyperesthésie primitive d'origine névropathique.** — Chez des malades présentant des douleurs gastriques du fait de leur état névropathique, l'hyperesthésie du plexus solaire est permanente et persiste, que le malade éprouve ou non une sensation douloureuse. L'étude objective de la sensibilité dans ces conditions, montre bien que l'hyperesthésie du plexus solaire est ici le phénomène primitif.

Chez les malades que nous considérons, les cellules nerveuses du plexus solaire, comme celles de tous les centres nerveux, deviennent plus facilement excitables, et pour employer une expression de Goldschider il y a un abaissement du seuil de l'excitation de tous les neurones. Une excitation mécanique, non perçue à l'état normal, devient l'origine d'une sensation douloureuse plus ou moins vive. Cette hyperesthésie explique également que chez ces malades toute manifestation abdominale soit sentie douloureusement. La distension normale de l'estomac par les aliments, les contractions fortes qu'il peut présenter, l'irritation gastrique provoquée par le vin, l'alcool ou d'autres substances analogues au lieu de rester dans le domaine subconscient, déterminent des douleurs plus ou moins nettes. On comprend aussi qu'il n'y ait, dans ces conditions, aucun rapport direct entre les sensations éprouvées par le malade et la sensibilité du plexus solaire à la pression. Même le matin à jeun, lorsqu'il n'éprouve aucune sensation anormale, on constate une vive sensibilité à la pression du plexus solaire. Au moment où le malade se plaint après le repas, on constatera, à peu de chose près, la même sensibilité.

Voici donc deux caractères essentiels chez ces malades :

1° Vive hyperesthésie du plexus solaire, en dehors de toute irritation gastrique.

2° Persistance de cette sensibilité anormale, que le malade accuse ou non une douleur spontanée.

Ajoutons enfin que, comme il s'agit ici d'un trouble général du système nerveux, l'hyperesthésie à la pression n'est pas localisée au plexus solaire, mais s'étend à tous les plexus situés à la face antérieure de l'aorte jusqu'à sa bifurcation et directement abordables.

II. **Hyperesthésie secondaire du plexus solaire.** — Toute douleur abdominale, appendicite, colique intestinale, colique hépatique, etc., peut entraîner une sensibilité à la pression des plexus préaortiques. C'est un fait d'observation courante et c'est dans ce cas que nous pouvons parler d'une hyperesthésie secondaire. Les caractères en sont fort nets. Prenons le cas d'un malade atteint de lithiase vésiculaire douloureuse. Lorsque le malade souffre et se plaint, nous constatons, à la palpation de l'abdomen, deux points douloureux : l'un au niveau de la vésicule, l'autre au niveau du plexus solaire. Cette hyperesthésie du plexus solaire sera d'autant plus accentuée que les douleurs provenant du foie sont plus intenses. Lorsque la douleur hépatique décroît, la sensibilité du plexus solaire à la pression disparaît également. Les mêmes faits s'observent lorsqu'il existe une appendicite douloureuse ou une sigmoïdite douloureuse par exemple, avec cette différence que l'hyperesthésie commence non pas au niveau du plexus solaire, mais au niveau du plexus mésentérique où aboutissent directement les nerfs provenant de ces régions enflammées. Dans tous les cas, on trouve encore ici deux zones douloureuses, l'une au niveau de l'organe enflammé, l'autre au niveau du plexus nerveux correspondant.

Il en va de même pour les lésions de l'estomac ou du duodénum, mais la constatation des deux points douloureux est difficile : l'ulcère douloureux, peut siéger tout à fait dans le voisinage du plexus solaire. Si l'ulcère siège plus loin de la ligne médiane au niveau de la partie descendante du duodénum, on trouve pourtant un point nettement douloureux à droite, en même temps qu'une douleur à la pression du plexus solaire. Il en va de même lorsqu'il s'agit d'une périgastrite étendue à gauche : on trouve une zone douloureuse sur la face antérieure de l'estomac, nettement isolée des plexus nerveux.

Mais en général, c'est seulement à l'aide des Rayons X que l'on pourra distinguer ces deux points douloureux. On pourra alors reconnaître un point douloureux à la pression, sur une région de l'estomac correspondant à la lésion primitive. En mobilisant l'estomac on verra que le point douloureux se déplace avec l'organe et on pourra le séparer nettement du plexus solaire douloureux.

Dans tous les cas d'hyperesthésie secondaire des plexus nerveux, on trouvera nettement un autre caractère, c'est que l'hyperesthésie à la pression du plexus solaire est intermittente et n'apparaît qu'au moment des douleurs spontanées survenant dans l'organe primitivement atteint.

C'est également dans ces formes d'hyperesthésie secondaire qu'il faudrait ranger l'hyperesthésie du plexus solaire dans les ptoses douloureuses. Dans bien des cas, comme nous l'indiquerons plus loin, les ptoses aggravent seulement l'hyperesthésie du plexus solaire provenant soit d'une lésion gastrique, soit d'un état névropathique. Pourtant, dans certains cas, des ptoses très accentuées, peuvent entraîner une vive hyperesthésie du plexus solaire à la pression, surtout lorsque le malade s'est fatigué par une station debout trop prolongée par exemple. On ne trouvera pas facilement ici, un second point douloureux dans l'abdomen, car tout le ventre paraît endolori. Mais, on constatera que la sensibilité à la pression des plexus nerveux augmente énormément après quelques minutes de station debout et s'atténue au contraire sensiblement lorsque le malade reste dans le décubitus dorsal.

En dehors de ce cas, lorsque l'hyperesthésie du plexus solaire est secondaire à une lésion de l'estomac, on peut constater par conséquent les deux caractères suivants :

1° Variation de la sensibilité à la pression du plexus solaire d'un moment à l'autre, cette hyperesthésie apparaissant et s'accentuant au moment où le malade éprouve quelques douleurs gastriques.

2° Existence de deux zones douloureuses dans l'abdomen, l'une au niveau de l'estomac primitivement atteint, région douloureuse qui n'est quelquefois reconnue qu'aux rayons X, l'autre, au niveau du plexus solaire.

III. Absence de sensibilité du plexus solaire à la pression. — Jusqu'à présent, nous n'avons parlé que des cas où la sensibilité à la pression du plexus solaire est augmentée. Chez un nombre considérables de malades, on ne trouve aucune augmentation de la sensibilité. Il s'agit en général de malades n'éprouvant que des malaises assez vagues plutôt que des douleurs véritables; ce sont des malades atteints d'atonie gastrique, avec ou sans insuffisance musculaire, ou encore de lésions gastriques légères et n'entraînant aucune réaction douloureuse et ne mettant pas en jeu, par conséquent, la sensibilité du grand sympathique.

Chez les tabétiques, au moment des crises, on ne constate pas, en général, une sensibilité au niveau du plexus solaire, mais ici nous savons que les lésions siègent dans les racines postérieures et dans les nerfs splanchniques qui en émanent et la douleur, qui est localisée à l'estomac par le malade, siège en réalité au rachis.

Il est plus difficile d'expliquer pourquoi quelques malades atteints de lésions gastriques certaines, par exemple d'ulcère de l'estomac, au moment de leurs douleurs les plus vives, n'éprouvent aucune sensibilité à la pression du plexus solaire. C'est une anomalie assez rare mais qui s'observe parfois, et dont l'interprétation est très obscure.

On ne peut d'ailleurs demander à l'exploration de la sensibilité abdominale toutes les réponses nécessaires pour le diagnostic d'un état dyspeptique, il suffit qu'elle puisse fournir par un examen bien conduit quelques renseignements importants.

Modifications de la sensibilité cutanée. — Dans un certain nombre de cas, l'étude de la sensibilité de la peau, au niveau de la région gastrique, doit être soigneusement recherchée. Head a signalé, en effet, des zones d'hyperesthésie siégeant au-dessous de l'omoplate et au niveau de la région thoracique inférieure gauche. Cette hyperesthésie régionale accompagne les affections douloureuses de l'estomac chez les névropathes.

Chez les tabétiques au contraire, ainsi que l'ont indiqué Heitz et

Lortat Jacob, on trouve au moment des crises gastriques une zone d'anesthésie siégeant sur la région thoracique inférieure gauche apparaissant et disparaissant avec la crise.

Les points douloureux dorsaux. — Nous rappellerons enfin qu'on a décrit des points douloureux dans la région dorsale au cours de l'ulcère de l'estomac. Ce signe avait déjà été signalé par Cruveilher. Dans la plupart des cas d'ulcère, on trouve à gauche ou à droite de la colonne vertébrale, contre le bord des vertèbres, au-dessous des côtes, un point nettement douloureux à une pression profonde, progressivement exercée. Ces points siègent à droite et à gauche, au niveau des 10e, 11e, 12e dorsales, 1re, 2e, 3e lombaires, mais on pourrait aussi les retrouver plus haut. La pression profonde à ce niveau provoque seule une douleur assez vive. Le sensibilité de la peau n'est pas modifiée.

Les viciations de la faim. — La faim s'altère souvent dans les affections gastriques. Dans les maladies organiques de l'estomac, en particulier dans le cancer, l'appétit est touché d'une façon précoce et il existe un dégoût de la viande dont la raison n'est pas connue. Le malade a la volonté de manger. Il prend la viande dans sa bouche, la mastique, mais au moment de l'avaler une nausée l'arrête et il doit la cracher. L'urémie chronique s'accompagne également d'une disparition totale de l'appétit, ce qui rend son diagnostic avec le cancer encore plus difficile. Chez les malades hyperchlorhydriques, la faim devient, au contraire, plus vive et, lorsque le repas se fait quelque peu attendre, elle peut revêtir le caractère d'une douleur véritable.

Sous l'influence de desordres nerveux qui sont si souvent la condition des troubles dyspeptiques, on peut voir apparaître les viciations multiples de la faim. C'est d'abord la faim anxieuse, stigmate de dégénérescence mentale comparable aux phobies. Mathieu et Soupault ont bien indiqué les caractères de ces désordres : le besoin des aliments survient subitement et réclame une satisfaction immédiate. Cette anxiété apparaît surtout lorsque le malade sait qu'il n'a pas d'aliments à la portée de sa main.

Au cours de l'inanition volontaire chez les névropathes, un état nauséeux peut s'associer à la faim et parfois même masquer la sensation normale, à tel point que le malade se méprend, et ne reconnaît pas le besoin de s'alimenter. Chaque jour, à heures régulières, au réveil, vers 4 ou 5 heures de l'après-midi, les nausées apparaissent, accompagnées de salivation et parfois assez violentes pour entraîner un vomissement. Quelquefois la viciation de la faim se traduit par un accès de faiblesse avec tendance syncopale ; à heure fixe dans la journée, à une certaine distance des repas, le malade se sent brusquement anéanti, tout effort musculaire ou intellectuel lui devient impossible. L'accès dure plus ou moins longtemps, revient toujours aux mêmes heures et ne cesse qu'après l'ingestion de quelques bouchées d'aliments.

Enfin, lorsque l'inanition volontaire est arrivée à un certain degré, l'appétit disparaît complètement ce qui entretient et aggrave l'insuffisance d'alimentation. Il faut savoir que ces nerveux inanitiés doivent manger et manger longtemps avant que l'appétit se rétablisse.

LA GASTROSCOPIE

L'exploration directe par la vue de la muqueuse gastrique, de façon à pouvoir apprécier plus exactement les lésions avec tous leurs caractères, constituerait un progrès considérable dans nos méthodes d'exploration. Aussi ce problème a-t-il tenté depuis longtemps un certain nombre de chercheurs.

Nous ne ferons que rappeler les premiers essais de Leiter, de Mickulicz, de Rosenheim, de Kelling; les instruments présentaient alors de nombreux défauts qui en rendaient l'emploi clinique impraticable. Plus récemment, de nouveaux modèles de gastroscope ont été proposés, qui permettent de plus grands espoirs; ce sont : les gastroscopes de Moure [1], de Elsner [2], de Sussmann [3].

Cette méthode d'exploration présente encore quelques inconvénients : l'insufflation considérable de l'estomac nécessaire pour un examen complet, n'est pas sans danger dans l'ulcère.

Toutefois avec son gastroscope, Elsner a pu, dans un certain nombre de cas, établir un diagnostic précoce du cancer de l'estomac. Dans d'autres cas il lui fut possible d'écarter au contraire le diagnostic de cancer que d'autres signes cliniques faisaient redouter.

Il est bien certain, qu'avec quelques perfectionnements encore nécessaires, cette méthode d'exploration rendra de réels services.

LES VOMISSEMENTS

Le vomissement est le rejet par la bouche du contenu gastrique. Il diffère du pyrosis où les substances alimentaires remontent seulement dans l'œsophage, et de la régurgitation constituée par le rejet dans la bouche d'une gorgée de contenu gastrique sans effort et sans nausée.

D'après la composition du vomissement on distingue : 1° *les vomissements alimentaires* où le malade vide son estomac du repas précédemment ingéré ;

2° *Les vomissements de stase*, dans lesquels on retrouve des aliments

1. Moure, De l'examen gastroscopique, sa technique, sa valeur clinique. *Presse Médicale*, 1912, n° 10.
2. Elsner, *Die Gastroscopie*, Leipzig, 1911. Thieme, éditeur.
3. Sussmann, Ein biegsamer Gastroscop. *Therapie der Gegenwart*, oct. 1911.

de repas ingéré quelquefois plusieurs jours auparavant. Cette constatation a la plus haute importance, car la seule présence de ces résidus alimentaires permet d'affirmer une sténose du pylore. Ces vomissements de stase sont en général très copieux. Les résidus alimentaires sont toujours dilués dans un liquide abondant de sécrétion. La masse rejetée par le vomissement, mise dans un verre à expérience se divise en trois couches : une couche profonde composée des résidus alimentaires ; une couche moyenne, liquide ; une couche supérieure composée d'écume, résultant de la fermentation des aliments contenus dans le fond du vase ;

3° *Les vomissements de mucus*, connus sous le nom de pituites, proviennent presque toujours de l'œsophage, comme nous l'indiquerons plus loin ;

4° Enfin, il existe des *vomissements bilieux*, survenant chez les malades qui ont des nausées, lorsque l'estomac est vide. Tant que l'estomac contient des aliments, le pylore fermé empêche le rejet de la bile, mais le pylore s'ouvre lorsque l'estomac est vide. On peut parfois observer, chez un malade qui fait des efforts de vomissements prolongés, tout d'abord un vomissement de mucus provenant de l'œsophage, puis un vomissement alimentaire qui provient de l'estomac et enfin un vomissement bilieux lorsque l'estomac est vidé. C'est le vomissement à trois étages suivant l'expression de M. Mathieu.

Valeur séméiologique du vomissement. — Le vomissement est un acte complexe dans lequel interviennent les muscles du thorax, de l'abdomen et le diaphragme ; le pylore se ferme, le cardia s'ouvre, tout l'estomac se contracte, l'œsophage se dilate, les muscles du pharynx se disposent enfin pour fermer l'ouverture des voies respiratoires et conduire les aliments rejetés dans la bouche. La mise en jeu régulière de ces divers muscles se produit sous l'action d'un centre bulbaire qui coordonne tous ces mouvements. Chaque fois que le centre bulbaire sera mis en jeu, le vomissement se produira. On pourra donc diviser les vomissements en trois groupes, suivant les causes qui agissent sur le bulbe : vomissements réflexes, vomissements toxiques, vomissements d'origine centrale.

1° **Vomissements réflexes**. — Les vomissements réflexes peuvent succéder à toute irritation de l'estomac ; nous signalerons les vomissements après ingestion de liquide caustique, les vomissements au cours des crises douloureuses de l'ulcère de l'estomac.

Les vomissements de stase se produisent lorsque l'estomac est très distendu ou trop irrité par son contenu.

Toute irritation abdominale peut produire les mêmes réflexes. C'est ainsi qu'on peut observer : les vomissements au cours des coliques hépatiques ou néphrétiques, dans l'appendicite, dans la péritonite, dans les ptoses abdominales après les secousses prolongées, lorsque les tiraillements exercés sur les pédicules des viscères suffisent à pro-

voquer l'excitation des centres bulbaires. Tous ces vomissements ont
pour caractère de se produire sans effort violent en général.

2° **Vomissements toxiques.** — Le type le plus net est constitué par
les vomissements consécutifs à l'ingestion d'ipéca ou d'apomorphine.
Les vomissements dans les intoxications alimentaires, au cours des
indigestions, ont souvent la même origine. Il en est de même des
vomissements du début des maladies infectieuses ; les vomissements
urémiques que nous décrirons plus loin, relèvent d'un défaut dans
le fonctionnement du rein. Les vomissements du début de la grossesse tiennent aussi très probablement à un état d'intoxication. En
général, ces vomissements toxiques sont accompagnés de nausées
violentes.

3° **Vomissements d'origine nerveuse.** — Les irritations des centres
nerveux peuvent retentir sur le bulbe. La méningite, les tumeurs du
cerveau s'accompagnent de vomissements, mais c'est surtout dans
le tabes que la crise de vomissement prend une importance prépondérante. Les vomissements de la migraine relèvent également d'un
trouble du système nerveux. Enfin, à ces troubles se rattachent les
vomissements incoercibles de l'hystérie, qui relèvent de causes purement psychiques.

LES GAZ DE L'ESTOMAC
L'AÉROPHAGIE ET LES FERMENTATIONS GASTRIQUES

A l'état normal, l'estomac contient toujours une certaine quantité
de gaz ainsi que l'indique la sonorité de la zone de Traube et la région
claire que l'on aperçoit toujours à la radioscopie, dans la région supérieure de l'estomac. Ces gaz sont constitués surtout par de l'air
absorbé pendant l'ingestion des aliments et aussi par une certaine
quantité d'acide carbonique et d'autres gaz produits par les fermentations intra-gastriques. Ces gaz sont normalement évacués par le
pylore, absorbés par l'intestin ou rejetés par l'anus. Lorsqu'ils sont
trop abondants, une éructation vide l'estomac ; mais, en général, dans
un estomac normal ils sont toujours en très petite proportion.

A l'état pathologique ils peuvent augmenter d'une façon considérable. En dehors des symptômes de gêne et de distension accusés par
le malade, on s'aperçoit de cette augmentation des gaz par le tympanisme de l'espace de Traube, par la voussure de l'estomac dans la
région épigastrique et si l'on peut disposer de rayons X par l'augmen-
ation plus ou moins étendue de la zone claire.

L'augmentation des gaz de l'estomac peut tenir à deux causes que
nous allons passer en revue : l'aérophagie et les fermentations.

1° **L'aérophagie.** — L'aérophagie ou déglutition anormale d'air est
un symptôme banal. entraînant par lui-même des troubles parfois
considérables et pouvant s'associer aux troubles dyspeptiques et aux

maladies de l'estomac les plus variées. Les malades désignés autrefois sous l'épithète de grands flatulents sont tous des aérophages. Ce symptôme avait été déjà signalé autrefois par Luton, Piorry, Damasquino, et invoqué par Bouveret pour expliquer les hoquets hystériques. M. Mathieu en 1901 attira l'attention sur la fréquence et l'importance de ce phénomène. Peu de temps après, Soupault et Linossier publièrent de nouvelles observations sur ce point. Chez les aérophages les éructations, sont un phénomène volontaire, conscient ou non, qui se réalise en deux temps. Une déglutition d'air ouvre l'œsophage et le cardia, pénètre dans l'estomac et permet l'expulsion d'une certaine quantité du gaz que contient ce viscère. Mais, par suite de l'abondance de l'air dégluti, en fin de compte il reste dans l'estomac un peu plus d'air après l'éructation.

Dans un certain nombre de cas, chaque déglutition d'air n'est pas suivie par une éructation, mais le malade a plusieurs déglutitions successives d'air, gonflant progressivement son estomac qui se vide ensuite plus ou moins complètement dans une éructation prolongée. Si l'on ausculte un malade aérophage on percevra très nettement à chaque déglutition la pénétration dans l'estomac d'une quantité d'air plus ou moins considérable et, au fur et à mesure des déglutitions successives, on pourra voir l'estomac se distendre et se dessiner sous la paroi abdominale.

Le mécanisme de l'aérophagie est quelquefois différent de la déglutition d'air, mais peut tenir, comme M. Hayem l'a vu, à une salivation continuelle. Chaque gorgée de salive avalée entraîne la pénétration d'une petite quantité d'air dans l'estomac qui se distend peu à peu et tout à fait à l'insu du malade.

Enfin, certains malades ne déglutissent pas l'air mais l'aspirent dans leur œsophage. On se rend compte de ce mécanisme en maintenant la bouche ouverte par un bouchon glissé entre les dents, de façon à empêcher tout phénomène de déglutition. Par l'auscultation de l'estomac on entend les gaz pénétrer d'une façon régulière. C'est en produisant une sorte de vide œsophagien par des mouvements aspiratoires la glotte fermée, que le malade arrive à faire pénétrer l'air dans la cavité gastrique.

Ce tic aérophagique se développe progressivement. Le malade qui éprouve pour une raison quelconque une gêne dans la région épigastrique essaie de se soulager en provoquant des éructations, et comme en réalité les premières éructations provoquent un soulagement plus ou moins réel, l'acte volontaire se transforme rapidement en une sorte de tic automatique et les éructations se succèdent quelquefois pendant des heures sans que le malade se rende compte de leur mécanisme et puisse les arrêter.

On peut décrire différents types cliniques d'aérophagie. M. Mathieu distingue les formes suivantes :

1º L'aérophagie légère des neurodyspeptiques;

2º L'aérophagie grave des neurodyspeptiques;

3º L'aérophagie spasmodique des grands nerveux et des hystériques;

4º L'aérophagie secondaire ou surajoutée à quelque grave gastropathie.

Il faut signaler aussi l'aérophagie qui survient chez les opérés et qui joue un rôle dans le développement de la dilatation aiguë de l'estomac.

Mais, quelle que soit la forme clinique revêtue par ces accidents, on peut reconnaître l'aérophagie aux symptômes suivants :

1º Les éructations se produisent toujours en série; tout malade qui a 6 éructations de suite, dit M. Mathieu, est un aérophage. Les fermentations gastriques ne peuvent, en effet, fournir un volume de gaz suffisant pour déterminer plusieurs éructations aussi rapprochées l'une de l'autre ;

2º Les éructations le matin à jeun, chez les malades qui n'ont pas de stase, proviennent sûrement de l'aérophagie ;

3º Les éructations des aérophages n'ont pas d'odeur ni de goût puisqu'elles sont constituées par de l'air dégluti et sont différentes en cela des éructations liées aux fermentations ;

4º Enfin on arrête en général l'aérophagie instantanément, en maintenant la mâchoire écartée par un bouchon glissé entre les dents, par exemple : tout mouvement de déglutition est impossible et les éructations cessent aussitôt.

Les fermentations. -- Le contenu gastrique à l'état normal ne fermente pas; mis dans un ballon à l'étuve, il ne dégage aucune quantité de gaz. Il n'en va pas de même dans certains états pathologiques; alors on peut recueillir dans une éprouvette, au bout de 24 heures, une quantité de gaz parfois assez considérable : acide carbonique, hydrogène, hydrogène protocarboné, hydrogène sulfuré. C'est à leur abondance en hydrogène et en carbure d'hydrogène que les gaz de l'estomac doivent parfois leur propriété de s'enflammer au sortir de la bouche, au contact d'un cigare, par exemple.

Sous l'influence de quelle cause se développent ces fermentations gastriques? On a attribué autrefois une importance très considérable au défaut d'acide chlorhydrique. En réalité, l'acide chlorhydrique peut bien, dans une certaine mesure, régler le type de la fermentation et nous avons vu plus haut que l'acide lactique apparaissait surtout dans l'estomac des hypochlorhydriques, mais il ne suffit pas à s'opposer au développement des microbes gastriques. Les fermentations sont très abondantes dans les liquides de stase très riches en acide chlorhydrique.

La cause véritable des fermentations gastriques tient à un retard de l'évacuation. Lorsque les aliments, au lieu d'être évacués d'une façon régulière dans l'intestin, sont retenus dans l'estomac, il se développe toujours des fermentations abondantes. Dans le cancer de l'estomac, par exemple, l'hypochlorhydrie ne suffit pas à expliquer la fermentation lactique et, après la gastro-entérostomie, lorsque l'estomac s'évacue rapidement, l'acide lactique disparaît. On peut accepter à cet égard les conclusions de Riegel : dans les conditions normales, l'essai de fermentation à l'étuve continué pendant plusieurs jours a une issue négative, tandis que dans les cas où sont réalisées les conditions de rétention, à de très rares exceptions près, dans un temps plus ou moins long, il y a fermentation gazeuse plus ou moins abondante.

LES GASTRORRAGIES ET LEUR VALEUR SÉMÉIOLOGIQUE

On doit diviser les gastrorragies en deux variétés suivant que le sang est en quantité assez abondante pour être reconnu à l'œil nu dans les matières et dans les vomissements, ou suivant qu'il faut le rechercher par des réactifs chimiques appropriés.

1° **Gastrorragie apparente.** — Nous ne parlerons pas des hémorragies dans lesquelles le sang déversé dans l'estomac est si abondant que la mort arrive sans que rien soit évacué, ni par les vomissements, ni par les matières fécales. Lorsque le vomissement se produit, le sang aura une couleur rouge vif si son séjour dans l'estomac n'a pas été prolongé; au contraire, s'il a subi l'action des ferments digestifs, il se transforme et prend une couleur brun chocolat et se ramasse parfois au fond du récipient sous forme de petits grumeaux noirs semblables à du marc de café ou à de la suie délayée. Plus ou moins tôt après l'hémorragie gastrique on verra apparaître le sang dans les matières fécales : elles ont une teinte rougeâtre, si le sang a séjourné très peu de temps dans l'intestin; sinon, elles prennent une teinte noire caractéristique d'où vient leur nom de melæna.

L'erreur est en général facile à éviter dans l'interprétation de ce symptôme; une hémoptysie se différencie parce que les jours suivants le malade rejette toujours des crachats colorés en brun. Dans les fèces, on ne confondra pas le melæna avec les colorations anormales qui peuvent apparaître si le malade a pris du charbon ou du sel de bismuth. Le sang d'origine intestinale ne pourra être différencié que s'il provient des parties tout à fait inférieures, des hémorroïdes ou d'un cancer du rectum; il a alors une couleur rouge vif qui permet facilement de reconnaître le siège de l'hémorragie.

Le diagnostic de la cause des gastrorragies sera étudié en détail à propos des affections organiques de l'estomac. Nous nous bornerons à rappeler ici que dans l'ulcère, même superficiel et ne se traduisant par aucun autre symptôme, la gastrorragie peut être assez abondante pour entraîner rapidement la mort. Dans le cancer de l'estomac au contraire, sauf chez les jeunes gens, les gastrorragies sont en général minimes et répétées.

Enfin, il est une série de gastrorragies très importantes qui relèvent de troubles dans la circulation et peuvent se répéter à plusieurs reprises avant le développement d'une cirrhose; ces formes de gastrorragies sont d'un diagnostic particulièrement difficile.

2° Gastrorragie latente. — Lorsque les hémorragies sont minimes, l'examen des matières ne révèle pas l'existence de sang à l'œil nu et il faut pour le déceler avoir recours à une réaction bien étudiée par Weber et que Boas a eu le mérite d'introduire dans la clinique courante.

Voici en quelques mots la façon de procéder.

Si l'on opère sur les fèces, on met dans un verre à essai un centimètre cube environ des matières à examiner. On les dilue avec un peu d'eau distillée si elles sont dures et l'on ajoute environ un centimètre cube d'acide acétique glacial. On verse alors 6 à 8 centimètres cubes d'éther, que l'on mélange avec les matières. L'éther surnage, entraînant tout le sang contenu dans les fèces sous forme d'hématine.

On prépare, d'autre part, une teinture de gaïac fraîche, en broyant un petit fragment de résine de gaïac dans 2 à 3 centimètres cubes d'alcool absolu. On verse alors dans un tube à essai 1 à 2 centimètres cubes de l'extrait éthéré de fèces, 1 centimètre cube de teinture de gaïac et un demi-centimètre cube environ d'eau oxygénée. S'il existe du sang dans les fèces, en quelques minutes le liquide prend une couleur bleu foncé, qui dure un certain temps, puis disparaît : le sang, en présence de l'eau oxygénée, a fait passer l'oxygène sur la teinture de gaïac et cette dernière, en s'oxydant, prend une teinte bleue.

A l'état normal, la réaction de Weber est toujours négative si l'on a pris le soin de maintenir le malade à un régime végétarien. Il faudra se défier seulement des petites hémorragies banales et sans importance qui peuvent à la rigueur se mélanger au contenu gastrique, épistaxis, saignement des gencives, hémorroïdes. Au cours des gastrites chroniques et des affections fonctionnelles de l'estomac, la réaction de Weber est également toujours négative. On ne constate, somme toute, d'hémorragie latente dans les fèces que dans le cancer et l'ulcère de l'estomac. On l'a signalée aussi quelquefois dans les cirrhoses du foie.

Dans le cancer de l'estomac, les hémorragies sont pour ainsi dire constantes à une période malheureusement assez tardive et nous avons presque toujours trouvé une réaction positive lorsque la tumeur était déjà perceptible.

Dans un cas douteux, si la réaction de Weber cherchée plusieurs jours de suite est constamment négative, on peut conclure presque sûrement à la non existence d'un cancer, et c'est là un signe des plus importants, mais il ne donne pas la certitude ; certains cancers de l'estomac ne saignent pas.

Dans les ulcérations gastriques, la réaction de Weber n'existe que d'une façon intermittente. Au cours de l'ulcère aigu, si l'on prolonge l'examen pendant plusieurs jours, il sera fréquent de voir apparaître de temps à autre une réaction positive. Dans l'ulcère chronique de l'estomac, pour avoir quelque chance de trouver des traces de sang dans les fèces, on cherchera la réaction de Weber au moment des crises douloureuses. L'expérience a montré que pendant ces périodes les hémorragies latentes sont assez fréquentes.

Lorsqu'au cours d'un ulcère chronique on trouve d'une façon persistante une réaction positive, il faut craindre la transformation néoplasique de l'ulcère.

Cette réaction a été surtout employée sur les matières fécales, mais on peut encore s'en servir pour déceler des traces de sang dans le contenu gastrique. Il faudra faire attention seulement de neutraliser exactement l'acide chlorhydrique par du bicarbonate de soude, car les acides minéraux peuvent empêcher l'apparition de la réaction.

JEAN-CHARLES ROUX.

LES PRINCIPAUX SYNDROMES FONCTIONNELS

LES GASTRITES ET LES DYSPEPSIES

Un des premiers problèmes lorsque l'on étudie les troubles dyspeptiques, c'est de déterminer la part des lésions de la muqueuse gastrique dans les accidents constatés. Il existe des troubles dyspeptiques liés à une altération de la muqueuse, cela ne saurait faire aucun doute. L'expérience clinique la plus restreinte montre que l'usage habituel de boissons alcooliques ou de médicaments irritants entraîne rapidement des digestions pénibles ou douloureuses. D'autre part, nous savons aussi que sur un individu normal des émotions vives ou un état de dépression des forces nerveuses suffit souvent à faire apparaître des troubles digestifs. Mais comment distinguer entre ces désordres nerveux et les lésions capables de troubler la digestion? dans quel cas peut-on parler d'une gastrite, comme substratum des accidents constatés?

Dans d'autres domaines de la pathologie cette différenciation est facile. Dans la description des maladies de la vessie, on distingue sans difficulté, à côté des douleurs dues à la cystite, les troubles si nombreux que peuvent présenter les névropathes urinaires. Ici, en effet, nous avons un signe objectif des plus nets ; la présence ou l'absence de pus d'origine vésicale dans les urines et, s'il le faut, la cystoscopie permettront de reconnaître sans difficulté les accidents organiques. Il en va autrement dans la pathologie gastrique.

Nous n'avons malheureusement aucun moyen de reconnaître objectivement l'existence d'une lésion de la muqueuse gastrique susceptible d'entraîner des troubles dyspeptiques, c'est donc sur d'autres considérations qu'il faudra s'appuyer pour reconnaître chez un malade donné si les troubles fonctionnels qu'il présente proviennent d'une lésion gastrique ou d'une autre étiologie.

Afin de pénétrer plus avant dans cette question, nous allons exposer ce que l'on connaît de l'anatomie pathologique des gastrites. Nous étudierons ensuite les rapports que l'on doit reconnaître entre ces gastrites et les troubles dyspeptiques.

1° ***Les gastrites aiguës.*** — Nous ne décrirons ici que les lésions de la gastrite catarrhale aiguë, l'étude de la gastrite phlegmoneuse étant reporté plus loin dans le chapitre des affections médico-chirurgicales.

Les lésions de la gastrite catarrhale ont été étudiées surtout chez l'animal expérimentalement. Les substances légèrement caustiques peuvent provoquer une vive irritation de la muqueuse. Il est facile d'en étudier ensuite les caractères anatomiques à l'œil nu et au microscope.

Une abondante production de mucus est le premier résultat de toute irritation de la muqueuse. Sur des coupes et au microscope, on distinguera les lésions plus ou moins profondes du tissu interstitiel, des cellules glandulaires ou des cellules épithéliales.

Les lésions interstitielles sont toujours très accusées. Les capillaires sont dilatés et gorgés de globules. L'infiltration dans le tissu conjonctif de cellules embryonnaires est plus ou moins abondante suivant l'intensité de la lésion. Plus les substances ingérées par l'animal en expérience sont caustiques, et plus l'infiltration s'étend profondément dans la muqueuse ou les parois de l'estomac.

Les cellules de la couche épithéliale se remplissent de mucus et c'est leur sécrétion qui produit le mucus gastrique; la surface de l'estomac est un véritable organe de défense.

Les cellules glandulaires sont également altérées et présentent différents types de dégénérescence que nous retrouverons dans les lésions des gastrites chroniques : dégénérescence vacuolaire, désintégration granuleuse, état épidermoïde, suivant la classification de MM. Hayem et Lion.

2° ***Les gastriques chroniques.*** — Les gastrites chroniques ont été étudiées chez l'homme où il est facile d'en observer toutes les variétés, tout estomac adulte étant atteint de lésions plus ou moins profondes. Nous suivrons dans cette étude la description de MM. Hayem et Lion; ces auteurs ont publié les études les plus complètes sur les lésions de la muqueuse.

Si l'on prend soin de pratiquer aussitôt que possible après la mort un lavage soigné et complet de la cavité gastrique avec du liquide de Muller, on peut obtenir une conservation de la muqueuse assez parfaite pour reconnaître toutes les modifications anatomiques. On doit distinguer différents types de lésions :

1° La **gastrite interstitielle** succédant parfois aux lésions aiguës que nous avons signalées plus haut. L'infiltration de cellules embryonnaires dans le tissu interstitiel sépare l'un de l'autre les tubes glandulaires. Plus tard, des travées fibreuses apparaissent; elles enserrent les tubes glandulaires qui disparaissent progressivement. Cette gastrite interstitielle peut s'associer toujours aux diverses lésions glandulaires;

2° **Gastrite parenchymateuse ou glandulaire.** — On peut observer

des lésions portant exclusivement sur les cellules glandulaires sans
atteindre le tissu conjonctif.

M. Hayem distingue deux variétés :

a) *Gastrite parenchymateuse hyperplasique* avec multiplication des
cellules principales et raréfaction des cellules de bordure et des
cellules principales ou encore multiplication et hypertrophie des deux
variétés de cellules. Dans cette variété de gastrite, la muqueuse au
voisinage du pylore prend les mêmes caractères que la muqueuse
entière de l'estomac.

En général, une réaction interstitielle survient et, dans une phase
plus avancée, des bandes conjonctives segmentent les tubes et donnent
à la coupe de la muqueuse l'apparence d'un tissu aréolaire. Les cellules principales disparaissent progressivement.

Enfin, les cellules de bordure sont aussi atteintes d'atrophie lorsque
la muqueuse subit un envahissement scléreux total.

b) *Gastrite parenchymateuse dégénérative.* — Les dégénérescences
cellulaires s'observent surtout chez les alcooliques ou les absin-
thiques. Les épithéliums glandulaires dégénérés se présentent sous
deux aspects : l'état grenu ou l'état translucide. Ici également la
réaction du tissu conjonctif entraîne finalement une atrophie totale
de la muqueuse ;

5° **Gastrite mixte.** — C'est la forme la plus fréquente des gastrites;
aux lésions interstitielles s'associent les différentes variétés de dégénérescence que nous avons signalées. Chez les hyperchlorhydriques,
on observe habituellement une gastrite mixte avec prédominance des
cellules principales.

La gastrite mixte conduit à deux états terminaux :

a) La transformation muqueuse où le tube glandulaire se recouvre
dans toute son étendue de cellules muqueuses semblables à celles du
collet de la glande ;

b) L'atrophie de la muqueuse gastrique où l'on ne trouve plus
qu'une trame fibreuse avec quelques amas leucocytaires et des fragments de tubes glandulaires.

**Rapport des lésions de la muqueuse avec les troubles fonction-
nels.** — Comme nous le disions au commencement de ce chapitre,
c'est ici un problème auquel il est souvent extrêmement difficile de
répondre.

Dans les gastrites aiguës, c'est l'étiologie seule qui permet de rapporter les désordres digestifs à leur véritable cause. Leur apparition
après ces excès alimentaires ou après l'ingestion de substances irritantes permet seule d'établir le diagnostic. L'examen du suc gastrique
après le repas d'épreuve, l'étude extérieure de l'estomac ne donnent
aucun renseignement.

Il faut distinguer de la gastrite aiguë le syndrome que l'on décrit
sous le nom d'embarras gastrique. Il s'agit ici de tout autre chose.

Le malade présente bien quelques troubles digestifs, mais l'estomac ne joue qu'un rôle restreint dans la symptomatologie. C'est en réalité une affection générale avec retentissement gastrique. Une fièvre typhoïde bénigne peut présenter tous les caractères de l'embarras gastrique, et s'il existe quelques symptômes digestifs relevant de lésions de la muqueuse gastrique, ils se perdent en réalité au milieu des autres manifestations morbides.

Les plus grandes difficultés d'interprétation se présentent à propos des gastrites chroniques, et à l'heure actuelle la relation des accidents dyspeptiques avec les inflammations chroniques de l'estomac n'est pas encore établi d'une façon certaine.

Au commencement du xixe siècle, Broussais, dans ses recherches anatomiques, ayant pris les altérations cadavériques pour des lésions de la muqueuse de l'estomac, faisait de la gastrite la cause de tous les troubles digestifs et même de la plupart des maladies. Les recherches ultérieures entraînèrent la ruine de cette conception; mais en Allemagne le souvenir en persista, et, sous le nom de catarrhe muqueux, les auteurs rangèrent pendant longtemps la plupart des dyspepsies. L'introduction de la sonde dans l'exploration de l'estomac a modifié fort peu ces conceptions premières, et à l'heure actuelle bien des auteurs décrivent encore, à côté du catarrhe, les hyperchlorhydries, les hypochlorhydries et les affections nerveuses de l'estomac lorsque par l'exploration on ne découvre aucun trouble chimique ou moteur.

En France, M. Hayem, à l'aide de la méthode de Winter qui permet de reconnaître les moindres modifications de la sécrétion gastrique, continue à rapporter aux lésions de la muqueuse presque la totalité des troubles dyspeptiques. Ayant établi par des recherches anatomiques fort étendues la relation entre les types sécrétoires et l'état anatomique de la muqueuse, il pense que l'exploration du chimisme permet de reconnaître qu'il existe toujours des lésions plus ou moins étendues de la muqueuse, et ce sont ces lésions qui entraînent les désordres dyspeptiques dont se plaint le malade.

D'après lui, l'influence du système nerveux n'est qu'apparente. Les troubles nerveux primitifs de l'estomac sont extrêmement rares et les manifestations névropathiques que l'on peut observer sont presque toujours sous l'influence d'une lésion de la muqueuse gastrique.

Nous ne pouvons admettre cette conception. En effet, les lésions de la muqueuse gastrique sont extrêmement banales. Il n'est pas un estomac d'adulte sur lequel on ne trouve des lésions de gastrite plus ou moins étendues et pourtant tous ne présentent pas une maladie de l'estomac.

A notre avis, les lésions de la muqueuse gastrique devraient être considérées comme l'état normal de l'estomac de l'adulte; « organe de défense de l'intestin, l'estomac est de par son rôle physiologique destiné à présenter des lésions dès que la vie s'est prolongée un certain temps; ces lésions légères représentent l'état normal de l'estomac d'adulte et ne permettent pas de classer un individu quelconque parmi les gastropathes. Le chimisme gastrique qui dans ses variations traduit à peu près l'état anatomique de la muqueuse ne suffira donc pas pour distinguer un état morbide de l'estomac (¹). » Nous ne pouvons, en effet, reconnaître parmi les gastrites banales et pour ainsi dire constantes, les gastrites avec des lésions assez intenses pour entraîner par elles-mêmes des troubles digestifs.

Il est donc impossible, à l'heure actuelle, de faire rentrer tous les troubles dyspeptiques dans le chapitre des gastrites chroniques. Les considérations théoriques que nous venons d'exposer s'y opposent et l'influence évidente des modifications dynamiques du système nerveux sur les fonctions digestives, démontre que la cause première de bien des troubles dyspeptiques doit être recherchée en dehors de l'estomac.

En l'absence de signes objectifs permettant dans un cas donné de reconnaître le rôle joué par les lésions de la muqueuse dans la production des troubles digestifs que l'on observe, c'est à l'étude clinique et totale du malade qu'il faudra demander la solution du problème. C'est ce que nous nous efforcerons de faire dans les pages suivantes à propos de l'étude des syndromes fonctionnels.

CLASSIFICATION DES PRINCIPAUX SYNDROMES FONCTIONNELS

Dans la pathologie gastrique on peut tracer deux domaines fort différents. Dans l'un se rangent toutes les maladies qui se caractérisent par une lésion anatomique bien déterminée. Ce chapitre s'étend tous les jours, grâce aux études anatomo-pathologiques et depuis quinze ou vingt ans, les progrès dans cette partie de la pathologie gastrique sont des plus considérables. En dehors de l'ulcère et du cancer de l'estomac, nous avons appris à connaître les sténoses du pylore et leur symptomatologie exacte, les formes différentes de l'ulcère, les périgastrites, les déformations de l'estomac, etc. Tous ces groupes de faits seront analysés dans la seconde partie de cet ouvrage très longuement, car ce sont ces affections pour lesquelles peuvent se poser les problèmes médicaux et chirurgicaux. Mais il est un autre domaine plus étendu où doivent se ranger les affections fonctionnelles de l'estomac, c'est-à-dire celles qui ne comportent pas avec nos connaissances actuelles un substratum anatomique connu. Bien que la chirurgie ait ici plus rarement à intervenir, nous ne pouvons passer sous silence la description de ces états dyspeptiques. Il est nécessaire d'en présenter une description d'ensemble, ne serait-ce

1. MATHIEU et ROUX. *Pathologie gastro-intestinale,* p. 89. Doin, éditeur, 1909.

que pour éviter des erreurs de diagnostic. Il serait facile en effet de relever dans la littérature médicale bien des exemples d'interventions non justifiées pour des affections de ce genre.

Nous reconnaissons volontiers que dans ce groupe mal délimité des dyspepsies, sont rangées des affections purement fonctionnelles de l'appareil digestif et les maladies organiques de l'estomac dont l'anatomie pathologique n'a pu encore déterminer la lésion. Dans les pages qui suivent nous nous proposons de déterminer les syndromes gastriques les plus habituels et d'en fixer le mécanisme et le traitement. Nous admettons sans difficulté que cet essai de classification n'est que temporaire et que les progrès dans les connaissances anatomo-pathologiques permettront d'en isoler plusieurs formes. On peut citer à cet égard ce qui s'est passé pour le syndrome de Reichmann. En 1882, Reichmann avait décrit une variété de troubles gastriques caractérisés par les deux symptômes suivants :

1° Des douleurs gastriques en général très vives survenant deux ou trois heures après les repas;

2° Une sécrétion de liquide acide se traduisant par la présence, le matin à jeun, dans l'estomac, de suc gastrique et parfois des résidus alimentaires.

Il pensait, et cette idée fut soutenue, après lui, par Riegel et par Bouveret, que l'hypersécrétion gastrique était primitive, qu'elle provoquait les douleurs caractéristiques du syndrome, et qu'elle entraînait une rétention dans l'estomac des aliments féculents non digérés. L'ulcère de l'estomac pouvait venir compliquer cette hypersécrétion chlorhydrique continue. Les faits cliniques sur lesquels s'appuyait Reichmann et les auteurs que nous venons de citer ont été très exactement observés. Mais l'interprétation était défectueuse et l'anatomie pathologique permit seule à MM. Hayem et Mathieu d'en donner une explication véritable. On s'aperçut que dans tous ces faits l'hypersécrétion, loin d'être primitive, était secondaire. Un rétrécissement du pylore provoqué, en général, par une ulcération, en était la cause réelle, de sorte qu'à l'heure actuelle le syndrome de Reichmann a été distrait des troubles fonctionnels et on en trouvera une explication complète plus loin, à propos de l'étude de l'ulcère de l'estomac et des sténoses du pylore.

En tenant compte des réserves que nous venons de faire, voici comment on peut, à l'heure actuelle, classer les désordres dyspeptiques :

Il existe toute une catégorie de faits où les troubles digestifs relèvent d'une façon manifeste des désordres du système nerveux : ces faits se rangent naturellement sous le titre commun de *dyspepsies nerveuses*.

Dans d'autres cas, aussi nets, les troubles dyspeptiques sont sous la dépendance de lésions d'un organe plus ou moins voisin de l'estomac, foie, rein, intestin, appendice, etc., et, par des mécanismes différents, réalisent les *dyspepsies secondaires*. Voilà donc deux catégories de troubles dyspeptiques faciles à délimiter.

Mais, en dehors de ces faits, il existe des formes très nombreuses où l'état dyspeptique ne relève ni d'un désordre nerveux, ni d'une affection d'un organe voisin : ces désordres digestifs trouvent leur raison d'être dans un *trouble gastrique primitif* : dans une altération de la sécrétion et de la sensibilité de l'estomac, ou dans une diminution des fonctions motrices. C'est par la description de ce dernier groupe que nous commencerons cette étude.

Nous passerons ainsi en revue successivement les trois chapitres suivants :

I. *Dyspepsies relevant d'un trouble gastrique primitif.*

II. *Dyspepsies nerveuses et crises gastriques par lésions nerveuses.*

III. *Dyspepsies secondaires.*

I. — Dyspepsies relevant d'un trouble gastrique primitif.

1° *Douleurs tardives et hyperchlorhydrie.* — Un des premiers groupes bien délimités parmi les gastropathies par l'emploi de la sonde est la variété de trouble dyspeptique qui se caractérise par des douleurs tardives. Certains malades, en effet, ne souffrent de leur digestion que plusieurs heures après l'ingestion des aliments. Immédiatement après le repas ils se trouvent parfaitement dispos, et ce bien-être se prolonge 2 ou 4 heures après le repas de midi, 3 ou 5 heures après le repas du soir lorsqu'ils sont couchés. Mais alors apparaissent des douleurs qui revêtent rapidement un caractère aigu, qui deviennent parfois atroces et s'accompagnent souvent d'un vomissement alimentaire au moment de leur paroxysme ; la sensibilité épigastrique à la pression, qui n'existe pas le matin à jeun lorsque le malade ne souffre pas, présente dans la très grande majorité des cas une vivacité extrême au moment des douleurs spontanées.

Enfin, un autre caractère important, c'est la disparition rapide des douleurs tardives, lorsque le malade prend quelques aliments. La douleur se calme pour revenir plus ou moins longtemps après et elle revient d'autant plus tardivement que la quantité d'aliments ingérés a été plus considérable.

Chez certains sujets, la crise douloureuse est moins nette. Parfois il existe une douleur légère durant presque toute la journée, mais sur laquelle tranche toujours le paroxysme douloureux tardif. D'autres fois, la crise est ébauchée, le malade n'éprouve que des malaises survenant 3 ou 4 heures après le repas. Parfois même, la douleur gastrique manque ou est très atténuée et le malade souffre de céphalée, de vertige, de palpitations ou d'un flux de salive abondant survenant au moment des douleurs tardives habituelles.

Ces crises de douleurs tardives surviennent en général par période de plusieurs jours, de plusieurs semaines ou de plusieurs mois, et si elles se répètent, c'est en général après quelques semaines ou quelques mois de repos pendant lesquels le malade a été tout à fait bien portant.

Le retour de ces paroxysmes est provoqué souvent par une irritation alimentaire; c'est après quelques excès de vin, l'usage de mets épicés ou l'absorption de médicaments irritants que des douleurs surviennent. L'influence du système nerveux est parfois bien marquée et certains malades sentent revenir leurs douleurs à la suite de grosses préoccupations ou de fortes secousses morales. Enfin l'état de l'atmosphère semble avoir une influence sur certains sujets qui souffrent toujours aux mêmes périodes de l'année et qui supportent difficilement le froid et surtout le froid humide.

Pathogénie des douleurs tardives. — Ce symptôme fut attribué dans les premières recherches à un excès d'acide chlorhydrique libre dans la sécrétion de l'estomac. La douleur apparaissait tardivement lorsque, les aliments ingérés étant tous digérés, l'acide chlorhydrique sécrété portait son action sur la muqueuse. La sédation obtenue par l'ingestion de quelques aliments ou de bicarbonate de soude était bien expliquée par cette hypothèse. Mais des recherches ultérieures ont quelque peu modifié notre opinion à cet égard. Si l'on extrait le contenu gastrique au moment où le malade éprouve les douleurs les plus violentes, on constate que le suc gastrique retiré à ce moment n'a pas une acidité considérable. Binet a fait à cet égard des recherches très intéressantes et a montré que l'acidité totale, au moment de la douleur, ne dépassait pas souvent celle que l'on trouvait normalement une heure après un repas d'Ewald, et qui ne s'accompagnait d'aucune sensation douloureuse. Mais il est un autre argument qui montre le rôle d'un second facteur dans la pathogénie de ce symptôme. Chez certains malades atteints de douleurs tardives, dans les périodes où le malade ne souffre plus ou lorsqu'il est guéri définitivement, on trouve pourtant une teneur en acide chlorhydrique du suc gastrique bien plus élevée que lorsqu'il souffrait. Rien ne démontre mieux que pour souffrir de l'acidité il ne suffit pas que l'estomac ait un contenu très acide, mais il faut surtout que l'estomac ait une sensibilité particulière pour cet acide. Si par un traitement convenable on arrive à modifier cette sensibilité anormale on verra disparaître du même coup la crise douloureuse, bien que l'acidité persiste.

Valeur séméiologique des douleurs tardives. — L'expérience clinique montre en effet que l'on observe des douleurs tardives surtout dans les cas où, par suite d'une irritation plus ou moins considérable, la muqueuse gastrique est devenue trop sensible aux acides contenus dans l'estomac. Dans les gastrites alcooliques ou médicamenteuses, l'apparition des douleurs tardives est extrêmement fréquente. Il en est de même dans les ulcérations gastriques, surtout lorsqu'elles siègent dans le voisinage de la région pylorique. D'après Hartmann et Soupault, cette proximité du pylore expliquerait surtout le caractère des douleurs, car, d'après eux, les douleurs tardives traduisent seulement une crampe du pylore. C'est ainsi que l'on pourrait trouver ce syndrome dans le cancer de l'estomac lorsqu'il est localisé dans la région pylorique. Le même symptôme sera réalisé dans d'autres conditions, par exemple au cours de la lithiase biliaire. La lithiase vésiculaire, comme l'a démontré Hayem, s'accompagne en effet d'une production abondante d'acide chlorhydrique, et, d'autre part, la sensibilité gastrique est exaltée, ainsi que nous l'avons déjà vu, au moment des crises de lithiase vésiculaire.

Somme toute, ce syndrome signifie qu'il y a à la fois dans l'estomac un liquide acide et que la muqueuse, par un mécanisme quelconque, a une sensibilité exaltée. Avec peu d'acide si la sensibilité de la muqueuse est très forte, le malade pourra avoir des douleurs violentes. Au contraire, si la sensibilité de la muqueuse gastrique est peu développée, il faudra, pour voir apparaître le syndrome des douleurs tardives, une hyperacidité considérable.

Traitement des douleurs tardives. — Cette interprétation pathologique explique bien la conduite qu'il convient de tenir dans ce syndrome. A titre de palliatif, on essaiera, au moment des crises, des alcalins où alcalino-terreux, bicarbonate de soude, magnésie, craie préparée, et l'on peut donner de ces sels une proportion assez considérable pour calmer les douleurs. On peut monter jusqu'à 15 ou 20 grammes par jour. Mais le traitement réel consiste à modifier la sensibilité de la muqueuse gastrique et il varie alors suivant la cause de l'hyperesthésie.

S'il s'agit d'une irritation de la muqueuse par des écarts de régime, c'est par une alimentation très simplement ordonnée comportant du lait, des laitages, des œufs, des purées, que l'on arrivera à calmer la sensibilité anormale de la muqueuse. S'il s'agit d'une ulcération gastrique, le régime alimentaire sera encore plus sévère et composé exclusivement de lait pendant assez longtemps.

Pour calmer cette sensibilité gastrique anormale, on pourra aussi user du pansement de la muqueuse gastrique par un sel de bismuth. Nous donnons actuellement 10 grammes de carbonate de bismuth matin et soir.

Enfin, si l'augmentation de sensibilité tient à d'autres causes, par exemple à une cholécystite, c'est sur ce point surtout que devra porter la thérapeutique ; on ne devra pas négliger non plus les influences morales qui, en augmentant la sensibilité viscérale, peuvent jouer un certain rôle dans l'apparition du syndrome de douleurs tardives.

2° *Troubles intestinaux dans l'hypochlorhydrie.* — Si l'hyperchlorhydrie joue un rôle certain dans la production de certains états dyspeptiques, il n'en n'est pas de même de l'hypochlorhydrie. La diminution de la sécrétion de suc gastrique n'a pas une symptomatologie gastrique, et si parfois on peut lui attribuer certains désordres dyspeptiques, ils sont des plus vagues et n'ont pas été encore nettement isolés.

En réalité l'hypochlorhydrie a surtout une symptomatologie intestinale : l'insuffisance du travail digestif gastrique, toujours inaperçu quand l'évacuation a conservé son rythme normal, entraîne dans quelques cas une diarrhée très spéciale lorsque l'estomac se vide trop rapidement.

Les aliments sont mal dissociés dans l'estomac, le tissu conjonctif n'est pas attaqué, et les fibres musculaires échappent ainsi à l'action du suc pancréatique ; la trame cellulosique qui réunit entre elles les cellules végétales est aussi conservée, et ces résidus digestifs subissent alors dans l'intestin des putréfactions ou des fermentations qui entretiennent une diarrhée continue.

3° **Les dilatations de l'estomac, l'atonie gastrique et l'insuffisance motrice.** — Lorsque Bouchard décrivait, en 1886, sous le nom de dilatation de l'estomac, un syndrome qui devait avoir en France une fortune si rapide, il confondait en réalité sous cette même dénomination des troubles morbides assez différents.

Le signe caractéristique de la maladie était en effet pour lui le bruit de clapotage, indiqué autrefois par Chomel qui en faisait le symptôme essentiel de la dyspepsie des liquides. Pour Bouchard, le bruit de clapotage suffisait à caractériser la dilatation de l'estomac : le clapotage était cherché, soit le matin à jeun, soit après ingestion d'eau, soit après un repas, pourvu qu'il n'y ait pas eu récemment ingestion d'une quantité d'aliments trop considérable.

Or ce symptôme s'observe dans des conditions fort différentes qui étaient fatalement méconnues à l'époque où écrivait M. Bouchard. Nous avons étudié plus haut la valeur que l'on peut reconnaître à ce signe, qui peut s'observer dans des conditions très diverses.

Si nous laissons de côté les cas où l'estomac contient du liquide le matin à jeun et où le clapotage traduit en réalité une sténose du pylore, si nous abandonnons aussi les faits nombreux où le clapotage recherché après un repas n'a véritablement aucune valeur pathologique, il reste pourtant tout un groupe de malades chez lesquels ce symptôme révèle un trouble musculaire réel que l'on a désigné sous le nom d'atonie gastrique.

Cet état morbide de la paroi musculaire gastrique a été décrit avec grand soin par Stiller. Il s'agit ici d'un trouble moteur qui ne porte pas sur la région pylorique, portion évacuatrice de l'estomac, mais sur la grande cavité du viscère. A l'état normal, c'est dans les 4/5 supérieur de l'estomac que s'accumulent les aliments ingérés et à leur contact l'estomac se rétracte. Dans l'atonie gastrique, cette rétraction de la cavité gastrique fait défaut.

On s'en rend compte par les conditions où l'on peut observer le bruit de clapotage : le matin à jeun l'estomac est vide ; mais si l'on fait ingérer une faible quantité d'eau, environ 50 cc., par petites gorgées, de façon à ce que le malade introduise une certaine quantité d'air, on constate un bruit de flot des plus nets.

A l'état normal, dans ces conditions. il n'y a pas de clapotage, car l'estomac se rétracte, chasse le liquide dans la région prépylorique, le gaz dans la zone de Traube ; le clapotage indique que cette rétraction gastrique fait défaut et que le tonus de la couche musculaire de l'estomac est diminué. Nous avons insisté plus haut sur les détails de ce symptôme.

L'examen radioscopique viendra confirmer et préciser ce diagnostic. Nous rappelons ici ce que nous avons déjà indiqué à propos de l'examen radiologique de l'estomac.

Aux rayons X, l'atonie se caractérise par les signes suivants :

1° Le mode de remplissage de l'estomac : il ne suffit plus de 50 cc. de liquide pour remplir la cavité gastrique jusque dans sa partie supérieure. Le liquide s'accumule en effet dans le bas-fond de l'estomac, traduisant ainsi le peu de résistance de la paroi musculaire ;

2° Sous le poids des aliments, la paroi musculaire s'étire et s'étrangle en quelque sorte dans sa partie médiane.

Ces caractères indiquent déjà que l'atonie s'associe en général à un certain degré de ptose gastrique. Cela explique que chez ces malades apparaissent parfois certains symptômes dus à la ptose de l'estomac : nous ne ferons ici que mentionner ces troubles, renvoyant pour une description plus détaillée aux chapitres consacrés à l'étude des ptoses.

Causes de l'insuffisance musculaire chez les atoniques. — Par elle-même, l'atonie gastrique ne constitue pas une maladie. Quantité d'individus ont un estomac atone et pourtant n'éprouvent aucun malaise, mais l'atonie indique pourtant un état anormal qui prédispose à d'autres troubles moteurs plus considérables.

Cette insuffisance musculaire apparaîtra chez ces malades prédisposés sous l'action de causes adjuvantes assez variées.

Les excès alimentaires peuvent certainement jouer un rôle, mais c'est une éventualité assez exceptionnelle. Les atoniques ont un estomac délicat ; sous peine de souffrir ils doivent éviter l'usage des aliments d'une digestion un peu laborieuse, tels que les graisses cuites ou les préparations culinaires dites savantes. Ce n'est jamais par gourmandise qu'ils seront conduits aux excès qui peuvent provoquer l'insuffisance motrice ; mais la nécessité leur impose parfois une alimentation défectueuse, soit qu'il s'agisse d'individus obligés de se nourrir dans les restaurants et les hôtels où les aliments qui leur conviennent ne font pas habituellement partie du menu, soit qu'il s'agisse d'enfants ou de jeunes gens placés dans des internats et qui doivent se contenter de la nourriture commune, soit enfin que leur profession oblige ces malades à des heures irrégulières pour les repas.

Tous ces écarts ne tarderont pas à provoquer l'insuffisance motrice.

Mais les désordres nerveux ont une bien plus grande importance. La contraction de l'estomac, comme celle de tous les muscles lisses, traduit en quelque mesure la réserve d'énergie nerveuse disponible.

Les atoniques sont, par définition même, des êtres faibles à capital nerveux insuffisant. Le travail, surtout s'il est lié à des préoccupations obsédantes, les chagrins, les excès de tous ordres entraînent un affaiblissement général qui est également la cause de la distension du muscle gastrique.

Il est enfin une cause qui, par sa fréquence, doit être mise avant toutes les autres; nous voulons parler de l'alimentation insuffisante. La restriction alimentaire peut provoquer ici les désordres dont nous parlons par deux mécanismes. Tout d'abord elle entraîne une insuffisance d'énergie nerveuse. D'autre part l'amaigrissement, sous l'influence de la restriction alimentaire, porte sur les muscles gastriques comme sur les autres muscles de l'organisme. La paroi musculaire de l'estomac s'amincit; tous les signes de l'atonie s'accentuent jusqu'à une insuffisance motrice parfois très nette. Le malade est alors entraîné dans un cercle vicieux dont il ne sort qu'avec difficulté. S'il a réduit son alimentation, c'est en général pour éviter des malaises digestifs, mais cette restriction nutritive accroît encore l'insuffisance de l'estomac, le rend plus sensible à toute distension et conduit fatalement le malade à réduire encore sa ration. Il s'agit ici d'un mécanisme fatal qui provoque, semble-t-il, de toutes pièces l'insuffisance motrice. Nous disions au commencement de cet article que l'insuffisance motrice apparaît sur un terrain prédisposé, et cela est certainement vrai pour la majorité des cas. Mais une alimentation restreinte, même sur l'individu le plus vigoureux, entraînera nécessairement, par le mécanisme que nous venons d'indiquer, une insuffisance des muscles gastriques. La réalité de cette pathogénie sera bien démontrée par le résultat même du traitement. Il suffit en effet d'une alimentation plus copieuse pour voir disparaître avec tous les malaises digestifs les signes caractéristiques de l'insuffisance motrice de l'estomac.

Nous nous sommes efforcé, dans une série de publications, de mettre en lumière l'importance de cette cause de dilatation gastrique dont la connaissance est indispensable pour établir un traitement rationnel.

Nous ajouterons enfin que la dilatation par insuffisance motrice peut survenir au cours de la plupart des affections cachectisantes, tuberculose chronique, chlorose et surtout fièvre typhoïde.

Symptômes de l'insuffisance motrice. — Quel que soit d'ailleurs le mode de début de l'affection, une fois constituée, l'insuffisance motrice se traduira toujours par les mêmes symptômes.

Le malade atteint d'insuffisance motrice de l'estomac n'éprouve pas de ce fait des douleurs vives. S'il se plaint, c'est surtout d'une gêne, d'une sensation de pesanteur après le repas, sensation qui traduit la mauvaise adaptation de l'estomac à son contenu et la difficulté de son travail pour se vider dans l'intestin.

Les malaises sont en général diminués lorsque le sujet est couché, l'évacuation gastrique étant en effet très facilitée dans le décubitus dorsal : de plus, comme nous l'avons déjà indiqué, l'estomac atonique est presque toujours abaissé.

Ces malaises poussent le malade à réduire son alimentation et à aggraver par ce mécanisme la distension de l'estomac. C'est encore pour lutter contre ces malaises que le malade essaie d'évacuer les gaz contenus dans la cavité gastrique et se trouve souvent conduit, par ces efforts d'éructation, à l'aérophagie qui viendra augmenter, par la distension de l'estomac, le trouble moteur primitif.

L'exploration externe permettra souvent de reconnaître cette insuffisance motrice par la recherche du bruit de clapotage plus ou moins longtemps après le repas. Mais c'est par des procédés d'exploration à la sonde ou aux rayons X, que nous avons décrits plus haut, qu'il sera facile d'établir d'une façon indiscutable le retard de l'évacuation. Parfois même, ainsi que nous l'avons indiqué, à la suite de fatigue plus prolongée, on trouvera du liquide de stase le matin à jeun dans l'estomac, mais toujours d'une façon intermittente.

La sensibilité gastrique n'est pas augmentée chez ces malades, lorsqu'il s'agit seulement d'un retard à l'évacuation. Lorsque ce symptôme s'associe aux signes que nous venons de décrire, il résulte en général d'une complication nouvelle. Il s'agit parfois d'hyperesthésie névropathique. Parfois l'augmentation de sensibilité du plexus solaire à la pression tient à la ptose accentuée de l'estomac et aux ptoses rénales, hépatiques, etc., qui lui sont associées : on observe alors les douleurs vives, habituelles dans les ptoses considérables, et sur lesquelles nous reviendrons dans le chapitre suivant.

L'examen de la sécrétion gastrique ne donnera aucun renseignement. On dit en général que ces malades ont une sécrétion relativement insuffisante, mais il n'y a là rien de fixe et nous avons trouvé assez souvent un chimisme plutôt au-dessus qu'au-dessous de la moyenne.

Les troubles moteurs s'étendent en général jusque sur l'intestin et l'on peut observer une constipation plus ou moins accentuée.

Nous venons de passer en revue les signes proprement gastriques, mais ils ne sont jamais isolés. Il s'agit ici, en effet, d'une maladie générale liée à l'insuffisance nerveuse et le trouble gastrique n'en est pour ainsi dire qu'un des nombreux symptômes. On pourra donc observer chez ces malades les troubles névropathiques les plus variés et sur lesquels nous ne pouvons insister ici. Nous rappellerons la fréquence du syndrome neurasthénique, fatigue le matin au réveil, rachialgie, céphalée, etc. Les troubles réflexes consécutifs à la digestion ralentie seront aussi d'autant plus accentués que le système nerveux aura plus perdu de sa vigueur : vertige après les repas, bouffées de chaleur, palpitations, crises de bâillements, toux réflexe, etc.

Bouchard, qui avait parfaitement noté la coïncidence de ces désordres nerveux avec l'insuffisance motrice de l'estomac, en faisait les manifestations diverses d'une auto-intoxication d'origine gastrique. Cette conception est actuellement abandonnée et la thérapeutique a montré que tout ce qui augmente l'énergie nerveuse fait disparaître à la fois les désordres digestifs et les troubles nerveux, indiquant d'une façon certaine que tous ces désordres relèvent d'une cause commune.

Le pronostic sera d'autant plus sérieux que la prédisposition congénitale à l'insuffisance musculaire de l'estomac est plus accentuée. Il est certains malades anémiques et chétifs à thorax étroit et allongé, dépourvus en quelque sorte de résistance vitale et chez lesquels l'insuffisance motrice apparaît sous l'influence des moindres causes. La simple fatigue de la vie normale suffit à faire apparaître tout l'ensemble de ces désordres. Ce sont les asthéniques congénitaux de Stiller. Ici la maladie est particulièrement durable, puisqu'elle apparaît sous l'influence la plus minime. Au contraire, si l'insuffisance motrice n'est apparue qu'à la suite d'excès ou de fatigues excessives, etc., c'est que la prédisposition est des plus atténuées et on peut alors espérer ramener le malade à l'état normal.

Traitement des troubles moteurs de l'estomac. — Les troubles de l'évacuation relèvent, comme nous l'avons indiqué, de deux facteurs : de la diminution dans la force des mouvements de la région pylorique et de l'atonie de la grande cavité gastrique. Le traitement fondamental sera donc d'augmenter la force du muscle gastrique. Nous n'avons qu'un nombre limité de moyens pour arriver à remplir cette indication.

Nous mettrons en première ligne l'alimentation abondante qui constitue certainement le moyen le plus énergique pour redonner à l'estomac sa vigueur motrice normale. A mesure que le malade augmentera de poids, il augmentera également sa musculature, et les muscles lisses aussi bien que les muscles striés bénéficieront de cette alimentation plus généreuse.

Dans la grande majorité des cas, l'insuffisance motrice persiste, parce que le malade, pour éviter des malaises, arrive à réduire progressivement son alimentation et, en cherchant un soulagement momentané, aggrave la cause première de tous les malaises dont il se plaint.

Evidemment, ce retour à une alimentation plus copieuse ne devra pas s'effectuer sans prendre les précautions indispensables. Le mieux, quand l'atonie est très marquée, c'est d'exiger du malade une cure de repos au lit, dans le décubitus dorsal; l'estomac se vide beaucoup plus rapidement et même avec un estomac atone il est possible de faire ingérer de grandes quantités d'aliment. On donnera autant que possible des repas nombreux, chacun d'entre eux comprenant une petite quantité d'aliments et on diminuera ainsi l'effort à soutenir par la musculature gastrique. Si au contraire la cure d'alimentation doit s'effectuer le malade étant debout, on facilitera le travail de l'estomac en appliquant une sangle abdominale, munie ou non d'une pelote, destinée à soutenir la partie inférieure de l'estomac et à diminuer l'effort de la région pylorique. Pendant cette cure d'alimentation on peut observer les premiers jours une distension passagère de l'estomac, mais on ne s'arrêtera pas à cette première difficulté, car en persévérant on verra disparaître tous les signes de l'atonie et en particulier le clapotage, et du même coup s'atténueront tous les malaises digestifs.

Chez certains sujets, l'atonie gastrique apparaît sans que l'on puisse constater l'amaigrissement. C'est alors sous l'influence d'un état de dépression nerveuse, et malgré une nutrition en apparence excellente, que ces désordres s'établissent; le pronostic dans ce cas est certainement moins favorable, car pour relever la paresse des muscles gastriques on ne pourra avoir recours qu'aux moyens habituels qui augmentent l'énergie nerveuse, cure de repos relatif, psychothérapie, changement de milieu, massage, etc.

C'est également dans cette dernière variété que l'on pourra avoir recours aux rares médicaments qui sont indiqués dans le traitement de cette affection. On a conseillé à cet égard l'usage de la strychnine, des amers, des peptones, etc.... Dans un travail intéressant M. Leclerc ([1]) a étudié l'influence de différents médicaments à l'aide de la méthode de Mathieu. Il a pu mettre en évidence l'influence réelle des extraits de viande pour augmenter l'évacuation de l'estomac. Par contre, la peptone et la strychnine n'ont paru avoir qu'une action des plus relatives. La chaleur ne paraît pas avoir non plus l'influence excitante qu'on lui accordait. On doit donc garder un certain scepticisme sur les procédés médicamenteux qui ont été recommandés jusqu'à nos jours.

M. Hayem recommande dans ce cas l'usage des lavages de l'estomac par série de 10 à 12, et voit dans cette méthode thérapeutique un moyen excellent pour remonter la tonicité du muscle gastrique. Notre expérience personnelle ne nous permet pas d'attribuer à ce procédé une importance aussi considérable. Nous en dirons autant de l'électricité dont l'action paraît à cet égard des plus aléatoires; peut-être l'électrisation intragastrique selon le procédé d'Aubourg et Lebou donnerait-elle de meilleurs résultats.

4° ***Troubles dyspeptiques consécutifs aux ptoses gastriques et abdominales.*** — Cette variété de désordres digestifs se rattache en

1. *Archives des Maladies de l'Appareil digestif,* mai 1907.

plus d'un point à l'atonie gastrique : nous avons vu, en effet, que l'atonie gastrique s'associe en général à un certain degré d'abaissement de l'estomac. Mais la ptose de l'estomac peut aussi, comme nous l'avons vu, se réaliser sans atonie et sans insuffisance musculaire et entraîner par elle-même un certain nombre de troubles tenant uniquement à la dislocation des viscères abdominaux : c'est ce que l'on peut observer dans les ptoses consécutives au relâchement de la paroi abdominale, à l'usage du corset ou de vêtements serrés à la taille, à une anomalie de constitution.

Il est donc logique de décrire, dans un chapitre spécial, les symptômes qui relèvent de cette unique pathogénie, symptômes qui pourront d'ailleurs s'associer aux désordres qui tiennent à l'insuffisance motrice de l'estomac atone, et que nous avons déjà signalés.

Nous avons vu, à propos de la séméiologie, comment il fallait comprendre les ptoses abdominales et quels sont les signes physiques qui permettent de se rendre compte de cette dislocation des viscères abdominaux. Il est certain que dans un nombre très considérable de cas les ptoses abdominales peuvent exister sans entraîner à leur suite aucun trouble. Il est peu de femmes qui ne présentent quelques dislocations consécutives soit aux grossesses, soit à l'amaigrissement, soit à la constriction du corset et, dans bien des cas, ces désordres passent inaperçus et n'ont pas de traduction subjective.

Lorsqu'il existe des manifestations nombreuses provenant des ptoses, ces symptômes relèvent de deux facteurs d'importance variable suivant les cas : l'intensité des ptoses et l'hyperesthésie du plexus solaire.

Des ptoses abdominales très accentuées, si le malade reste longtemps debout ou s'il est exposé à des secousses répétées et violentes comme dans une voiture mal suspendue, pourront à elles seules entraîner des douleurs intenses et une vive sensibilité à la pression des plexus nerveux de l'abdomen.

D'autre part, avec une vive hyperesthésie du plexus solaire, quelle que soit sa nature, des ptoses même légères seront senties douloureusement. L'hyperesthésie du plexus peut tenir à un état névropathique ou à une lésion organique, par exemple à un ulcère de l'estomac, mais les ptoses viendront aggraver les douleurs liées à la maladie primitive, et il faudra en tenir compte dans le traitement.

En fait, le plus souvent, c'est lorsque la sensibilité des plexus abdominaux est devenue plus vive sous l'influence d'un état de dépression nerveuse que l'on voit apparaître les symptômes douloureux tenant à l'abaissement des viscères abdominaux, l'état névropathique entraînant à la fois une augmentation de la sensibilité des plexus et une augmentation de la ptose atonique de l'estomac. C'est pour cela que M. Glénard a écrit fort justement : « La maladie des ptoses est une affection digestive chronique à syndrome névropathique. » Il pensait que les troubles nerveux étaient la conséquence des dislocations abdominales. Nous croyons au contraire que les troubles névropathiques se développent pour leur part et que, sous leur influence, les ptoses jusque-là bien tolérées deviennent l'origine de multiples souffrances.

Par l'interrogatoire on soupçonnera déjà l'existence des ptoses, si le malade accuse une augmentation de tous ses malaises lorsqu'il se met debout. Dans la station verticale, les dislocations s'accentuent, les organes tirent sur leurs pédicules et provoquent des sensations parfois fort pénibles.

Mais les signes fonctionnels ne sont que des éléments de présomption, seul l'examen physique permettra de reconnaître l'existence des ptoses et leur degré. Nous ne reviendrons pas sur ces faits que nous avons longuement décrits à propos de la séméiologie. L'examen portera successivement sur le rein droit, le plus souvent touché par les ptoses, sur le foie, sur l'estomac, sur le rein gauche, qui reste en général en place, mais c'est surtout par l'épreuve de la sangle que l'on se rendra compte du degré des dislocations et de leur influence sur les malaises digestifs.

Le malade étant debout, le médecin placé à côté de lui soulève avec la main la partie inférieure de l'abdomen au-dessus du pubis; il en résulte une sensation de soulagement, de respiration plus facile et, dès que la main est retirée, tous les troubles antérieurs reparaissent de nouveau. Dans les ptoses abdominales douloureuses il existe presque toujours un degré de sensibilité assez marqué du plexus solaire. Il n'est pas rare de trouver une sensibilité à une pression de 500 à 200 grammes. Si l'on cherche la sensibilité lorsque le malade est dans le décubitus dorsal ou dans la position verticale, on notera presque toujours une augmentation considérable dans cette dernière attitude, due au tiraillement sur les nerfs contenus dans les ligaments des viscères.

On distingue deux formes dans la maladie des ptoses. Dans la *forme douloureuse*, les malades se plaignent de douleurs extrêmement pénibles, surtout après une marche un peu prolongée, une promenade en voiture et surtout en automobile. Ces douleurs sont parfois assez vives pour condamner à un repos presque absolu. A l'examen, on note que le ventre est sensible dans toute son étendue et non seulement au niveau des centres nerveux de l'abdomen; le rein est douloureux à la pression; le gros intestin présente également une sensibilité augmentée. Par périodes, surviennent des paroxysmes douloureux où tous ces troubles s'accentuent, ce qui rend la vie de ces malades parfois fort pénible.

Dans la *forme cachectique*, il s'agit de ptoses plus ou moins douloureuses associées à un état neurasthénique que l'inanition est venue aggraver; mais l'insuffisance de l'alimentation retentit sur les dislocations abdominales : par suite de l'amaigrissement la tonicité des muscles abdominaux diminue et la quantité de graisse contenue dans l'abdomen et qui sert en quelque sorte de capitonnage aux viscères disparaît. Les malades peuvent ainsi arriver à un état misérable. La constipation opiniâtre que l'on observe dans ces cas tient d'après nous à l'insuffisance de l'alimentation et au spasme du gros intestin. Contrairement à beaucoup d'auteurs, nous ne pensons pas que les coudures du gros intestin abaissé jouent un rôle considérable dans ces désordres.

La prédominance de la ptose sur tel ou tel organe peut modifier l'allure de la maladie ; la disposition individuelle des viscères abdominaux, le point de constriction du corset au-dessus ou au-dessous des dernières côtes modifient en effet, d'une malade à l'autre, le degré de ptose de chaque viscère. Le rein droit fortement abaissé peut entraîner par lui-même des douleurs vives ; s'il vient à se couder sur l'uretère il donnera lieu à une hydronéphrose intermittente. Chez d'autres malades, c'est le foie qui bascule, il en résulte une gêne permanente dans l'hypocondre retentissant dans l'épaule droite, disparaissant quand le malade se couche, entraînant parfois une gêne considérable dans la respiration, surtout pendant la marche rapide.

Enfin, à ces désordres abdominaux peuvent s'associer certains troubles cardiaques. La masse intestinale, le foie, l'estomac, n'étant plus soutenus par les muscles grands droits de l'abdomen exercent sur le diaphragme une forte traction ; le cœur s'abaisse avec la masse abdominale et on peut noter une série de troubles fonctionnels : l'oppression continue, les crises de tachycardie, les palpitations, la fausse angine de poitrine.

Quel que soit le viscère sur lequel portent les ptoses, c'est par une sangle bien appliquée à la partie inférieure de l'abdomen que l'on pourra remédier à tous les désordres. Il est inutile d'intercaler sur la sangle une pelote à droite ou à gauche pour soutenir particulièrement le rein le plus abaissé. C'est en remontant toute la masse abdominale que l'on pourra rétablir d'une façon complète toute la statique abdominale. Chez les femmes, on se trouvera bien de remplacer la sangle par un corset hypogastrique, qui, tout en remontant le ventre, permet à la malade de conserver une taille élégante.

5° *Dyspepsies sensitivo-motrices*. — Nous venons de passer en revue une série de types cliniques assez bien délimités pour lesquels l'étiologie et le diagnostic sont faciles et entraînent un traitement défini ; mais, il faut bien le reconnaître, dans ces types morbides n'est pas comprise l'infinie variété des formes dyspeptiques liées à un trouble gastrique primitif. Dans bien des cas, malgré un interrogatoire des plus sérieux et un examen objectif des troubles gastrointestinaux, on n'arrive pas à reconnaître d'une façon précise la nature de l'affection ou l'altération gastrique dont elle dépend ; aussi convient-il de réserver tout un chapitre où nous rangerons ces formes dyspeptiques à étiologie encore obscure et où l'avenir pourra tracer au fur et à mesure du progrès de nos connaissances de nouvelles délimitations.

Nous rangeons sous le nom de dyspepsies sensitivo-motrices les désordres digestifs relevant de troubles dans la sensibilité ou dans les fonctions motrices de l'estomac, sans que la nature de ces désordres soit encore nettement déterminée.

Suivant la prédominance des troubles moteurs ou sensitifs, on peut reconnaître différentes formes que nous allons passer en revue. La forme bénigne de la dyspepsie sensitivo-motrice nous servira donc de type de description.

Ces malades se plaignent non pas de douleurs véritables mais d'une gêne plus ou moins pénible pendant les premières heures après le repas. Tout excès alimentaire et même parfois toute ingestion d'aliments entraîne une période de malaises plus ou moins prolongés. L'examen physique permet de déceler, dans le plus grand nombre de cas, quelques troubles dans la tonicité de l'estomac et dans l'évacuation gastrique. Le bruit de clapotage, facile à provoquer le matin à jeun après l'ingestion d'une petite quantité d'eau, révèle l'atonie du réservoir gastrique comme nous l'avons déjà établi plus haut. Après le repas de midi, la persistance du clapotage à 5 ou 6 heures du soir permet d'affirmer que l'estomac ne se vide qu'avec une grande lenteur, mais jamais, sauf par périodes de quelques jours, et lorsque les malaises sont très accentués, on ne trouve le matin à jeun dans l'estomac des résidus des aliments du repas de la veille. Dans cette forme bénigne la sensibilité du plexus solaire est peu accentuée, elle est en général inférieure à 5000 grammes. Les modifications subjectives de la sensibilité ne correspondent pas à un symptôme objectivement appréciable. La constipation est habituelle; l'amaigrissement léger relève surtout de la restriction alimentaire. Le malade évite de manger pour ne pas souffrir.

La forme flatulente diffère peu de la variété précédente; ce sont en général les mêmes malaises moteurs et nutritifs, mais le malade se plaint d'une distension gastrique très gênante qu'il attribue à des gaz formés dans l'estomac. Il semble bien en effet que la fermentation des aliments dans la cavité gastrique puisse, en certains cas, jouer un rôle, mais il s'agit souvent d'aérophagie. Le malade déglutit de l'air à son insu; c'est en voulant évacuer les gaz contenus dans la cavité gastrique et pendant les efforts d'éructation que le malade introduit en réalité plus d'air qu'il ne fait sortir de gaz.

Dans quelques cas, la déglutition d'air peut tenir à d'autres causes : tout d'abord, à l'habitude d'avaler de trop grosses gorgées d'aliments qui entraînent avec elles une forte proportion d'air. Enfin, dans certains cas, intervient l'aérophagie silencieuse tenant à une déglutition continue de salive. ·

La forme douloureuse de la dyspepsie sensitivo-motrice revêt une toute autre allure. Ici le malade ne se plaint plus seulement d'une gêne, mais d'une véritable douleur, en général très persistante, qui augmente immédiatement après le repas et ne présente pas les paroxysmes réguliers que nous avons décrits dans les douleurs tardives. Quelquefois la moindre ingestion alimentaire accentue considérablement cette douleur. Les désordres moteurs : atonie gastrique et lenteur de l'évacuation, sont encore faciles à percevoir, mais ce sont des modifications de la sensibilité qui sont de beaucoup près les plus nettes. L'hyperesthésie du plexus solaire est facile à constater et elle suit en général, dans son augmentation ou sa diminution, les variations dans l'état du malade.

Dans cette forme, la constipation est la règle et elle entraîne par elle-même les troubles qui peuvent compléter le tableau clinique. L'amaigrissement est en général rapide, car, pour éviter de souffrir, le malade restreint beaucoup son alimentation et l'on arrive ainsi rapidement à un état plus sérieux.

La forme grave de la dyspepsie sensitivo-motrice n'est que la conséquence naturelle de la forme précédente. Les douleurs constantes, les troubles du sommeil qu'elle entraîne, la restriction alimentaire conduisent les malades à un état plus inquiétant. L'estomac se dilate; l'insuffisance motrice s'aggrave du fait même de l'inanition qui diminue la tonicité du muscle gastrique. La sensibilité, sous la même influence, devient toujours de plus en plus aiguë; le malade est entraîné ainsi dans un cercle vicieux. Il ne mange pas pour ne pas souffrir, et moins il s'alimente, plus les douleurs et les troubles moteurs augmentent. Le pronostic doit donc être assez réservé et plus d'une fois une complication imprévue et en particulier la tuberculose viennent terminer la lente évolution de cette forme de dyspepsie.

Le traitement de la dyspepsie sensitivo-motrice sera surtout un traitement symptomatologique, puisque dans ces faits la nature de la maladie n'est pas connue.

. On remédiera aux troubles moteurs par les différentes médications classiques : teinture de noix vomique ou amers; usage de la peptone avant le repas, emploi des boissons chaudes au repas. Les désordres sensitifs seront calmés par des anesthésiques usuels, en particulier par l'eau chloroformée, par les solutions de cocaïne ou de morphine très diluées, par l'application de compresses chaudes sur la région épigastrique. L'alimentation comportera la série des aliments qui se digèrent avec le moins de travail digestif, et l'on fera une grande attention à fixer une ration alimentaire suffisante pour que le malade ne maigrisse pas, car c'est surtout l'inanition qui fait passer le malade de la forme bénigne à la forme douloureuse, et enfin à la forme grave.

II. — **Les dyspepsies nerveuses.**

Parmi les nombreux malades qui se plaignent de l'estomac, il existe une proportion très considérable de névropathes. Quelques neurologues modernes vont même jusqu'à écrire qu'en dehors du cancer et de l'ulcère, 90 pour 100 des maladies de l'estomac sont des psychonévroses. C'est excessif, mais il est bien certain que l'état du système nerveux explique un grand nombre de troubles dyspeptiques. Les relations étroites qui relient le système nerveux central à l'appareil digestif donnent la raison de cette fréquence.

Comme nous l'avons vu plus haut, l'abondance de la sécrétion gastrique, la rapidité de l'évacuation et l'augmentation même de la sensibilité du plexus solaire se produisent d'une façon très nette sous des influences nerveuses. Il n'y a donc rien d'étonnant à ce que les désordres nerveux puissent déterminer des troubles digestifs. Mais les dyspepsies nerveuses présenteront des allures fort différentes, suivant que ces états dyspeptiques se sont développés, chez des neurasthéniques, des hystériques, ou des malades atteints de psychoses. Cette classification un peu schématique permet seule de se reconnaître au milieu des formes si variables des dyspepsies nerveuses.

1° *Dyspepsies neurasthéniques.* — Les troubles digestifs font partie constante de la neurasthénie. Charcot les range au nombre des stigmates viscéraux. Nous ne voulons pas insister sur les caractères essentiels de la neurasthénie : le peu de résistance à la fatigue physique et intellectuelle, l'épuisement plus marqué encore le matin que dans la journée, l'insomnie habituelle et, parmi les malaises les plus accentués, la céphalée persistante, les douleurs de la nuque, la rachialgie.

Les désordres digestifs plus ou moins intenses relèvent également d'un épuisement nerveux rapide. Les douleurs ne sont pas très vives. Le malade se plaint surtout d'une gêne, en général beaucoup plus accentuée après les repas, surtout si le repas est copieux ou s'il comporte des aliments dont la digestion exige un travail gastrique considérable. Ces malaises se prolongent pendant trois ou quatre heures après le repas et s'accompagnent d'une faiblesse générale, d'une impossibilité de fixer l'attention et quelquefois de troubles réflexes, palpitations, vertiges, etc. Comme la fatigue de ces malades, l'épuisement gastrique est moins accentué à la fin de la journée : la digestion du repas du soir est en général plus facile que celle du repas de midi et du matin. L'insuffisance des muscles gastriques se caractérise surtout par l'atonie que l'on reconnaît facilement par la recherche du bruit de clapotage. Le matin à jeun, l'estomac est vide, mais il suffit de faire ingérer au malade 50 centimètres d'eau pour voir un bruit de clapotage intense s'étendant quelquefois très au-dessous de l'ombilic. Cinq ou six heures après un repas moyen ce clapotage persiste encore, révélant la lenteur de l'évacuation. Dans les formes pures de la maladie, s'il ne s'ajoute pas de désordres nerveux accessoires, la sensibilité du plexus solaire est peu accentuée et la douleur n'apparaît qu'à une pression de 2 à 3000 grammes.

L'évolution de la maladie est lente. Une fois installés, les accidents persistent plusieurs mois, s'améliorant ou s'aggravant sous l'influence de causes nerveuses. Au moment de ces aggravations passagères on peut trouver, mais cela d'une façon intermittente, un peu de liquide le matin à jeun et parfois des résidus alimentaires du repas de la veille, mais il ne faut pas oublier que ce n'est là qu'un symptôme passager; il faut se garder de croire à une sténose du pylore, parce qu'on trouve une stase légère une fois par hasard.

Dans un autre type clinique, c'est l'augmentation anormale de la sensibilité gastrique, sous l'influence du système nerveux, qui est caractère principal de l'état morbide.

On trouve bien ici quelque symptôme de distension atonique de l'estomac, mais l'hyperesthésie du plexus solaire à la pression est le symptôme essentiel.

Dans les plaintes du malade ce sont les troubles subjectifs de la sensibilité qui dominent, dès le matin, à son réveil; le malade éprouve des douleurs assez vives. Les premières bouchées d'aliments semblent les calmer, mais presque aussitôt surviennent des douleurs différentes et aussi pénibles. La journée va s'écouler ainsi avec une perception douloureuse de tout ce qui vient troubler ou modifier la vie digestive.

L'exploration objective de la sensibilité montre la vive hyperesthésie du plexus solaire : la moindre pression est extrêmement douloureuse, alors même que les malades souffrent relativement peu.

Le malade en arrive ainsi à réduire son alimentation et cette inanition vient encore aggraver tous les malaises qu'il ressent.

Les douleurs sont parfois si vives, qu'il est difficile de ne pas songer à une lésion organique de l'estomac. Et ce n'est souvent que par une recherche méthodique du sang dans les fèces et après avoir constaté son absence persistante que l'on pourra penser qu'il n'y a pas de lésion ulcéreuse sous-jacente.

2° **Dyspepsies hystériques.** — Les accidents hystériques à manifestations gastriques relèvent, comme nous nous sommes efforcés de l'établir, après M. Babinski, de la suggestibilité du malade. Nous entendons par là la malléabilité de l'organisme par l'idée suggérée. L'idée des vomissements provoque les vomissements, comme la crainte ou le désir d'une grossesse peut maintenir un tympanisme abdominal pendant des mois.

Vomissements hystériques. — Ces vomissements incoercibles peuvent apparaître sous une simple influence morale ou s'associer à diffé-

rents troubles dyspeptiques sous-jacents. Une fois installés, ces
vomissements hystériques revêtent des caractères qui les font facilement reconnaître. Ils sont persistants, c'est-à-dire qu'ils se reproduisent
chaque jour en général immédiatement après chaque repas, pendant
des mois ou des années, et comme ils sont partiels, pendant une assez
longue période, la malade conserve un bon état général. Ces vomissements enfin sont faciles et surviennent sans difficultés. Lorsqu'ils
deviennent plus rapprochés et plus abondants, ils peuvent conduire
à un état grave et qui peut légitimer les plus sérieuses inquiétudes.

La gastralgie hystérique. — La gastralgie hystérique est constituée par des crises de douleurs gastriques associées à des paroxysmes
convulsifs. L'accès débute par une sensation douloureuse localisée à
l'estomac. A mesure que la douleur augmente, la malade devient de
plus en plus nerveuse, l'agitation s'accentue et le tout se termine
par une crise nerveuse typique. La crise convulsive est quelquefois
remplacée par un état syncopal. Ces accès de gastralgie hystérique
apparaissent chez les malades prédisposés, au cours des affections de
l'estomac qui déterminent une vive douleur, gastrites, ulcères, tabes,
coliques hépatiques.

Existe-t-il aussi des crises de gastralgie primitive; cela est possible.
le malade « réalise » une plaque d'hyperesthésie douloureuse, au
niveau de la région gastrique, au même titre que dans une arthropathie
hystérique, autour d'une articulation. Comme dans ce dernier cas, il
existe d'ailleurs une augmentation considérable de la sensibilité
cutanée et profonde de toute cette région et ne répondant à aucune
disposition anatomique.

Hématémèses hystériques. — Cet accident avait été décrit en 1874
par les élèves de Charcot; mais toutes les recherches anciennes se
basent sur des symptômes purement cliniques, et, d'après la lecture
attentive des observations, on arrive plutôt à la conviction qu'il existait dans ces cas un ulcère latent méconnu. A l'heure actuelle, on ne
peut plus parler des hématémèses névropathiques que dans deux cas.
Tout d'abord la pituite hémorragique, décrite par M. Mathieu, est
constituée par le vomissement peu abondant de 50 cent. cubes environ
d'un liquide sanguinolent. Il est constitué par la dilution d'une partie
de sang environ dans dix parties de salive. Il présente l'aspect du
sirop de groseille étendu d'eau et ne prend une teinte plus brune que
lorsqu'il a séjourné un certain temps à l'air. Il s'agit vraisemblablement d'une sécrétion de salive et de liquide œsophagien accumulée
au-dessus du cardia. Ces vomissements pituiteux se produisent souvent après un paroxysme convulsif.

Quant aux hématémèses véritables, elles pourraient peut-être se
produire chez ces malades à la suite d'émotion très violente. On peut
penser à l'origine névropathique, lorsque l'accident survient d'une
façon isolée chez une malade n'ayant eu avant l'accident et ne présen-

tant depuis aucun trouble gastrique. Mais ce diagnostic sera porté avec réserve, car il faut toujours se défier d'un ulcère latent, l'émotion en provoquant de fortes contractions de l'estomac et du pylore ne serait que la cause occasionnelle de l'accident.

Tympanisme hystérique. — Au moment des crises convulsives, le ventre est en général ballonné et sonore, comme s'il était distendu par des gaz. La crise terminée, tout rentre dans l'ordre. Mais, chez certaines malades, le tympanisme persiste d'une façon permanente et alors se trouve réalisé le tympanisme hystérique.

Ce symptôme peut apparaître et se développer sous l'influence d'un trouble moral. Dans les grossesses nerveuses par exemple, le ventre augmente de volume et parfois s'associent à ce symptôme une suppression des règles et même un gonflement des seins.

Cet état anormal dépend d'une contracture musculaire, comme Talma, un des premiers, l'a indiqué. Le tympanisme diminue en effet pendant le sommeil naturel et disparaît pendant le sommeil chloroformique. L'examen aux rayons X a montré à Bernheim que dans ces conditions le diaphragme était abaissé en inspiration forcée, et que ses oscillations ne dépassaient pas 1 ou 2 millimètres.

Ce mécanisme n'intervient pas dans tous les cas. Le tympanisme peut tenir à une augmentation des gaz. Brodie l'avait déjà observé et il notait que parfois la malade mise dans un bain surnageait. Il ne s'agit point, comme on a pu le croire longtemps, d'une sécrétion gazeuse par les parois de l'estomac et de l'intestin. La distension abdominale tient uniquement à une déglutition d'air continuelle qui peu à peu remplit l'intestin. C'est une complication de l'aérophagie que nous avons décrite plus haut.

5° *Les troubles digestifs des psychoses.* — A côté des neurasthéniques et se rattachant à ces malades par une série de formes de transition on doit ranger les psychopathes chez lesquels l'affection mentale revêt une symptomatologie gastrique. On les différencie des neurasthéniques, d'abord par les caractères de l'affection mentale et aussi parce que l'estomac ne présente ni l'atonie, ni l'hyperesthésie caractéristique du plexus solaire.

On peut distinguer deux types principaux : d'abord les *hypocondriaques dyspeptiques.* Les troubles digestifs accusés par ces malades échappent à toute description systématique. On peut observer, suivant les cas, toutes les modalités de douleurs ou de malaises digestifs, et ici, plus que dans tous les autres désordres gastriques, on doit reconnaître que chaque malade fait sa dyspepsie suivant son individualité. En général, les douleurs ne sont pas très vives, et, même au plus fort de sa crise, le malade ne cesse jamais d'observer et de noter ses moindres malaises. Ces désordres digestifs sont en effet rattachés par le malade à une théorie plus ou moins justifiée. Les auto-intoxications, les vers ou autres parasites, l'inertie complète de toutes les glandes digestives sont invoqués par le patient pour expliquer les malaises qui le torturent depuis le moment où il reprend conscience le matin, jusqu'à l'heure où il s'endort.

La préoccupation de ces désordres digestifs ne tarde pas à dominer toute l'existence et le malade ordonne sa vie exclusivement d'après les phases de sa digestion. Ces malheureux sont tyrannisés par leur idée fixe à laquelle, au bout de quelques années, ils ne peuvent plus échapper. L'affection hypocondriaque se constitue en effet lentement et devient peu à peu une habitude dont le malade n'arrive pas à se délivrer. Assez souvent l'état d'esprit inquiet se traduit par des craintes pour d'autres appareils de l'organisme : le cœur, la vessie, l'utérus, etc.... Comme ces désordres se rattachent à un état d'inquiétude continuelle en quelque sorte congénitale, il est bien rare de les voir disparaître complètement, et tout ce que l'on peut espérer, en général, c'est une légère atténuation des symptômes.

Chez les *mélancoliques*, les troubles digestifs ont une autre allure. Les stigmates neurasthéniques se retrouvent ici, mais très exagérés : la fatigue extrême, l'impossibilité de l'effort, le dégoût de la vie, allant jusqu'à la tendance au suicide. Enfermés toujours dans leurs idées noires, ces malades ne tardent pas à en ressentir les effets sur leur digestion. L'appétit est supprimé. La digestion est pénible, la constipation tenace. Ce sont les signes des dyspepsies neurasthéniques.

4° *L'inanition dans les dyspepsies nerveuses.* — Tous ces désordres digestifs d'origine névropathique sont aggravés souvent par un état d'inanition. Comme nous l'avons signalé, l'appétit est en général supprimé, les digestions sont toujours difficiles : n'étant pas sollicité par la faim, et sachant les malaises qui l'attendent pendant la digestion, le malade réduit la quantité d'aliments qu'il prend chaque jour. Au début, il est en effet amélioré par cette restriction alimentaire, mais cette amélioration ne dure pas longtemps. Très rapidement, sous l'influence de l'alimentation insuffisante, les troubles névropathiques s'accroissent et le malade est entraîné dans un cercle vicieux, mangeant de moins en moins parce qu'il souffre, et souffrant de plus en plus parce qu'il mange moins.

Lorsque l'attention du médecin est attirée sur cette complication fréquente il reconnaît facilement l'inanition, à l'épuisement du sujet et à quelques autres signes sur lesquels nous avons insisté avec M. Mathieu. La langue du malade qui s'alimente insuffisamment est toujours saburrale : signe important à connaître, car on pourrait en conclure, à tort, qu'il faut une diète plus sévère. L'estomac maigrit sous l'influence de l'inanition, comme les autres muscles de l'organisme. La paroi musculaire s'amincit considérablement et l'atonie qui existe déjà va toujours en s'accentuant et se complique d'insuffisance musculaire. Elle ne disparaîtra que sous l'influence d'une alimentation plus copieuse continuée pendant longtemps.

La diminution de la matité hépatique constitue un signe intéressant de l'inanition. Plus que les autres organes le foie est rapidement touché par l'insuffisance d'alimentation. La réduction de la masse du sang, la diminution de volume des cellules hépatiques expliquent cette moindre dimension de l'organe. D'autre part, par suite de l'amaigrissement du ventre, le foie perd son contact avec la paroi abdominale et la matité absolue sur la ligne mamelonnaire souvent ne dépasse pas 4 à 6 centimètres.

Enfin, chez ces malades inanitiés, on ne tarde pas à voir apparaître une perversion de la faim que nous avons signalée. L'appétit disparaît et il est souvent remplacé par une sensation nauséeuse ou défaillante.

L'inanition prend une valeur toute particulière dans l'hystérie gastrique. Lasègue a attiré l'attention sur les désordres très graves qu'elle peut entraîner. L'anorexie hystérique est une maladie des jeunes filles et des jeunes femmes; elle apparaît de 15 à 25 ans. Elle se développe progressivement comme tous les états d'inanition que l'on observe chez les névropathes, mais ici le refus des aliments prend d'une façon rapide la valeur d'une autosuggestion. Le refus des aliments devient systématique et irraisonné. La malade réduit d'une façon invraisemblable son alimentation; malgré les efforts de la famille éplorée, malgré les menaces, elle persiste dans son entêtement, et plus on insiste, plus elle semble opposer de résistance à toutes les sollicitations. Il est curieux de voir comment ces malades peuvent supporter pendant des mois et des années une ration tout à fait insuffisante sans paraître en souffrir. Malgré la déchéance organique évidente, la malade conserve un « contentement pathologique » qui s'observe dans toutes les affections hystériques. La maladie se prolonge pendant des mois et des années et, si aucune crise extérieure ne survient, la malade succombera aux progrès de l'inanition ou à la tuberculose, ou une affection quelconque à laquelle elle ne peut opposer que les forces d'un organisme très débilité.

La guérison de ces états d'inanition est pourtant des plus simples; mais, comme nous le verrons plus loin, il est indispensable de soustraire la malade à l'influence de sa famille. Mise dans une maison de santé, isolée complètement de son milieu, en quelques jours cette malade, qui dépérissait depuis des années, reprend une alimentation normale et l'on peut dire qu'en règle générale, en deux ou trois mois, elle est guérie.

Traitement des dyspepsies nerveuses. — Dans toutes ces modalités de troubles psychiques, avec retentissement gastrique, la médication doit porter sur la cause, c'est-à-dire sur l'état nerveux.

Lorsque l'amaigrissement est évident, les conditions de la guérison complète sont le plus facile à réaliser. Il suffira, en effet, d'augmenter sensiblement la ration alimentaire pour modifier l'état nerveux et atténuer tous les désordres digestifs. C'est une règle générale déjà indiquée par les anciens aliénistes que le retour au poids normal avec une alimentation plus copieuse, s'il n'est pas suivi d'une amélioration concomitante de tous les troubles nerveux, entraîne un pronostic des plus graves : « On peut dire que l'embonpoint, lorsque l'état mental reste le même, est un signe d'incurabilité », écrivait Esquirol.

On a préconisé dans tous les cas de dyspepsie nerveuse l'isolement dans une maison de santé. En réalité, cette mesure ne s'impose que dans deux groupes de faits. Chez les hystériques elle est absolument indispensable, qu'il s'agisse de l'inanition hystérique, de vomissements hystériques. La contrainte exercée sur la malade lui permet de faire l'effort nécessaire pour se délivrer de l'autosuggestion qui est la cause profonde de son état morbide. Chez les neurasthéniques graves avec tendance à l'inanition, l'isolement sera aussi nécessaire pour permettre un repos plus complet et faciliter la direction du régime alimentaire. En dehors de ces deux groupes de faits, nous n'avons pas trouvé un bénéfice considérable au traitement par l'isolement de ces troubles dyspeptiques.

Dans toutes les dyspepsies nerveuses la médication sera réduite au minimum. Elle se bornera à l'emploi de quelques substances calmantes, eau chloroformée à petites doses, opium ou hydrate de chloral, destinés à calmer les malaises digestifs.

Les crises gastriques. — On désigne sous le nom de crises gastriques des accès aigus : vomissements, douleurs, hypersécrétion qui apparaissent brusquement, cessent de même et sont séparés par de longs intervalles où l'estomac n'est pas en cause.

Cette définition générale s'applique à des accidents d'ordres assez variés, mais relevant toujours de lésions du système nerveux, et nous prendrons comme type les crises gastriques du tabès, qui représente à cet égard l'accident le plus caractéristique.

Au cours du tabès, les crises gastriques surviennent brusquement ; le malade est pris subitement, et sans cause extérieure appréciable, d'une douleur qui se localise à l'épigastre, douleur extrêmement violente, qui ne tarde pas à prendre une telle intensité qu'elle semble dépasser tout ce que l'organisme humain peut supporter sans succomber. La violence de cette douleur viscérale s'accompagne d'un état de prostration ; le malade reste couché, indifférent à tout ce qui l'entoure et, lorsque la douleur devient par trop intense, il peut tomber dans un état de collapsus. Bientôt les vomissements succèdent à la douleur ; ils sont d'abord alimentaires, mais une fois que l'estomac est vide, composés seulement de bile et mucus. L'intolérance gastrique est absolue et chaque tentative d'ingestion alimentaire est suivie de vomissement. Le ventre n'est pas sensible à la pression, il n'y a pas de fièvre. Enfin, nous avons signalé plus haut une zone d'anesthésie cutanée correspondant à la région inférieure du thorax qui apparaît et se développe pendant la crise. L'examen de la sécrétion gastrique ne peut donner aucun renseignement pour le diagnostic. Sahli avait cru que les crises gastriques étaient toujours liées à une hypersécrétion chlorhydrique; il n'en est rien; chaque malade fait sa crise avec la muqueuse qu'il possède. Si les glandes sont conservées la sécrétion sera riche en acide, sinon on peut trouver une sécrétion sans abondance particulière d'acide chlorhydrique libre.

La tension artérielle est en général élevée pendant la crise, mais il s'agit vraisemblablement là d'un réflexe vasculaire consécutif à l'irritation des plexus nerveux abdominaux. La crise dure en moyenne un ou deux jours; quelquefois elle se prolonge pendant une dizaine de jours, mais est alors moins violente; elle cesse brusquement comme elle avait commencé, quelques heures après le malade revient à son état normal il peut s'alimenter.

Les crises du tabès ne sont jamais isolées, elles se produisent à intervalle de quelques semaines ou de quelques mois et prennent dans leur apparition une certaine périodicité. Elles n'existent pas d'ailleurs, dans tous les cas de tabès; on ne les trouve que dans le tiers des cas environ. Quand le tabès se développe, elles peuvent disparaître après s'être répétées pendant quelques années.

Lorsque la crise survient chez un malade dyspeptique, elle peut se modifier dans son mode de manifestation. Entre les crises, l'état des malades n'est pas parfait, mais on constate quelques douleurs irradiés vers les espaces intercostaux. La crise n'apparaît pas brusquement, elle est souvent consécutive à des erreurs de régime. Enfin, elle se prolonge en général assez longtemps avant de disparaître et il n'y a pas, comme chez les tabétiques sans troubles gastriques, un état de bien-être parfait après l'accès.

Chez les morphinomanes, comme M. Mathieu l'a signalé, les crises modifient leur allure; sous l'influence régulière des injections de morphine elles perdent de leur intensité; mais elles gagnent en durée en général ce qu'elles perdent en violence. L'état de crise devient de plus en plus prolongé et un moment arrive où c'est presque tous les jours que se produisent ces accidents douloureux.

Chez les hystériques enfin, les crises gastriques tabétiques se modifient parce que le malade intercale volontiers entre les crises gastriques tabétiques des accès de gastralgie hystérique. Ces pseudo-crises tabétiques se différencient parce que la quantité des urines ne baisse pas, tandis que dans les crises vraies la sécrétion urinaire est très diminuée.

Au milieu de toutes ces formes on pourra reconnaître la nature de la crise gastrique aux autres symptômes tabétiques concomitants, anesthésie radiculaire, anesthésie testiculaire, troubles de la miction, etc.... Il faut savoir à cet égard que dans un très grand nombre de cas les crises gastriques tabétiques ne s'accompagnent pas d'une disparition des réflexes.

Il convient de diagnostiquer les crises gastriques tabétiques d'autres accidents analogues. Von Leyden avait décrit des crises de vomissements périodiques en tout semblables aux crises gastriques du tabès mais qui s'en différencient, parce qu'il n'existe aucune lésion tabétique. Il s'agit très vraisemblablement de crises survenant à la période préataxique du tabès. Au cours de la paralysie générale et de la sclérose en plaque, on a signalé quelquefois des crises analogues. Enfin, le paludisme peut se traduire par des crises gastriques véritables que que l'on reconnaît à leur périodicité très régulière. Nous signalerons également les crises de douleurs gastriques en général plus prolongées que l'on constate au cours de la maladie d'Addison. Dans la lithiase biliaire, nous décrirons à propos des dyspepsies secondaires ces accès douloureux séparés par des intervalles de bonne santé et qui peuvent revêtir parfois la forme des crises gastriques. Nous devons dire aussi un mot des crises de gastroxynsis de Rossbach; il s'agit dans ce cas d'une migraine associée à une hypersécrétion de liquide riche en acide chlorhydrique; la violence de la céphalée, la périodicité des accès feront reconnaître la nature de la maladie. Enfin, on ne confondra pas les crises gastriques avec les coliques de plomb des saturnins.

Pour calmer les terribles douleurs des crises gastriques, l'opium et la morphine donnent seuls des résultats satisfaisants, mais il ne faut pas en abuser de façon à ne pas conduire les malades à la morphinomanie. Pendant la crise l'alimentation sera suspendue, le malade prendra seulement quelques boissons glacées. Le traitement mercuriel ne paraît pas modifier d'une façon très nette les crises gastriques du tabès.

La chirurgie est intervenue dans quelques cas pour essayer de modifier l'état misérable de ces malades ; on peut citer un certain nombre d'observations où la résection des racines postérieures de la moelle a été tentée et cette opération a mis un terme à des crises subintrantes.

Kuttner (¹) pratiqua le premier cette intervention chez un malade souffrant depuis sept ans de crises gastriques presque continuelles. Il réséqua environ 1 centimètre des 7ᵉ, 8ᵉ, 9ᵉ, 10ᵉ racines postérieures. A la suite de l'intervention le malade fut délivré de ses crises gastriques. Flörcken (²) a employé le même traitement pour un malade qui souffrait de crises douloureuses thoraciques, avec le même succès. Fick (de Hambourg) a obtenu la guérison de deux malades atteints de crises gastriques par la même intervention.

1. *Beiträge zur Klin. Chir.*, 1909, tome 65, fasc. 2.
2. *München Med. Woch.*, juillet 1910.

Plus récemment, Francke a proposé une opération moins grave qui consiste à arracher par traction lente le bout central du nerf intercostal. On arriverait ainsi à détruire deux fois sur trois le ganglion rachidien et la racine postérieure correspondante. Les dernières tentatives effectuées en France, ne paraissent pas avoir donné à cet égard de résultats encore bien probants[1].

III. — LES DYSPEPSIES SECONDAIRES.

L'appareil digestif est lié d'une façon tellement intime à la vie de tout l'organisme, qu'il est peu de maladies qui ne puissent retentir sur la digestion gastrique. En général, les symptômes digestifs sont peu marqués et se perdent au milieu de la symptomatologie plus grave de la maladie primitive. C'est ce que l'on observe au cours de la plupart des affections aiguës.

On doit réserver le nom de dyspepsies secondaires aux affections chroniques au cours desquelles les accidents gastriques prennent une importance prépondérante et masquent parfois la maladie primitive. Même ainsi limité, le domaine des dyspepsies secondaires est encore des plus étendus et comprend des faits très disparates.

La digestion gastrique peut en effet, par des mécanismes très différents, subir l'influence des troubles morbides les plus variés. Parfois, et nous l'avons déjà indiqué en étudiant la sensibilité gastrique, c'est une maladie douloureuse du voisinage qui entraîne une hyperesthésie de l'estomac et donne naissance, au cours de la digestion, à des symptômes douloureux, c'est ce que l'on peut constater dans une appendicite chronique, dans la lithiase biliaire et les affections génitales douloureuses chez la femme.

Dans d'autres cas, les troubles gastriques relèvent d'une intoxication chronique, comme chez les urinaires ou les urémiques.

Souvent ces faits sont moins schématiques, et cette double pathogénie peut expliquer les troubles digestifs de l'appendicite chronique.

Enfin, il existe aussi des troubles digestifs qui se rattachent par un mécanisme plus compliqué à la maladie primitive par exemple les dyspepsies des tuberculeux.

Dyspepsie secondaire à l'appendicite chronique. — Nous laissons de côté ici les faits d'appendicite chronique où les troubles digestifs n'interviennent qu'à titre accessoire. Dans presque tous les cas d'appendicite chronique on observe en effet quelques désordres digestifs, mais il est certaines formes larvées dans lesquels les troubles dyspeptiques traduisent presque seuls la maladie de l'appendice.

---

1. Cade et Leriche. *Presse médicale*, 27 mai 1912. — Maire et Parturier. *Presse médicale*, 10 juillet 1912.

Rien ne montre mieux que la dyspepsie appendiculaire la complexité de ces faits de dyspepsie secondaire.

1º On peut ranger dans un premier groupe, les troubles digestifs réflexes, d'origine appendiculaire. Les extrémités nerveuses altérées ou enflammées au niveau de l'appendice déterminent par voie nerveuse une série de troubles gastriques sensitifs, moteurs ou sécréteurs. Dans la forme la plus simple, il n'y a qu'un état nauséeux, très persistant, aggravé par la palpation de la région appendiculaire. Souvent le malade se plaint de troubles digestifs, et comme l'a indiqué M. Siredey ces désordres dyspeptiques sont irréguliers et intermittents; ils apparaissent subitement, disparaissent de même, et très souvent une marche prolongée, les secousses d'une voiture sont l'origine de ces exacerbations. La douleur se traduit par une réaction spéciale : lorsqu'il souffre, le malade présente une pâleur du visage, des traits tirés et un faciès véritablement péritonéal. Enfin, des vomissements surviennent de temps à autre, provoqués en général par une marche un peu rapide, ou des secousses après le repas.

Si l'on vient à constater ce syndrome plus ou moins nettement accentué, on portera son attention sur la fosse iliaque droite; le malade se plaint d'une douleur à ce niveau. Elle apparaît pendant la marche et les mouvements de la jambe droite sont pénibles et s'accompagnent d'une douleur dans la fesse et dans la cuisse. Il existe toujours une sensibilité légère au point de Mac Burney.

On observe en même temps une hyperesthésie assez vive du plexus solaire à la pression.

L'intensité des douleurs gastriques est en général proportionnelle au degré d'hyperesthésie secondaire du plexus solaire. Si la sensibilité anormale est très vive la moindre irritation ou distension de l'estomac pourra provoquer des malaises et cela dès les premières bouchées ingérées. Si l'hyperesthésie est moins intense, il faudra une excitation plus considérable : le malade ne souffrira qu'après un repas très copieux. S'il existe une forte acidité gastrique, il souffrira seulement vers la fin de la digestion lorsque le suc gastrique n'est plus saturé par les aliments ingérés.

2º Dans un second groupe nous rangeons les dyspepsies appendiculaires toxiques ou toxi-infectieuses. L'appendice, enflammé, contenant souvent du pus, entraîne un état d'infection chronique, avec fièvre légère qui retentit sur l'état général du malade, et crée des malaises digestifs au même titre qu'une suppuration d'un autre organe quelconque.

Les malades ne souffrent pas; ils se plaignent seulement de la perte d'appétit et d'une gène persistante dès qu'ils augmentent leur alimentation : la langue est toujours chargée.

Le malade amaigri, se sent inapte à tout travail; le teint prend une coloration terreuse surtout nette chez les enfants. La température s'élève souvent à 57°,8, 58° le soir. Souvent l'appendice n'est pas douloureux, il ne devient sensible qu'au cours d'une poussée aiguë.

5° Enfin on peut décrire un troisième groupe de dyspepsies appendiculaires, où tous les troubles tiennent à des adhérences et coudures qui gênent le cheminement des matières. Il s'agit surtout ici d'accidents intestinaux, et les troubles gastriques sont consécutifs à la constipation cæcale dont souffrent ces malades.

Troubles dyspepsiques secondaires aux affections hépatiques. — La plupart des affections graves du foie retentissent sur l'estomac et entraînent quelques troubles douloureux de la digestion. Mais c'est surtout la lithiase biliaire qui détermine l'apparition de désordres dyspepsiques. Les accès de coliques hépatiques, ne sont pas en général difficiles à reconnaître ; mais il est des formes de lithiase vésiculaire où il est parfois fort difficile de déterminer le siège réel de la maladie primitive.

Un accès de douleurs épigastriques, accompagnées ou non de vomissement, survenu sans cause, disparaissant de même après avoir duré quelques heures, n'est pas en général lié à un trouble gastrique ; si on l'observe sur un individu d'un certain âge, si l'accès se produit surtout la nuit, vers deux ou trois heures du matin, on sera déjà par ce premier caractère mis sur la voie du diagnostic. Les affections douloureuses de l'estomac n'évoluent pas en général sous forme d'accès aussi nettement isolés.

Les douleurs tardives, par exemple, se présentent par période de plusieurs jours, et même les crises gastriques que nous avons décrites durent en général plus longtemps, mais la nature de l'affection ne peut être reconnue que par l'exploration de l'abdomen, au moment même de la crise douloureuse.

L'existence d'une sensibilité vive au plexus solaire et d'un point douloureux au niveau de la région vésiculaire, constitue le syndrome caractéristique. Lorsque le diagnostic est hésitant par suite de l'intensité des crises, entre une lithiase vésiculaire et un ulcère de l'estomac, on pourra parfois tirer un renseignement précis d'un signe indiqué par Boas : la compression de la zone dorsale postérieure au-dessous de l'omoplate droite provoque une douleur dans les cas d'affections hépatiques ; au cours de l'ulcère de l'estomac, au contraire, la douleur est provoquée en appuyant dans la région symétrique gauche.

Troubles dyspepsiques secondaires aux affections utéro-ovariennes. — La persistance d'accidents douloureux de la matrice ou des ovaires détermine en général des désordres de l'appareil digestif qui, jusqu'à présent, n'ont pas été étudiés d'une façon systématique et on ne peut savoir très exactement quel est le retentissement de ces lésions sur les fonctions motrices sécrétoires ou sensibles de l'estomac.

Il semble seulement que l'acidité gastrique augmente sous une influence réflexe. L'hyperacidité serait fréquente pendant les règles, et c'est peut-être à la même cause qu'il faut attribuer les douleurs tardives ou les hématémèses que l'on voit apparaître pendant les derniers mois de la grossesse.

Le seul syndrome bien nettement isolé est constitué par les vomissements incoercibles de la grossesse. Pendant les premiers mois de la grossesse, les vomissements sont habituels chez plus de la moitié des femmes. Ils surviennent surtout le matin à jeun, sont provoqués par de brusques changements de position, quelquefois par l'ingestion du repas. Habituellement, ils disparaissent vers le 4e ou le 5e mois, mais il n'en est pas toujours de même; et, par leur répétition, ces vomissements peuvent prendre parfois une allure grave et entraîner même la mort. On les dit alors incoercibles.

On divise en général en trois périodes l'évolution de ces vomissements incoercibles. Pendant toute une première période, la malade maigrit, mais malgré tout, les vomissements sont bien tolérés, et aucun symptôme inquiétant n'apparaît.

Pendant une deuxième période, l'amaigrissement plus accentué s'accompagne de troubles sécrétoires. Le pouls devient rapide, i atteint 100 à 120 par minute, la malade se déshydrate et urine peu.

Enfin, la période terminale se caractérise par l'apparition de désordres intellectuels. Il existe un délire léger continu, des troubles de la vue, des bourdonnements d'oreilles. A ce moment, les vomissements diminuent en général, mais cette amélioration est trompeuse car la malade ne tarde pas à tomber dans le coma, et la mort est fatale à brève échéance. Ces vomissements paraissent relever de deux causes différentes : d'une part, d'une intoxication, car l'interruption seule de la grossesse permet de les faire disparaître, et dans les cas de mort, on a pu trouver des lésions d'ordre toxique au niveau du foie et du rein; mais presque toujours s'associent à ces désordres un élément névropathique qui, souvent, prend la plus grande importance.

Le traitement varie suivant les cas : si l'intoxication paraît prédominer, on pourra user des grands lavages d'intestin et surtout introduire, par de petits lavements répétés, une quantité d'eau considérable dans l'organisme. Nous avons vu souvent disparaître les vomissements incoercibles sous l'influence de cette médication.

Lorsque l'état névropathique joue le rôle essentiel, l'isolement donne de très bons résultats, et jusqu'à présent, avec M. Mathieu, nous avons pu, par l'isolement, guérir la plupart des cas de vomissements incoercibles de la grossesse que nous avons soignés.

Quoi qu'il en soit, qu'il s'agisse de vomissements toxiques ou nerveux, il ne faut pas prolonger trop longtemps le traitement médical et lorsque le pouls dépasse 100, lorsque les urines tombent au-dessous de 500 grammes, il convient d'interrompre artificiellement la grossesse pour prévenir des accidents plus graves et sur lesquels on n'a plus alors aucune action.

Dyspepsie secondaires aux hernies épigastriques. — Depuis le mémoire présenté par Garengeot à l'Académie Royale de Chirurgie, en 1743, on connaît l'influence des petites hernies épigastriques de la ligne blanche, sur les troubles dyspeptiques, et nous ne pouvons citer tous les mémoires chirurgicaux qui ont depuis lors préconisé un traitement opératoire.

Malheureusement, la question est encore très obscure. Les hernies épigastriques sont en effet fréquentes, et si dans certains cas, comme l'opération l'a démontré, la hernie tient sous sa dépendance les troubles digestifs, ce n'est pas une règle générale, et l'on a pu voir tous les désordres persister après l'opération.

Siégeant sur la ligne médiane, dans la région supérieure de l'abdomen, entre l'ombilic et l'appendice xiphoïde, ces hernies sont souvent des plus minimes et mesurent quelques millimètres à un centimètre de diamètre. Elles sont constituées parfois par du tissu graisseux sous-péritonéal. Quelquefois un diverticule du péritoine est entraîné dans l'orifice de la hernie. Quand la hernie est plus volumineuse, on peut y trouver une frange épiploïque, mais les parois de l'estomac, trop épaisses, n'ont jamais pu s'engager dans cet orifice, trop étroit.

Les troubles digestifs que la hernie détermine sont certainement d'ordre réflexe. Le péritoine pariétal contient des filets nerveux doués d'une grande sensibilité et la compression dans l'orifice de la hernie peut donner lieu à des désordres assez imprévus. Les symptômes n'ont en eux-mêmes rien de caractéristique. Les douleurs ont un horaire irrégulier et une localisation toujours mal déterminée. Le seul signe caractéristique, c'est la suppression complète des douleurs sous l'influence du repos au lit et leur augmentation au cours des efforts qui tendent la paroi abdominale, encore faut-il savoir que l'on peut observer les mêmes faits dans les périgastrites.

Lorsqu'on a constaté l'existence d'une hernie épigastrique chez un dyspeptique, il faut déterminer l'influence de la hernie sur les désordres digestifs. Dans de très nombreux cas, l'ablation de la hernie n'entraînera aucune amélioration dans l'état des malades. D'après notre expérience personnelle, nous sommes portés à n'attribuer quelque importance à une hernie épigastrique que si elle est douloureuse au palper; quelquefois on provoque en effet, en saisissant la petite hernie près de son pédicule, une douleur très violente. Dans ces conditions, nous avons obtenu un bon résultat de l'intervention chirurgicale qui supprime le point de départ de réflexes qui peuvent retentir sur l'estomac.

L'urémie gastrique. — L'urémie chronique peut entraîner un état d'intoxication lente, se traduisant d'une façon prédominante ou exclusive, par des troubles dyspeptiques. M. Lancereaux, puis M. Mathieu, ont donné une bonne description clinique de ces désordres.

Les troubles gastriques liés à l'insuffisance rénale surviennent chez des malades ayant en général dépassé la cinquantaine. Ils peuvent apparaître brusquement à la suite d'un excès alimentaire. Les vomissements et la diarrhée consécutifs à l'ingestion de viandes avariées par exemple, ne mettent pas un terme aux troubles morbides; mais il persiste pendant 15 ou 20 jours des vomissements et un état nauséeux des plus pénibles. Cette forme aiguë est d'un diagnostic facile et donne les meilleures possibilités de guérison, par un régime approprié.

Il n'en est pas de même dans l'intoxication progressive et lente chez un homme habituellement sobre. L'apparition des accidents en dehors de toute cause aggravante indique un état de déchéance organique bien plus sérieux.

L'urémie gastrique se caractérise alors par des troubles digestifs associés à des désordres nerveux. Les troubles digestifs sont constitués par l'anorexie complète. Le malade s'alimente à peine ; la langue est sale, chargée, et l'haleine exhale une odeur forte ammoniacale. L'état nauséeux est des plus persistants. Ces nausées entraînent de temps à autre des vomissements alimentaires ou pituiteux. Ces vomissements ont souvent l'aspect de bouillon tourné, indiqué par Lancereaux; ils peuvent être incessants et se reproduire plusieurs fois par jour, pendant des semaines.

Les troubles nerveux sont surtout constitués par des vertiges, permanents comme les nausées ou isolés et violents. Parfois, prédomine un état d'hébétude et de torpeur qui va en s'accentuant jusqu'au moment où le malade entre dans le coma.

L'insuffisance rénale se reconnaît parfois à l'examen des urines. La présence d'albumine tranche le diagnostic, mais il faut savoir que ce syndrome peut exister sans que l'examen chimique révèle dans les urines aucune substance anormale. Le diagnostic en est donc parfois très difficile, et étant donné l'âge du malade, la perte de l'appétit, les vomissements, c'est au cancer de l'estomac que l'on pourrait songer.

Le seul signe important, c'est l'examen répété des fèces; l'absence de réaction de Weber permet alors d'affirmer qu'il n'existe aucune lésion néoplasique de l'estomac. Si le diagnostic d'urémie gastrique est confirmé, le traitement consiste à supprimer l'alimentation pendant un jour ou deux, pour permettre à l'organisme de se débarrasser des produits qui l'intoxiquent; on donnera ensuite une alimentation lacto-végétarienne. Les purgatifs répétés ou les lavages d'intestin permettront d'éviter l'encombrement du côlon.

Dyspepsie des urinaires. — La dyspepsie des urinaires se confond sur plus d'un point avec l'urémie gastrique que nous venons de décrire, car bien souvent chez les prostatiques l'appareil rénal est loin d'être indemne. M. Guyon a décrit deux formes de troubles gastriques consécutifs à la rétention urinaire dans la vessie. Dans les formes légères, le malade se plaint surtout d'une anorexie persistante et d'un état nauséeux. Mais ce qui domine c'est l'arrêt de la sécrétion salivaire, entraînant la sécheresse de la langue et les troubles de la déglutition. Les vomissements muqueux et la diarrhée s'associent parfois à ces symptômes.

Dans les formes graves, survient, en plus de ces signes, une dénutrition tenant au défaut d'alimentation et à une infection que révèlent de petits accès de fièvre ; le malade en arrive à une véritable cachexie urinaire.

Ces désordres digestifs très rebelles cèdent à un traitement vésical. Si l'urine est aseptique, la rétention avec distension vésicale est un facteur indispensable pour l'apparition de ces désordres. Une évacuation prudente et régulière en viendra à bout. Par contre, si la vessie est infectée, il suffit d'une légère rétention sans distension pour donner naissance à tous ces troubles digestifs ou d'ordre général et les lavages de la vessie peuvent seuls alors nettoyer la langue du malade.

Troubles dyspeptiques au cours de la tuberculose pulmonaire. — Dans une maladie aussi grave que la tuberculose pulmonaire, l'intoxication chronique, l'insuffisance de l'alimentation, les infections secondaires déterminent forcément des troubles digestifs qui rendent le traitement parfois des plus difficile. Mais le désordre le plus caractéristique est la toux émétisante. A toutes les périodes de leur maladie, mais surtout à la période terminale, les tuberculeux peuvent présenter après leur repas une toux quinteuse se prolongeant jusqu'à ce qu'un vomissement ait vidé l'estomac. Somme toute, comme le dit M. Marfan, le malade tousse parce qu'il a mangé et vomit parce qu'il tousse. C'est un syndrome que l'on peut rencontrer chez tous les malades ayant à la fois une affection pulmonaire et des troubles gastriques.

Lorsqu'ils arrivent dans l'estomac, plus ou moins profondément atteint par une gastrite médicamenteuse, les aliments portent leur action sur les branches terminales des pneumogastriques : l'irritation irradie dans le bulbe jusqu'au centre qui commande aux nerfs du poumon et qui est le point de départ des réflexes de la toux : l'excitation d'origine gastrique se traduit par une réaction musculaire au niveau du poumon. A son tour, la toux prolongée entraîne un réflexe gastrique de vomissement.

La thérapeutique vient d'ailleurs confirmer cet acheminement anormal des réflexes ; il suffit de modérer l'excitation gastrique avec un anesthésique de la muqueuse, employé au moment voulu ; on peut ainsi arrêter la toux et par suite le vomissement. La meilleure méthode consiste à donner, comme l'a indiqué M. Mathieu une cuillerée à soupe d'eau chloroformée au moment où va se produire l'accès de toux. On est à peu près certain d'arrêter ainsi ces vomissements réflexes si pénibles et si dangereux dans une maladie où une alimentation copieuse est la base même du traitement.

Mais la thérapeutique fondamentale consistera à faire disparaître d'une façon définitive la sensibilité anormale de la muqueuse gastrique en guérissant la gastrite par un régime approprié.

RETENTISSEMENT A DISTANCE DES TROUBLES GASTRIQUES

Au cours des gastropathies fonctionnelles ou organiques apparaissent, quelquefois, dans les divers appareils, des symptômes inattendus et dont l'origine est purement gastrique. Ces symptômes associés peuvent parfois occuper la première place, et ce n'est qu'un examen averti qui décèle, sous le trouble apparent, la cause gastrique latente.

Ces retentissements à distance relèvent de deux mécanismes; ils sont d'origine réflexe ou d'origine toxique. Nous ne pouvons décrire ici toutes les manifestations réflexes qui peuvent succéder aux douleurs gastriques. Elles sont surtout fréquentes chez les névropathes et traduisent par là l'excitabilité caractéristique des neurones chez ces malades. Les troubles cardiaques (arythmie, palpitations, intermittences), les désordres circulatoires (rougeur excessive de la face, refroidissement des extrémités, crise d'angine de poitrine), les manifestations pulmonaires (asthme des dyspeptiques) sont des manifestations fréquentes et dont le traitement relève d'une thérapeutique gastrique. Nous insisterons seulement sur deux accidents d'ordre toxique que l'on peut relever dans les affections de l'estomac : la tétanie et le coma dyspeptique.

La *tétanie* s'observe au cours des sténoses du pylore. On peut, d'après Bouveret, décrire trois formes de tétanie :

1º Contractures douloureuses limitées aux mains et aux pieds. Les doigts et le pouce s'opposent, pour donner à la main, suivant l'expression de Trousseau, l'attitude de la main de l'accoucheur. Ces crises de contractures peuvent durer de quelques minutes à plusieurs heures;

2º Les contractures peuvent être généralisées et comparables à un accès de tétanos commençant par les extrémités. Ces crises sont plus violentes et plus douloureuses;

3º Dans une troisième forme, enfin, les convulsions générales compliquent les crises de contractures, et chaque accès est suivi d'une période de coma.

Cette complication apparaît au cours des sténoses du pylore chez des malades déshydratés par des vomissements abondants et répétés. MM. Mathieu et Durand, en ce qui concerne le pronostic, distinguent les deux formes suivantes :

Les crises de tétanie plus ou moins généralisées et répétées, survenant chez les malades en pleine période d'accidents aigus de sténose du pylore. Ces crises de tétanie comportent un pronostic très réservé.

Les crises de contractures portant seulement sur les extrémités, chez des malades lentement intoxiqués au cours d'une affection gastrique ou intestinale à lente évolution. La crise de contracture peut être ici un accident unique et isolé, et son pronostic est relativement bénin.

La pathogénie de ces accidents est encore discutée. Il semble que, dans la grande majorité des cas, c'est une intoxication consécutive à l'absorption des toxines produites dans l'estomac qui est la cause déterminante de la tétanie. La déshydratation augmente l'action des toxines en leur donnant une plus grande concentration dans les humeurs.

Enfin, très souvent, une irritation périphérique, passage de la sonde, palpation de la région épigastrique, peut faire apparaître la crise chez un malade prédisposé.

La tétanie dans la sténose du pylore est une indication à intervenir rapidement. Mais, dans certains cas moins graves, M. Mathieu a montré que l'on obtenait d'excellents résultats par le traitement médical ; on peut arriver à améliorer le malade, et à lui permettre ainsi de supporter le choc opératoire. Il conseille l'usage de grandes injections de sérum, les grands lavements, le tubage évacuateur avec lavage modéré de l'estomac suivi d'un gavage à la poudre de viande ; quand le malade est rétabli complètement, on peut alors pratiquer la gastro-entérostomie.

Coma dyspeptique. — Cet accident rare peut succéder, comme nous l'avons indiqué, à la tétanie. Il s'observe également dans les sténoses isolées du pylore, sténoses cancéreuses et ulcéreuses. Par son évolution, il rappelle le coma diabétique. Le malade tombe dans un état comateux, les pupilles sont rétrécies, la respiration revêt le type de Cheyne Stokes, l'haleine a une odeur marquée d'acétone. La pathogénie en est assez mal connue. On a invoqué la déshydratation, l'inanition rapide, mais il est probable qu'il s'agit ici, comme dans la tétanie, d'une intoxication.

M. Laboulais dans deux cas de coma a signalé dans le liquide gastrique l'abondance des spores de *penicillium glaucum*. Le parasite disparaît des vomissements en même temps que cessent les accidents comateux. Le traitement médical est ici identique à celui que nous avons indiqué pour la tétanie.

JEAN-CHARLES ROUX.

TROISIÈME PARTIE

MALADIES MÉDICO-CHIRURGICALES

CHAPITRE I

ULCÉRATIONS SIMPLES

Considérations générales. — ***Division.*** — Les lésions ulcéreuses de l'estomac sont d'observation fréquente. On peut les ranger dans les quatre grandes catégories suivantes :

1° Les ulcérations cancéreuses;

2° Les ulcérations spécifiques;

3° Les ulcérations simples;

4° L'ulcus (ulcère simple, ulcère rond, ulcère peptique).

1° Les *ulcérations cancéreuses* ont pour caractère de se produire par la nécrose d'un tissu néoplasique ayant les attributs histologiques et biologiques des néoformations dites cancéreuses.

2° Les *ulcérations spécifiques* sont caractérisées par ce fait que leur apparition et leur évolution sont conditionnées et commandées par l'existence d'un agent pathogène microbien particulier et déterminé : telles sont les ulcérations tuberculeuses et les ulcérations syphilitiques.

3° Les *ulcérations simples* se produisent rapidement, en quelques jours, peut-être même en quelques heures; elles résultent d'une destruction aiguë, soit seulement de la muqueuse (érosions), soit de toute l'épaisseur des tuniques stomacales, de la muqueuse à la séreuse (ulcérations simples).

4° L'*ulcus* est une ulcération durable, quelquefois permanente, dont la persistance et l'accroissement paraissent résulter surtout de l'action auto-digestive du suc gastrique, quel que soit du reste, semble-t-il, le mécanisme initial de la perte de substance en dehors des ulcérations cancéreuses et spécifiques.

Les ulcérations cancéreuses et les ulcérations spécifiques seront décrites dans les chapitres consacrés au cancer, à la tuberculose et à la syphilis de l'estomac. Nous ne retiendrons ici que les ulcérations simples et l'ulcus, dont il est impossible de dissocier complètement les histoires, bien qu'on ne puisse cependant les fondre dans un chapitre unique.

Les ulcérations simples sont des pertes de substance à évolution rapide, dont l'existence se révèle souvent d'une façon brusque et inattendue par l'apparition d'accidents graves, tels qu'une hémorragie, de la douleur ou même des phénomènes de perforation. Les unes sont superficielles et n'entament que la muqueuse, ce sont les *érosions*; les autres peuvent intéresser les tuniques de l'estomac dans toute leur épaisseur, ce sont les *ulcérations simples*.

Pour rédiger l'exposé sommaire que nous allons faire, nous n'avons eu qu'à nous inspirer des belles études d'ensemble de M. Gandy ([1]) et de M. G. Hayem ([2]).

Érosions. — M. Hayem les divise en érosions simples et en érosions hémorragiques.

Érosions simples (érosions folliculeuses de Cruveilhier et de W. Fox, érosions ponctuées de Brinton). — « Elles se présentent à la surface de la muqueuse sous l'apparence de très minimes lésions, échappant d'autant plus facilement à l'observation qu'elles ne s'accompagnent d'aucun changement de coloration. D'un diamètre variant de celui d'une tête d'épingle à 5-5 millimètres, elles sont circulaires, plates ou légèrement infundibuliformes. Parfois elles sont tellement superficielles qu'elles ne peuvent être reconnues que sur des pièces macérées; elles ressemblent alors à un coup d'ongle. Dans d'autres cas, elles sont assez profondes pour que le bord en soit net, on les dirait faites à l'emporte-pièce.

« Elles sont généralement multiples, mais à côté de faits où l'on en compte de 2 à 5, il en existe où elles sont presque innombrables; le plus souvent, elles sont disséminées dans les diverses régions, sans ordre régulier, peut-être avec préférence à la région du pylore.... Elles sont souvent la seule lésion ulcéreuse; elles peuvent cependant coexister avec des lésions hémorragiques, ou avec des ulcères proprement dits » (Hayem).

Quand les ulcérations ponctuées sont nombreuses, elles donnent à la muqueuse, surtout après qu'elle a séjourné un ou deux jours dans la liqueur de Müller, l'aspect du bois vermoulu. Cette comparaison, devenue classique, est tout à fait exacte.

Érosions hémorragiques. — Dans ce cas, on trouve souvent une quantité plus ou moins considérable de sang dans l'estomac et dans l'intestin, et les érosions ne sont bien visibles que quand la cavité de l'estomac a été débarrassée du sang qui s'y était accumulé.

D'après Hayem, on doit en distinguer trois types : le type lenticulaire, l'infarctus hémorragique et l'érosion en fente.

<hr>

1. Gandy. *Thèse de Paris*, 1899.
2. G. Hayem. Etude anatomique sur les ulcérations de l'estomac. *Arch. des Maladies de l'appareil digest.*, 1911, p. 349.

Le *type lenticulaire* est caractérisé par des taches noires foncées, en forme de points ou de petites lentilles, arrondies ou allongées, légèrement proéminentes, disséminées à la surface de la muqueuse.

« D'après Cruveilhier, elles sont formées par une lentille de sang dure, noir de fumée, dont l'ablation laisse à découvert une érosion superficielle. Celle-ci se présente sous l'aspect d'une petite excavation à bord net, tranchant, de forme circulaire ou ovalaire, parfois irrégulière, à fond rosé ou également coloré en noir par l'imbibition sanguine. Semées à la face interne de l'estomac, les érosions et escarres hémorragiques sont tantôt clairsemées et d'un diamètre variant depuis une tête d'épingle jusqu'à celui d'un petit pois, tantôt innombrables, les unes punctiformes, les autres plus grosses; elles n'affectent aucune disposition régulière, siègent indifféremment dans une ou plusieurs régions; au niveau des plis elles en occupent le sommet ou sont cachées dans un bas-fond » (Hayem).

L'*infarctus hémorragique* est, après Rindfleisch, considéré par Hayem comme une simple variété de l'érosion hémorragique. Il est caractérisé par une plaque hémorragique, plus ou moins épaisse, plus ou moins étendue, de forme variable, en placard arrondi ou anguleux, mesurant de 4 à 5 millimètres, jusqu'à 2 ou 3 centimètres de diamètre. On peut en compter 2, 3 et jusqu'à 10 ou 12 sur une muqueuse. Ces plaques peuvent coïncider avec d'autres formes d'érosions. Après macération dans un liquide fixateur, elles ont tendance à se détacher à la façon d'une escarre.

Les *érosions en fente* sont plus rares. Elles ont été observées par Lancereaux et par Luys chez des alcooliques. Hayem en a vu quelques exemples, en particulier chez un malade atteint de cirrhose atrophique; personnellement nous n'en avons jamais vu.

Elles se présentent sous l'aspect de traînées plus ou moins allongées, noirâtres qui, en se détachant, donnent lieu à des fentes et à des fissures. Dans le cas de Luys, les fentes et les fissures étaient disposées en rayons partant de l'orifice œsophagique. Il existait de plus des plaques ecchymotiques.

Étude histologique des érosions. — D'après les travaux récents, il y aurait toujours à l'origine des érosions une escarre et des lésions vasculaires, artérielles ou veineuses.

D'après Hayem, la lésion principale est représentée par un placard de mortification ayant la forme d'un cône dont la pointe est tournée du côté de la sous-muqueuse et qui s'arrête, en général, à la *muscularis mucosæ*. Les capillaires, les veinules et les lymphatiques sont dilatés dans le cône et dans son voisinage. Il résulte de cette dilatation une infiltration œdémateuse des tissus sous-muqueux et, en cas de dégénérescence hyaline, un épanchement de substance hyaline dans le tissu conjonctif et les espaces lymphatiques. Toujours il y a rupture des capillaires et hémorragie en nappe. La réaction inflammatoire secondaire se traduit au pourtour des grandes érosions par une infiltration lymphoïde des tissus.

Dans les cas appelés par Dieulafoy *exulceratio simplex*, il se produit une érosion artérielle, cause d'hémorragie quelquefois abondante au niveau du plancher de l'ulcération.

On a trouvé parfois au niveau de ces ulcérations des *microbes* qui paraissaient venus par la voie sanguine : streptocoques dans un cas de fièvre puerpérale (Letulle); pneumocoque dans la pneumococcie généralisée (Dieulafoy, Sevestre et Aubertin).

Ces érosions peuvent se combler par la production d'un tissu fibreux cicatriciel (Cruveilhier). Dans des faits rapportés par Hayem, il n'y avait aucune trace de réaction inflammatoire, ni de régénération. Les glandes sectionnées ne laissaient plus voir que leur partie profonde, comme cela s'observe dans la gastrite érosive.

Exulceratio simplex. — En raison de son importance clinique, il convient de donner ici d'une façon un peu plus étendue la description de l'*exulceratio simplex* de Dieulafoy[1].

« L'exulceratio simplex est généralement circulaire, quelquefois elliptique ou même étoilée; elle occupe souvent une assez large étendue, puisqu'elle atteint les dimensions d'une pièce de 50 centimes, d'une pièce de 2 et même de 5 francs. Il ne s'agit donc pas ici, du moins comme aspect, de ces petites érosions punctiformes parfois très nombreuses qui se voient surtout chez les alcooliques, chez les cardiaques, chez les cirrhotiques.

« L'exulceratio simplex peut siéger à n'importe quelle région de l'estomac; elle se cantonne à un point délimité de la muqueuse stomacale, elle est souple, ses bords ne sont ni décollés, ni épaissis; ils tranchent assez nettement sur les parties saines environnantes. L'exulcération est à fleur de muqueuse, il faut déplisser la muqueuse pour la bien voir; elle est si peu profonde que, sur le cadavre, à l'autopsie, elle passerait assez facilement inaperçue sans un examen attentif et sans l'idée préconçue qu'on va la trouver. »

L'examen histologique montre dans les érosions punctuées de petites pertes de substance qui ne dépassent pas la muqueuse et respectent la musculaire sous-muqueuse. Les bords et le fond de ces pertes de substance sont tapissées par des amas embryonnaires qui s'infiltrent entre les culs-de-sac glandulaires. Dans leur voisinage, on aperçoit un grand nombre d'amas semblables situés dans la profondeur de la muqueuse. Ils semblent la dissocier et tendre à s'éliminer en progressant jusqu'à la surface à la façon de petits abcès folliculeux. Les veines et les capillaires de la muqueuse et de la sous-muqueuse sont souvent dilatés et distendus, et on peut voir çà et là

---

1. DIEULAFOY. *Clinique médicale de l'Hôtel-Dieu*, t. II, p. 23.

de petites hémorragies interstitielles, ou de petits caillots sanguins dans le fond des pertes de substance.

Voici d'autre part la description que donne Dieulafoy des lésions histologiques de l'*exulceratio simplex* :

« L'examen histologique a toujours montré que l'exulcération est due à la disparition de la tunique muqueuse de l'estomac, y compris sa muscularis mucosæ. Habituellement, la muqueuse de l'estomac est saine dans le restant de son étendue. Rarement les artérioles du territoire sont atteintes d'artérite. Dans les deux cas que j'ai observés et dans le cas de M. Brault et de M. Giraudeau, il n'y avait pas trace d'artérite, les artérioles atteintes par le processus ulcéreux *étaient saines*, preuve qu'il n'est pas nécessaire d'invoquer des lésions artérielles préexistantes pour expliquer la pathogénie de l'exulcération et de l'hématémèse foudroyante consécutive. »

Ulcérations. — Les ulcérations proprement dites, qui intéressent toute l'épaisseur des tuniques stomacales, peuvent être perforantes, et les observations sont assez nombreuses dans lesquelles on a observé une perforation semblable au cours de l'infection puerpérale ou d'autres septicémies. Billroth, en 1867, a particulièrement insisté sur l'*ulcération aiguë perforante du duodénum* dans les états de septicémie générale; il les rapprochait des perforations observées à la suite des brûlures étendues.

« Et effectivement, ce genre particulier d'ulcération, aboutissant à une sorte de térébration de la paroi intestinale ou stomacale, se rencontre à peu près exclusivement dans les septicémies, dans les affections gangréneuses et dans les brûlures graves.

« Les ulcérations perforantes siègent le plus souvent dans le duodénum ou dans un autre point du tube intestinal, plus rarement de l'estomac. Souvent on trouve à côté d'elles des pertes de substance superficielles conservant les caractères des ulcérations dites simples, ce qui montre bien qu'elles appartiennent aux ulcérations proprement dites et qu'elles n'en sont qu'une variété » (Hayem).

Ces ulcérations ont des dimensions étendues, elles sont arrondies ou allongées, elles présentent de 1 à 4 centimètres de diamètre. Leurs bords sont taillés à pic, et le plus souvent leur fond est recouvert par des débris d'escarre, plus ou moins hémorragique, qui reposent directement sur la séreuse et la sous-séreuse. La perforation peut être complète. Souvent ces ulcérations totales coïncident avec de simples érosions, ce qui semble bien indiquer une identité de nature et de pathogénie.

Ces grandes ulcérations ont quelquefois tout à fait l'apparence d'un ulcus récent. Si elles persistaient, rien ne les différencierait de l'ulcus.

Pathogénie. — On a beaucoup discuté la pathogénie des érosions et des ulcérations simples de l'estomac, et aussi leurs rapports avec l'ulcus.

Des recherches expérimentales très nombreuses et très variées ont fait voir qu'il était facile de provoquer chez les animaux la production d'érosions ou d'ulcérations aiguës. Elles ont démontré que des conditions étiologiques et pathogéniques différentes pouvaient provoquer leur apparition, et cela a permis de comprendre la variabilité très grande des circonstances dans lesquelles ces pertes de substance superficielles ou profondes ont été cliniquement observées chez l'homme.

Nous allons passer rapidement en revue ces recherches expérimentales dont les résultats nous intéressent ici beaucoup plus que la technique. Quant aux rapports des ulcérations simples et de l'ulcus, il en sera question surtout dans le chapitre suivant, quand seront discutées la pathogénie et la nature de l'ulcus.

1° **Lésions traumatiques de la muqueuse.** — Les plaies linéaires de la muqueuse gastrique se réparent avec rapidité. Les plaies en surface, avec ablation d'un disque même étendu, se guérissent aussi avec rapidité, grâce à la rétraction considérable qui se produit et qui diminue beaucoup l'aire cruentée.

Les contusions, cause d'hémorragie, ne donnent lieu à des ulcérations que dans des conditions exceptionnelles encore mal déterminées au point de vue pathogénique.

Les caustiques chimiques produisent des destructions par escarrification qui n'ont rien de commun ni avec les ulcérations simples ni avec l'ulcus.

2° **Troubles de la circulation.** — On a provoqué des hémorragies de la muqueuse gastrique par la ligature de la veine porte (L. Müller), par la production d'embolies capillaires dues à l'injection de corpuscules solides dans les veines de l'estomac (Cohn, Cohnheim, etc.). On a vu se produire aussi des suffusions hémorragiques et des ulcérations après des lésions expérimentales variées des centres nerveux (section des thalami optici, de la moelle allongée, par Schiff; section des tubercules quadrijumaux postérieurs de la moelle allongée, de la moelle, par Ebstein). On ne peut pas dire toutefois qu'on ait obtenu ainsi des lésions identiques aux ulcérations simples, encore moins à l'ulcus.

Par contre, les intoxications et les toxi-infections expérimentales ont amené la production, soit d'hémorragies de la muqueuse gastrique, soit d'ulcérations simples à peu près identiques à celles qu'on rencontre de temps en temps sur l'estomac humain.

3° **Empoisonnements.** — Les érosions gastriques ont été obtenues expérimentalement par l'intoxication à l'aide des composés arsenicaux, du tartre stibié, du sublimé et d'autres sels mercuriels, de l'acide pyrogallique, de l'alcool, de la cantharidine, des alcaloïdes végétaux.

4° **Infections et toxi-infections.** — On les a produites également par des injections intra-artérielles ou intra-veineuses de pus, par des

injections de cultures microbiennes variées : staphylocoque (Letulle),
bacille de la dysenterie (Chantemesse et Widal), bacille pyocyanique
(Charrin), bacille lactique (Wurtz).

Par des injections, non plus de bacilles, mais de simples toxines,
on est du reste arrivé au même résultat : toxine diphtérique (Enriquez et Hallion, Hayem), etc.

On voit combien ces conditions expérimentales se rapprochent de
celles de l'observation clinique qui montre la fréquence relative des
érosions et des ulcérations de l'estomac dans les septicémies les
plus variées. Tout d'abord on avait cru à une colonisation microbienne dans la muqueuse gastro-intestinale. La production des
mêmes lésions sous l'influence de toxines, sans éléments microbiens
figurés, indique bien qu'il y a là un mécanisme différent : la mortification localisée de petits îlots de la muqueuse et la production d'infiltrations hémorragiques semblables à celles que l'on provoque par
l'action des toxiques minéraux.

5° **Toxémies**. — La production d'érosions et d'ulcérations simples
dans des cas d'auto-intoxication et en particulier dans l'urémie et
l'éclampsie, s'explique sans doute d'une façon analogue. Du reste,
on a observé des lésions semblables de l'estomac après le vernissage
total de la peau chez les animaux. D'autre part, on a démontré l'existence de toxines très actives dans les tissus escarrifiés par brûlure,
ce qui tend à rapprocher les ulcérations du tube digestif observées à
la suite des vastes brûlures des ulcérations d'origine toxémique.

Dans tous ces cas du reste, on voit se produire, comme chez
l'homme, des foyers hémorragiques et des foyers de mortification, soit de la muqueuse seule (érosions), soit de toute l'épaisseur des tuniques stomacales (ulcérations simples).

M. Gandy a attribué au même processus la production des ulcérations simples et de l'ulcus. Il y aurait toujours alors escarrification
par nécrose toxique et l'ulcus résulterait en quelque sorte de la continuation du même phénomène, auquel s'ajouterait à titre secondaire
l'autodigestion.

M. Hayem, de son côté, admet, avec raison nous semble-t-il, que les
érosions et les ulcérations simples, peuvent reconnaître pour cause
des facteurs variés. Il n'y a pas toujours escarrification primitive
d'emblée, mais souvent production d'un infarctus hémorragique dont
la cause peut être, suivant les cas, la production d'une colonie microbienne, l'altération de la coagulabilité du sang (susceptible d'amener
sa précipitation granuleuse), l'artérite, l'endophlébite, la dégénérescence hyaline des vaisseaux et, enfin, une nécrose localisée semblable à celle que produit l'action directe des agents caustiques. Cette
action nécrosante locale pourrait se produire aussi bien par l'action
directe de substances nocives diverses (acide arsénieux, tartre stibié,
sels de mercure, alcool, essences, etc.), que par l'élimination localisée

de toxiques apportés par la circulation, dans l'urémie, par exemple.

Des simples troubles vaso-moteurs persistants ou des oblitérations vasculaires par thrombose pourraient eux aussi avoir pour consé quence la mortification localisée de la muqueuse et des autres tuniques de l'estomac.

Cet éclectisme pathogénique nous paraît résulter naturellement et logiquement de l'ensemble des données fournies par l'observation clinique et par l'expérimentation.

M. Hayem considère, pour sa part, que les rapports-entre les ulcérations simples et l'ulcus ne sont pas démontrés. « Dans plusieurs cas, dit-il, les lésions ont été perforantes, et on en a conclu qu'il s'agissait d'ulcères typiques. C'est là, d'après nous, une simple apparence. L'erreur des observateurs et des expérimentateurs consiste à prendre, à l'exemple de Cruveilhier, la profondeur de la lésion comme caractère distinctif de l'ulcère et de l'ulcération. »

Ceci est exact; mais rien ne démontre que l'ulcus soit une espèce distincte. Il semble bien, au contraire, que la persistance de l'ulcération avec ses caractères anatomo-pathologiques résulte de l'action du suc gastrique et aussi, sans doute, des petites poussées de lymphangite intersititielle qui favorisent l'auto-digestion. C'est un point sur lequel nous reviendrons plus loin, en discutant spécialement la pathogénie de l'ulcus.

Si les ulcérations simples des autres organes, l'intestin, la vésicule biliaire, la vessie, bien qu'elles puissent être perforantes, n'ont pas dans leur ensemble l'évolution durable de l'ulcus, c'est que l'auto-digestion n'intervient pas pour modifier et prolonger, sinon même perpétuer, leur évolution, comme c'est le cas dans les cavités baignées par un suc digestif stagnant. L'ulcus calleux appartient, pour cette raison, exclusivement à l'estomac.

Histoire clinique. — Elle ne comporte guère qu'un seul symptôme, la gastrorragie, qui peut se révéler par une ou plusieurs hématémèses abondantes et aussi par du mélæna. Une hématémèse peut survenir brusquement, sans prodromes préalables, dans des cas analogues à ceux décrits par Dieulafoy sous le nom d'*exulceratio simplex*. Parfois alors il s'observe consécutivement une poussée hyperthermique plus ou moins intense. L'hématémèse peut se produire au cours d'une maladie infectieuse fébrile, telle que la fièvre typhoïde, la pneumonie, l'appendicite. Enfin, elle peut apparaître à une période avancée de certaines maladies susceptibles d'amener soit simplement une congestion intense dans le domaine de la veine porte, comme les affections du cœur à la période d'asystolie, la tuberculose ou l'emphysème pulmonaire, soit une véritable dégénérescence variqueuse des veines de l'estomac et de la partie inférieure de l'œsophage, comme cela se voit surtout dans la cirrhose atrophique du foie. A noter encore la possibilité de l'existence des ulcérations gastriques et des grandes hémorragies chez les albuminuriques à la période urémique. J.-Ch. Roux et moi en avons rapporté un bel exemple[1].

Traitement. — Le traitement des ulcérations simples, indépendamment des états morbides dans lesquels elles peuvent se rencontrer, ne comporte que le traitement de la gastrorragie elle-même. Si, dans deux cas rapportés par Dieulafoy, la gastrotomie, en vue de l'hémostase directe, a été pratiquée avec succès, on sait suffisamment maintenant que ce n'est pas là un exemple à imiter et que mieux vaut de beaucoup se contenter du traitement médical.

A. MATHIEU.

1. A. MATHIEU et J.-CH. ROUX. Sur un cas d'ulcérations urémiques de l'estomac et de l'intestin grêle. *Arch. gén. de Méd.*, VII, Janvier 1902.

CHAPITRE II

ULCUS

(ULCÈRE SIMPLE DE L'ESTOMAC ET DU DUODÉNUM)

Définition. — L'ulcus (ulcère simple de l'estomac et du duodénum, ulcère peptique) est une ulcération arrondie (*U. rotundum*) à bords nettement limités, qui peut guérir et se cicatriser, mais qui tend aussi à s'étendre et à creuser en profondeur; elle peut encore perforer l'estomac et attaquer les organes voisins. Dans sa marche progressive, l'ulcus ouvre souvent des vaisseaux sanguins : de là des hémorragies qui peuvent être graves par leur abondance ou leur répétition. La perforation devient souvent aussi une cause de péritonite généralisée suraiguë, aiguë ou chronique, d'abcès périgastriques, d'adhérences et de déformation permanente.

L'ulcus ne se rencontre que dans les parties du tube digestif baignées par le suc gastrique acide, c'est-à-dire dans l'estomac, dans la première partie du duodénum, et, beaucoup plus rarement, à la partie terminale de l'œsophage, ce qui fait penser forcément à l'influence de l'autodigestion chlorhydro-peptique. Cette conception pathogénique est renforcée encore par la production relativement fréquente de l'ulcus dans le jéjunum à la suite de la gastro-entéros tomie.

On a décrit des ulcérations arrondies de la vessie, de la vésicule biliaire et du gros intestin; mais rien ne prouve que ces ulcérations aient la même pathogénie, et surtout, ce qui importe le plus, la même évolution que l'ulcus. Si celui-ci ne se rencontre jamais dans l'intestin grêle au-dessous de l'ampoule de Vater, malgré la présence du suc pancréatique, c'est, on peut le supposer, en raison de l'écoulement rapide du contenu de l'intestin.

La stagnation, nous y reviendrons plus loin, paraît être, en effet, une condition importante sinon même indispensable de l'ulcération digestive.

L'ulcération dans l'ulcus ne se fait pas aux dépens de tissus préalablement infiltrés par une production néoplasique, et cela le différencie des ulcérations cancéreuses. Toutefois, il semble assez fréquent qu'une lésion cancéreuse se greffe sur les bords d'un ulcus; mais ici, suivant toute probabilité, bien que cette interprétation ne soit pas admise par tout le monde, c'est l'ulcère simple qui a précédé l'infiltration néoplasique. Nous y reviendrons plus loin, en exposant l'histoire de l'ulcéro-cancer.

L'évolution de la maladie peut être rapide ou très lente; en pratique, il est souvent très difficile de distinguer l'ulcère permanent à crises paroxystiques de l'ulcère récidivant.

L'ulcère simple a, dans son évolution, dans sa topographie et dans ses caractères anatomo-pathologiques, une certaine unité. Il constitue véritablement, sinon une espèce morbide distincte, tout au moins une forme clinique assez nettement déterminée pour qu'il lui soit réservé un chapitre important dans les traités de pathologie interne.

Dans un traité de pathologie médico-chirurgicale, l'importance relative de ce chapitre est plus grande encore : l'ulcère simple est, en effet, par excellence la maladie chirurgicale de l'estomac. On est intervenu pour en opérer la cure directe ou indirecte, pour arrêter des hémorragies abondantes ou récidivantes, pour traiter toute une série de complications : péritonite par perforation, abcès périgastriques, adhérences, sténose pylorique, sténose mésogastrique. Nous aurons plus tard à décrire ces diverses complications et à donner les indications et la technique de l'intervention opératoire et à limiter sa portée. Si nous sommes amenés à donner à ce chapitre un développement relativement plus considérable qu'à ceux qui intéressent moins directement à la fois le médecin et le chirurgien, personne ne pourra s'en étonner étant donné le titre même de cet ouvrage.

Historique. — Certains auteurs de la fin du xviie siècle et du commencement du xviiie avaient observé déjà des ulcérations de l'estomac susceptibles de donner lieu à une perforation ou à de graves hémorragies qui n'étaient certainement que des cas d'ulcus. C'est ainsi que Grassius, en 1695, a décrit un ulcère de l'estomac dont la perforation, en partie obturée par la rate, n'avait permis l'issue que d'une petite partie du contenu de l'estomac dans la cavité péritonéale, et que Littre, en 1704, a rapporté une hémorragie mortelle due à une ulcération arrondie de l'estomac à bords nettement taillés à pic, de 5 lignes de large, d'une demi-ligne de profondeur.

Matthew Baillie, au commencement du xixe siècle, donna de certaines ulcérations de l'estomac une description qui s'applique certainement à l'ulcus. « Leurs bords sont réguliers et la muqueuse dans le voisinage ne paraît pas malade. Il semble qu'on en ait enlevé un morceau d'un coup de couteau. » Il note que la destruction des parois de l'estomac est tantôt partielle, tantôt complète.

J. Abercrombie, avant Cruveilhier, avait déjà tracé d'une façon exacte l'histoire clinique de l'ulcus, mais toutefois il n'avait pas saisi la distinction fondamentale qui existe entre l'ulcère simple et les ulcérations d'origine cancéreuse.

Ce fut le grand mérite de Cruveilhier d'établir nettement et définitivement cette séparation dans une série de travaux publiés de 1829 à 1858 [1]. Ses conclusions furent confirmées et complétées par les recherches anatomo-pathologiques de Rokitansky [2] et les études cliniques de Jaksch.

Depuis, un très grand nombre d'auteurs ont étudié l'ulcus et ont cherché à résoudre le difficile problème de sa genèse. Les principaux de ces derniers travaux seront indiqués plus loin, à propos de la pathogénie de l'ulcus. Les recherches faites depuis 25 ans environ sur le chimisme gastrique d'une part, la collaboration des médecins et des chirurgiens de l'autre, ont permis l'acquisition de notions nouvelles très importantes, que nous aurons à exposer plus loin. Disons seulement, pour clore cette rapide notice historique, que l'on a été amené à admettre la cancérisation secondaire de l'ulcus comme un fait fréquent et que, de cette façon, un pont s'est trouvé jeté sur le fossé creusé entre l'ulcus et le néoplasme.

Pathogénie. — La genèse de l'ulcus de l'estomac et du duodénum, malgré les nombreuses recherches cliniques, anatomo-pathologiques et expérimentales qu'elle a provoquées, est encore entourée d'une certaine obscurité.

Sa forme arrondie, sa limitation très nette, sa topographie et sa tendance à creuser en profondeur sans que l'ulcération se fasse aux dépens d'un tissu néoplasique en voie de destruction sont les caractéristiques de l'ulcus. Comment expliquer ces particularités anatomo-pathologiques ?

De nombreuses théories s'y sont appliquées. Les unes ont pris comme point de départ le processus ulcératif, les autres l'auto-digestion. Pour expliquer l'ulcération première et son extension, des facteurs différents ont été invoqués. Dans les théories mixtes, on voit intervenir à la fois un ou plusieurs facteurs d'ulcération et l'auto-digestion.

Il serait sans grande utilité de faire l'histoire chronologique des diverses doctrines. Mieux vaut, nous semble-t-il, dresser le tableau des facteurs pathogéniques auxquels le rôle primordial a été attribué dans la production de l'ulcus et rechercher, en critiquant ces théories, ceux de ces éléments auxquels on est amené à l'heure actuelle à attribuer une influence possible.

Les facteurs pathogéniques de l'ulcus, invoqués par les auteurs, peuvent être rangés dans deux grandes catégories : *facteurs d'ulcération* et *facteurs d'auto-digestion*. On peut en établir le tableau suivant :

1. CRUVEILHIER. Anatomie pathologique, 1829-1835, *Revue Médicale*, 1858.
2. ROKITANSKY. (Œsterreichisch. Jahrb., 1839).

A. — PROCESSUS ULCÉRATIF

1° *Ulcération par trouble de la circulation sanguine :*
a) Par embolie ;
b) Par thrombose artérielle ;
c) Par stase veineuse ou par infarctus dû à une thrombose veineuse ;
d) Par hémorragie interstitielle ;
e) Par anémie spasmodique.
2° *Ulcération par trouble neuro-trophique.*
3° *Ulcération par gastrite.*
4° *Ulcération par nécrose infectieuse ou toxémique.*

B. — PROCESSUS D'AUTO-DIGESTION

Comme l'estomac ne se digère pas à l'état normal, on a été amené à faire intervenir, pour expliquer l'auto-digestion dans l'ulcus, soit une exagération du pouvoir chlorhydropeptique du suc gastrique, soit une diminution de la résistance des parois de l'estomac à l'action corrosive d'un suc gastrique normal ou doué de propriétés digestives exagérées.

En somme, les circonstances suivantes ont été considérées comme pouvant amener l'auto-digestion ou la favoriser :
1° *Augmentation du pouvoir digestif, hypersécrétion et stase du suc gastrique.*
2° *Diminution de la résistance des tuniques de l'estomac à l'auto-digestion :*
a) Par diminution générale de la vitalité des tissus ;
b) Par modification de la constitution chimique du sang et des humeurs ;
c) Par diminution localisée en certains points de la résistance des parois de l'estomac à l'action du suc gastrique.

Nous voyons donc intervenir cette combinaison de l'auto-digestion et d'un ou de plusieurs des facteurs d'ulcération qui sont à la base de toutes les théories complexes.

Reprenons les éléments de ce tableau : chacun d'eux a servi de point de départ à une théorie pathogénique que nous aurons ainsi l'occasion de mentionner et d'apprécier. Cette revue critique nous permettra de faire un choix et de retenir pour la théorie largement éclectique que nous défendrons et que nous avons, du reste, déjà commencé à défendre dans le chapitre précédent, les facteurs dont la réalité paraît démontrée, et d'évaluer et la fréquence de leur intervention et l'importance de leur rôle.

A. — PROCESSUS ULCÉRATIF.

1° **Ulcération par trouble de la circulation sanguine.** — *a*) **Embolie.** — La théorie de l'embolie de Virchow devait être appliquée à la pathogénie de l'estomac. Panum, Cohnheim et quelques autres expérimentateurs réussirent, en effet, à provoquer de petites ulcérations de la muqueuse gastrique en injectant des corps étrangers de petit volume dans l'aorte ou dans la coronaire stomachique; mais ils n'ont pas pu, de cette façon, produire des ulcérations chroniques identiques par leur aspect et par leur évolution à l'ulcus de l'estomac humain.

B) **Thrombose artérielle.** — L'oblitération d'un tronc artériel d'assez gros volume a pu amener une vaste ulcération de l'estomac, mais il ne s'agissait pas d'un ulcère rond. L'artérite, l'artério-sclérose et l'athérome ont été assez souvent relevés chez des sujets qui avaient succombé à l'ulcus gastrique. Toutefois, tant d'athéromateux et d'artério-scléreux échappent à l'ulcus, qu'il est difficile de tirer une conclusion précise de cette coïncidence. Quant à l'artérite localisée au voisinage immédiat d'un ulcère simple, elle nous a paru, dans les cas examinés par nous, devoir être considérée beaucoup plutôt comme une lésion postérieure que comme une lésion antérieure à l'ulcération.

C) **Stase veineuse et thrombose veineuse.** — La stase veineuse dans le domaine des veines stomacales est, de temps en temps, chez les malades atteints d'asystolie ou de cirrhose hépatique, la cause de la production d'érosions hémorragiques; mais il n'est pas démontré que l'ulcus puisse succéder à l'érosion, quoi qu'en aient dit certains auteurs. Récemment, Payr (¹), en injectant des corpuscules pulvérulents dans les rameaux périphériques des veines mésaraïques ou gastro-spléniques, a pu produire des foyers de thrombose et d'infarctus dans le foie et l'estomac, et il aurait vu plusieurs fois des ulcérations arrondies se produire dans l'estomac du chien par ce mécanisme. Ces expériences demanderaient à être répétées et contrôlées.

D) **Hémorragies interstitielles.** — Les ecchymoses de la muqueuse stomacale ont été observées dans des conditions très variables : traumatismes, distension exagérée des parois de l'estomac, lésions expérimentales des corps opto-striés, hémorragie cérébrale, section de la moelle à la région cervicale, intoxications diverses. Ces ecchymoses peuvent-elles devenir le point de départ de véritables ulcères permanents? C'est possible, car on a vu les signes classiques de l'ulcus

---

1. Payr. *Arch. f. klin. Chirurgie*, LXXXIV, 1907.

succéder à bref délai à un traumatisme violent de la région épigastrique. Toutefois, il est vraisemblable, comme l'a admis Richardière, que cet ulcus ne s'est développé que dans des cas où l'estomac était prédisposé à son évolution par l'existence antérieure d'une gastrite avec hypersécrétion chlorhydropeptique.

E) **Anémie spasmodique.** — L'anémie localisée des parois stomacales, par spasme des artérioles ou par contraction des tuniques musculaires ou seulement de la musculaire sous-muqueuse, a été accusée d'amener la production de l'ulcus. Cette conception est une hypothèse qui ne repose sur aucune constatation précise; elle nous séduit peu.

2° Ulcération par trouble neuro-trophique. — L'ulcus a été comparé au mal perforant plantaire des tabétiques. La congestion par dilatation capillaire, les hémorragies interstitielles, l'anémie spasmodique pourraient servir d'intermédiaires entre les centres nerveux et les ulcérations des parois stomacales. Nous avons déjà mentionné plus haut les hémorragies interstitielles survenues à la suite de lésions spontanées ou expérimentales du cerveau, des corps optostriés et de la moelle.

Plusieurs autres auteurs (Talma, della Vedova, van Ijzeren) ont produit des ulcérations de l'estomac chez les animaux et, particulièrement encore, chez le lapin, par la section ou l'excitation électrique du vague, au-dessus du diaphragme. Ces ulcérations ont quelquefois pris l'aspect d'un véritable ulcus. Mais en auraient-elles eu l'évolution?

Frémont a vu, avec une fréquence relativement très grande, des ulcères absolument semblables à l'ulcus de l'homme par leur aspect anatomo-pathologique, et leur évolution se produire chez des chiens chez lesquels il avait abouché l'œsophage et le duodénum en respectant le tronc du pneumogastrique.

Il faut retenir en tout cas que, d'après Frémont, la rétention du suc gastrique dans un estomac ainsi isolé, amène à peu près à coup sûr la production d'un ulcus. Cette rétention aurait donc plus d'importance que la section de filets nerveux d'ordre secondaire ou que le traumatisme des troncs nerveux principaux [1].

3° Ulcération par gastrite. — La théorie de la gastrite due à Cruveilhier a été reprise et développée par Galliard qui a, en sa faveur, fait intervenir les résultats de l'examen histologique. La gastrite interstitielle est fréquente, non seulement au pourtour immédiat de l'ulcération, mais aussi à distance. Les amas embryonnaires disséminés sous la muqueuse, dissociant les glandes, s'avançant vers la surface à la façon de petits abcès prêts à se vider, semblaient indiquer quelquefois que, sur des points éloignés les uns des autres, des

1. F. Moutier. De l'ulcère chronique spontané chez le chien à estomac isolé. *Arch. des mal. de l'app. digest.*, 1910, p. 49.

ulcérations étaient à la veille de se produire. Les amas embryonnaires accumulés au voisinage de l'ulcus, les lésions oblitérantes des artérioles donnent l'idée que le processus de destruction continue au pourtour de l'ulcération. Il ne paraissait pas douteux à Galliard, du reste, que l'auto-digestion aidait à la marche de l'ulcération et à la régularisation de ses bords en s'attaquant à des amas de cellules embryonnaires d'une résistance restreinte.

Dans quelle mesure la gastrite observée au pourtour de l'ulcus est elle primitive ou secondaire ? Il est bien difficile de l'établir ; mais il paraît impossible de ne lui attribuer aucun rôle dans la production et surtout dans l'extension de la lésion ulcéreuse.

4° Ulcération par nécrose toxémique ou toxi-infectieuse. — Les ulcérations de l'estomac constatées au cours d'infections diverses, dans l'urémie et même dans les intoxications hétérogènes, ont pu être considérées comme dues à un processus de nécrose localisé à certains points des tuniques de l'estomac. Il se ferait, sous l'influence de l'imprégnation toxique des éléments cellulaires, probablement dans le domaine de certaines artérioles, une nécrose massive capable d'amener une véritable escarrification. Cette nécrose correspondrait aux lésions désignées en histologie pathologique par les termes de tuméfaction trouble, de nécrose momifiante, nécrose fibrinoïde ou coagulante, nécrose hyaline. Les lésions ainsi produites appartiendraient aux types anatomiques suivants : infarctus hémorragique, érosion hémorragique, exulcération de la muqueuse, enfin ulcération profonde à fond encore hémorragique ou escarrifié (Gandy).

Ce mécanisme expliquerait l'apparition des ulcérations intestinales et vésicales, aussi bien que des ulcérations gastriques. Pour ces dernières, il y aurait une progression insensible de l'érosion à l'ulcus, en passant par l'*exulceratio simplex* de Dieulafoy. Pour donner à l'ulcus son aspect particulier, des facteurs secondaires interviendraient, susceptibles de parfaire la lésion : inflammation des bords de la perte de substance résultant de l'escarrification des tissus nécrosés et auto-digestion chlorhydropeptique. Cette conception a été défendue surtout par Letulle, Dieulafoy et Gandy. Nous l'avons exposée déjà dans le chapitre précédent en faisant l'histoire des érosions et des ulcérations simples.

B. — PROCESSUS D'AUTO-DIGESTION

Il était difficile, pour les raisons que nous avons dites, de refuser un rôle à l'auto-digestion dans la genèse de l'ulcus, que ce rôle fût primitif ou secondaire. Les recherches faites sur le chimisme gastrique, dans les gastropathies, ne tardèrent pas à mettre en regard la diminution de la sécrétion spécifique de l'estomac dans le cancer de cet organe et sa conservation et même son exagération dans l'ulcus. De là à attribuer un rôle pathogénique prépondérant à l'hypersécrétion chlorhydrique, il n'y avait qu'un pas : Riegel et son école le franchirent bientôt.

Passons donc en revue les facteurs considérés comme susceptibles de favoriser l'action auto-digestive du suc gastrique.

1° Augmentation du pouvoir digestif et hypersécrétion du suc gastrique. — La théorie de Riegel, défendue en France par Bouveret et Albert Robin, donnait l'hypersécrétion primitive comme la cause première de l'ulcus. La succession des accidents serait la suivante. En raison d'une sorte de névrose hypersécrétoire, l'estomac sécrète en quantité exagérée un liquide très riche en acide chlorhydrique et en pepsine. Les substances ternaires — et surtout les hydrates de carbone — sont difficilement digérées dans ce suc stomacal trop acide; elles tendent à séjourner et à s'accumuler dans l'estomac, et la stase du liquide gastrique favorise l'attaque de la muqueuse et son auto-digestion. En clinique, le syndrome de Reichmann (hyperacidité chlorhydrique, hypersécrétion, douleurs tardives, présence de liquide dans l'estomac le matin à jeun) fut considéré comme l'expression symptomatique de l'hypersécrétion avec rétention, causes essentielles de l'ulcus peptique. Plus tard, on fut amené par les travaux de Hayem, de Soupault et Hartmann, que nos propres recherches ont pleinement confirmés, à admettre que le syndrome de Reichmann était le plus souvent la conséquence d'un ulcus juxtapylorique et non la cause de cet ulcus. Dans l'une comme dans l'autre conception, l'hypersécrétion quantitative et qualitative n'en restait pas moins un élément clinique important de l'ulcus, ne fût-ce qu'au point de vue du diagnostic. Nous le verrons plus loin, les recherches ultérieures ont affirmé la fréquence de cette hypersécrétion dans l'ulcus. On la rencontre dans le plus grand nombre des cas bien observés ; on ne peut donc pas faire table rase de la théorie de l'auto-digestion dans la pathogénie de l'ulcus, même si on ne regarde pas l'hypersécrétion comme une condition absolument indispensable à sa production.

2° Diminution de la résistance des tuniques de l'estomac à l'auto-digestion. — Dans la théorie de l'auto-digestion par augmentation du pouvoir chlorhydro-peptique du suc gastrique, on était amené à admettre une rupture d'équilibre entre l'action chimique du liquide stomacal et la résistance des parois de la poche qui le contient. Supposons que l'activité digestive du suc gastrique soit normale ou même diminuée, mais que la digestibilité des parois stomacales ait augmenté, et de nouveau l'équilibre sera rompu : l'ulcération peptique pourra se produire.

Les diverses conditions suivantes ont été considérées comme susceptibles d'amener cette rupture d'équilibre :

a) La diminution *générale* de la vitalité des tissus;

b) La modification de la constitution chimique du sang et des humeurs;

c) La diminution *localisée* en de certains points de la résistance des parois de l'estomac à l'action du suc gastrique.

a) *Diminution générale de la vitalité des tissus.* — Un trouble général de la vitalité des tissus a été invoqué pour expliquer le défaut de résistance des tuniques de l'estomac à l'auto-digestion. On a fait remarquer, en particulier, la fréquence relative de l'ulcus chez les jeunes femmes chloro-anémiques. Comme l'anémie peut être aussi la conséquence de l'ulcus, il est assez difficile d'attribuer à cet élément prédisposant une valeur bien précise.

b) *Modification de la constitution chimique du sang et des humeurs.* — Pavy a émis l'hypothèse que les tissus se défendaient contre l'auto-digestion par leur alcalinité sans cesse renouvelée et entretenue par l'apport sanguin. Que cette alcalinité diminue et l'estomac pourra se laisser digérer par le produit de sa propre sécrétion. Cette conception ne repose sur aucune constatation chimique, et les présomptions que l'on peut tirer de l'acidité urinaire lui sont plutôt défavorables. Les recherches de A. Mathieu et de Tréheux indiquent, en effet, une élimination rénale d'acide plus considérable dans l'hyper que dans l'hypochlorhydrie. Les humeurs auraient donc tendance, d'après cela, à être non pas hypo, mais hyperacides chez les malades atteints d'ulcus, puisque l'hyperchlorhydrie est la règle chez eux.

c) *Diminution localisée en certains points de la résistance des parois de l'estomac à l'action du suc gastrique.* — Ici devraient figurer à nouveau les diverses lésions susceptibles de produire une ulcération de l'estomac, que nous avons précédemment énumérées. S'il paraît impossible d'attribuer l'ulcération première de l'ulcus à la seule auto-digestion, même dans l'hypersécrétion chlorhydrique la plus intense, on ne peut, d'autre part, refuser un rôle tout au moins secondaire à l'action du suc gastrique, à laquelle des tissus malades ne paraissent pas pouvoir résister. Les causes de diminution *localisée* de résistance des parois de l'estomac à la digestion chlorhydropeptique sont nombreuses et variées. Les foyers disséminés de gastrite, de nécrose, d'infarctus hémorragiques, laissent souvent intactes de larges régions de la muqueuse susceptibles de sécréter une telle proportion de suc gastrique normal ou même doué de propriétés chlorhydropeptiques exagérées, que la digestion des zones de résistance insuffisante peut se comprendre aisément. La véritable difficulté en cas semblable est d'expliquer pourquoi l'ulcus est le plus souvent unique.

Ici se place assez naturellement la théorie récemment formulée par Kaufmann (¹), qui attribue l'auto-digestion et l'ulcération de la mu-

1. G. KAUFMANN, *Arch. f. Verdauungs Krankh.*, vol. XII, n° 6.

queuse gastrique à la diminution de la sécrétion muqueuse. Normalement, le mucus sécrété par l'estomac formerait comme un vernis protecteur susceptible de défendre la muqueuse stomacale contre l'action du suc gastrique. Si cette protection manque, par suite de la raréfaction du vernis muqueux, l'attaque localisée de l'estomac et son ulcération deviennent possibles.

Mentionnons encore, pour terminer, l'ingénieuse théorie de Katzenstein [1] qui applique à la pathogénie de l'ulcus la notion des anticorps. La digestion de l'albumine dans les tubes de Mette, par le suc gastrique, d'après ses recherches, ne se produirait pas en présence d'un petit fragment de muqueuse stomacale prise sur un animal vivant. L'estomac produirait donc une substance empêchante, l'*antipepsine*, qui l'empêcherait de se digérer lui-même. Que l'antipepsine manque et l'ulcération par auto-digestion peut se faire.

THÉORIE ÉCLECTIQUE

De la revue rapide que nous venons de faire, il nous paraît résulter qu'aucun des facteurs invoqués ne suffit à expliquer par lui seul la production de l'ulcus gastrique. Les théories basées exclusivement sur l'intervention d'un seul d'entre eux, sont des conceptions trop étroites, incapables d'expliquer d'une façon satisfaisante non seulement l'ensemble des faits observés en clinique, mais même l'évolution d'un seul cas d'ulcus, depuis son apparition jusqu'à sa terminaison.

Non seulement les causes d'ulcération locale, de pertes de substance par lésion des tuniques stomacales, de la muqueuse vers la séreuse, peuvent se combiner et se combinent certainement souvent, mais encore il n'est pas possible de ne pas attribuer un rôle à l'autodigestion, ni de se refuser à admettre que la prédisposition organique puisse également avoir une certaine influence.

Nous sommes ainsi amenés à admettre d'une façon éclectique l'intervention de trois ordres de facteurs.

1° Les processus d'ulcération ;
2° Les processus d'auto-digestion ;
3° La prédisposition organique.

Pour apprécier l'importance relative de ces différents ordres de facteurs dans la genèse de l'ulcus, il faut tenir compte des données puisées aux diverses sources d'information : statistique étiologique, observation clinique, anatomie pathologique, expérimentation. Nous allons entreprendre cette revue critique en attribuant une importance particulière aux renseignements fournis par la statistique

1. Katzenstein, *Berliner Klin. Wochenschr.*, XLX, 1749.

étiologique et clinique : elle est, en effet, le véritable critérium des théories pathogéniques.

1° **Le processus d'ulcération.** — L'ulcération de l'estomac, en dehors des infiltrations néoplasiques caduques, peut se faire, on l'a vu plus haut, par des mécanismes très variables en ce qui concerne tout au moins l'ulcération première : la gastrite interstitielle avec production de foyers d'amas embryonnaires susceptibles de s'éliminer comme de petits abcès, les infarctus hémorragiques, dus à des embolies ou à des thromboses simples ou infectieuses, la nécrose toxémique ou toxi-infectieuse, voilà autant de facteurs d'ulcération dont l'action possible paraît nettement démontrée. Quelle est donc la fréquence de leur intervention et l'importance de leur rôle dans la pathogénie de l'ulcus?

Gastrite. — Il serait très instructif d'avoir des données statistiques exactes sur la fréquence, la modalité et la répartition de la gastrite dans les estomacs atteints d'ulcus.

Les lésions de gastrite interstitielle dégénérative sont souvent constatées d'une façon banale, soit au pourtour immédiat de l'ulcération, soit à distance. Ce sont des amas d'éléments embryonnaires étalés à la surface de la musculaire sous-muqueuse ou accumulés entre les tubes glandulaires qui se trouvent écartés et dissociés. Les glandes avoisinantes sont assez souvent en voie d'atrophie et de dégénérescence. Les artérioles, au voisinage et surtout vers le fond de l'ulcus, sont atteintes d'artérite, leur lumière est rétrécie sinon même oblitérée. Il est bien difficile de dire si ces lésions de gastrite et d'artérite sont primitives ou secondaires, si elles sont la cause ou la conséquence de l'ulcération première. Rarement, en effet, on a l'occasion d'observer un ulcus aux premiers jours de son existence; le plus souvent on ne peut le faire qu'après des semaines et des mois de durée. Dans quelques rares cas, celui de Hayem et Lion, en particulier, l'examen histologique fait de bonne heure a montré qu'il n'y avait pas de lésions de gastrite interstitielle, mais seulement une sorte d'infiltration œdémateuse.

Très souvent, les lésions de gastrite interstitielle ne sont pas limitées au pourtour de l'ulcus, elles sont disséminées dans l'estomac par aires plus ou moins étendues, par foyers plus ou moins nombreux. Dans la gastrite des hyperchlorhydriques on voit, comme sur une carte géographique, les aires de gastrite dégénérative alterner et se mélanger avec les aires d'hypertrophie glandulaire. Il y a à la fois dans le même estomac, des zones d'hyperactivité sécrétoire et des foyers prêts à l'ulcération, sans résistance à l'auto-digestion. On comprendrait très bien que, dans ces conditions, il y ait plus souvent, non pas un ulcus unique, mais des ulcérations multiples et disséminées.

Il ne semble guère que la gastrite par elle seule puisse produire l'ulcus typique. Pour s'expliquer l'aspect arrondi de ce dernier et sa tendance à l'évolution progressive, il est nécessaire d'invoquer l'auto-digestion. Or, la gastrite avec hypersécrétion chlorhydrique est loin d'être une rareté ; elle paraît être la règle en cas d'ulcus.

On se représente très bien que la gastrite avec hypergenèse des éléments de sécrétion chlorhydropeptique et la gastrite destructive et ulcérative puissent évoluer parallèlement ou successivement sous l'influence d'une même cause, l'irritation de l'estomac par des substances alimentaires toxiques ou médicamenteuses; mais on peut aussi concevoir que des causes étiologiques secondaires, telles que les diverses infections, viennent ajouter la gastrite interstitielle à la gastrite hyperchlorhydropeptique préexistante.

Nous avons pu relever fréquemment l'*alcoolisme* dans les antécédents des malades soignés pour un ulcère de l'estomac dans les salles ou à la consultation externe de l'hôpital Andral et de l'hôpital Saint-Antoine. Cette étiologie a du reste été fréquemment invoquée.

L'alcoolisme nous paraît rendre compte aussi de la fréquence plus grande de l'ulcus chez les hommes que chez les femmes dans la population qui fréquente les hôpitaux de Paris, autant du moins qu'on en peut juger par les statistiques recueillies dans notre service par Fr. Moutier.

L'influence de l'alcoolisme sur la production de l'ulcus nous paraît, d'autre part, un argument important en faveur du rôle de la gastrite dans sa pathogénie.

A côté de la gastrite alcoolique, il est naturel de faire une place à la gastrite d'origine alimentaire et médicamenteuse.

Nécrose toxémique et toxi-infectieuse. — Dans quelle mesure et avec quelle fréquence rencontre-t-on l'ulcération stomacale au cours des auto-intoxications endogènes ou exogènes? Dans quelle mesure et avec quelle fréquence l'ulcus succède-t-il à des infections diverses?

L'alcoolisme, nous l'avons vu, est fréquemment signalé dans les antécédents des malades hommes atteints d'ulcus. C'est la seule intoxication chronique dont le rôle paraisse bien net. L'alcool provoque-t-il l'ulcération par le processus de la nécrose ou par celui de la gastrite? La gastrite est fréquente chez les alcooliques, mais cela ne devrait pas faire rejeter le rôle de la nécrose qu'il est beaucoup plus difficile de saisir sur le fait.

Des ulcérations du tube digestif et surtout de l'intestin ont été assez fréquemment signalées chez des malades atteints d'urémie. A. Mathieu et J.-Ch. Roux ont eu l'occasion d'observer des ulcérations dans l'estomac d'une jeune fille morte d'urémie. L'une d'elles présentait tous les caractères de l'ulcère simple : forme arrondie, destruction de la musculaire sous-muqueuse, bords taillés à pic. Ces ulcérations résultaient-elles d'une nécrose localisée? C'est vraisemblable, mais difficile à démontrer.

Les rapports de l'ulcère de l'estomac avec les infections ont été soupçonnés beaucoup plus en raison des données de l'observation clinique et de l'expérimentation, qu'en raison des constatations directes de l'anatomie pathologique.

En clinique, on a observé des hématémèses au cours de certaines infections, et, dans certains cas, à l'autopsie, on a pu trouver des ulcérations de la muqueuse. En faveur de l'origine infectieuse de l'ulcus, on a aussi invoqué une fréquence relative de certaines maladies infectieuses et, en particulier, de l'appendicite dans les antécédents des malades atteints d'ulcus de l'estomac (Payr, Mahnert). Dieulafoy avait déjà antérieurement signalé l'appendicite comme une cause possible d'érosion hémorragique et de gastrorragie.

Il ne nous est pas plus possible de contester l'influence des infections sur la production de l'ulcus gastrique, qu'il ne nous serait facile de la démontrer en relevant l'intervention réelle des maladies infectieuses dans le passé des ulcéreux. Il n'est guère de ces malades qui n'aient été, au cours de leur existence, atteints d'une maladie infectieuse ; mais il n'en est qu'un petit nombre chez lesquels les troubles gastriques aient, immédiatement ou à bref délai, succédé à l'évolution du processus infectieux.

Ces considérations cliniques sont, il semble bien, de nature à restreindre l'importance de la nécrose d'origine toxi-infectieuse.

Embolie et thrombose. — Dans certaines statistiques on a noté assez fréquemment une lésion du cœur ou des vaisseaux chez les sujets qui avaient succombé à un ulcus gastrique. D'après Rütimeyer, à Berne, dans 45 cas sur 114, soit dans 57,7 pour 100 des cas, on aurait constaté une lésion orificielle du cœur ou bien quelque lésion artérielle, telle que l'athérome ou l'artériosclérose. Cette proportion est évidemment considérable ; mais il serait certainement facile d'établir une statistique beaucoup plus riche encore de cas de lésion du cœur ou des vaisseaux avec une proportion extrêmement restreinte d'ulcères simples de l'estomac.

2° **Le processus d'auto-digestion.** — La régularité des bords de la perte de substance dans l'ulcère rond, sa tendance à l'extension progressive ont fait penser à l'action corrosive du suc gastrique.

Cette hypothèse s'est trouvée renforcée par le siège exclusif de l'ulcus dans des régions baignées par le suc gastrique et par la constatation de la fréquence de l'hypersécrétion chlorhydrique chez les malades actuellement ou antérieurement atteints d'ulcère simple de l'estomac. Dans quelle mesure donc peut-on trouver dans les statistiques relatives au chimisme des gastropathes un argument en faveur de la théorie de Riegel ?

Hayem et Lion([1]), sur 26 cas d'ulcus, ont trouvé 25 cas d'hyper-

---

1. Maladies de l'estomac, *in Traité de pathologie* de Brouardel et Gilbert.

chlorhydropepsie: dans les 5 autres cas, les chiffres du chimisme
stomacal étaient à peu près normaux. Bien que cette statistique porte
sur un nombre de cas restreints, elle est importante parce que les
examens ont été faits à l'aide d'une bonne méthode d'analyse chimique
(méthode de Winter).

La plupart des statistiques sont moins nettement en faveur de
l'hypersécrétion chlorhydrique qualitative et quantitative. Ewald, en
1902, au XXe Congrès de médecine interne, sur 152 cas examinés, dit
avoir trouvé l'hyperacidité dans 54,1 pour 100 des cas, une acidité
normale dans 56,8 pour 100 et l'hypoacidité dans 9 pour 100. Il faut
dire que, dans cette dernière catégorie, qui ne renfermait que 12 cas,
il rangeait plusieurs cas d'ulcère avec greffe cancéreuse secondaire.
Wersing, sur 110 cas, a trouvé l'hyperacidité dans 42,7 pour 100
des cas; Wagner, de Rostock, sur 55 cas, l'a trouvée 42,6 fois sur 100.
Ocrum, de Copenhague, admet que l'hyperacidité existait dans 58 des
100 cas qu'il a examinés. Rütimeyer([1]), auquel nous empruntons ces
renseignements bibliographiques, a fait l'examen du chimisme stomacal dans 162 cas d'ulcère simple de l'estomac. Les résultats de ses
recherches sont résumés dans le tableau suivant :

```
Hyperacidité. . . . . . . . . . . . . . . . . . . . . . .   42,5 p. 100
Acidité normale. . . . . . . . . . . . . . . . . . . . .   41,5   —
Hypoacidité . . . . . . . . . . . . . . . . . . . . . . .   16,0   —
```

Tous ces chiffres sont loin de présenter la même importance parce
que les malades n'ont pas toujours été examinés, non seulement au
début, mais même au cours de l'ulcus, et parce que les méthodes
d'examen employées sont loin d'avoir une égale valeur. Quelques-
unes d'entre elles sont franchement défectueuses.

Rütimeyer, en ne tenant compte que des faits dans lesquels l'examen chimique avait été pratiqué dans les quatre semaines qui ont
suivi une hémorragie, par conséquent dans une phase d'activité de
l'ulcus, a trouvé l'hyperacidité 80 fois sur 100 chez les hommes et
42,2 pour 100 chez les femmes, soit en moyenne 58,5 pour 100.
En tenant compte, non de l'hyperacidité totale, mais de l'augmentation de l'acide chlorhydrique libre, il a trouvé l'hyperchlorhydrie
60 fois pour 100 chez les hommes et 66,6 fois pour 100 chez les
femmes.

Ce même auteur a, à plusieurs reprises, constaté des variations
rapides du chimisme et un passage de l'hyper à l'hypochlorhydrie
qu'ont également noté d'autres cliniciens. Il serait donc nécessaire,
pour avoir une notion exacte sur la fréquence de l'hyperchlorhydropepsie dans l'ulcus, de faire plusieurs examens et de les pratiquer à la
période même où l'ulcération se produit.

L'argument le plus puissant en faveur de l'action pathogénique de

---

1. L. Rütimeyer. *Ueber die geographische Verbreitung und die Diagnose des
Ulcus ventriculi rotundum,* 1906.

l'auto-digestion chlorhydropepsique est fourni par la fréquence relative de l'ulcus du jéjunum après la gastro-entérostomie.

Tiegel([1]) a relevé 12 fois l'hyperacidité dans 16 cas d'ulcus du jéjunum consécutifs à la gastro-entérostomie. Dans 2 cas, il est vrai, il y avait hypoacidité au moment de l'examen chirurgical.

5° **Rôle de la prédisposition organique.** — Le rôle de la prédisposition organique paraît nettement démontré par les statistiques.

Des chiffres relevés par Rütimeyer à Bâle et à Berne, il résulte que l'ulcère simple de l'estomac se rencontre avec une fréquence maxima chez les femmes de 20 à 30 ans et chez les hommes de 30 à 40. Sur les 600 cas observés de 1898 à 1908 à l'hôpital Andral, puis à l'hôpital Saint-Antoine, le même fait a été observé par A. Mathieu et Fr. Moutier. Il y avait 2 hommes sur 5 malades, avec une fréquence plus grande chez les femmes de 20 à 30 ans et chez les hommes de 30 à 40.

Nous n'avons donc pas constaté la prédominance de l'ulcus dans le sexe féminin qu'avaient admise les auteurs; mais il semble que, chez la femme, l'ulcus ne reconnaisse pas exactement les mêmes causes que chez l'homme.

Chez la femme, il faut sans doute invoquer une résistance organique moindre, la chlorose, la grossesse et, chez l'homme, les irritations alimentaires de l'estomac et plus particulièrement encore l'ingestion d'une trop grande quantité de boissons alcooliques ou d'apéritifs riches en essences.

Conclusions. — Quelle idée pouvons-nous donc nous faire à l'heure actuelle de la pathogénie de l'ulcus de l'estomac, du duodénum et du jéjunum après gastro-entérostomie?

Tout d'abord, il est certain qu'on ne peut expliquer la *formation première* et l'*évolution* de l'ulcus par la mise en action d'un seul facteur pathogénique, que l'on considère la pathologie générale de l'ulcus ou la production et la marche de chaque cas pris en particulier.

Considérons successivement l'*apparition* d'une ulcération et l'*évolution de l'ulcus.*

Rien ne permet d'attribuer exclusivement à un élément pathogénique toujours le même l'ulcération première, la perte de substance initiale qui deviendra soit un ulcus immobilisé dans ses dimensions premières, soit un ulcus à extension progressive. La gastrite interstitielle ulcéreuse, la gastrite infectieuse, la nécrose toxi-infectieuse, les ecchymoses causées par un traumatisme, paraissent pouvoir être la cause de l'ulcération première. A l'heure actuelle, il nous semble du reste impossible d'évaluer la fréquence relative de la mise en œuvre de ces différents facteurs. La solution du problème pourra être facilitée à l'avenir par des statistiques étiologiques plus précises que celles

---

1. Cité par Rütimeyer.

que nous possédons actuellement. Toutefois, dès maintenant, il semble bien que les irritations locales de la muqueuse gastrique par des aliments trop épicés, mal divisés, par des boissons riches en alcool, en essences, en tanin, en sels divers, ou encore par des substances médicamenteuses, etc., jouent très souvent un rôle préparatoire et que la gastrite d'origine alimentaire ou éthylique soit fréquemment la cause première de la lésion interstitielle ulcérative et de *l'hypergenèse des éléments de sécrétion chlorhydropeptique*, cause *d'hypersécrétion qualitative et quantitative.*

L'ulcération initiale peut-elle être d'emblée assez étendue pour présenter les symptômes et la lenteur de cicatrisation qui caractérisent l'ulcus? Cela n'est pas impossible, mais ne peut guère se comprendre que si elle se fait par escarrification. Le processus d'ulcération est à la base même de la théorie de la nécrose toxémique ou toxi-infectieuse. Chez un des chiens de Frémont, l'escarre était encore adhérente au fond de l'ulcération; mais il est impossible de dire si, dans ce cas, on doit invoquer la nécrose toxémique comme cause première; il semble même plutôt qu'elle doive être écartée.

Très souvent, en tout cas, l'ulcération première suit une marche extensive en profondeur et en surface. Quel est le mécanisme de cette extension? On comprend facilement qu'elle puisse résulter de la progression excentrique des lésions de gastrite, moins facilement qu'elle soit la conséquence d'une escarrification continue centrifuge, la nécrose se produisant par blocs limités. La limitation très nette de l'ulcus, sa forme arrondie ont été parmi les principaux arguments invoqués en faveur d'une érosion progressive par auto-digestion chlorhydropeptique, et il nous paraît impossible de refuser un rôle à ce facteur. La fréquence de l'hypersécrétion chlorhydrique au cours de l'ulcus et la localisation de l'ulcus à l'estomac et à la première partie du duodénum, sa survenue dans le jéjunum après la gastro-entérostomie, surtout dans les cas où il y a hyperchlorhydropepsie, ce sont là des raisons très importantes d'attribuer un rôle à l'action corrosive du suc gastrique.

Cette action ne s'exerce ni sur la muqueuse saine, ni même sur les tuniques musculaires mises à nu, et l'on sait que les plaies qui résultent d'une opération chirurgicale guérissent très bien. Il en est de même des plaies produites par l'arrachement d'un fragment de la muqueuse par une sonde gastrique. Elle s'exerce, au contraire, avec une grande énergie sur les tissus malades et surtout sur les tissus enflammés, ainsi qu'on peut le voir facilement dans les cas de fistules gastro-cutanées. Chez une malade atteinte d'une perforation de l'estomac plus étendue qu'une pièce de deux francs observée par A. Mathieu, le processus d'extension de l'ulcération de la peau et des parois abdominales paraissait résulter surtout de la combinaison de l'action corrosive du suc gastrique et de l'infiltration interstitielle, lymphangitique des bords de la perte de substance. A l'érosion superficielle des bords de l'ulcération succédait un peu de tuméfaction et de rougeur de la peau. Les parties atteintes par cette sorte de lymphangite interstitielle étaient condamnées à la nécrose et à l'auto-digestion dans un bref délai. Il se formait bientôt une escarre qui s'éliminait et se digérait en quelques jours. Aucun bourgeonnement charnu ne pouvait se faire dans les régions baignées par le suc gastrique. A ces poussées de lymphangite interstitielle et d'ulcération correspondaient des crises douloureuses tout à fait analogues à celles qu'on observe au cours d'un ulcus en évolution.

Il nous semble donc démontré que la combinaison de l'inflammation lymphangitique interstitielle et de l'auto-digestion explique très bien l'évolution extensive de l'ulcus. Elle peut suffire à la produire une fois l'ulcération première réalisée. La progression, l'arrêt de l'ulcération et sa cicatrisation peuvent donc être influencées dans une large mesure par les infections secondaires susceptibles de s'installer sur les bords et sur le fond de la perte de substance. Certaines de ces infections peuvent-elles se produire avec plus de facilité dans les zones baignées par le suc gastrique en raison de l'existence dans ce milieu acide d'une flore bactérienne particulière? Cette hypothèse formulée par Debove mériterait d'attirer l'attention et les recherches des anatomo-pathologistes et des expérimentateurs.

Ainsi donc, ulcération primitive de mécanisme sans doute variable suivant les cas, comme on l'a vu en étudiant la pathogénie des érosions et des ulcérations simples, infection et inflammation au voisinage immédiat de la perte de substance, lymphangite interstitielle procédant par poussées, auto-digestion chlorhydropeptique, tels sont les éléments suffisants et nécessaires pour la genèse et l'évolution de l'ulcus, éléments dont l'expérimentation et la clinique ont nettement démontré la réalité.

Le processus d'ulcération ainsi défini se poursuit comme le montre l'observation anatomo-pathologique en dehors des parois de l'estomac. Il peut être limité par la formation d'une sorte de tissu scléreux et s'immobiliser pendant des mois et des années à l'état d'ulcus calleux. Mais il semble bien difficile que l'infection, la lymphangite, l'infiltration embryonnaire et la nécrose cellulaire, qui rendent possible l'auto-digestion, ne se produisent pas un jour ou l'autre au niveau de quelques points moins bien protégés. De là des crises paroxystiques plus ou moins espacées et des accidents graves : hémorragie par ulcération des vaisseaux, perforation, périgastrite adhésive et quelquefois suppurée.

Les statistiques étiologiques font supposer que certaines personnes résistent moins bien que d'autres aux causes d'ulcération gastrique et qu'il y a, à l'ulcus, une prédisposition congénitale ou acquise.

A. MATHIEU.

CHAPITRE III

ANATOMIE PATHOLOGIQUE DE L'ULCUS

Dans la description anatomo-pathologique de l'ulcus, il convient de distinguer, comme l'a fait Soupault, l'*ulcus récent* et l'*ulcus chronique*, qu'il vaudrait mieux dénommer l'*ulcus invétéré ou permanent*.

Dans l'ulcus récent même, on pourrait distinguer l'*ulcus très récent* et l'*ulcus récent*; mais il serait impossible de le différencier des ulcérations aiguës de l'estomac, et, en particulier, des ulcérations toxémiques et toxi-infectieuses décrites dans un chapitre précédent. Que ces ulcérations aiguës puissent devenir un véritable ulcus, c'est-à-dire ne pas guérir rapidement, à la façon d'une plaie chirurgicale de l'estomac, cela est très possible et même très vraisemblable. Toutefois, à notre avis, on ne doit classer comme ulcus que les pertes de substance à évolution relativement lente, quelle que soit leur origine, pertes de substance qui doivent les particularités de leur marche et de leur aspect aux lésions inflammatoires et nécrosantes secondaires des parois de l'ulcération première et à l'action autodigestive du suc gastrique.

Ulcus récent. — Ce qui distingue l'ulcus récent au point de vue macroscopique, c'est son étendue relativement restreinte, le peu d'induration des bords de la perte de substance qui sont en apparence sains. Parfois même, on peut y découvrir des indices probables de nécrose hémorragique et d'escarrification; nous y reviendrons dans un instant.

L'ulcère récent présente les dimensions d'une pièce de cinquante centimes à celles d'une pièce de deux francs environ; il est arrondi ou ovalaire. Ses bords sont nets, comme taillés à l'emporte-pièce, quelquefois disposés en gradins successifs; chacune des tuniques de l'estomac paraît ainsi avoir été sectionnée séparément de la muqueuse vers la séreuse. Quelquefois aussi, la perte de substance présente une disposition en entonnoir à bords obliques, parfois à bords obliques d'un côté et à bords taillés à pic du côté opposé, de telle sorte que l'axe du cratère lui-même est obliquement dirigé. La muqueuse de l'estomac paraît saine au voisinage de l'ulcération, dans la plupart des cas, et ses tuniques ne sont pas indurées; elles ont conservé leur coloration normale et leur souplesse.

Parfois cependant, et cela s'observe surtout dans les cas récents, dans ceux où, par exemple, une perforation suivie de péritonite généralisée ou une grande hémorrhagie, en amenant la mort, ont permis un examen précoce des lésions, les parois de l'ulcération sont rouges et infiltrées de sang, quelquefois ponctuées de petites ecchymoses. Dans d'autres cas encore, ces parois présentent une sorte d'infiltration jaunâtre due sans doute à la résorption et à la décoloration progressive de foyers d'infiltration hémorrhagique.

Ces traces d'infiltration hémorrhagique font penser à l'infarctus hémorragique de la nécrose hémorrhagique. Parfois encore, comme dans un cas récemment observé à l'hôpital Saint-Antoine, les parois de l'ulcération sont, dans la profondeur, recouvertes par une couche noirâtre de détritus filamenteux, qui flottent dans l'eau et qui paraissent bien correspondre aux résidus d'une escarre qui n'aurait laissé que ces traces de son existence.

Un chien auquel le Dr Frémont, de Vichy, avait pratiqué l'isolement de l'estomac, présentait une ulcération arrondie ayant tout à fait l'apparence d'un ulcus récent. Le fond était recouvert par une escarre noirâtre adhérente dans la profondeur, détachée sur ses bords ([1]). Il semble donc bien que l'on trouve là les intermédiaires entre l'ulcération aiguë, par nécrose hémorrhagique, et l'ulcus. Cela ne démontre pas du reste, nous devons le dire et le répéter, que tous les ulcus reconnaissent ce processus pathogénique et qu'ils procèdent toujours d'une ulcération première due à ce mécanisme.

Le fond de l'ulcus est parfois formé par une partie de la tunique musculaire et parfois seulement par la séreuse péritonéale plus ou moins épaissie et renforcée par des dépôts fibrineux. Si l'on examine sur le cadavre la surface péritonéale de l'estomac au niveau de l'ulcus, on aperçoit souvent une tache blanchâtre ou jaunâtre recouverte d'une couche fibrineuse qui la dépolit. Sur le vivant, après la laparotomie, le chirurgien constate de la rougeur de la paroi gastrique qui se montre turgescente. Quelquefois il existe un certain degré d'épaississement œdémateux.

On peut trouver parfois une perforation de la séreuse au fond de l'ulcération. Elle est arrondie, de petites dimensions, quelquefois recouverte d'une sorte de bouchon fibrineux, et, en conséquence, difficile à apercevoir. Les stratifications fibrineuses sont alors plus marquées à la surface du péritoine.

Ulcus invétéré. — L'ulcus invétéré présente des dimensions plus grandes que l'ulcus de date relativement récente. Il peut être large comme une pièce de cinq francs, comme la paume de la main et davantage encore. Ses parois sont épaissies et indurées; assez souvent, il y a adhérence de l'estomac aux organes voisins. Parfois même l'ulcéra-

---

1. Cf. Fn. Moutier. L'ulcus gastrique spontané chez le chien. *Arch. des Maladies de l'Appareil digestif*, Doin, édit., 1910, fig. 1, p. 55.

tion s'est propagée au pancréas ou au foie. La perte de substance présente des parois moins nettement en entonnoir, en raison des dimensions plus grandes de l'ulcération. La muqueuse avoisinante est souvent épaissie, congestionnée, recouverte parfois de petites varicosités. Son épaississement induré fait parfois aussi une sorte de bourrelet saillant (fig. 160).

Le fond de l'ulcération est grisâtre ou jaunâtre, parsemé quelquefois de taches sanguinolentes. Assez souvent, on aperçoit les lobules du pancréas qui forment des saillies blanchâtres mamelonnées dont il est généralement facile de reconnaître la nature (voir fig. 161). On peut y voir une perforation péritonéale à bords arrondis et réguliers (fig. 162) ou bien un vaisseau ulcéré, cause d'une hémorragie mor-

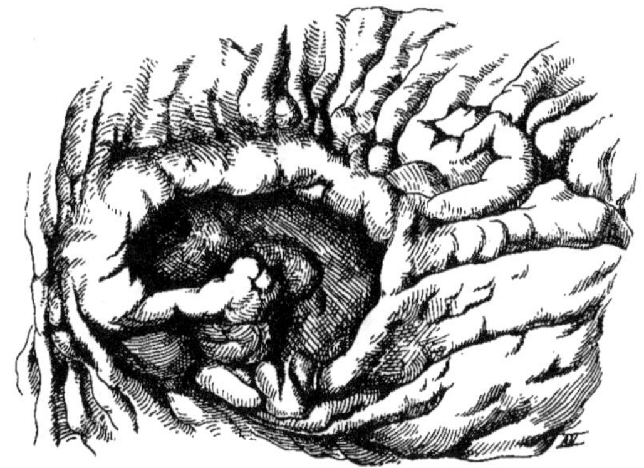

Fig. 160. — Ulcus chronique de la région pylorique; pièce de résection. On y voit une disposition en lobe d'oreille qu'on rencontre fréquemment.

telle (fig. 165). Sur une des pièces de la collection d'A. Mathieu, on voit dans le fond de l'ulcération, une petite saillie au sommet de laquelle se trouve une ulcération punctiforme. Elle correspond à la perforation de l'artère splénique au niveau de la dilatation anévrismale dont la formation est évidemment due à l'endopériartérite par propagation inflammatoire péri-ulcéreuse. Sur une autre pièce, l'ulcération porte sur la veine splénique.

Dans certains cas, les bords de l'ulcération sont si indurés, si épaissis qu'elle mérite véritablement la qualification d'*ulcère calleux* : c'est le type par excellence de l'ulcus invétéré. Il peut être alors quelquefois difficile de dire s'il s'agit d'un vieil ulcus ou d'un cancer squirrheux.

Sur les bords de l'ulcus invétéré on peut trouver des saillies et même des végétations polypoïdes de la muqueuse. Nous décrirons plus loin l'ulcéro-cancer dans lequel il paraît y avoir greffe secondaire d'une lésion néoplasique sur les parois d'un ulcus de vieille date. L'ulcéro-cancer, nous le verrons alors, peut n'être distingué que difficilement de l'ulcus calleux, même parfois à l'examen histologique.

La présence d'une ulcération de dimensions parfois étendues, l'in-

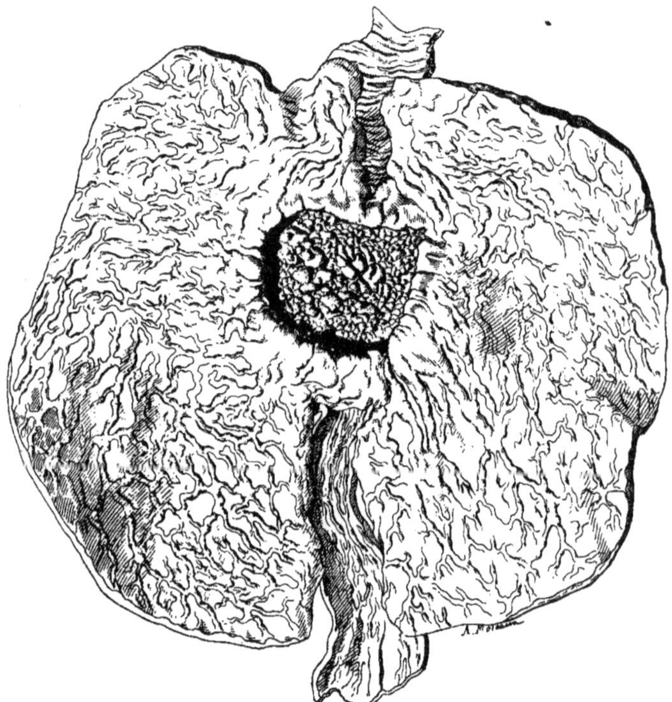

Fig. 161. — Ulcus chronique térébrant au fond duquel on aperçoit les lobules pancréatiques, indurés et saillants.

duration scléreuse de ses parois, les adhérences qui peuvent se produire au voisinage et fixer l'estomac aux organes voisins, les rétractions dues à ces adhérences et à la sclérose cicatricielle des parois mêmes de la perte de substance, la propagation de l'ulcération aux organes avoisinants peuvent amener des déformations considérables de l'estomac et causer parfois un trouble très marqué dans son fonctionnement. La rétraction cicatricielle et les adhérences, lorsqu'elles siègent au pylore ou dans son voisinage immédiat, produisent la sténose de cet orifice et la dilatation de l'estomac. Lorsqu'elles siègent à distance du pylore, elles peuvent amener sa biloculation.

L'ulcus invétéré, malgré la protection que lui fournissent les adhérences fibreuses périgastriques et l'induration scléreuse de ses parois, continue cependant à progresser, bien que lentement; il peut même continuer à s'étendre aux dépens des organes voisins auxquels il se trouve solidement accolé. Son fond peut s'ouvrir dans la cavité péri-

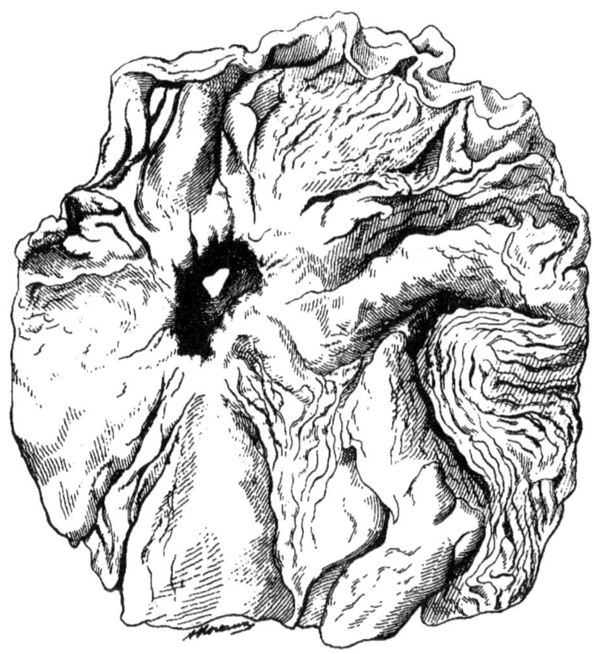

Fig. 162. — Ulcus chronique perforé.

tonéale, à la suite d'une poussée aiguë d'inflammation et d'ulcération, et il en résulte soit un foyer de périgastrite et de suppuration localisée, soit une péritonite mortelle généralisée. Il peut s'ouvrir encore dans la cavité d'un organe voisin et c'est ainsi que se font, en particulier, des fistules gastro-côliques. Il peut enfin s'ouvrir à la peau après avoir perforé les parois abdominales : ainsi se font les fistules cutanées. Ces diverses complications seront du reste décrites plus loin à propos des complications de l'ulcus gastrique.

Nombre des ulcérations. — L'ulcus est souvent unique; mais il peut être double ou multiple. Fenwick, dans une statistique souvent citée, portant sur 867 cas, a trouvé un ulcus unique 8 fois sur 10 et deux ulcus 1 fois sur 10. 1 fois sur 10 également, il y avait plus de deux ulcérations. Il est assez curieux de noter que, d'après le même auteur, l'ulcus récent serait multiple 1 fois sur 2 et l'ulcus chronique unique 9 fois sur 10. Peut-être est-il permis d'en conclure que l'ulcus récent, susceptible d'amener la mort à bref délai, résulte d'un processus anatomo-pathologique qui tend à toucher les parois de l'estomac sur des points différents de son étendue, et que les ulcérations uniques, peut-être parce qu'elles reconnaissent un mécanisme différent, ont plus de tendance à persister à l'état d'ulcération chronique. Quoi qu'il en soit, nous avons observé une proportion d'ulcères multiples supérieure aux chiffres précédemment cités, puisque sur 34 pièces examinées par nous dans ces dernières années, 7 fois l'ulcus était double, ce qui donne une proportion de 20 pour cent.

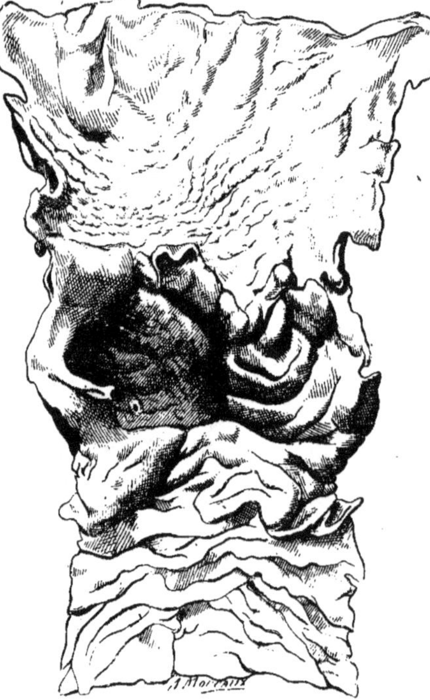

Fig. 163. — Ulcus du duodénum au fond duquel on voit une perforation de l'artère duodéno-pancréatique.

Siège. — L'ulcus récent, d'après les statistiques globales publiées, occupe la petite courbure dans 60 pour 100 des cas, la face postérieure dans 56 pour 100 et la face antérieure dans 18 pour 100 seulement. Quant à l'ulcus ancien, dans les trois quarts des cas, il siège au pylore ou dans son voisinage. Faut-il en conclure que l'ulcération est plus facilement et plus rapidement mortelle quand elle siège vers la petite courbure et la face postérieure, soit en raison même de cette localisation, soit en raison de la nature de son processus pathogénique et que l'ulcus, au contraire, devient plus facilement chronique quand il siège au voisinage du pylore?

Cicatrices. — Pour terminer, il nous reste à décrire les cicatrices d'origine ulcéreuse. Parfois elles se présentent sous la forme d'une petite tache blanche de la muqueuse, arrondie ou étoilée, que l'on peut avoir une certaine peine à découvrir. Parfois, avec des dimensions plus grandes, ce sont des plaques lisses, d'un blanc opaque, plus ou moins pigmentées parfois, arrondies ou étoilées, au pourtour desquelles on peut observer des plis radiés de la muqueuse. Enfin, on peut constater à leur niveau de l'épaississement des parois et de la dépression de la face séreuse et plus souvent encore un amincissement très marqué de la paroi.

Lésions histologiques de l'ulcus. — Elles doivent, elles aussi, être étudiées successivement dans l'ulcus récent et dans l'ulcus chronique et invétéré. Elles peuvent donner des renseignements et des indications sur le processus qui amène sinon la formation première de l'ulcération, tout au moins sa persistance et son extension ultérieure. Elles rendent compte de l'induration scléreuse de l'ulcus invétéré et de l'ulcus calleux.

Il est difficile de dire, on l'a vu, comment commence l'ulcère de l'estomac, quelle est ou quelles sont les lésions initiales d'où il dérive.

Nous ne savons pas si toutes les ulcérations aiguës de l'estomac sont susceptibles de passer à l'état chronique, de subir l'auto-digestion chlorhydropeptique et, la lymphangite interstitielle aidant, de donner lieu à un ulcus chronique typique, ou si quelques-unes ne peuvent pas guérir avec autant de facilité et de rapidité que les pertes de substance traumatiques infligées à la muqueuse d'un estomac sain.

Nous ne pouvons donc pas établir l'identité à des périodes successives des ulcérations aiguës de l'estomac ou de certaines d'entre elles avec l'ulcus récent. Nous ne pouvons pas indiquer quelles sont celles de ces ulcérations aiguës qui sont le plus susceptibles de prendre l'aspect et la marche de l'ulcus curable, bien que d'une certaine durée, ou véritablement incurable et chronique. Nous devons donc nous contenter, dans la description des lésions de l'ulcus récent, d'insister sur les traits anatomo-pathologiques qui le rattachent aux ulcérations aiguës, de façon à chercher à comprendre comment paraît pouvoir se faire le passage des unes à l'autre.

On peut reconnaître à *l'ulcus récent* trois types distincts : le premier (Hayem et Lion) caractérisé par le gonflement œdémateux des parois et par leur infiltration modérée ; le second par la destruction brutale de tissus effilochés, réduits en débris nécrosés, largement infiltrés de sang ; le troisième par une ulcération étroite avec infiltration embryonnaire prononcée, se confondant avec l'exulcération simple de Dieulafoy, décrite déjà ([1]).

Les observations d'ulcus récents sont exceptionnelles. De telles

1. Voir page 481.

ulcérations ne peuvent être connues en effet que grâce à leur perforation ou à quelque hémorragie rapidement mortelle. Dans le cas si remarquable de Hayem et Lion et dans les faits analogues, l'ulcus récent présente des bords nettement sectionnés. Le long du talus de l'ulcération s'ouvrent des glandes dont les culs-de-sac béants déversent directement leur produit de sécrétion dans la cavité de la perte de substance. L'épithélium superficiel est détruit sur une faible distance à l'entour du cratère.

Parmi les cellules glandulaires, les unes prolifèrent (cellules principales), les autres sont peu distinctes (cellules bordantes, Hayem et Lion). Le tissu interstitiel de la muqueuse est œdématié, infiltré de globules rouges et de cellules embryonnaires. Cette infiltration interstitielle comprime les glandes, dont les éléments nobles sont étouffés encore par la distension des culs-de-sac. Ceux-ci se gonflent en effet,

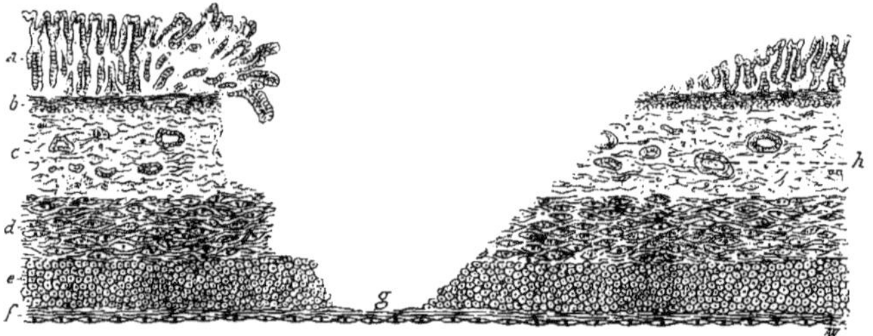

Fig. 104. — *Coupe schématique d'un ulcus. a,* couche glandulaire ; *b,* muscularis mucosæ ; *c,* sous-muqueuse ; *d* et *e,* musculeuse ; *f,* sous-péritonéale ; *g,* fond de l'ulcus : les glandes forment à gauche un bourrelet en surplomb, à droite un talus en pente douce ; *h,* artères atteintes d'artérite.

s'emplissent de globules rouges, de cellules desquamées, de blocs muqueux, résidus des produits de la sécrétion altérée. L'infiltration se poursuit à une assez grande distance de l'ulcération. La sous-muqueuse et la musculeuse présentent également de l'œdème, des raptus hémorragiques, une infiltration le plus souvent modérée. Quant au fond même de l'ulcus, une substance granuleuse amorphe le recouvre. Les vaisseaux se trouvent diversement atteints dans ces lésions récentes ; on a signalé souvent leur intégrité, maintes fois aussi l'altération morbide de leurs parois. Peut-être s'agissait-il dans ces cas, de lésions communes aussi bien au territoire de l'ulcus qu'à d'autres régions d'un estomac atteint de gastrite chronique. En cas d'ulcus datant de quelque temps déjà, il serait abusif de prétendre avoir rencontré des lésions d'artérite chronique primitive, susceptible d'avoir produit l'ulcération.

Dans d'autres cas, la destruction de la muqueuse est plus accusée. Ces bords, au lieu d'être coupés avec netteté, sont frangés, morcelés ;

le fond est recouvert de détritus nécrosés, de lambeaux de la muqueuse
et de la sous-muqueuse effilochés, colorés en noir par l'hémoglobine
altérée des raptus sanguins. Au microscope, les tissus au contact de
l'ulcération prennent mal les colorants, sont grenus, fibrillaires,
nécrosés ou farcis de globules blancs et d'hématies. Il semble, en de
tels cas, que, du fond de la perte de substance examinée, une escarre
se soit détachée depuis relativement peu de temps.

Sur l'*ulcus ancien* (fig. 164), l'aspect microscopique diffère notable-

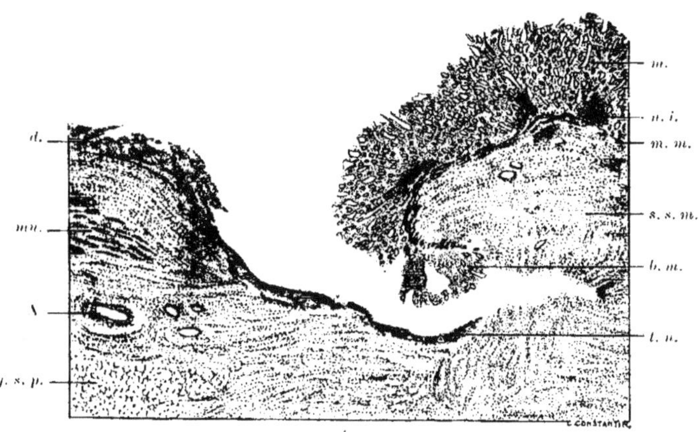

Fig. 165. — *Coupe d'ulcus* examinée à un faible grossissement. On notera que, d'un côté,
les tissus s'inclinent en pente douce vers le fond de l'ulcus ; de l'autre, ils forment un
bourrelet surplombant ce fond. L'une et l'autre disposition se rencontrent fréquemment
ainsi sur le même ulcus.

A., vaisseau avec artérite ; *b. m.*, bourrelet muqueux en voie de nécrose ; *d.*, couche glandulaire presque complètement détruite ; *g. s. p.*, tissu graisseux sous-péritonéal ; *m.*,
muqueuse atteinte de gastrite mixte, interstitielle et parenchymateuse ; *m. m.*, muscularis
mucosæ infiltrée ; *mu.*, musculeuse ; **n. i.**, nodules inflammatoires en dedans de la muscularis mucosæ ; *s. s. m.*, sclérose de la sous-muqueuse ; *t. n.*, détritus nécrosés tapissant le
fond de l'ulcus.

ment de ce qui précède. Nous venons de voir avec les ulcères récents
des lésions où tout l'effet du facteur pathogénique semblait se borner
au lieu même de son action : il y avait une perte de substance, tel en
était l'élément essentiel. Dans l'ulcus chronique, il en est autrement.
Les tissus périphériques ont eu le temps de réagir, et leurs réactions se sont pour ainsi dire organisées avec méthode, d'une façon
très intense et très complète. Ce qui donne à l'ulcus ancien sa physionomie propre, c'est donc moins la perte de substance elle-même, que
l'aspect des tissus environnants (fig. 165).

Les tuniques, dont se compose l'épaisseur de la paroi gastrique, se
sclérosent lentement. Cette lenteur de la néoformation fibreuse permet

de reconnaître à l'ulcus chronique deux variétés. L'une est l'ulcus de type moyen, forme commune aux bords relativement souples encore, lésion en plein processus extensif; l'autre est le type accusé de l'ulcus de vieille date; son évolution paraît notablement ralentie, sinon même arrêtée; ses bords sont extrêmement épais et durs; son bloc fibreux se détache vigoureusement sur le reste des parois gastriques, c'est l'*ulcus calleux* proprement dit.

Le fond de l'*ulcus chronique banal* est formé d'ordinaire par la musculeuse ou la celluleuse sous-péritonéale, épaissies, converties en une lame fibreuse que recouvre un tissu fibrillaire plus ou moins amorphe. Les glandes de la muqueuse sectionnée nettement au niveau des bords s'arrêtent et s'inclinent vers la cavité centrale, flottant souvent en lambeaux au-dessus d'elle. Le tissu interstitiel des parois est gonflé, quelquefois bourré de globules rouges; une infiltration variable s'y remarque, d'autant plus accusée que l'extension de l'ulcus est plus rapide. On observe parfois au voisinage de l'ulcération, formant une véritable couronne, un processus régional extrêmement intense de gastrite aiguë. Les culs-de-sac glandulaires sont gonflés, irréguliers, tantôt proliférés, adénomateux, tantôt étouffés par une infiltration interstitielle, rarement étendue à grande distance.

Le tissu fibreux s'infiltre entre les glandes; mais dans la forme encore en évolution, il semble se cantonner surtout au niveau de la *muscularis mucosæ*. La sous-muqueuse est peu infiltrée, mais se sclérose. Cette sclérose se retrouve tapissant les parois, étouffant notamment la musculeuse. Enfin, le long des bords comme sous le fond de l'ulcus, on observe communément des lésions extrêmement intenses des vaisseaux. L'endartérite et la périartérite, oblitérantes ou non, y sont d'observation banale. L'endo et la périphlébite, l'endolymphite oblitérante (Letulle) sont beaucoup plus rares.

Dans l'*ulcère calleux*, le processus morbide semble s'atténuer et s'éteindre. Le fond de la lésion, souvent énorme, est formé par une plaque fibreuse que double avec une notable fréquence quelque organe voisin. Les éléments nobles de cet organe sont étouffés sur une assez grande épaisseur par le tissu scléreux. Au niveau de l'ulcère lui-même, on relève une infiltration faible ou nulle, une sclérose intense qui étrangle les glandes, fait disparaître les fibres musculaires, rend les celluleuses rigides. Les cellules épithéliales desquament. Les altérations vasculaires sont d'une intensité frappante; un très grand nombre de grosses artérioles sont complètement oblitérées.

Tout estomac atteint d'ulcus présente des altérations morbides plus ou moins généralisées. On observe d'ordinaire des plaques de gastrite atrophique, souvent concentrées autour de l'ulcus ou disséminées en plaques indépendantes de l'ulcus (gastrite en aires). En d'autres cas, isolées ou coïncidant avec les précédentes, se rencontrent des zones de gastrite chronique avec réaction adénomateuse. Toutes les modalités des gastrites peuvent se rencontrer d'ailleurs. Il convient d'insister simplement sur la fréquence de l'*adénome* au sommet des talus de l'ulcus chronique. Cet adénome, sessile ou pédiculé, en nappe ou polypiforme paraît être le point de départ fréquent d'un épithélioma secondaire (v. chap. Polyadénome, Ulcéro-cancer).

L'ulcus peut guérir cependant. Sa *cicatrice* est tantôt très visible, formée de tissu dur, scléreux, lardacé, étouffant les éléments du parenchyme comme les éléments de la sous-muqueuse, tantôt presque imperceptible. Mince et transparente en ce dernier cas, elle est formée d'une très fine lamelle fibreuse que recouvre une muqueuse atrophiée, formée de glandes méconnaissables, réduites, souvent microkystiques. D'après certains auteurs, la lésion cicatricielle pourrait parfois être invisible à l'œil nu. Il serait nécessaire alors de la rechercher sur des coupes en série. On la trouverait dans ces cas sous forme de lésions scléreuses interstitielles des tuniques sous-muqueuse et musculaire.

En terminant cet exposé de la structure de l'ulcère gastrique récent et de l'ulcus chronique, il est intéressant de noter l'absence de spécificité de ces lésions. Rien ne les caractérise en effet, si ce n'est peut-être leur ensemble qui donne à l'ulcus sa figure macroscopique. Elles sont banales; elle ne présentent la signature d'aucun facteur pathogénique particulier. En dernière analyse, que nous montre en effet l'ulcération du début? Rien qui la différencie bien nettement des érosions gastriques, des ulcérations hémorragiques ou nécrotiques des toxémies ou des toxi-infections. Nécrose, dilatations vasculaires, œdème, infiltration hémorragique, réaction des éléments lymphatiques, tels sont en effet les accidents relevés. Sur l'ulcus chronique, même indigence de désordres spécifiques : envahissement fibreux, lésions vasculaires, gastrite chronique atrophique ou hyperplasique, interstitielle ou parenchymateuse s'observent en effet à distance de l'ulcus aussi bien qu'à son niveau. Une seule chose se précise, l'attaque et la digestion des tissus malades et, par antagonisme, la barrière de défense que s'efforce d'établir la zone immédiatement menacée. Ainsi, l'anatomie microscopique nous ramène à nos conclusions d'étiologie et de pathogénie générales : probabilité d'ulcérations d'origines les plus diverses, auxquelles l'action des sucs chlorhydro-peptiques et les phénomènes de réaction inflammatoire impriment une évolution et une configuration les ramenant à une unité qui n'était pas dans leur principe.

A. Mathieu et F. Moutier.

CHAPITRE IV

SYMPTOMES, ÉVOLUTION ET DIAGNOSTIC
DE L'ULCUS GASTRIQUE

Les malades atteints d'ulcère de l'estomac présentent souvent un ensemble symptomatique très caractéristique, qui rend le diagnostic facile. Presque toujours ils ont de la dyspepsie douloureuse, souvent même des crises gastralgiques intenses. Cependant, leur appétit est habituellement conservé et s'ils s'alimentent insuffisamment, c'est non par inappétence, mais par crainte des douleurs et des malaises de la période digestive. Ces douleurs sont souvent tardives, quelquefois elles présentent une grande intensité et retentissent vers le dos ou les régions latérales du thorax. Les vomissements sont fréquents, ils peuvent être pituiteux, acides, alimentaires ou hémorragiques. Le plus souvent ils succèdent à des crises douloureuses plus ou moins intenses; les vomissements de stase alimentaire ne se voient guère que lorsqu'il existe une sténose cicatricielle d'origine ulcéreuse. A la phase d'activité et surtout aux périodes paroxystiques de l'évolution de l'ulcus correspondent plutôt des vomissements d'hypersécrétion que de stase. Les hémorragies ont une grande importance pour le diagnostic de l'ulcus gastrique ou duodénal. Elles se traduisent par des hématémèses ou par du mélæna. Quelquefois elles sont très abondantes, parfois, au contraire, le sang a besoin d'être recherché par des procédés chimiques et sa présence n'est pas appréciable à la simple inspection.

Les douleurs éprouvées, la diminution de l'alimentation, les hémorragies influencent l'état général. Il se produit souvent de l'amaigrissement, de l'affaiblissement, de l'anémie et du nervosisme à des degrés plus ou moins marqués.

Tantôt l'évolution de l'ulcus paraît assez rapide, elle ne semble durer que quelques semaines ou quelques mois; tantôt, au contraire, elle est chronique et indéfiniment prolongée. Entre ces deux extrêmes se placent les formes à récidives successives, plus ou moins éloignées l'une de l'autre.

Nous allons tout d'abord indiquer les modes habituels de début de l'ulcus; nous ferons ensuite l'étude analytique de ses principaux symptômes. Pour cette revue, nous nous servirons beaucoup du relevé fait par A. Mathieu et Fr. Moutier sur les fiches et les observations de 850 malades soignés en l'espace de 11 ans, tant à l'hôpital Andral qu'à l'hôpital Saint-Antoine.

Mode de début. — Une fois sur six environ, le début de l'ulcus est annoncé par des sensations banales de dyspepsie sensitivo-motrice : malaises, pesanteurs gonflement, sensation de digestion lente et difficile. Dans la moitié des cas, il y a des douleurs vraies, qui surviennent le plus souvent tardivement, trois ou quatre heures après l'ingestion des aliments. Assez rarement, elles se montrent peu de temps après les repas, contrairement à l'opinion autrefois classique.

Dans un dixième des cas environ, l'ulcère débute d'une façon brusque, soit par de grandes crises douloureuses, soit par des hémorragies. Ces crises douloureuses sont parfois nocturnes; elles peuvent précéder de quelques jours quelque accident grave, hémorragie ou plus rarement perforation et périgastrite.

L'hématémèse première peut être véritablement imprévue et foudroyante. Assez souvent, elle est annoncée par quelques sensations prodromiques, telles que nausées, étouffements, vertiges, pesanteurs, gonflement de l'estomac. Elle peut aussi, mais plus rarement survenir à l'improviste, à propos d'un effort quelquefois insignifiant, celui qui consiste, par exemple, à se baisser pour ramasser un objet tombé à terre. Il n'est pas très rare qu'elle se montre la nuit à la suite d'une crise de douleur tardive. Le mélæna, lui aussi, est quelquefois le symptôme initial. Parfois, à la suite de malaises ou de douleurs plus ou moins accentués, surviennent un malaise général très marqué, du vertige, des coliques, un état nauséeux. Il se produit alors une ou plusieurs selles mélæniques, demi-liquides, noires, assez semblables à du goudron, et d'une grande fétidité; ainsi se présentent les selles consécutives à une abondante hémorragie, soit de l'estomac, soit du duodénum, mais dont le produit, en tout cas, s'est évacué par l'intestin. Hématémèse et mélæna peuvent du reste se succéder à peu d'intervalle. Parfois le malaise qui les accompagne peut aller jusqu'à la défaillance et à la syncope.

Contrairement à ce que pensent beaucoup de médecins, si le mélæna est plus fréquent avec l'ulcus duodénal, il n'a qu'une valeur relative au point de vue du diagnostic différentiel. Il en est de même du reste de l'hématémèse pour l'ulcus gastrique.

Dans un grand nombre de cas, il est impossible de dire à quel moment l'ulcus a véritablement débuté, à quel moment il a succédé à la dyspepsie et à la gastrite. Une hémorragie qui se révèle par un vomissement de sang, ou par des évacuations mélæniques est un bon point de repère pour la démonstration de la réalité d'un ulcus; mais il est évident que l'ulcus existait déjà le plus souvent les jours précédents et même quelque temps auparavant. Il est impossible de préciser davantage. Nous décrirons aussi plus loin des formes cliniques de l'ulcus dans lesquelles le diagnostic peut être établi avec un degré de probabilité voisin de la certitude sans qu'il soit besoin de prendre l'hémorragie comme un point de repère indispensable.

Étude analytique des principaux symptômes.

Douleurs. — Il est rare que la douleur fasse totalement défaut dans l'ulcus. Le plus souvent, 3 fois sur 4, on observe des douleurs diurnes ou nocturnes, qui sont parfois suivies de vomissements alimentaires, pituiteux, bilieux, ou acides. Ces vomissements arrêtent le plus souvent la crise douloureuse. Parfois une hématémèse survient dans ces conditions.

La douleur siège au creux épigastrique, c'est une sensation plus ou moins pénible de plaie, de brûlure, de crampe. Elle a souvent des irradiations à distance, vers le dos, la base du thorax, plus rarement vers les hypochondres ou le sternum. Pendant la crise, les malades accusent souvent une sensation très pénible de constriction de la base du thorax avec des irradiations fréquentes vers le mamelon, tantôt des deux côtés, tantôt seulement à gauche. Le retentissement en broche ne se constate guère que dans environ un dixième des cas, beaucoup plus rarement, par conséquent, que ne l'admettaient autrefois les pathologistes qui attribuaient à cette sensation de transfixion une valeur séméiologique très grande. Très fréquemment la douleur est tardive ; elle survient seulement 3 ou 4 heures après l'ingestion des aliments, d'autant plus rapidement, d'une façon générale, que le repas a été moins copieux.

Ces douleurs, parfois supportables, revêtent quelquefois une intensité extrêmement vive. Les malades se tordent littéralement.

La crise douloureuse est calmée souvent par les vomissements, par l'ingestion des aliments, liquides ou solides, et mieux encore par l'ingestion d'alcalins. Il n'est pas très rare que les malades cessent de souffrir dès qu'ils sont étendus dans le décubitus dorsal.

Il faut signaler comme une variété intéressante la *faim douloureuse*. Plus ou moins tôt après le repas, les malades éprouvent une sensation de faim pénible qui ne tarde pas à devenir vraiment douloureuse et que calme l'ingestion des aliments.

Les douleurs tardives calmés par l'alimentation se montrent surtout lorsqu'il existe un ulcus de la région pylorique ou prépylorique ; mais elles peuvent se montrer aussi avec un ulcus juxta-pylorique situé en aval de l'anneau pylorique. Elles ne sont pas caractéristiques d'un ulcus duodénal, comme l'ont prétendu les chirurgiens anglo-américains.

La gastralgie précoce, survenant peu de temps après l'ingestion des aliments est rare, contrairement à ce qu'on admettait à l'époque où on expliquait la douleur par l'action directe des aliments sur l'ulcération. On considérait alors la douleur tardive comme l'indice d'une lésion située soit au pylore, soit dans la première partie du duodénum.

Chez les névropathes, surtout chez ceux qui sont vivement affectés moralement par leur maladie, la douleur tend à devenir continue avec des exacerbations qui rappellent plus ou moins nettement son horaire primitif. Cette douleur continue ou presque continue se montre souvent à la suite de crises pénibles et prolongées.

A l'exploration de la région épigastrique, on provoque toujours une douleur diffuse plus ou moins vive pendant les crises. En dehors des crises, on trouve de la douleur assez souvent sur la ligne médiane et plus particulièrement encore au point épigastrique. Pendant les crises, le maximum de la douleur se trouve aussi à ce niveau.

L'examen radioscopique permet souvent de déterminer exactement le siège de la douleur et de différencier la douleur du plexus solaire de celle qui est due directement à l'ulcération.

J. Boas a signalé un point douloureux au-dessous de l'angle de l'omoplate gauche que l'on constate en effet assez fréquemment. Il lui attribue une certaine valeur pour le diagnostic.

Vomissements. — On les observe deux fois sur trois. Ils sont plus ou moins fréquents; ils peuvent ne se produire qu'à des intervalles espacés, mais ils peuvent aussi avoir les allures de véritables vomissements incoercibles et l'intolérance pour les aliments peut être absolue. La crainte de la douleur amène du reste assez souvent les malades à l'abstinence.

Les vomissements peuvent être pituiteux ou muqueux et prendre les allures des vomissements œsophagiens. Ils peuvent être alimentaires et survenir rapidement après l'ingestion des aliments, ou plus souvent encore trois ou quatre heures après, au moment des douleurs tardives. On y trouve alors des détritus alimentaires noyés dans une quantité plus ou moins grande de liquide hyperacide. Les vomissements alimentaires tardifs ou vomissements de stase surviennent lorsqu'il existe un certain degré de sténose pylorique et une stase qui est plutôt une complication éloignée qu'un symptôme de l'ulcus.

Les vomissements de l'ulcus sont beaucoup plus souvent précédés par des sensations douloureuses que par des nausées; celles-ci, lorsqu'elles se montrent, n'apparaissent que peu de temps avant le vomissement.

Nous étudierons les hématémèses dans le paragraphe suivant.

Hémorragies. — L'hémorragie est un des accidents les plus habituels et les plus caractéristiques de l'ulcus, ses manifestations extérieures, les hématémèses et les selles mélæniques comptent parmi les signes les plus importants des ulcérations stomacales. Par leur abondance et leur répétition, elles peuvent devenir une redoutable complication.

Il est impossible de savoir exactement quelle est la fréquence des hémorragies au cours de l'ulcus gastrique ou duodénal. En effet, si les hématémèses passent assez rarement inaperçues, il n'en est pas de même du mélæna qui échappe souvent à l'observation de malades non prévenus. Du reste, la recherche du sang dans les selles par les réactions chimiques, la méthode de Weber, en particulier, a permis de reconnaître qu'il existe des hémorragies latentes beaucoup plus fréquemment qu'on n'aurait pu le soupçonner chez des malades atteints soit d'ulcus, soit de cancer stomacal.

L'hémorragie étant un des meilleurs signes de probabilité de l'ulcus, le diagnostic de cette maladie reste souvent incertain tant que le sang n'a pas été constaté dans les vomissements ou dans les selles. Si l'ulcus peut être présumé avec un grand degré de probabilité en l'absence de toute hémorragie reconnue lorsqu'il existe un syndrome de Reichmann très net, ou encore lorsque se produisent des complications telles que la perforation ou la périgastrite, il n'en est pas de même en dehors de ces conditions. Assez souvent l'intensité et la persistance des douleurs tardives peuvent faire soupçonner l'existence d'un ulcus avec une grande vraisemblance; mais il persiste cependant alors une incertitude que la constatation de l'hyperchlorhydrie ne lève pas complètement.

Dans quelle mesure la détermination du mélæna par les procédés de précision permettra-t-elle de faire plus souvent et plus tôt le diagnostic de l'ulcus dans des cas de gastropathie douloureuse, il est encore impossible de le dire actuellement. C'est un point sur lequel nous reviendrons du reste à propos du diagnostic différentiel.

Les hématémèses, comme nous l'avons indiqué déjà, se produisent fréquemment à la suite d'une série de crises douloureuses et souvent le vomissement sanglant marque la fin d'une d'entre elles. La quantité de sang vomi peut être plus ou moins considérable, quelquefois elle est très abondante et le sang est rouge, en caillots, facilement reconnaissable. Dans les inondations hémorragiques de l'estomac, le sang n'a pas le temps de séjourner dans sa cavité, il est rapidement rejeté, mais il n'est pas d'un rouge aussi vif que dans l'hémoptysie. Le plus souvent il est, en partie tout au moins, coagulé en caillots qui tendent à prendre une coloration brunâtre ou noirâtre sous l'influence de leur séjour dans l'estomac. Tous les degrés intermédiaires peuvent se rencontrer entre l'hématémèse noire, peu abondante, semblable à de la suie délayée, telle qu'on la trouve plus souvent avec le cancer de l'estomac, et le vomissement abondant de sang rouge ou en caillots facilement reconnaissable.

Parfois, surtout avec un ulcus pylorique ou juxta-pylorique, à la suite d'une poussée paroxystique très douloureuse, il se produit des vomissements abondants d'un liquide d'hypersécrétion très acide, très riche en acide chlorhydrique, auquel le sang donne une teinte noire ou brune, quelquefois simplement de bouillon foncé.

Il est bien rare qu'une hématémèse un peu abondante apparaisse sans qu'on observe les jours suivants des selles plus ou moins nettement mélæniques. Dans les cas de grande hémorragie, il y a souvent en même temps et au même degré hématémèse et mélæna. Il peut se faire aussi que l'hématémèse soit minime et l'évacuation mélænique très marquée ou, au contraire, que le mélæna soit beaucoup moins copieux que l'hématémèse. Enfin, dans certains cas, l'hématémèse manque, alors que l'évacuation hémorragique par la voie intestinale est très abondante. Le fait que l'hémorragie se traduit exclusivement par du mélæna n'indique pas nécessairement que l'ulcus se trouve au niveau du duodénum et ce signe de présomption du siège infrapylorique de l'ulcération n'a qu'une valeur très relative.

Les hémorragies ulcéreuses abondantes se traduisent souvent par un ensemble de phénomènes généraux assez particuliers : sensation locale de chaleur et de plénitude à l'estomac, état de malaise très grand, vertiges, étourdissements. Le vomissement survient alors souvent brusque et abondant, précédé quelquefois de sensations nauséeuses plus ou moins accentuées. Parfois, les malaises sont surtout intestinaux, ils s'accompagnent bientôt d'une sensation de colique et de nausée; le malade se présente à la garde-robe, il se produit une évacuation intestinale abondante, très caractéristique, selle noirâtre, fétide, gluante, ressemblant à du goudron mélænique; vers la fin, les matières sont quelquefois rouges, contituées par des caillots sanguins non digérés. Assez fréquemment, le vomissement sanguin et le mélæna se produisent en même temps. Le malaise et le vertige peuvent aller jusqu'à la syncope; parfois la mort subite se produit dans ces conditions. Un certain nombre de malades sont morts subitement en se présentant à la garde-robe. Parfois la lipothymie ou la syncope se produisent au moment d'une débâcle mélænique. Le sang évacué provenait forcément d'une hémorragie datant au moins de quelques heures et c'est certainement au mécanisme de la réaction côlique réflexe que ces accidents doivent être attribués, et non à l'abondance de la perte de sang.

Les formes cliniques de l'ulcus hémorragique seront étudiées plus loin.

Examen extérieur. — Dans un grand nombre de cas, l'examen extérieur de l'abdomen ne fournit que des renseignements peu importants pour le diagnostic de l'ulcus, en dehors des signes d'hypersécrétion et de rétention sur lesquels nous insisterons plus loin en décrivant les formes cliniques de cette maladie. On peut aussi, en cas de sténose pylorique paroxystique ou permanente, constater des contractions péristaltiques exagérées dont la valeur séméiologique est très grande.

La plupart du temps, il existe un *point douloureux* plus ou moins marqué vers le point épigastrique. Dans les cas d'ulcus duodénal, ce point se trouve reporté vers la droite, en même temps que les irradiations douloureuses. L'examen radioscopique rend alors le grand service de permettre la localisation exacte de la douleur et cela peut avoir pour le diagnostic topographique de l'ulcus une grande importance.

Tumeurs. — Le plus souvent au cours de l'ulcus gastrique, en dehors de la périgastrite, on ne constate ni rénitence épigastrique, ni tumeur, mais il peut se faire qu'on puisse trouver par la palpation une tumeur douloureuse correspondant à un ulcus calleux de la région pylorique ou de la petite courbure. Souvent du reste l'ulcus calleux échappe à l'exploration parce qu'il est caché sous le foie.

Par contre, on peut quelquefois percevoir le pylore induré lorsqu'il est resté mobile. Chez une de nos malades, jeune femme de 29 ans, chez laquelle Ricard a pratiqué la pylorectomie, on constatait à la palpation et même à la vue une petite tumeur située *à gauche* et au-dessus de l'ombilic.

On comprend combien l'existence d'une tumeur de la région épigastrique peut rendre parfois le diagnostic difficile entre l'ulcus et le cancer, et surtout entre l'ulcus et l'ulcéro-cancer.

Chimisme. — Au début des recherches sur le chimisme gastrique, dans les diverses gastropathies, on considéra l'hypersécrétion chlorhydrique sinon comme la caractéristique, tout au moins comme la règle au cours de l'ulcus gastrique. Par contre l'hypo- ou l'anachlorhydrie étaient regardées comme constantes dans le cancer. Mais on ne tarda pas à se rendre compte qu'il n'y avait rien là d'absolu ni de pathognomonique, et l'on apprit à connaître le cancer gastrique avec hyperchlorhydrie et l'ulcus avec hypochlorhydrie. A propos de la pathogénie, nous avons rapporté des tableaux statistiques qui suffisent à indiquer la fréquence relative de l'hyperchlorhydrie au cours de l'ulcus gastrique.

Plus loin, en décrivant les formes cliniques de l'ulcus et leurs relations avec le syndrome de Reichmann, nous aurons à indiquer quels sont les rapports de l'hypersécrétion, de la stase, du spasme et de l'ulcération pylorique et juxtapylorique.

Le nombre des cas dans lesquels nous avons pratiqué l'analyse du suc gastrique chez des malades atteints d'ulcus est relativement peu considérable; si nous ne l'avons pas fait plus souvent, c'est que nous avons eu pendant longtemps une crainte peut-être excessive du cathétérisme de l'estomac au cours de l'ulcus. Quoi qu'il en soit, sur 50 cas examinés nous avons constaté l'hypersécrétion chlorhydrique dans la proportion de 70 à 80 fois sur 100, c'est-à-dire dans les trois quarts ou les quatre cinquièmes des cas.

Foie. — Le plus souvent, l'examen du foie par la percussion a indiqué des dimensions normales ou inférieures à la normale. Le foie ne s'est montré augmenté de volume que lorsqu'il existait à la production de cette hypertrophie une cause autre que la gastropathie : alcoolisme, affection cardiaque, paludisme, etc.

Fonctions intestinales. — La constipation est notée 4 fois sur 5. Elle débute souvent en même temps que les premiers phénomènes de l'ulcus, c'est du reste une loi générale que les gastropathies douloureuses s'accompagnent de constipation.

La côlite avec hypersécrétion muqueuse existait dans environ 1 cas sur 10. Même proportion à peu près pour la diarrhée et les selles normales. Une place à part a été faite déjà aux poussées de diarrhée mélænique.

État général. — L'ulcus gastrique ne peut guère exister sans produire sur l'état général un retentissement qu'expliquent les douleurs, la restriction de l'alimentation et quelquefois les pertes de sang.

La diminution de la ration alimentaire amène l'amaigrissement et l'anémie. L'anémie est favorisée aussi par les hémorragies, surtout lorsqu'il s'agit de pertes de sang abondantes ou répétées. Les douleurs, souvent si pénibles, en amenant l'insomnie et la diminution de l'alimentation, augmentent la tendance à l'amaigrissement, à l'affaiblissement et deviennent fréquemment une cause importante d'irritabilité cérébrale et de névropathie.

Cependant tous les ulcéreux n'ont pas l'aspect anémique et chlorotique. Un assez grand nombre d'entre eux ne se distinguent guère par leur aspect des malades atteints de dyspepsie douloureuse simple ou de gastrite non ulcéreuse. Les femmes sont plus souvent anémiées que les hommes. Beaucoup de ces derniers ont conservé des apparences de vigueur et le teint coloré, bien qu'ils aient notablement maigri. L'anémie et la faiblesse sont naturellement très accentuées après de grandes hémorragies, surtout si elles se sont reproduites à des intervalles rapprochés. Dans l'ulcus chronique, la cachexie est si marquée qu'en voyant les malades, on a souvent l'impression de se trouver en face d'un cancéreux de l'estomac. Et du reste, dans les cas où le cancer succède à l'ulcus, il est très difficile d'apprécier le moment où se fait la cancérisation.

FORMES CLINIQUES DE L'ULCUS

Suivant l'évolution de l'ulcus, la prédominance de tel ou tel symptôme, la douleur ou les hémorragies, par exemple, sa localisation à telle ou telle partie de l'estomac, l'existence de complications, on peut distinguer des formes cliniques différentes. La connaissance de ces formes a une importance très grande pour l'exactitude du diagnostic, pour le pronostic et pour le traitement. En laissant pour le moment de côté les complications qui seront étudiées ultérieurement, nous allons passer en revue les formes cliniques suivantes :

Ulcus latent et ulcus à marche subaiguë (forme commune);

Ulcus chronique incurable;

Ulcus récidivant;

Ulcus à forme douloureuse;

Ulcus hémorragique;

Ulcus pylorique ou juxta-pylorique avec spasme pylorique et hypersécrétion(¹).

Ulcus latent. — On appelle souvent ulcus latent un ulcère simple de l'estomac ou du duodénum qui ne se manifeste que par des symptômes de dyspepsie banale. Nous avons signalé cette possibilité en indiquant plus haut les modes de début de l'ulcus. Il est plus rare que des signes non douleux d'ulcus ou une de ses complications caractéristiques se produisent brusquement absolument sans aucun signe prémonitoire de gastropathie. Il faut dire, de plus, que, dans bon nombre de cas, la présence d'une ulcération stomacale ou duodénale a été déduite à tort de la survenue d'une hématémèse ou d'un mélæna, alors qu'il s'agissait quelquefois de varices œsophagiennes, d'érosions hémorragiques, ou même d'une de ces gastrorragies de cause mystérieuse, dans lesquelles l'autopsie ne fait voir aucune lésion appréciable du tube digestif.

Ulcus à marche subaiguë (forme commune). — D'après la brusquerie de son début et l'intensité des accidents, on a pu distinguer de la forme commune de l'ulcus un ulcus à marche aiguë. On est autorisé, par les données de la pathogénie, à admettre que le processus ulcératif peut s'établir avec une grande rapidité et que, sous l'influence, par exemple, de la formation d'une escarre d'origine toxémique ou toxi-infectieuse, une perte de substance peut se produire en quelques jours. La douleur, les hémorragies survenant rapidement, caractérisent surtout cliniquement l'apparition d'ulcérations qui vont durer quelque temps avant de se réparer et se comporter à la façon d'un véritable ulcus. Mais on doit supposer aussi que, dans bien des cas, l'ulcération existait déjà antérieurement que ses signes étaient perdus dans les manifestations plus ou moins banales d'une gastrite ou d'une dyspepsie préalables. La survenue de la douleur et d'une hémorragie indique seulement l'existence d'une poussée paroxystique et un progrès dans l'évolution de la perte de substance. De ce que les signes qui démontrent la présence d'une ulcération éclatent avec brusquerie, on ne peut guère conclure qu'elle s'est produite en quelques heures ou même en quelques jours. En réalité, on ne sait presque jamais à quelle date a commencé le processus ulcératif.

Quoi qu'il en soit, il existe une forme d'ulcus dont l'évolution totale ne paraît comporter que quelques semaines. Après des prodrômes de dyspepsie douloureuse plus ou moins prolongés, les accidents révélateurs se sont produits : douleurs plus ou moins intenses, hématémèse ou mélæna. Sous l'influence du repos et d'un régime approprié,

---

1. Nous consacrerons plus loin une étude spéciale à l'ulcus du duodénum.

cette tempête initiale se calme rapidement. La douleur disparaît, et au bout de deux ou trois mois il peut persister encore des phénomènes de dyspepsie banale très atténués par un régime alimentaire convenable. Quelquefois, il n'y a plus aucun malaise et les malades reprennent le régime commun. La guérison paraît définitive. En combien de temps s'est-elle faite? Nul ici encore ne peut le dire. Doit-on l'admettre à partir du jour où toute trace de sang a disparu dans les selles à l'examen par les méthodes susceptibles de révéler les hémorragies latentes? Mais on sait très bien que l'ulcus peut exister sans saigner et, d'après les recherches de Boas et de ses élèves, il ne saigne que par périodes intermittentes plus ou moins prolongées, plus ou moins éloignées les unes des autres. Comme, par prudence, on a ordonné un régime alimentaire sévère, on a par là même supprimé les irritations susceptibles de provoquer la douleur.

Cette forme de l'ulcus peut être considérée comme la *forme commune de l'ulcus curable.*

Ulcus chronique incurable. — A cette forme commune, curable, relativement bénigne, on peut opposer à l'autre extrémité de la série l'ulcus chronique incurable qu'on pourrait appeler encore ulcus invétéré ou permanent. Il nous a paru se produire plus souvent chez les hommes que chez les femmes, et il nous a semblé que l'abus des boissons alcooliques était sa cause la plus fréquente. Pendant des années, les malades ont des douleurs le plus souvent à type tardif, des vomissements, des hémorragies. Ils s'alimentent insuffisamment, en raison des douleurs qui accompagnent les périodes digestives. Ils s'amaigrissent et s'affaiblissent, quelques-uns deviennent véritablement cachectiques. Les douleurs, les vomissements peuvent persister pendant des mois et des années presque sans rémission ; mais, souvent aussi, il y a des périodes d'exacerbation interrompues par des périodes de rémission qui permettent la reprise de l'alimentation et des occupations. Parfois même, pendant quelque temps, le malade peut se croire guéri, jusqu'à ce que survienne une nouvelle crise. Quand l'ulcus siège au voisinage du pylore, on constate d'une façon très nette le syndrome de Reichmann : les crises douloureuses plus ou moins intenses ont un type tardif très net, l'estomac est dilaté; on y trouve le matin à jeun une quantité plus ou moins considérable de liquide hyperchlorhydrique avec peu de détritus alimentaires. Des hémorragies se montrent de temps en temps au moment des crises paroxystiques. Les signes de sténose pylorique avec stase permanente peuvent succéder aux poussées intermittentes du syndrome de Reichmann.

Dans les cas semblables, l'examen des lésions, sur le vivant après laparotomie exploratrice ou sur le cadavre à l'autopsie, montre habituellement des adhérences avec les organes voisins, de l'induration du pylore et de la région prépylorique, ou encore un ulcus perforant à bords plus ou moins indurés, à fond fibreux, scléreux, qui entame les organes voisins. De toute évidence, ces lésions existaient depuis des mois sinon même depuis des années, et il est bien certain qu'elles avaient persisté pendant les périodes de rémission observées entre les crises paroxystiques, alors même que, quelquefois, la guérison avait pu paraître acquise.

La localisation de l'ulcus chronique peut être, dans une certaine mesure, présumée d'après l'existence de signes de sténose pylorique, de périgastrite épigastrique, ou de douleurs de la région dorsale avec retentissement vers les épaules, surtout l'épaule gauche et la région interscapulaire. Dans les cas d'ulcus extériorisé, on peut à l'examen radioscopique constater une tache noire correspondant à la réplétion de la cavité ulcéreuse par le sel de bismuth, ainsi que nous le dirons dans un chapitre ultérieur.

Ulcus récidivant. — Entre l'ulcus de la forme commune à poussée unique et curable et l'ulcus chronique incurable à marche continue ou paroxystique, doit prendre place l'*ulcus récidivant*.

Ici encore, ce sont des crises paroxystiques éloignées les unes des autres, comme dans l'ulcus chronique; mais les intervalles entre deux crises sont très longs et ils durent des années. Les crises sont quelquefois éloignées l'une de l'autre de 6, 8, 10, 15 ans et davantage. La guérison des crises antérieures paraît avoir été parfaite et définitive, et il semble bien certain que, dans ces cas, il y a eu en réalité récidive d'un ulcus curable.

Souvent, il est difficile de décider si l'on se trouve en présence d'un ulcus chronique persistant à paroxysmes symptomatiques séparés par des périodes latentes plus ou moins longues, ou bien s'il s'agit d'un ulcus récidivant. Chez des personnes qui ont depuis 6, 8, 10 ans présenté quatre ou cinq crises ulcéreuses, d'une durée de plusieurs mois, avec des hémorragies à chaque poussée, on est quelquefois surpris de ne trouver à l'examen direct que des lésions limitées sans adhérences, sans induration marquée, et il semble bien d'après cela qu'il se soit agi, malgré les apparences, non d'un ulcus chronique persistant, mais d'ulcérations successives.

Il est donc à peu près impossible, dans certains de différencier l'ulcus permanent à crises paroxystiques de l'ulcus récidivant.

Ulcus à forme douloureuse. — Si certains des malades, atteints d'ulcus et même d'ulcus chronique, ne souffrent que d'une façon très modérée, d'autres au contraire ont des douleurs extrêmement vives, et leur vie devient un véritable martyre. Assez souvent domine le type douloureux tardif. Ce sont les crampes intenses à retentissement dorsal ou thoracique que nous avons décrites plus haut. L'existence de liquide le matin à jeun achève de caractériser le syndrome de Reichmann. Des vomissements mettent souvent fin à la crise gastralgique. Il arrive, surtout chez des névropathes, que ces crises tendent à se souder les unes aux autres. Chez quelques-uns même, la douleur est véritablement continue, par périodes plus ou moins prolongées. Et, si en même temps il existe une grande intolérance gastrique et des vomissements, la ressemblance devient assez grande avec les crises gastriques tabétiques.

D'autres malades souffrent dès qu'ils se lèvent; souvent alors les douleurs prédominent vers la région dorsale, et elles sont dues à des adhérences. Certains patients adoptent dans le lit un mode de décubitus qu'ils ne peuvent quitter sous peine de réveiller les douleurs. Ici encore, il s'agit d'un ulcus perforant qui empiète sur les organes voisins, ou de simples adhérences périgastriques.

Ulcus hémorragique. — Nous avons déjà plus haut signalé et décrit l'hémorragie d'origine ulcéreuse. Son abondance plus ou moins grande, sa répétition plus ou moins rapprochée impriment à la marche de l'ulcus un caractère et une gravité tels, dans certains cas, qu'on est en droit de décrire les formes hémorragiques de l'ulcus. Leur connaissance peut être utile non plus seulement pour le diagnostic de la maladie, dont l'hémorragie est un signe important, mais pour son pronostic et son traitement.

Une hémorragie abondante peut être un phénomène initial isolé ou presque complètement isolé de l'ulcus. Parfois les pertes de sang se reproduisent à des intervalles éloignés après des années; il peut s'agir alors d'une récidive de l'ulcus ou d'une poussée ulcéreuse au cours d'un ulcus chronique. Dans une autre série de faits, une hémorragie abondante peut se reproduire à des époques rapprochées, à quelques jours ou quelques semaines d'intervalle : c'est une des formes les plus graves de l'ulcère hémorragique, et qui justifie le mieux parfois l'intervention chirurgicale. Parfois encore, sans que la perte de sang soit considérable, il y a un suintement hémorragique presque continu avec des exacerbations qui finissent par affaiblir et anémier les malades, cela d'autant plus que, par une prudence que nous considérons du reste comme souvent excessive, on est amené, dans ces conditions, à réduire la ration alimentaire au minimum et même à imposer des périodes répétées de repos stomacal complet.

Le suintement sanguin qui ne se reconnaît que par la recherche des réactions hématiques dans les selles indique seulement, lorsqu'il se montre, que la perte de substance existe toujours. Son absence n'implique pas, malheureusement, la guérison de l'ulcération.

Voilà donc une série de types cliniques de l'hémorragie au cours de l'ulcus entre lesquels, du reste, tous les intermédiaires peuvent se rencontrer :

Hémorragie isolée, quelquefois très abondante;

Hémorragie à récidives se produisant à des intervalles très éloignés;

Hémorragie à rechutes se produisant à des intervalles rapprochés;

Hémorragie continue, paroxystique, plus ou moins abondante.

On peut rapprocher de ce dernier type les *hémorragies latentes* avec suintement sanguin peu considérable mais prolongé.

Ulcus pylorique ou juxta-pylorique avec hypersécrétion continue (Syndrome de Reichmann). — Lorsque Reichmann en 1882 appela l'attention sur la maladie ou plutôt sur le syndrome qui porte justement son nom, il en donna une interprétation inexacte. Ce n'est du reste que dans ces dernières années, grâce aux travaux des médecins et des chirurgiens français, et aux constatations directes faites soit à l'amphithéâtre, soit plus souvent encore au cours d'une intervention chirurgicale, que les relations réciproques de l'hypersécrétion, du spasme, de la sténose pylorique et de l'ulcus, furent nettement déterminées.

En clinique voici comment se présente le syndrome de Reichmann dans des cas d'intensité moyenne, correspondant à l'existence d'un ulcus pylorique ou juxta-pylorique sans sténose mécanique marquée. Les malades, qui ont conservé leur appétit, accusent des crises douloureuses tardives survenant 3 ou 4 heures après les repas, que calme facilement l'ingestion d'une certaine quantité d'aliments ou de boisson. Ces douleurs retentissent souvent soit dans le dos, soit vers la base du thorax ou vers le mamelon. Elles peuvent être suivies de vomissements ou de régurgitations acides. A l'examen de l'abdomen, on constate du clapotage et un bruit de flot, exagérés 5 ou 4 heures après le repas. Il existe même encore du liquide le matin à jeun ; on peut par le passage de la sonde en extraire, suivant les personnes et suivant les jours, de 50 à 200 ou 250 centimètres cubes. L'examen de la région épigastrique permet de constater un point douloureux assez marqué à la région épigastrique et, quelquefois, avec un certain degré de dilatation de l'estomac, de la tension épigastrique intermittente et même des contractions péristaltiques visibles. L'examen du liquide vomi ou extrait par la sonde au cours de la digestion et même le matin à jeun, indique une acidité chlorhydrique exagérée. Peu ou pas de détritus alimentaire, mais seulement un dépôt opalin dans le liquide recueilli à jeun : *l'hypersécrétion l'emporte sur la stase.*

Les crises douloureuses procèdent par paroxysmes d'une durée de 2 ou 3 semaines en moyenne. Elles peuvent s'accompagner de vomissements et d'intolérance gastrique et parfois l'hématémèse ou le mélæna viennent démontrer l'existence d'une ulcération stomacale. Dans les *formes intenses*, les douleurs sont plus vives, l'intolérance gastrique plus marquée, et la grande quantité de liquide contenu dans l'estomac ou rejeté par vomissement indique nettement un degré marqué d'hypersécrétion. Le liquide fortement acide, riche en acide chlorhydrique est peu coloré, à moins que la présence d'une certaine quantité de sang ne lui donne une coloration plus ou moins brunâtre.

Dans d'autres cas, lorsqu'il existe un certain degré de *sténose matérielle*, de sténose cicatricielle en particulier, *la stase tend à l'em-*

porter sur l'hypersécrétion et l'on peut trouver le matin à jeun dans le liquide extrait par la sonde ou rejeté par le vomissement une certaine quantité de détritus alimentaires. Dans ces deux derniers cas, syndrome de Reichmann avec grande hypersécrétion ou avec stase véritable, la dilatation de l'estomac est plus marquée et souvent les contractions péristaltiques très accusées. Elles peuvent être anti-péristaltiques, ce qui s'observe beaucoup plus souvent à l'examen radioscopique qu'à l'examen direct.

Dans les *formes légères* du syndrome de Reichmann, les douleurs sont moins intenses, mais surtout il y a moins de liquide dans l'estomac, moins d'hypersécrétion au cours de la digestion et peu de liquide le matin à jeun.

Voyons maintenant quelle est la pathogénie et, par conséquent, la signification clinique du syndrome de Reichmann.

Pour Reichmann, Riegel et son école, l'hypersécrétion était le phénomène initial, elle amenait la stase et celle-ci devenait la cause de l'ulcère par auto-digestion. Schreiber, Boas et d'autres auteurs démontrèrent que la stase était facteur d'hypersécrétion et que, lorsqu'on faisait disparaître celle-là, on voyait céder celle-ci.

A. Mathieu et Laboulais firent voir que l'hypersécrétion peut l'emporter sur la stase, puisqu'on trouve quelquefois à jeun un liquide hyperacide en quantité assez abondante, sans détritus alimentaires et *même sans peptone.*

Hayem en 1898, dans une communication à l'Académie de médecine qui ne fut pas accueillie sans protestation, défendit cette idée que le syndrome de Reichmann est un signe de sténose incomplète du pylore ou de sténose sous-pylorique. A. Mathieu confirma cette opinion en publiant deux observations nouvelles avec autopsie. Cependant la démonstration n'était faite que pour les cas où il existe un ulcus avec sténose pylorique ou un rétrécissement pylorique, même attribuable à une lésion extrinsèque, avec stase relativement considérable et hypersécrétion chlorhydrique. En est-il de même dans les cas où l'hypersécrétion dans le syndrome de Reichmann ne s'accompagne pas de stase alimentaire, où il n'y a le matin à jeun qu'une quantité de liquide allant par exemple de 150 à 500 centimètres cubes? Soupault, en présence de l'insuffisance de la thérapeutique médicale, provoqua l'intervention chirurgicale, et Hartmann, dans une trentaine de faits de ce genre, put, après laparatomie, diagnostiquer avec certitude la présence d'un ulcus, soit au niveau soit au voisinage immédiat du pylore. La gastro-entérostomie amena un soulagement considérable; elle fit disparaître les crises douloureuses. Cependant l'examen de l'estomac put démontrer que l'hyperchlorhydrie n'avait que peu ou pas diminué, qu'il y avait toujours le matin à jeun une certaine quantité de liquide acide dans l'estomac. L'élément physiologique véritablement nouveau, c'est que le liquide gastrique était évacué, non plus par la voie pylorique, mais par la bouche gastro-jéjunale. Le pylore était donc mis au repos complet et ainsi sans doute s'expliquait la disparition de crises douloureuses dues à des crises de spasme pylorique. Les crises douloureuses étaient ainsi attribuables à un mécanisme tout à fait analogue à celui des crises de la fissure anale. Toutefois, pour le pylore, il est probable que le spasme dû à l'action réflexe mise en mouvement par l'arrivée d'un liquide hyperacide dans le duodénum joue un rôle au moins aussi important que son passage au niveau du pylore et de l'ulcération.

La cause la plus fréquente du syndrome de Reichmann, des crises douloureuses paroxystiques et de l'hypersécrétion était donc la présence d'un ulcus pylorique, ou juxta-pylorique sus ou sous-pylorique.

Les publications récentes des chirurgiens anglo-américains, les frères Mayo (de Rochester), Mayo Robson (de Londres), Moynihan (de Leeds) ont, comme nous le dirons plus loin, démontré, non pas que le syndrome de Reichmann correspond surtout à un ulcus duodénal, mais que, dans les formes légères, caractérisées seulement par des douleurs tardives calmées par l'alimentation, il existe déjà un petit ulcus pylorique ou juxta-pylorique.

DIAGNOSTIC DIFFÉRENTIEL

Les éléments qui permettent de reconnaître la présence de l'ulcus sont précisément ceux dont la prédominance a servi à qualifier les formes cliniques décrites dans le tableau précédent : la douleur, l'hémorragie, l'hypersécrétion chlorhydropeptique, les signes de spasme et de sténose pylorique.

La réunion de ces phénomènes symptomatiques a une valeur diagnostique véritable, mais non absolue. Cependant, on vient de le voir, le syndrome de Reichmann, lorsque ses facteurs constitutifs sont nettement accusés, paraît être un signe presque pathognomonique de l'ulcus pylorique ou juxta-pylorique. Lorsque l'hémorragie s'y ajoute actuellement, elle est presque caractéristique d'un ulcus en activité; lorsqu'elle a été observée antérieurement, on peut y voir une présomption d'ulcus ancien et, par conséquent, de sténose pylorique consécutive. Comme on le verra plus loin, en lisant le chapitre consacré à l'ulcéro-cancer, il est souvent très difficile alors de décider, en clinique, s'il s'agit d'un ulcus invétéré, d'un ulcus calleux ou d'un ulcus ayant subi la transformation épithéliomateuse.

Lorsque manque la constatation d'une hémorragie récente ou le souvenir d'une hémorragie ancienne, le syndrome de Reichmann, par lui seul, doit encore constituer une présomption suffisante d'ulcus pylorique, d'ulcus juxta-pylorique ou de sténose d'origine ulcéreuse.

Dans les formes atténuées du syndrome de Reichmann, le doute peut encore exister malgré ce que nous venons de dire de la signification des constatations faites par les chirurgiens américains. Il faut, toutefois, reconnaître que, en présence de ces constatations directes, la théorie de la névrose gastrique avec hypersécrétion et spasme pylorique a perdu tout le terrain qu'a annexé la conception de l'ulcus primitif du pylore avec hypersécrétion et spasme secondaires.

Nous dirons plus loin quels sont les signes qui permettent de présumer qu'il s'agit d'un ulcus vrai du duodénum, c'est-à-dire d'un ulcus situé à distance de l'anneau pylorique. Le diagnostic différentiel de l'ulcus gastrique doit être établi assez souvent en clinique, avec les affections suivantes :

La dyspepsie douloureuse ;

L'hystérie gastrique ;

Les crises gastriques tabétiques ;

La gastrite ulcéreuse et les érosions hémorragiques ;

L'*exulceratio simplex* ;

Le cancer de l'estomac.

Dyspepsie douloureuse. — Certaines dyspepsies sans ulcération peuvent se caractériser par des douleurs assez intenses et, par contre, l'ulcus latent peut ne se manifester que par des phénomènes de dyspepsie banale : de là des causes d'erreur quelquefois vraiment insurmontables. Dans les cas d'atonie ou de ptose gastrique, il peut même y avoir, momentanément tout au moins, un peu de liquide à jeun. Toutefois ici les douleurs tardives calmées par l'alimentation sont moins nettes, il y a souvent hypochlorhydrie et jamais d'hémorragie, pas même d'hémorragie latente.

Hystérie gastrique. — Chez les hystériques, les douleurs peuvent prendre une intensité très grande ; il peut y avoir des vomissements, de l'intolérance gastrique et, d'après certains auteurs, les hémorragies seraient relativement fréquentes.

Ce qui caractérise le mieux les crises douloureuses hystériques, c'est non seulement le fait qu'elles surviennent chez des hystériques avérés, mais aussi qu'elles accompagnent ou précèdent des crises convulsives, que la suggestion directe et la suggestion médicamenteuse ont sur elles une action marquée et que, souvent, chez les malades qui les présentent, on peut observer ou créer à volonté des zones et des points douloureux hystérogènes de l'épigastre.

Quant aux hémorragies hystériques, elles sont rares et, même avec l'ensemble que nous venons d'esquisser, elles devront toujours faire redouter l'existence d'un ulcus.

Crises gastriques tabétiques. — Le début brusque des crises, les longues périodes de rémission *complète* qui les séparent, l'intensité des douleurs, l'intolérance absolue de l'estomac, les vomissements, la fin brusque de la crise, l'existence de signes de tabes, tout cela rend.

le plus souvent facile la distinction des crises gastriques du tabes et des crises douloureuses de l'ulcus. Cependant, chez les nerveux la douleur d'origine ulcéreuse peut prendre une grande intensité, les vomissements peuvent se rapprocher et l'intolérance stomacale devenir très marquée; mais alors on n'observe ni les signes concomitants du tabes initial, ni le début et la fin brusque des crises. L'hémorragie peut-elle se rencontrer aussi au cours du tabes, sans qu'il existe d'ulcérations de l'estomac? Plusieurs auteurs, parmi lesquels Charcot, l'ont prétendu, et nous-même nous avons pu observer, chez des tabétiques, des hématémèses ou du mélæna sans autre signe de présomption d'un ulcus. Quoi qu'il en soit, nous dirons de ces hémorragies du tabes gastrique sans ulcus concomitant ce que nous avons dit des hémorragies de l'hystérie gastrique : nous les considérons comme possibles, mais aussi comme rares et toujours suspectes.

Gastrite ulcéreuse et érosions hémorragiques. — En dehors des ulcérations aiguës dues à l'ingestion de substances toxiques, on ne connaît bien que les érosions hémorragiques et l'ulcère de l'estomac. L'*exulceratio simplex*, de Dieulafoy, paraît être un degré intermédiaire entre les deux. Dans la gastrite chronique alcoolique, Lancereaux et Leudet ont, nous l'avons rappelé plus haut, décrit des ulcérations inégales, comme abrasées, très différentes par leur aspect de l'ulcus typique. Toutefois, chez un malade atteint de gastrite éthylique et présentant des signes d'hémorragie stomacale, c'est en clinique à l'ulcus hémorragique que l'on doit avant tout songer, à moins qu'il n'y ait des signes de cirrhose hépatique avec grosse rate et possibilité de varices œsophago-gastriques. Dans la *gastrite chronique atrophique* avec anachlorhydrie (achylie gastrique des auteurs allemands), on a observé quelquefois des hémorragies; mais elles se produisent exclusivement à propos d'un lavage de l'estomac, et la caractéristique serait, en dehors de l'anachlorhydrie, de rencontrer, dans l'eau teintée en rouge du lavage, des débris de muqueuse susceptibles parfois d'être examinés et déterminés par l'examen microscopique.

Les *érosions hémorragiques* se rencontrent surtout chez les malades atteints d'une maladie du cœur ou chez des tuberculeux parvenus à une période avancée, ou au cours d'une affection hépatique ayant déterminé la production de varices dans le domaine des veines spléniques, œsophagiennes et gastriques. Les hémorragies ont alors pour caractère de se produire par crises, à des intervalles quelquefois très éloignés, sans douleurs, sans accidents marqués de dyspepsie. Si la cause de ces hémorragies peut être présumée avec une vraisemblance assez grande dans les cas, par exemple, où les signes d'une asystolie cardiaque ou cardio-artérielle sont évidents, il n'en est plus de même dans certains cas de cirrhose au début, ou de varices gastriques liées à une augmentation du volume de la rate quelquefois assez modérée.

Y a-t-il toujours des érosions hémorragiques en cas semblable, analogues à celles que l'on trouve quelquefois à l'autopsie de sujets arrivés à une période avancée de leur maladie? Ces érosions peuvent-elles guérir, se cicatriser et se reproduire? Cela paraît possible *a priori*, mais nous n'en avons et n'en aurons sans doute de longtemps la preuve.

Dans le mal de Bright, il peut aussi y avoir des hémorragies gastro-intestinales d'origine ulcéreuse; c'est là un fait rare.

Exulceratio simplex. — L'*exulceratio simplex* de Dieulafoy a été observée chez des individus jeunes qui ne souffraient pas de l'estomac auparavant et chez lesquels une hématémèse abondante, survenant d'une façon imprévue, a été la première manifestation de la lésion.

Dans presque tous les cas, on a observé de la fièvre (58°-59°). La fréquence de la fièvre en cas semblable rapproche l'ulceratio simplex et son hémorragie des érosions et des gastrorragies qui ont été constatées au cours de maladies infectieuses telles que l'appendicite, la fièvre puerpérale, la fièvre typhoïde.

Cancer de l'estomac. — Parfois il est très facile, parfois au contraire il est très difficile de distinguer l'ulcus du cancer de l'estomac[1].

L'absence d'appétit, le dégoût pour les aliments, la cachexie progressive, les petites hémorragies répétées, les hématémèses brunâtres ou noirâtres, la tumeur, l'hypochlorhydrie désignent quelquefois si nettement le cancer de l'estomac qu'on n'a aucune peine à le reconnaître. Les douleurs tardives, l'hyperchlorhydrie, les hémorragies abondantes, l'anémie plutôt que la cachexie, la réparation sous l'influence d'un traitement approprié sont au contraire les caractères principaux de la séméiologie et de l'évolution de l'ulcus. Mais il n'y a rien de pathognomonique dans ce tableau différentiel : aucun signe, aucun groupement de symptômes n'opposent en effet nettement une des maladies à l'autre.

La tumeur peut se trouver dans l'ulcus et manquer dans le cancer; dans le cancer, l'hémorragie peut être abondante et l'hématémèse rouge; l'hémorragie peut par contre être minime et répétée dans l'ulcus et se traduire par des vomissements brunâtres ou marc de café analogues à ceux du cancer.

Le diagnostic différentiel, souvent aisé pour la forme moyenne subaiguë de l'ulcus, devient, au contraire, très difficile dans sa forme chronique calleuse. L'hésitation persiste quelquefois après la laparotomie ou même à l'examen des pièces sur la table d'autopsie. La difficulté est d'autant plus grande que le cancer s'implante assez souvent sur l'ulcus chronique de telle façon que la période de cancérisation succède par une transition lente, sans limite précise, à la période

---

1. Voir plus loin le chapitre consacré à l'examen radiologique des maladies organiques de l'estomac et, en particulier, le tableau du diagnostic différentiel de l'ulcus et du cancer.

d'ulcération simple. La disparition de l'appétit, le dégoût électif pour la viande, la tendance à la cachexie et quelquefois l'apparition d'une tumeur épigastrique, la répétition des hémorragies, l'intensité des douleurs, qui tendent à perdre leur horaire tardif, tels sont, après une longue phase morbide pendant laquelle les signes ont été ceux de l'ulcus, les symptômes susceptibles de faire soupçonner l'ulcéro-cancer. Mais il faut bien savoir que, dans bon nombre de cas, l'exploration directe et même quelquefois l'évolution de la maladie sont susceptibles de permettre d'établir une distinction définitive.

ÉVOLUTION ET PRONOSTIC DE L'ULCUS GASTRIQUE

Nous avons indiqué déjà l'existence de formes latentes, subaiguës, récidivantes, permanentes. Ces dernières sont incurables. Si l'ulcus de forme subaiguë peut guérir, il peut aussi récidiver après un espace de temps quelquefois considérable. Il peut y avoir aussi des périodes de latence quelquefois prolongées au cours d'un ulcus chronique; il n'y a donc en réalité rien de plus irrégulier que l'évolution de l'ulcus, même de la plupart des cas d'ulcus invétéré, incurable.

Les complications de l'ulcus sont si fréquentes, leur gravité souvent si grande que son évolution et son pronostic sont souvent par elles modifiés et aggravés.

Il est difficile de dire avec quelque exactitude quelle est la mortalité de l'ulcus. En effet, l'ulcus étant une maladie à rechutes, procédant par paroxysmes plus ou moins espacés, le sort ultérieur des malades reste souvent ignoré des médecins qui ont observé l'une de ces crises éloignées. Parfois encore, le diagnostic de la nature ulcéreuse de la maladie n'est pas posé lorsque survient une complication mortelle. Brinton évaluait à 25 pour 100 la mortalité directe par le fait des lésions ulcéreuses, et à 27 pour 100 la mortalité indirecte par une maladie intercurrente, et notamment par la tuberculose pulmonaire.

Si l'on ajoute à cela que l'ulcus invétéré subit assez souvent la transformation épithéliomateuse, qu'il provoque fréquemment des douleurs intenses et des complications redoutables, susceptibles d'entraîner la mort, on arrive à cette conclusion qu'il constitue une maladie sérieuse dans ses formes subaiguës et très grave dans ses formes permanentes.

A. MATHIEU.

CHAPITRE V

ULCUS DU DUODÉNUM

Préambule. — L'histoire anatomo-pathologique, pathogénique et
clinique de l'U. duodénal ne peut pas être séparée de celle de
l'U. gastrique. Les lésions sont les mêmes, les conditions de leur
apparition et de leur évolution sont sans doute identiques à quelques
nuances près. D'autre part, au point de vue clinique, on ne peut
séparer l'U. duodénal juxta-pylorique de l'U. pylorique. Seul, l'ulcus
situé à quelque distance du pylore, plus rarement observé que
l'U. duodéno-pylorique, présente des traits particuliers susceptibles
de justifier une description spéciale et de fournir au lit du malade
des éléments de diagnostic différentiel. Empressons-nous d'ajouter
que l'ulcus vrai du duodénum, plus encore que l'U. stomacal, prédispose aux grandes hémorragies et à la perforation.

Nous laisserons de côté dans le présent chapitre les ulcérations du
duodénum autres que l'ulcus; certaines d'entre elles, les ulcérations
consécutives aux brûlures, doivent en particulier être signalées.
Nous ne nous occuperons ici que des ulcérations du duodénum identiques par leurs caractères anatomo-pathologiques et leur évolution à
l'U. stomacal.

Historique. — Les ulcérations du duodénum ont été signalées
par Girard dès 1804, par Broussais et Reyer, et étudiées d'une façon
plus complète par Klinger, de Würzbourg (1861). Il faut citer encore
à l'étranger, les mémoires importants de Falkenbach, Trier, Krauss
et surtout celui de Chvostek. En France, l'U. duodénal fut étudié avec
beaucoup de soin par Bucquoy dans un remarquable mémoire
publié dans les *Archives générales de médecine* en 1887. Dans ce travail, mettant à profit les publications des auteurs précédents et ses
observations personnelles, Bucquoy traça de l'anatomie pathologique et de la séméiologie de l'U. duodénal un excellent tableau qui a
conservé toute sa valeur et toute sa vérité. A l'heure actuelle, il suffit
de lui faire quelques adjonctions et quelques retouches d'ordre
secondaire pour obtenir de l'U. duodénal une description aussi exacte
que le permet l'état actuel de nos connaissances. La thèse de Collin
inspirée par Letulle est une bonne revue générale de la question

telle qu'on pouvait la concevoir à l'heure de sa publication (1904).

Depuis cette époque, deux tendances opposées se sont dessinées. D'une part, Soupault, qui avait tant contribué avec Hartmann à établir l'histoire clinique et la théorie physiologique de l'U. pylorique ou juxta-pylorique, en arriva à nier toute individualité à l'ulcus du duodénum et à déclarer que sa séméiologie se confondait complètement avec celle de l'U. gastrique et surtout de l'U. pylorique ou juxta-pylorique. De l'autre, au contraire, les chirurgiens anglo-américains, les frères Mayo (de Rochester) d'abord, puis Mayo Robson, de Londres, Moynihan, de Leeds[1], s'appuyant sur un nombre considérable de laparotomies exploratrices en vinrent, non seulement à donner l'U. duodénal comme étant d'une fréquence beaucoup plus grande que l'U. gastrique, mais à prétendre que son diagnostic était d'une grande facilité. Leurs idées furent exposées en France par Ricard et Pauchet, au *Congrès de chirurgie* (1910). Albert Mathieu[2] défendit la doctrine française. Il s'efforça, avec l'assentiment de Th. Tuffier, Hartmann, Souligoux, Ricard, de démontrer que les chirurgiens anglo-américains avaient décrit, sous le nom d'U. duodénal, la lésion même que, depuis les travaux de Hayem, Soupault et Hartmann, la plupart des médecins et chirurgiens français considéraient comme un ulcère du pylore ou de la région pylorique. Il rappela que l'U. pylorique ou juxta-pylorique se traduit en clinique par le syndrome de Reichmann et chercha à prouver, par des faits cliniques, que l'ulcus vrai du duodénum ne provoque pas l'apparition de phénomènes de pylorisme et qu'il se révèle surtout, indépendamment des hémorragies, plus souvent mais non exclusivement intestinales, par des douleurs paroxystiques dont le maximum et la propagation sont nettement orientés vers la droite de la région épigastrique. Si la confusion s'est établie dans l'esprit des chirurgiens anglo-américains, c'est qu'ils avaient pris comme ligne de repère un petit tronc veineux perpendiculaire à l'axe du canal pylorique, la *veine pylorique* (fig. 166), qui serait en réalité située à gauche de la limite vraie du sphincter pylorique à gauche de la *falaise pylorique*, d'après les expressions employées par Moynihan dans la description qu'il en donne. Ce point n'a du reste qu'une importance relative et sa valeur, comme point de repère, est beaucoup plus anatomique que clinique[3]. Il convient d'ajouter que la veine unique fait souvent

1. Moynihan. Duodenal ulcer, 1910.
2. A. Mathieu. L'ulcus du duodénum, *Bullet. et mém. de la Soc. de Chirurgie,* Paris, 1910, 2 novembre.
Contribution à l'étude de l'ulcus duodénal vrai, *Bullet. et mémoires de la Soc. médic. des Hôpitaux,* Paris, 1910, 2 décembre.
L'ulcus du duodénum, *Paris médic.*, 1911, juin.
A. Caillé. Que faut-il entendre par ulcus du duodénum, *Archiv. des mal. de l'appar. digest.* avril 1911.
3. Latarjet. Anatomie de la veine infrapylorique, *Lyon chirurgical,* 1er octobre 1911.

défaut, et se trouve remplacée par tout un bouquet veineux épanoui sur toute la face inférieure du segment pylorique (¹).

Dans une communication, basée sur quatre cas nouveaux d'ulcus vrai du duodénum, faite en mai 1911 à la Société médicale des hôpitaux, Œttinger est arrivé à des conclusions identiques aux nôtres.

La question a été récemment reprise dans son ensemble par notre élève, le Dʳ Dimitri Baisoiu(²). On trouvera dans ce travail la bibliographie de la question.

Fréquence. — Jusqu'aux publications des chirurgiens anglo-américains, l'U. duodénal était considéré comme beaucoup plus rare que l'U. gastrique. En comparant une série de statistiques, nous avons trouvé que l'U. duodénal était environ 12 à 15 fois plus rare

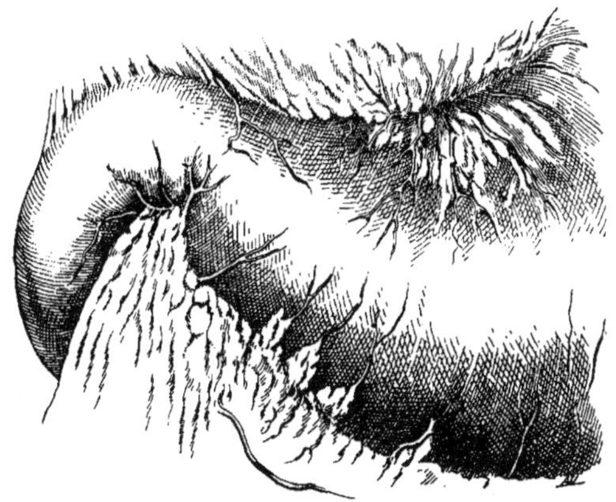

Fig. 166. — La veine pylorique. (D'après Moynihan.)

que l'U. stomacal; ce sont là du reste à peu près les proportions indiquées par Collin, qui, dans sa thèse, avait réuni 257 observations.

En trois ans, A. Mathieu et Fr. Moutier ont eu l'occasion de pratiquer 22 fois l'autopsie de malades ayant succombé à un ulcus chronique et d'examiner 11 pièces provenant d'une résection pylorique. Sur ces 33 pièces anatomiques, il y avait dans 29 cas une ulcération gastrique ou gastro-pylorique n'atteignant pas le duodénum et, dans 4 cas seulement, une ulcération duodénale, et encore, dans 3 de ces 4 cas, la perte de substance entamait-elle le pylore. En ne comptant pas ces derniers, il n'y avait plus qu'un seul cas d'U. duodénal pur sur 33 cas d'ulcus.

1. Mocquot et Houdard. La valeur topographique des veines de la région pylorique. *Rev. de Chir.*, XLV, 10 mars 1912, 402-415, 13 fig.
2. D. Baisoiu. Contribution à l'étude clinique de l'ulcus duodénal; symptômes et diagnostic, *Thèse de Paris*, 1912.

Par contre, les chirurgiens anglo-américains admettent pour l'U. duodénal, une fréquence beaucoup plus grande. Les frères Mayo et Mayo Robson déclarent que l'U. duodénal est deux fois plus fréquent que l'U. gastrique et Moynihan, dans un ouvrage récent, écrit même que l'ulcus est duodénal dans 95 pour 100 des cas[1]. Cette différence, nous l'avons dit déjà, résulte de ce que, en raison du point de repère topographique adopté par eux, les auteurs anglo-américains ont confondu l'U. duodénal, non seulement avec l'U. duodéno-pylorique, mais même avec l'U. pylorique ou gastro-pylorique.

Étiologie. — Les conditions étiologiques de la production de l'U. duodénal sont encore obscures et mal connues, elles ne peuvent guère jeter de clarté sur sa pathogénie. La localisation duodénale de l'ulcus serait beaucoup plus fréquente chez l'homme que chez la femme. Sur les 257 cas réunis par H. Collin, 80 pour 100 se rapportaient à des hommes. Au point de vue de l'âge, l'U. duodénal présente, comme l'U. gastrique, son maximum de fréquence entre 30 et 60 ans; mais il a été observé à un âge beaucoup moins avancé, et jusqu'à 10 ans. Il pourrait même, d'après certains auteurs, expliquer un certain nombre de cas de mélæna des nouveau-nés.

Les causes générales invoquées sont assez banales : misère, alcoolisme, tuberculose. Certains auteurs ont signalé la coexistence de l'U. duodénal et de la néphrite interstitielle. Il faudrait sans doute aussi donner place ici à toutes les influences susceptibles de déterminer une duodénite infectieuse : septicémies diverses, intoxications, brûlures, etc. Ces lésions, l'auto-digestion aidant, pourraient servir d'amorce à un ulcus chronique. On peut tout au moins en formuler l'hypothèse.

Anatomie pathologique. — Collin, sur 255 observations, a relevé 195 fois un ulcus solitaire, dans les 56 autres cas, il y avait 26 fois 2 ulcères, 5 fois 3 ulcères, 4 fois 4 ulcères et enfin 5 fois plus de 4 ulcères.

La première partie du duodénum est le siège de prédilection de la lésion, ainsi qu'il résulte nettement du tableau suivant.

RÉGION DU DUODÉNUM	COLLIN 1894	D'ARCY-POWER 1906	MOYNIHAN 1907
Portion initiale.	242	125	107
Portion descendante	14	16	7
Dernière portion	6	2	»

Pourquoi cette prédilection de l'U. duodénal pour la première portion du duodénum et cette rareté très grande au voisinage immédiat et plus encore au-dessous de l'ampoule de Vater et de l'abouchement

1. Moynihan. *Duodenal ulcus*, 1910.

du canal cholédoque et du canal de Wirsung? On l'a expliqué d'une façon satisfaisante par ce fait que, au-dessous de l'ampoule de Vater, le suc gastrique se trouve neutralisé par la bile et le suc pancréatique et que son action auto-digestive se trouve ainsi arrêtée. Chilaïditi([1]), se basant sur les recherches de Holzknecht, a fait intervenir la dilatation de la partie initiale du bulbe du duodénum qui s'observe d'une façon marquée à l'examen radioscopique dès qu'il y a ptose du pylore. Il se produirait ainsi, en raison de son tiraillement sur son ligament de suspension, une dilatation de la première partie du duodénum en amont de la coudure et une sténose par la traction ainsi produite. L'action auto-digestive du suc gastrique non encore saturé par le produit des sécrétions biliaire et pancréatique serait ainsi renforcée par la stase ainsi que cela se fait certainement dans l'estomac.

L'U. duodénal, dont l'aspect est du reste exactement le même que celui de l'estomac, est le plus souvent arrondi et unique. Parfois, deux ulcères situés sur des parois opposées sont situés exactement en regard l'un de l'autre (kissing ulcer de Moynihan). L'ulcération peut être annulaire; dans un cas de Meunier, elle sectionnait presque complètement le canal duodénal.

Les dimensions extrêmes signalées par les auteurs vont de 2 millimètres à environ 4 centimètres de diamètre. On peut se demander s'il s'agissait vraiment d'un ulcus dans les cas de très petites ulcérations.

Les *lésions microscopiques* de l'U. duodénal sont, d'une façon générale, identiques à celles de l'U. stomacal. On peut, cependant, relever quelques particularités d'ordre secondaire dues à la différence de structure de la muqueuse duodénale et de la muqueuse gastrique. C'est ainsi que, sur les bords de l'U. calleux, on trouve des glandes de Brunner dissociées et atteintes de catarrhe muco-purulent. Elles subissent souvent une hypertrophie et une dilatation qui leur donnent l'aspect adénomateux. L'adénome brunnerien et son ulcération bien étudiés par Hayem réclament du reste une description spéciale. Il ne peut être complètement assimilé à l'ulcère simple du duodénum.

Les vaisseaux sont souvent le siège d'une thrombose hyaline et, comme dans l'U. gastrique, une infiltration interstitielle d'éléments inflammatoires encercle la lésion.

A distance, s'observent des lésions de duodénite et de gastrite sans caractères particuliers. A signaler la thrombose des gros tronc veineux et la perforation de rameaux artériels importants.

Dans plusieurs cas, on a vu coïncider l'U. duodénal avec l'U. gastrique et même avec l'U. de l'extrémité inférieure de l'œsophage,

1. *Société de radiologie de Paris*, novembre 1910.

preuve nouvelle de l'identité de la lésion dans ces localisations diverses.

L'entérite tuberculeuse, la lithiase biliaire, la néphrite interstitielle, la lombricose ont été aussi relevées.

Complications. — L'U. duodénal, plus encore que l'U. gastrique, est exposé à deux complications redoutables : l'*hémorragie* et la *perforation*.

Hémorragies. — Les artérioles et même des vaisseaux importants sont fréquemment ouverts par le progrès même de la lésion ulcéreuse. Les artères les plus souvent atteintes sont la pancréatico-duodénale et, en seconde ligne, la gastro-épiploïque. On a signalé aussi, au cours de grands ulcères, l'ouverture de l'aorte abdominale, de l'artère hépatique, de l'artère pancréatique et même de la veine porte et de la veine mésentérique supérieure.

Perforation. — La perforation de l'U. duodénal paraît être notablement plus fréquente que celle de l'U. stomacal. Toutefois, les statistiques qui s'y rapportent indiquent des chiffres très différents dont les extrêmes varient de 10 à 60 pour 100. Il est donc impossible de fournir sur ce point des indications précises.

La perforation siège dans 60 pour 100 des cas à la face antérieure du duodénum. De même qu'à la suite de la perforation de l'estomac, il peut se produire, suivant ou non que des adhérences protectrices ont pu s'établir ou qu'elles font défaut, une péritonite généralisée ou une péritonite localisée, un abcès enkysté. Le pus de ces abcès peut fuser à distance, en haut, vers le médiastin postérieur, en bas, dans la gaine du psoas, vers la région cæcale et le bassin. Il peut aussi se produire des fistules cutanées ou des fistules faisant communiquer le duodénum avec une autre anse intestinale ou, comme on l'a vu dans quelques cas exceptionnels, avec la vésicule biliaire. Nous renvoyons du reste, pour plus de détails, au chapitre consacré plus loin à l'histoire de la périgastrite d'origine ulcéreuse.

Sténose sous-pylorique. — Comme complication tardive, il convient de signaler le rétrécissement cicatriciel du duodénum qui résulte à la fois de la cicatrisation de la perte de substance et des adhérences périphériques. En raison même de la topographie habituelle de l'U. duodénal, il s'agit beaucoup plus souvent d'un rétrécissement sus- que d'un rétrécissement sous-vatérien. La rétraction cicatricielle pourrait amener l'oblitération du canal cholédoque et du canal de Wirsung, produire l'ictère chronique par rétention et empêcher l'arrivée de la bile et du suc pancréatique dans l'intestin.

Transformation néoplasique. — La transformation néoplasique de l'U. duodénal en lésion épithéliomateuse ou, si l'on veut ne pas préjuger de la nature initiale de la lésion, la production d'un ulcéro-cancer du duodénum a été relevée dans un certain nombre de cas. A. Mathieu et Fr. Moutier l'ont observée 1 fois sur 4 cas d'U. duodénal ou duodéno-pylorique. Il nous paraît impossible, à l'heure actuelle, de dire si l'ulcéro-cancer du duodénum est relativement plus fréquent ou plus rare que l'ulcéro-cancer gastrique.

Symptômes et formes cliniques. — L'U. duodénal a-t-il une séméiologie particulière qui permette de le reconnaître et de le diagnostiquer au lit du malade, ou bien son histoire clinique se confond-elle avec celle de l'U. gastrique et plus particulièrement encore de l'U. de la région pylorique? C'est une question préalable qu'il convient de résoudre tout d'abord.

Nous croyons avoir fourni la preuve que les chirurgiens anglo-américains ont indûment confondu la symptomatologie de l'U. duodénal avec celle de l'U. pylorique et juxta-pylorique, parce qu'ils ont pris comme point de repère topographique, comme frontière fixe entre le pylore et le duodénum un tronc veineux d'existence et de trajet variables qui, au cours des examens pratiqués sur le vivant, nous a paru plus souvent situé à gauche de la falaise pylorique qu'à son niveau même, et qu'ils n'ont pas vu que l'U. duodéno-pylorique doit être confondu avec l'U. pylorique, alors que l'U. duodénal vrai s'en distingue nettement par ses manifestations cliniques, tout au moins dans sa forme invétérée.

Si, laissant de côté les faits dans lesquels un ulcus du duodénum empiète sur la valvule pylorique ou réciproquement, on compare entre elles les observations dans lesquelles l'ulcération siégeait à distance de la valvule pylorique, on se trouve en présence de deux groupes différents : l'U. duodénal latent, qui ne se révèle que par des hémorragies intestinales ou par des accidents de perforation brusque, et l'U. duodénal chronique, dans la symptomatologie duquel on retrouve en ses traits essentiels, le tableau clinique tracé par Bucquoy en 1887.

U. duodénal latent. — L'U. duodénal peut rester latent et ne se révéler que par des hémorragies, particulièrement du mélæna, ou des accidents de perforation brusque. Dieulafoy a décrit cette forme d'une façon saisissante dans ses cliniques de l'Hôtel-Dieu(¹).

Dans quelle mesure des troubles dyspeptiques peu accentués ont-ils, en cas semblable, précédé l'apparition des signes directs de l'ulcus? Il est assez difficile de le dire. Il est difficile également, maintenant que nous connaissons mieux les longues périodes de latence de l'U. gastrique, de dire si l'U. duodénal vrai, beaucoup plus rare, est en réalité plus souvent latent que l'U. gastrique. Peut-être ne manifeste-t-il sa présence, comme l'U. gastrique, qu'au moment où se produisent des crises d'ulcération dues à l'intervention de poussées d'inflammation lymphangitique interstitielle et d'auto-digestion.

---

1. G. DIEULAFOY. *Clinique médicale de l'Hôtel-Dieu*, 1896-1898.

U. duodénal de forme commune. — La forme commune de l'U. duodénal vrai, que nous connaissons seulement à la période où cet ulcus peut être dit chronique ou même invétéré, présente une séméiologie dans laquelle on retrouve le syndrome établi par Bucquoy. Cet auteur donnait comme caractéristiques de cette lésion :

1° Les hémorragies à début brusque éclatant au milieu d'une santé parfaite en apparence, se répétant plusieurs jours avec plus ou moins d'intensité et entraînant une anémie profonde, l'hématémèse pouvant précéder ou accompagner le mélæna ;

2° La douleur à droite de la ligne médiane, dans une zone correspondant à la face inférieure du foie, entre le rebord des fausses côtes et la crête iliaque, survenant ordinairement trois ou quatre heures après l'ingestion des aliments ;

3° L'absence de tout phénomène gastrique, le prompt retour de l'appétit après la crise et la possibilité d'une alimentation rapidement réparatrice pendant la convalescence.

Les *hémorragies* peuvent manquer ou passer inaperçues, de telle façon que les accidents de perforation et de périgastrite suraiguë soient l'incident révélateur de la lésion ulcéreuse du duodénum. Le mélæna paraît être la forme sous laquelle se traduit de préférence l'hémorragie duodénale ; mais il peut se produire des hématémèses en même temps que des selles mélæniques, il peut même se faire que l'hématémèse l'emporte notablement sur le mélæna. Avec quelle fréquence le mélæna, isolé de toute autre manifestation, peut-il être attribuable à une ulcération latente du duodénum? Il nous paraît impossible de le dire dans l'état actuel de la science.

La *localisation de la douleur dans le temps* n'a rien de caractéristique. La survenue tardive de la douleur 3 ou 4 heures après le repas peut se rencontrer dans toutes les formes de l'ulcus, quelle que soit sa topographie. Toutefois, c'est dans les périodes paroxystiques de l'U. pylorique ou juxta-pylorique, y compris l'U. duodéno-pylorique, que 'on rencontre le plus nettement la douleur tardive calmée par l'ingestion des aliments. Il semble bien que, dans les formes invétérées de 'U. duodénal vrai, la régularité de l'horaire de la douleur se perde avec une facilité relative. Nous avons encore l'impression qu'avec lui on voit rapidement aussi s'atténuer l'effet calmant, non seulement des ingestions alimentaires, mais même des alcalins.

La *localisation de la douleur dans l'espace* a bien avec l'U. invétéré du duodénum les caractères que lui avait attribués Bucquoy. Dans les cas typiques que nous avons observés, nous avons relevé la prédominance des irradiations douloureuses vers la droite, dans la région sous-hépatique et même vers la base du thorax à droite, et la prédominance de la douleur à la palpation à droite de la ligne médiane dans la région pylorique et vésiculaire. L'examen radioscopique permet parfois de repérer exactement le point douloureux et de le situer au niveau de l'ampoule ou de la crosse du duodénum. Les crises douloureuses sont souvent extrêmement intenses. L'U. invétéré du duodénum cause des souffrances aussi fortes et aussi difficiles à calmer que l'U. chronique avec adhérences étendues de la petite courbure.

La *participation de l'estomac* à la symptomatologie de l'U. duodénal vrai est relativement restreinte. Il n'y a, en effet, aucun signe de sténose permanente ou intermittente du pylore, par conséquent pas de stase alimentaire, pas de grande hypersécrétion avec présence dans l'estomac d'une quantité notable de liquide à jeun; pas de grande dilatation stomacale, révélée soit par l'examen clinique habituel, soit par l'examen radioscopique, pas de contractions péristaltiques visibles.

L'absence de phénomènes de sténose pylorique ou de crises de pylorisme permet de comprendre comment, après une poussée passagère, en l'absence de tout phénomène marqué de dyspepsie, l'alimentation peut être reprise sans tarder, de telle sorte que les malades réparent rapidement leur anémie, leur affaiblissement et leur amaigrissement, ainsi que l'a noté Bucquoy.

Dans plusieurs cas, on a signalé des poussées d'ictère : de là, une ressemblance plus grande encore avec les crises de colique hépatique et les accidents de la lithiase biliaire.

L'*examen radioscopique* peut fournir au diagnostic des indications utiles en révélant la dilatation du bulbe duodénal ou la localisation d'un point douloureux au niveau du duodénum.

Évolution. — Il est impossible de tracer avec quelque précision l'évolution normale d'une maladie qui, souvent, ne se manifeste que par ses complications. Dans les cas qui guérissent, ainsi que l'indique la constatation tardive de lésions cicatricielles, on ignore souvent quels ont été le début et les manifestations cliniques de la maladie. Souvent l'histoire de l'U. duodénal débute, en apparence, brusquement par une grave complication : hémorragie, perforation. Les faits les mieux connus sont ceux qui correspondent à l'U. duodénal permanent dans lequel on voit pendant des années des crises paroxystiques plus ou moins éloignées se succéder à des intervalles variables pour aboutir enfin à un état de mal chronique, avec beaucoup plus rarement des accidents de sténose sous-pylorique et plus rarement encore d'oblitération des voies biliaires.

Il nous est impossible de dire dans quelle mesure l'U. duodénal correspond à ces hématémèses et à ces hémorragies mélæniques que l'on voit, chez certains malades, se produire à des intervalles éloignés pendant des années sans que rien puisse faire prévoir leur apparition et leur retour.

Complications. — D'une façon générale, les complications de l'U. duodénal sont de même nature que celles de l'U. gastrique. La question qui doit nous intéresser ici est de rechercher si elles sont plus fréquentes lorsque l'ulcus siège sur le duodénum que lorsqu'il siège sur l'estomac ou le pylore, et si la localisation duodénale leur donne une allure clinique particulière.

Quelle est donc la fréquence de l'hémorragie, de la perforation, de la sténose cicatricielle et de la dégénérescence épithéliomateuse secondaire dans les cas d'U. duodénal et quelles en sont les particularités cliniques? Pour ce qui concerne leur *fréquence*, on peut tout d'abord faire remarquer combien il est difficile de l'établir pour une maladie encore mal connue et pour laquelle on ne sait pas dans quelle proportion elle existe réellement, et dans quelle mesure elle est susceptible de guérir. Les chiffres sur lesquels on essaierait actuellement de baser une statistique seraient certainement incertains et artificiels en raison de la confusion commise par certains auteurs entre l'U. duodénal vrai et l'U. pylorique ou juxtapylorique.

Hémorragies. — L'hémorragie est un des signes habituels de l'U. duodénal, son abondance et sa répétition peuvent seules l'ériger au rang de véritable complication. La possibilité d'hémorragies abondantes et mortelles paraît plus grande encore avec l'U. duodénal qu'avec l'U. gastrique, en raison de l'existence sur les parois de l'intestin ou à leur proximité d'une série de rameaux artériels relativement importants. Plus fréquemment qu'avec l'U. gastrique, il semble y avoir des hémorragies intestinales récidivantes susceptibles de devenir graves et de compromettre la vie du malade par leur durée et leur répétition. Toutefois, on a peut-être eu tendance à attribuer trop souvent à une lésion problématique du duodénum des hémorragies mélæniques survenues chez des malades qui ne présentaient pas les signes cliniques d'un U. gastrique.

Perforation. — La perforation suivie de péritonite généralisée ou localisée a été souvent observée au cours de l'U. duodénal. Nous nous contenterons de retenir et de signaler plus loin les points par lesquels la localisation duodénale de la lésion imprime à cette complication une modalité clinique et une anatomie pathologique particulière.

Diagnostic. — Dans la *forme dite latente* de l'U. duodénal, l'existence de la lésion se révèle brusquement, soit par une hémorragie, soit par des signes de perforation et de péritonite limitée ou généralisée. Il est probable que, dans bien des cas, on eût pu trouver quelques manifestations de dyspepsie prémonitoire; peut-être l'examen attentif des selles, et surtout leur examen à l'aide des réactifs chimiques, eût-il pu faire supposer, sinon une lésion duodénale, tout au moins une lésion ulcéreuse gastrique ou duodénale. A ce point de vue, nous sommes du reste, pour le moment, réduits à de simples présomptions.

La survenue brusque et surtout répétée d'une hémorragie mélænique, sans hématémèse, peut certainement faire songer à l'existence d'un U. duodénal, mais elle n'a pas de valeur pathognomonique.

D'après Dieulafoy, la perforation de l'U. duodénal se produit avec une brusquerie particulière. De la prédominance de la douleur atroce initiale vers la droite, on peut tirer des présomptions de perforation duodénale. Il en est de même de la localisation consécutive des signes de péritonite dans la région sous-hépatique et même dans la région pelvienne droite. On se trouve aussi amené à hésiter quelquefois entre une *péritonite par perforation des voies biliaires* ou même une *appendicite perforante suraiguë* et la péritonite par perforation duodénale. Plus rarement, il s'agirait de la *perforation du côlon vers son angle hépatique.* Ce sont des notions que le médecin et surtout le chirurgien ne doivent pas perdre de vue, au moment où une laparotomie exploratrice s'impose.

Les signes de l'*U. chronique duodénal vrai,* situé à distance de l'anneau pylorique resté indemne, sont ceux de l'U. gastrique avec prédominance marquée vers la droite, vers la région sous-hépatique et vésiculaire, des douleurs spontanées ou des douleurs provoquées par l'exploration. Les irradiations douloureuses se font en cas semblable le plus souvent, semble-t-il, vers la région sous-hépatique et la région du foie, mais aussi parfois vers l'hypocondre droit et la base du thorax du même côté.

Les paroxysmes douloureux pourraient faire facilement penser soit à des *coliques hépatiques,* soit à une *lésion de la tête du pancréas.* Dans le premier cas, la fièvre, sinon même l'apparition d'une tuméfaction inflammatoire, pourraient faire songer à une poussée de *cholécystite et de péricholécystite.* L'ictère quelquefois observé en cas d'U. duodénal rend la confusion plus facile encore.

Le fait que les paroxysmes douloureux peuvent être calmés par l'ingestion des alcalins, et plus nettement encore l'apparition d'hémorragies mélæniques caractérisent l'U. gastrique ou duodénal.

Inutile que nous insistions de nouveau sur les signes spéciaux de de l'*U. pylorique* ou juxta-pylorique et sur ses relations étroites avec le syndrome de Reichmann. Celui-ci paraît toujours faire défaut lorsqu'il existe un U. duodénal vrai situé à distance de la falaise pylorique.

Mais l'absence de crises douloureuses, de spasme pylorique avec hypersécrétion, se retrouve aussi lorsqu'il existe un *U. chronique de la petite courbure et de la face postérieure de l'estomac.* surtout dans les formes invétérées avec induration et adhérences postérieures. Il semble bien que, dans ce dernier cas, il y ait un retentissement de la douleur plus directement en arrière et moins vers l'hypocondre droit et la région sous-hépatique; mais, en clinique, cette différenciation est parfois difficile chez des malades qui souffrent beaucoup.

La prédominance du mélæna sur l'hématémèse n'a qu'une valeur relative pour le diagnostic d'une lésion ulcéreuse du duodénum; sa signification est loin d'être absolue.

Le diagnostic de la *dégénérescence épithéliomateuse* d'un U. duodénal présente les mêmes difficultés que le diagnostic de l'ulcérocancer de l'estomac. Le diagnostic de l'*épithélioma brunnerien* n'a jamais été fait qu'à l'examen anatomo-pathologique.

La *sténose duodénale d'origine ulcéreuse* ne pourrait guère être soupçonnée que dans les cas où, à une histoire plus ou moins nette et longue d'un ulcus dans le passé, succéderaient dans le présent des signes de rétrécissement sous-pylorique avec, non seulement stase alimentaire considérable, mais reflux dans l'estomac d'une quantité considérable de bile et de suc pancréatique : dans ce cas la dilatation du duodénum constatée à l'examen radioscopique aurait une grande valeur.

Dans des conditions analogues, l'*oblitération du canal cholédoque* par stricture ulcéro-cicatricielle amènerait l'apparition d'un ictère chronique persistant : de là la nécessité d'établir le diagnostic différentiel entre un U. duodénal ancien et les *tumeurs inflammatoires* ou *néoplasiques* de la tête du pancréas susceptibles de provoquer la rétention biliaire. Dans bien des cas, la laparotomie exploratrice serait seule capable de trancher ce difficile problème.

Pronostic. — De l'histoire de l'U. duodénal et de son évolution, et davantage encore de la notion de ses complications, découle la gravité de cette lésion. Toutefois, il est impossible de figurer cette gravité par des chiffres statistiques. Si l'on peut établir avec un degré assez satisfaisant d'exactitude la proportion dans laquelle l'autopsie a démontré que la mort était attribuable à l'U. duodénal et à ses complications, il est impossible de dire si cette lésion n'est pas susceptible de guérir avec une facilité relativement très grande, conclusion à laquelle amèneraient du reste les publications des chirurgiens anglo-américains qui signalent l'U. duodéno-pylorique avec une fréquence hors de proportion avec les données statistiques relevées après autopsie.

Traitement. — Les indications et les règles de traitement de l'U. duodénal sont exactement les mêmes que celles du traitement de l'U. gastrique ou gastro-pylorique. Les indications et les méthodes de l'intervention chirurgicale méritent seules d'être étudiées à part. Cette intervention paraît particulièrement justifiée au cas d'un U. chronique que le traitement médical ne peut arriver à guérir et en particulier d'U. hémorragique susceptible de faire courir aux malades de très grands dangers, soit par l'abondance, soit par la répétition des pertes de sang. Dans ce dernier cas, il paraît indiqué de pratiquer l'exclusion du duodénum.

A. MATHIEU.

CHAPITRE VI

COMPLICATIONS DE L'ULCUS

L'U. gastrique ou duodénal donne lieu trop souvent à des accidents graves que l'on peut considérer comme de véritables complications.

Les unes sont *locales*, *abdominales*, tout au moins par leur processus initial, les autres retentissent surtout sur l'état général et le système nerveux.

Les unes, aiguës, surviennent au cours même de l'évolution de l'ulcus; les autres, chroniques, lui survivent ou lui succèdent.

A) Les complications locales, abdominales, résultent de la marche même du processus ulcératif qui peut déterminer l'ouverture de vaisseaux sanguins, la perforation de l'estomac ou du duodénum avec ses graves conséquences, des infections secondaires auxquelles l'ulcération sert de porte d'entrée, de la péritonite chronique adhésive, des déformations permanentes de l'estomac, amenées par la rétraction cicatricielle de la perte de substance ou l'action des adhérences périgastriques. Enfin, la cancérisation secondaire est une des complications les plus redoutables de l'U. chronique.

B) L'inanition, les douleurs, les pertes de sang quelquefois considérables et répétées, peuvent causer un état d'anémie et de faiblesse générale grave par lui-même et susceptible de favoriser l'évolution ou l'implantation de la tuberculose.

Enfin, il arrive souvent que la névropathie antérieure à l'ulcus ou plus ou moins latente jusque-là, subisse par son fait une aggravation marquée et les séquelles nerveuses de l'ulcus représentent quelquefois une de ses complications les plus tenaces.

Si nous laissons de côté les hémorragies ulcéreuses déjà décrites antérieurement, nous pourrons dresser des complications de l'U. gastrique et duodénal un tableau susceptible de nous servir de guide et de plan dans leur étude.

A. — COMPLICATIONS LOCALES.

I. Perforations.

Leurs conséquences sont :
a) La péritonite généralisée.
b) La péritonite suppurée enkystée.

II. Adhérences périgastriques.

III. Fistules faisant communiquer l'estomac avec une cavité voisine ou avec l'extérieur.

IV. Déformations permanentes de l'estomac.

     a) Par sténose pylorique.

     b) Par sténose mésogastrique (Biloculation).

V. Cancérisation secondaire (¹).

B. — COMPLICATIONS PORTANT SUR L'ÉTAT GÉNÉRAL.

     a) Anémie, faiblesse générale, tendance à la cachexie.

     b) Tuberculose pulmonaire.

     c) États névropathiques secondaires.

L'étude des complications de l'ulcus présente une importance considérable en raison de la fréquence et de la gravité des accidents qu'elles provoquent et aussi des indications thérapeutiques qui en résultent. Ce sont ces complications qui appellent le plus souvent l'intervention chirurgicale au cours des gastropathies et c'est dans leur traitement que cette intervention se montre le plus efficace (²).

A. — COMPLICATIONS ABDOMINALES DE L'ULCUS GASTRIQUE ET DUODÉNAL

I. — PERFORATION D'ORIGINE ULCÉREUSE

La perforation de l'estomac est un des accidents les plus graves de l'ulcus; il amène en effet la production d'une péritonite qui peut, suivant la rapidité et l'étendue de la perforation, avoir une marche et une gravité très différentes. Quand la perforation se fait rapidement et qu'elle est relativement étendue, une partie plus ou moins considérable du contenu de l'estomac se déverse dans la cavité péritonéale et il en résulte une péritonite généralisée suraiguë des plus graves. Si, au contraire, la perforation s'est faite plus lentement, sur un point moins mobile de l'estomac, l'inflammation peut rester localisée et aboutir soit à la production d'un abcès, soit à la formation d'adhérences susceptibles de limiter la péritonite et de restreindre beaucoup sa gravité; mais elles auront plus tard l'inconvénient de gêner plus ou moins le fonctionnement de l'estomac.

---

1. La cancérisation secondaire étant contestée par certains auteurs qui admettent qu'il s'agit dans tous les cas d'un épithélioma à marche lente, *Ulcus rodens*, nous consacrerons un chapitre spécial à l'ulcéro-cancer.

2. Il est juste de déclarer au début de cette étude que pour la rédiger nous nous sommes largement servis de l'excellent rapport sur les complications de l'Ulcère gastrique et leur traitement, présenté par MM. Castaigne et Dujarrier au neuvième Congrès français de médecine en 1907.

a) **Perforation suivie de péritonite généralisée**. — Nous étudierons tout d'abord la perforation suivie de péritonite généralisée, les adhérences n'ayant pas eu le temps de se constituer.

Cet accident peut se produire au cours d'un ulcus d'évolution déjà ancienne, ou bien, au contraire, d'une façon prématurée au cours d'un U. récent plus ou moins latent. La perforation et la péritonite suraiguë peuvent revêtir des allures particulièrement dramatiques. Quand la perforation se fait avec une brusquerie inattendue, elle donne volontiers l'impression d'être la conséquence d'un processus ulcératif à marche rapide; mais il peut se faire qu'il s'agisse là plutôt d'une apparence que d'une réalité. En effet, on ne sait jamais quand a commencé un ulcère de l'estomac et, si les perforations se produisent très probablement dans la plupart des cas à la suite d'une poussée aiguë d'ulcération dans laquelle l'inflammation interstitielle avec infiltration embryonnaire plus ou moins massive et l'auto-digestion chlorhydro-peptique ont joué le rôle principal, il est à peu près impossible bien souvent de savoir si cette poussée est la première en date ou si elle est survenue sur un ulcus déjà depuis quelque temps en voie d'évolution. L'escarrification massive des parois de l'estomac dans le domaine d'une artériole, telle qu'on l'a décrite à la suite des auto-intoxications et des toxi-infections, rendrait compte d'une façon plus satisfaisante de la perforation rapide d'un estomac jusque-là sain ou peu malade. On serait surtout amené à y penser si la perforation avait été précédée ou accompagnée par une poussée fébrile comme cela a été signalé dans l'ulcération aiguë décrite par Dieulafoy sous le nom d'*exulceratio simplex*. La perforation de l'estomac du reste n'a pas encore été signalée, que nous sachions, parmi les conséquences de cette *exulceratio*.

Dans certains cas, par contre, la longue durée des accidents de gastropathie douloureuse et, le cas échéant, la découverte à l'examen direct d'un ulcus à bords indurés ne laissent aucun doute sur la chronicité de la lésion. D'autres fois, il s'agit d'une poussée ulcéreuse dont les manifestations remontent à quelques semaines seulement et dont les bords sont restés mous. Enfin, dans d'autres cas, la perforation paraît être la manifestation première de l'ulcus. Cela est quelquefois du reste une apparence trompeuse due à la bénignité apparente des phénomènes dyspeptiques éprouvés auparavant par le malade. L'intensité des accidents de péritonite, par le relief même du contraste, fait facilement oublier des phénomènes prémonitoires très effacés. Cette brusquerie de révélation paraît être plus fréquente avec l'U. duodénal qu'avec l'U. gastrique.

La perforation survient d'autant plus facilement ou, tout au moins, elle a d'autant plus facilement pour conséquence une péritonite suraiguë généralisée que l'ulcus siège sur une des parties les plus mobiles de l'estomac, sa face antérieure, par exemple. Les adhérences protectrices se font plus volontiers, par contre, dans les régions de mobilité moindre, par exemple au niveau de la petite courbure.

Il n'est guère possible à l'heure actuelle de donner une statistique exacte de la fréquence réelle de la perforation de l'ulcus, parce que les malades sont observés dans des conditions défectueuses pour l'étude clinique. Les ulcéreux soignés dans les hôpitaux le sont tantôt dans les services de médecine, tantôt dans les services de chirurgie et beaucoup d'entre eux échappent à l'observation des médecins qui s'occupent plus particulièrement des maladies de l'estomac. Enfin, le diagnostic est souvent incertain et reste contestable lorsque son exactitude n'a pas été directement vérifiée.

Les statistiques anatomo-pathologiques étendues peuvent bien fournir des indications positives relativement au rôle de la perforation ulcéreuse dans la mortalité globale, mais elles ne peuvent donner des données exactes relativement à la mortalité réelle de l'ulcus. En réalité, nous ne savons pas quelle est la proportion de l'ulcus relativement à la fréquence des gastropathies. Rappelons que l'on a été amené depuis quelques années à considérer comme d'origine ulcéreuse le syndrome de Reichmann, qu'on avait longtemps regardé comme la manifestation d'une simple névrose, et que les constatations des chirurgiens américains tendent encore à restreindre le domaine de la dyspepsie pure au profit de l'ulcus pylorique ou juxta-pylorique. La fréquence de l'ulcus susceptible de guérison serait donc beaucoup plus considérable qu'on ne le croyait autrefois, et il paraît plus difficile que jamais d'établir la proportion relative des cas d'U. perforés. Ces réserves faites, voici quelques chiffres dont la valeur se trouve limitée par les considérations précédentes.

D'après Brinton, la perforation surviendrait 1 fois sur 7 ou 8 cas d'ulcus. Sur les 850 malades observés à l'hôpital Andral et à l'hôpital Saint-Antoine, la perforation, cause de péritonite aiguë et de mort, n'a été relevée par nous que 12 fois, 10 fois chez l'homme, 2 fois seulement chez la femme, soit dans 1,55 pour cent des cas. Sur ces 12 perforations, 4 purent être opérées; une seule intervention fut suivie de guérison.

Causes occasionnelles. — La perforation survient quelquefois après un repas plus ou moins copieux, à la suite d'un choc, d'un effort quelquefois minime, d'une quinte de toux, d'un éternuement, des cahots d'une voiture. Parfois elle se produit au moment d'une des crises douloureuses paroxystiques qui accompagnent la fin de la digestion gastrique. Dans l'ulcus de date déjà ancienne, il y avait assez souvent une recrudescence des douleurs depuis quelques jours et parfois une hémorragie, indice d'une poussée dans le processus d'ulcération.

Symptômes. — On distingue deux phases, dont la succession est plus ou moins nettement accusée, de perforation et de péritonite.

Cette seconde phase n'a pas du reste toujours le temps de se développer, comme le font très justement remarquer Castaigne et Dujarrier, soit que la mort survienne trop rapidement, soit encore qu'une opération chirurgicale intervienne.

La perforation, dans la forme que nous étudions actuellement, s'annonce souvent par une douleur qui survient brusquement, avec une grande intensité. Dieulafoy la qualifie de coup de poignard péritonéal. Cette douleur siège à la région épigastrique, elle irradie vers les hypocondres lorsque la perforation siège vers la paroi antérieure de l'estomac. Elle irradie vers le dos et vers les épaules, plus particulièrement encore vers l'épaule gauche, lorsque la perforation s'est faite vers la paroi postérieure, au voisinage de la petite courbure. La douleur se produit à peu près au niveau de la vésicule biliaire dans la région sous-hépatique et vers le flanc droit lorsqu'il y a perforation du duodénum.

Les divers auteurs, dans leur description de la perforation par ulcus, ont tous insisté sur sa *brusquerie* et sa violence. Ils l'ont qualifiée de soudaine, de foudroyante, d'atroce. Faisant allusion aux cas d'U. latents suivis de perforation subite, Brinton parle de la surprise des assistants au spectacle de ce passage subit d'une santé en apparence excellente « à une souffrance horrible et à la mort ».

L'aspect du malade trahit l'angoisse et la douleur extrêmes; sa figure est pâle, souvent couverte de sueur, les traits sont crispés. Le malheureux est assis dans son lit, les mains ou les avant-bras croisés sur le ventre ou bien il est couché sur le côté, recroquevillé sur lui-même. Il redoute et évite le plus possible les mouvements. Sa respiration est rapide, superficielle. Il ne se laisse palper qu'avec anxiété. On trouve alors la région épigastrique tendue, dure et douloureuse, immobilisée dans une énergique contraction de défense.

Les *vomissements* manquent souvent au début de la péritonite par perforation; mais ce n'est pas une règle absolue. Tous les malades ne vident pas leur estomac dans leur péritoine de telle façon que le vomissement ne puisse pas se produire. Tuffier, sur 38 observations de perforation gastrique, a noté 15 fois le vomissement, soit environ 40 fois sur 100. Les vomissements restent donc toutefois plus rares, au début de la péritonite par perforation stomacale, que dans les autres cas de péritonite aiguë.

Le pouls est souvent petit, faible et rapide; la température peut être, — dès les premières heures, non pas supérieure mais inférieure à la normale. Chez un malade de Dieulafoy, le pouls était normal, et semblable fait a été noté par d'autres auteurs.

Dans les cas suraigus, les malades peuvent mourir à cette première période, dans les 24 à 48 premières heures, ayant que les phénomènes de réaction péritonéale se soient éveillés. Parfois aussi, ils sont opérés à cette phase initiale et, soit que la mort, soit que la guérison survienne, le cours normal des événements se trouve sensiblement modifié, et les signes de la péritonite ne se produisent pas.

Quand les malades survivent, on voit au bout de 36 à 48 heures environ les signes de la péritonite suraiguë généralisée succéder à ceux de la perforation. Le ballonnement du ventre apparaît, la matité du foie disparaît plus ou moins complètement; le pouls devient petit et rapide, s'il ne l'était déjà; les vomissements surviennent. La douleur n'est plus alors localisée à l'épigastre, elle se généralise, bien que son maximum persiste le plus souvent dans la région où elle a débuté. Le tableau de la péritonite aiguë généralisée se trouve ainsi complété.

Les vomissements sont continus, verdâtres, porracés; la soif est vive, l'intolérance gastrique absolue. Non seulement il n'y a pas de selles, mais même aucune émission de gaz par l'anus. Le faciès se grippe de plus en plus, le nez est pincé, le teint pâle, plombé, les lèvres violacées. La respiration est précipitée, superficielle, haletante; le pouls petit, rapide, inégal. La température s'élève à 39-40° ou au contraire on observe de l'hypothermie dans les formes les plus graves. Il y a anurie complète.

Le malade succombe au bout de 3 ou 4 jours.

Tel est le tableau de la péritonite suraiguë par perforation de l'estomac; il se confond du reste à peu près complètement avec celui de toutes les péritonites d'origine perforative. Entre ces formes un peu schématiques et les formes de péritonite localisée, il y a de nombreux faits de passage. Tout d'abord, il n'est pas très rare que la perforation et les signes de péritonite soient précédés par une période de quelques jours pendant laquelle augmentent les manifestations dues à la présence d'un ulcus. Une poussée douloureuse et quelquefois une hémorragie les ont assez souvent précédés et annoncés. Il peut s'agir alors, non pas seulement d'un ulcère récent dont les manifestations remontent à peu de semaines, sinon de jours, mais d'un ulcus ancien ou récidivant à poussées successives. Parfois encore, il y a tout d'abord des signes de périgastrite aiguë ou subaiguë, auxquels succèdent des manifestations suraiguës de péritonite généralisée à début brusque. La péritonite s'est alors faite en deux temps.

Diagnostic. — Le diagnostic de la perforation de l'estomac d'origine ulcéreuse doit être établi à la période initiale de perforation et à la période de la péritonite généralisée qui lui succède rapidement. Il peut présenter des difficultés presque insurmontables et, dans bon nombre de cas, l'exploration directe après laparotomie peut seule permettre de déterminer la nature des accidents et le siège de la perforation.

Il faut donc établir : 1° qu'il y a perforation abdominale; 2° que cette perforation porte sur l'estomac ou le duodénum.

Tout d'abord se pose le diagnostic général de la *perforation* du tube digestif ou de ses annexes. En laissant de côté certains cas rares d'empoisonnement, on peut avoir à la distinguer des étranglements internes, de la colique saturnine, de la colique hépatique, et d'une série d'autres affections.

Avec l'*étranglement interne*, la perforation du tube digestif présente comme phénomènes communs : la douleur, les vomissements, l'adynamie, le faciès abdominal, le pouls rapide, la disparition des selles et de l'urine. Dans l'étranglement interne, la douleur commence d'une façon moins brusque, les vomissements se produisent rapidement, ils prennent l'aspect fécaloïde et le tympanisme ne tarde pas à apparaître ; enfin, le siège de la douleur n'est pas localisé au creux épigastrique, mais beaucoup plutôt vers l'ombilic ou la région de la valvule iléo-cœcale. Lorsque l'étranglement est incomplet, non seulement il n'y a pas constipation, mais il peut y avoir de la diarrhée. Dans ces conditions, le ventre peut rester plat, sans trace de tympanisme. Le clapotage intestinal et la matité déclive appartiennent surtout à l'occlusion intestinale incomplète.

Dans la *thrombose des vaisseaux mésentériques*, affection relativement fréquente puisque nous en avons observé récemment deux cas en quelques mois, le début est violent, dramatique. La douleur, qui poignarde le malade, est atroce ; d'abord sus-ombilicale, elle se généralise bientôt à tout l'abdomen. Il existe un météorisme accentué, parfois un peu d'ascite et surtout une diarrhée sanguinolente abondante. Cette diarrhée est typique ; elle fait rarement défaut. Le mélæna peut être tardif cependant et n'apparaître qu'au 5e jour. Il existe fréquemment aussi des vomissements incoercibles et des hématémèses. La température est indifférente ou au-dessous de la normale. L'intensité des douleurs, la notion d'une hémorragie intestinale violente sont les éléments les plus importants du diagnostic.

La *colique hépatique* peut s'accompagner d'un tel cortège de symptômes que le diagnostic différentiel puisse présenter une grande difficulté. Pour la distinguer, on se basera sur l'existence antérieure de crises hépatiques bien nettes, sur le siège de la douleur, au niveau de la vésicule biliaire, sur son retentissement vers l'épaule droite, sur la présence d'un degré appréciable d'ictère, sur la disparition ou l'atténuation des accidents au bout de quelques heures, 12 à 24 environ, à moins que ne se produisent des crises subintrantes. Il y a toutefois des cas dans lesquels on peut rester dans une grande incertitude, et quelquefois la laparotomie exploratrice a permis seule d'affirmer le diagnostic.

La *colique saturnine*, elle aussi, peut prêter à la confusion, de telle façon que le problème soit difficile à résoudre. La notion de la profession du malade, la constatation du liséré de Burton, la rétraction du ventre, l'existence de crises de coliques saturnines antérieures, la tension du pouls, constituent des points de repère importants en faveur de la colique de plomb. Toutefois, il peut se faire qu'un saturnin présente une perforation de l'estomac, de l'appendice ou de la vésicule biliaire, et c'est là une cause nouvelle d'embarras et une occasion d'erreur. La colique de plomb débute toutefois avec une brusquerie beaucoup moins grande que la perforation; la douleur est plus diffuse; le pouls moins rapide et plus tendu. Enfin, on ne voit pas la phase de péritonite succéder à la phase première de choc péritonéal.

Certains *empoisonnements* peuvent prêter à l'erreur, en raison de la prostration, de l'adynamie, des vomissements, de la petitesse et de la rapidité du pouls.

Après avoir établi qu'il s'agit bien de la perforation abdominale, il faudra établir sur quel organe elle siège.

En cas de *perforation gastrique*, la douleur se montre surtout au creux épigastrique ou vers l'hypocondre gauche; elle retentit dans le dos, entre les omoplates ou, chose plus caractéristique, vers l'épaule gauche. A la palpation, on trouve au creux épigastrique une résistance marquée, qui contraste avec la souplesse et l'absence de douleur de la région sous-ombilicale.

Il arrive toutefois dans quelques cas que, en raison sans doute de la chute des substances stomacales dans la cavité péritonéale vers le bassin, le maximum des phénomènes soit nettement sous-ombilical; on est alors amené à penser à une appendicite perforée ou à une salpingite. Cela se voit en particulier à la suite de la perforation du duodénum.

En cas de *perforation de la vésicule biliaire*, la douleur siège à droite et au-dessus de l'ombilic, sur le bord externe du grand droit, au-dessous du foie. Souvent, elle a été précédée par des signes de coliques hépatiques, par de l'ictère ou par des signes de cholécystite. Le diagnostic de la perforation de la vésicule et du duodénum, organes superposés, est, dans certains cas, à peu près impossible à établir.

La *perforation du coude gauche du côlon* peut donner facilement le change pour une perforation gastrique; on pourra la présumer en raison de l'existence de signes antérieurs d'une côlite ulcéreuse aiguë, subaiguë ou chronique. Il sera plus facile, en général, de reconnaître une perforation de l'intestin consécutive à une tumeur de l'intestin, surtout s'il y a eu déjà des accidents d'occlusion.

La *perforation appendiculaire* donne lieu quelquefois à un ensemble dramatique d'accidents péritonéaux semblables à celui qui succède immédiatement à la perforation d'un ulcus gastrique. Cependant, en cas semblable, le début est moins brutal, il est annoncé par des douleurs prémonitoires dans la région appendiculaire et, d'autre part, la localisation de la douleur se fait vers la fosse iliaque droite. Une situation anormale du cæcum et de l'appendice pourrait, dans certains cas, apporter au diagnostic des difficultés presque insurmontables.

Au début, la *pancréatite aiguë hémorragique* ressemble beaucoup à
la perforation gastrique; même début brusque, même siège de la
douleur. Il faudrait, d'après Guinard, attribuer une importance particulière à l'intensité extrême de la souffrance qui amène les malades à
hurler sans relâche pendant des heures. Des signes de tuméfaction
douloureuse sus-ombilicale pourront ultérieurement ajouter une présomption nouvelle en faveur d'une affection dont l'existence ne
pourra être affirmée que par l'exploration directe.

Le diagnostic de la *péritonite généralisée hypertoxique* se présente
dans des conditions presque identiques à celles de la phase première
de choc péritonéal lorsque la péritonite est d'emblée hypothermique, avec des accidents d'adynamie et des phénomènes péritonéaux rappelant ceux de l'occlusion intestinale.

Le tympanisme et la douleur abdominale généralisée, les vomissements répétés et la fièvre caractérisent suffisamment la *péritonite
généralisée de forme commune*. La question qui se pose est de savoir
quel a été son point d'origine, et ce n'est pas seulement une question
d'ordre théorique, puisque cette détermination pourra fournir au chirurgien une utile indication sur le point sur lequel doit porter son
exploration. C'est par la localisation spontanée de la douleur au
début, par la localisation de son maximum ultérieurement, que la
présomption pourra s'établir.

Il faut bien avouer que, dans un trop grand nombre de cas, on
devra se borner à décider s'il y a oui ou non lieu de pratiquer une
laparotomie exploratrice, et c'est seulement grâce à cette laparotomie
que s'établira le diagnostic. Pour prendre cette décision, on se basera
surtout sur l'existence de signes probables de péritonite par perforation, sur la durée du temps écoulé depuis le début des accidents et sur
l'état général du malade.

b) **Perforation suivie de péritonite localisée suppurée.** — Nous
allons aborder maintenant l'étude des abcès périgastriques d'origine
ulcéreuse. Peu de questions présentent un intérêt pratique aussi considérable en raison des succès de l'intervention chirurgicale dans le
traitement de ces complications de l'ulcus gastrique ou duodénal.

La périgastrite suppurée localisée se produit lorsqu'une perforation
de l'estomac ou du duodénum donne passage à une certaine quantité
de leur contenu, qui tend à s'enkyster au lieu de se répandre au loin
dans la cavité péritonéale, et de susciter une péritonite généralisée
suraiguë. On doit admettre aussi, du reste, la possibilité d'un abcès
périgastrique par lymphangite d'origine ulcéreuse sans perforation.

Comment se font cette localisation et cet enkystement?

1° L'ulcus évolue le plus souvent, comme nous l'avons dit, par des
poussées successives d'inflammation avec lymphangite interstitielle et

d'ulcération par élimination et auto-digestion des parties inflammées ou nécrosées. Certaines de ces poussées inflammatoires peuvent sans doute, dans certains cas, avant toute perforation, se propager jusqu'au péritoine et déterminer une exsudation fibrineuse avec adhérence des feuillets séreux en contact. À cette exsudation et à cet accolement peuvent succéder des adhérences durables plus ou moins étendues. La suppuration périgastrique se trouve ainsi limitée et enkystée si la perforation se produit à ce niveau en raison de la progression excentrique du processus ulcéreux.

2° Autour de l'estomac, il existe de véritables loges péritonéales complètes ou incomplètes, très favorables à la production d'une suppuration

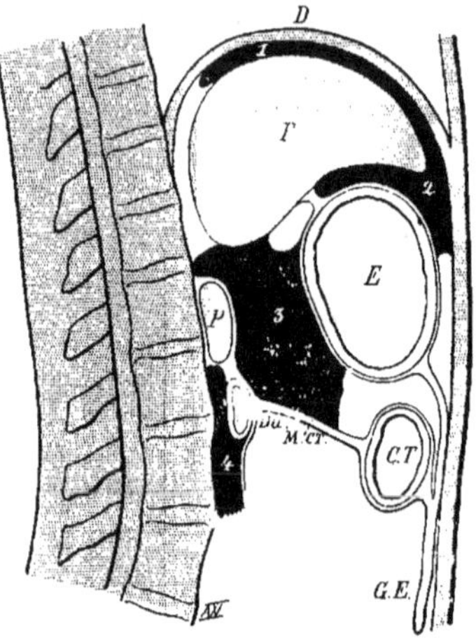

Fig. 167. — *Localisation des abcès périgastriques : coupe sagittale de l'abdomen.* CT, côlon transverse; *D*, diaphragme; *Du*, duodénum; *E*, estomac; *F*, foie; *GE*, grand épiploon; *MCT*, mésocôlon transverse; *P*, pancréas. — 1, loge sus-hépatique; 2, loge sous-hépatique ou gastro-hépatique; 3, arrière-cavité des épiploons; 4, loge rétro-péritonéale sous-duodénale.

enkystée. L'arrière-cavité des épiploons est la mieux fermée de ces loges. Mais nous aurons aussi à étudier une série d'espaces périgastriques dans lesquels s'accumule et s'enkyste souvent le pus (fig. 167 et 168).

5° La perforation ne se fait pas toujours brusquement, elle se fait quelquefois lentement, progressivement. Tout d'abord, c'est simplement une petite fissure par lequel s'échappent seulement quelques gouttelettes du contenu de l'estomac. Il se produit alors au pourtour une exsudation

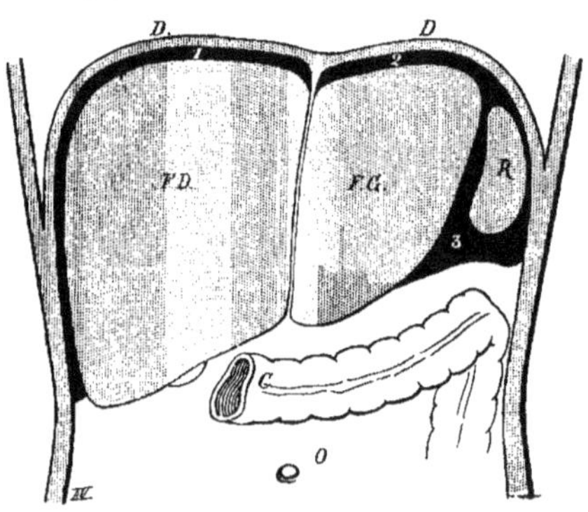

Fig. 168. — *Coupe frontale de l'abdomen.* C, côlon; *D*, diaphragme; *FD*, lobe droit du foie; *FG*, lobe gauche; *O*, ombilic; *R*, rate. — 1, loge sus-hépatique droite; 2, loge sus-hépatique gauche; 3, loge hépato-gastro-splénique.

fibrineuse et des adhérences, de telle façon que l'inflammation se trouvera limitée dans une poche protectrice.

4° Des abcès peuvent se former à distance, sans communication directe avec la cavité de l'ulcus *dans des organes* atteints par la propagation de l'ulcération.

5° Il peut se faire aussi des abcès à distance dans le péritoine par propagation lymphangitique.

Voilà donc une série intéressante de possibilités anatomo-pathologiques et topographiques; mais ce qui contribue surtout à donner une individualité aux diverses variétés des abcès péritonéaux d'origine ulcéreuse, c'est leur volume, leur nombre et surtout leur localisation.

Le nombre et le volume des abcès périgastriques varient habituellement en sens opposé. Les abcès nombreux sont ordinairement de petit volume, et, au contraire, les abcès volumineux sont ordinairement uniques. Les petits abcès multiples sont disséminés dans les adhérences d'une péritonite plastique diffuse; ils sont contenus dans des loges petites et inégalement réparties dans la cavité péritonéale, au hasard des agglutinations et des accolements viscéraux.

En pratique, il importe de ne pas oublier que les gros abcès peuvent ne pas être uniques et, dans certains cas, le chirurgien, en n'ouvrant que l'un d'eux, n'a évacué qu'une partie du pus péritonéal. La guérison n'a pas été obtenue, parce qu'on n'avait vidé qu'une grande poche sur deux ou trois poches semblables. Il est facile de citer des exemples caractéristiques de cette disposition. Dans un cas de Courtois-Suffit et Lejars, il fut donné issue à un gros abcès sus-hépatique. Pendant quatre jours, tout alla bien; la guérison paraissait certaine, lorsque réapparut une fièvre violente. A l'autopsie, on trouva dans l'hypocondre gauche une grosse collection purulente remplie de pus noirâtre, beaucoup plus considérable que celle qui avait été vidée. Une troisième, plus petite, se trouvait cachée sous le foie. Dans un fait d'Audouard, il y avait trois abcès; dans un autre de Martinet, on ouvrit successivement un abcès sus-hépatique gauche, un abcès périsplénique et un troisième dans le cul-de-sac de Douglas.

Il est, on le comprend, très important de connaître cette possibilité, de façon, en cas d'intervention, à faire son possible pour ne pas laisser de côté un ou plusieurs abcès.

Des abcès multiples peuvent résulter d'une seule perforation gastrique; mais ils peuvent aussi correspondre à plusieurs ulcères perforés en des points différents.

Les *parois* des abcès sont constituées par des adhérences celluleuses ou fibrineuses plus ou moins régulières, quelquefois incomplètement cloisonnées. Elles sont aussi formées souvent par la surface du foie, la paroi de l'estomac ou d'autres organes voisins recouverts de détritus fibrineux et de villosités celluleuses. Parfois, on retrouve la perforation gastrique communiquant avec la poche purulente, mais parfois aussi, on ne la trouve pas, soit qu'elle se soit fermée, soit que l'infection se soit faite par la voie lymphatique, à travers la paroi amincie de l'estomac.

Le *contenu des abcès* périgastriques est constitué par du pus grumeleux, mal lié, à odeur fétide et même véritablement gangréneuse. On peut parfois y retrouver des détritus alimentaires reconnaissables. Souvent, il s'agit d'abcès gazeux, que ces gaz viennent de l'estomac à travers la perforation ou qu'ils résultent de fermentations putrides. Leur présence a une grande importance car elle donne une allure clinique très particulière aux symptômes de l'abcès sous-phrénique et nous aurons plus loin à y insister. Signalés par Barlow pour la première fois en 1845, les abcès gazeux périgastriques ont été décrits en 1879, par Leyden, sous le nom de *pyo-pneumothorax sous-phrénique*. Cette appellation mettait en relief ce fait clinique important que ces collections ressemblent beaucoup au pyo-pneumothorax. Debove et Rémond (de Metz), à propos d'un cas personnel communiqué à la Société médicale des hôpitaux en 1890, proposèrent l'appellation plus simple d'*abcès gazeux sous-diaphragmatique*, pour éviter toute confusion avec le pyo-pneumothorax vrai, c'est-à-dire le pyo-pneumothorax sus-diaphragmatique. Les gaz contenus dans la poche purulente sont souvent fétides; ils sont en quantité variable; quelquefois peu abondants, ils passent inaperçus et ne modifient pas la séméiologie des abcès périgastriques. Quelquefois, au contraire, leur abondance et leur tension sont assez considérables pour que les organes soient refoulés et que les signes de la collection gazeuse l'emportent de beaucoup sur ceux de la collection liquide.

Au point de vue de la séméiologie du diagnostic et de l'évolution des abcès périgastriques, leur *localisation* présente une importance très grande.

D'une façon générale, on peut distinguer les abcès périgastriques en *sus* et *sous-hépatiques*; dans les premiers, l'abcès a tendance à faire saillie vers le thorax en refoulant le diaphragme, et ses signes rappellent ceux de la pleurésie purulente et du pyo-pneumothorax; dans les seconds, la saillie tend à se faire vers la région épigastrique et l'abdomen.

Mais des subdivisions doivent être établies dans cette localisation générale sus- ou sous-hépatique. L'abcès n'est pas le plus souvent assez volumineux pour s'étendre à toute la face supérieure ou à toute la face inférieure du foie, il se cantonne souvent dans les loges virtuelles qui résultent des rapports anatomiques préalables des organes, loges que des adhérences ne tarderont pas à transformer en poches complètes fermées par des membranes fibrineuses, puis cellulofibreuses.

Au-dessus du foie, au-dessous du diaphragme, qui forme leur paroi supérieure, on peut distinguer trois de ces loges prédisposées à l'enkystement des abcès : l'une à droite du ligament suspenseur du foie ; la seconde, à gauche de ce ligament ; la troisième à l'extrémité gauche du foie, entre le diaphragme, la grosse tubérosité de l'estomac et la rate. Ce sont les *loges phréno-hépatique droite et gauche* et la *loge phréno-gastro-splénique.*

Au-dessous du foie, on trouve d'avant en arrière : 1° un *espace situé en avant du petit épiploon* ou épiploon gastro-hépatique, qui se prête à la formation d'une collection purulente située entre le foie et l'estomac, de façon à déborder vers la région épigastrique ; 2° l'*arrière-cavité des épiploons,* entre le petit épiploon en avant, et le pancréas et la paroi abdominale postérieure en arrière ; 3° un *espace cellulaire rétro-péritonéal* qui communique de chaque côté avec les loges rénales et qui s'étend en bas jusque vers le petit bassin.

Suivant le siège de la perforation qui lui donne naissance, l'abcès périgastrique a tendance à se localiser de préférence dans une des loges qui viennent d'être indiquées.

On a pu ainsi dresser le tableau suivant :

1° Ulcération de la face antérieure de l'estomac : loge phréno-hépatique gauche (siège fréquent).

2° Ulcération juxta-pylorique : loge gastro-sous-hépatique antérieure ou quelquefois loge phréno-hépatique droite (assez fréquent).

3° Ulcération du cardia et de la grosse tubérosité : loge phréno-gastro-splénique (plus rare).

4° Ulcération de la face postérieure : abcès hépatique, splénique, de l'arrière-cavité des épiploons ou de l'espace rétro-péritonéal.

5° Ulcération de la petite courbure : loge gastro-hépatique antérieure ; propagation assez fréquente aux loges phréno-hépatiques.

Ces distinctions sont quelque peu schématiques et, comme plusieurs loges peuvent être envahies successivement ou simultanément, il est bien difficile d'en tenir compte en clinique. Cette étude de topographie anatomo-pathologique a surtout pour utilité de guider l'intervention chirurgicale et d'indiquer d'avance quelles sont les régions qui doivent être explorées. Dans la pratique, la distinction la plus importante consiste à séparer les abcès sus- et sous-hépatiques.

Les *abcès sus-hépatiques* ont tendance à progresser vers le thorax et à s'ouvrir à travers les voies aériennes. Il se fait tout d'abord de la pleurésie sèche adhésive ou de la pleurésie avec épanchement fibrineux d'abord, puis purulent. L'ouverture de la plèvre détermine la production d'une pleurésie purulente ou d'un pyo-pneumothorax. Il peut se faire une vomique plus ou moins abondante et de la gangrène pulmonaire.

Les *abcès sous-hépatiques* ont tendance à s'ouvrir dans le tube digestif, rarement dans le duodénum et l'estomac, plus souvent dans le côlon. Grâce à des adhérences, le pus peut aboutir à la peau, en particulier vers la région épigastrique : ainsi se font certaines fistules gastriques.

Parfois le pus peut faire irruption dans la grande cavité péritonéale et déterminer la production d'une péritonite suppurée suraiguë secondaire.

Parfois encore il se produit des foyers suppurés à distance ou des loges multiples disséminées dans les adhérences d'une péritonite plastique plus ou moins étendue.

Symptomatologie. — A ce point de vue il est naturel de distinguer et de décrire successivement les signes de début, les phénomènes de réaction générale et les signes de localisation.

Signes de début. — Le début des abcès périgastriques peut se faire de deux façons : aiguë ou subaiguë.

Dans la *forme aiguë*, les accidents rappellent beaucoup ceux de la péritonite aiguë généralisée par perforation que nous avons décrits plus haut : douleur intense à début brusque à l'épigastre, vers l'hypocondre gauche ou la région dorsale inférieure, avec retentissement vers la région interscapulaire ou l'épaule gauche.

Dans la *forme subaiguë*, des signes de perforation et de périgastrite surviennent avec moins de brusquerie après une période plus ou moins prolongée de paroxysmes douloureux. Les douleurs, après avoir présenté le type tardif habituel à l'ulcus, ont tendance à devenir plus précoces et plus prolongées, à se souder les unes aux autres, à devenir continues avec des paroxysmes douloureux très pénibles. Le retentissement des douleurs dans la région interscapulaire vers l'épaule gauche ou dans le dos, la fièvre appelleront l'attention et pourront faire reconnaître le début de la périgastrite.

Parfois, lorsque la périgastrite siège à la région épigastrique, on peut en constater directement les signes locaux, même si le foyer est peu considérable. Quand il est profond et limité, la fièvre et les phénomènes de réaction péritonéale donneront la presque certitude de l'existence d'un abcès périgastrique. Cet abcès, on pourra directement en constater l'existence dans les cas où il existe une vaste collection, gazeuse ou non, sus et surtout sous-hépatique.

Phénomènes généraux. — Dans la grande majorité des cas, il y a des phénomènes de réaction générale d'une grande importance pour le diagnostic : fièvre intense, pouls petit, rapide et précipité, température montant rapidement aux environs de 39° et 40°. Plus tard, la fièvre peut baisser; le pouls est moins petit, moins précipité lorsque la réaction péritonéale s'est atténuée. La fièvre tend à diminuer et surtout à devenir moins continue. Il y a des frissons, des sueurs abondantes, des ascensions thermiques de 37°,5-38 à 39° et 40°; ce sont les caractères habituels et connus de la fièvre de suppuration. Quand l'abcès persiste sans être évacué chirurgicalement ou sans se vider spontanément, la fièvre prend les allures de la fièvre hectique. On a donc pu voir, dans ces cas, se succéder plus ou moins nettement trois phases successives de perforation, de suppuration et de cachexie.

Suivant les cas, les phénomènes généraux sont très variables. Avec une périgastrite rapidement localisée et production d'un abcès de petit volume susceptible de guérir spontanément, il n'y a qu'une crise douloureuse avec une poussée fébrile de quelques jours de durée. Dans des cas plus accentués, il y a une réaction péritonéale assez intense avec vomissements, pouls petit, précipité, faciès abdominal. Quand la collection purulente est considérable, surtout lorsqu'il s'agit d'abcès gazeux volumineux, les phénomènes généraux sont très graves. A la phase d'accidents péritonéaux succède une phase d'adynamie et de dépression marquée. Le teint est plombé, les yeux excavés, le nez pincé, les lèvres violacées, la respiration faible et précipitée, le pouls petit, rapide et inégal, les urines rares et souvent albumineuses, les chevilles sont souvent enflées. On constate un amaigrissement extrèmement rapide du malade. La température peut être très élevée, 39°,5 à 40°, 40°,5; il y a des sueurs profuses, des frissons. Il est plus grave encore que l'hypothermie existe d'emblée ou qu'elle succède à une phase première d'hyperthermie.

Signes locaux. — Ils manquent totalement quand l'abcès est situé profondément, qu'il s'est formé en arrière de l'estomac, dans l'arrière-cavité des épiploons, sous le foie ou sous la rate, en arrière. Parfois, on peut constater à la base du thorax des signes de pleurésie sèche ou de pleurésie avec épanchement peu considérable, conséquence de la propagation de l'inflammation à travers le diaphragme.

Quand la perforation siège vers la face antérieure, on peut percevoir à l'épigastre une tuméfaction ou une résistance douloureuses, avec un empâtement périphérique plus ou moins marqué.

Mais nous devons surtout décrire ici les grosses collections purulentes, souvent gazeuses, qui, à la suite d'une perforation ulcéreuse de l'estomac, peuvent se produire au-dessus ou au-dessous du foie et donner lieu à des accidents thoraciques ou abdominaux.

Forme thoracique de l'abcès sous-phrénique. — L'abcès sous-phrénique présente à peu près exactement les symptômes de la *pleurésie purulente* ou du *pyo-pneumothorax*, suivant qu'il renferme ou ne renferme pas de gaz.

Après les phénomènes de début indiqués plus haut, on peut observer de la dyspnée et des signes de phrénite caractérisés par du hoquet et de la douleur à l'extrémité de la 10e côte. Avec une collection purulente abondante, on peut constater un certain degré d'ampliation et d'immobilité de la base du thorax, et de la matité remontant quelquefois jusqu'à la 4e ou la 5e côte. A l'auscultation, absence totale de la respiration, des vibrations thoraciques et du retentissement de la voix. Paul Carnot a insisté sur ce fait que la limite serait plus nette que dans la pleurésie purulente, entre la zone pulmonaire dans laquelle on perçoit la respiration normale et la zone sous-jacente complètement silencieuse. Cela ne peut être vrai que dans les cas où il n'existe aucune inflammation de voisinage de la plèvre et de la base du poumon.

Avec l'*abcès gazeux* se constatent des signes de pyo-pneumothorax : dilatation plus marquée du thorax, zone de sonorité tympanique et zone de matité déclive, souffle amphorique, bruit de flot à timbre amphorique par la succussion hippocratique, en un mot les signes physiques connus du pyo-pneumothorax.

Forme abdominale de l'abcès sous-phrénique. — Les abcès non gazeux se produisent au niveau du foie ou de la rate. La douleur et les phénomènes fonctionnels attirent l'attention vers le côté malade. A l'inspection, on peut enregistrer quelquefois une certaine exagération de l'amplitude de la région hépatique ou de la région splénique, un peu de voussure épigastrique. L'amplexion bimanuelle peut permettre de constater plus nettement encore l'exagération de l'amplitude d'un des côtés de la base du thorax. La mensuration méthodique peut confirmer cette impression.

La *palpation* pratiquée sous le rebord costal avec les précautions si bien indiquées par Lejars, devra être *douce, lente, prolongée* et *progressive*. Il faut, comme il le dit, amadouer la paroi dont la contracture douloureuse gêne l'exploration. On peut quelquefois dans ces conditions percevoir un empâtement, un gâteau, une masse dure plus ou moins saillante, plus ou moins épaisse, descendant plus ou moins bas. A ce niveau, il existe de la matité ; mais, à droite, il est assez souvent difficile de distinguer la matité du foie de celle de la masse suppurée périgastrique. A gauche, l'impression peut être celle d'une rate augmentée de volume.

Avec les *abcès gazeux*, la tension est beaucoup plus considérable et partant beaucoup plus facile à constater par l'inspection, la palpation et la percussion. La difficulté consiste à en déterminer exactement les limites.

La voussure souvent très marquée à la région épigastrique attire d'emblée l'attention. Dans un cas de Courtois-Suffit, l'abdomen semblait bilobé. Il y avait une saillie douloureuse au-dessus de l'ombilic et, au-dessous, séparée par un sillon, une voussure tympanique indolore.

La *percussion* permet, lorsque l'abcès renferme une quantité de gaz assez considérable, de constater un tympanisme plus ou moins accusé, plus ou moins étendu, qui peut masquer complètement la matité hépatique. Parfois, on peut percevoir une matité qui se déplace dans le sens de la déclivité, comme dans l'hydro-pneumothorax. Dans la position génu-pectorale, la sonorité constatée au sommet de la voussure peut disparaître complètement et faire place à de la matité.

Diagnostic. — Le diagnostic de la périgastrite suppurée peut présenter d'assez grandes difficultés.

Périgastrite aiguë non suppurée ou avec des foyers très restreints de suppuration. — Tout d'abord, il peut se faire que la périgastrite aiguë qui s'est produite au voisinage d'un ulcus n'aboutisse pas à la suppuration ou que les abcès produits soient peu volumineux et se résorbent en laissant seulement derrière eux des adhérences plus ou moins étendues. Il n'y a alors aucun intérêt pratique à reconnaître l'existence de ces petits abcès qui n'appellent pas l'intervention chirurgicale. Parfois aussi, il pourra y avoir eu évacuation dans un organe creux du voisinage et rejet du pus au dehors soit avec les substances vomies, soit avec les selles. La possibilité d'un semblable processus sera soupçonnée lorsqu'après des signes locaux et généraux de périgastrite la guérison surviendra au bout de quelques semaines. La disparition d'une tuméfaction inflammatoire ou d'un empâtement du creux épigastrique préalablement reconnus rendrait ce diagnostic plus probable. Il le serait bien davantage encore si l'on pouvait constater du pus dans les vomissements ou dans les fèces.

Pleurésie suppurée et pyopneumothorax. — Ce diagnostic, comme on peut le déduire déjà de l'exposé séméiologique, peut présenter une grande difficulté.

Quand la collection purulente est sous-jacente au diaphragme, elle est limitée en haut par une ligne convexe, tandis que la pleurésie l'est plutôt par une ligne horizontale et les signes pulmonaires peuvent faire à peu près complètement défaut. Mais il n'est pas très rare qu'il se produise secondairement de la pleurésie avec fausses membranes ou avec épanchement, ni qu'il y ait de la congestion pulmonaire qui rende impossible de distinguer nettement les unes des autres les lésions sus-phréniques et les lésions sous-phréniques.

La *ponction exploratrice* peut bien montrer quelle est la qualité du liquide, mais assez souvent elle ne permet pas de savoir si ce liquide est situé au-dessus ou au-dessous du diaphragme. Quand un épanchement séro-fibrineux se produit dans la plèvre, il peut arriver, comme l'a vu A. Mathieu, que l'aiguille exploratrice ramène d'abord un liquide non purulent venu de la plèvre et, enfoncée plus profondément, du pus de la collection sous-diaphragmatique.

On s'est basé sur l'influence qu'exercent les variations de la pression respiratoire au-dessus et au-dessous du diaphragme sur l'écoulement du liquide après la ponction pour chercher à reconnaître son origine sus ou sous-diaphragmatique.

Le *signe de Pfühl* ne se peut constater que lorsque la ponction a été pratiquée avec un assez gros trocart; il consiste dans ce fait que le liquide s'écoule avec plus de force à l'inspiration, lorsqu'il est situé sous le diaphragme, et à l'expiration, lorsqu'il est situé au-dessus.

Fürbringer a indiqué que, lorsqu'une aiguille traverse le diaphragme, elle subit des mouvements d'oscillation qui sont en sens contraire pour sa pointe et pour son extrémité extérieure. Celle-ci s'élève lorsque le diaphragme s'abaisse à l'inspiration; elle s'élève, au contraire, à l'expiration. Malheureusement, le diaphragme est souvent immobilisé lorsqu'il existe au-dessus ou au-dessous de lui un épanchement considérable.

L'*examen radioscopique* peut être utilisé pour établir la distinction qui nous occupe. A. Béclère et Loison ont observé que les variations de dénivellation du diaphragme peuvent indiquer l'existence d'une collection liquide soulevant le diaphragme. A l'état normal, le dôme diaphragmatique est de 2 ou 5 centimètres plus élevé à droite qu'à gauche. Cette différence augmente si le diaphragme est soulevé par une collection sous-phrénique droite; elle diminue au contraire s'il est soulevé par une collection sous-phrénique gauche. L'examen radioscopique peut indiquer aussi la présence d'une cavité renfermant à la fois du liquide et des gaz.

Des *collections purulentes sous-diaphragmatiques ou sous-hépatiques* peuvent se produire qui ne reconnaissent pas pour cause une perforation ulcéreuse de l'estomac : il peut y avoir eu *perforation du côlon, de la vésicule biliaire*, ou bien encore la perforation peut être consécutive à quelque lésion antérieure du tube digestif : *cancer de l'estomac ou du côlon, ulcération tuberculeuse de l'intestin*. On a décrit aussi des abcès sous-phréniques d'origine appendiculaire.

Perforation du côlon. — Elle est plus rare que celle de l'estomac. Quand elle se produit au niveau de son coude gauche, il est quelquefois très difficile de reconnaître son origine. On ne pourra guère la soupçonner qu'en raison de l'existence antérieure de signes de côlite chronique et d'hémorragies intestinales.

Quand la perforation se produit consécutivement à un cancer de l'estomac ou de l'intestin, ou encore à une ulcération tuberculeuse de l'intestin, il est possible que la lésion première ait été reconnue, mais il n'en est pas toujours ainsi et quelquefois le diagnostic exact peut être véritablement impossible.

Perforation de la vésicule biliaire. — Elle se fait surtout à la suite d'une cholécystite, le plus souvent d'origine calculeuse. Les crises de coliques hépatiques antérieures, l'ictère, les signes de cholécystite rendent le diagnostic facile dans les cas typiques.

Appendicite. — Dans certains cas d'*appendicite* aiguë, surtout lorsque l'appendice est en arrière et haut situé, le début brusque de la lésion et la production d'un gros abcès sous-hépatique peuvent faire croire à l'existence d'une périgastrite suppurée par perforation d'un ulcus de la région pylorique ou du duodénum.

Abcès hépatiques. — Des *abcès intra-hépatiques* peuvent se développer à la suite de la perforation d'un ulcus de l'estomac. Il peut se faire, secondairement, de la périhépatite suppurée. Il est à peu près impossible de reconnaître cette éventualité.

Pancréatite suppurée. — Nous avons déjà dit, à propos du diagnostic de la péritonite aiguë par perforation, combien il était difficile de la distinguer de la *pancréatite aiguë, hémorragique ou suppurée.*

Dans bon nombre de cas, le diagnostic a été fait seulement au moment de l'intervention chirurgicale parce qu'on a reconnu dans le pus, souvent hémorragique dans ce cas, des fragments du pancréas en voie d'élimination et, sur le péritoine, des taches blanches révélatrices de stéato-nécrose.

Dans les cas où l'abcès périgastrique sous-hépatique renferme une quantité notable de gaz, on est exposé à des erreurs de diagnostic avec un certain nombre de maladies de l'abdomen qui s'accompagnent de tympanisme localisé ou généralisé, la *périgastrite aiguë avec grande dilatation de l'estomac* par exemple ou bien *l'occlusion intestinale.*

Debove a fait remarquer qu'une poussée de périgastrite survenant brusquement au voisinage d'un estomac très distendu pourrait en imposer pour un abcès gazeux par perforation stomacale et réciproquement. Le passage de la sonde permettrait de vider l'estomac; il serait naturellement sans influence sur un abcès gazeux.

Dans *l'occlusion intestinale* portant, par exemple, sur le coude gauche du côlon, il peut y avoir une distension marquée du côlon transverse, des vomissements répétés, un faciès grippé péritonéal, un pouls petit et rapide, accidents qui se retrouvent aussi avec l'abcès gazeux à début rapide, à la suite d'une perforation stomacale; mais ici il n'y a pas de fièvre et les phénomènes d'occlusion sont nettement accusés. Ils le sont moins avec l'abcès gazeux périgastrique qui s'accompagne, d'autre part, d'une vive réaction fébrile.

Toutefois, des combinaisons d'occlusion et d'inflammation suppurée au niveau de la lésion sténosante de l'intestin peuvent être telles que le doute subsistera jusqu'au moment où sera pratiquée la laparotomie exploratrice ou la nécropsie, surtout lorsqu'il s'agit de malades dont on connaît mal l'histoire clinique et les antécédents pathologiques.

Évolution et pronostic des abcès périgastriques d'origine ulcéreuse. — Les abcès périgastriques d'origine ulcéreuse sont toujours une complication grave. Les abcès de petit volume peuvent s'enkyster, se résorber et laisser derrière eux des adhérences plus ou moins étendues, plus ou moins gênantes pour le fonctionnement de l'estomac.

Des abcès peu considérables peuvent aussi guérir après s'être ouverts dans une partie voisine du tube digestif, estomac ou intestin; leur évacuation la plus favorable se fait dans l'estomac ou le côlon.

L'ouverture de ces abcès dans les organes voisins peut provoquer la production de fistules faisant communiquer l'estomac avec une autre partie du tube digestif et en particulier avec le côlon.

Parfois l'ouverture peut se faire à la peau; cette complication sera étudiée dans un prochain chapitre.

Le danger des abcès volumineux, surtout des abcès gazeux, est très grand.

Tout d'abord peuvent éclater des accidents graves d'infection générale et de toxémie susceptibles d'entraîner ou de contribuer à entraîner la mort en quelques semaines. Ils peuvent aussi s'ouvrir dans la cavité péritonéale et provoquer l'explosion d'une péritonite généralisée hypertoxique, ou dans la plèvre et le poumon, d'où des accidents de pleurésie purulente, de pyopneumothorax, de broncho-pneumonie et de gangrène pulmonaire.

L'intervention chirurgicale hâtive peut seule mettre à l'abri de ces complications redoutables, par l'évacuation des collections purulentes et le nettoyage des cavités qui les contenaient.

Des abcès relativement volumineux, profondément situés, peuvent s'enkyster pendant des mois en donnant lieu à des accidents de fièvre hectique et de cachexie. La mort peut en être la conséquence. Le pus qu'ils renferment peut aussi finir par se frayer une voie d'échappement vers le tube digestif, l'estomac ou la plèvre; la mort peut résulter alors de ce cheminement. Ces abcès peuvent aussi devenir l'occasion d'une intervention chirurgicale parfois heureuse bien que tardive.

II. — ADHÉRENCES PÉRIGASTRIQUES

L'ulcère de l'estomac provoque très souvent, nous l'avons vu chemin faisant, la production d'adhérences périgastriques. Il en est ainsi des ulcères perforés et de beaucoup des ulcères invétérés. Assez souvent, grâce à ces adhérences, l'ulcère chronique peut se propager aux organes voisins, le foie et le pancréas plus particulièrement, sans provoquer de péritonite généralisée.

Les adhérences résultent de la propagation de poussées infectieuses auxquelles l'ulcère gastrique a servi de porte d'entrée. Elles sont tout d'abord molles et fibrineuses, puis elles ont tendance à s'organiser et à devenir cellulo-fibreuses, puis fibreuses et indurées. Quand elles siègent dans des régions où les mouvements de l'estomac sont assez étendus, elles tendent à s'allonger et à prendre la forme de tractus fibreux. Pendant une assez longue période de leur formation et de leur existence, les adhérences sont sujettes à des poussées inflammatoires qui se révèlent par de la fièvre et des paroxysmes douloureux. Quand elles sont vieilles et définitivement fibreuses, ces poussées ne se produisent plus.

Les adhérences s'établissent plus facilement dans les régions de l'estomac les moins mobiles et, pour cette raison et aussi en raison de la limitation de l'ulcus, elles sont beaucoup plus souvent localisées que généralisées.

Les *adhérences localisées* se rencontrent surtout au niveau du pylore et de la région pylorique et le long de la petite courbure, vers sa face postérieure et vers le cardia.

Les *adhérences pyloriques et juxta-pyloriques* peuvent aider à la production d'un degré plus ou moins accentué de sténose. Elles peuvent aussi, avec l'induration pariétale due à la présence de l'ulcus lui-même, contribuer à la formation d'une masse, d'une tumeur qui pourra devenir perceptible si le pylore est abaissé et n'est pas masqué par le foie descendu. Les adhérences péripyloriques peuvent s'attacher au lobe gauche du foie, à la vésicule biliaire et aux canaux biliaires, et ce peut être une cause d'ictère, circonstance qui viendra quelquefois rendre le diagnostic épineux. Il faut dire toutefois que l'ictère par oblitération des voies biliaires est beaucoup plus rare au cours de l'ulcus qu'au cours du cancer stomacal.

Les *adhérences de la petite courbure et de la région cardiaque* peuvent ne se révéler que par des douleurs au cours de la digestion, surtout dans la station debout. Chez certaines personnes, et plus particulièrement encore chez des névropathes, les douleurs sont, en cas semblable, très souvent violentes, continues et paroxystiques.

Les *adhérences de la région du cardia* peuvent passer à peu près complètement inaperçues en clinique et ne se révéler par aucun indice particulier.

Celles qui débordent *vers la face antérieure* peuvent quelquefois être perçues par la palpation à la région épigastrique sous la forme d'une masse résistante ou d'une véritable tumeur, douloureuses surtout au moment des poussées inflammatoires et fébriles. Le diagnostic avec une tumeur cancéreuse de même localisation pourra être d'autant plus difficile que les tumeurs malignes peuvent, elles aussi, présenter des poussées inflammatoires qui les rendent momentanément douloureuses et empâtées. Dans certains cas, semblables à ceux dont Lejars a rapporté l'histoire, la laparotomie exploratrice sera seule capable de permettre la distinction.

Les adhérences généralisées peuvent donner lieu à une véritable *symphyse gastrique*. L'adhérence de l'estomac aux viscères voisins et à l'épiplon est alors étroite et presque complète, de telle façon qu'il se trouve ainsi engaîné et immobilisé.

Les malades accusent quelquefois des douleurs très vives au cours de la digestion: il est à noter qu'elles sont plus fortes lorsque les malades sont debout. On peut, par l'examen extérieur, constater que l'estomac ne descend que peu ou pas sous l'influence de l'ingestion des aliments et des boissons. Le passage de la sonde peut révéler la présence de liquide, le matin à jeun, sans qu'il y ait aucun signe de dilatation appréciable. Hayem a indiqué que l'estomac insufflé se distend sur place, en tambour de basque, sans descendre.

L'examen radioscopique en cas d'adhérences périgastriques, permet de constater la déformation de l'estomac dans certains cas et son immobilisation malgré des mouvements étendus du diaphragme. Dans les cas d'estomac petit et rétracté en raison d'une périgastrite adhésive totale, la diminution de volume de l'estomac et son immobilisation pourraient faire penser à un néoplasme gastrique infiltré, squirreux ou colloïde; mais la déformation due à des adhérences ne présente pas la régularité de la déformation cancéreuse.

De même que les adhérences périgastriques peuvent contribuer à la production de la sténose du pylore, elles contribuent souvent, en même temps que la rétraction cicatricielle qui se produit au niveau d'un ulcère de la petite courbure, à la constitution de la sténose mésogastrique et de la biloculation stomacale. La sténose pylorique et la sténose méso-gastrique seront étudiées plus loin dans des chapitres spéciaux.

III. — FISTULES GASTRIQUES

La propagation du processus de l'ulcération de l'estomac aux organes voisins, grâce à des adhérences préalables et à l'ouverture de collections purulentes, peut, au cours de l'ulcus, amener la communication de la cavité stomacale avec les cavités du voisinage ou avec l'extérieur à travers la peau.

Certains de ces abouchements et de ces fistules peuvent se produire consécutivement à l'existence d'un cancer ou plus rarement de lésions tuberculeuses, la fistule gastro-côlique particulièrement. Les fistules gastro-cutanées peuvent s'établir à la suite de l'étranglement d'une hernie gastrique ombilicale ou sus-ombilicale, à la suite de l'introduction d'un corps étranger dans l'estomac et encore d'une blessure de cet organe par un projectile ou par une arme blanche. Les fistules gastro-cutanées d'origine cancéreuse seraient surtout observées dans les cas d'ulcéro-cancer gastrique.

On comprend que ces possibilités variées puissent amener quelquefois à rendre difficile le diagnostic des fistules gastriques d'origine ulcéreuse dont nous devons maintenant nous occuper.

Nous ne nous arrêterons pas à l'étude des communications d'origine ulcéreuse qui peuvent se produire entre l'estomac, la plèvre et les voies respiratoires, c'est un mode de terminaison des abcès périgastriques, ou entre l'estomac, le péricarde et le cœur, ce qui est très rare. Nous ne retiendrons ici que l'étude des fistules gastro-côliques et des fistules gastro-cutanées, plus intéressantes, parce qu'elles sont plus fréquentes, qu'elles peuvent être durables et qu'elles se prêtent quelquefois à une heureuse intervention chirurgicale.

Fistules gastro-côliques. — Elles ont été étudiées par Murchison, par Bouveret et son élève Bec. Elles sont plus fréquentes que les autres fistules et elles présentent des signes cliniques qui permettent d'en faire le diagnostic.

Elles s'établissent assez souvent brusquement à la suite d'une perforation ulcéreuse de l'estomac à marche aiguë. Elles peuvent aussi se produire plus lentement après des accidents subaigus de périgastrite ulcéreuse.

Une fois constituée, la fistule gastro-côlique se reconnaît assez facilement grâce aux symptômes qui résultent du passage des aliments de l'estomac dans le côlon ou, en sens contraire, des matières fécales du côlon dans l'estomac.

Le passage des substances alimentaires de l'estomac dans le côlon provoque de la lientérie. Des substances facilement reconnaissables, des liquides colorés apparaissent rapidement dans les selles. En sens inverse, le reflux du côlon dans l'estomac amène des vomissements de matière fécale ou de substances introduites artificiellement dans le gros intestin.

C'est une complication grave qui cause plus ou moins rapidement la cachexie et la mort. On cite cependant des malades qui ont survécu longtemps à cette complication, 2 ans 1/2 dans un cas rapporté par Bec.

Fistules gastro-cutanées. — L'histoire des fistules gastro-cutanées nous arrêtera davantage. Elle a été bien exposée dans un travail d'ensemble de Maurice Patel et de René Leriche, qui nous servira de guide[1].

Les fistules gastro-cutanées sont un accident relativement rare, bien que Kronheimer, en 1897, ait pu en recueillir 74 observations auxquelles de nouveaux cas sont venus s'ajouter depuis. Mais, comme il s'agit d'une curiosité clinique et anatomo-pathologique, les auteurs publient volontiers les faits de ce genre.

La plupart des auteurs admettent que la fistulisation est plus fréquemment d'origine ulcéreuse que d'origine cancéreuse. Feulard cependant[2], sur 6 cas de fistule gastro-cutanée, n'en signale qu'une seule d'origine ulcéreuse, contre 5 d'origine cancéreuse. Par contre, Kronheimer[3] qui, en 1897, a réuni 74 cas de fistule gastro-cutanée, n'en a trouvé que 15 d'origine cancéreuse. D'après Fournier[3], les fistules gastro-cutanées, consécutives au cancer gastrique, sont dues à l'ulcéro-cancer. « Les cancers qui s'extériorisent, dit-il, sont des cancers entés sur des ulcères. »

Bouveret, à propos des abcès sous-phréniques, a écrit : « Qu'ils

---

1. M. Patel et R. Leriche. Des fistules gastro-cutanées consécutives à l'ulcère de l'estomac, *Revue de chirurgie*, juillet 1906, p. 34.
2. Feulard. *Arch. gén. de médecine*, 1897.
3. Cité par Patel et Leriche.

soient exclusivement purulents ou qu'ils contiennent tout à la fois des gaz et du pus, ces foyers de périgastrite ne restent pas indéfiniment enkystés; ils s'ouvrent par la paroi abdominale ou dans un organe voisin. Il est remarquable que l'ouverture dans le péritoine est de beaucoup la plus rare; l'évacuation par la paroi abdominale est de beaucoup la plus commune et relativement favorable. Il s'établit une fistule gastrique. »

La fistule gastro-cutanée d'origine ulcéreuse est donc presque toujours consécutive à un abcès périgastrique. Parfois l'ouverture de l'abcès peut se produire peu de temps, 15 ou 20 jours, par exemple, après sa formation. La peau s'enflamme, se tuméfie le plus souvent vers la région épigastrique gauche; l'abcès s'ouvre spontanément ou est incisé par le chirurgien. Quoi qu'il en soit, il s'écoule tout d'abord du pus plus ou moins bien lié, plus ou moins fétide, puis des détritus alimentaires, et enfin du suc gastrique facilement reconnaissable. Il peut au contraire se passer un temps prolongé entre la formation de l'abcès ulcéreux, son ouverture au dehors et l'établissement de la fistule. Dans un cas observé par nous, un abcès collecté probablement dans la loge phréno-gastro-splénique fut ouvert seulement huit mois après la poussée de périgastrite qui lui avait donné naissance, à la base du thorax à gauche, sur la ligne axillaire antérieure. Deux côtes furent réséquées sur une longueur de 5 ou 6 centimètres pour donner issue au liquide de la pleurésie secondaire tardivement développée et au pus collecté sous le diaphragme. Cette plaie se cicatrisa assez rapidement; mais environ un an plus tard, la cicatrice devint douloureuse, s'enflamma et finit par s'ulcérer, livrant passage au contenu de l'estomac. Il s'établit ainsi une fistule qui devint progressivement une large bouche gastrique. Des pansements protecteurs l'ont à peu près immobilisée dans sa forme et ses dimensions actuelles, plus de cinq ans après sa production.

L'abcès périgastrique peut persister pendant des années avant de s'ouvrir à la peau.

L'établissement de la fistule gastro-cutanée n'a pas toujours un abcès comme intermédiaire. Il peut se faire aussi que des adhérences périgastriques s'ulcèrent progressivement, par nécrose et par auto-digestion et que l'ulcère aboutisse à la peau qu'il entame et perfore, de la même façon qu'il entame et creuse les organes du voisinage, le foie et le pancréas. Dans ces cas, il y a peu de distance entre l'orifice cutané et l'orifice gastrique, la muqueuse gastrique tend à se rapprocher de la peau. Cela ne met pas celle-ci à l'abri des poussées inflammatoires par lymphangite interstitielle et de l'action corrosive du suc gastrique; mais les conditions sont beaucoup plus favorables pour l'intervention thérapeutique que lorsqu'il existe un long trajet interposé entre l'estomac et la peau, surtout lorsque sur ce trajet se trouvent des anfractuosités et des clapiers purulents.

Il convient du reste avec Patel et Leriche de distinguer les fistules gastro-cutanées en *fistules hautes* et en *fistules basses*, suivant que leur orifice supérieur se trouve placé au voisinage de la région du cardia ou de la région du pylore.

Les secondes ne sont pas continentes; elles laissent s'écouler en permanence le contenu de l'estomac : le suc gastrique, ce qui amène l'irritation de la peau, des douleurs intenses, et contribue à l'extension de l'ulcération cutanée, et les aliments, ce qui est une cause d'affaiblissement, d'amaigrissement, de cachexie et de mort.

Les fistules haut situées sont plus souvent continentes; les malades peuvent continuer à s'alimenter suffisamment; ils ne s'amaigrissent pas par inanition. La guérison de ces fistules est possible. Elles se prêtent en tout cas beaucoup plus facilement à l'intervention chirurgicale.

IV. — STÉNOSES

La sténose pylorique et la sténose méso-gastrique seront décrites plus loin dans une étude générale sur le rétrécissement du pylore et sur la biloculation gastrique.

V. — CANCÉRISATION SECONDAIRE

La cancérisation secondaire de l'ulcus sera également étudiée plus loin au chapitre de l'ulcéro-cancer.

B. — COMPLICATIONS PORTANT SUR L'ÉTAT GÉNÉRAL

a) **Anémie.** — L'anémie est fréquente chez les ulcéreux de l'estomac. Elle peut lui être antérieure ou consécutive.

L'anémie antérieure peut résulter déjà des troubles dyspeptiques prémonitoires et de la difficulté de la digestion. On sait aussi que l'ulcus n'est pas très rare chez les jeunes filles chlorotiques.

Mais l'ulcus une fois constitué peut provoquer ou exagérer l'anémie en raison des douleurs qu'il cause, de la restriction de l'alimentation et aussi des hémorragies répétées auxquelles il donne parfois lieu. Une seule hémorragie ou des hémorragies très espacées les unes des autres se réparent en général facilement et rapidement. Il n'en est plus de même lorsque les pertes de sang se répètent, rapprochées les unes des autres. La réparation sanguine n'a pas le temps de se faire et le pouvoir hématopoiétique des malades tend à s'épuiser.

Les malades ont le teint pâle, les muqueuses décolorées, ils s'essoufflent au moindre effort. Les règles se suspendent chez les jeunes femmes. On perçoit à la base du cœur et dans les vaisseaux du

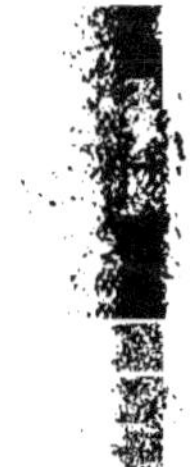

cou des souffles anémiques caractéristiques. A l'examen du sang, on constate des signes d'anémie grave sans modification des globules blancs. Parfois, l'anémie est poussée jusqu'à la cachexie. Il y a de l'amaigrissement, de l'œdème des jambes. Dans ces conditions, on est souvent amené à se demander s'il ne s'agit pas d'un cancer de l'estomac simulant l'ulcus ou d'une cancérisation secondaire.

b) **Troubles nerveux.** — Les douleurs provoquées par l'ulcus, la restriction de l'alimentation, la longue durée de la maladie, l'anxiété à laquelle elle donne lieu amènent facilement l'éclosion d'accidents nerveux, neurasthéniques ou hystériques, qui lui survivent souvent.

La névropathie peut quelquefois masquer l'ulcus et devenir alors la cause de regrettables erreurs de diagnostic, de pronostic et de traitement. Elle peut aussi lui survivre, combinée à un degré plus ou moins accentué d'anémie et c'est une des séquelles de l'ulcus de l'estomac, quelquefois la plus tenace et la plus désespérante.

Les malades restent indéfiniment des névropathes qui s'alimentent mal parce qu'ils digèrent mal, qui n'ont pas d'appétit parce qu'ils ont la phobie de l'alimentation. L'inanition entretient le nervosisme général et la dyspepsie nerveuse. C'est un cercle vicieux dont il est parfois très difficile de sortir. Il s'établit plus facilement encore lorsque l'ulcus devient chronique ou qu'il a laissé derrière lui quelque lésion secondaire, des adhérences périgastriques, par exemple, ou un certain degré de sténose pylorique.

A. MATHIEU.

CHAPITRE VII

TRAITEMENT MÉDICAL DE L'ULCUS

Généralités. — Dans quelle mesure les données ou tout au moins les présomptions acquises relativement à la pathogénie de l'ulcus peuvent-elles fournir des indications pour son traitement?

Nous pouvons, à ce point de vue, distinguer :

1° Les causes premières de l'ulcération initiale;

2° Les circonstances susceptibles d'amener sa persistance et son extension.

1° **Causes premières de l'ulcération initiale.** — Nous avons à envisager ici le *traitement prophylactique* et le *traitement spécifique de l'ulcus*.

a) **Traitement prophylactique.** — Les deux éléments pathogéniques les plus importants sont, ainsi qu'il résulte de la discussion à laquelle nous nous sommes livré plus haut, la gastrite et la nécrose toxique ou toxi-infectieuse.

Comme la gastrite chronique susceptible de préparer la production de l'ulcus est le plus souvent sous la dépendance d'irritations alimentaires ou médicamenteuses, on peut formuler pour sa prévention des règles d'hygiène fort simples et conseiller d'éviter les aliments mal divisés, trop épicés, l'abus des boissons alcooliques et des médicaments irritants. Ces précautions prendront surtout une importance considérable lorsqu'il s'agira de prévenir la récidive d'un ulcus ou encore d'arrêter les progrès d'une gastrite susceptible de devenir ulcéreuse, en particulier d'une gastrite avec évacuation ralentie et hypersécrétion chlorhydropeptique.

Il serait plus difficile d'empêcher la survenue d'ulcérations par nécrose d'origine infectieuse ou toxémique. La possibilité d'accidents de ce genre, au cours des maladies infectieuses ou toxémiques, devra commander une grande prudence dans l'alimentation et la médication; c'est là une indication assez vague mais cependant importante.

Nous avons été amené, en discutant les théories pathogéniques de l'ulcus, à reconnaître un rôle important à l'auto-digestion chlorhydropeptique, bien qu'il paraisse impossible d'attribuer d'emblée, sans élément anatomique intermédiaire, le processus d'ulcération à l'auto-

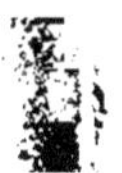

digestion. Il conviendra donc de chercher à diminuer sinon à supprimer l'hypersécrétion et la stase qui en augmente le danger. Ces indications thérapeutiques se retrouveront plus loin, lorsqu'il s'agira de chercher à enrayer l'évolution d'un ulcus et c'est alors que nous en examinerons la mise en œuvre.

b) **Traitement spécifique.** — L'hypothèse que l'ulcus gastrique est une lésion spécifique a été émise; mais elle n'est pas démontrée et ne comporte aucune sanction thérapeutique. Il ne peut être question de traitement spécifique que dans les cas où l'ulcération initiale résulte de la fonte d'une infiltration gommeuse syphilitique de la muqueuse stomacale.

Les faits de guérison d'un ulcère de l'estomac chez d'anciens syphilitiques, ceux en particulier qu'a rapportés le Prof. Fournier[1], et les constatations anatomo-pathologiques faites dans quelques autopsies montrent nettement que, dans la recherche de l'étiologie de l'ulcus, il ne faut jamais négliger les antécédents syphilitiques possibles. Le traitement spécifique devra surtout être essayé lorsque, chez des syphilitiques, le traitement habituel de l'ulcus n'aura pas amené la guérison, surtout s'il existe en même temps des lésions syphilitiques d'autres organes et, plus particulièrement encore, à la peau des lésions de syphilis tertiaire. Une réaction de Wassermann positive serait aussi une indication.

On aura surtout recours alors soit aux injections, soit aux frictions mercurielles. On usera avec plus de réserve de l'iodure de potassium, qui, toutefois, nous devons le dire, paraît être supporté très bien lorsque la lésion gastrique est véritablement syphilitique, si bien qu'on a voulu voir dans cette tolérance un signe présomptif de spécificité. Du reste, il est possible, le plus souvent, de faire tolérer une assez notable quantité d'iodure de potassium (1 à 2 grammes par exemple), en l'administrant sous forme de lavements.

Nous passerons plus loin en revue les moyens conseillés pour agir directement sur l'ulcus et favoriser sa cicatrisation. Cette indication locale, d'une efficacité du reste très problématique, n'a rien de spécifique.

2° **Circonstances susceptibles d'amener la persistance et l'extension de l'ulcus.** — Nous avons été amené à retenir deux éléments principaux dont l'action paraît le plus souvent combinée : l'infiltration interstitielle inflammatoire et l'action digestive du suc gastrique.

Nous ne pouvons pas grand'chose pour empêcher l'infection des parois de l'estomac par la surface ulcérée. Peut-être pourra-t-on contribuer à la restreindre en choisissant des aliments non putréfiés et peu susceptibles de putréfaction ultérieure et en empêchant la stase alimentaire de se produire. Il est en tout cas très douteux qu'on

---

1. Voir plus loin : Syphilis gastrique, p. 695.

puisse, comme on l'a cherché, faire de véritables pansements antiseptiques des ulcérations gastriques.

Nous sommes mieux armés lorsqu'il s'agit de lutter contre l'action du suc gastrique qui, si elle n'amène pas l'extension de l'ulcus en dehors des poussées de nécrose'ou d'infiltration inflammatoire d'origine septique, entrave tout au moins la cicatrisation en empêchant la formation de bourgeons charnus.

Pour restreindre l'influence nocive du suc gastrique, on peut chercher :

a) A diminuer l'hypersécrétion et l'hyperchlorhydrie;

b) A restreindre la stase;

c) A saturer l'acidité gastrique;

d) A évacuer artificiellement le liquide stomacal.

Comment peut-on espérer y parvenir?

a) Diminuer l'hypersécrétion et l'hyperchlorhydrie. — La première chose à faire est de diminuer les excitations susceptibles de provoquer par voie réflexe l'excitation de la sécrétion chlorhydropeptique. Les aliments seront donc bien divisés, peu épicés; on supprimera l'usage des boissons alcooliques, plus particulièrement encore du vin rouge, et des médicaments irritants.

L'expérimentation ayant montré que la viande excite la sécrétion chlorhydropeptique plus que les autres aliments, on a fait des tentatives répétées d'alimentation au cours de l'ulcus avec des mets riches en hydrates de carbone et en graisses : purées variées, potages épais, etc. Les résultats ont été médiocres, ce qui tient à ce que, si les albuminoïdes animales ont l'inconvénient d'exciter la sécrétion stomacale, ils ont, par contre, l'avantage de se combiner avec l'HCl et de le saturer, ce que ne font ni les graisses ni les hydrates de carbone.

Pour diminuer l'hyperchlorhydrie, il faudra restreindre la quantité de chlorure de sodium, de sel de cuisine dans l'alimentation, puisque c'est grâce à l'apport de NaCl fait par le sang aux glandes gastriques que celles-ci peuvent sécréter de l'HCl. Toutefois, l'expérience a démontré qu'il ne suffisait pas de supprimer le sel dans l'assaisonnement des aliments pour les faire supporter, il faut encore qu'ils soient par eux-mêmes d'une facile digestion, qu'ils soient bien divisés de façon à franchir facilement l'orifice pylorique et à présenter une large surface à l'action du suc gastrique, qu'ils laissent peu de résidus rebelles à la digestion et qu'ils renferment une quantité assez grande d'albumine pour saturer facilement l'HCl du suc gastrique. Le lait et les œufs sont les deux aliments qui remplissent le mieux ces diverses conditions.

b) Restreindre la stase. — La stase exagère beaucoup l'influence nocive du suc gastrique et cela d'autant plus que, comme on le sait, elle tend à entretenir l'hypersécrétion.

Le choix des aliments, d'après les principes qui viennent d'être énoncés, contribuera déjà à faire qu'ils ne séjournent dans l'estomac qu'en quantité minime et pendant un temps restreint.

La stase, nous le rappelons, est causée soit par l'insuffisance motrice des parois stomacales, soit, ce qui mérite de nous arrêter davantage ici, par le rétrécissement ou le spasme du pylore.

Le *rétrécissement du pylore* peut tenir à des lésions réparables ou à des lésions irréparables.

Les lésions réparables sont la tuméfaction inflammatoire œdémateuse ou la congestion au voisinage de l'ulcus, tuméfaction susceptible de disparaître sous l'influence de l'involution des lésions ulcéreuses. Le repos gastrique, une diète alimentaire convenables pourront contribuer utilement à amener ce résultat.

Les lésions irréparables dépendent d'un rétrécissement mécanique de l'orifice pylorique produit par la rétraction cicatricielle ou par des adhérences périphériques. Par le régime, par l'usage de la sonde gastrique, on peut atténuer les conséquences de ce rétrécissement mécanique; mais le traitement par excellence est le traitement chirurgical, qui seul peut rétablir suffisamment la communication entre la cavité de l'estomac et la première partie de l'intestin grêle.

La *contracture spasmodique et paroxystique* du pylore intervient, on l'a vu, dans les cas où il existe un ulcus pylorique ou juxta-pylorique; elle est l'élément pathogénique essentiel du syndrome de Reichmann. Elle est la cause des crises douloureuses et elle contribue à entretenir la stase et l'hypersécrétion. Les moyens médicaux peuvent en amener la résolution, ils seront indiqués plus loin; mais dans les cas récidivants et rebelles, il faudra, ici encore, avoir recours à l'intervention chirurgicale.

c) **Saturer l'acidité du suc gastrique.** — La notion du rôle probable de l'auto-digestion et celle de l'hyperchlorhydrie habituelle dans l'ulcus devaient tout naturellement amener à s'efforcer de saturer l'acidité du suc gastrique, ou tout au moins de l'atténuer par l'emploi des alcalins. On recherche donc quelles étaient les substances alcalines qui pouvaient le mieux convenir pour obtenir cette saturation, et l'on compara les mérites du bicarbonate de soude et des alcalins terreux. Les uns, comme Debove, donnaient les alcalins, le bicarbonate de soude surtout, à doses répétées, à intervalles réguliers, de façon à obtenir une saturation en quelque sorte permanente, d'autres cherchaient à proportionner la quantité des alcalins administrés à la quantité d'acide contenu dans l'estomac, d'autres enfin, en présence de la difficulté de savoir la somme d'HCl sécrété par l'estomac, se contentaient de donner des alcalins à dose suffisante pour calmer la douleur lorsque celle-ci se faisait sentir.

Certains auteurs, et surtout G. Hayem, se basant sur ce que les sels alcalins et plus particulièrement encore le bicarbonate de soude, après une saturation momentanée du contenu de l'estomac, provoquent une excitation marquée de la sécrétion chlorhydrique, proscrirent complètement l'usage des alcalins du traitement de l'hypersécrétion chlorhydropeptique et de l'ulcus. On leur substitua le sous-nitrate de bismuth à doses élevées, dont Fleiner avait fait l'essai sur les indications de Kussmaul, et on en obtint de très bons résultats. Son emploi en France fut adopté et recommandé par G. Hayem, G. Lion, Soupault, A. Mathieu. Des données récentes font penser qu'il pourrait y avoir avantage à remplacer le sous-nitrate par le carbonate de bismuth. On a, en effet, attribué à la formation de nitrites les accidents quelquefois observés après ingestion de fortes doses de sous-nitrate de bismuth.

Le sous-nitrate de bismuth a été pendant longtemps considéré comme agissant sur l'ulcus d'une façon purement mécanique. On admettait qu'il se faisait une sorte de pansement bismuthé au niveau de la perte de substance et que cette protection contre l'auto-digestion en permettait la guérison. Les examens radioscopiques ont démontré depuis que le sous-nitrate de bismuth adhère, il est vrai, quelquefois au niveau de l'ulcus; mais cette adhérence ne se fait que rarement, il semble donc bien qu'on ne puisse lui attribuer les effets calmants du prétendu plâtrage. Faut-il les rapporter à la saturation alcaline de l'HCl? Comme il y a mise en liberté d'une quantité d'acide azotique équivalente, cette explication paraît très douteuse. On devrait alors attendre une action plus marquée du carbonate de bismuth; mais son influence sédative ne paraît pas nettement supérieure à celle du sous-nitrate. Peut-être y a-t-il, en présence d'une poudre finement divisée, sécrétion d'une couche de mucus susceptible de former sur les parois de l'estomac et au niveau de l'ulcération une sorte de vernis protecteur? Ce n'est pas le lieu de pousser ici cette discussion plus loin.

Quoi qu'il en soit, si nous avons adopté l'emploi des sels de bismuth dans le traitement de l'ulcus, nous n'avons pas renoncé à nous servir des alcalins, même du bicarbonate de soude; seulement, comme nous le dirons plus loin d'une façon plus détaillée, nous les donnons au moment même où le malade sent venir la douleur, à dose suffisante pour que celle-ci ne se produise pas et cette méthode nous donne d'excellents résultats.

Disons pour terminer que l'afflux continu de la bile à la suite de la gastro-entérostomie réalise une saturation permanente et complète du suc gastrique, à laquelle on a pu attribuer une influence heureuse sur la disparition des douleurs et la guérison de l'ulcus.

d) **Évacuer artificiellement le liquide stomacal.** — L'évacuation artificielle du liquide hyperacide retenu dans l'estomac serait, on le comprend, un remède contre l'auto-digestion aussi nettement indiqué que sa saturation. Le vomissement la réalise quelquefois spontanément, mais d'une façon incomplète et au prix d'efforts très pénibles. L'évacuation du liquide gastrique hyperacide est obtenue avec plus de profit par le passage de la sonde, avec ou sans lavage de l'estomac. Elle est indiquée toutes les fois qu'il y a le matin à jeun une quantité élevée de liquide avec ou sans stase alimentaire marquée.

Certains malades en arrivent facilement à abuser du tube œsophagien à l'aide duquel ils vident leur estomac lorsque surviennent les douleurs tardives. Cette manœuvre met rapidement fin à la crise, mais elle a l'inconvénient d'évacuer une notable partie des substances alimentaires et, nous en sommes convaincu, d'exciter la sécrétion.

Nous dirons plus loin, à propos du traitement du syndrome de Reichmann, comment doit être codifié l'usage de la sonde et quels bons résultats donne souvent le tubo-gavage.

En pratiquant la gastro-entérostomie, on a voulu faire cesser la stase gastrique. Toutefois, l'examen n'a pas tardé à démontrer que, alors que l'opération a donné les résultats les meilleurs, le drainage de l'estomac n'est pas toujours obtenu d'une façon complète, même lorsque la bouche gastro-jéjunale a été établie au point le plus déclive et qu'elle est suffisamment perméable. L'estomac, dans un grand nombre des cas, ne se vide que lentement et il persiste assez souvent de l'hyperchlorhydrie. Ce n'est donc pas à la mise à sec de l'estomac qu'il faut attribuer la disparition des douleurs, c'est, comme l'ont admis Soupault et Hartmann, à la disparition du spasme douloureux du pylore, que la gastro-entérostomie a mis au repos tout au moins *dans les périodes de pylorisme.* Le liquide hyperacide ne vient plus baigner l'ulcération pylorique ou juxta-pylorique et irriter la première partie du duodénum et surtout il ne se produit plus de crises de spasme douloureux. La disparition du pylorisme est un élément dont on doit tenir compte toutes les fois qu'on veut instituer le traitement d'un ulcus pylorique ou juxta-pylorique avec syndrome de Reichmann, toutes les fois aussi qu'on veut interpréter les bons résultats obtenus par un traitement heureux.

Dans certains cas relativement bénins, les moyens médicaux peuvent suffire pour obtenir la disparition du spasme du pylore, des crises de pylorisme douloureux et de l'ulcus lui-même. Dans les cas rebelles, il faut pratiquer la gastro-entérostomie, tout aussi bien que s'il s'agissait d'une sténose mécanique. Nous aurons plus loin à préciser ces indications.

I. — MÉDICATION CICATRISANTE

On a cherché à favoriser la cicatrisation de l'ulcus en injectant dans l'estomac des substances susceptibles de favoriser et même de stimuler le travail de cicatrisation.

Nous avons dit déjà qu'en introduisant dans la cavité stomacale du *sous-nitrate de bismuth* à haute dose et en faisant se coucher le malade pendant un quart d'heure successivement sur les deux côtés, le ventre et le dos, on avait eu la prétention de faire un véritable pansement occlusif de l'ulcus, grâce au dépôt d'une croûte bismuthée à sa surface. Matthes, dans des expériences faites sur des chiens, avait, en effet, trouvé dans la moitié des cas une couche de bismuth déposée au niveau des pertes de substance qu'il avait produites sur la muqueuse stomacale. Hemmeter, de son côté, en examinant des malades atteints d'ulcus gastrique par la radioscopie, après ingestion de sous-nitrate de bismuth, a vu dans un assez grand nombre de cas se produire sur l'écran une tache noire arrondie qui lui a paru attribuable au dépôt du sel de bismuth au niveau de l'ulcération : il y a vu un moyen de diagnostic. Si cette tache bismuthée se rencontrait avec plus de régularité, on pourrait y trouver un argument en faveur de la conception de Matthes et penser qu'il se fait véritablement un pansement bismuthé ; malheureusement, nous ne l'avons vue se produire, dans les nombreux examens pratiqués avec A. Béclère, que d'une façon très infidèle, soit chez des malades différents ou même sur le même malade, et il nous semble dès lors difficile d'attribuer une grande importance à l'occlusion de la surface ulcérée par le sel de bismuth. En réalité la tache de bismuth n'apparaît régulièrement que dans les cas d'ulcus calleux excavés ou diverticulaires.

Comme le sous-nitrate de bismuth au contact de l'HCl met en liberté une certaine quantité d'acide azotique, on a pensé que l'action de cet acide sur la muqueuse et sur les ulcérations pouvait être favorable. Cette hypothèse ne tient guère devant ce fait que le carbonate de bismuth se montre à peu près aussi calmant que le sous-nitrate.

On a beaucoup employé le *nitrate d'argent* en pilules, en solution et en lavages.

L'effet calmant du nitrate d'argent dans certains cas d'ulcus avec hypersécrétion chlorhydrique et douleurs tardives, en un mot, dans des formes atténuées du syndrome de Reichmann, n'est pas douteux, quelle que soit, du reste, la façon dont on l'emploie. Faut-il l'attribuer à son action modificatrice sur la surface ulcérée? Il est assez difficile de l'admettre dans les cas où le sel d'argent a été administré sous forme de pilules ou de solution, étant donné les faibles quantités employées et leur rapide décomposition en chlorure d'argent.

On a dit que les lavages au nitrate d'argent à 1 pour 1000 amenaient une diminution de la sécrétion chlorhydrique ; mais la démonstration de ce fait n'a pas été faite d'une façon suffisante.

On a donné aussi de l'*iodoforme* à petites doses (0 gr. 05 à 0 gr. 10 par exemple, son utilité nous paraît très douteuse. Dans les cas d'hémorragie, Bourget, de Lausanne, a préconisé des lavages répétés au *perchlorure de fer* au centième, et nous y reviendrons plus loin.

Que ces lavages astringents puissent avoir une action favorable sur la guérison de l'ulcération elle-même et en hâter la cicatrisation, cela ne nous paraît pas démontré.

En somme, dans l'emploi de ces différentes médications, nous ne trouvons à retenir que l'effet calmant du nitrate d'argent en solution ou en lavages et l'effet hémostatique du perchlorure de fer en solution au centième.

II. — TRAITEMENT DIÉTÉTIQUE

En l'absence d'une médication spécifique de l'ulcus gastrique, le moyen le plus logique d'en arrêter l'évolution, c'est certainement de mettre l'estomac au repos, tant au point de vue de la sécrétion que de la motricité. Si l'on pouvait supprimer la sécrétion chlorhydropeptique, on empêcherait par là même l'auto-digestion, et, si l'on pouvait arrêter les mouvements péristaltiques et la dilatation de l'estomac, on supprimerait les tiraillements susceptibles d'agrandir la perte de substance et on rendrait beaucoup plus facile l'arrêt des hémorragies. L'idéal semble donc, non pas seulement de soumettre les ulcéreux de l'estomac au régime lacté absolu, comme l'a fait Cruveilhier, mais de supprimer complètement l'ingestion des aliments par la bouche et d'avoir recours à l'alimentation par une voie artificielle. Toutefois, dans ces dernières années, on a contesté la supériorité de la cure par le repos stomacal complet et même de la cure lactée, et on a essayé, sans grave inconvénient sinon avec bénéfice réel, une réalimentation rapide. Le médecin peut choisir entre les trois méthodes, dont nous allons avoir à comparer les mérites et les inconvénients :

1° La cure de repos gastrique prolongé.

2° Le régime lacté absolu.

3° Les régimes de réalimentation rapide.

1° **Cure de repos stomacal.** — La cure de repos stomacal, dans toute sa rigueur, consiste à supprimer complètement toute espèce d'ingestion d'aliments solides ou de boissons par la voie buccale.

L'expérience faite sur des animaux et sur des hommes de bonne volonté, en particulier sur des jeûneurs de profession, a démontré que la vie pouvait se conserver pendant au moins six semaines, à la condition de fournir à l'organisme une quantité d'eau suffisante. Les mammifères ainsi mis en expérience restreignent leurs dépenses en substances albuminoïdes; ils vivent sur leurs réserves de graisses. Le danger pour leur vie commence lorsque, tardivement, après des semaines de diète hydrique, les substances azotées des masses musculaires, y compris le cœur, et des viscères sont mises à réquisition pour subvenir aux dépenses organiques. Cela se traduit par une élévation de la quantité d'urée dans les urines, dont le taux s'accroît notablement après s'être fortement abaissé.

On peut, sans grande crainte d'irritation pour l'estomac, introduire par la bouche une petite quantité d'eau; mais il ne paraît pas possible, sans exciter sa motricité et sans le faire passer par des alternatives de tensions plus faibles et plus fortes, sans, par conséquent, provoquer des tiraillements nuisibles sur l'ulcération, de donner par la voie buccale la quantité d'eau suffisante. Force est donc de chercher à introduire l'eau indispensable par une autre voie. Il en sera de même, à plus forte raison, si l'on cherche à réaliser l'alimentation artificielle, d'une façon plus ou moins complète, en introduisant des substances alimentaires par une voie anormale.

Nous aurons ainsi à passer en revue la valeur des alimentations artificielles suivantes :

a) Alimentation par la voie rectale ;

b) Alimentation par la voie hypodermique ;

c) Alimentation par la voie jéjunale, après jéjunostomie.

a) Alimentation par la voie rectale. — Par la voie rectale, on ne s'est pas borné à introduire l'eau nécessaire à l'organisme, mais on s'est aussi servi de lavements, dont l'eau devait être le véhicule à des substances alimentaires variées. Si l'alimentation par la voie rectale était possible, si elle pouvait être prolongée pendant un temps suffisant, si elle n'excitait pas la sécrétion stomacale, il est bien évident qu'elle permettrait la mise au repos sinon indéfinie, tout au moins très prolongée, de l'estomac, sans crainte d'inanition. Si même, sans pouvoir entretenir la vie d'une façon durable par les lavements alimentaires, on pouvait fournir aux malades, par la voie rectale, une notable partie de leur ration alimentaire, il y aurait là un moyen précieux de prolonger le repos stomacal et l'abstinence buccale. Nous sommes ainsi amenés à examiner quelle est la valeur nutritive de l'alimentation rectale.

Cette question a été l'objet d'une revue critique très bien menée de la part de M. G. Linossier, dans le rapport qu'il a présenté au IXe Congrès de médecine, à Paris, en 1907. De cette étude, il résulte que le rectum peut absorber une assez notable quantité de peptone, de dextrine et de glucose et une quantité plus faible de graisse, à la condition que celle-ci soit finement émulsionnée. Le rectum absorbe aussi facilement une certaine quantité d'alcool et les sels qui figurent dans la composition du plasma sanguin, pourvu que leur solution se rapproche du taux isotonique. Grützner, on le sait, a cru pouvoir augmenter notablement l'absorption des substances alimentaires introduites dans le rectum en y ajoutant une petite dose de chlorure de sodium. Il croyait ainsi provoquer des contractions antipéristaltiques susceptibles de les faire remonter jusque dans l'intestin grêle où leur absorption se faisait dans une proportion beaucoup plus étendue. Cette conception n'a pas été suffisamment confirmée par les expériences de contrôle pour qu'on puisse l'accepter sans réserve. Dans tous les cas, l'adjonction de chlorure de sodium ou de sels solubles non irritants rend certainement plus facile la conservation des lavements et leur absorption par le rectum; mais comme l'a démontré G. Diena, l'absorption se fait plus facilement si les solutions injectées dans le rectum sont non pas isotoniques, mais hypotoniques.

En supposant que les lavements soient bien tolérés, on doit admettre qu'ils ne le sont parfaitement que dans les cas seulement où il n'y a pas d'autre évacuation intestinale que l'exonération provoquée le matin par un lavage. Mais dans quelle mesure peut-on tenir ces lavements pour susceptibles de contribuer à l'alimentation? Quelle est la proportion de la ration d'entretien qu'ils peuvent apporter à l'organisme dans les circonstances les plus favorables? Pour répondre à cette question, on peut se baser sur des données expérimentales et sur des données cliniques.

G. Linossier, après avoir lu tous les travaux relatifs à la valeur possible de l'alimentation rectale, conclut de la façon suivante : « Boy et Miss Robertson ont évalué à 240 calories au minimum et 655 au maximum, soit 589 en moyenne l'apport d'énergie que les lavements peuvent fournir quotidiennement à l'organisme. Ce dernier chiffre me paraît correspondre assez bien à la réalité, et je crois que, dans les conditions habituelles de l'alimentation rectale, il est sage de ne pas compter sur plus de 400 calories par jour. »

Ces 400 calories, pour une personne au repos absolu, pourraient représenter du 1/4 au 1/6 de la ration d'entretien. Ce bénéfice ne serait certes pas négligeable,

Dans quelle mesure l'observation clinique confirme-t-elle ces présomptions fournies par l'expérimentation? A s'en tenir à la lecture de certaines observations exceptionnelles, les lavements alimentaires auraient fourni à l'organisme un apport suffisant quelquefois pour entretenir la vie pendant une période de temps considérable.

« Chez certains sujets, dit Linossier, il semble vraiment que les lavements alimentaires peuvent presque suffire aux besoins de l'organisme, et il existe, à ce sujet, dans la science, un certain nombre d'observations très frappantes, celle de Daremberg, dont la malade fut nourrie quatorze mois exclusivement par le rectum; celle de Catillon, qui soutint un malade huit mois par le même procédé; de Neckel (d'après Leube), six mois; de Runge, 59 jours; de Smith, 45 jours; de Jacobs, 52 et 54 jours; de Schlesinger, 21 jours seulement, mais avec augmentation de poids; de Tournier, avec récupération dans les seize derniers jours de la plus grande partie du poids perdu au cours des trois premiers, etc. »

Ces deux derniers auteurs, on le voit, paraissent avoir jugé de l'utilité des lavements alimentaires d'après le poids des malades; il y a là une occasion d'interprétation erronée qu'il faut bien connaître.

J.-Ch. Roux (¹), ayant relevé les poids des malades soumis à l'alimentation rectale, dans une série d'observations publiées par des auteurs différents, a vu que, pour les uns, il y avait augmentation et pour les autres diminution. Il y avait diminution chez les malades jusque-là bien portants qui, sans amaigrissement préalable, étaient soumis à l'inanition buccale et à l'alimentation rectale. Il y avait, au contraire, augmentation chez ceux qui, antérieurement à l'usage des lavements alimentaires, avaient subi une perte de poids considérable. La perte de poids chez les premiers suivait exactement la progression descendante constatée chez les hommes sains soumis à la diète hydrique exclusive, comme, par exemple, les jeûneurs volontaires, Cetti, Merlati et autres. Ils semblaient donc n'avoir bénéficié des lavements alimentaires que dans la mesure de la quantité d'eau introduite dans leur organisme. Les autres, d'autre part, les amaigris, étaient déshydratés par suite de la restriction dans l'ingestion des liquides et par suite des vomissements. Ils ont fixé de l'eau dans leur organisme et réhydraté leurs tissus. Leur augmentation de poids n'indique donc pas que les lavements alimentaires aient contribué, dans une mesure importante, à leur nutrition, mais bien qu'ils en ont retenu l'eau pour humecter de nouveau leurs tissus desséchés.

A notre avis, la question de l'utilité pratique des lavements alimentaires est à reprendre complètement par l'observation clinique. En effet, les formules anciennes des lavements alimentaires étaient très défectueuses; en général, elles étaient trop chargées, et les médecins se contentaient trop souvent d'une tolérance incomplète du rectum. Trop souvent, ils ne s'inquiétaient pas de constater chaque jour deux ou trois selles fétides et demi-liquides chez leurs malades. Trop souvent leur pratique aboutissait à donner une poussée de rectite et d'intolérance et, dans les cas où cette tolérance restait assez satisfaisante, elle démontrait beaucoup plus la résistance du rectum aux causes d'irritation que l'utilisation des substances nutritives et l'utilité des lavements alimentaires.

Un certain nombre de médecins, Soupault par exemple, prenant en considération la difficulté de faire supporter des lavements alimentaires d'une valeur nutritive marquée sans provoquer de l'irritation et de l'intolérance rectales, la fétidité des selles sous l'influence de ces lavements, l'amaigrissement subi même par les malades soumis à l'alimentation rectale, et les faits qui semblent démontrer que l'administration des lavements excite la sécrétion chlorhydrique, ont renoncé à utiliser autre chose que des lavements de solutions salines au taux physiologique. Ils ne demandaient plus aux lavements alimentaires que d'empêcher la déshydratation des malades soumis à ce repos stomacal.

A. Mathieu a employé pendant près de dix ans des lavements

---

1. Roux. Les lavements alimentaires. *Gazette des Hôpit.*, mai 1899.

alimentaires de valeur nutritive atténuée, composés d'eau salée à 8 pour 1000 environ, à laquelle on ajoutait des œufs, du lait, de la peptone et de la dextrine. Ayant eu connaissance des recherches de Armin Huber et de celles de Grützner ([1]), il prenait comme point de départ l'administration de trois ou quatre par jour de lavements très simples ainsi constitués :

<pre>
Œuf, blanc et jaune bien divisé . . . .   n° 1
Sel de cuisine . . . .   2 gr.
Eau bouillie. 250 à 500 gr.
Laudanum, au besoin V à X gouttes.
</pre>

Si ces lavements étaient bien supportés, on y mettait deux œufs au lieu d'un seul et 4 grammes de sel de cuisine au lieu de 2. Les expériences d'Armin Huber, paraissant très bien conduites, semblaient, en effet, avoir démontré que la peptone et les œufs sont à peu près aussi bien absorbés par le rectum, à la condition d'être donnés dans de l'eau salée. La dose de 2 grammes de sel par œuf lui avait paru la plus favorable.

Quand les lavements avec deux œufs étaient bien tolérés, on remplaçait la moitié de l'eau par une quantité égale de lait. Dans ces dernières années, A. Mathieu n'a jamais mis plus d'un œuf par lavement; mais il y a assez souvent ajouté de la peptone, surtout de la peptone pancréatique, ou de la dextrine, à la dose de 10 à 20 grammes par lavement. Très souvent avec cette préparation il n'y a pas eu d'autre évacuation intestinale que celle provoquée le matin par un lavage antérieur à l'administration du premier des trois ou quatre lavements nutritifs. Dans certains cas, les lavements ont été constitués simplement par de l'eau salée, de la peptone et de la dextrine.

Trop souvent, même ainsi réduits, les lavements alimentaires sont mal supportés ou ne le sont que pendant peu de jours. Trop souvent aussi les évacuations restent fétides et, dans ces conditions, c'est à se demander si le mieux ne serait pas véritablement de se borner à ne donner par le rectum qu'une solution soit de chlorure de sodium, soit, si l'on veut éviter d'exciter la sécrétion chlorhydrique, d'une solution de phosphate de soude à 6 pour 1000, à laquelle on pourrait ajouter, par quart de litre, environ 10 à 20 grammes de dextrine ou de glucose pur.

En tout cas, ceux qui maintenant voudront faire usage des lavements alimentaires ne devront pas y introduire autre chose que des sels minéraux à un taux un peu inférieur au taux isotonique, de la peptone de bonne qualité, de la dextrine, du glucose pur et des graisses finement émulsionnées, sous forme de jaune d'œuf ou de crème de lait.

On n'oubliera pas, en tout cas, que l'indication fondamentale c'est, pendant la période d'inanition, de fournir de l'eau à l'organisme. Cela

---

1. Armin Huber, *D. Arch. f. Klin. Medic.*, 1891.

suffit pour entretenir la vie, sans danger trop grand pour l'organisme, pendant assez de temps pour obtenir, sinon la guérison de l'ulcération, tout au moins la disparition des douleurs et la tolérance de l'estomac pour la réalimentation.

b) **Alimentation par la voie hypodermique.** — Il est très facile d'introduire par la voie sous-cutanée la quantité d'eau nécessaire pour les besoins de l'organisme et l'on sait combien largement il est fait usage actuellement des injections hypodermiques massives. En injectant par jour sous la peau environ un litre de solution de chlorure de sodium au taux physiologique, on peut maintenir la vie tout aussi longtemps que par la diète hydrique buccale. Toutefois, cela n'empêche pas le malade d'être obligé de brûler ses réserves d'hydrate de carbone et, ce qui est plus grave, d'entamer ses réserves azotées. On a donc tout naturellement cherché à réaliser l'alimentation artificielle par la voie sous-cutanée.

Leube a beaucoup étudié cette question et il l'a exposée d'une façon complète au XIII⁰ Congrès de médecine interne, tenu à Munich en 1895.

On sait bien maintenant que les substances albuminoïdes étrangères, soit empruntées à des mammifères d'une autre espèce, soit artificiellement préparées, agissent comme de véritables poisons lorsqu'on les injecte dans le sang. Elles ne peuvent pas être assimilées et elles déterminent d'intenses réactions de défense, et souvent de l'albuminurie et de la néphrite. Il a donc fallu renoncer à introduire par la voie hypodermique les substances azotées nécessaires à la réparation du protoplasma cellulaire. Pourra-t-on plus tard fabriquer des polypeptides susceptibles d'être assimilées après injection rectale sinon même hypodermique? Cela n'est pas impossible et on a déjà fait des expériences dans ce sens.

L'introduction sous la peau des hydrates de carbone en solution et, en particulier du glucose, détermine une vive irritation, des douleurs, de l'inflammation et même de la gangrène, dès qu'on atteint une dose relativement minime.

Seules les substances grasses peuvent être absorbées par la voie sous-cutanée en quantité assez considérable pour jouer un rôle utile dans l'alimentation. Leube a injecté 40 grammes d'huile sans inconvénient; mais on a employé des doses beaucoup plus considérables : du Mesnil, 160 grammes; Jacob 200 à 500 grammes. Burlureaux avait déjà injecté à des tuberculeux des doses de 150 à 200 grammes d'huile créosotée. On pourrait donc injecter sans difficulté, en tout cas, 50 à 60 grammes d'huile par jour par la voie sous-cutanée, et ce serait un apport non négligeable d'environ 500 calories, le tiers environ de ce que doivent consommer des malades amaigris, maintenus au repos complet au lit. Il faut avouer toutefois que l'utilisation de cette huile n'est pas définitivement démontrée.

c) **Alimentation jéjunale.** — L'alimentation directe par le jéjunum au-dessous de l'ulcus suppose l'établissement préalable d'une bouche jéjunale. Les avantages et les inconvénients de la jéjunostomie seront exposés ailleurs. Contentons-nous de dire ici que, opération pour opération, la plupart des médecins et des chirurgiens préfèrent actuellement la gastro-entérostomie.

La jéjunostomie peut-elle, cependant, avoir des indications particulières? C'est une question délicate encore discutée.

2° **Régime lacté exclusif.** — Cruveilhier, en même temps qu'il faisait définitivement de l'ulcus stomacal un type anatomo-pathologique différent des ulcérations cancéreuses et des érosions, indiquait comme traitement par excellence le régime lacté absolu suffisamment prolongé. Dans l'impossibilité où on se trouve de supprimer complètement l'alimentation buccale et de mettre l'estomac au repos complet, il pensait que, grâce au régime lacté, on ne demanderait à l'estomac qu'un minimum de travail et que ce repos relatif serait suffisant pour permettre la cicatrisation de la perte de substance. Et, en fait, le régime lacté devenu rapidement le régime classique de l'ulcère simple de l'estomac, a amené la disparition des accidents douloureux et la guérison de l'ulcus dans un grand nombre de cas.

L'alimentation lactée était prescrite plus ou moins rapidement après la survenue d'un accident aigu révélateur de l'ulcus (hémorragie, douleurs intenses, intolérance gastrique, périgastrite); elle était maintenue pendant un temps plus ou moins prolongé. On s'accordait toutefois sur les règles générales qui devaient présider à son administration. Au début, on en donnait de petites quantités par petites doses espacées. Plus tard, dans la période d'état du traitement, on prescrivait environ 5 litres de lait, que l'on faisait prendre par quantités égales également espacées, toutes les heures, toutes les deux ou toutes les trois heures. On recommandait au malade de le boire par petites gorgées ou à la cuiller, dans l'espoir d'éviter la production dans l'estomac de gros caillots de caséine difficilement attaqués par le suc gastrique.

5° **Régimes de réalimentation rapide.** — Les médecins français sont, d'une façon générale, restés fidèles au régime lacté dans le traitement de l'ulcus, jusque dans ces dernières années. En Allemagne, au contraire, on a depuis longtemps déjà cherché à le remplacer par une alimentation plus variée, plus complexe. Dans ces derniers temps, on a préconisé une réalimentation rapide par un régime mixte dans lequel le lait passait rapidement au second plan, et ce mouvement révolutionnaire tend d'autant plus facilement à gagner la France que, depuis quelques années, les inconvénients du régime lacté dans le traitement des entérites ont été mis en relief et que cet aliment est actuellement en réelle défaveur.

Les inconvénients du lait se manifestent en effet, dans certains cas, d'une façon évidente. Il est nécessaire d'en faire ingérer un volume relativement considérable pour obtenir une ration alimentaire suffisante et beaucoup de malades s'en dégoûtent aisément. Il donne lieu à la formation de caillots de caséine quelquefois volumineux, qui ne peuvent franchir le pylore sans avoir été au préalable dissous par le suc gastrique. Il se produit d'autre part une proportion considérable d'acide lactique parfois très irritant pour l'ulcus et le pylore. La présence dans l'estomac d'une quantité si grande de liquide et de caillots caséeux est de nature à entretenir la dilatation et à favoriser la stase des liquides. Enfin, un assez grand nombre de malades, affaiblis par de longues souffrances, se remontent difficilement par le régime lacté : ils restent indéfiniment anémiques et sans vigueur.

On a donc cherché simultanément à réalimenter les malades plus rapidement et à leur donner un régime alimentaire qui n'ait pas les inconvénients éventuels du lait et les remonte plus rapidement.

Lenhartz [1] a dans ce sens préconisé un programme de réalimentation précoce dans lequel prédominent les albuminoïdes, et Senator [2] une formule dans laquelle prédominent les substances grasses.

a) Régime de Lenhartz. — Le tableau suivant résume la progression du régime alimentaire chez un malade dont l'ulcus gastrique vient de s'affirmer par une hémorragie.

JOURS APRÈS LA DERNIÈRE HÉMATÉMÈSE	ŒUFS	SUCRE AVEC L'ŒUF	LAIT	BŒUF CRU HACHÉ	ZWIEBACK	RIZ AU LAIT	JAMBON CRU	BEURRE	CALORIES
1	2	—	200	—	—	—	—	—	280
2	3	—	300	—	—	—	—	—	420
3	4	20	400	—	—	—	—	—	657
4	5	20	500	—	—	—	—	—	777
5	6	30	600	—	—	—	—	—	955
6	7	50	700	35	—	—	—	—	1135
7	8	40	800	70	—	100	—	—	1588
8	8	40	900	70	20	100	—	—	1721
9	8	50	1000	70	40	200	—	—	2138
10	8	50	1000	70	40	200	50	20	2478
11	8	50	1000	70	60	300	50	40	2941
12	8	50	1000	70	60	300	50	40	2941
13	8	50	1000	70	80	300	50	40	3007
14	8	50	1000	70	100	400	50	40	3073

(Dans la colonne ŒUFS, les valeurs des jours 1 à 6 sont accolées sous la mention « Battus ». Dans la colonne LAIT, les valeurs des jours 1 à 6 sont accolées sous la mention « Glacé à la cuiller ».)

Comme on le voit, la réalimentation est menée très rapidement et le lait n'y intervient que pour le tiers environ de la ration alimentaire. Il y est donné plus d'importance aux œufs et très rapidement sont

1. Lenhartz. *Congrès allemand de médecine*, 1901 ; — Wagner. *München. med. Wochenschr.*, 5 janvier 1904.
2. Senator. *Deutsche mediz. Wochenschr.*, 18 janvier 1906.

permis le bœuf cru haché, le jambon cru et une certaine quantité de biscotte.

Quels ont été les résultats de ce régime ? Sur 60 malades, 8 eurent au cours du traitement de nouvelles hématémèses dont une détermina la mort du malade. Comme, sur 100 malades atteints d'ulcère de l'estomac et soignés à l'hôpital Eppendorf, de Hambourg, par la méthode ancienne, il s'était produit 20 fois des hématémèses pendant le traitement, Lenhartz conclut que l'avantage reste encore à sa méthode. Il est même arrivé que des malades traités sans succès par la cure d'abstinence se sont trouvés immédiatement soulagés par la cure de réalimentation rapide. Les bons effets de cette cure ont été confirmés par une série d'auteurs. On est même allé plus vite encore que Lenhartz, sans inconvénient.

Ces essais peuvent, en tout cas, montrer que le danger d'une réalimentation relativement rapide n'est pas aussi considérable qu'on le craignait. Entre la conduite de ceux qui maintiennent les ulcéreux de l'estomac à la cure de repos stomacal complet pendant 15 ou 20 jours, avec ou sans lavements alimentaires, celle de ceux qui prescrivent l'alimentation lactée exclusive pendant 3 à 6 mois, et la conduite de ceux qui, dès le dixième jour, donnent 8 œufs, 70 grammes de viande crue, 50 grammes de jambon, 40 ou 50 grammes de zwieback et 200 ou 300 grammes de riz au lait, il y a une mesure moyenne. Ces expériences encouragent, en tout cas, à aller plus vite qu'on n'osait le faire autrefois dans la réalimentation mixte. C'est ce que nous avons fait depuis trois ans sans avoir à nous en repentir.

b) Régime de Senator. — La gélatine et les substances grasses sont la base de ce régime. La gélatine intervient comme anti-hémorragique et comme aliment azoté. Les substances grasses sont à la fois un aliment d'une valeur calorique très grande et un calmant de la douleur et de l'hypersécrétion.

Pendant la crise hémorragique elle-même, Senator fait prendre au malade, à des intervalles variant d'un quart d'heure à deux heures suivant les cas, une cuillerée à soupe du mélange suivant tiède :

Gélatine. . . . . 15 gr.
Eau. . . . . 150 gr.
Oléosaccharure de citron. . . . . 50 gr.

L'hémorragie terminée, le malade reçoit chaque jour 50 grammes de beurre divisé en pilules glacées et un quart de litre de crème sucrée ou non. L'alimentation a ainsi d'emblée une valeur de 900 à 1000 calories. Assez rapidement, on supprime la gélatine et on ajoute au régime du lait, des œufs, de la viande, du lait d'amandes.

Il nous paraît en tout cas très légitime de donner à la crème une place plus importante dans la ration alimentaire.

III. — MÉDICATION APPLIQUÉE

Nous devons maintenant entrer dans la pratique et dire comment nous mettons en œuvre les données générales précédemment exposées.

Laissant de côté les complications de l'ulcus qui seront étudiées plus loin et qui appellent souvent l'intervention chirurgicale, nous dirons maintenant comment nous conseillons d'instituer le traitement des formes les plus communes de l'ulcus gastrique ou duodénal et de certains symptômes et accidents qui comportent assez souvent des indications particulières.

Nous allons passer en revue les cas suivants :

a) Forme commune de l'ulcus aigu ;

b) Ulcus permanent simple ;

c) Ulcus juxtapylorique avec syndrome de Reichmann ;

d) Formes douloureuses de l'ulcus ;

e) Hémorragies.

a) **Forme commune de l'ulcus aigu.** — Pour obtenir la disparition des accidents, ce qui ne veut pas toujours dire la guérison définitive de l'ulcus, point n'est besoin d'avoir recours à des médicaments, le traitement diététique suffit le plus souvent.

Un malade, jeune encore, a depuis des semaines ou des mois des douleurs tardives qui sont devenues de plus en plus intenses ; il a été amené à diminuer son alimentation par crainte de la douleur. Il y a eu quelques vomissements pituiteux ou même alimentaires ; puis après une crise douloureuse paroxystique, une hématémèse et des selles mélæniques ont démontré l'existence d'une hémorragie gastrique de médiocre abondance. A l'examen, on constate de la douleur à la pression au creux de l'estomac, avec maximum au point épigastrique. L'estomac n'est pas très dilaté et le matin à jeun on n'y trouve qu'une petite quantité de liquide.

Quelle est, en cas semblable, la conduite à tenir ? Tout d'abord, il faut mettre le malade au repos absolu, au lit. Il sera bon de lui appliquer sur le creux épigastrique soit des compresses humides chaudes recouvertes de taffetas chiffon, soit une vessie de glace. Leube préconisait l'application de cataplasmes chauds fréquemment renouvelés. C'est, en général, l'application de la vessie de glace que nous choisissons. Elle est d'un entretien plus facile, elle contribue bien à calmer la douleur et elle exige du malade une immobilité plus grande : c'est là peut-être son avantage principal. L'utilité des applications chaudes ou froides est probablement surtout d'entretenir une température égale et constante au niveau de l'estomac.

Dans les deux ou trois premiers jours, on se contentera de prescrire la diète gastrique complète. On ne donnera par la bouche que de l'eau en très petite quantité, environ un tiers de litre par jour, par doses minimes, par cuillerées à bouche espacées. Nous ne croyons pas que l'ingestion de cette petite quantité d'eau présente de réels inconvénients : est-il possible, en effet, d'empêcher que le malade déglutisse sa salive et des mucosités pharyngées ? Il lui est très agréable d'autre part de combattre ainsi la sécheresse de la bouche et de la gorge. Quand il y a eu récemment une gastrorragie, nous donnons du chlorure de calcium seul ou bien du chlorure de calcium et de la gélatine associés en même temps que de grands lavements chauds, comme il sera dit plus loin.

Il est bon de faire les premiers jours de petites injections de chlorhydrate de morphine, de façon à calmer la douleur, à faire dormir un malade qui aurait volontiers de l'insomnie et de l'agitation, et de contribuer ainsi à immobiliser l'estomac. Dans les cas de faiblesse très grande ou après une perte de sang considérable, il sera bon de faire des injections sous-cutanées de sérum chloruré-sodique.

Dans ces conditions, on voit le plus souvent disparaître immédiatement les douleurs et les traces de sang dans les selles. Le malade qui ne souffre plus, qui a pu dormir, se trouve infiniment mieux qu'il n'a été depuis longtemps.

La grosse question qui se pose alors est celle de la réalimentation. Quand va-t-on commencer à réalimenter le malade ? Avec quoi va-t-on le réalimenter et quelle sera la progression de son régime ? Aura-t-on recours au régime lacté exclusif à doses progressives ou à un régime de réalimentation intensive à l'exemple de Lenhartz et de Senator ? Ou bien encore, en la surveillant étroitement, emploiera-t-on une méthode mixte qui, partant du régime lacté absolu, aboutira plus rapidement qu'autrefois à une ration alimentaire plus riche et plus variée que la diète lactée pure sans être toutefois aussi complexe et aussi riche que le régime de Lenhartz ?

Pendant longtemps, nous nous sommes servi exclusivement du régime lacté pour la réalimentation des ulcéreux de l'estomac. Nous les maintenions à la diète hydrique avec les deux lavements alimentaires indiqués plus haut ou, lorsque ceux-ci n'étaient pas supportés, aux injections d'eau salée pendant cinq ou six jours, et c'est seulement à ce moment que nous commencions à leur donner du lait à doses progressives. Quand l'hémorragie se prolongeait et que les selles restaient mélæniques, nous retardions encore la réalimentation. La connaissance des essais de Lenhartz et de Senator, et aussi l'observation de certains faits cliniques, nous ont rendu plus hardi et nous sommes allé plus vite dans la réalimentation des malades tant au point de vue de la quantité que de la qualité des aliments. Nous avons donné le lait à faible dose (1 5 de litre avec autant d'eau), dès le troisième ou le quatrième jour après une hémorragie, alors qu'il y avait

encore des traces de sang dans les selles, même appréciables à l'œil
nu, et nous avons augmenté cette quantité de lait étendu d'un tiers
de litre tous les deux jours jusqu'à 2 litres. La proportion d'eau diminuait progressivement de telle sorte qu'à partir de 2 litres, le lait était
le plus souvent donné pur. Vers le douzième ou le quinzième jour, on
commençait à donner des potages ou des bouillies au lait très cuits
et des œufs délayés dans le lait. Vers le vingtième jour, on avait
ainsi un régime composé de 2 litres 1/2 de lait environ, dont 1 litre 1/2
pris en bouillies ou potages et 4 à 6 œufs, alors qu'autrefois nous
maintenions le régime lacté exclusif pendant six semaines ou deux
mois. Ultérieurement, nous avons plus rapidement aussi permis
les purées (en commençant par la purée de pommes de terre) la
volaille bouillie ou rôtie et la biscotte.

Nous n'avons vu qu'avantage à cette façon de faire. La réalimentation ne semble pas retarder l'arrêt de l'hémorragie. Nous avons même
vu une gastrorragie qui avait persisté en quantité assez notable, si
l'on en jugeait par la coloration mélænique des selles, pendant plus de
trois semaines, céder presque immédiatement après la mise en œuvre
du régime lacté. Nous avions eu la main forcée par les accidents
graves d'inanition présentés par le malade : œdème des jambes,
anémie extrême, délire et même crise apoplectiforme avec hémiplégie
passagère. L'hémorragie ne reparut plus. C'est un des faits qui nous
ont le plus encouragé à réalimenter rapidement les malades, sans
attendre la disparition complète du sang dans les selles.

Ni la douleur, ni la présence d'une petite quantité de liquide dans
l'estomac le matin à jeun, ne sont non plus une raison de retarder
la réalimentation. Nous dirons plus loin ce qu'il convient de faire
en cas semblable.

Le repos et le régime alimentaire suffisent dans le plus grand
nombre des cas pour amener la disparition des accidents et la guérison, quelquefois momentanée, quelquefois définitive de l'ulcus.

b) **Traitement de l'ulcus permanent simple.** — L'ulcus invétéré
se présente sous des formes cliniques différentes. Parfois, il y a des
crises paroxystiques plus ou moins éloignées dans l'intervalle desquelles
les douleurs, les vomissements, le suintement sanguin, disparaissent
complètement, ou tout au moins sont très atténués. Les indications à chaque reprise sont à peu près celles d'une crise isolée
d'ulcus.

Dans un autre type, correspondant à un ulcus situé au voisinage
de la petite courbure et de la face postérieure, les douleurs sont
vives, leurs paroxysmes quotidiens, mais il n'y a pas de stase gastrique. On est amené alors à employer les calmants d'une façon
continue ou répétée, tels que les dérivés de l'opium (morphine,
codéine, dionine), la cocaïne, le sous-nitrate ou le carbonate de bismuth et les poudres alcalines. L'emploi prolongé de ces dernières

n'est pas sans inconvénient; on sait en effet qu'il excite et entretient l'hypersécrétion chlorhydropeptique.

L'expérience a montré que, en semblable occurence, les résultats de la gastro-entérostomie sont incertains. Dans un grand nombre de cas, la douleur n'est pas calmée, et le processus ulcéreux ne paraît pas enrayé. On est amené à faire cette opération en désespoir de cause, en sachant très bien qu'il y a près de deux chances sur trois pour qu'elle n'améliore pas sensiblement la situation. L'opération logique, serait alors la résection segmentaire; mais nous n'en avons pas l'expérience personnelle.

Lorsque l'ulcus chronique siège au voisinage du pylore, il se produit une forme plus ou moins grave du syndrome de Reichmann : il en sera question dans le paragraphe suivant.

c) **Ulcus juxta-pylorique avec syndrome de Reichmann.** — Le syndrome de Reichmann, on le sait, est constitué par l'hypersécrétion continue avec hyperchlorhydropepsie, les douleurs tardives et la présence dans l'estomac d'une quantité plus ou moins grande de liquide le matin à jeun. Il peut y avoir simplement spasme du pylore, ou bien sténose incomplète du pylore due, soit à la rétraction ou au gonflement inflammatoire, soit à une cicatrice, soit aux adhérences extra-pyloriques.

Dans les formes légères du syndrome, les crises douloureuses ne sont pas très intenses ou tout au moins elles se calment facilement. On ne constate dans l'estomac le matin à jeun qu'une petite quantité (50 à 150 cent. cubes par exemple) d'un liquide qui ne renferme que peu ou pas de détritus alimentaires. Dans les formes graves, au contraire, les crises douloureuses sont beaucoup plus intenses et plus tenaces et, le matin, à jeun, on trouve une quantité élevée de liquide dans l'estomac (200 à 500 cent. cubes, par exemple). La présence de détritus alimentaires en notable proportion dans le liquide de stase, l'apparition de contractions péristaltiques visibles plus ou moins marquées, indiquent avec une grande vraisemblance qu'il existe une sténose mécanique véritable de l'orifice pylorique.

D'une façon générale, d'après le résultat des explorations faites par les chirurgiens, on peut considérer les formes légères du syndrome comme attribuables à l'ulcus récent juxtapylorique avec spasme du pylore, et les formes graves, soit à un ulcus chronique du pylore ou de la région pylorique, soit encore à une sténose par cicatrice ou par adhérences périphériques d'origine ulcéreuse. Dans un nombre de cas plus restreint, la sténose peut être d'origine extrinsèque, d'origine biliaire : par exemple, à la suite d'une cholécystite chronique [1].

Les formes graves et prolongées du syndrome de Reichmann ne

---

1. R. Tripier et J. Paviot. La péritonite sous-hépatique d'origine vésiculaire. Paris, Masson, édit. Collect. Léauté, s. d. — Dufour. Contribution à l'étude des sténoses pyloriques d'origine biliaire. *Thèse de Paris*, 1903.

peuvent guérir ou s'améliorer d'une façon notable que par l'intervention chirurgicale, la chose est actuellement définitivement jugée. On en exposera plus loin les modalités opératoires.

Dans les formes atténuées et de date récente, l'intervention s'est montrée plus favorable encore; il s'agissait en effet, dans le plus grand nombre sinon dans la totalité des cas, d'un ulcus pylorique ou juxta-pylorique. En est-il de même dans les formes très légères? Y a-t-il encore un ulcus, ou bien y a-t-il seulement un spasme pylorique à la fois conséquence et cause de l'hypersécrétion acide? Il est actuellement impossible de trancher définitivement cette question, et cette incertitude a sur la décision thérapeutique à prendre un retentissement naturel.

Le jour où la laparotomie exploratrice, la gastro-entérostomie et la pylorectomie ne comporteront plus qu'un risque opératoire insignifiant, il n'y aura pas à hésiter et l'on pourra intervenir chirurgicalement dans tous les cas de syndrome de Reichmann, sans exception, dès que ce syndrome aura été reconnu et aura pendant quelques semaines sinon même pendant quelques jours persisté sans disparaître.

Nous n'en sommes pas encore là, à l'heure actuelle, et nous devons nous résigner à traiter médicalement non seulement les formes les plus légères du syndrome de Reichmann, mais souvent aussi des formes plus graves.

Dans les formes légères, le traitement médical ne différera guère de ce qui a été conseillé plus haut pour la forme commune de l'ulcus. Nous ajoutons volontiers alors au traitement une certaine quantité de belladone ou d'atropine, de façon à chercher à détendre le spasme du pylore tout en diminuant les phénomènes douloureux. Le plus souvent nous donnons trois fois par jour X gouttes de teinture de belladone. Nous montons jusqu'aux environs de LX gouttes par jour, en augmentant de VI gouttes par jour et en surveillant la tolérance du malade. Arrivé aux environs de LX gouttes par jour, nous redescendons jusqu'au point de départ en diminuant la prise quotidienne de VI gouttes par jour. La même série est faite plusieurs fois de suite. On peut aussi donner par jour trois à cinq pilules renfermant un centigr. d'extrait et un centigr. de poudre de belladone. Dans les formes plus accusées, il pourrait y avoir avantage à donner du sulfate d'atropine, soit par la voie buccale, soit plutôt par la voie sous-cutanée, à la dose d'un milligramme à un milligramme et demi. Son emploi doit du reste alors être surveillé avec le plus grand soin.

Tant que les douleurs seront intenses, on maintiendra le régime lacté, le repos absolu et les applications chaudes; on pourra aussi avoir recours avec avantage aux larges doses de carbonate de bismuth ou aux poudres alcalines données convenablement, suivant les indications qu'on trouvera plus loin.

Quand il y a une notable quantité de liquide le matin à jeun, et surtout lorsque ce liquide renferme une assez grande proportion de détritus alimentaires, un des moyens les meilleurs à employer, est le tubage évacuateur suivi souvent du gavage à la poudre de viande. Il vaut mieux, en cas semblable, ne pas faire de lavages ou n'en pratiquer que quelques-uns, au début.

Le tubage évacuateur se fait de la façon suivante. Le matin à jeun, on passe le tube et l'on cherche à évacuer le contenu de l'estomac par simple expression, sans faire de lavage, ou en n'ajoutant par le tube que la quantité d'eau strictement nécessaire pour amorcer le siphon. Quand l'écoulement du liquide s'est arrêté, on peut verser par l'entonnoir environ un demi-litre de lait additionné de 40 à 100 gr. de poudre de viande.

Souvent, en cas semblable, on voit les douleurs disparaître rapidement et la quantité de liquide résiduel diminuer le matin à jeun. Les malades regagnent en poids et en forces. Un bon nombre d'entre eux, après avoir pratiqué le tubo-gavage pendant quelques semaines, ont pu reprendre leurs occupations habituelles; d'autres ont pu être opérés dans des conditions de résistance beaucoup meilleures.

d) **Formes douloureuses de l'ulcus.** — Dans un assez grand nombre de cas, les douleurs de l'ulcus cessent immédiatement après une hémorragie qui amène les malades à se reposer, à supprimer l'alimentation ou à se soumettre à un régime alimentaire plus sévère. Très souvent, en les traitant et en les réalimentant comme il a été dit plus haut, il ne sera pas nécessaire d'avoir recours à des moyens particuliers de calmer la douleur : elle disparaîtra dès les premiers jours. Elle résistera dans certains cas, et pourra quelquefois présenter une intensité très grande.

En principe, il vaut mieux ne pas avoir recours aux calmants directs. La douleur est, en effet, un des meilleurs points de repère pour le médecin, un des meilleurs signes sur lesquels il puisse se baser pour juger de la marche de la lésion. Il doit penser que la médication est satisfaisante et la lésion en voie d'amélioration lorsque la douleur disparaît sans qu'on ait fait appel aux médicaments anesthésiants. Il peut espérer alors que le processus ulcéreux régresse et se répare. Si, au contraire, le malade a fait usage des calmants directs, le médecin doit se demander si, derrière ce calme factice, l'ulcération ne persiste pas et ne tend pas même à s'étendre.

Malgré cela, dans certaines conditions, il est indispensable d'avoir recours à la médication calmante. Elle se trouve impérieusement indiquée dans tous les cas de périgastrite aiguë ou subaiguë. On devra avoir recours aux piqûres de morphine répétées autant qu'il sera nécessaire. On y aura recours aussi les deux ou trois premiers jours après une hémorragie gastrique. On obtiendra beaucoup plus facilement ainsi le repos, le sommeil et le calme moral. En dehors de ces conditions, mieux vaudra ne pas se servir de la morphine en injections sous-cutanées.

A la morphine, on préférera la dionine et la codéine, celle-ci moins active que celle-là, et on en donnera par jour de 5 à 10 centigrammes par prises espacées de 1 à 2 centigrammes.

Le laudanum peut aussi être employé en lavements, et en particulier, si l'on donne des lavements alimentaires, il sera bon de les additionner de V à X gouttes de laudanum. Ils seront ainsi plus facilement gardés, et le laudanum contribuera à calmer les douleurs gastriques.

La belladone et l'atropine auraient l'avantage de diminuer la sécrétion chlorhydropeptique au lieu de l'exciter comme semble le faire la morphine ; mais leur pouvoir calmant est moins grand. On pourra toutefois les associer à la morphine ou au laudanum et les employer seuls dès que l'éréthisme douloureux sera suffisamment atténué.

Parmi les calmants extérieurs, il faut signaler les applications chaudes et les applications de glace. Leube conseillait les cataplasmes chauds fréquemment renouvelés, malgré l'irritation de la peau qui en résulte souvent, et l'apparition fréquente d'une éruption folliculaire quelquefois assez intense. Nous préférons, pour notre part, l'application d'un sac de glace qui, en général, contribue beaucoup à calmer la douleur.

e) **Traitement des hémorragies de l'ulcus.** — Les hémorragies au cours de l'ulcus gastrique se présentent dans des conditions différentes, comportant des indications elles-mêmes variées.

On peut, nous le rappelons, distinguer les formes cliniques suivantes des hémorragies ulcéreuses :

1° Hémorragie peu abondante prolongée ;

2° Hémorragie abondante isolée ;

3° Hémorragies abondantes, récidivantes à longue ou à brève échéance ;

4° Hémorragie de moyenne intensité mais continue et rebelle.

1° **Hémorragie peu abondante prolongée.** — Le type clinique que nous voulons envisager ici est représenté surtout par de petites hémorragies, révélées seulement par l'examen chimique des selles, qui se reproduisent tous les jours, pendant des semaines. La perte de sang est ici peu considérable, ce léger suintement hémorragique est un signe précieux de l'existence d'une ulcération qui ne comporte pas de traitement particulier bien urgent. Toutefois, on pourra avoir recours pour le combattre soit à l'administration du sous-nitrate de bismuth, qui donne de bons résultats en cas semblable, soit à celle du chlorure de calcium, à la dose de 2 à 3 grammes par jour pris dans le lait ou les laitages.

2° **Hémorragie abondante isolée.** — Ici, nous nous retrouvons dans les conditions que nous avons supposées au moment d'exposer le traitement de la forme commune de l'ulcus. Très souvent, en effet, c'est à la suite d'une hémorragie gastrique abondante que le traitement devra être institué, et dans bon nombre de cas, l'hémorragie étant arrêtée déjà, le médecin ne devra se soucier que d'en prévenir le retour.

Que faire au cours de l'hémorragie elle-même ou immédiatement après? Tout d'abord, mettre le malade au repos absolu et lui faire une injection hypodermique d'un tiers à un demi-centigramme de chlorhydrate de morphine, qu'on renouvellera à dose plus élevée au besoin une ou deux fois dans les 24 heures; appliquer de la glace en permanence sur la région épigastrique; donner matin et soir un grand lavement avec un litre d'eau bouillie ramenée à 48°-50° à laquelle on aura ajouté 5 grammes de phosphate de soude; faire prendre dans le courant de la journée, par cuillerées à soupe espacées, la préparation suivante glacée :

Chlorure de calcium	2 gr. 50 à 3 gr.
Gélatine	5 gr.
Sirop de sucre	50 gr.
Eau	200 gr.

On délaye la gélatine dans l'eau chaude, puis on ajoute le chlorure de calcium dissous préalablement dans un peu d'eau et enfin le sirop de sucre.

Les jours suivants on pourra faire matin et soir une injection massive de 500 grammes de sérum chloruré sodique au taux physiologique.

Dans ces conditions, l'hémorragie s'arrête le plus souvent rapidement, les vomissements sanglants disparaissent et, au bout de quelques jours, la suppression des selles mélæniques montre que le sang accumulé dans l'intestin a été complètement éliminé et que l'estomac a cessé d'en verser.

Lorsque l'hémorragie ne s'arrête pas, on peut recourir au lavage de l'estomac à l'aide d'une solution de perchlorure de fer ainsi que le conseille Bourget (de Lausanne). Si l'estomac renferme une assez grande quantité de liquide, on le videra par un lavage fait avec une petite quantité d'eau (1 litre en trois fois), on injectera ensuite par la sonde 100 grammes d'une solution de perchlorure de fer au centième (10 grammes de perchlorure de fer pur ou 50 grammes de solution officinale pour un litre d'eau). On fera ainsi une série de petits lavages avec 100 grammes de cette solution jusqu'à ce que le liquide ressorte à peu près pur, non teinté de sang.

On craignait beaucoup autrefois, et nous craignions nous-mêmes, de pratiquer le cathétérisme œsophagien et de faire le lavage de l'estomac chez des malades atteints d'ulcère, surtout au moment d'une hémorragie. Cependant nous avons pu nous convaincre que, le plus souvent, dans ces conditions, on passe le tube avec une grande facilité sans provoquer de grands efforts de vomissements et, depuis plus de 10 ans, nous lavons systématiquement l'estomac des malades chez lesquels après une gastrorragie nous constatons, le matin à jeun, des signes de stase considérable, surtout lorsqu'il y a eu des vomissements abondants teintés de sang noir. Depuis 2 ans, nous avons, dans les cas rebelles, employé la méthode de Bourget non seulement sans inconvénient, mais, nous a-t-il semblé, avec bénéfice dans plusieurs cas.

Pour terminer, nous ajouterons, et nous l'avons indiqué déjà précédemment, que, depuis plusieurs années, la persistance d'un léger suintement hémorragique ne nous empêche pas de réalimenter les malades beaucoup plus rapidement qu'autrefois, sans que cependant nous ayons adopté la méthode de réalimentation intensive et précoce préconisée par Lenhartz.

3° **Hémorragies abondantes, récidivant à longue ou à brève échéance.** — Si des hémorragies abondantes se reproduisent à de longues années de distance, l'indication thérapeutique pour chacune des crises hémorragiques restera identique à celle que fournit la crise première. Si l'ulcus a paru guéri dans l'intervalle, il n'y aura pas là non plus d'indication particulière en ce qui concerne l'intervention chirurgicale. Il n'en sera pas de même si des signes d'ulcus ont persisté et s'il paraît bien avéré qu'il s'agit d'une ulcération chronique qui n'a jamais guéri, et davantage encore si l'on relève la persistance du syndrome de Reichmann.

Si les hémorragies ont tendance à se reproduire à des intervalles peu éloignés, à quelques mois l'un de l'autre, par exemple, il en résultera une indication plus nette encore à l'intervention, surtout s'il s'agit d'une localisation juxta-pylorique de l'ulcération.

4° **Hémorragie de moyenne intensité mais continue et rebelle.** — Ici l'hémorragie est assez considérable pour pouvoir être facilement reconnue par la simple inspection des selles. Avec ou sans hématémèse au début, les matières restent noires pendant quelquefois des semaines d'une façon continue, ou bien elles s'éclaircissent pendant quelques jours pour redevenir noires pendant toute une période. Rien n'y fait, tous les traitements médicaux échouent également. C'est en vain qu'on soumet le malade à une diète buccale sévère : il s'affaiblit et s'anémie, parfois dans des proportions inquiétantes, mais l'hémorragie et le mélæna continuent. L'affaiblissement progressif du malade fait hésiter à faire appel à la chirurgie. Dans un cas de cet ordre, nous avons vu l'hémorragie cesser alors que, malgré la persistance du mélæna, on eut repris l'alimentation par le lait.

Dans des conditions semblables, on a vu la gastro-entérostomie arrêter l'hémorragie. Il serait légitime d'y avoir recours, d'autant plus légitime que d'autres indications à l'opération pourraient exister déjà par la notion d'un ulcus chronique ou par la constatation du syndrome de Reichmann. Il vaudra mieux ne pas attendre pour la pratiquer que le malade ait beaucoup perdu de sa résistance.

Nous n'avons pas, dans cet exposé, parlé de l'intervention chirurgicale au cours des grandes hémorragies. Il nous semble, en effet, que la question doit être maintenant considérée comme jugée. Il est extrêmement dangereux de tenter l'hémostase chirurgicale d'une hémorragie gastrique; le plus souvent le chirurgien n'a pas pu découvrir le point qui saignait, ou bien il l'a découvert alors que le saignement était déjà arrêté. L'opération entreprise dans ces conditions a donné des résultats déplorables : 9 fois sur 10, environ, elle a été suivie de la mort du malade. Les résultats du simple traitement médical donnent une statistique beaucoup meilleure et il semble bien qu'on n'ait fait qu'ajouter aux dangers de l'hémorragie les dangers du choc opératoire.

L'intervention chirurgicale est indiquée seulement dans deux formes de l'hémorragie ulcéreuse : la gastrorragie peu abondante, mais continue, et les gastrorragies récidivantes, à intervalles plus ou moins éloignés. Elle est d'autant plus nettement indiquée qu'il y a des signes d'ulcus pylorique ou juxta-pylorique se manifestant soit par des signes de sténose vraie, soit par des signes de spasme douloureux paroxystique. Il est difficile de dire dans quelle mesure, en cas semblable, la résection pylorique devrait être préférée à la simple gastroentérostomie.

TRAITEMENT CHIRURGICAL. — Les indications et la technique de l'intervention chirurgicale dans le traitement de l'ulcus gastrique et duodénal seront exposées dans la quatrième partie de cet ouvrage. On y dira dans quelle mesure il convient, suivant les cas, de pratiquer une simple gastro-entérostomie, l'exclusion du pylore ou du duodénum ou la résection de l'ulcus (pylorectomie, gastrectomie partielle). On y dira aussi les dangers et les résultats de ces diverses opérations.

A. MATHIEU.

CHAPITRE VIII

GASTRITE PHLEGMONEUSE

La gastrite phlegmoneuse est caractérisée anatomiquement par un état inflammatoire de la paroi de l'estomac, évoluant vers la suppuration, et dont les lésions prédominent dans la sous-muqueuse.

C'est une affection rare; Mintz en 1892 (*D. Archiv. f. klin. Med.*, 1892), et en 1896 Leith, dont il faut signaler l'étude d'ensemble n'en réunissaient que 45 cas; ce dernier auteur y ajoutait un cas personnel.

Huit ans plus tard, en 1904, M. Robson et Moynihan reprenaient la question, recherchaient tous les cas de gastrite phlegmoneuse connus et sur 85 cas ainsi colligés en établissaient la description dans leur Traité des maladies de l'estomac.

Depuis cette date, d'autres cas ont été publiés et quelques travaux d'ensemble ont paru sur la question (Lorenz, Zeinman, Cotteril, Schnarrwyler, Klauber, Kermanner, Crescenzi, Horch, Robertson, Hau et Simpson, Cheynisse, Wesley Bovée, Adams, Verger et Mauriac, Troell, F. Kœnig).

Anatomie pathologique. — La gastrite phlegmoneuse revêt deux formes :

1° La *forme circonscrite*, abcès de la paroi gastrique.

2° La *forme diffuse*, véritable phlegmon de cette paroi, et forme la plus fréquente de l'affection, puisque sur les 85 cas de M. Robson et Moynihan elle existait 65 fois. Dans les cas publiés ultérieurement, celui de Wesley Bovée, malgré l'épaississement diffus de la paroi gastrique, peut être considéré comme un cas de forme circonscrite, étant donnée la présence d'une collection purulente bien limitée dans la région pylorique.

Forme diffuse. — La paroi gastrique est épaissie sur une plus ou moins grande étendue, épaississement ne dépassant souvent pas la partie moyenne de l'organe et en tous cas diminuant progressivement vers le cardia. Au contraire, l'épaississement est d'autant plus considérable qu'on se rapproche du pylore où généralement il atteint son maximum. Mais là s'arrête la lésion, et la première portion du duodénum est généralement indemne et parfaitement souple.

La surface séreuse de l'estomac peut, malgré cet épaississement considérable, se présenter sous un aspect à peu près normal. Il n'en est pas toujours ainsi : l'estomac peut être très vascularisé, rouge ; parfois existe sur toute sa surface un dépôt fibrineux qui peut être localisé en certains points ; dans les formes particulièrement sévères et à une période avancée de la maladie, des taches de nécroses peuvent apparaître et une perforation en être l'aboutissant. Cependant cette perforation est loin d'être la règle et même d'être fréquente et, dans bon nombre d'observations, accompagnées d'examens *post mortem*, l'absence de perforation gastrique est notée, malgré des lésions manifestes et graves de péritonite aiguë.

La muqueuse gastrique est parfois lisse, parfois, au contraire, parcourue de sillons ; elle est plus rouge que normalement, tuméfiée, et couverte fréquemment de taches ecchymotiques, de zones de nécrose ; dans certains cas, il existe de petites perforations de la muqueuse qui peuvent se grouper et par lesquels la pression fait sourdre du pus. Mais, d'autre part, il peut n'exister sur la muqueuse ni pus, ni mucus, ni ulcération.

Le simple examen de la surface muqueuse de l'estomac peut montrer l'existence d'un ulcère simple ou d'une ulcération cancéreuse concomitants ; nous verrons que ce sont là des conditions étiologiques toutes spéciales.

Lorsqu'on coupe l'estomac on s'aperçoit de l'épaississement parfois considérable de sa paroi, tel, dans le cas de W. Bovée, qu'au niveau du pylore, il simulait une tumeur grosse comme le poing et que la lumière de cet orifice n'admettait même plus l'extrémité du petit doigt.

L'épaississement siège surtout au niveau de la sous-muqueuse qui, le plus souvent, apparaît sous l'aspect d'une zone jaune pâle ; la pression en fait sourdre du pus, et la section de l'organe peut ouvrir de petites collections purulentes disséminées.

Dans la forme diffuse les petits abcès sont très peu volumineux et souvent n'existent pas.

L'examen microscopique révèle le maximum des lésions dans la sous-muqueuse. Celle-ci est envahie par un réticulum fibrineux dans lequel s'infiltrent de très nombreux polynucléaires. Cette infiltration, qui naît dans la sous-muqueuse, y est d'abord limitée ; plus tard, elle s'étend progressivement d'une part vers la muqueuse, de l'autre, dans la musculaire et la séreuse. Mais la mort survient souvent avant cet envahissement, ce qui explique l'apparence normale que présentent alors la muqueuse et la séreuse.

L'intensité des lésions inflammatoires aiguës rend malaisée la constatation de lésions de gastrite chronique, sur la fréquence et l'importance de laquelle insiste Huguenin, car elle semble jouer un rôle étiologique important.

Forme circonscrite. — Cette forme est caractérisée par la présence d'abcès soit unique, et alors il peut être assez volumineux, soit multiples; on trouve dans ce cas de petits abcès disséminés. C'est encore au pylore que les lésions sont le plus marquées. Tout autour de la collection purulente, la sous-muqueuse présente le même aspect et porte les mêmes lésions que dans la forme précédente.

Il semble bien que le cas de Callow se rapporte au plus volumineux abcès gastrique décrit. Mais il est à noter qu'il existait en même temps une péritonite purulente, et le volume de l'abcès a dû être très approximativement apprécié. Leube a observé un abcès du volume d'un œuf d'oie, Lieutaud du volume du poing, comme dans le cas de Wesley-Bovée dont la collection située au pylore contenait « 2 à 5 onces » de pus grisâtre.

Les organes voisins de l'estomac peuvent être sains; très souvent existe une péritonite purulente très étendue, mais l'estomac ne contracte pas d'adhérences avec les organes voisins car la gastrite phlegmoneuse est une affection à marche trop rapide pour permettre semblable réaction de défense de la part du péritoine.

Dans le cas de Kœnig cependant, l'estomac était uni à la paroi abdominale par des adhérences peu serrées mais très vasculaires, dont la présence compliqua notablement l'intervention.

Il peut exister des lésions de pyohémie dont l'existence a précédé le développement de la suppuration gastrique; dans certains cas ont été observées des thromboses des veines du foie, du poumon, et des lésions de pleurésie aiguë.

Dans les cas où l'*examen bactériologique* a été pratiqué, c'est presque toujours le streptocoque qui a été trouvé; beaucoup plus rarement le coli-bacille et le staphylocoque isolés; parfois, ces micro-organismes étaient associés au *streptocoque*. Le cas de J.-E. Adams est remarquable par ce fait que l'exsudat péritonéal contenait du *pneumocoque* à l'état de pureté.

Étiologie. — Les conditions étiologiques qui sont à l'origine de la gastrite phlegmoneuse sont assez mal connues. Mais il faut nettement séparer deux catégories de faits.

D'une part, les cas où l'affection frappe un estomac atteint déjà d'une affection ulcéreuse grave et manifeste : *ulcère* ou *cancer*, ou un individu atteint d'une maladie infectieuse : pyémie, fièvre typhoïde, infection puerpérale;

Et d'autre part ceux où la suppuration s'établit chez des individus sains et sans que rien, auparavant, ait jamais attiré l'attention sur l'existence d'une affection gastrique.

Aux seconds cas, doit être réservée la désignation de *gastrite phlegmoneuse* primitive, c'est-à-dire dont la cause nous échappe ou ne s'appuie que sur des présomptions. Les premiers cas doivent être considérés comme des complications de l'ulcère ou du cancer, complications rares, d'ailleurs, si l'on s'en rapporte au pourcentage établi par Schnarrwyler et exposé plus loin. Mais il est très probable que, dans certains cas, on ait compté comme gastrite phlegmoneuse des cas de périgastrite suppurée compliquant un ulcère en évolution : l'observation n° 2 de M. Robson et Moynihan en est un exemple.

Le *sexe* joue un rôle certain puisque 80 pour 100 des cas se développent chez des hommes (Wesley-Bovée).

L'*âge* a moins d'importance; on peut observer l'affection chez des individus très jeunes (10 ans dans le cas de Hun) mais également à l'âge le plus avancé. Leith a dressé le tableau suivant; sur 65 cas :

5 cas entre 10 et 20 ans.	7 cas entre 50 et 60 ans.	
18 — 20 et 30 —	7 — 60 et 70 —	
10 — 30 et 40 —	4 — 70 et 80 —	
13 — 40 et 50 —		

L'âge le plus fréquemment atteint est donc entre 20 et 50 ans.

Les *traumatismes* épigastriques ont pu être incriminés, mais bien rarement : Hopkins en note un chez son malade, survenu quatre ans avant l'éclosion de la maladie et dans un nombre de cas très restreint on a voulu donner comme cause du phlegmon gastrique une opération sur l'estomac : gastrostomie, gastro-entérostomie (H. W. Page, Lancet, juillet 1885; Jacoby, Schnarrwyler).

La cause prédisposante de beaucoup la plus favorable au développement de la gastrite phlegmoneuse est l'*alcoolisme*; la plupart des auteurs insistent sur ce point et dans un très grand nombre d'observations sont signalées des habitudes d'intempérance invétérées ayant parfois déjà provoqué des accidents reconnus de gastrite chronique. On trouverait l'alcoolisme dans 50 pour 100 des cas pour certains auteurs; seulement dans 25 pour 100 des cas pour d'autres.

L'ingestion d'iodure de potassium, d'acide oxalique, d'essence de térébenthine a également été incriminée.

Schnarrwyler a dressé le tableau étiologique suivant; il est établi sur 46 cas de gastrite phlegmoneuse :

Excès alcooliques	8	fois.
Erreurs diététiques	5	—
Refroidissement	2	—
Aliments et médicaments toxiques.	6	—
Gastrite préalable..	1	—
Traumatisme.	2	—
Pyémie.	2	—
Stomatite ulcéreuse	1	—
Œsophagite septique	1	—
Ulcère de jambe	1	—
Après gastro-entérostomie pour cancer du pylore.	2	—
Après gastrostomie	1	—
Ulcère chronique	4	—
Cancer.	4	—
Convalescence de fièvre typhoïde.	1	—
Rhumatisme articulaire	2	—
Bronchectasie	1	—

Quant à la cause déterminante, c'est l'introduction et la pullulation dans les parois de l'estomac d'un micro-organisme agent de la suppuration. Comme nous l'avons déjà dit, c'est le *streptocoque* pur ou associé au coli-bacille, au staphylocoque qui est presque toujours en cause et le cas d'Adams est le seul où fut trouvé du pneumocoque à l'état de pureté.

On peut admettre l'infection de la paroi gastrique par voie sanguine dans les cas de pyohémie avec d'autres localisations purulentes; mais il est vraisemblable que presque toujours il s'agit d'une infection locale, à la faveur de la plus minime érosion de la muqueuse, et il est très logique de faire jouer un rôle à la diminution du pouvoir bactéricide que peut présenter le suc gastrique des malades alcooliques chroniques, cancéreux, etc., atteints secondairement de gastrite phlegmoneuse.

Symptômes. — Les symptômes de la *gastrite phlegmoneuse diffuse* sont de deux ordres :

Ceux du *début* appartiennent en propre à l'affection; ils sont souvent très vagues, difficiles à observer.

Ceux de la période *d'état* et de la période *terminale*, qui sont les signes habituels de la *péritonite* purulente, vite développée, dominant très rapidement la scène et dont meurent les malades.

Chez un individu ne présentant souvent aucun antécédent gastrique ou, au contraire, chez lequel on peut mettre en évidence des troubles de gastrite plus ou moins ancienne, apparaissent, dans la majorité des cas, brusquement et parfois après un repas copieux, des *douleurs*, des *troubles gastro-intestinaux*, de la *fièvre*.

La *douleur* est généralement brutale et intense; elle siège dans la région sus-ombicale, et y présente, au début du moins, un maximum très net. Elle peut ouvrir la scène ou bien n'apparaître que plus tardivement, après des troubles gastro-intestinaux qui sont alors les premiers signes de l'affection. Sa localisation dans la région épigastrique est d'ailleurs passagère; elle se diffuse vite et, avec le progrès de la péritonite, s'étend bientôt à tout l'abdomen.

Les *vomissements* sont d'abord alimentaires; puis bientôt ce sont des vomissements aqueux, muqueux, parfois très abondants, et bientôt teintés de bile. Mais il faut insister sur ce fait que rarement ils contiennent de pus.

Des *signes généraux* graves s'établissent dès le début. La fièvre peut être modérée ou atteindre d'emblée 39°, 40° et s'y maintenir. Le pouls est faible, mais très rapide, en corrélation avec la température. Le malade présente vite un état d'agitation marquée, pouvant s'accompagner de délire; la soif est généralement très vive. Bientôt, en même temps que le pouls devient plus faible, le malade, dont les traits sont tirés, le teint plombé, la langue sèche, entre dans le coma et meurt quelques jours seulement après le début des accidents.

L'examen physique de ces malades révèle des signes de péritonite diffuse : météorisme, contracture de la paroi, douleur à la pression;

tous signes qui, dans les premières heures, peuvent se localiser assez nettement à l'épigastre.

La durée de l'affection est habituellement de 5 à 15 jours : elle peut être plus longue et atteindre plusieurs semaines. Ces cas sont d'ailleurs rares : le malade a alors souffert d'une façon intermittente de douleurs épigastriques et de troubles gastro-intestinaux jusqu'au moment où ont éclaté les signes de péritonite qui ont alors rapidement emporté le malade.

Dans quelques cas, également rares, l'affection a eu une allure foudroyante, frappant le malade en pleine santé apparente, et le tuant en quelques heures par péritonite suraiguë.

La *gastrite phlegmoneuse localisée* a une symptomatologie peu différente de la précédente. Mêmes douleurs violentes, mêmes troubles gastriques, mêmes phénomènes généraux graves. Quand l'abcès est assez volumineux, il peut être perçu sous forme d'une tuméfaction profonde plus ou moins nette : il en était ainsi dans les cas de Lieutaud, de Deininger, de Sand, de Kœnig. Cet abcès peut s'ouvrir dans la grande cavité péritonéale : cette évolution s'annonce par une exagération brusque de la douleur; il est possible qu'il s'ouvre spontanément dans l'estomac et que ce soit là un mode de guérison spontanée, comme ce pourrait être l'origine d'un ulcère ou d'une cicatrice sténosante. Cette ouverture se traduit par des vomissements de pus mêlé de sang : il en était ainsi dans les cas de Deininger, Glax, Beckler, Kurshmann. Mais M. Robson et Moynihan font justement remarquer que ces observations sont sujettes à caution, et qu'il est impossible d'avoir la certitude qu'il ne s'agissait pas là d'abcès périgastriques d'origine quelconque, secondairement ouverts dans l'estomac : ces deux auteurs rapportent également qu'il existe au musée d'Erlangen deux estomacs montés par Dittrich, et portant dans la sous-muqueuse des nodules cicatriciels : peut-être doit-on les considérer comme la preuve de la possibilité de guérison spontanée des abcès de la paroi gastrique. Mais rien n'est moins certain et la gastrite phlegmoneuse, localisée ou diffuse, est une affection d'une effroyable gravité, tuant le malade par péritonite en quelques jours.

Le cas de F. Kœnig présenta une évolution particulièrement intéressante. Après une période aiguë d'allure très brutale, les accidents se calmèrent et devinrent chroniques : on sentait, à l'épigastre, une tuméfaction molle, transversale; le contenu stomacal, à jeun, était constitué par quelques centimètres d'une bouillie épaisse; la malade aurait vomi des masses brunâtres. Sur la pièce, opératoirement enlevée 6 mois après le début des accidents, on vit, à la coupe, que la paroi était remplie de pus et que la muqueuse présentait par places de petites perforations. Il semble donc bien qu'il se soit agi là d'un cas de gastrite phlegmoneuse ouverte dans l'estomac.

Diagnostic. — Le diagnostic de la gastrite phlegmoneuse n'a jamais été fait. Tout au plus pourra-t-on, si l'on examine le malade dans les premières heures, rattacher à une origine gastrique ou péri-gastrique les accidents péritonitiques auxquels on assistera, et bien plus souvent le diagnostic porté sera ulcère ou cancer de l'estomac perforé, cholécystite suppurée, pancréatite, abcès du foie, etc. Toutefois la présence de pus dans les vomissements aura une très grande valeur et, dans le cas de Klauber, fit faire le diagnostic de gastrite phlegmoneuse diffuse : mais la malade ayant guéri on ne peut être certain de l'exactitude de ce diagnostic.

Traitement. — Il semble possible que la gastrite phlegmoneuse guérisse spontanément, en particulier à la suite de l'ouverture d'une poche purulente dans l'estomac, les cas de Klauber, de Perrier et Blum, parlent en faveur de cette évolution : mais, malgré l'existence dans ces deux cas de vomissements de pus nettement constatés, l'absence de constatation opératoire de la lésion laisse un doute sur le diagnostic de gastrite phlegmoneuse. D'autre part, l'ouverture dans l'estomac, à peu près certaine dans le cas de Kœnig, avait laissé persister des accidents fonctionnels dus évidemment à l'insuffisance de cette ouverture.

Cinq cas seulement de gastrite phlegmoneuse ont, à l'heure actuelle, été traités chirurgicalement. Ceci s'explique par la difficulté extrême du diagnostic dans les premières heures; cependant à cette période seulement on pourrait espérer agir d'une façon efficace sur la lésion gastrique. Diagnostic, dont la difficulté reste encore très grande, lorsqu'on s'est décidé à intervenir et que le ventre ouvert l'on se trouve en présence d'une péritonite.

Dans un cas de Leith, l'intervention s'est bornée à un nettoyage du péritoine : la paroi de l'estomac n'était pas envahie. La mort survint sept heures après l'opération et l'autopsie ne montra pas de pus dans l'estomac.

M. Robson et Moynihan préconisent la gastro-entérostomie ou la gastrostomie pour assurer le drainage de l'estomac. Ces chirurgiens rapportent deux cas personnels d'intervention.

Dans le premier (obs. 2), il s'agissait d'un ulcère gastrique compliqué de pancréatite avec abcès du pancréas ouvert secondairement dans l'estomac, et ayant déterminé une « gastrite aiguë ». Ce malade souffrait depuis plusieurs mois de troubles gastro-intestinaux, depuis plusieurs semaines avait de la fièvre, qui d'ailleurs diminua après un vomissement de pus. A l'opération on trouva l'estomac et le pancréas étroitement unis par des adhérences; une gastro-entérostomie postérieure fut faite, et le malade guérit.

Le second cas (obs. 5) se rapporte à une femme de 55 ans souffrant de l'estomac depuis un certain temps, qui fut opérée six semaines après le début des accidents aigus. On trouva l'estomac épais, dur, congestionné avec une muqueuse très rouge, mais nulle part de pus. Une gastro-entérostomie fut pratiquée et la malade mourut. L'autopsie ne put être pratiquée.

Il est très difficile de considérer ces deux cas comme de véritables gastrites phlegmoneuses.

L'observation 80 du travail de M. Robson et Moynihan (1), a trait à un malade opéré par Mickulicz. C'était un jeune homme de 18 ans présentant les signes d'ulcère perforé ; on trouve le péritoine pariétal infiltré d'une substance gélatineuse ; un peu de sérosité trouble dans l'abdomen ; l'estomac rigide ne peut être attiré, et sur sa paroi antérieure il présente dans l'étendue d'une paume de main une coloration rouge claire avec infiltration œdémateuse, et à ce niveau deux taches irrégulières grises jaunâtres. Pas de perforation. Lavage à l'eau salée et des mèches iodoformées sont placées au contact de cette lésion. Guérison. Dans ce cas encore, on ne peut affirmer qu'il se soit bien agi de gastrite phlegmoneuse.

Il n'en est pas de même des cas de J. Wesley-Bovée et de Kœnig : ce sont à notre connaissance les deux seuls cas de gastrite phlegmoneuse certaine, opérés et d'ailleurs guéris.

Dans le cas de W. Bovée, il s'agissait d'une femme de 56 ans, enceinte (utérus à un pouce sous l'ombilic), opérée au milieu d'accidents aigus (douleurs épigastriques, vomissements, etc.) ; on trouve des anses intestinales rouges, et l'estomac épais de 3/4 de pouce à la partie moyenne de la grande courbure ; l'épaississement va diminuant vers le cardia, mais au pylore il atteint le volume du poing.

Incision longitudinale de trois pouces de long sur le milieu de l'estomac, on constate que le pylore n'admet même pas l'extrémité du

1. M. Robson et Moynihan, *Diseases of the Stomach*, 1904. (A consulter pour la bibliographie des cas antérieurs à 1904.) Lorenz Zeinmann, *Ein Beitrag zur Casuistic der Gastritis Phlegmonosæ*, Halle, 1904. — Hopkins et Weir, *British med. Journ.*, 1904, vol. II, p. 1406. — Costeril, *Scottish Medical and Surgical Journal*, vol. XVI, 1905. — M. Perrin et P. Blum, Un cas de gastrite phlegmoneuse terminé par la guérison, *Soc. méd. de Nancy*, Séance du 12 juillet 1905. in *Rev. méd. de l'Est*, 15 nov. 1905, p. 697. — Schnabwyler, *Archiv. für Verdauungs Krankheiten*, vol. XII, 1906. — O. Klauber, Zur Diagnose und Therapie der Gastritis phlegmonosæ, *Zentr. Bl. f. inn. Med.*, 2 mars 1907. — F. Kermauner, Phlegmon des Magens in der Schwangershaft, *Mitteil aus der Grenzgebieten der Med., u. Chir.*, 1907, XVII, 5. — P. Hosch, Zur Lehre des idiopathischen Gastritis phlegmonosa, *Corresp. Bl. f. Schweiz. Aertzte*, 15 déc. 1907. — H.-E. Robertson, Phlegmonous gastritis. a report of two cases *Journ. of the Amer. med. Assoc.*, 28 déc. 1907. — A.-J. Hall et Simpson, A case of phlegmonous gastritis, *Brit. med., Journ.*, 7 mars 1908. — Cheynisse, La gastrite phlegmoneuse, *Sem. méd.*, 2 déc. 1908. — J. Wesley Bovée, *The suppurative phlegmonous gastritis, The American Journal of med. Sciences*, 1908, p. 662. — J.-E. Adams, Acute primary phlegmonous gastritis, *The Lancet*, 29 janvier 1910, p. 292. — H. Verger et Mauriac, Un cas de gastrite phlegmoneuse diffuse, *Prov. méd.*, 22 octobre 1910, n° 45. — A. Troell, *Nordisches medizinisches Archiv.*, 1911, t. XLIV. Part. 1, [Festschrift für J. Berg], n° 21, p. 1 à 8. — F. Kœnig, *Deutsche medizinische Wochenschift*, t. XXXVII, n° 14, 6 avril 1911, p. 651 à 654. — Bossart, Zur Kenntniss der Gastritis phlegmonosa, *Correspondenz Blatt für Schweizer, Aerzte*. t. XLII, n° 6, 20 février 1912, p. 177-192.

petit doigt. Après protection soignée, petite incision sur la tumeur pylorique : il sort « deux ou trois onces » de pus grisâtre. La première incision est fermée ; la petite cavité purulente est nettoyée et drainée (drain et gaze). Après l'opération, alimentation rectale ; le 5e jour, on laisse prendre un peu de liquide par la bouche ; le lendemain le contenu gastrique sort par la plaie. On donne des aliments solides ; on enlève le drain et bientôt l'estomac redevient continent. Au 8e jour avortement. Suppuration de la paroi. Guérison.

L'observation de F. Kœnig est également d'un grand intérêt : après laparotomie, on trouve un estomac rouge, entouré d'adhérences lâches mais vasculaires. On enlève par pylorectomie une tumeur molle spongieuse, et l'on draine. Les suites opératoires furent normales, la malade guérit, et en un mois et demi elle avait engraissé de 26 livres alors qu'elle avait maigri d'environ 25 kilogrammes depuis le début des accidents qui remontaient à six mois.

Th. Tuffier et J.-L. Roux-Berger.

CHAPITRE IX

POLYADÉNOMES

Le polyadénome gastrique est une néoformation muqueuse développée aux dépens de l'épithélium glandulaire. Il diffère essentiellement du cancer par son évolution sinon par sa structure. Il doit être tenu en effet pour une néoplasie bénigne en soi, dont les éléments cellulaires ne franchissent point les barrières de la *muscularis mucosæ*. C'est là une question de définition stricte et, dès que ces limites sont franchies, dès que la néoplasie colonise dans la sous-muqueuse, le cancer est constitué.

Bénin en soi, le polyadénome présente donc un redoutable danger évolutif : sa cancérisation. Que le cancer se greffe sur l'adénome, ou que celui-ci se transforme directement en tumeur maligne, peu importe ; un fait est certain, mis depuis longtemps déjà en pleine lumière par Menetrier, c'est que le polyadénome est un processus réactionnel lent, intermédiaire à la gastrite chronique, avec laquelle il coexiste toujours, et au cancer dont il marque souvent le point de départ ou la zone d'accroissement périphérique.

On divise actuellement les polyadénomes en un certain nombre de types suffisamment individualisés : le polyadénome pédiculé ou polypeux, le polyadénome diffus, en plaque ou en nappe étalée, le polyadénome brunnérien enfin qui se distingue moins par son aspect extérieur que par sa structure microscopique et sa grande tendance à l'ulcération.

Polyadénome polypeux. — On rencontre à l'ouverture de l'estomac un nombre variable (de quelques unités à plusieurs centaines) de papules, de petites tumeurs sessiles ou finement pédiculées, grises ou rougeâtres, molles au toucher. formées d'un axe conjonctif revêtu de l'adénome glandulaire. Les plans sous-jacents ne sont pas épaissis et les tumeurs adénomateuses sont essentiellement mobiles sur eux. A l'examen microscopique, on note une hyperplasie glandulaire extrêmement active, mais presque toujours les éléments sont purement muqueux et cessent d'être des cellules différenciées en vue des actes peptiques. Souvent aussi existent des dilatations kystiques, et les coupes ne permettent jamais d'intéresser dans toute leur étendue des glandes tortueuses, bosselées, déformées et enrichies de mille replis.

Au voisinage de l'adénome s'observent d'une façon constante les lésions, si diverses par leur répartition et par leur intensité, de la gastrite chronique. Quant à l'axe conjonctif de l'adénome, il peut être normal, il peut aussi être considérablement épaissi. Menetrier et Clunet ([1]) ont en effet observé au centre de certaines formations polypeuses un noyau fibreux avec lésions d'endartérite oblitérante et nodules périvasculaires. Ces lésions inflammatoires anciennes sont entourées de l'épithélium hyperplasié. Enfin, qu'il soit centré d'un axe conjonctif normal ou sclérosé, le polyadénome polypeux laisse fréquemment déceler à son niveau la déviation épithéliomateuse de l'évolution cellulaire. Il en est ainsi au bord des vieux ulcus calleux où la gastrite chronique atteint toute son intensité, où les glandes irritées, obstruées, tantôt disparaissent, tantôt réagissent et se transforment en épithélioma, soit directement, soit indirectement après naissance d'adénomes sessiles ou pédiculés ([2]).

Les polypes pédiculés atteignent parfois de très fortes dimensions. Généralement uniques en telle occurrence, ils peuvent, s'engageant dans le pylore à plusieurs centimètres de leur point d'implantation, déterminer une sténose orificielle complète. C'est là du reste un fait très rare.

Polyadénome en nappe. — L'hypergénèse glandulaire détermine ici non plus des polypes mais des plaques mamelonnées, aux sillons élevés, bizarrement contournés. La cavité gastrique peut être des plus rétrécies. Le polyadénome en nappe coexiste d'ailleurs fréquemment avec le polyadénome polypeux. Sa structure est sensiblement analogue : il est formé de tubes glandulaires allongés présentant souvent des dilatations kystiques, rangés autour d'une charpente conjonctive. Les cellules qui les tapissent sont des cellules muqueuses, accompagnées de quelques cellules cylindriques à plateau. Ces polyadénomes n'ont pas d'histoire clinique propre ; celle-ci se confond avec le syndrome de la gastrite chronique.

Polyadénome brunnérien (Hayem, Bensaude et Ghika, Soupault). — C'est une tumeur de siège et de dimensions variables, formée par un épaississement considérable de la muqueuse. Cette tumeur est toujours ulcérée, et le plus souvent l'ulcération ainsi formée présente les caractères macroscopiques d'un ulcus chronique banal. Pour compléter la ressemblance, l'ulcération brunnérienne peut perforer la paroi gastrique et, d'autre part, l'adénome subit presque fatalement l'évolution cancéreuse. Cliniquement, cette affection se découvre soit à propos d'une péritonite généralisée consécutive à la perforation de l'ulcération creusée dans l'adénome (cas de Hayem), soit en exami-

---

1. MENETRIER et CLUNET. Du polyadénome gastrique à centre fibreux et de son évolution cancéreuse. *Bull. Soc. Méd. Hôp.*, mai 1907.

2. MATHIEU et DONNOVICI. Ulcère chronique de l'estomac, polyadénome implanté sur le bord d'un ulcus. *Soc. Méd. des Hôp.*, 1906, p. 525.

nant les pièces prélevées au cours d'une pylorectomie pour sténose orificielle (cas de Soupault). Le plus souvent, c'est une découverte d'autopsie chez des malades que l'on croyait atteints de cancérisation banale de l'estomac. En somme, le polyadénome brunnérien est pris habituellement pour un cancer à marche lente. Il présente peu de tendance à l'extension et aux récidives : le malade de Soupault vivait encore six ans après la résection du pylore pratiquée par Hartmann.

Au microscope, cet adénome se montre formé de vésicules glandulaires qui, sans cesser de présenter une structure typique, franchissent la *muscularis mucosæ* et pénètrent dans la sous-muqueuse. Ainsi se trouve édifiée en plein tissu gastrique, une néoformation de structure identique à celle de la première partie du duodénum (d'où le nom de brunnérien donné à cet adénome). Sans doute faut-il y voir la prolifération de glandes erratiques de Brunner.

En résumé, l'histoire du polyadénome se confond le plus souvent avec celle de la gastrite chronique. On peut être cependant amené à intervenir chirurgicalement soit à propos de la perforation de l'adénome brunnérien, soit à propos d'une sténose pylorique. Cette sténose peut être déterminée par un polype isolé venant obstruer l'orifice : on en peut voir un fort bel exemple au musée Dupuytren. Elle peut l'être encore non plus par le volume d'une néoformation unique, mais par l'abondance et l'extension des formations pédiculées ou diffuses. Il en était ainsi chez une malade de 59 ans, sur laquelle Wegele pratiqua la gastro-entérostomie. Des débris d'adénomes engagés dans la sonde à chaque tentative d'exploration avaient même, en ce dernier cas, permis de porter un diagnostic exact (¹).

Enfin la cancérisation si fréquente de l'adénome, peut-être même la nature franchement épithéliomateuse de la variété brunnérienne d'une part, et d'un autre côté la fréquence de la gastrite chronique atrophique et hyperplasique avec adénome autour de l'ulcus et du cancer, commandent dans toute résection gastrique pour l'une ou l'autre de ces affections, une exérèse aussi large que possible. — Nous voyons en somme que le polyadénome, formation bénigne en soi, n'en comporte pas moins, au titre d'intermédiaire entre la gastrite chronique et l'épithélioma, un pronostic évolutif des plus sérieux.

F. Moutier.

I. Carl Wegele. Ueber Polyposis ventriculi. *Mitteilungen aus den Grenzgebieten der Medizin und Chirurgie*, 1908, Bnd, XIX, Hft. 1, 53-58.

CHAPITRE X

TUMEURS BÉNIGNES DE L'ESTOMAC
(LIPOMES, FIBROMES, MYOMES)

Les *lipomes* et les *fibromes* purs sont des tumeurs excessivement rares, sans grand intérêt médical ou chirurgical. Leur dimension est généralement faible : ce fait vaut la peine d'être noté pour des néoformations qui, si fréquemment, atteignent d'excessives dimensions en d'autres régions de l'organisme. Cependant Cornil ([1]) a rapporté un cas où un polype fibreux, long de 8 centimètres, s'était étroitement enclavé dans le pylore, déterminant ainsi une sténose complète.

Les *myomes*, ou plutôt les *fibro-myomes*, sont rares et des plus polymorphes. Dans la majorité des cas, ces tumeurs sont trouvaille d'autopsie. Nous avons ainsi fortuitement rencontré chez une femme de 57 ans un nodule inclus dans la valvule pylorique, du volume d'un faible noyau de cerise, présentant à la coupe un aspect nacré, soyeux. L'examen microscopique mit en évidence la nature myomateuse de cette petite tumeur.

Les myomes peuvent toutefois se présenter, en certains cas, sous l'aspect de masses volumineuses n'entraînant en général aucun phénomène grave. Ces léiomyomes siègent ordinairement au voisinage de la grande courbure et s'insinuent fréquemment entre les lames du grand épiploon; on en a vu s'implanter sur la petite courbure et se développer entre les feuillets du petit épiploon ([2]). Ils peuvent être lisses ou bosselés; dans ce dernier cas, ils présentent assez souvent des zones ramollies et des points kystiques. On en a rencontré d'adhérents, soit au pancréas, comme dans un cas de Mouriquand et Gardère ([3]), soit à telle ou telle région du bassin que des tumeurs plongeantes atteignent parfois. Le myome gastrique présente en effet, dès qu'il acquiert un certain volume, une tendance marquée à s'extérioriser et à se pédiculiser. Ce fait, joint au volume parfois relativement considérable de la tumeur et aux adhérences qu'elle con-

1. *Soc. Anatom.*, 1865.
2. Douglas Gordon Cheyne. Un cas de fibro-myome de l'estomac. *The Bristish Med. J.*, 1912, 20 janv., 118-119, 1 fig.
3. G. Mouriquand et Ch. Gardère. Le leiomyome pédiculé externe de l'estomac. *Archiv. de Méd. expériment. et d'Anat. pathol.*, XXII, 1910, mai, 412-421, 1 fig.

tracte souvent à distance, explique comment des tumeurs d'origine gastrique ont pu être prises pour des néoplasies primitives d'organes tout différents, pour des tumeurs de l'ovaire par exemple ([1]).

Au contraire des éventualités précédentes, où le myome était tantôt une simple trouvaille nécropsique, tantôt une tumeur néoplasique volumineuse attirant l'attention du clinicien surtout par sa masse, il est des cas où le myome peut déterminer des accidents fonctionnels graves. Ochsner ([2]) opéra un myome malin de cet ordre chez un homme de 73 ans. Le tableau clinique était celui d'un cancer gastrique. Après laparotomie, on trouva simplement une masse pédiculée de la face postérieure de l'estomac. La résection de cette masse fut particulièrement facile; tous les symptômes inquiétants disparurent par la suite.

Au point de vue de leur structure, les tumeurs myomateuses de l'estomac sont le plus souvent des léiomyomes purs; en tout cas le tissu fibreux interstitiel est généralement fort peu développé.

F. MOUTIER.

1. J. SHERREN. Remarques sur les tumeurs polypeuses de l'estomac à évolution péritonéale. *British med. J.*, 1911, 16 sept., 595, 1 fig.
2. In YATES, *Ann. of. Surg.*, XLIX., 1906, oct., 599-615.

CHAPITRE XI

TUMEURS MALIGNES DE L'ESTOMAC

Les tumeurs malignes de l'estomac les plus fréquemment observées appartiennent au point de vue de leur constitution histologique à *l'épithélioma*. Plus rarement on trouve des *sarcomes*, tumeurs d'origine conjonctive ou conjonctivo-vasculaire (Ménétrier).

Pour ne pas rompre avec la tradition, nous décrirons tout d'abord, sous le titre général de *Cancer de l'estomac*, le carcinome et l'épithéliome, mais nous décrirons dans un chapitre à part le sarcome, bien plus en raison encore de son individualité clinique que de son individualité anatomique.

La nature de la *linite plastique*, de Brinton, est encore discutée : nous lui consacrerons donc aussi un chapitre spécial.

CANCER DE L'ESTOMAC

Anatomie pathologique. — Le cancer de l'estomac se présente à l'œil nu avec un aspect très différent, suivant la variété anatomique de la tumeur, son volume, sa localisation, l'existence ou l'absence de lésions péritonéales et de foyers secondaires de propagation dans les organes du voisinage.

Les anciens auteurs divisaient les cancers de l'estomac, d'après leur simple apparence macroscopique, en cancer mou ou encéphaloïde, en cancer dur ou squirreux et en cancer colloïde.

La division macroscopique la plus pratique nous paraît être la suivante :

a) Cancer végétant;

b) Cancer infiltré;

c) Ulcéro-cancer.

a) **Cancer végétant.** — Le cancer végétant, tel que nous le comprenons ici, correspond d'une façon générale au cancer encéphaloïde des anciens. Il est blanc rosé, souvent ramolli. A la coupe, il rappelle la substance cérébrale, d'où le terme de cancer encéphaloïde. Au raclage il fournit une grande quantité de suc cancéreux. Il est entouré par des ulcérations plus ou moins profondes, plus ou moins étalées; sa masse est souvent creusée de géodes plus ou moins ramollies, quelquefois encore elle présente des foyers de suppuration. Les anciens auteurs désignaient sous le nom de *cancer hématode* la forme assez richement vascularisée dans laquelle se produisent facilement des hémorragies interstitielles.

Le cancer végétant a quelquefois, mais assez rarement, l'aspect

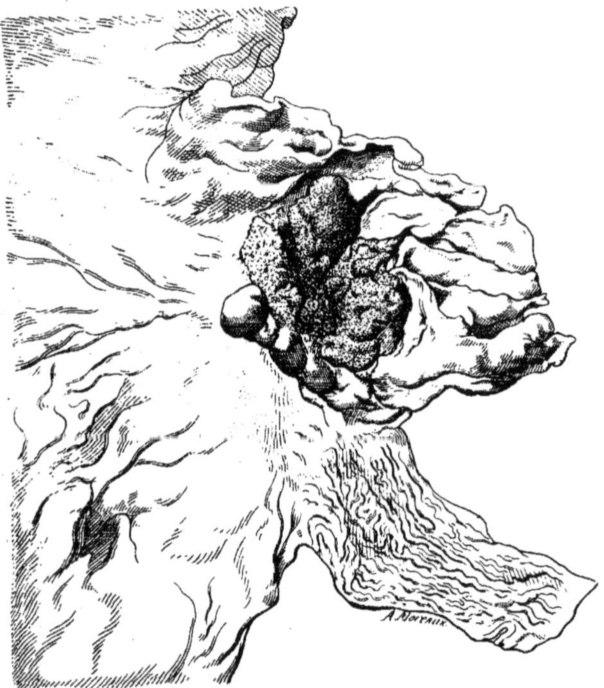

Fig. 169. — Cancer en plaque, très limité, juxta-cardiaque.

d'une tumeur largement pédiculée à base d'implantation large et nettement limitée. Le plus souvent, il se continue insensiblement avec les parties encore saines de la muqueuse et des parois de l'estomac, par une infiltration progressive que révèlent seulement leur épaississement et l'adhérence de la muqueuse aux parties sous-jacentes. Toutefois, la tendance générale de la forme végétante du cancer de l'estomac est de faire une *saillie marquée* au-dessus de la surface muqueuse de l'estomac. Tantôt cette saillie est constituée par des masses lobulées, arrondies, plus ou moins volumineuses, véritables végétations en chou-fleur ou même dendritiques, tantôt elle est formée seulement par une sorte de plateau, dont les bords ondulés se relèvent en bourrelet, de façon telle que le centre de la néoplasie paraît déprimé et forme une cupule plus ou moins profonde, à centre ulcéré.

On peut ainsi décrire les variétés macroscopiques suivantes du cancer végétant :

Cancer végétant en plateau ;

Cancer végétant en masses saillantes plus ou moins lobulées ;

Cancer végétant en chou-fleur.

b) **Cancer infiltré.** — Dans la forme infiltrée, le cancer de l'estomac s'insinue dans les parois de l'estomac qui s'épaississent et s'indurent. La lésion est alors beaucoup plutôt interstitielle que saillante. L'ulcération, dans cette forme en laquelle on observe souvent la dégénérescence colloïde, ne se fait que beaucoup plus lentement. Le cancer infiltré, souvent squirrheux, se propage moins facilement aux organes voisins. L'infiltration reste assez souvent limitée au pylore où elle forme une plaque qui, par son extension progressive, tend à devenir *annulaire* ou à prendre la forme d'un *entonnoir* lorsqu'elle envahit la partie adjacente de l'antre prépylorique.

Dans d'autres cas, l'infiltration tend à se généraliser, l'estomac est alors petit, rétréci, induré. Il ne s'affaisse pas lorsqu'on le pose sur la

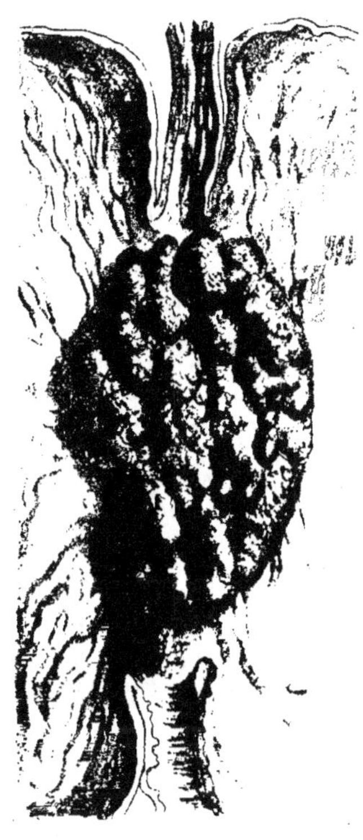

Fig. 170.
Cancer végétant de la petite courbure, forme en chou-fleur.

table : de là la comparaison si justement faite par les auteurs anglais, avec un ballon ou une bouteille en caoutchouc. C'est ainsi que se présente du reste la linite plastique typique. Le tissu malade est résistant à la coupe : celle-ci est sèche et fournit peu de suc cancéreux au raclage. A l'œil nu, on aperçoit un épaississement blanchâtre ou grisâtre des diverses tuniques de l'estomac ; les faisceaux musculaires tranchent sur la coupe par leur aspect gris rosé, saumoné. C'est le *squirre* des anciens auteurs. Il y a du reste des formes de passage et des combinaisons entre les formes dures et les formes molles du cancer : la même tumeur peut être encéphaloïde sur certains points et squirreuse sur d'autres.

Les deux formes peuvent présenter la *dégénérescence colloïde* qui se caractérise par l'aspect gommeux et brillant de la tumeur sur la coupe. Toutefois, cette dégénérescence est plus fréquente et mieux caractérisée avec les formes infiltrées qu'avec les formes végétantes du cancer de l'estomac.

c) **Ulcéro-cancer.** — L'aspect de l'ulcéro-cancer est, d'une façon générale, celui d'un vieil ulcus à bords indurés et plus ou moins uniformément épaissis. Parfois, on aperçoit des saillies cancéreuses, qui semblent bien s'être produites sur un point de la circonférence d'une vieille ulcération, et l'histoire clinique du malade paraît indiquer aussi deux phases successives, l'une d'ulcus et l'autre de cancérisation ; toutefois l'examen microscopique est souvent nécessaire pour démontrer la nature cancéreuse de l'induration calleuse. Nous reviendrons du reste plus loin sur la description de l'ulcéro-cancer auquel nous consacrerons un chapitre particulier.

Description macroscopique des principales formes du cancer de l'estomac. — La nature de la tumeur, son volume, sa localisation, la dilatation due à la stase quand il [y a sténose pylorique, ou la rétraction quand il y a sténose du cardia ou infiltration squirrheuse généralisée, donnent à l'estomac cancéreux, extrait du cadavre et posé sur la table d'autopsie, un aspect très différent suivant les cas. La différence d'aspect à l'ouverture de l'abdomen est plus grande encore en raison de l'existence fréquente d'adhérences péritonéales, de la propagation de la lésion cancéreuse aux organes voisins et de la production de foyers secondaires dans le foie, le grand épiploon et les ganglions mésentériques, épiploïques et prévertébraux.

Les lésions secondaires sont d'autant plus importantes et plus étendues que la maladie a duré plus longtemps et aussi que sa malignité était plus grande. Il arrive souvent qu'on trouve à l'autopsie des lésions secondaires beaucoup plus considérables que la lésion primitive. On acquiert ainsi nettement la conviction qu'il y a un intérêt très grand à ne pas attendre, pour provoquer l'intervention chirurgicale, que la lésion première se soit beaucoup développée et que les lésions secondaires aient pris quelque importance. Cependant il convient de reconnaître que cette extension tient tout autant à la malignité primitive du néoplasme qu'au temps écoulé depuis le début du cancer.

A l'ouverture du ventre aussi, on se rend bien compte de la difficulté qui existe à palper la tumeur primitive à l'examen des malades. En effet, elle siège souvent au pylore ou vers la petite courbure, assez souvent au voisinage du cardia et elle est très souvent masquée par le foie. La tumeur qu'on sent, surtout si elle est volumineuse, est presque toujours due à une lésion secondaire : tumeur du grand épiploon, adhérence au bord du foie, noyaux cancéreux secondaires de cet organe, masses ganglionnaires, etc.

Souvent, on éprouve une assez grande difficulté à détacher les adhérences et à isoler l'estomac, et ces adhérences se font surtout entre l'estomac et le foie, entre l'estomac et le pancréas. Dans certains cas, des noyaux secondaires nombreux sont développés dans le mésentère et dans le grand épiploon. En d'autres cas, le foie, notablement augmenté de volume, est truffé de masses cancéreuses arrondies, blanchâtres, alors qu'il n'existe que peu ou pas de lésions secondaires du péritoine. Rarement, il existe un épanchement ascitique abondant ; mais cet épanchement peut être assez considérable pour que l'*ascite* masque plus ou moins complètement les tumeurs et les indurations néoplasiques, comme cela se voit beaucoup plus souvent dans la tuberculose du péritoine.

La surface externe de l'estomac est rarement saine : des traînées de lymphangite spécifique, blanchâtres, moniliformes, des placards de néoformation sous-péritonéale s'y observent en général, principalement au voisinage de la petite courbure.

Ajoutons que des foyers étendus de périgastrite adhésive et des foyers de suppuration constitués par des collections de pus souvent sanieux et fétide, peuvent se rencontrer au voisinage de l'estomac, à la suite d'une infection à laquelle les ulcérations cancéreuses ont servi de porte d'entrée.

La grande dilatation de l'estomac reconnaît pour cause principale la sténose néoplasique du pylore, que nous allons décrire.

Lésions sténosantes du pylore. — Elles demandent à être décrites en un chapitre spécial, en raison de leur fréquence, de l'allure si particulière qu'elles impriment à l'ensemble clinique, à la marche de la maladie et des indications particulières qu'elles comportent au point de vue de l'intervention chirurgicale. En effet, la sténose du pylore rend plus précoces les accidents de dyspepsie symptomatique ; elle amène le plus souvent une vaste dilatation de l'estomac avec stase permanente et elle justifie soit une opération radicale d'exérèse, la pylorectomie, soit une opération palliative de nécessité, la gastro-entérostomie.

On peut, d'une façon un peu schématique — mais une description semblable doit être forcément schématique — décrire plusieurs types de lésions sténosantes du pylore d'origine cancéreuse.

a) Rétrécissement squirreux du pylore en anneau ou en entonnoir ;

b) Rétrécissement du pylore par une tumeur végétante d'origine pylorique ;

c) Rétrécissement pylorique secondaire par extension d'une tumeur cancéreuse végétante primitivement implantée à distance du pylore.

a) **Rétrécissement squirreux du pylore en anneau ou en entonnoir.** — C'est une forme de rétrécissement cancéreux du pylore assez fréquemment observée : elle est souvent, sur le vivant ou même sur le cadavre, difficile à distinguer de l'induration due à un ulcus ancien ou à une cicatrice d'ulcus. Elle se prête à l'exérèse chirurgicale d'une façon tout particulièrement favorable en raison de sa mobilité, de sa limitation très nette, de sa marche assez lente, et de l'absence pendant longtemps de lésions ganglionnaires secondaires à distance. Du reste, c'est grâce aux examens directs pratiqués sur le vivant ou sur les pièces prélevées par pylorectomie, que nous con-

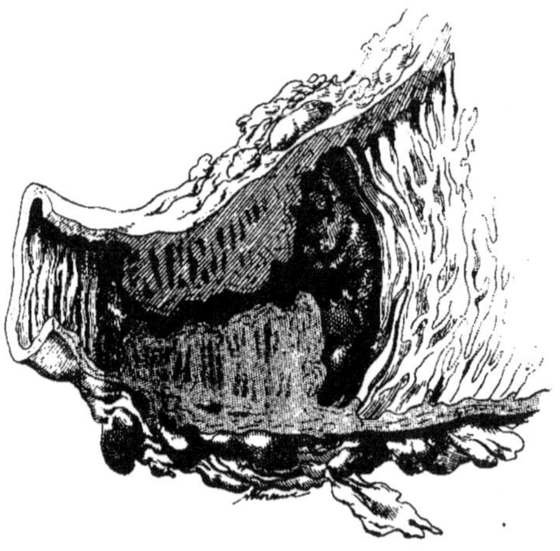

Fig. 171. — Cancer en entonnoir pylorique et prépylorique.

naissons bien à l'heure actuelle les phases initiales de cette lésion.

Le squirre sténosant du pylore se présente sous la forme d'un anneau ou d'un entonnoir.

L'anneau squirreux, qui résulte de l'extension transversale d'une plaque initiale dont les deux extrémités se sont rejointes après avoir fusé dans les parois du pylore à la rencontre l'une de l'autre, donne lieu à un épaississement cylindrique parfois appréciable à la vue et plus ou moins régulièrement réparti sur le canal pylorique. Plus souvent encore, il se perçoit mieux au toucher qu'à la vue, et c'est la palpation qui renseigne surtout le chirurgien après la laparotomie, sur la nature et l'étendue des lésions infiltrées et sténosantes.

L'induration et l'épaississement peuvent se présenter sous l'aspect d'un anneau cylindrique qui ne déborde pas le pylore vers la cavité gastrique; mais, assez souvent aussi, il tend à se produire une sorte

d'entonnoir par suite de l'extension de l'infiltration et de l'induration
à la partie avoisinante, plus large et progressivement évasée, de
l'antre prépylorique. Comme cet entonnoir se constitue par l'extension
d'une plaque primitive, arrondie ou oblongue, d'infiltration squirreuse, il en résulte que l'ouverture de cet entonnoir est souvent irrégulière et plus large d'un côté que de l'autre.

Le pavillon de l'entonnoir squirreux peut du reste être plus ou
moins étendu. Il peut mesurer quelques centimètres seulement; mais
il peut aussi s'étendre au tiers ou à la moitié de l'estomac. On
observe en somme tous les intermédiaires entre la simple induration
cylindrique limitée au pylore et l'infiltration généralisée, qui donne
à l'estomac rétracté l'aspect d'une gourde en caoutchouc. La partie
indurée en entonnoir reste rigide après l'extraction de l'estomac, elle
ne s'affaisse pas sur la table. Après la section longitudinale de l'estomac et du pylore, elle forme une demi-gouttière.

Sur la coupe, l'induration pylorique se constate très nettement. La
paroi épaissie résiste, crie sous le couteau. La surface de section est
brillante, sèche, nacrée. Le canal pylorique est étroit, mais assez
souvent aussi anfractueux, creusé d'une ou de plusieurs érosions ou
de véritables ulcérations. L'ulcération tend, en général, à prendre une
forme oblongue allongée. Les bords en sont indurés, irréguliers. Elle
déborde assez souvent vers l'entonnoir prépylorique. A ce niveau, il
n'est pas très rare de trouver des nodosités blanchâtres, saillantes,
quelquefois véritablement bourgeonnantes, se rapprochant par conséquent de l'aspect du cancer végétant. La lésion est, en effet, plus
volontiers squirreuse au niveau du pylore qu'au niveau du corps de
l'estomac lui-même.

Les limites de la tumeur, et c'est une loi générale de la localisation du cancer du pylore, sont beaucoup plus nettement marquées du
côté du duodénum que du côté de l'estomac. Vers le duodénum, l'induration s'arrête assez nettement au niveau de la valvule qui se présente ainsi sous l'aspect d'un disque plan ou bombé, plus ou moins
irrégulier, au centre duquel se voit l'orifice pylorique. L'infiltration
cancéreuse ne s'étend pas très loin vers le duodénum. Nous dirons plus
loin que cette résistance du duodénum à l'envahissement néoplasique
tient à la disposition des lymphatiques de cette région. Cette notion
est importante; il en résulte que la résection doit se faire beaucoup
plus loin vers l'estomac que vers le duodénum, si l'on veut se tenir
en deçà de la zone de propagation par infiltration dans les lacunes et
les vaisseaux lymphatiques.

b) **Rétrécissement du pylore par une tumeur végétante d'origine
pylorique.** — Le type végétant avec tumeur plus ou moins saillante
se caractérise par un épaississement plus marqué de la région
pylorique et prépylorique. La tumeur est beaucoup plus grosse
et, assez souvent, des noyaux cancéreux font saillie vers la

séreuse et sont reconnaissables même par l'examen extérieur. A la coupe, on constate une induration moins marquée que dans la forme squirreuse annulaire. Vers l'antre prépylorique, on aperçoit des masses blanchâtres rosées saillantes, en plateau ou nettement végétantes. Souvent il s'est fait à leurs dépens des ulcérations plus ou moins étendues, plus ou moins profondes. Ce sont souvent de gros bourgeons de ce genre qui oblitèrent l'orifice du pylore. On comprend que, quand ils se nécrosent et se détruisent, la perméabilité pylorique puisse se rétablir, tout au moins momentanément. On comprend aussi que l'ulcération puisse en creusant un canal central amener une insuffisance permanente du pylore : c'est une circonstance quelquefois, mais rarement, observée. L'exérèse pratiquée de bonne heure peut seule permettre de voir la lésion végétante à son début sous forme de masses polypeuses du canal pylorique ou de l'antre prépylorique.

c) **Rétrécissement pylorique secondaire, par extension d'une tumeur cancéreuse végétante primitivement implantée à distance du pylore.** — Dans la *sténose secondaire* du pylore, la production néoplasique n'a pas pris naissance au niveau même du pylore, mais à distance, le plus souvent au voisinage de la petite courbure, et c'est en s'étendant excentriquement qu'elle atteint et oblitère l'orifice gastrique inférieur. Il s'agit alors de formes végétantes d'aspect analogue à celles que l'on trouve sur les faces ou vers la petite courbure.

Cancer de la petite courbure, du cardia et des faces. — C'est presque toujours un cancer végétant, en plateau excavé en cupule, en masse mamelonnée ou en chou-fleur. La tumeur devient souvent volumineuse ; elle atteint la grosseur du poing, d'une orange, quelquefois d'un œuf d'autruche. Souvent le plateau saillant est élevé et creusé par une ulcération plus ou moins anfractueuse et l'infiltration qui épaissit et soulève la muqueuse, se poursuit à distance avec à sa limite des nodosités blanchâtres arrondies et saillantes, isolées ou multiples.

Certaines tumeurs ont plus tendance à bourgeonner vers la cavité de l'estomac qu'à s'étendre en surface. Quelquefois même elles sont véritablement pédiculées et, bien que leur surface d'implantation reste large, certaines de ces tumeurs méritent l'appellation de tumeurs en chou-fleur ou même de tumeurs villeuses. Elles sont polypiformes. Il peut arriver que des fragments de ces végétations et quelquefois l'une d'elles en entier se détachent et soient rejetés au dehors par le vomissement.

Assez rarement, le cancer qui oblitère le cardia se développe exactement au niveau de cet orifice. Le plus souvent, c'est par extension périphérique de la production néoplasique que cet orifice est atteint et sténosé.

Lorsqu'il existe une sténose du cardia, l'estomac est petit, diminué de volume ; il s'affaisse sur la table en laissant apercevoir d'autant mieux le volume de la tumeur. Bard a signalé une forme médio-gastrique avec tendance à la biloculation; cette disposition rare dépend peut-être de la cancérisation secondaire d'un vieil ulcus avec sténose mésogastrique préalable.

Infiltration cancéreuse généralisée. — Nous avons déjà signalé l'infiltration squirreuse en entonnoir au niveau de l'antre prépylo-

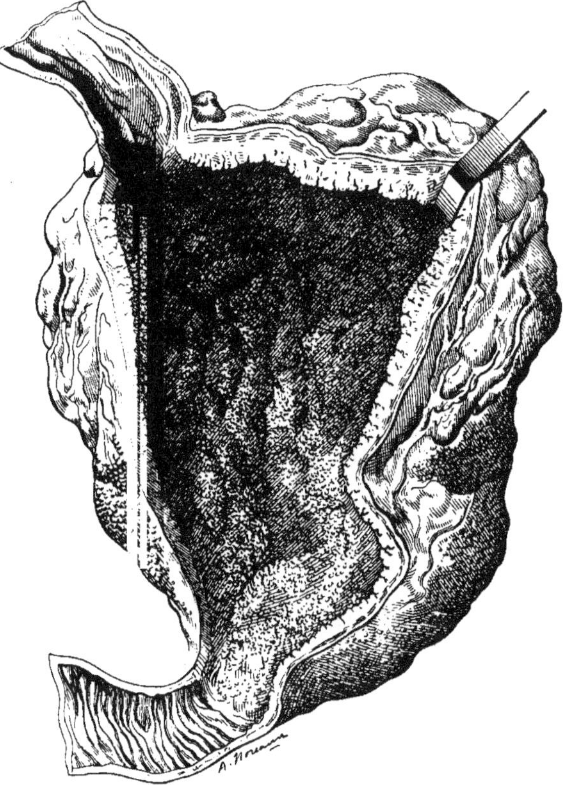

Fig. 172. — Cancer massif de l'estomac avec dégénérescence colloïde généralisée.
(Cas de Moutier et Marre.)

rique. Parfois l'infiltration ne se limite pas à cette région, elle se généralise et l'estomac tout entier ou presque tout entier est transformé en une poche rigide dont les parois ne s'affaissent pas lorsqu'elle se vide. A la coupe, l'épaississement et l'induration apparaissent plus nettement encore; on voit qu'ils portent surtout sur les couches sous-muqueuse et sous-séreuse qui sont notablement plus larges que normalement. Elles sont blanchâtres et nacrées à la coupe. Les tuniques musculeuses sont épaissies elles aussi, mais dans une proportion moindre; elles tranchent par leur coloration gris rosé.

Dans ces cas, la capacité de l'estomac est sensiblement diminuée, la grosse tubérosité tend à s'effacer et l'estomac se présente sous la forme d'un cylindre aminci vers le cardia dont le calibre est moindre souvent que celui du côlon; il est même quelquefois inférieur à celui du duodénum qui lui fait suite.

La dégénérescence colloïde s'observe assez souvent dans ces conditions.

La rétraction de l'estomac et l'induration de ses parois sont deux caractéristiques de la *linite plastique* de Brinton, dont nous ferons l'histoire plus loin. Disons seulement ici que, si les analogies du squirre et de la linite sont très grandes, on constate dans les formes typiques de linite, non seulement ces deux particularités, mais aussi une infiltration dure du mésentère et du hile du foie, qu'on ne trouve jamais lorsqu'il n'existe qu'un entonnoir squirreux prépylorique, quelle que soit du reste l'étendue de cet entonnoir.

Siège du cancer de l'estomac. — Il y a, à divers points de vue, pour le médecin aussi bien que pour le chirurgien, intérêt à savoir quel est le siège le plus fréquent du cancer de l'estomac. Si l'on prend la moyenne des statistiques publiées par Lebert, Brinton (560 cas), Gussenbauer et Winiwarter (905 cas), William Welch (1500 cas), on arrive à cette conclusion que le cancer de l'estomac siège environ dans les 2/5 des cas au pylore, 1 à 2 fois sur 10 à la petite courbure, 1 fois sur 10 au cardia et plus rarement à la grande courbure ou sur les faces. La grosse tubérosité n'a été prise que 54 fois sur les 1500 cas de W. Welch.

Dans un relevé de 254 cas observés dans le service de A. Mathieu, Fr. Moutier a trouvé, en chiffres ronds :

Pylore, 151 cas soit.	56	pour 100
Cardia, 28 —	12	— 100
Région juxta-cardiaque, 6 cas, soit	2,5	— 100
Petite courbure, 10 cas, soit.	4	— 100
Faces, 55 cas, soit.	25,5	— 100
Grande courbure, 4 cas, soit	1,2	— 100

En somme, dans 70 pour 100 des cas environ, le cancer de l'estomac siège au niveau des orifices; mais il est 5 à 6 fois plus fréquent au niveau du pylore que du cardia.

Voies et modes de propagation du cancer de l'estomac. — Il est très intéressant au point de vue anatomo-pathologique et très utile au point de vue chirurgical de savoir comment se fait l'extension de la tumeur primitive dans les parois stomacales et la propagation de la lésion cancéreuse au dehors de l'estomac. Comme les ganglions représentent un filtre d'arrêt et une sorte de relais dans la propagation de la maladie, il importe beaucoup aussi de savoir dans quel ordre ils sont atteints en raison des localisations différentes de la lésion initiale et de prévoir par suite où le chirurgien doit les chercher en vue soit de les extirper, soit de constater une extension du cancer si étendue qu'elle ne permette plus son extirpation totale.

Cette étude a été soigneusement faite en France par B. Cunéo[1] et en Allemagne par Borrmann[2], qui ont surtout utilisé les pièces anatomiques enlevées par les chirurgiens. C'est, en effet, à la période initiale que la propagation des lésions cancéreuses présente un grand intérêt pratique et ce sont les conditions les plus favorables pour une extirpation chirurgicale complète, radicale, qu'il s'agit de déterminer.

L'extension du cancer doit être étudiée dans l'estomac et en dehors de l'estomac[3].

a) Extension dans l'estomac. — 1° Dans la muqueuse;

2° Au niveau de la sous-muqueuse;

3° A travers les tuniques musculaires;

4° Au niveau de la séreuse.

b) Hors de l'estomac. — 1° Extension aux orifices gastriques;

2° Propagation par contiguïté aux organes voisins;

3° Propagation à distance par la voie lymphatique;

4° Propagation à distance par la voie sanguine (veine porte).

A) Extension du cancer dans l'estomac. — 1° Propagation au niveau de la muqueuse elle-même. — Cette extension se produit toujours, mais elle se fait avec une rapidité variable, tantôt accélérée, tantôt ralentie. Elle est surtout marquée et relativement rapide lorsqu'il y a production de plaques superficielles. Elle est plus lente dans les formes scléreuses infiltrées, ou encore lorsque le bourgeonnement, se faisant presque exclusivement vers la face libre de la muqueuse, donne lieu à une production polypeuse à base d'implantation sessile.

L'accroissement du néoplasme en surface, aux dépens de la muqueuse, se fait par le double mécanisme de l'infiltration des éléments néoplasiques entre les tubes glandulaires et par la transformation de proche en proche des tubes glandulaires eux-mêmes et de leur épithélium de sécrétion en éléments carcinomateux. Ce sont des points sur lesquels on reviendra plus loin en décrivant les lésions histologiques du cancer de l'estomac. Pour le moment, on devra se contenter de cet énoncé schématique.

---

1. B. CUNÉO. *Thèse de Paris*, 1900, et *Travaux de chirurgie anatomo-clinique de Hartmann*, 1905.

2. BORRMANN. *Das Wachstum und die Verbreitungswege des Magencarcinoms*, Iena, 1901.

3. Nous faisons ici, dès maintenant, l'exposé de l'extension du cancer de l'estomac en suivant le plan dressé par Soupault, bien que, pour être compris clairement, il suppose la connaissance de données histologiques qui ne seront exposées que plus loin.

2° **Extension au niveau de la sous-muqueuse.** — Tout d'abord, il y a effraction de la musculaire sous-muqueuse, puis propagation par infiltration dans les lacunes lymphatiques. Cette infiltration se révèle à l'examen macroscopique par l'épaississement de la couche celluleuse sous-muqueuse et par l'adhérence de la muqueuse aux couches profondes sur lesquelles on ne peut plus la faire glisser. A la coupe, la résistance au couteau est appréciable. Cette extension sous-muqueuse prend surtout une grande importance dans les formes squirreuses et colloïdes.

La détermination de ses limites indique la distance minima à laquelle doit porter le couteau pour éliminer les greffes néoplasiques déjà semées.

3° **Propagation à travers les tuniques musculaires.** — Ces tuniques opposent à l'invasion cancéreuse une barrière qui arrête

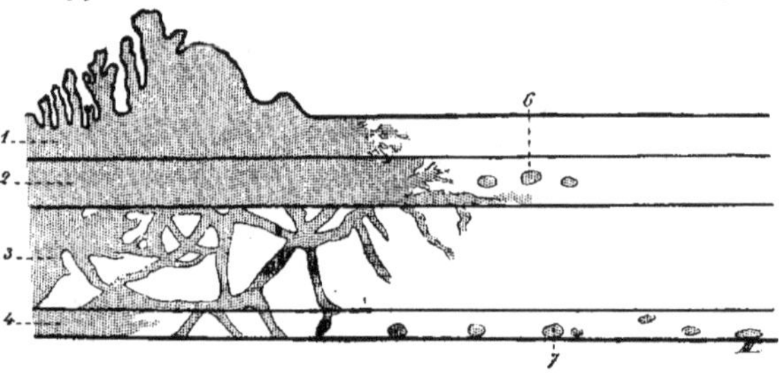

Fig. 175. — *Schéma de la propagation du cancer dans les tuniques de l'estomac.* 1, envahissement de la couche glandulaire ; 2, envahissement de la sous-muqueuse ; 3, infiltration de la musculeuse ; 4, colonisation de la sous-péritonéale ; 6, essaimage par ilots isolés à distance dans la sous-muqueuse ; 7, propagation à distance par les lymphatiques sous-péritonéaux. (Imité de Cunéo.)

momentanément sa marche. On les reconnaît en effet à la coupe, assez loin vers le centre de la lésion. Mais elles finissent par être entamées et dissociées et la barrière est non seulement forcée, mais plus ou moins largement détruite.

4° **Propagation au niveau de la séreuse péritonéale.** — Les germes cancéreux, parvenus sous la tunique péritonéale, y trouvent un terrain d'extension relativement facile. L'envahissement de la sous-séreuse se fait presque aussi facilement que celui de la sous-muqueuse, par les lacunes ou les troncs lymphatiques. Quelquefois, il se fait une fine injection du réseau lymphatique qui se dessine élégamment à la surface.

L'envahissement de la séreuse permet fréquemment au chirurgien de reconnaître la nature des lésions. Assez souvent se présentent des plaques d'un blanc nacré, à surface lisse ou légèrement mamelonnée, de consistance ferme, de dimensions variables ; de leur périphérie se détachent des sillons qui leur donnent un aspect radié et quelquefois cicatriciel. Ces plaques se rencontrent surtout au niveau de la petite courbure; elles se continuent souvent avec des tractus blanchâtres qui s'enfoncent dans le petit épiploon (Cunéo). En d'autres cas, ce sont des bourgeons quelquefois petits et nombreux, granuleux, quelquefois plus volumineux, arrondis, mamelonnés, parfois mûriformes, d'une couleur rosée, de consistance ferme. Ces masses peuvent subir la dégénérescence colloïde ou renfermer une série de petites vésicules à contenu muqueux : ces deux particularités sont du reste exceptionnelles.

Cunéo a noté avec raison la tendance des lésions secondaires au cancer de l'estomac et, en particulier, au cancer du pylore, à envahir la petite courbure. C'est là que la lésion de la séreuse présente son maximum. Il en résulte assez souvent une rétraction qui tend à rapprocher les deux orifices et donne à la petite courbure l'aspect d'un V ouvert en haut et à droite. On trouve à ce niveau des indurations en plaques nacrées, des bosselures et des cordons arrondis qui se continuent dans l'épaisseur du petit épiploon. Dans la masse indurée se trouvent inclus des ganglions lymphatiques augmentés de volume. Les vaisseaux et les nerfs sont plongés dans la masse néoplasique et il est très difficile de les disséquer.

B) **Propagation du cancer hors de l'estomac.** — *a)* **Orifices de l'estomac.** — Nous avons signalé plus haut l'envahissement secondaire du cardia et du pylore par des tumeurs cancéreuses nées dans le voisinage, et nous avons dit qu'il en résulte des formes cliniques particulières du cancer de l'estomac : nous n'insisterons pas davantage.

Il est très remarquable que l'envahissement cancéreux du pylore vers le duodénum tende souvent à s'arrêter au niveau de la face duodénale de la valvule pylorique qui, on le sait, vue par le duodénum, présente l'aspect d'un diaphragme perforé à son centre. Parfois, l'induration du canal pylorique ne dépasse pas les limites de la face valvulaire qui se trouve indurée et plus ou moins bossuée. La première partie du duodénum paraît alors intacte. Cette résistance du duodénum à l'invasion a été remarquée par les anatomo-pathologistes (Rokitansky, Brinton) et par les chirurgiens (Kocher, Mikulicz). Cunéo a examiné 11 pièces à ce point de vue particulier. Dans 7 cas, le duodénum était absolument sain; dans les 4 autres, le néoplasme atteignait sa partie initiale, mais dans une étendue d'environ un centimètre seulement. Borrmann, qui a constaté, lui aussi, l'envahissement du duodénum dans environ le tiers des cas, a été amené par ses examens histologiques à admettre une propagation cancéreuse plus étendue que ne le fait Cunéo. Nos recherches de laboratoire nous ont amené à des conclusions analogues; il faudrait donc pouvoir sectionner le duodénum, non pas à 2, mais à 3 ou 4 centimètres de la valvule pylorique, pour se trouver en dehors de la zone contaminée.

b) **Propagation aux organes voisins.** — Il se fait tout d'abord des adhérences, puis par leur intermédiaire l'envahissement par continuité des organes voisins.

Ces adhérences peuvent être inflammatoires ou cancéreuses. Très souvent du reste des adhérences purement inflammatoires d'aspect sont en réalité cancéreuses et non simplement fibreuses (Cunéo).

Les adhérences ont été notées dans 62,5 pour 100 des cas à l'autopsie, d'après le relevé de Gussenbauer et Winiwarter. Elles ont été constatées dans les deux tiers des cas également par les chirurgiens, bien qu'ils aient observé des faits d'évolution plus jeune. Les adhérences au pancréas sont particulièrement fréquentes (20 cas sur 59 d'après Guinard). En seconde ligne, viendraient les adhérences au côlon (7 cas).

Les adhérences au foie se fixent ordinairement à la face inférieure du lobe carré et du lobe gauche. Elles sont quelquefois très serrées et certains chirurgiens ont été amenés, pour enlever l'estomac, à réséquer un fragment du parenchyme hépatique.

Les adhérences à la paroi se voient surtout à la suite de la gastro-entérostomie ; elles constituent une voie de propagation pour la lésion cancéreuse qui peut ainsi envahir la cicatrice cutanée et bourgeonner à l'extérieur.

c) **Propagation par les voies lymphatiques.** — Elle se fait par trois procédés : α) Par envahissement lacunaire ; β) Par embolie lymphatique ; γ) Par lymphangite cancéreuse en traînée continue.

La propagation par les voies lymphatiques amène la production d'adénopathies cancéreuses à courte ou à longue distance, dont la connaissance importe au plus haut point au chirurgien. Il doit en effet rechercher ces adénopathies soit dans le but d'enlever les ganglions malades, soit de juger si une exérèse est encore possible sans menace de récidive ganglionnaire à bref délai.

A ces modalités de propagation par les voies lymphatiques, on peut ajouter la propagation par la *cavité péritonéale* qui peut être considérée comme une vaste lacune lymphatique.

α) *Envahissement lacunaire.* — Nous l'avons signalé dans la cellulose sous-muqueuse et dans la cellulose sous-séreuse ; nous y reviendrons plus loin en faisant la description histologique des lésions cancéreuses de l'estomac.

β) *Embolie lymphatique.* — Des cellules cancéreuses transportées par la lymphe peuvent aller à distance s'arrêter dans un tronc lymphatique ou, plus facilement encore, dans un ganglion lymphatique. Elles y sèment la lésion et bientôt un nouveau foyer cancéreux se trouve constitué.

γ) La *lymphangite cancéreuse.* — Elle se dessine quelquefois à la surface des organes, de l'estomac et du poumon en particulier, sous forme d'un réseau qui représente une injection spontanée des lymphatiques de la région. Les auteurs discutent sur le rôle plus ou moins important et sur la fréquence plus ou moins grande de l'embolie et de la lymphangite cancéreuse continue.

δ) *Propagation par la voie sanguine.* — Cette propagation se fait par la veine porte sur le trajet de laquelle se trouve interposé le filtre hépatique. Les embolies cancéreuses sont arrêtées par le foie et elles deviennent le point de départ du cancer secondaire du foie, cancer quelquefois si volumineux qu'il masque la lésion d'où il dérive.

Adénopathies secondaires au cancer de l'estomac. — Les lymphatiques de l'estomac aboutissent à des ganglions situés dans le voisinage immédiat de cet organe. Ils arrêtent au passage les cellules cancéreuses venues soit par lymphangite continue, soit par embolie, et ils deviennent eux-mêmes le point de départ de lésions dont l'évolution marque un temps d'arrêt dans la marche de la maladie. Par contre, si ces ganglions infectés ne sont pas enlevés lorsqu'est pratiquée l'exérèse pylorique ou stomacale, ils deviennent à leur tour des foyers d'infection et de contamination pour d'autres réseaux lymphatiques et d'autres ganglions, et la zone d'envahissement étant alors plus étendue, une intervention radicale devient impossible. Rarement on constate l'envahissement primitif des ganglions éloignés, alors que les ganglions les plus proches sont restés indemnes. Dans les autopsies, suivant les

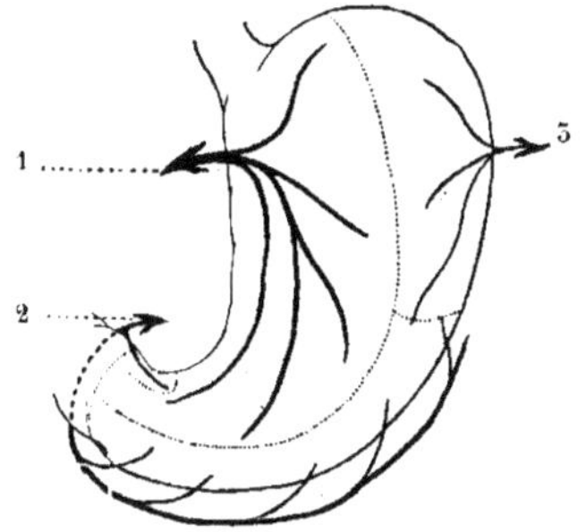

Fig. 174. — *Territoires lymphatiques de l'estomac.* 1, Courant coronaire ou courant principal; 2, courant gastro-épiploïque droit; 3, courant splénique. (D'après Cunéo.)

recherches de Cunéo, un certain nombre de ces ganglions périgastriques sont fréquemment atteints. Sur les pièces opératoires obtenues le plus souvent par pylorectomie, les ganglions correspondant au siège de la lésion étaient pris dans 87,5 pour 100 des cas, d'après Cunéo. Lenzemann ([1]) a examiné 189 ganglions provenant de 20 pièces de gastrectomie : 79 étaient envahis et 110 sains, ce qui donne une proportion de 42 pour 100. Toutefois, comme le fait observer Cunéo, ces chiffres ne donnent pas une idée exacte du nombre des cas de cancer de l'estomac dans lesquels il y avait envahissement des ganglions par la lésion cancéreuse.

Il est très important pour le chirurgien de savoir dans quelle région il doit rechercher l'adénopathie secondaire au cancer de l'estomac. Bien que les ganglions augmentés de volume et indurés qu'il ren-

1. Lenzemann. *Arch. f. Klin. Chirurg.*, 1902, Hft, 2.

contrera ne soient pas forcément des ganglions cancérisés, il devra les enlever comme suspects, puisque l'examen histologique pourrait seul décider si oui ou non leurs lésions sont cancéreuses.

Il existe, au voisinage immédiat de l'estomac, trois groupes de ganglions susceptibles de se cancériser après une lésion carcinomateuse de cet organe :

1° Un groupe rétro-pylorique non constant, auquel aboutissent les lymphatiques de la face postérieure du pylore ;

2° Un groupe assez important situé à l'extrémité gauche (ou mieux supérieure) de la petite courbure à l'endroit où la coronaire stomachique aborde l'estomac ;

3° Un groupe allongé situé au-dessous de la petite tubérosité ; l'un d'eux, ganglion sous-pylorique, se trouve presque directement au-dessous du pylore (fig. 151, p. 578).

Les ganglions rétro-pyloriques, lorsqu'ils existent, sont presque constamment envahis ; ils font du reste assez souvent défaut. D'après Cunéo, les ganglions de la petite courbure sont pris dans 91,4 pour 100 des cas. Par contre, les ganglions sous-pyloriques ne seraient envahis que dans 62,5 pour 100 des cas.

Dans le cancer du pylore, qui se prête le mieux à l'exérèse, les ganglions de la petite courbure sont souvent atteints. De là la nécessité pour le chirurgien de faire porter son incision assez loin vers la gauche pour qu'ils soient largement enlevés.

L'*adénopathie à distance* s'observe en premier lieu dans le groupe des ganglions sus-pancréatiques et des ganglions du hile du foie.

A l'existence des premiers, on peut rapporter des crises doulou-reuses très intenses qu'explique sans doute l'irritation du plexus solaire et de ses émanations. L'augmentation de volume des ganglions du hile du foie peut amener l'oblitération des voies biliaires et l'ictère, la compression de la veine porte et une ascite parfois considérable.

L'envahissement des ganglions du mésocôlon transverse suppose des lésions très étendues ; il est une contre-indication absolue à l'abla-tion du cancer.

Plus loin encore peuvent être atteints les ganglions mésentériques, les ganglions lombo-aortiques et iliaques ; dans le thorax, les ganglions du médiastin postérieur. La propagation peut se faire jusqu'aux ganglions cervicaux. Troisier a attribué à la présence d'un gros ganglion situé entre les deux chefs du sterno-cléido-mastoïdien gauche une importance très grande au point de vue du diagnostic du cancer de l'estomac. Quelquefois, il existe un ou deux autres ganglions plus petits en arrière. L'existence du ganglion de Troisier, qui est du reste assez rare, n'a pas une valeur pathognomonique absolue. Tout d'abord, cette adénopathie cervicale gauche peut se rencontrer avec un cancer de l'œsophage ou un cancer de la cavité abdominale autre qu'un cancer de l'estomac. Enfin il peut se faire qu'elle soit non point cancéreuse, mais tuberculeuse, même chez des malades atteints de cancer de l'estomac, comme l'ont vu Soupault et Marcel Labbé.

La *cavité séreuse du péritoine* n'est qu'une sorte de grande lacune lymphatique. Elle peut servir à la propagation de la lésion cancéreuse et des greffes secondaires peuvent se faire à distance à la surface de l'intestin et jusque dans le petit bassin lorsque des cellules cancéreuses ont cheminé au loin dans le péritoine. Les auteurs allemands insistent sur la fréquence de l'envahissement de l'ovaire en pareil cas [1].

A travers les puits lymphatiques du diaphragme peut se faire la propagation du péritoine à la plèvre et à la surface du poumon. De là des pleurésies cancéreuses, de là aussi, à la surface du poumon, l'injection du réseau lymphatique par la lymphangite de même nature (Troisier).

Cancer secondaire du canal thoracique. — Le canal thoracique a été trouvé envahi et oblitéré dans un certain nombre de cancers de l'estomac. Cette lésion, décrite par Andral en 1824, dans un cas de cancer de l'utérus, a été observée à la suite du cancer de l'estomac par une série d'auteurs. Elle a été particulièrement étudiée en France par Troisier[2], par Letulle, par Mathieu et Nattan-Larrier[3] et par une série d'autres auteurs. A. Piot en a fait récemment le sujet de sa thèse inaugurale [4].

Il n'a pu en relever que 25 cas, dont 6 consécutifs à un cancer de l'estomac. C'est donc une complication rare de cette dernière maladie. Elle se traduit en clinique par les phénomènes suivants : *œdème blanc et dur* de tous les territoires dont les lymphatiques aboutissent au canal thoracique, c'est-à-dire d'après l'ordre de leur invasion, les membres inférieurs, les parois abdominales, les parois thoraciques, l'hémithorax gauche et le membre supérieur gauche (l'hémithorax droit et le membre supérieur droit sont tributaires de la grande veine lymphatique); *épanchement pleural gauche*, plus rarement bilatéral; *ascite*, moins fréquente que l'épanchement pleural; *adénopathie sus-claviculaire gauche*, quelquefois très volumineuse. La *thrombose des veines* de la base du cou à gauche est un fait presque constant.

Tous ces phénomènes sont attribuables à l'oblitération cancéreuse partielle ou générale du canal thoracique. Cette oblitération est due primitivement à une thrombose suivie de greffe et de prolifération cancéreuse. L'oblitération assez précoce au niveau de l'abouchement du canal thoracique dans la veine sous-clavière, empêche l'envahissement du sang. Parfois, cependant, il se fait, à ce niveau, un bourgeon épithéliomateux qui fait saillie dans la veine.

1. Hartmann, *Ann. de Gynécol.*, oct. 1910. — Metzger, *Thèse de Paris*, 1911.
2. *Société médicale des hôpitaux de Paris*, 26 février 1897.
3. *Ibid.*, 2 décembre 1898.
4. A. Piot. L'oblitération cancéreuse du canal thoracique, *Thèse de Paris*, 1911.

Généralisation extra-thoraco-abdominales. — L'implantation à distance de colonies cancéreuses secondaires au néoplasme gastrique sont rares[1]. Elles peuvent s'observer dans la peau, les os et l'encéphale.

Consécutivement à l'envahissement du péritoine, on peut observer de petites tumeurs sous-cutanées, dures, indolentes, peu nombreuses. Parfois il se produit un noyau secondaire au niveau de l'ombilic; il peut s'ulcérer et bourgeonner.

A la suite des adénopathies cancéreuses, surtout de l'adénopathie sus-claviculaire, on peut constater un envahissement de la peau sous forme de plaques indurées à extension rapide, indolente. Dans un cas, il y avait eu aussi envahissement de la peau du sein et du sein lui-même par une sorte de lymphangite cancéreuse en nappe [2].

Les métastases osseuses se font surtout dans les os plats et les épiphyses des os longs. Elles se révèlent par la douleur, la tuméfaction. Il peut se produire une fracture spontanée. La métastase dans les os du crâne et dans la colonne vertébrale peut amener des phénomènes de compression des centres nerveux correspondants.

Les métastases cérébrales et méningées, très rares, n'ont guère été rencontrées que dans le domaine de l'artère méningée moyenne.

Ces diverses localisations secondaires présentent peu d'intérêt pratique. Le plus souvent, ce sont des épiphénomènes au cours d'une néoplasie déjà connue. Plus rarement, elles peuvent servir de signe révélateur pour un néoplasme latent. Inutile d'insister sur la contre-indication opératoire qui résulte de leur présence.

A. MATHIEU.

1. H. BOURQUELOT. *Thèse de Paris*, 1909. Travail du service de A. Mathieu.
2. MOUTIER et MARRE. *Arch. de Méd. expérim.* 1910, 432-461.

CHAPITRE XII

ANATOMIE MICROSCOPIQUE DU CANCER
DE L'ESTOMAC

L'étude microscopique du cancer de l'estomac est particulièrement intéressante parce qu'elle nous permet de saisir sur le vif la transformation des cellules d'une muqueuse normale en néoplasie maligne, par l'intermédiaire d'un processus peut-être purement irritatif, l'adénome. Les formations épithéliomateuses sont, au niveau de l'estomac, particulièrement polymorphes, et les termes employés pour en désigner les variétés sont aussi nombreux que se trouvent être complexes certaines classifications proposées. Nous nous efforcerons de simplifier autant que possible cet exposé.

Les zones néoplasiques se reconnaissent immédiatement sous le microscope, grâce à l'intensité des affinités colorantes du protoplasma et du noyau. Ce dernier est, en outre, beaucoup plus volumineux que celui des cellules ordinaires. De plus, ces cellules, dérivées des éléments de la muqueuse, débordent de beaucoup les limites de celle-ci et envahissent les tissus sous-jacents ; leurs cordons ou leurs anneaux cessent d'être entourés d'une membrane d'enveloppe comme les glandes normales. Ainsi, les changements dans la forme cellulaire et dans les rapports avec les tissus à l'entour et la nouvelle distribution topographique distinguent le territoire néoplasique de la muqueuse saine encore.

Les formes du cancer. — On doit distinguer deux grandes catégories de néoplasmes gastriques : dans certains cas, les éléments épithéliomateux rappellent plus ou moins exactement la glande dont ils sont nés et ses cellules constituantes, ce sont les *cancers typiques* ; — dans les autres, les éléments néoplasiques se disposent sans ordre, ou plutôt sans apparence d'ordre ; ils ne dessinent plus de formes pseudo-glandulaires, ce sont les *cancers atypiques*, quelquefois encore désignés sous le terme aujourd'hui désuet de *carcinome*. Ce terme, ayant servi à désigner des productions néoplasiques dissemblables, tend en effet à être abandonné.

Dans les *cancers typiques* ou *cylindriques*, l'épithélioma reproduit approximativement des culs-de-sac ou boyaux glandulaires. Les éléments néoplasiques tapissent des cavités de forme variable. Ils donnent tantôt des anneaux isolés ou tangents, espacés ou groupés de façon à rappeler l'aspect lobulé d'une coupe de glande acineuse, tantôt des tubes souvent exagérément allongés, sinueux, étranglés de place en place par de brusques rétrécissements. Ces tubes pseudo-glandulaires n'ont pas de membrane propre; ils sont directement au contact des tissus qu'ils dissocient et le tissu fibreux d'origine irritative, qui les entoure fréquemment, diffère absolument par son aspect et par son origine de la gaine conjonctive glandulaire normale. Les cellules néoplasiques se rapprochent par leur aspect des cellules du goulot des glandes normales : elles sont généralement, en effet, hautes, étroites, à noyau basal, mais elles peuvent être basses,

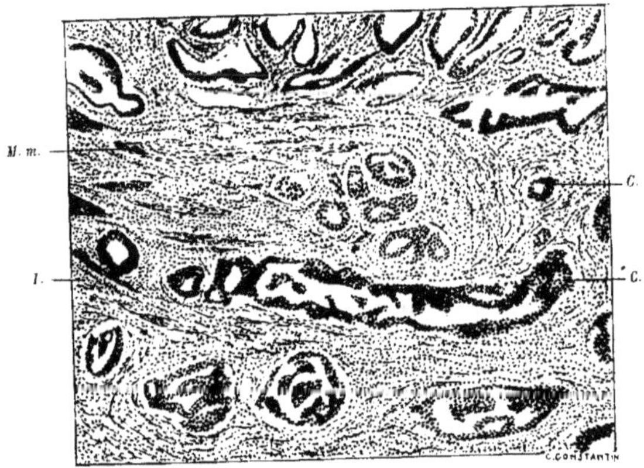

Fig. 175. — Épithélioma gastrique typique, peu infiltrant. *M. m*, muscularis mucosæ dissociée; *C*, boyaux cancéreux; *I*, infiltration interstitielle aiguë.

cubiques, à gros noyau central. Il peut en exister une couche unique ou plusieurs couches superposées. Au centre, se rencontrent des cellules libres à tous les stades de nécrose, des débris granuleux, une substance vitreuse, mais pas de produits de sécrétion vraie. Tout en gardant cette forme *annulaire* ou *ampullaire* (Hayem) l'épithélioma cylindrique typique dont nous venons de décrire les éléments, dissocie la muscularis mucosæ, fait effraction dans la sous-muqueuse et prolifère abondamment dans cette zone où nul obstacle important ne l'arrête. La musculeuse est ensuite forcée, envahie, et le néoplasme atteint enfin la celluleuse sous-séreuse, dont il pénètre et infecte les lymphatiques. Mais cette forme typique n'est pas extrêmement envahissante, et nous aurons l'occasion de revenir, à propos des formes atypiques, sur la marche des cellules épithéliomateuses.

L'épithélioma typique n'est pas toujours régulièrement annulaire.

Ses cellules, encore plus ou moins cylindriques à la périphérie, déformées, polyédriques au centre par pression réciproque, au lieu de tapisser des alvéoles, peuvent remplir des sortes de tubes ou, pour parler plus exactement, se disposer en cordons, en rubans (épithéliomas tubulés, rubanés, trabéculaires). Les cellules s'écartent ici de plus en plus du type normal, et nous passons insensiblement aux formes franchement atypiques.

Les *cancers atypiques* sont sensiblement plus fréquents que les précédents. Les éléments néoplasiques deviennent irréguliers, polyédriques ou arrondis, de dimensions très variables, parfois énormes. On y trouve souvent des inclusions, des vacuoles, des formes pseudo-para-

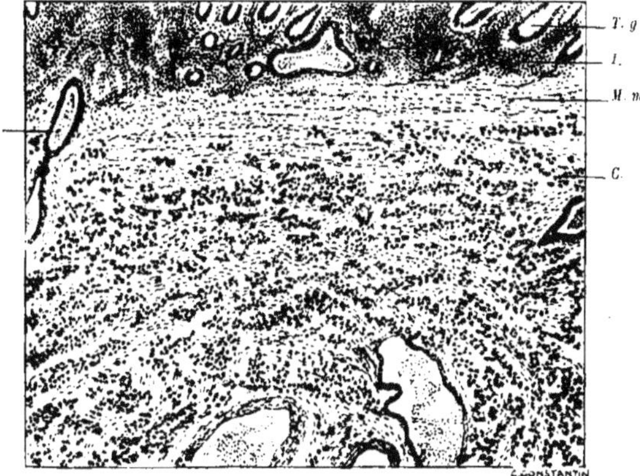

Fig. 176. — Épithélioma gastrique atypique. Les diverses tuniques sont infiltrées de façon diffuse par les éléments cancéreux. *T. g*, tubes glandulaires sains étouffés par une infiltration interstitielle aiguë de cellules lymphatiques *I*; *M. m*, muscularis mucosæ ; *C*, cellules cancéreuses ; *A*, artère.

silaires, des figures karyokinétiques normales ou aberrantes, comme dans un cas récent de Menetrier et Aubertin[1]. Il n'existe plus aucune apparence glandulaire, aucune ordonnation morphologique. Les cellules sont ou bien disséminées dans les tissus, ou bien disposées en traînées étroites plus ou moins anastomosées, réticulées, qui remplissent les fentes où elles s'insinuent. Ici elles forment des groupements serrés, là de véritables lacs où leurs éléments flottent espacés (Hayem).

Ces formes atypiques sont beaucoup plus extensives que les épithéliomas cylindriques typiques. Les cellules néoplasiques infiltrent les glandes voisines, les étouffent et les font disparaître ; elles s'étalent

1. Menetrier et Aubertin. Sur un cas de cancer de l'estomac à forme anémique, *Arch. gén. Méd.*, 1902.

en nappe au-dessus et au-dessous de la muscularis mucosæ. Elles comblent littéralement l'espace celluleux sous-muqueux et, de leurs longues traînées, dissocient les éléments de la musculeuse avec beaucoup plus de force que ne le font les cancers annulaires. Enfin, l'envahissement des vaisseaux, les thromboses, les lymphangites cancéreuses sont ici particulièrement intenses, précoces, extensifs. Le tissu conjonctif réagit également davantage dans les formes atypiques, et l'on voit fréquemment des cancers formés de séries d'alvéoles fibreuses où se logent un petit nombre d'éléments épithéliomateux.

On retrouve à peu près toujours en quelque endroit d'une coupe intéressant un cancer atypique des éléments reliant cette néoplasie aux formes typiques : ce sera soit un cordon plein de cellules nettement cylindriques à la périphérie du cordon, soit un anneau caractéristique. Dans certains cas, les éléments typiques et atypiques se rencontrent avec une abondance sensiblement égale, ce sont les *formes mixtes*, fréquentes d'ailleurs. Les choses se présentent souvent de la façon suivante : l'épithélioma est typique au niveau de la muqueuse, de la sous-muqueuse aussi parfois, mais l'infiltration de la musculeuse et la colonisation sous-péritonéale sont formées de cellules atypiques. On peut d'ailleurs retrouver des éléments typiques dans les ganglions envahis.

Il arrive parfois que la totalité de l'estomac soit envahie. Ces *formes massives* se présentent notamment sous deux aspects un peu particuliers, le *cancer infiltré diffus à forme squirreuse* et le *cancer colloïde*. Dans le squirre, une évolution sans doute lente coïncidant avec une infiltration massive a déterminé une réaction fibreuse généralisée d'une rare intensité. Dans le cancer colloïde, l'estomac en entier a subi l'envahissement néoplasique; mais les éléments nouvellement formés présentent une altération spéciale, la dégénération colloïde. Cette dégénération, hâtons-nous de le dire, peut se rencontrer aussi bien sur des cancers de faible volume que dans les formes massives. Elle est seulement particulièrement abondante dans ce dernier cas. Voici en quoi elle consiste : dans les cellules menacées apparaissent des gouttelettes d'une substance spéciale, semitransparente, désignée sous le nom de matière colloïde. Ces gouttelettes, par leur confluence, forment une grosse vésicule; le noyau, aplati, est rejeté à la périphérie où un croissant délié le représente seul. Finalement, la cellule éclate, et la substance épanchée s'ajoute au produit des cellules adjacentes. On finit ainsi par avoir des blocs transparents, amorphes ou semés çà et là de débris nucléaires, blocs que la méthode de Van Gieson colore légèrement en rose tendre (¹). Cette dégénération colloïde frappe particulièrement les éléments

---

1. Réactif de Van Gieson : 2 pour 100 de rubine dans une solution aqueuse concentrée d'acide picrique.

épithéliaux développés en masse dans la celluleuse sous-muqueuse.

L'aspect microscopique du cancer peut être modifié par d'autres *altérations cellulaires*. Les éléments peuvent être frappés de nécrose, de dégénération granuleuse ou granulo-graisseuse, vacuolaire, hyaline. Enfin, dans certains cas, les formations pseudo-glandulaires se dilatent, se bossellent, deviennent de grosses ampoules irrégulières que remplit une substance muqueuse et que tendent à combler parfois presque entièrement des végétations dendritiques : l'aspect de cette variété est assez net pour légitimer le nom de *forme microcystique* qui lui a été donné.

Il nous reste, pour compléter cette description sommaire du néoplasme gastrique en général, à signaler les modifications des tissus au sein desquels essaime l'épithélioma. Les principales sont les réactions conjonctives. Nous avons vu que le tissu fibreux existe toujours, en effet; mais il peut être parfois extrêmement abondant, étouffer presque les cellules néoplasiques. Cette abondance toute spéciale du tissu fibreux caractérise la *forme squirreuse* du cancer gastrique.

Normalement, les capillaires des tissus néoplasiques sont dilatés, fragiles. Parmi les éléments cancéreux, surtout vers la surface de la muqueuse, s'observent fréquemment des nappes de globules rouges, de même que des infiltrations lymphatiques de nature variable (plasmazellen, lymphocytes, éosinophiles, etc.). Parfois, mais cela est déjà plus rare, les artérioles, les veinules se dilatent. Dans certains cas enfin, les vaisseaux acquièrent un développement tout à fait inusité ; de véritables hémorragies interstitielles se produisent. Ainsi se trouvent établies, pour le cancer de l'estomac, l'existence et la structure d'une *forme hématode*.

Existe-t-il un *rapport entre la forme macroscopique du cancer et sa structure microscopique*? Dans certains cas, ce rapport est évident : il en est ainsi dans la linite plastique et le cancer colloïde, dans la forme microcystique que caractérise parfois à l'œil nu l'existence de vésicules transparentes. Dans les autres cas, ce rapport est beaucoup moins net. On peut dire seulement que, sur les estomacs extrêmement infiltrés, ce sont les formations atypiques qui se rencontreront à peu près à coup sûr.

Dans quelle mesure est-il possible d'expliquer la *malignité du cancer*, c'est-à-dire sa puissance de végétation et d'envahissement, par sa structure microscopique ?

Les formes les plus malignes sont en effet les plus rapidement infiltrantes, les plus destructives et les plus infectantes. On peut considérer comme témoins nécropsiques de malignité : l'atypisme cellulaire, le grand polymorphisme des formes, le nombre des figures karyokinétiques, l'intensité des altérations dégénératives; nous y ajouterons l'abondance du glycogène, signalée par Brault. Cette substance fait presque défaut toutefois dans le cancer colloïde et dans les épithéliomas ulcérés (¹).

Les formes annulaires typiques, et surtout les formes extrêmement riches en tissu fibreux (squirre pylorique, par exemple), sont d'allure un peu moins redoutable.

La *fréquence des formes* est variable selon les auteurs. Nous avons rangé dans le tableau suivant les statistiques de Hauser, Cunéo, Menetrier, auxquelles nous avons ajouté les résultats fournis par l'étude des cas du service de A. Mathieu soumis à notre examen personnel pendant quatre ans environ. Nous avons examiné 57 pièces, dont 3 sarcomes et 54 épithéliomes.

	HAUSER	CUNÉO	MENETRIER	MATHIEU ET MOUTIER
Épithéliomas typiques	16	9	27	13
Épithéliomas atypiques divers . . .	—	6	22	18
Formes mixtes	4	4	—	10
Squirre	6	1	—	3
Linite (forme infiltrée diffuse) . . .	—	1	6	—
Cancer colloïde	3	2	14	9
Forme microcystique	1	1	—	1
Total	30	24	69	54

Si l'on en excepte la statistique de Hauser où les chiffres sont sensiblement égaux, on voit donc que les formes atypiques l'emportent notablement sur les formes typiques.

Cette prédominance des formes malignes avec modifications cellulaires intenses s'accorde bien avec ce que nous savons de l'évolution du cancer de l'estomac et de la cachexie profonde qu'il détermine.

Développement et extension du cancer gastrique. — La transformation du tube glandulaire normal en tissu cancéreux peut-elle se faire directement, sans que s'observe un processus adénomateux transitoire? C'est ce que l'on ignore. En tous cas, au niveau d'un cancer au début, l'évolution adénomateuse préalable est manifeste. On voit les glandes s'allonger, décrire de bizarres sinuosités. Leurs cellules sont plus hautes, plus tassées; les éléments peptiques disparaissent et sont remplacés soit par des cellules muqueuses, soit par des éléments cylindriques non différenciés; la gaine conjonctive, la membrane propre des tubes sont encore intactes, c'est encore seulement de l'adénome. Mais au contact des cellules restées normales du tube bosselé, déformé, en apparaissent d'autres à protoplasma grenu, très colorable, à noyau volumineux, chargé de chromatine. Les glandes

1. Brault. *Manuel* de Cornil et Ranvier, 1901, t. I, p. 293.

végètent de plus en plus, leurs culs-de-sac sont frangés de bourgeons plus ou moins arborescents. Enfin, les cellules cancéreuses, chevauchant les unes sur les autres, rompent les barrières connectives de l'adénome et se répandent librement dans les tissus environnants.

L'extension du cancer se fait selon deux modes distincts, par *transformation* ou par *substitution*. Dans l'envahissement par transformation s'observe la différenciation adénomateuse des glandes de la muqueuse encore intacte. C'est le processus évolutif que nous venons de décrire. Ici le néoplasme gagne de proche en proche, en empruntant à chaque pas, pour ainsi dire, ses éléments nouveaux à de nouveaux tubes glandulaires intacts jusque-là. Dans l'extension par substitution, le néoplasme lance ses colonies cellulaires en toutes directions, infiltre notamment la muqueuse encore saine qui l'entoure, étouffe les glandes normales et prend leur place. Les éléments nouveaux proviennent directement de la tumeur initiale et non plus des glandes normales adjacentes. — Enfin, en dehors de cet envahissement de proche en proche, le cancer présente un mode d'extension à distance fort important, c'est la progression par fusées lymphatiques.

Les *lymphatiques* gastriques, notamment les sous-péritonéaux, sont envahis de bonne heure et souvent à grande distance (5 à 6 cm. et plus) de la masse principale. Ils sont remplis de cellules en amas atypiques ou de formations pseudo-glandulaires. Les éléments épithéliaux y prolifèrent sans déterminer de thrombose à proprement parler; l'endothélium peut être intact. On observe fréquemment un certain épaississement du tissu conjonctif simple et de ses éléments élastiques autour du vaisseau lymphatique. Les cellules épithéliales bourgeonnent à l'intérieur de ce vaisseau et, par progression de proche en proche ou par embolie, gagnent les ganglions lymphatiques voisins. Ces ganglions jouent malheureusement moins le rôle d'un centre d'arrêt que celui d'un centre d'organisation nouvelle. Ils ont donc une fonction de diffusion importante et assurent, lors des exérèses incomplètes, la pérennité du germe qu'ils ont reçu. Il peut également exister des manchons cancéreux extérieurs au conduit lymphatique. Enfin, des embolies néoplasiques pour les artères, des phlébites thrombosantes spécifiques pour les veines, aident à la diffusion du cancer.

Dans les organes voisins, les *noyaux métastatiques* rappellent en général la structure de la tumeur gastrique. Cela n'a rien d'absolu cependant, des cancers atypiques pouvant donner des colonies hépatiques à tissu cylindrique typique, par exemple. Le contraire s'observe plus souvent toutefois, et les formes typiques donnent fréquemment des métastases atypiques. Les éléments de ces colonies éloignées peuvent présenter des dégénérations identiques ou non aux altérations de la tumeur gastrique; ils sont fréquemment frappés de nécrose.

État de la muqueuse de l'estomac dans le cancer de cet organe. Essais pathogéniques. — Les recherches de Rosenheim et de Mathieu ont depuis longtemps attiré l'attention sur la gastrite chronique coïncidant avec le cancer. Menetrier a précisé l'importance de ces relations en montrant le lien étroit qui unit l'adénome à la gastrite et le cancer à l'adénome. L'importance des lésions irritatives préalables dans la genèse du cancer doit donc être tenue pour prouvée à l'heure actuelle.

Le cancer gastrique est toujours d'origine épithéliale; il n'est pas encore clairement démontré que telle ou telle cellule glandulaire donne telle ou telle forme néoplasique. Selon Lancereaux, l'épithéliome cylindrique tirerait toujours son origine de la surface libre de la muqueuse ou de l'épithélium du goulot des glandes, le cancer atypique (carcinome) dérivant des cellules des culs-de-sac glandulaires. Hayem (¹) a signalé d'autre part un cancer dont les cellules présentaient exactement la structure des cellules peptiques. C'est là un cas, demeuré unique, de néoplasme typique à strictement parler.

Dans certains cas enfin, d'ailleurs exceptionnels, l'origine *hétéropique* du cancer gastrique paraît démontrée. Il en est ainsi pour les épithéliomes pavimenteux au voisinage du cardia, pour les tumeurs à cellules ciliées, et sans doute aussi, pour le polyadénome brunnérien et le cancer greffé sur lui. Notre opinion sur ce dernier point est conforme à celle de Menetrier (²).

Il resterait à déterminer quel est l'agent pathogénique initial, le *primum movens* de cette végétation anarchique, envahissante, destructive des éléments d'origine épithéliale qui se comportent vis-à-vis de l'organisme comme des agents infectants. Pour expliquer ce curieux processus on a formulé des hypothèses diverses; mais aucune n'est à l'heure actuelle pleinement satisfaisante. On est amené à se demander, du reste, si, sous le nom de cancer, on ne confond pas des faits d'essence différente, malgré l'analogie clinique qui résulte de leur évolution et l'analogie anatomo-pathologique révélée mieux encore par l'étude histologique que par l'aspect macroscopique.

F. Moutier.

1. G. Hayem. Cancer de l'estomac à forme infiltrée et à cellules dérivant des éléments peptiques des glandes, *Bull. et Mém. de la Soc. Anat. de Paris*, juillet 1905.

2. Peut-être serait-ce aller bien loin que de conclure, avec Gosset et Masson, que le néoplasme pylorique se forme *habituellement* aux dépens des glandes intestinales hétéropiques. *Presse médicale*, 1912, 16 mars, n° 22, 225-228, 8 fig.

CHAPITRE XIII

ETUDE CLINIQUE DU CANCER DE L'ESTOMAC

FRÉQUENCE. — ÉTIOLOGIE

Fréquence. — Le cancer de l'estomac est le plus fréquent des cancers de l'organisme et, dans plus de la moitié des cas, c'est au pylore qu'il siège. Il y a donc pour cette région une remarquable prédisposition.

Sur 8468 autopsies relevées dans les hôpitaux anglais, Brinton a vu le cancer de l'estomac mentionné environ dans 1 pour 100 des cas. Sur 61287 autopsies faites à l'Institut anatomique de Vienne, le cancer de l'estomac, d'après Gussenbauer et Winiwarter, est signalé dans 1 et demi pour 100 des cas. A Prague, Welch, sur 11175 autopsies, a noté le cancer 5 fois et demi pour 100.

Dans une statistique suisse établie par Hæberlin, et portant sur 27511 cas de cancer, le cancer de l'estomac figure 41 fois sur 100. Redlich, sur 496 cas avec autopsie, a trouvé 55,5 pour 100. Teilchenfeld, sur 507 cas, 52,5 pour 100 et Riechelmann, sur 711 cas, 40,5 pour 100 [1].

Il est à noter que la fréquence du cancer d'une façon générale, et du cancer de l'estomac en particulier, tend à augmenter dans tous les pays où des statistiques importantes ont pu être comparées.

D'après Hæberlin, la proportion des cancers de l'estomac pour 100 morts était de 0,61 en 1877, de 0,87 en 1882 et de 0,99 en 1886.

D'après Bryant [2], la proportion des morts par cancer de l'estomac à New-York s'est élevée de 1,82 pour 100 pendant la période 1874-1884, à 2,17 pour 100 de 1884 à 1894. En Angleterre, d'après le *Registrar general report*, la mort par cancer de 1870 à 1890 s'est accrue de 55 pour 100 et, comme on pouvait l'attendre, l'augmentation a porté suivant la proportion habituelle sur le cancer de l'estomac.

1. Cités par MENETRIER, *Cancer*, 1908.
2. JOS. D. BRYANT, WESLEY M. CARPENTER. Lecture, *New-York Medic. Journal*, May, 18, 1895.

A Paris, d'après J. Bertillon, le nombre des décès par cancer pour 100 000 habitants a également notablement augmenté :

De 1876 à 1880 il a relevé. . . . . 94 décès
De 1896 à 1900   —   105   —
De 1901 à 1905   —   109   —

L'augmentation du nombre des décès par cancer a été observée également en Suisse, en Irlande, en Nouvelle-Zélande, au Brésil.

A Moscou, le nombre des cancéreux aurait doublé en 16 ans, de 1880 à 1896.

On a contesté cependant qu'il y eût réellement augmentation du nombre des cas de cancer et de Bovis ([1]), se basant sur ce que le chiffre des cancers extérieurs est resté stationnaire, a prétendu que l'augmentation apparente tiendrait à ce que le diagnostic du cancer intérieur est fait maintenant d'une façon plus exacte.

Répartition géographique. — Elle serait très inégale. Le cancer serait rare en Amérique et en Égypte, d'après Griesinger; Heinemann n'en a pas observé un seul cas en 6 ans à la Vera Cruz. En Europe, il serait plus fréquent en Suisse qu'en Allemagne et en Autriche; en France, il serait particulièrement fréquent en Normandie. En réalité, la comparaison de la fréquence géographique est très difficile, en l'absence de données statistiques régulièrement établies.

Y a-t-il là une question de race? On le dit exceptionnel chez les nègres.

Hérédité. — Certaines familles paraissent prédisposées. Lebert n'a trouvé l'hérédité que dans 7 pour 100 des cas et Hæberlin dans 8 pour 100, et il ne s'agit pas là de l'hérédité du cancer de localisation exclusivement stomacale.

Age et sexe. — Sur les 575 cas de la statistique du service de A. Mathieu, relevée par F. Moutier, il y avait 387 hommes (67 pour 100) et 188 femmes (33 pour 100), c'est-à-dire environ deux fois plus d'hommes que de femmes. La plupart des auteurs admettent du reste la fréquence plus grande du cancer de l'estomac chez l'homme.

D'après les 575 cas d'A. Mathieu, la fréquence la plus grande du cancer de l'estomac se trouverait entre 40 et 70 ans.

41 à 50 ans. . . . . H. 68   F. 40
51 à 60 ans. . . . . H. 144   F. 49
61 à 70 ans. . . . . H. 86   F. 48

Au total, 435 cas sur 575 se sont montrés sur des sujets de 41 à 70 ans, et 193 de 51 à 60 ans. Dans 10 cas, les malades avaient plus de 70 ans et dans 12 cas, moins de 30.

Ces chiffres correspondent assez bien à ceux qu'ont publié les divers auteurs; la période la plus dangereuse va de 40 à 60 ans. Marc

1. *Semaine médicale*, 1902, 297.

Mathieu n'a pu réunir que 25 cas de cancer de l'estomac au-dessous de 35 ans. Au contraire, le sarcome se montre de préférence chez de jeunes sujets et il faut se défier de l'exactitude du diagnostic porté lorsque l'examen histologique n'a pas été pratiqué. Norman Moore a rapporté un cas de cancer de l'estomac avec examen histologique chez une fille de 15 ans. Osler et M' Crae en ont relevé 15 cas de 10 à 20 ans et 6 de 1 à 10 ans; mais il persiste un doute justifié sur la nature exacte des lésions dans un certain nombre de ces faits.

Dans ces données statistiques si incomplètes, nous relèverons particulièrement la tendance à l'accroissement de la fréquence relative du cancer de l'estomac et sa fréquence plus grande chez les hommes que chez les femmes. A. Mathieu et Fr. Moutier ont déjà constaté le même fait pour l'ulcus. La prédisposition des hommes s'explique sans doute par les irritations alimentaires et éthyliques que, plus que les femmes, ils infligent à leur estomac. La résistance paraît moindre pour certaines races et pour certaines familles, et cette résistance paraît aller en diminuant à mesure que les races plus prédisposées vieillissent.

On a soulevé plusieurs fois l'hypothèse de la contagion : elle reste possible sans être définitivement démontrée. Il convient d'être prudent pour l'admettre en raison de la prédisposition familiale et de la possibilité d'une véritable endémie dans certaines localités.

SYMPTOMES ET FORMES CLINIQUES

Considérations générales. — Le tableau clinique du cancer de l'estomac dans sa forme commune présente des traits si nettement accusés qu'on le diagnostique facilement. C'est cette forme commune qui doit, en tout cas, servir de base à la description; c'est elle qu'il faut présenter tout d'abord à sa période d'état. Il conviendra ensuite d'esquisser la description des formes cliniques que caractérisent, soit l'atténuation de l'ensemble des symptômes, soit la prédominance de quelqu'un d'entre eux, soit encore les signes dépendant de la localisation de la lésion.

Forme commune du cancer de l'estomac. — A la période d'état du cancer de l'estomac, le tableau clinique est le suivant : le malade âgé de 40 à 60 ans, est amaigri; son teint est jaune paille, ce qui donne à son anémie un cachet particulier, capable souvent de faire faire d'un seul coup d'œil le diagnostic de la maladie. Depuis plusieurs mois, l'appétit a beaucoup diminué, le malade accuse du dégoût pour les aliments et très souvent un dégoût électif pour la viande. Les digestions sont pénibles, parfois il y a des crises douloureuses intenses; fréquemment, des vomissements alimentaires, aqueux, acides ou bilieux. Les vomissements sont très abondants parfois et, dans le cancer du pylore, le plus répandu de tous, ils prennent ordinairement les caractères des vomissements de grande stase. Assez souvent, des hémorragies peu abondantes, mais répétées, se révèlent par la coloration brunâtre ou noirâtre des matières vomies. A l'examen du malade, on peut trouver, s'il y a sténose marquée du pylore, des signes de grande dilatation de l'estomac, des contractions péristaltiques visibles ou de la tension intermittente de l'épigastre. Dans la journée, on constate un bruit de clapotage et un bruit de flot accentué; l'examen, le matin à jeun, montre que l'estomac n'est pas complètement vide, qu'il renferme encore une notable quantité de liquide. Quand il n'y a pas rétrécissement du pylore, il n'y a pas de dilatation de l'estomac, à moins qu'il n'y ait eu dilatation préalable banale, avec ou sans ptose stomacale. L'exploration peut permettre de constater dans certains cas une tumeur de la région épigastrique; mais cette tumeur ne s'observe, en général, qu'à une période déjà avancée de la maladie et, comme le noyau initial se trouve le plus souvent situé dans une région inaccessible à l'exploration, il en résulte que la tumeur perçue est assez souvent, non pas la lésion cancéreuse première, mais une lésion secondaire par propagation directe ou indirecte.

Quoi qu'il en soit, la présence d'une tumeur assez nettement circonscrite ou d'une induration en nappe plus mal limitée a, au point de vue diagnostique, une valeur très grande, bien que sa signification ne soit pas pathognomonique.

Si l'on extrait par la sonde le liquide contenu dans l'estomac, on le trouve constitué, dans les cas de stase, par un liquide abondant, sale, de mauvaise odeur, souvent de coloration grisâtre, brunâtre ou chocolat, en raison de la présence de sang en voie de digestion. Son analyse chimique montre qu'il ne renferme pas d'HCl libre, mais seulement des acides de fermentation. L'analyse du suc gastrique après repas d'épreuve fait voir, dans la grande majorité des cas, une diminution de l'acidité générale et la disparition de l'acide chlorhydrique libre. Le plus souvent, même lorsque l'estomac a été lavé soigneusement auparavant, on trouve une quantité assez élevée d'acide lactique.

Ce qui caractérise le mieux encore l'évolution clinique du cancer de l'estomac, c'est sa marche progressive vers la cachexie et la mort. Le traitement et le régime alimentaire n'amènent habituellement qu'une atténuation momentanée des phénomènes les plus pénibles de dyspepsie et de douleur; mais l'amaigrissement continue, la cachexie s'accentue, l'affaiblissement devient de plus en plus grand, il se produit de l'œdème des membres inférieurs, et le malade succombe 5 à 6 mois après qu'a été porté le diagnostic ferme de la néoplasie gastrique.

Cet ensemble clinique peut se résumer dans le tableau suivant :

1° *Phénomènes généraux*. Amaigrissement progressif. Anémie. Teinte jaune paille.

2° *Dyspepsie cancéreuse*. Anorexie (elle existe 4 fois sur 5 environ) et, dans beaucoup de cas, inappétence élective pour la viande.

3° *Phénomènes douloureux*.

4° *Vomissements*, souvent hématémèses caractéristiques de petites hémorragies répétées de l'estomac. Vomissements de stase.

5° *Symptômes locaux*. Existence d'une tumeur et déformation de l'estomac.

6° *Signes fournis par l'examen radioscopique*. Les signes révélés par l'examen radioscopique sont si nets, si caractéristiques dans bien des cas qu'on doit leur donner place dans le tableau d'ensemble des manifestations cliniques du cancer de l'estomac.

7° *Chimisme gastrique*. Disparition de l'acide chlorhydrique libre. Présence d'acide lactique après repas d'épreuve d'Ewald.

8° *Évolution progressive*, le plus souvent continue, vers la cachexie et la mort.

Étude analytique des symptômes du cancer de l'estomac. — L'énumération des symptômes rencontrés d'une façon habituelle dans les formes communes du cancer de l'estomac ne donne qu'une idée très incomplète de leur modalité clinique. En réalité, chacun d'eux ou chacun des syndromes auxquels donne lieu leur association peut se présenter sous des aspects assez différents en raison de sa qualité ou de son intensité. Il convient de les reprendre pour en faire une étude analytique plus complète.

1° **Phénomènes généraux.** — L'*amaigrissement* se rencontre d'une façon habituelle au cours du cancer de l'estomac, si bien qu'il faut toujours le soupçonner chez les dyspeptiques âgés qui maigrissent dans une proportion que ne semble pas expliquer la diminution de leur alimentation. Il est habituellement continu et progressif; cependant, il arrive quelquefois que, sous l'influence d'un régime mieux approprié et d'un traitement qui calme la douleur, les malades regagnent 2 à 5 kilogrammes, rarement davantage. Le retour de l'espoir dans leur esprit est souvent de nature à leur faire retrouver de l'appétit et reprendre du poids sous l'influence d'une alimentation plus abondante. Après une intervention chirurgicale qui s'est bornée à la gastro-entérostomie, on voit quelquefois l'inappétence et les douleurs disparaître et l'amaigrissement s'arrêter. Malheureusement cette rémission est de courte durée.

La diminution de l'alimentation et la mauvaise utilisation des aliments ingérés peuvent certainement expliquer l'amaigrissement et l'anémie, mais on ne peut s'empêcher de se demander s'il n'existe pas un autre élément, en quelque sorte spécifique. Bard croit que les cellules cancéreuses fournissent une sécrétion interne, susceptible de produire un trouble général de la nutrition.

La *teinte jaune paille* des téguments se rencontre beaucoup plus souvent avec le cancer de l'estomac qu'avec celui des autres organes abdominaux, de l'intestin en particulier.

L'*anémie*, qui existe toujours, est parfois excessive. Hayem a rapporté plusieurs cas qui rappelaient l'anémie pernicieuse progressive.

Le nombre des globules rouges est souvent diminué dans une large mesure; il peut tomber à moins d'un million par millimètre cube. Dans les anémies graves, on trouve souvent des hématies anormales ou déformées, globules nains, globules géants, globules en bâtonnet, en raquette, etc.; quelquefois on rencontre des globules à noyau. La présence de nombreux hématoblastes indique que l'hématopoïèse est peu atteinte.

On a parfois signalé de la leucocytose; l'augmentation du nombre des globules blancs porterait du reste surtout sur les polynucléaires. Elle ne devient notable que s'il existe de la périgastrite aiguë ou subaiguë. Il n'y aurait pas de leucocytose digestive, d'après Schneyer qui a voulu voir dans cette particularité un signe diagnostic d'une certaine valeur. Nous reviendrons plus loin sur le syndrome hématologique spécial au cancer, syndrome dont la connaissance peut être utilisée pour le diagnostic différentiel entre l'ulcus et l'épithélioma.

2º **Dyspepsie cancéreuse.** — L'anorexie avec inappétence élective pour la viande a une réelle importance dans la séméiologie du cancer de l'estomac dont elle est souvent un des signes initiaux. Elle se montre 45 fois pour 100, d'après Brinton, et cette appréciation nous paraît conforme à la réalité. L'anorexie manque quelquefois chez les malades jeunes, ainsi que l'a noté Marc Mathieu [1] et aussi lorsque le cancer succède à un ulcère. A. Mathieu a vu un cancéreux de l'estomac parvenu à une phase avancée de la maladie, quelques semaines avant sa mort, manger avec avidité des aliments variés, de la viande, de la charcuterie. Hanot a signalé un cas de véritable boulimie.

5º **Phénomènes douloureux.** — Leurs caractères et leur intensité sont des plus variables. Parfois ils sont peu marqués : ce sont de simples malaises dyspeptiques; quelquefois, au contraire, on est obligé, pour les calmer, d'avoir recours aux injections hypodermiques de morphine. Dans les observations du service de A. Mathieu, les crampes douloureuses sont plus souvent notées chez les cancéreux que chez les ulcéreux.

Relativement au temps, les douleurs du cancer stomacal sont extrêmement variables : elles n'ont aucun horaire fixe. Quelquefois elles sont vagues et continues, parfois liées à l'alimentation, parfois

1. Marc Mathieu. *Thèse de Paris*, 1886. Baillière, édit.

calmées par elle; dans certains cas, elles ont le caractère des douleurs tardives et se montrent trois ou quatre heures après l'ingestion des aliments. Elles peuvent, en cas semblable, être calmées par les alcalins, comme le sont si souvent les douleurs de l'ulcus.

Certaines crises s'accompagnent de nausées et, à un moment donné, elles aboutissent à un vomissement toujours suivi d'une atténuation plus ou moins durable de la douleur.

La douleur à la palpation est, beaucoup moins nettement que dans l'ulcus, localisée au point épigastrique; elle correspond assez souvent au siège même de la tumeur qu'elle peut contribuer à faire découvrir.

Il est curieux de le constater, l'intensité des phénomènes douloureux n'est nullement en rapport avec le volume des lésions. Elle l'est beaucoup plus avec leur localisation et leur modalité histologique. Les tumeurs qui touchent les orifices et surtout l'orifice pylorique sont, d'une façon générale, beaucoup plus douloureuses que celles des faces de l'estomac. La lésion des ganglions lymphatiques en rapport avec le plexus solaire et les plexus secondaires qui en émanent explique l'intensité si grande de certaines crises gastralgiques. Elles rappellent celles que l'on observe dans le cancer du corps du pancréas

4° **Vomissements.** — Les vomissements font rarement complètement défaut à la période d'état du cancer de l'estomac.

Ils ne surviennent qu'exceptionnellement pendant ou immédiatement après les repas; ils peuvent être ou ne pas être alimentaires.

Les *vomissements alimentaires* ont le type œsophagien dans les cas de cancer primitif ou secondaire du cardia qui amènent un rétrécissement accentué de cet orifice.

Ils peuvent être tardifs et avoir réellement les caractères des vomissements de stase. Les vomissements tardifs sont liquides, d'aspect sale, de mauvaise odeur; ils renferment des débris d'aliments mal digérés. Souvent, on y constate des caillots de caséine non digérés, même plusieurs heures après l'ingestion du lait. Ces vomissements de stase sont rares et abondants; on y rencontre souvent des débris d'aliments ingérés la veille et quelquefois même l'avant-veille. À noter que jamais le vomissement ne vide à fond un estomac dilaté à la suite d'une sténose du pylore, ainsi que le démontrent l'exploration et le lavage par la sonde. La viande et la poudre de viande peuvent rester plus de 24 heures dans un estomac cancéreux et dilaté sans être digérées; ce fait a, pour le diagnostic, une réelle valeur.

Les vomissements non alimentaires peuvent être glaireux, muqueux, aqueux ou bilieux. Quelquefois, ils sont très liquides et très abondants, ce qui les a fait appeler les *eaux du cancer*. Il s'agit, il est vrai, le plus souvent en cas semblable, de vomissements pituiteux œsophagiens. Ces vomissements se rencontrent particulièrement le matin, au réveil.

Les vomissements peuvent encore être spontanés ou provoqués, diurnes ou nocturnes, espacés ou répétés. Dans quelques cas, ils prennent les allures de vomissements incoercibles.

Ils sont ou non précédés de nausées et quelquefois ces nausées sont tellement accentuées, tellement persistantes, qu'elles rappellent l'état nauséeux et les vomissements de l'urémie gastrique.

Hématémèse. — La présence d'une certaine quantité de sang en voie de digestion vient souvent donner aux vomissements du cancer de l'estomac un de leurs caractères les plus importants, surtout lorsqu'il s'agit de vomissements de stase. On trouve alors, en arrivant près du malade, une cuvette entière d'un liquide brunâtre, d'odeur désagréable, aigre, butyrique, renfermant des détritus alimentaires et souvent, en particulier, des caillots de lait non digérés.

Le grand vomissement sanguin, l'hématémèse rouge est rare dans le cancer de l'estomac, bien qu'elle puisse s'y rencontrer. Beaucoup plus souvent, l'aspect est celui du marc de café, du chocolat, de la suie délayée. Quand il n'y a qu'une très petite quantité de sang, l'aspect du liquide vomi rappelle beaucoup celui du café au lait.

Rarement on constate des caillots de sang noirs, plus rarement encore des caillots de sang rouges.

Mélæna. — L'hémorragie gastrique peut aussi donner lieu au mélæna. Rarement il y a évacuation abondante de sang en voie de digestion, une diarrhée noire épaisse, resssemblant à du goudron liquide. Plus souvent, il n'y a qu'une petite quantité de sang dont la présence se révèle par la coloration noire uniforme des selles solides ou demi-solides, ou par des grumeaux noirs dont l'aspect rappelle celui de la suie délayée. Parfois on ne découvre que difficilement ces grumeaux. Enfin, dans certains cas, le sang dans les selles ne se révèle pas à l'œil nu ; il doit être recherché par des moyens chimiques, par la réaction de Weber, par exemple. D'après Boas, l'hémorragie mélænique latente serait continue dans les cas de tumeur néoplasique ulcérée de l'estomac, intermittente, au contraire, dans les cas d'ulcus. Cette différence nous a paru exacte d'une façon générale, elle ne constitue cependant pas une loi absolue.

5° **Symptômes locaux.** — Nous rangeons sous cette rubrique la *tumeur* et la *déformation de l'estomac.*

La *tumeur* peut être assez grosse et assez superficielle pour être visible à l'œil nu. Elle est tantôt fixée et immobile, tantôt animée, sous l'influence de la respiration, de mouvements d'élévation et d'abaissement. Elle est alors d'une palpation facile ; mais parfois aussi elle manque complètement pendant toute la durée de l'évolution du cancer de l'estomac. Cela peut tenir à la forme du cancer, à sa situation topographique ou au petit volume de la lésion néoplasique. Les tumeurs du pylore, de la petite courbure et du voisinage du cardia sont profondément situées et recouvertes par le foie, de telle sorte qu'elles ne peuvent être perçues par la palpation. Cependant il n'est pas très rare que le pylore, lorsqu'il n'a pas contracté d'adhérences qui le fixent sous le foie, descende, en raison même, semble-t-il, de la dilatation de l'estomac, et devienne appréciable sous la forme d'une petite tumeur cylindrique contractile au voisinage de l'ombilic, quelquefois à droite et au-dessous, mais quelquefois au-dessus et vers la ligne médiane. Quand l'estomac est allongé, ce qui n'est pas rare, on peut aussi sentir au-dessus de l'ombilic une tumeur de la petite courbure. Les tumeurs de la face antérieure et de la grande courbure sont assez rares. Assez souvent, l'induration correspond à une lésion de propagation secondaire. Certaines tumeurs ne sont perçues que par la palpation bimanuelle pratiquée sous les grands droits. D'autres, correspondant à une lésion située au voisinage du cardia, ne se sentent sous le rebord des fausses côtes gauches que lorsque le malade est couché sur le flanc droit.

Certaines sont petites, de la grosseur d'une noix ou d'un marron aplati, d'autres sont, au contraire, énormes; il s'agit presque toujours alors d'une lésion secondaire et, en particulier, de l'envahissement néoplasique du grand épiploon. Parfois encore la masse perçue appartient au foie. Chez des sujets très maigres, il peut arriver qu'on perçoive une masse adénopathique accolée à la colonne vertébrale.

En cas d'infiltration scléro-cancéreuse, l'estomac est souvent petit et rétracté. Souvent alors il se cache sous le foie; mais on peut aussi le trouver à la palpation, ou tout au moins le percevoir à la région épigastrique sous forme d'un cylindre dur transversal situé au-dessus de l'ombilic et donnant l'idée, suivant la comparaison bien connue pour la linite plastique, d'une gourde de caoutchouc à parois épaisses.

La défense musculaire empêche souvent de sentir une tumeur ou une tuméfaction beaucoup plus aisément découvertes pendant le sommeil chloroformique. On a aussi proposé de palper les malades pendant un bain tiède, dans la baignoire elle-même.

6° **Signes fournis par l'examen radioscopique.** — L'examen radioscopique de l'estomac peut fournir pour la découverte de ses lésions cancéreuses des renseignements très précieux. On s'en rendra compte surtout en lisant plus loin le chapitre consacré au diagnostic radiologique des lésions déformantes de l'estomac (Chap. XXIII).

Nous nous contenterons d'énumérer ici les principales possibilités. On peut constater :

a) Un effacement soit du pylore, soit de toute la région prépylorique;

b) Des encoches plus ou moins profondes de la grande courbure au niveau desquelles s'arrêtent les contractions péristaltiques;

c) Des encoches assez souvent polycycliques le long de la petite courbure qu'on ne reconnaît bien que par l'examen des malades couchés et qu'on distingue mieux sur une radiographie que sur l'écran;

d) Des lacunes plus ou moins étendues de l'ombre bismuthée correspondant à des productions cancéreuses plus ou moins volumineuses, développées beaucoup plus souvent vers la région pylorique ou prépylorique et la petite courbure que le long de la grande courbure, lacunes quelquefois complètes, également claires dans toute leur étendue, quelquefois inégales et comme marécageuses, surtout lorsqu'elles comblent l'antre prépylorique;

e) L'image d'un estomac rétracté et rigide, soit seulement dans sa région prépylorique, soit dans toute son étendue, avec le plus souvent alors une insuffisance pylorique qui laisse la préparation bismuthée passer rapidement et passivement dans l'intestin grêle où on l'aperçoit bientôt sous forme d'un nuage grisâtre sous-ombilical plus ou moins dense.

L'aspect de l'estomac, dans ce dernier cas, peut être celui d'un estomac petit, rappelant l'estomac en corne de cerf de Holzknecht et l'estomac hypertonique de Schlesinger, mais avec incontinence pylorique. L'ombre radioscopique peut révéler un estomac rétracté dans toute son étendue, tendant à prendre la forme tubulaire de la linite plastique typique. Il peut encore se montrer tubulaire seulement dans sa moitié inférieure ou dans sa partie moyenne. Il peut enfin être coudé en cornue. Quoi qu'il en soit, les caractéristiques de cette forme sont : la petitesse de l'estomac, l'absence de contractions péristaltiques visibles dans une partie plus ou moins étendue de la région prépylorique et l'insuffisance pylorique. Souvent aussi, il y a reflux du contenu de l'estomac à travers le cardia et dilatation de l'œsophage. On observe alors des phénomènes de dysphagie et quelquefois même des vomissements œsophagiens de nature à faire croire à un cancer du cardia.

Cette forme avait été décrite déjà exactement par Soupault, avant que fût trouvée sa caractéristique radioscopique.

7° **Chimisme du cancer de l'estomac.** — *a) Chimisme gastrique.* — Le plus souvent, au cours du cancer de l'estomac et même à une époque peu avancée de son évolution, l'acide chlorhydrique libre disparaît dans le liquide de l'estomac pendant la digestion. Il est facile de le reconnaître soit en employant les diverses réactions qualitatives, soit en se servant de procédés d'analyse plus précis. La diminution porte également sur l'acide chlorhydrique en combinaison organique. L'acidité totale est elle-même très abaissée; toutefois, dans le liquide de stase, elle peut se montrer notablement supérieure à la normale, en raison de la production et de l'accumulation dans l'estomac d'une forte quantité d'acides de fermentation. Dans le liquide de stase, il y a toujours une notable proportion de peptone résultant de la digestion lente de l'albumine en présence des acides de fermentation et, plus particulièrement sans doute, de l'acide lactique.

On a attribué à ce dernier acide une certaine valeur dans la séméiologie chimique du cancer de l'estomac au point de vue du diagnostic. Boas a particulièrement insisté sur ce point et nous partageons sa façon de voir. La présence de l'acide lactique a toute sa valeur lorsqu'on lave l'estomac le soir avant le repas d'épreuve et que, pour ce repas, on emploie des substances exemptes d'acide lactique, de la bouillie de farine d'avoine, par exemple. Toutefois, Boas prétend que, en dehors du cancer de l'estomac, on ne doit trouver que des traces faibles d'acide lactique dans le liquide extrait de l'estomac une heure après l'ingestion de 60 grammes de pain rassis et d'environ 250 ou 300 grammes de thé léger.

L'apparition de l'acide lactique en quantité notable dans le liquide gastrique chez les cancéreux de l'estomac serait due à la présence, dans l'estomac, de germes particuliers de fermentation lactique. Ils seraient représentés surtout par un bacille long qu'il est possible souvent d'identifier, grâce aux recherches de Boas, d'Oppler et d'autres auteurs[1].

Ce bacille se développerait surtout dans les anfractuosités des tumeurs ulcérées. Il faudrait donc considérer sa présence et celle de l'acide lactique en quantité notable comme un indice non seulement de néoplasme de l'estomac, mais de néoplasme ulcéré. Toutefois, la présence de l'acide lactique a plus de valeur que celle du bacille, car celui-ci a été trouvé en dehors du cancer gastrique.

La disparition de l'HCl dans le liquide gastrique paraît due à la diminution, sinon à la destruction totale des glandes gastriques. Elle n'appartient pas en propre aux tumeurs malignes : elle peut se trouver également d'une façon permanente dans la gastrite atrophique généralisée, ou d'une façon passagère dans certains états dyspeptiques. D'autre part, la sécrétion chlorhydrique peut être trouvée normale et quelquefois même supérieure à la normale dans certains cas de cancer de l'estomac, soit au début, avant que la gastrite dégénérative ait fait son œuvre, soit d'une façon plus prolongée, dans des cas d'ulcéro-cancer.

b) Chimisme urinaire. — D'une façon générale, on voit, en raison même de l'insuffisance de l'alimentation, diminuer la quantité de substances dissoutes dans l'urine. Rommelære a voulu naguère attacher une signification diagnostique à la diminution considérable du taux de l'urée; mais il a été établi depuis, par un grand nombre d'analyses, que cet abaissement de l'azoturie n'est pas propre au cancer stomacal ou au cancer de l'appareil digestif, qu'il peut manquer dans certains cas de cancer gastrique avéré ou, au contraire, se montrer alors qu'il s'agit d'une lésion non cancéreuse ou même sans lésion.

8° **Étude du sang**[2]. — L'étude hématologique peut fournir, dans le cancer de l'estomac, des indications précieuses pour le diagnostic.

---

1. L. Boas. *Magenkrankheiten.* II. Teil. 6ᵉ Auflage. p. 202 et 555.
2. Étude due à la collaboration de F. Moutier.

S'il n'existe pas, à proprement parler, de formule spécifique pour le sang des cancéreux, l'examen hématologique donne toutefois une impression d'ensemble qui ne saurait être négligée.

Il existe en général, dans le cancer, une *anémie* notable (2 à 3 millions d'hématies); nous avons vu, dans un cas, moins de 500 000 globules rouges. On observe parfois quelques hématies nucléées; celles-ci peuvent être assez nombreuses pour donner une formule d'anémie pernicieuse.

Plus importante et plus constante que l'anémie est la leucocytose. Celle-ci est habituellement notable ([1]) (15 à 20 000 globules blancs par millimètre cube), souvent forte (30 à 50 000), parfois considérable (plus de 50 000). Il s'agit d'une polynucléose; nous avons souvent rencontré 90 pour 100 de polynucléaires, voire 98 et même 100 pour 100. Nous ne savons si le taux de la polynucléose est étroitement en rapport avec le degré d'ulcération de la tumeur gastrique et l'extension du néoplasme aux organes voisins, ainsi qu'on l'a soutenu; nous avons toujours, cependant, observé les polynucléoses fortes (à partir de 25 000) avec des cancers largement ulcérés. Cette leucocytose, cette polynucléose ne s'observent jamais dans l'ulcère de l'estomac, en dehors de ses complications infectieuses.

Nous avons, dans certains cas à la vérité exceptionnels, observé une réaction myéloïde parfois assez accusée pour avoir induit en erreur et fait porter le diagnostic de leucémie.

La recherche de la leucocytose digestive ne donne point de renseignements probants.

L'étude de la *résistance globulaire* s'impose dans les cas où existe une nuance jaune paille accentuée, où la rate est augmentée de volume et où le diagnostic peut hésiter entre l'ictère hémolytique et la cachexie cancéreuse. Dans le cancer, la résistance globulaire a toujours été trouvée par nous *très sensiblement augmentée*, alors qu'elle est diminuée, ainsi que l'on sait, dans l'ictère hémolytique.

La recherche du *pouvoir antitryptique* enfin, donnera de toutes la plus précieuse des indications. L'indice antitryptique n'est cependant point d'une valeur absolue. Il est généralement élevé dans le cancer (1/5 à 1/8, au lieu de la normale 1/3 ou 1/4) ([2]), mais il est également élevé chez les tuberculeux et, dans certains cas, chez les porteurs de kystes hydatiques. En revanche, le fait de trouver chez un individu donné un pouvoir antitryptique inférieur à 1/4 permet, presque avec certitude, d'éliminer le diagnostic de cancer, surtout s'il s'agit d'un individu malade depuis un certain temps déjà.

---

1. Dans la maladie de Banti, la leucocytose est au contraire normale, parfois réduite; il existe un degré d'anémie variable.

2. Cf. pour la technique de cette méthode de laboratoire J.-Ch. Roux et Savignac. Le pouvoir antitryptique du sérum sanguin dans les cancers de l'appareil digestif. *Arch. des mal. de l'appar. digest.*, 1910, 689-731.

Nous n'insisterons pas sur certaines autres méthodes de diagnostic du cancer, intéressantes à coup sûr, mais qui n'ont pas encore fait leur preuve. De ce nombre sont les essais basés sur la mise en évidence de substances hémolysantes dans le sérum des cancéreux, soit *in vitro*, soit dans le sang circulant, ainsi que les tentatives d'intra-dermo-réaction et de déviation du complément[1].

Évolution clinique du cancer de l'estomac. — L'évolution progressive et fatale du cancer de l'estomac vers la cachexie et la mort est l'un des traits les plus caractéristiques de son histoire clinique. Comme nous l'avons indiqué déjà, les arrêts dans la perte du poids corporel sont assez rares et de peu de durée; les retours en arrière, les reprises notables de poids plus rares encore. Elles peuvent cependant se constater à la suite d'un traitement et surtout d'une alimentation appropriée, lorsque, par exemple, des lavages d'estomac, en supprimant la stase permanente, en modérant beaucoup les fermentations organiques, permettent une tolérance gastrique plus grande, la disparition des vomissements et l'utilisation meilleure de la ration alimentaire.

Après la gastro-entérostomie, alors que la tumeur persiste intacte, on voit souvent l'appétit revenir, les digestions se faire facilement et le poids du corps augmenter dans une notable proportion. C'est dans une large mesure la conséquence du rétablissement de la libre communication entre l'estomac et l'intestin; mais c'est aussi certainement, dans bien des cas, le résultat de l'amélioration de l'état psychique d'un malade qui se croit guéri.

FORMES CLINIQUES DU CANCER DE L'ESTOMAC

Les combinaisons séméiologiques auxquelles donne lieu le cancer de l'estomac sont si nombreuses et si variées qu'on pourrait, dans sa description, en multiplier les formes cliniques. Cependant, jusque dans ces dernières années, ainsi que l'a fait remarquer avec raison Bard, de Genève[2] les auteurs montraient à ce point de vue une trop grande sobriété; ils se contentaient d'indiquer l'influence des localisations de la tumeur aux orifices et surtout à l'orifice pylorique, de signaler la fréquence relative des formes frustes et de décrire un certain nombre de complications.

On peut utilement aller plus loin dans ce travail d'analyse, tout en évitant de tomber dans l'excès contraire et d'admettre un trop grand nombre de formes.

1. CH.-A. ELSBERG, HAROLD NEUTOF et S.-H. GEIST. Une réaction cutanée nouvelle, témoin de l'infection cancéreuse, par injection sous-cutanée d'hématies humaines. *The Americ. Journ. of the Medic. Sc.*, 1910, Febr., 264-271, 3 pl. en coul.
2. BARD. Les formes cliniques du cancer de l'estomac, *Semaine médicale*, 1904.

Les formes cliniques du cancer de l'estomac, si on laisse de côté l'ulcéro-cancer étudié dans un chapitre spécial, peuvent, pensons-nous, être rangées dans ces trois grandes catégories :

I. Formes communes :

II. Formes frustes ou larvées ;

III. Formes dues à la localisation du cancer dans l'estomac ou en dehors de l'estomac (¹).

I. Formes communes. — La maladie est caractérisée par un syndrome gastro-cancéreux bien net : inappétence, dyspepsie plus ou moins douloureuse, vomissements et surtout hématémèses noires, présence d'une tumeur épigastrique, anémie et amaigrissement, évolution progressive et continue vers la cachexie et la mort.

II. Formes frustes ou larvées. — Elles diffèrent des formes communes, banales pourrait-on dire, du cancer de l'estomac par l'absence des principaux éléments habituels du syndrome gastro-cancéreux ou, au contraire, par la prédominance accusée d'un symptôme ou d'un groupe de symptômes.

De là une subdivision naturelle en :

a) Formes larvées ;

b) Formes mono-symptomatiques.

a) **Formes larvées.** — Le cancer de l'estomac peut être masqué par la localisation secondaire et prédominante de la lésion dans un organe voisin, le foie ou le péritoine, par exemple, ou par quelque complication : périgastrite suppurée, péritonite généralisée consécutives à une perforation, ictère par oblitération du canal cholédoque, etc. Ces diverses particularités anatomiques et cliniques seront décrites ailleurs ou l'ont été déjà; nous ne retiendrons ici que la forme anémique et la forme œdémateuse.

Forme anémique du cancer de l'estomac. — L'anémie existe toujours dans le cancer de l'estomac. Avec l'amaigrissement et la tendance à la cachexie, elle fait partie du cortège symptomatique normal: mais quelquefois, elle peut être si prédominante qu'elle donne à la maladie les allures d'une anémie pernicieuse progressive. Si les signes dyspeptiques sont peu accentués, s'il n'y a ni vomissement ni hématémèse, le diagnostic peut s'égarer et il importe de ne pas ignorer l'existence de cette forme particulière qu'a bien décrite Hayem.

Forme œdémateuse. — Dans certains cas, à l'anémie excessive se surajoute un œdème des membres inférieurs qui tend à prendre quelquefois les allures de l'anasarque, et les malades, à première vue, ont beaucoup plus l'air d'albuminuriques ou d'artério-scléreux cachectiques que de cancéreux de l'estomac.

b) **Formes mono-symptomatiques** — Ici certains symptômes prédominent de telle façon que l'ensemble clinique se trouve notablement

---

1. A. MATHIEU. *Pathologie gastro-intestinale*, 1910, p. 276.

différent de celui qui caractérise les formes communes et que l'existence du cancer de l'estomac peut être plus ou moins aisément méconnue.

Il serait très facile de multiplier les subdivisions; nous nous contenterons de signaler celles qui résultent :

De la prédominance des phénomènes de dyspepsie banale;

De l'intensité excessive de la douleur;

De l'intensité des nausées ou des vomissements.

Phénomènes de dyspepsie banale. — Dans certains cas, surtout au début, les malades ne présentent en dehors de la tendance à l'amaigrissement et de l'anémie avec teinte jaune paille plus ou moins accentuée, que des phénomènes de dyspepsie tout à fait banale : diminution de l'appétit, digestions lentes et difficiles, renvois, aigreurs. Chez les personnes âgées, il faut toujours se défier de ces états, surtout lorsque les malades n'étaient pas des dyspeptiques de longue date.

Intensité excessive de la douleur. — Si la douleur peut quelquefois faire défaut, elle peut aussi, dans certains cas, acquérir une intensité excessive et procéder par paroxysmes qui rappellent ceux de l'ulcère de l'estomac, du cancer de la tête du pancréas, du cancer des ganglions adjacents au plexus solaire, ou des crises du tabes dorsal.

Vomissements et nausées. — Les vomissements font, d'une façon banale, partie du syndrome gastro-cancéreux. S'ils méritent ici une mention particulière, c'est en raison de l'intensité très grande qu'ils peuvent quelquefois présenter.

Les vomissements dans les cas de sténose du cardia prennent la forme des vomissements œsophagiens. La déglutition est difficile, il y a une sensation d'arrêt vers la partie inférieure du sternum et souvent les aliments, surtout les aliments solides ou mal divisés, sont rejetés au cours même du repas, bouchée par bouchée, en même temps qu'une quantité plus ou moins grande de glaires. Quelquefois, ces vomissements glaireux se montrent encore dans l'intervalle des repas.

Lorsqu'il existe un rétrécissement du pylore, les vomissements prennent à un moment donné le type des vomissements de stase; ils sont rares et abondants. Mais il y a quelquefois des régurgitations successives, répétées, fort désagréables et une véritable intolérance gastrique. Souvent alors des lavages de l'estomac produisent sinon la disparition de ces accidents, tout au moins une notable amélioration.

Quelle que soit du reste la localisation de la lésion, il peut toujours se faire que les vomissements deviennent excessifs et, quelquefois, la névropathie et l'entraînement psychique aidant, ils deviennent véritablement incoercibles.

Une forme du cancer de l'estomac mérite vraiment la dénomination de *forme nauséeuse.* Les malades sont dans un état permanent et très pénible de nausée. Les paroxysmes de cet état sont souvent suivis de vomissements alimentaires, pituiteux ou acides suivant les cas. L'ensemble symptomatique, dans ces conditions, rappelle beaucoup l'urémie à forme gastrique et il peut se faire que le diagnostic différentiel présente de ce fait de sérieuses difficultés.

III. Formes cliniques dues à la localisation de la lésion primitive dans l'estomac ou à la prédominance des lésions secondaires en dehors de l'estomac.

a) **Localisation de la lésion primitive dans l'estomac.** — Nous avons parlé déjà, à plusieurs reprises, de l'allure particulière que donne à la symptomatologie la *localisation du cancer soit à l'orifice cardiaque soit à l'orifice pylorique* et indiqué que, dans le premier cas, il y a des signes de rétrécissement de l'orifice d'entrée dans l'estomac, et, dans le second, de l'orifice d'évacuation. Dans le cancer du cardia, on observe une difficulté marquée au passage des aliments de l'œsophage dans l'estomac, dans le cancer du pylore des phénomènes de stase. L'estomac tend à se rétracter dans le premier cas, à se dilater dans le second. On observe alors, outre les signes de l'augmentation souvent très considérable des dimensions de l'estomac, des contractions péristaltiques visibles et des vomissements de stase. Nous reviendrons encore plus loin sur cette description en étudiant les formes cliniques de la sténose pylorique.

Il arrive, pour le cardia et pour le pylore, que la sténose ne soit pas primitive mais *secondaire*, qu'elle résulte non de l'implantation première de la lésion à l'un de ces deux orifices, mais de l'extension jusqu'à eux d'une tumeur du voisinage. Les phénomènes de sténose se montrent alors tardivement et non d'emblée; ils sont précédés plus ou moins longtemps à l'avance par des signes de cancer gastrique avec ou sans tumeur épigastrique. Il arrive aussi que la tumeur soit alors assez considérable et qu'on ait pu la découvrir longtemps avant que se produisent les phénomènes de sténose.

Quand il s'agit d'une *tumeur située au voisinage du cardia*, on ne la trouve souvent qu'en faisant coucher le malade sur le flanc droit, les jambes et les cuisses demi-pliées et en enfonçant les doigts assez profondément sous les côtes dans l'hypochondre gauche. Quelquefois par contre, dans cette position, la tumeur vous tombe pour ainsi dire dans la main.

La lésion pylorique, en raison d'une ulcération centrale de l'anneau cancéreux, peut donner lieu à l'*insuffisance permanente du pylore*(¹) : les aliments sont rapidement évacués de l'estomac qu'on ne peut distendre par l'insufflation. Souvent aussi il se produit de la diarrhée.

---

1. Plus souvent du reste, ainsi que l'a montré l'étude radioscopique, l'insuffisance du pylore se produit d'emblée sous l'influence d'une infiltration sclérocancéreuse qui le transforme en un anneau rigide et béant. (Voir plus loin le diagnostic radioscopique.)

La *sténose méso-gastrique* par cancer de l'estomac est assez rare ; nous nous contenterons de la signaler sans y insister ici (¹).

L'*atrophie et la rétraction de l'estomac* résultent de l'infiltration généralisée avec rétraction scléreuse de ses taniques qu'il s'agisse d'une lésion squirreuse simple ou avec dégénérescence colloïde, ou d'une lésion différente (voir Linite plastique). Il n'y a pas, dans ces conditions, de vomissements répétés ou de signes d'intolérance de l'estomac comme on pourrait le penser *a priori*. L'examen de l'estomac indique l'absence de la dilatation, l'insufflation sa petitesse, que montre beaucoup plus nettement encore l'examen radioscopique. Cet examen fait constater nettement l'insuffisance du pylore et souvent la dilatation de l'œsophage. Par la palpation, on peut quelquefois percevoir vers la partie supérieure de la région épigastrique, une induration arrondie, lisse, qui donne bien l'idée d'une infiltration diffuse des parois de l'estomac. Soupault a décrit un syndrome particulier qui permettrait d'établir le diagnostic du cancer de l'estomac avec rétraction de ses parois (²) ; il y aurait des régurgitations capables de faire penser à la sténose du cardia. Toutefois, on pourrait introduire une sonde bien au delà des 40 centimètres que mesure la distance de l'arcade dentaire à l'entrée de l'estomac. Si l'on voulait pratiquer le lavage de l'estomac on verrait l'eau refluer par l'œsophage après qu'on n'en aurait introduit qu'une quantité minime, un demi-litre par exemple. L'examen radioscopique rend désormais facile le diagnostic de cette forme du cancer de l'estomac et nous en avons, depuis deux ans, vu plusieurs exemples avec Béclère.

b) **Localisation et prédominance des lésions secondaires au dehors de l'estomac.** — Il arrive que des lésions secondaires, parfois beaucoup plus considérables que la lésion primitive, masquent celle-ci de telle façon qu'il devient impossible de la percevoir et quelquefois difficile de l'admettre autrement qu'en se basant sur de pures présomptions de statistique clinique.

Propagation au foie. — La présence de *ganglions au niveau du hile du foie* peut amener la compression du canal hépatique ou du cholédoque et un *ictère par rétention* plus ou moins accentué. Dans certains cas, le diagnostic différentiel avec l'oblitération par un calcul arrêté dans le cholédoque ou par une tumeur cancéreuse de la tête du pancréas peut être très malaisé ; quelquefois même, la laparotomie exploratrice serait seule capable de trancher la question.

Le *cancer secondaire du foie* amène quelquefois une augmentation de volume très considérable de cet organe, si considérable qu'on peut se trouver amené à penser à l'existence d'un cancer primitif du

---

1. Voir plus loin l'étude consacrée à la biloculation gastrique et au diagnostic radioscopique des lésions déformantes de l'estomac.

2. M. SOUPAULT. Note sur un syndrome simulant le rétrécissement de l'œsophage, etc. *Soc. médic. des hôp.*, 1902, p. 641.

foie ou d'un kyste hydatique ; mais les noyaux du cancer secondaire du foie, disséminés dans le parenchyme de cet organe, font le plus souvent à la surface ou sur les bords une saillie notable facilement perceptible, alors qu'avec le cancer primitif la surface du foie reste lisse et régulière.

Propagation au péritoine. — Cette propagation est, nous l'avons dit, très fréquente et, le plus souvent, elle aide à reconnaître le cancer de l'estomac ; mais elle peut être telle qu'elle cache au contraire la lésion première. Nous signalerons la *péritonite cancéreuse généralisée avec adhérences multiples*, rappelant beaucoup la péritonite tuberculeuse chronique, et la *péritonite cancéreuse avec épanchement ascitique*.

Dans ce dernier cas, l'ascite est quelquefois si marquée que l'on est amené à penser soit à une cirrhose hépatique avec ascite, soit à une péritonite tuberculeuse à forme ascitique.

Telles sont les formes cliniques les plus fréquentes résultant de la propagation du cancer de l'estomac aux organes abdominaux ; on pourrait en ajouter d'autres résultant de l'implantation secondaire d'un noyau cancéreux sur l'intestin ([1]), de l'établissement d'une communication fistuleuse entre l'estomac et le côlon. On pourrait ainsi signaler parmi les formes rares par généralisation extra-abdominale, la pleurésie cancéreuse et le cancer secondaire du poumon, l'adénopathie trachéo-bronchique.

On pourrait encore diviser les formes cliniques du cancer de l'estomac en formes simples et en *formes compliquées*, mais les complications seront énumérées ultérieurement. Et encore distinguer des formes différentes d'après l'*évolution* du cancer ; mais nous aurons à indiquer plus loin, à propos du pronostic, ce qu'il importe de savoir à ce sujet. Il y aurait plus d'inconvénients que d'avantages à multiplier à l'excès les formes cliniques du cancer de l'estomac et à en surcharger le tableau.

Enfin, il y a des faits si rares, si exceptionnels qu'ils ne peuvent facilement se ranger dans aucune classification générale. On en trouvera des exemples dans la thèse de E. Rousseau ([2]).

COMPLICATIONS DU CANCER DE L'ESTOMAC

Nous avons déjà, en décrivant les formes cliniques et anatomo-cliniques du cancer de l'estomac, passé en revue un certain nombre des faits qu'on range souvent parmi les complications de cette

1. Bensaude a récemment attiré l'attention sur l'importance diagnostique des métastases rectales. *Bullet. et Mém. de la Soc. médic. des hôp. de Paris*, 1910.

2. Rousseau. De quelques formes et cas rares de cancer de l'estomac, *Thèse de Paris*, 1911. Travail du service de A. Mathieu.

maladie, par exemple sa propagation aux organes voisins, au foie, au péritoine, à l'intestin, etc.

Il ne nous reste guère à étudier dans le présent chapitre, parmi les complications périgastriques, que les suppurations et les perforations et, parmi les complications à distance, que la phlébite, la phlegmatia alba dolens, la parotidite et les complications thoraciques.

Suppuration. — L'ulcération qui se produit aux dépens des tumeurs néoplasiques de l'estomac rend facile, on le comprend, la pénétration de germes pyogènes et la production de foyers de suppuration, soit dans l'épaisseur de la tumeur stomacale, soit dans son voisinage.

Il n'est pas très rare de trouver des foyers de suppuration dans la tumeur elle-même, surtout dans la forme encéphaloïde. Parfois, il se produit des foyers de périgastrite suppurée qui ressemblent beaucoup à ceux que l'on observe sous l'influence de l'ulcère de l'estomac.

Ces suppurations localisées peuvent siéger en arrière de l'estomac, ou en avant vers l'épigastre. Feulard a, dans un mémoire sur ce sujet, réuni plusieurs cas de périgastrite suppurée d'origine cancéreuse dans lesquels l'abcès, décollant progressivement le repli omphalo-mésentérique du péritoine, était venu s'ouvrir à l'ombilic (¹).

Plus rarement que dans l'ulcus, ces périgastrites donnent lieu à des accidents graves de péritonite suppurée localisée; mais il faut cependant compter avec eux.

Les signes de la périgastrite cancéreuse sont d'une façon générale les mêmes que ceux de la périgastrite d'origine ulcéreuse. Ils se traduisent par la douleur, la fièvre de suppuration et quelquefois par des phénomènes locaux appréciables à l'examen extérieur. Ils débutent souvent brusquement à la suite d'une perforation caractérisée par un syndrome plus ou moins nettement accusé.

Perforation. — Plus rare que dans l'ulcus, la perforation n'est pas cependant très exceptionnelle au cours du cancer de l'estomac(²). Elle est souvent annoncée par une recrudescence paroxystique des accidents. Elle débute brusquement par une douleur très intense, à localisation variable, qui s'accompagne souvent de vomissements et d'élévation de la température. La douleur peut se propager dans le dos et vers la région scapulaire, vers l'épigastre ou vers le bas-ventre, suivant sa localisation. Elle est suivie de signes de péritonite localisée ou de péritonite généralisée. C'est dans ce dernier cas que paraît

---

1. FEULARD. Fistules ombilicales consécutives au cancer de l'estomac, *Arch. gén. de méd.*, 1887, p. 158.
2. Dans sa thèse (Paris, 1911), C. JAISSON, sur 155 cas relevés dans le service de A. Mathieu, a constaté une fréquence de 4.4 cas pour 100. Brinton avait déjà indiqué ce chiffre de 4 pour 100.

se faire surtout la propagation de la douleur vers le bas-ventre et la région pelvienne. De là, comme avec la perforation de l'ulcus, une confusion possible avec la pelvi-péritonite par appendicite perforée ; nous en avons vu récemment un exemple chez un homme atteint d'un ulcéro-cancer dont les manifestations après une période aiguë, survenue deux ans auparavant, s'étaient assez atténuées pour lui permettre de reprendre ses occupations habituelles.

Fistule gastro-intestinale. — La perforation protégée par des adhérences périgastriques peut amener l'établissement d'une *fistule gastro-intestinale*. C'est du reste le plus souvent avec le côlon transverse que s'établit la communication fistuleuse. Elle se traduit, en ce cas, par la disparition des vomissements et surtout par une diarrhée permanente. On peut reconnaître, dans les matières évacuées par l'anus, les aliments ou les substances colorées qui viennent d'être ingérées dans l'estomac. Il peut se faire, vice-versâ, que les vomissements renferment des matières fécales. Il est impossible d'insuffler l'estomac, le gaz passant immédiatement de l'estomac dans l'intestin. L'examen radioscopique permet de saisir facilement le passage direct des liquides de l'estomac dans le côlon et réciproquement. Cette complication amène une aggravation rapide de la cachexie et hâte la terminaison fatale. En effet, les aliments ingérés dans l'estomac se trouvent éliminés dans une large proportion par le gros intestin sans avoir pu être utilisés par l'intestin grêle.

Complications pulmonaires. — La *tuberculose pulmonaire* n'est pas très rare chez les malades atteints de cancer de l'estomac.

Assez fréquentes sont les complications pleurales : elles peuvent se présenter sous la forme de *pleurésie cancéreuse sèche ou avec épanchement*, ou de *pleurésie suppurée* à la suite d'une perforation ou d'une suppuration intra ou périgastrique.

A signaler encore l'adénopathie secondaire du médiastin postérieur qui peut, rarement il est vrai, donner lieu à des accidents de compression bronchique et de faux asthme.

Complications infectieuses cardio-vasculaires. — Les agents infectieux auxquels l'ulcération cancéreuse sert de porte d'entrée, peuvent donner lieu à des accidents cardio-vasculaires de localisation variée : endocardite, péricardite, phlébite, etc. [1].

La *phlébite* mérite surtout de retenir l'attention : elle est la cause de la phlegmatia alba dolens qui peut, comme on le sait, être un accident révélateur de la nature cancéreuse de l'affection au cours d'une gastropathie suspecte.

Enfin la *parotidite* n'est pas non plus très rare à la période terminale de la maladie.

<hr>

1. HANOT. Forme septicémique du cancer de l'estomac. *Presse médicale*, 1895. — Cancer et suppuration. *Presse médicale*, 1895. — HÉRARD DE BESSÉ. Des formes septiques du cancer de l'estomac. *Thèse de Paris*, 1895-1896.

DIAGNOSTIC

Considérations préliminaires. — Le diagnostic du cancer de l'estomac est parfois d'une grande facilité; parfois, au contraire, il présente les difficultés les plus grandes. D'une façon générale, on peut dire qu'il est d'autant plus difficile qu'on se trouve plus près du début de la maladie, avant l'apparition de la tumeur, si tant est que celle-ci doive se montrer jamais.

Les médecins attribuent avec raison une grande importance à l'existence d'une tumeur épigastrique pour le diagnostic différentiel du néoplasme gastrique, et cette tumeur, en effet, dans un grand nombre des cas, est très utile pour le diagnostic. Toutefois, il arrive aussi qu'elle serve à l'égarer, car il peut se faire qu'une tumeur de l'épigastre ne soit pas de nature cancéreuse et très souvent, d'autre part, le cancer gastrique existe sans tumeur appréciable.

En réalité, malgré les progrès de la séméiologie et en particulier les renseignements souvent précieux de la radioscopie, nous ne possédons pas encore de signe pathognomonique du cancer de l'estomac; nous ne pouvons, même dans les cas en apparence les plus simples, que réunir un faisceau plus ou moins important de présomptions.

Un seul fait permet d'affirmer d'une façon absolument certaine l'existence d'un cancer de l'estomac, c'est de le voir. En dehors de la laparotomie exploratrice, cela ne se réalise que dans les cas où un fragment de la tumeur se trouve rejeté par le vomissement, comme il arrive quelquefois, mais très rarement, lorsqu'il s'agit d'une tumeur végétante polypiforme.

La biopsie elle-même peut laisser dans l'incertitude; il arrive en effet que, alors même qu'il a l'estomac sous les yeux, le chirurgien hésite encore pour savoir si les lésions qu'il constate sont ou ne sont pas néoplasiques. Cela se voit, et non très rarement, en particulier lorsqu'il existe une induration du pylore. S'agit-il d'une forme squirreuse primitive? S'agit-il d'un ulcus chronique induré? S'agit-il d'un ulcus en voie de transformation néoplasique? Le problème est dans quelques cas complètement insoluble. Et cette incertitude, aussi bien que la possibilité toujours ouverte d'une cancérisation secondaire à l'ulcus, est l'un des arguments les meilleurs en faveur de l'exérèse d'un pylore suspect.

Depuis quelques années, grâce à l'invention d'appareils perfectionnés de *gastroscopie*, on a pu directement explorer la cavité de l'estomac, constater l'existence de lésions de l'estomac, et faire *de visu*, le diagnostic du cancer.

Cette exploration n'est pas sans présenter certaines difficultés. Il est difficile de vider l'estomac du liquide qu'il renferme et certaines régions échappent à l'exploration. Dans quelle mesure cette méthode nouvelle pourra-t-elle servir au diagnostic précoce du cancer gastrique? Dans quelle mesure se montrera-t-elle vraiment utile en clinique et exempte de dangers? C'est ce que l'avenir montrera. Nous devons du reste avouer n'en avoir aucune expérience personnelle (¹).

Après avoir brièvement rappelé les données séméiologiques qui peuvent servir d'une façon générale à établir le diagnostic du cancer de l'estomac, nous envisagerons successivement le diagnostic différentiel dans les formes communes et dans les formes rares.

Éléments principaux du diagnostic. — L'idée que les accidents dyspeptiques qu'il observe dans un cas donné peuvent dépendre d'un néoplasme stomacal naît dans l'esprit du médecin lorsqu'il se trouve en présence d'un ensemble symptomatique qu'on pourrait appeler le *syndrome général gastro-cancéreux.* Ce syndrome présente toute sa valeur chez les personnes qui ont atteint et dépassé 40 à 45 ans, surtout lorsqu'elles ne sont pas des dyspeptiques de longue date. Les principaux éléments séméiologiques de ce syndrome sont, rappelons-le encore une fois :

La dyspepsie plus ou moins douloureuse avec diminution marquée de l'appétit et souvent dégoût électif pour la viande ;

L'amaigrissement, l'anémie, la teinte jaune paille et la tendance à la cachexie progressive ;

Les vomissements et surtout les vomissements teintés par une petite quantité de sang en voie de digestion, et davantage encore si ces vomissements ont les caractères des vomissements de stase ;

La présence d'une tumeur dans la région épigastrique ;

Les modifications du chimisme gastrique consistant surtout en la disparition de l'acide chlorhydrique libre dans le liquide extrait de l'estomac au cours d'un repas d'épreuve et la présence d'une quantité notable d'acide lactique, même lorsqu'il y a eu lavage préalable avant le repas d'Ewald.

Ce syndrome peut être fruste et conserver cependant une grande valeur pour le diagnostic ; il peut se faire, par exemple, que les vomissements et l'hématémèse fassent défaut et que l'on trouve seulement la dyspepsie avec inappétence et dégoût électif, l'amaigrissement, l'anémie et le chimisme hypochlorhydrique.

La constatation répétée d'une hémorragie latente par le procédé de Weber a presque la même signification que l'hématémèse noire lorsque la recherche du sang est faite dans de bonnes conditions.

La présence le matin à jeun d'une certaine quantité de détritus alimentaires et de liquide dépourvu d'HCl libre a aussi une véritable valeur indicatrice. Nous attribuons une importance plus grande encore à la persistance de poudre de viande non digérée le lendemain

<hr>

1. K. Loening et Al. Stiela (Halle). L'examen de l'estomac par le gastroscope. *Mittheil. aus. d. Grenzgebiet. d. Mediz. u. d. Chir.*, XXI, 1910, 181-258, IV pl., 8 fig. — Moure. *Académie de médecine*, 1911.

du jour où, après lavage de l'estomac, on en a introduit 50 ou
60 grammes dans l'estomac.

Il ne faut jamais manquer de rechercher vers l'angle antérieur du
triangle sus-claviculaire gauche la présence possible de l'adénopathie
à laquelle on attache, en France, le nom de Troisier. Le ganglion,
sous sa forme la plus caractéristique, siège entre les deux chefs du
sterno-mastoïdien ; il est quelquefois facilement découvert, gros comme
une olive, roulant sous le doigt. Parfois il est plus profondément
situé, en arrière de la clavicule, et il faut faire tousser le malade pour
le percevoir. Un ou deux ganglions plus petits peuvent se rencontrer
juxtaposés au ganglion principal.

L'adénopathie sus-clavière ne se rencontre toutefois qu'assez rarement et sa valeur diagnostique, bien que très réelle, n'est pas absolue.
Elle peut se voir au cours de tous les cancers abdominaux et elle
n'est pas spéciale au cancer de l'estomac. En outre, au cours du
cancer gastrique, on peut observer quelquefois une adénopathie qui
présente tous les caractères de l'adénopathie cancéreuse sans l'être
cependant. Il s'agit en pareil cas de ganglions tuberculeux ou purement inflammatoires.

Diagnostic différentiel. — Le diagnostic différentiel est un cha
pitre très complexe de l'histoire clinique du cancer de l'estomac.

Le tableau suivant en résume les principaux paragraphes.

A. — FORMES COMMUNES.

a) Gastrite chronique et dyspepsie avec hyposécrétion chlorhydropeptique.

b) Ulcus gastrique surtout dans ses formes chroniques.

c) Kyste hydatique du foie.

d) Sténose pylorique de cause intrinsèque ou extrinsèque.

e) Artério-sclérose et urémie gastriques.

B. — FORMES ANORMALES OU RARES.

a) Forme anémique du cancer de l'estomac.

b) Formes mono-symptomatiques avec prédominance de la douleur,
des vomissements ou de l'état nauséeux.

c) Cancer de l'estomac masqué par une lésion secondaire du foie.

d) Cancer de l'estomac masqué par une lésion secondaire du
péritoine.

C. — DIAGNOSTIC DIFFÉRENTIEL DES FORMES ANATOMIQUES, DE LA LOCALISATION ET DE LA FORME ÉVOLUTIVE DU CANCER DE L'ESTOMAC.

A. — FORMES COMMUNES DU CANCER DE L'ESTOMAC.

a) Gastrite chronique et dyspepsie avec hyposécrétion chlorhydropeptique. — La gastrite chronique avec atrophie glandulaire définitive ou même, dans certains cas, la dyspepsie avec inhibition

momentanée de la sécrétion chlorhydropeptique peuvent, chez des sujets âgés et affaiblis, se traduire par un ensemble symptomatique qui rappelle beaucoup le syndrome gastro-cancéreux. Ici aussi l'on peut rencontrer l'inappétence, avec quelquefois le dégoût électif pour la viande, l'anémie, l'amaigrissement, les digestions lentes, pénibles, les douleurs et quelquefois les vomissements. Ici aussi la sécrétion chlorhydrique est très diminuée; il peut même y avoir une véritable anachlorhydrie (Achylie gastrique des auteurs allemands; apepsie de Hayem).

L'estomac peut être dilaté et ptosé, mais on ne constate ni les contractions péristaltiques visibles, ni même la tension épigastrique intermittente. A l'examen radioscopique on n'aperçoit pas de déformation attribuable à une tumeur, pas de lacunes de l'image bismuthée, pas de contractions vigoureuses de la paroi, mais seulement une dilatation avec ptose plus ou moins marquée. Il n'y a pas de tumeur appréciable à la palpation. Le véritable élément différentiel, c'est la longue durée des accidents sans aggravation marquée et davantage encore l'amélioration des phénomènes gastriques et la reprise du poids sous l'influence d'un traitement et d'un régime alimentaire appropriés.

b) **Ulcus gastrique.** — Les occasions d'établir le diagnostic différentiel entre le cancer et l'ulcus sont fréquentes et se présentent dans des conditions variées; ce diagnostic est difficile surtout lorsqu'il s'agit de l'ulcus chronique et quelquefois même il est véritablement impossible. En effet, il est loin d'être rare qu'un ulcus ancien subisse une cancérisation secondaire et il est extrêmement difficile de dire à quel moment commence cette transformation.

En faveur de l'ulcus, on peut invoquer : la conservation de l'appétit, le maximum tardif des douleurs, la modalité des hémorragies : les grandes hématémèses de sang rouge (rares avec le cancer, fréquentes avec l'ulcus), la conservation de l'acide chlorhydrique libre et même l'hyperchlorhydrie, l'absence de tumeur, la moindre tendance à l'amaigrissement et à la cachexie, la tendance à la guérison.

Malgré ces signes différentiels en apparence si nets, il peut se faire une telle combinaison de symptômes que le cancer prenne les allures de l'ulcus et l'ulcus celles du cancer.

En effet, l'appétit peut se trouver conservé dans le cancer, alors qu'il disparaît dans certains cas d'ulcus; la douleur peut être tardive, alors qu'elle est précoce dans certains cas d'ulcus; l'hématémèse peut être peu abondante et se présenter sous l'aspect « suie délayée » ou « chocolat à l'eau » dans l'ulcus et se montrer abondante et rouge dans certains cas de cancer; l'acide chlorhydrique libre peut disparaître dans l'ulcus et se trouver conservé dans le cancer, il peut même y avoir hyperchlorhydrie dans l'ulcéro-cancer jusqu'à une phase avancée de son évolution; une tumeur épigastrique peut apparaître au cours de l'ulcus en raison de la production d'une nappe de périgastrite et, d'autre part, un bon nombre de cas de cancer évoluent sans que jamais on puisse constater une tumeur.

Enfin, si la guérison du cancer de l'estomac n'a jamais été observée en dehors des trop rares cas où une exérèse chirurgicale complète a pu être pratiquée, il peut y avoir des temps d'arrêt si prolongés dans sa marche et des améliorations momentanées si marquées, qu'on croit avoir affaire à un ulcus chronique.

La statistique indique que l'ulcus est plus fréquent que le cancer entre 20 et 30 ans; mais plus tard ses données ne fournissent plus aucun renseignement utilisable, l'ulcus des gens âgés étant loin d'être une rareté.

Ce qui fait la grande difficulté de cette différenciation, c'est non seulement les écarts de la règle qui peuvent se rencontrer au cours de l'ulcus, même de l'ulcus récent, mais aussi et surtout la fréquence relativement considérable de l'ulcus chronique et de sa cancérisation secondaire. Il n'est pas difficile, dans bien des cas, de reconnaître l'existence d'un ulcus chronique, il l'est beaucoup plus, bien souvent, de décider s'il n'est pas en voie de transformation cancéreuse.

La *cancérisation de l'ulcus doit être soupçonnée* :

Lorsque l'appétit diminue et fait place à l'inappétence;

Lorsque l'amaigrissement et l'anémie tendent vers la cachexie;

Lorsque les douleurs et les vomissements ne sont plus calmés par les moyens habituellement efficaces;

Lorsque le taux de la sécrétion chlorhydrique tend à diminuer et l'hypochlorhydrie à succéder à l'hyperchlorhydrie;

Lorsqu'enfin une tumeur apparaît à la région épigastrique.

Toutefois, les combinaisons cliniques peuvent être telles que toutes ces circonstances se rencontrent avec un simple ulcus calleux sans greffe néoplasique.

Rappelons encore que, après laparotomie exploratrice, l'embarras peut rester très grand; il faut quelquefois, après résection d'un pylore induré, un examen histologique soigneux pour trancher la question, ou encore l'examen de quelque ganglion hypertrophié et induré recueilli au voisinage: mais, même en cas de cancer, l'adénopathie peut être d'origine inflammatoire, sans lésion épithéliomateuse.

c) **Kyste hydatique du foie.** — Dans plusieurs cas observés par Béclère, les signes de dyspepsie et de cachexie avaient fait penser à un cancer de l'estomac avec propagation au foie. L'examen radioscopique permit de rectifier le diagnostic. Dans un cas de Béclère et A. Mathieu, le malade se cachectisa et mourut bien qu'il n'y eût qu'un kyste hydatique de petit volume de la face supérieure du foie.

d) **Sténose pylorique de cause intrinsèque ou extrinsèque**(1). — La sténose pylorique est souvent due à la présence d'un ulcus chronique

---

1. Voir plus loin le chapitre consacré spécialement au diagnostic des sténoses du pylore.

ou à la rétraction cicatricielle consécutive à un ulcus ancien, et nous retrouvons ainsi le cas envisagé dans le paragraphe précédent.

Dans la *sténose par cancer*, le liquide de stase est riche en détritus alimentaires de mauvaise odeur et en acides de fermentation. Il est souvent coloré en noir ou en marron, mais il n'y a rien là d'absolu.

La *sténose pylorique d'origine extrinsèque* peut être d'un diagnostic très difficile. Signalons en particulier les faits dans lesquels le rétrécissement résulte de la production d'adhérences consécutives à une péri-cholécystite calculeuse. S'il y a en même temps oblitération du canal cholédoque par un calcul arrêté dans son canal, il peut y avoir une très grande difficulté à distinguer l'ictère ainsi produit de l'ictère dû à l'existence d'une tumeur ou d'une adénopathie secondaire à un carcinome de la région pylorique. L'existence de coliques hépatiques antérieures plaidera en faveur de la cholécystite.

Sténose tuberculeuse. — Des lésions tuberculeuses intrinsèques ou extrinsèques peuvent donner lieu à une sténose du pylore : Ricard et Chevrier[1] en ont rapporté une série de cas. La constatation d'une grande dilatation avec stase stomacale permanente chez un tuberculeux pourra y faire penser. Parfois cette sténose est sous la dépendance d'une péritonite tuberculeuse susceptible de se généraliser ultérieurement ainsi que nous l'avons vu une fois.

Syphilis. — Des lésions syphilitiques (infiltration gommeuse et rétraction scléreuse consécutive) peuvent aussi faire penser au cancer de l'estomac, en particulier au cancer sténosant du pylore. Les commémoratifs, l'existence d'accidents tertiaires concomitants peuvent attirer l'attention. Le traitement spécifique pourrait faire disparaître des masses gommeuses; il ne ferait pas rétrocéder une sténose scléreuse d'origine gommeuse.

e) **L'artério-sclérose et l'urémie gastriques.** — Chez certains malades artério-scléreux ou même athéromateux, on observe des crises gastralgiques douloureuses et quelquefois des vomissements. On tend actuellement à attribuer ces phénomènes non à la gastrite, mais au spasme avec anémie douloureuse des vaisseaux artériels de l'estomac. C'est la théorie de la claudication intermittente appliquée à l'estomac.

Peut-être faut-il y voir plutôt de la *gastralgie urémique*. Ces accidents alternent en effet volontiers avec des manifestations de petite urémie et en particulier d'urémie dyspnéique.

Au cours de la néphrite interstitielle, on peut aussi observer de *l'urémie gastrique à forme nauséeuse*, avec ou sans vomissements, et il est quelquefois difficile de la distinguer de la forme nauséeuse du cancer. Le véritable critérium différentiel, dans les cas de ce genre, c'est l'effet du traitement. La diète hydrique au début, puis le régime

1. RICARD ET CHEVRIER. De la tuberculose et des sténoses tuberculeuses du pylore. *Revue de chirurgie*, 20 mai 1905.

lacté absolu, des purgations répétées peuvent faire disparaître les nausées et les vomissements; mais il peut arriver aussi que la mort survienne sans qu'on ait pu éliminer d'une façon certaine l'hypothèse du cancer, d'autant moins que, chez certains cancéreux de l'estomac, il semble bien qu'on puisse voir se surajouter aux manifestations de la gastropathie néoplasique des signes d'intoxication par insuffisance rénale.

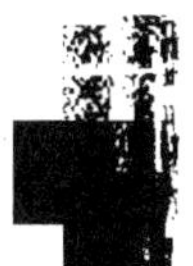

B. — DIAGNOSTIC DIFFÉRENTIEL DES FORMES ANORMALES OU RARES DU CANCER DE L'ESTOMAC.

Nous n'insisterons pas sur le diagnostic différentiel des formes rares du cancer de l'estomac. Le point important pour que le cancer de l'estomac soit soupçonné et affirmé dans des cas de ce genre, c'est qu'on y pense. D'autre part, en exposant plus haut l'histoire clinique du cancer de l'estomac à forme anormale, nous avons dit ce qu'il importe d'en savoir et d'en retenir.

a) **Forme anémique du cancer de l'estomac.** — Dans les faits de cet ordre, le diagnostic peut être très difficile. En effet, dans beaucoup de cas d'anémie grave, d'anémie progressive, pernicieuse, on constate de la dyspepsie avec hypo et même anachlorhydrie. Il n'y a pas de tumeur épigastrique. Il n'y a pas non plus d'hémorragie, tout au moins d'hémorragie assez intense pour donner lieu à des hématémèses ou à du méléna, reconnaissables à une inspection superficielle. Toutefois, la muqueuse gastrique paraît très fragile dans certains cas de gastrite atrophique; elle saigne facilement, sous l'influence d'un lavage de l'estomac, d'un tubage pour un repas d'épreuve. De là le conseil de ne pas rechercher le méléna latent par les réactions du gaïac ou de la benzoïdine lorsqu'il a été pratiqué peu de temps auparavant une exploration de l'estomac par la sonde.

L'examen du sang montre parfois un degré d'anémie très marqué qui peut aller jusqu'à moins de 50 pour 100 de la richesse en hémoglobine normale et de 1 500 000 globules rouges par millimètre cube. Toutefois cette anémie prononcée peut manquer dans le cancer stomacal; on ne peut donc lui accorder qu'une valeur diagnostique restreinte. Il en est de même de la déformation des globules. La leucocytose digestive, contrairement aux affirmations de Schneyer, peut se produire dans le cancer et manquer dans l'ulcus.

b) **Formes monosymptomatiques avec prédominance de la douleur, des vomissements ou de l'état nauséeux.** — Les *douleurs*, dans le cancer de l'estomac, peuvent quelquefois être assez intenses et procéder par crises paroxystiques telles qu'on pense à des crises gastriques du tabes dorsal. Ici, toutefois, manquent totalement tous les signes cliniques du tabes, et il n'y a pas entre les crises paroxystiques la rémission absolue constatée entre les crises du tabes.

Certaines formes du *cancer du pancréas* s'accompagnent de crises douloureuses aussi violentes avec quelques vomissements. Quand il s'agit d'un *cancer de la tête du pancréas*, l'ictère continu, intense, attire l'attention. Il n'en est pas de même avec le *cancer du corps*. Dans les deux cas, les paroxysmes douloureux paraissent dus à la production de lésions cancéreuses ganglionnaires au contact du plexus solaire. Il peut arriver, du reste, qu'on perçoive par la palpation une masse adénopathique profondément accolée à la colonne vertébrale et complètement immobile. Dans bien des cas, la laparotomie exploratrice seule pourrait trancher la question.

Les *vomissements* sont quelquefois excessifs et véritablement incoercibles, et il peut arriver alors qu'on songe soit aux vomissements incoercibles de certaines formes d'urémie gastrique, soit à des *vomissements névropathiques*. La névropathie préalable des malades contribue à exagérer la fréquence des vomissements, et l'hésitation peut être quelquefois justifiée et assez prolongée.

Nous avons parlé déjà du diagnostic différentiel de l'urémie à forme nauséeuse et vomitive de l'urémie gastrique ; nous n'y reviendrons pas.

c) **Cancer de l'estomac masqué par une lésion secondaire du foie.** — Deux possibilités principales à signaler : l'existence d'*un ictère plus ou moins accentué* dû à la compression du canal cholédoque ou des canaux hépatiques au niveau même du hile par une tumeur secondaire, et l'*augmentation considérable du volume du foie* par un envahissement néoplasique secondaire.

Dans le premier cas, on est amené à songer à l'*oblitération des voies biliaires par un calcul lithiasique*, au *cancer* ou à la *sclérose de la tête du pancréas*. Pour le cancer de l'estomac plaident les phénomènes dyspeptiques antérieurs, la présence d'une tumeur épigastrique, les hématémèses, le méléna, les modifications du chimisme ; pour l'oblitération calculeuse du cholédoque, la notion de crises antérieures de coliques hépatiques et quelquefois les accès de fièvre biliaire. La sclérose de la tête du pancréas se rencontre aussi surtout chez des malades qui ont présenté antérieurement des accidents attribuables à la lithiase biliaire, avec des signes d'infection angiocholique. Dans le cancer du pancréas, on constate l'ictère progressif, intense, la tuméfaction de la vésicule biliaire, l'amaigrissement prononcé, la mauvaise utilisation des aliments, surtout des graisses, ce dont l'analyse des fèces donne la mesure.

d) **Cancer de l'estomac masqué par une lésion secondaire du péritoine.** — La *forme ascitique* simule l'ascite ou la péritonite tuberculeuse avec ascite. On se basera surtout sur les accidents préalables de dyspepsie gastro-cancéreuse, sur l'existence d'hémorragies du tube digestif et particulièrement sur les hématémèses.

Dans la *péritonite tuberculeuse*, il y a souvent des lésions du sommet ou de la pleurésie bilatérale sèche ou avec épanchement; il y a de la fièvre et assez souvent la diarrhée indique l'existence de lésions tuberculeuses de l'intestin. Les masses indurées sont aussi plus disséminées que dans le cancer, forment des gâteaux plus diffus; mais ces nuances n'ont rien d'absolu.

L'*ascite abondante* fait surtout penser à la *cirrhose alcoolique du foie*. On peut, après la ponction évacuatrice, constater la petitesse du foie, l'augmentation du volume de la rate et l'existence d'une circulation veineuse de dérivation très marquée; on ne trouve alors aucune tumeur abdominale. Le liquide de l'ascite cancéreuse est assez souvent hémorragique.

C. — DIAGNOSTIC DIFFÉRENTIEL DES FORMES ANATOMIQUES, DE LA LOCALISATION ET DE LA FORME ÉVOLUTIVE DU CANCER DE L'ESTOMAC

Il ne suffit pas de reconnaître l'existence d'un cancer de l'estomac; il faut aussi, pour que le diagnostic soit complet et fournisse toutes les indications qu'on en peut attendre, savoir reconnaître quelle est sa localisation, sa forme anatomique, sa malignité et la rapidité probable de son évolution.

Les signes du *cancer pylorique* sont la grande dilatation, les contractions péristaltiques visibles et les signes de stase alimentaire permanente.

Les signes du *cancer du cardia* sont la dysphagie œsophagienne avec sensation d'arrêt vers la partie inférieure du sternum, l'arrêt au niveau du cardia des sondes œsophagiennes et, à l'examen radioscopique, du cachet et de la bouillie de bismuth.

Ces signes de sténose orificielle sont précoces quand le cancer a envahi d'emblée le pylore ou le cardia et, au contraire, tardifs, quand leur envahissement résulte de l'extension de la tumeur primitive.

Les tumeurs de la *grande courbure et de la face antérieure* peuvent se montrer d'assez bonne heure. Elles se distinguent par leur grande mobilité *dans tous les sens*.

Il convient, du reste, de ne pas oublier que les tumeurs de la région épigastrique sont très souvent constituées par des lésions secondaires du péritoine ou du foie et qu'elles sont toujours beaucoup plus volumineuses qu'elles ne le paraissent à la palpation.

La *forme infiltrée généralisée* correspond à deux variétés anatomopathologiques, le cancer colloïde et la linite plastique. Dans le cancer colloïde, l'estomac est globuleux, rétracté; dans l'infiltration squirreuse généralisée du type de la linite plastique, il est cylindrique, tubulaire, et ses dimensions ne sont quelquefois pas plus considérables que celles du duodénum qui lui fait suite.

L'estomac infiltré par un cancer colloïde peut se percevoir profondément et donner l'impression d'une masse arrondie et dure. L'estomac infiltré de la variété linite plastique peut quelquefois se présenter sous la forme d'un cylindre dur, dont la direction est celle de la grande courbure de l'estomac. Dans les deux cas, on ne peut obtenir la dilatation de la poche stomacale par l'insufflation. L'examen radioscopique montre alors ses petites dimensions, sa disposition sphérique ou cylindrique et l'insuffisance du pylore.

Les *formes encéphaloïdes*, à tendance végétante marquée, donnent lieu assez rapidement à des tumeurs volumineuses.

Le *squirre annulaire du pylore*, favorable à l'exérèse, peut être quelquefois perçu au voisinage et au-dessus de l'ombilic, tantôt un peu à droite, tantôt même à gauche de la ligne médiane, sous forme d'un cylindre transversal qui subit des alternatives de durcissement et de relâchement. Il existe alors une dilatation variable de l'estomac avec stase et ondulations péristaltiques.

Les présomptions tirées de l'examen extérieur relativement à la forme anatomique du cancer de l'estomac et à son étendue sont très incertaines, il convient de ne pas l'oublier, et l'exploration directe après laparotomie peut seule donner des renseignements exacts. Elle n'est naturellement indiquée que dans les cas où l'exploration extérieure ne révèle pas déjà l'existence de lésions considérables. Trop souvent, alors qu'il n'existait pas de tumeur appréciable ou que la tumeur constatée paraissait petite et assez mobile, l'examen direct fait voir des lésions étendues adhérentes, des noyaux de généralisation secondaire dans le péritoine, le foie, les ganglions pré-vertébraux.

L'évolution plus ou moins lente du cancer de l'estomac est, d'une façon générale, on le sait, liée à sa forme anatomique : les formes molles, encéphaloïdes ont tendance à un accroissement rapide suivi d'ulcération ; les formes dures, à stroma scléreux abondants, sont d'évolution plus lente. Elles sont à la fois moins envahissantes et moins infiltrantes. Toutefois, il n'y a pas de commune mesure utilisable permettant d'apprécier ce que sera exactement l'évolution de chaque cas particulier. On peut avoir à ce propos des surprises étendues dans un sens ou dans l'autre ; mais nous touchons ici au pronostic du cancer gastrique.

PRONOSTIC

Le cancer de l'estomac, livré à lui-même ou traité par les moyens médicaux capables d'en atténuer les symptômes, évolue d'une façon progressive vers la cachexie et la mort.

Il est bien difficile d'estimer sa durée d'une façon exacte, parce qu'il est impossible de fixer avec précision la date de son début. Bien souvent il a pu rester latent avant de donner lieu à un ensemble symptomatique susceptible d'attirer l'attention.

Le cancer de l'estomac amène la mort plus rapidement, d'une façon générale, lorsqu'il produit la sténose de l'orifice du cardia ou de l'orifice pylorique, en raison de l'inanition dans les deux cas et, en plus, des conséquences de la stase lorsqu'il y a sténose pylorique. D'une façon générale aussi, il marche plus vite et il se montre plus rapidement envahissant chez les sujets jeunes que chez les sujets âgés et préalablement affaiblis.

La marche progressive du cancer est une des caractéristiques de la maladie. Cependant un traitement et un régime convenables peuvent quelquefois amener une amélioration passagère et, en particulier, une reprise notable de poids. Toutefois, ces améliorations ne sont que momentanées.

Les diverses complications signalées au cours de la description du cancer de l'estomac peuvent, on le comprend, en accélérer la terminaison fatale, inutile d'insister.

Le plus souvent, la survie, une fois le diagnostic posé, ne dépasse pas 6 à 8 mois, et on assigne d'habitude une durée totale de 12 à 14 mois à la maladie ; mais, nous le répétons, son début reste souvent incertain. Les faits de cancer de l'estomac de très longue durée, 2 ans, 5 ans et davantage, semblent se rapporter le plus souvent à des cas de cancérisation secondaire d'un ulcus chronique et, ici aussi, il est bien difficile d'affirmer à quel moment l'élément cancéreux est venu se surajouter à la lésion ulcéreuse. Le fait que les récidives à la suite de l'exérèse chirurgicale ne se produisent quelquefois que 5 ans et même 5 ans après l'opération, indique bien, du reste, la tendance naturelle de certaines formes de cancer à une évolution lente.

La seule circonstance qui puisse ralentir d'une façon notable la marche du cancer de l'estomac et même, dans certains cas malheureusement exceptionnels, en amener la guérison définitive, sont ceux dans lesquels le chirurgien a pratiqué une résection radicale de la production cancéreuse.

Pour cela, il faut qu'il n'y ait pas eu de colonie épithéliomateuse semée à distance, dans les ganglions en particulier. Il faut aussi que la section ait porté sur des points de la paroi encore parfaitement sains.

D'une façon générale, on pense que la précocité de la résection est la circonstance qui favorise le mieux cette résection radicale ; mais comme l'ont indiqué déjà Boas et Mikulicz, il faut certainement, dans la durée de la trêve qui suit l'opération, lorsqu'il ne doit pas y avoir guérison définitive, tenir grand compte aussi de la malignité spéciale de chaque tumeur. Ce ne sont pas toujours, loin de là, les cas dans lesquels l'opération a été faite de bonne heure avec une perte de substance restreinte qui donnent les meilleurs résultats.

TRAITEMENT

Le traitement du cancer de l'estomac peut être médical ou chirurgical.

Traitement médical. — On verra plus loin dans quelle mesure il est possible d'attendre une guérison complète et définitive de l'extirpation chirurgicale; dès maintenant, nous pouvons dire qu'il n'existe pas actuellement en thérapeutique médicale de traitement curatif qui ait fait la preuve de son efficacité réelle. Il semble bien que le traitement par les divers sérums dont la spécificité a été affirmée par leurs auteurs, n'ont à leur actif que des améliorations passagères semblables à celles qu'on a obtenues dans le traitement du cancer d'une façon générale, et plus particulièrement encore dans le cancer du sein, par les injections hypodermiques de chlorhydrate neutre de quinine seules, comme dans la méthode de Jaboulay, ou associées aux injections de cacodylate de soude. Les médecins qui ont le plus vanté ces méthodes de traitement ont du reste été amenés à reconnaître que leur action, très réduite pour tous les cancers viscéraux, l'est plus particulièrement encore pour le cancer de l'estomac.

Si l'on ne peut guérir le cancer on peut tout au moins soulager le cancéreux en combattant sa pénible anorexie, en réglant son régime alimentaire, en atténuant les conséquences de la sténose pylorique et en diminuant ses douleurs.

Régime alimentaire. — Le régime lacté est souvent très utile aux malades. Il diminue les malaises digestifs, les douleurs, les vomissements, et assez souvent il est seul bien ou assez bien toléré. Toutefois, il ne faut pas condamner indistinctement et uniformément tous les cancéreux de l'estomac au régime lacté, ni y maintenir indéfiniment ceux qui en ont bénéficié au début. Les malades en prennent souvent le dégoût et on leur rend grand service en leur conseillant un régime plus varié et plus étendu. Comme le fait justement remarquer Albert Robin, on est quelquefois surpris de la tolérance des malades alors même qu'ils sont arrivés à une période avancée de la maladie. Tout d'abord on peut donner le lait sous des formes variées, l'associer aux œufs de façons différentes. Le kéfir le remplace avantageusement chez certains patients; d'autres le prennent difficilement ou le supportent mal. On peut conseiller les potages au bouillon les potages maigres épais avec ou sans lait, avec ou sans œufs, des marmelades qui pourront être prises avec du riz au lait très cuit ou des poudings variés. Parfois du poulet jeune cuit en daube, du poisson de mer maigre (sole ou merlan) frit dans de la pâte ou bouilli au court-bouillon, seront pris avec plaisir et bien tolérés. Le vin étendu d'eau, la bière, le champagne, les grogs au cognac, au kirsch, au rhum, pourront être assez souvent permis.

Les malades devront de préférence faire de petits repas espacés, 4 ou 5 par jour, par exemple. Il n'est pas rare de voir le poids du malade augmenter après l'institution d'un régime convenable et nous en avons vu gagner de la sorte jusqu'à 2 ou 5 kilogrammes en quelques semaines. Cette reprise de poids a sur leur moral la plus heureuse action. Elle n'a de valeur contre le diagnostic et le pronostic posés que si elle persiste.

Médication spécifique. — Deux substances données au début comme des médicaments curatifs du cancer, le *condurango* et le *chlorate de soude*, nous paraissent donner les meilleurs résultats dans le traitement de la dyspepsie des cancéreux de l'estomac.

Considéré dans l'Amérique du Sud comme un médicament efficace du cancer de l'estomac, le condurango a été préconisé en Europe par Friedreich qui crut pouvoir lui attribuer un cas de guérison. Nous l'employons souvent et nous le regardons comme un médicament utile. Il calme la douleur tout en excitant l'appétit.

Brissaud a vanté le chlorate de soude à dose élevée (8 à 10 gr. par jour). Il voulait agir directement sur l'ulcération cancéreuse comme on le fait par le chlorate de potasse sur l'épithélioma bénin de la face. Dans cinq cas ainsi traités, les résultats furent si favorables, qu'il crut pendant quelque temps avoir découvert une médication efficace. Malheureusement les améliorations obtenues ne furent que passagères lorsqu'il s'agissait bien de cancer et non d'une lésion moins grave, réparable, d'une gastrite chronique par exemple. Nous avons continué à employer le chlorate de soude dans le traitement du cancer stomacal en raison des bons effets momentanés qu'on en obtient souvent. On peut le donner en solution aqueuse, à la dose de 6 à 8 grammes par jour; mais le mieux est de le faire prendre dans le lait ou dans les potages[1].

Traitement de la stase et des fermentations. — La stase est fréquente dans le cancer de l'estomac, elle est surtout marquée lorsqu'il y a sténose du pylore. Elle favorise la production de fermentations et de putréfactions causes de douleurs, de vomissements et d'intolérance gastrique.

Le choix des aliments, l'exclusion des substances susceptibles de laisser une masse considérable de détritus rebelles à la digestion favorisent l'évacuation de l'estomac et diminuent l'intensité des fermentations nocives. Toutefois, dans certains cas, et en particulier lorsqu'il existe un certain degré de rétrécissement du pylore, il

---

1. Nous ne ferons que mentionner ici la série sans cesse accrue des médications dont on a attendu en vain la guérison du cancer de l'estomac : aristol, pyoctanine, sulfate d'aniline, teinture de kalaya, chlorure d'or, bichromate de potasse, préparations de ciguë, de grande chélidoine, de thuya occidentalis, etc. La plupart ne sont pas même des stomachiques. Quant aux injections de métaux colloïdaux, leur introduction dans la thérapeutique est de date trop récente encore pour que l'on puisse fonder sur eux un espoir précis.

convient d'avoir recours aux lavages de l'estomac, que nous conseillons de pratiquer de préférence le matin à jeun, de façon à ne retirer de l'estomac que le moins possible de substances alimentaires susceptibles d'être utilisées et de ne pas augmenter l'inanition.

Ces lavages ne seront du reste répétés que dans la mesure nécessaire pour empêcher ou pour restreindre à son minimum la stase du matin.

Les divers antiseptiques de l'estomac ont été naturellement employés : naphtol, bétol, acide salicylique, et la série des médicaments vantés par Albert Robin, fluorure d'ammonium, soufre iodé, érythrol. Les premiers sont irritants; les autres sont trop souvent d'une efficacité insuffisante.

Médication apéritive. — L'anorexie avec, comme on le sait, prédominance fréquente de l'inappétence pour la chair des animaux et surtout pour la viande rouge, est un des symptômes les plus précoces et les plus déprimants pour les malades. Nul doute que l'auto-suggestion ne joue souvent un rôle dans sa genèse. On peut voir en effet des malades qui n'ont subi que la gastro-entérostomie ou même une simple laparotomie exploratrice retrouver l'appétit perdu.

Toutes les ressources de la médication apéritive ont été employées pour combattre cette anorexie et nous renverrons à ce qui a en été dit plus haut.

A. Mathieu emploie surtout la peptone dans l'eau de Vichy, les teintures de gentiane et de colombo additionnées de quelques gouttes d'acide chlorhydrique, le persulfate de soude et la persodine.

> Persulfate de soude . . . . 2 gr.
> Eau. . . . . 300 gr.

Une cuillerée à soupe une heure avant les deux principaux repas.
Ou bien encore prendre 2 ou 3 comprimés de persodine Lumière dans un peu d'eau une heure avant le repas du midi.

Cette médication ne doit jamais être continuée pendant plus de 3 à 4 jours de suite.

Albert Robin vante le métavanadate de soude (trois centigr. dans 450 gr. d'eau; une cuillerée à soupe une demi-heure avant les deux repas).

Médication substitutive. — Est-il possible d'aider la digestion par l'administration de ferments digestifs, tels que la pepsine et la pancréatine, de l'acide chlorhydrique ou du suc gastrique naturel, de la gastérine? Il faut bien avouer que les résultats de la médication substitutive sont ici souvent peu marqués et fugitifs.

Traitement de la douleur. — Le régime alimentaire, le condurango, le chlorate de soude, les lavages de l'estomac en cas de stase abondante, amènent souvent une diminution marquée des phénomènes douloureux; mais, dans bien des cas, il est nécessaire d'avoir recours aux calmants anesthésiants et il ne faut pas hésiter à les employer à doses suffisantes. La codéine, la dionine pourront suffire; mais souvent, il faudra avoir recours aux injections de morphine. Il va sans dire qu'ici, comme dans tous les cas de gastropathie douloureuse, il est infiniment préférable d'obtenir la disparition de la douleur sans avoir recours aux hypnotiques; mais cela n'est pas toujours possible et n'est, le plus souvent, pas possible longtemps[1].

A. MATHIEU.

1. Voir à la quatrième partie les indications, la technique et les résultats de l'intervention chirurgicale.

CHAPITRE XIV

L'ULCÉRO-CANCER

Chez certains malades, après une période souvent prolongée pendant laquelle s'observe assez exactement les signes cliniques de l'ulcus, on voit apparaître nettement des symptômes de cancer. A l'autopsie, on constate une lésion ulcéreuse qui rappelle de très près l'ulcus chronique, l'ulcus calleux. Sur les bords de la perte de substance, au voisinage et dans les ganglions correspondants, existent des productions cancéreuses. S'agit-il d'un cancer greffé secondairement sur une lésion primitivement ulcéreuse, ou s'agit-il d'une forme particulière de cancer à marche lente, analogue à l'ulcus rodens de la face? C'est la question que nous devons examiner. Quelle que soit du reste l'interprétation adoptée, la forme clinique mérite une étude particulière.

Historique. — Nous exposerons brièvement l'historique de cette question. Cruveilhier, dès 1839, écrivait : « La question de savoir si un ulcère chronique simple peut devenir cancéreux ne me paraît devoir être résolue d'une manière affirmative que pour les individus déjà atteints de diathèse cancéreuse. » Rokitansky, à peu près à la même date que Cruveilhier (1840), étudiant 5 cas de greffe cancéreuse sur ulcus, admet « que le premier s'est surajouté au second ». Mais il faut arriver à Dittrich (1848) pour voir se préciser les données anatomiques. Sur 160 néoplasmes gastriques, cet auteur observe 6 fois le développement du cancer au voisinage d'un ulcus; il note 2 cas d'association évidente et 2 cas où le cancer est limité aux parois, le fond de l'ulcus restant indemne. Plus tard, Brinton, Waldeyer (1867), Rayer (1874), Hauser (1883) et son maître Jenken précisent les questions soulevées, apportent des faits nouveaux que réunit toute une pléiade de thèses allemandes. En France, après les observations éparses de Hanot (1884), Debove, Tapret, Letulle et la thèse de Pignal (Lyon, 1891), la notion de l'*ulcéro-cancer* devient rapidement classique; son existence paraît définitivement démontrée par les travaux de A. Mathieu (1), Dieulafoy (2), Hayem (3), OEttinger (4).

---

1. A. Mathieu. Étude sur trois cas de cancer succédant à l'ulcère simple de l'estomac, *Soc. Méd. Hôp.*, 30 juillet 1897.

2. Dieulafoy. Transformation de l'ulcère simple en cancer, *Presse méd.*, 11 nov. 1897, et *Cliniq. méd. Hôtel-Dieu*, t. I, 13e leçon.

3. Hayem. L'ulcéro-cancer prépylorique, *Presse médicale*, nos 88 et 98, 2 nov. et 7 déc. 1901.

4. OEttinger. De la dégénérescence cancéreuse de l'ulcère simple de l'estomac, *Sem. méd.*, 1er juillet 1903, p. 213.

Anatomie pathologique. — Nous examinerons plus loin la fréquence, l'étiologie, la pathogénie de l'affection étudiée. Il importe avant tout d'être fixé sur sa réalité anatomique, sur sa structure et les caractères différentiels qu'il convient de lui reconnaître. Une définition s'impose tout d'abord. L'ulcéro-cancer est un ulcus chronique, de nature et de structure absolument banales, sur lequel se développent des lésions cancéreuses. Il est évident qu'un cancer sur lequel se creuse une ulcération, ne doit pas être considéré comme un ulcéro-cancer. C'est une question de terminologie qui demande à être rigoureusement précisée. Cette précision est d'autant plus nécessaire que, dans certains cas, le même estomac présente ulcus et cancer indépendants l'un de l'autre.

Le cancer peut se développer sur une cicatrice d'ulcère aussi bien que sur un vieil ulcus calleux. L'ulcus intéressé siège à peu près toujours au pylore, ce qui se conçoit, la région pylorique étant, de tous les territoires gastriques, le plus soumis aux irritations de toute nature. L'estomac est souvent dilaté, soit que l'ulcus ait été par lui-même sténosant, soit que la néoplasie cancéreuse ait secondairement obstrué le canal pylorique, comme nous l'avons personnellement observé. L'aspect et la structure de l'ulcus, envisagés isolément, ne présentent rien de particulier. Il s'agit généralement d'un ulcus assez étendu, aux bords calleux, à fond plus ou moins irrégulier, formé par les tuniques épaissies de l'estomac ou par le tissu sclérosé de quelque organe voisin. L'ulcus peut être unique ou multiple ([1]); chaque ulcus peut avoir pour son propre compte subi la dégénération cancéreuse (1 cas personnel récent). Il peut présenter enfin des lésions secondaires susceptibles d'entraîner une mort rapide : ce sont la perforation et l'ouverture d'une branche vasculaire plus ou moins importante.

Le cancer se développe sur les bords de l'ulcus et n'envahit que secondairement le fond ; les lésions néoplasiques de cette région ne sont guère démontrables, lorsqu'elles existent, qu'à l'examen microscopique. L'épithéliome peut être ou non visible à l'œil nu. Il se présente d'ordinaire, dans les formes initiales, sous l'aspect d'une végétation localisée, d'une bosselure déformant le rebord cratériforme de l'ulcus. Cette formation est souvent très minime, simple papille poussée au sommet du talus de la formation calleuse. En d'autres cas, la végétation est beaucoup plus visible : ce peut être un véritable chou-fleur tomenteux, friable, ulcéré (fig. 177). Quelquefois, tout le pourtour de l'ulcus est envahi et exhaussé. La masse épithéliale subit assez fréquemment la dégénération colloïde. Dans ces cas, le cancer a souvent l'air d'une masse vitreuse, ayant l'aspect du frai de grenouille, surplombant d'un côté le talus à pic de l'ulcération et de

---

1. Sorel. Ulcère double de l'estomac chez un vieillard ; transformation cancéreuse. Toulon, *Écho méd.*, 1900, t. XIV, pp. 565-569.

l'autre se déversant des bords de l'ulcus sur les tissus voisins qu'il envahit. — En certains cas, le néoplasme se décèle au seul examen microscopique, soit parce que l'évolution épithéliale en est strictement à son début, soit parce que le cancer, en raison de la densité de son stroma fibreux, prend l'aspect du squirre et confond son tissu lardacé avec le tissu analogue de l'ulcus scléreux. Dans certains cas, l'envahissement d'un ganglion de la petite courbure, de la région rétro-pylorique ou du hile du foie, est l'indice unique de la cancérisation, et de très nombreuses coupes peuvent être nécessaires pour rencontrer la greffe révélée par l'adénopathie secondaire. Mais, d'une façon générale, ce néoplasme est peu envahissant, sans doute par suite de la résistance des tissus cicatriciels dans lesquels il évolue, et l'étape ganglionnaire semble plus tardive que dans le cancer gastrique banal.

Le cancer se développe exclusivement au niveau des tubes glandulaires du bord de l'ulcus. L'extension ne se fait jamais par transformation d'éléments du fond de l'ulcus, pour la bonne raison que les éléments glandulaires y font défaut, et la colonisation par envahissement y demeure rare

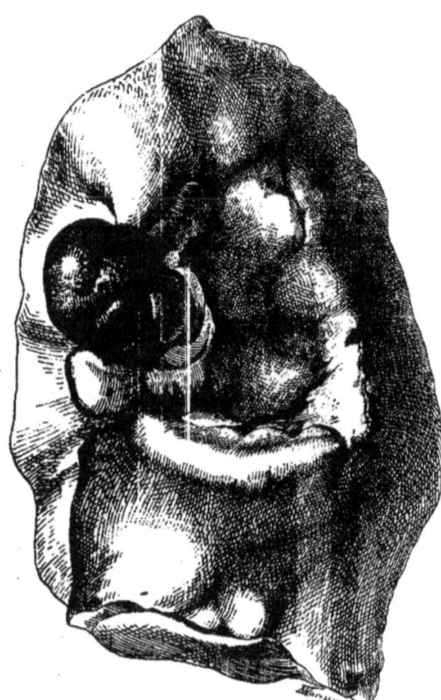

Fig. 177.
Végétation cancéreuse sur le bord d'un ulcus chronique.
(Pièce de résection.)

et discrète en général; on ne saurait trop insister sur ce point.

Le tissu cancéreux présente toutes les variétés de l'épithéliome gastrique; il est parfois typique, le plus souvent atypique. Il naît aux dépens des glandes irrégulières, kystiques, adénomateuses, qui se rencontrent sur le bourrelet marginal de l'ulcus. Ainsi, au début, s'observent encore les formations typiques de l'épithélioma pseudo-glandulaire, cylindrique ou annulaire banal. Le cancer se propage surtout au-dessous de la muscularis mucosæ des régions limitrophes. En son voisinage, les glandes réagissent, soit qu'elles présentent l'hyperplasie adénomateuse, soit qu'elles soient atteintes de catarrhe muco-purulent. Toutes les variétés de gastrite peuvent s'observer, gastrite chronique, gastrite interstitielle subaiguë avec large infiltration lymphatique. Hayem, Hammerschlag, A. Mathieu ont insisté sur la persistance des cellules bordantes, capable d'expliquer l'hyperchlorhydrie accompagnant une évolution cancéreuse.

Du côté de l'ulcus, les cellules cancéreuses semblent parfois descendre sur le fond scléreux; elles ne s'avancent jamais bien loin en tout cas. De même, elles s'insinuent rarement entre les travées fibreuses, passant plus volontiers au-dessous, dans le tissu sain ou relativement sain, s'il en reste, sous-jacent au fond de l'ulcus. Mais, dans ses grandes lignes comme dans ses détails, l'ulcération de l'ulcéro-cancer, on ne saurait trop le répéter, présente les caractères de l'ulcus invétéré, de structure absolument banale. Notre description de l'ulcéro-cancer sera complète enfin quand nous aurons signalé les altérations surajoutées que peuvent déterminer, dans les tissus néoplasiques, des foyers de nécrose ou des infiltrations hémorragiques.

Discussions sur la pathogénèse et la nature de l'ulcéro-cancer. — Ces discussions sont loin d'avoir un intérêt purement spéculatif, puisqu'elles mettent en jeu la question même de l'existence de l'ulcéro-cancer. Pour les auteurs allemands et la majorité des auteurs français, il n'y a rien de contradictoire en l'association d'un cancer à un ulcère gastrique ou duodénal. Les deux affections sont remarquablement fréquentes dans l'estomac, particulièrement au niveau de la région pylorique. De plus, on sait avec quelle facilité le cancer se développe sur les cicatrices, les chéloïdes, le lupus, toutes les zones d'irritation chronique, plaques leucoplasiques, marges d'ulcères variqueux, radiodermites, etc. Il n'y a donc rien d'étonnant à constater dans l'estomac l'implantation relativement fréquente du cancer sur la zone de gastrite périulcéreuse; sur les coupes, on constate en effet que la néoplasie se développe généralement en dedans du bourrelet, sous le surplomb de la muqueuse. L'école lyonnaise cependant, avec Tripier et Devic, s'est élevée contre cette conception. Pour elle, l'ulcéro-cancer tel que nous le concevons n'existe point; c'est un leurre, une pure création de l'esprit, et cela au point de vue anatomique (¹) comme au point de vue clinique (²). Selon Duplant, les soi-disant cas d'ulcère transformés en cancer seraient simplement des épithéliomas cylindriques ulcérés, des polyadénomes cancérisés, des faits de linite plastique épithéliale, des cas d'un cancer gastrique particulier, l'ulcus rodens gastrique (³), à marche

---

1. DUPLANT (élève de Tripier). De la prétendue transformation de l'ulcère rond en cancer. Lyon, *Thèse*, 1898.

2. SANEROT (élève de Devic). Le cancer de l'estomac à évolution lente : l'ulcus rodens gastrique, étude clinique, thérapeutique et chirurgicale. Lyon, *Thèse*, 1906.

3. TRIPIER. Les gastrorrhagies dans leurs rapports avec les ulcérations stomacales, *Sem. méd.*, 1898.

lente, comparable à l'ulcus rodens de la face. L'auteur nie la réalité de la naissance du cancer sur les bords de l'ulcus. En effet, dit-il, il n'y a pas de partie du bord de l'ulcération respectée par le néoplasme, on retrouve partout des cellules épithéliales en cherchant avec soin. Cette assertion ne nous paraît pas exacte ; il existe des faits d'ulcéro-cancer à la phase de greffe initiale, où l'on saisit cette transformation étroitement localisée et, d'autre part, la répartition très inégale des lésions cancéreuses ne se comprend pas si l'on admet que le néoplasme est antérieur à l'ulcération.

On a dit encore que des cellules épithéliales mortifiées s'observent aux bords de l'ulcération, qui se développe ainsi, semble-t-il, par élimination d'éléments nécrosés. Nous ferons remarquer que ces lésions sont toujours très minimes, qu'elles sont banales, communes à tout cancer gastrique, et que l'on n'observe jamais d'ulcération analogue à la lésion de Cruveilhier au sein des grands cancers végétants si souvent frappés de nécrobiose cependant. L'absence de lésions rappelant l'ulcus dans les formes végétantes, massives, volumineuses du cancer ne saurait être invoquée d'autre part contre l'origine ulcéreuse de l'ulcéro-cancer. Un tel phénomène peut tenir à la forme anatomique et à la modalité d'une évolution dans laquelle, on le sait, la prolifération l'emporte toujours sur la destruction.

Duplant insiste sur la présence de tubes cancéreux dans les zones scléreuses. Ces tubes peuvent s'observer, en effet, mais ils sont loin d'être constants ; ce sont simplement des colonies secondaires. — Enfin, Tripier et Duplant, reprenant une hypothèse émise pour la première fois par Müller [de Würzbourg [1]], admettent que l'ulcération siège sur un néoplasme et se développe à la faveur de l'oblitération, par embolie ou thrombose, d'un gros vaisseau. D'ailleurs, disent-ils, le cancer a besoin de tissus richement vascularisés pour se développer, et les zones sclérosées, les plans fibreux d'un ulcus ne sauraient convenir à sa genèse. Cette dernière assertion est en opposition évidente avec des faits d'observation commune : l'étude des innombrables épithéliomas cicatriciels en fait foi. Quant à l'oblitération vasculaire et à son effet, c'est là une hypothèse non démontrée : il n'est nullement prouvé que l'oblitération des vaisseaux sanguins *précède* l'ulcération. On ne comprendrait pas sans cela la fréquence de l'hémorragie dans l'ulcéro-cancer. Enfin, les auteurs lyonnais vont jusqu'à admettre « des ulcères gastriques dont la nature cancéreuse n'était démontrable que par l'examen des noyaux de généralisation.... Lorsque la mortification du cancer est complète, il simule un ulcère guéri » [2]. Nous ne connaissons point ces cancers qui guérissent par élimination en masse, et, d'un autre côté, en bonne logique, les protagonistes d'une

1. MÜLLER. Beiträge zur Frage der Entwickelung des Magenkrebses aus dem runden Magengeschwüres. *Inaug. Diss.*, Würzburg, 1894.
2. DUPLANT. *Loc. cit.*, p. 198.

telle théorie sont conduits à admettre que tous les ulcus peuvent être des cancers guéris, puisqu'ils admettent qu'une lésion peut être un cancer lors même qu'il n'existe plus aucun élément néoplasique à son niveau.

Les discussions soulevées par les travaux lyonnais ont eu le mérite en tout cas d'attirer l'attention sur l'existence de certains cancers ulcérés rappelant, dans une certaine mesure, l'ulcus avec greffe cancéreuse. De ces formes de cancer il convient de rapprocher le polyadénome brunnérien, bien que sa nature cancéreuse ne soit pas démontrée. Il nous paraît en tout cas hors de doute que, sur l'ulcus de structure banale, peuvent s'observer des greffes cancéreuses, microscopiques ou volumineuses; aucune objection théorique ne peut d'ailleurs être valablement opposée aux faits cités plus haut.

Pourquoi le cancer se développe-t-il sur l'ulcus? Il convient de rappeler ici ce que nous avons eu déjà l'occasion d'écrire à propos de l'ulcus, du polyadénome et du cancer. Toute lésion irritative appelle le cancer; et les formations adénomateuses en nappe ou pédiculées (cas de Hauser, de Mathieu et Dobrovici) que l'on observe au sommet des talus de l'ulcus, constituent un terrain tout prêt à subir l'évolution cancéreuse.

Fréquence. — Le développement du cancer sur l'ulcus est une éventualité fréquente. Certaines appréciations ont été cependant d'une exagération manifeste, telle celle de Jenssen qui tenait tout cancer pour greffé sur un ulcus. Les thèses anciennes (1868) de Steiner et de Vollmann indiquent 4 pour 100 des cancers comme ajoutés à l'ulcus; Lebert (1878) donne le chiffre de 9 pour 100; Berthold (1885), 5 pour 100; Hauser([1]), 5 pour 100. Postérieurement à ces auteurs, nous avons les statistiques de Rosenheim, 6 pour 100; Reimer([2]), 22 pour 100; Sonnicksen([3]), 14 pour 100; Mickulicz([4]), 6 pour 100 : tous ces chiffres sont modérés. Avec un certain nombre de cliniciens, nous allons rencontrer des pourcentages énormes. Sapeshko indique l'ulcéro-cancer dans 70 pour 100 des néoplasmes gastriques étudiés, Mayo Robson dans 60 pour 100, les frères Mayo([5]) dans 54 pour 100 des cas opérés par eux à leur clinique de Saint-Mary de Rochester. Nous revenons à des chiffres plus modestes avec Jaboulay et Gauthier([6]), 27 pour 100; Hayem([7]), 22 pour 100.

---

1. HAUSER. Das chronische Magengeschwür, sein Vernarbungsprocess und dessen Beziehung zur Entwickelung des Magencarcinoms. Leipzig, 1885.
2. et 3. *Inaug. Diss.*, Kiel, 1892-95.
4. MICKULICZ. Die chirurgische Behandlung des chronischen Magengeschwürs. *Berlin. Klin. Wschr.* 1897, p. 488.
5. MAYO. L'ulcère de l'estomac et du duodénum étudié à la faveur des opérations. *Annals of Surgery*, t. II.
6. GAUTHIER et RIVIÈRE. *Revue de Gynécologie*, 10 fév. 1907, n° 1, p. 120.
7. HAYEM. Fréquence de l'ulcéro-cancer de l'estomac, *Acad. Méd.* 14 avril 1908.

Mathieu et Moutier ont trouvé des chiffres intermédiaires. Ils ont eu, en 4 ans, l'occasion d'étudier 54 pièces, nécropsiques ou opératoires, d'ulcus gastriques et duodénaux. Sur ce nombre ont été constatés 19 ulcus simples et 15 ulcéro-cancers, soit 44 pour 100 d'ulcères cancérisés. Sur ces 54 ulcus, 5 siégeaient sur le versant duodénal de la valvule pylorique et l'un de ces ulcus duodénaux également était cancérisé.

En résumé, en établissant la moyenne, nous arrivons à trouver que dans au moins 50 pour 100 des cas, le cancer stomacal se développe sur un ulcus préalable. C'est là une proportion élevée, mais qui se rapproche probablement beaucoup de la réalité.

Étiologie. — Nos connaissances étiologiques sur l'ulcéro-cancer sont identiques à nos connaissances générales sur le cancer. Dans les antécédents des malades, il convient de noter dans un bon nombre de cas des séries de périodes douloureuses attribuables soit à la gastrite, soit à l'ulcus. Parfois à des signes d'ulcus succèdent sans transition sensible des indices de cancérisation. Les circonstances étiologiques ne diffèrent pas de celles que nous connaissons pour l'ulcus. De fait, rien n'indique pourquoi tel ulcus s'est cancérisé plutôt que tel autre.

L'âge, le sexe semblent avoir une influence bien secondaire. Cependant l'affection serait sensiblement plus fréquente chez l'homme. Les 5 cas d'A. Mathieu (1897), les 4 de Hayem (1901) concernent tous des hommes. Audistère[1], sur 21 cas, note seulement 5 femmes. Quant à l'âge des malades, il existe évidemment un maximum entre 55 et 60 ans comme pour le cancer pur et simple ; mais des malades ont été atteints avant 50 ans (1 femme de 28 ans observée par Mathieu) et après 70 (1 homme de 78 ans observé par Œttinger). La fréquence de l'ulcus chez la femme jeune permet de prévoir l'évolution de cancers gastriques greffés sur l'ulcus dans les premières années de l'âge adulte.

Symptômes, formes cliniques et diagnostic. — L'ulcéro-cancer peut être ignoré. Il est parfois absolument latent et un accident grave, la perforation, peut terminer brusquement son évolution anatomique, tout en le révélant cliniquement pour la première fois. Dans d'autres cas, beaucoup plus fréquents, il est, non pas inconnu, mais seulement méconnu, soit que la cancérisation se dissimule et que l'ulcus détermine par lui-même hémorragie ou sténose, soit que la période ulcéreuse puisse demeurer dans l'ombre. Dans ce dernier cas apparaissent d'habitude des signes de sténose cancéreuse et de cachexie et seules la nécropsie ou l'intervention permettent de reconnaître l'association de l'ulcus et du cancer, ce dernier, jusqu'à la fin, ayant pu sembler isolé.

1. AUDISTÈRE. Dégénérescence cancéreuse de l'ulcère de l'estomac, *Thèse de Paris*, 1905.

Dans un certain nombre de cas, après des poussées d'ulcus plus ou moins espacées, plus ou moins sévères, apparaissent des troubles nouveaux. Le malade maigrit, tend à se cachectiser, cependant que se manifestent des symptômes de sténose pylorique grave ou des accidents douloureux intenses et rebelles. Aux formes caractérisées l'une par la latence du cancer, l'autre par la latence de l'ulcus, il faut donc opposer une forme typique où se succèdent avec évidence les signes de l'ulcus et ceux du cancer. Décrire l'ulcéro-cancer, c'est donc s'efforcer d'indiquer les caractères qui doivent faire craindre qu'un ulcus ne se soit cancérisé.

Examinons les différents symptômes qui se peuvent alors observer. Leur analyse rigoureuse est indispensable, car s'il est de faible intérêt au cours d'un cancer évident d'être amené à reconnaître qu'il s'est ou non développé sur un ulcère simple, il y a, au contraire, un intérêt considérable à saisir dès ses débuts la cancérisation d'un ulcus. Dans ce cas, le changement apporté au pronostic, la nécessité d'une thérapeutique radicale, efficace seulement par la précocité de sa mise en œuvre, légitiment tous les efforts que nous ferons pour porter un diagnostic précis.

Les *douleurs* peuvent se présenter sous le syndrome banal de l'ulcus, mais elles sont en général plus continues. Permanentes, peu influencées par les repas, elles sont d'une violence inusitée dans l'ulcus simple. On observe à peu près toujours une *inappétence* souvent élective, dont l'importance diagnostique est évidente. La *cachexie* est par là même plus rapide, plus précoce que dans les formes les plus graves de l'ulcère de Cruveilhier.

Les *vomissements* peuvent ne présenter aucun caractère particulier. Mais souvent l'intolérance de l'estomac devient absolue. Ces rejets, plus fréquents que dans l'ulcus isolé, sont plus acides que dans le cancer simple. On peut déceler dans les matières vomies de l'acide chlorhydrique libre, abondant en certains cas.

Les malades ont parfois de grandes hématémèses rouges; mais ces hématémèses bien que fort rares, peuvent exister dans le cancer pur. Inversement, les petits vomissements marc de café ne permettent pas à eux seuls de certifier la cancérisation. Le méléna présente moins d'importance diagnostique encore : seule la constatation quotidienne, par l'examen des fèces, d'une hémorragie légère mais continue, pourrait faire craindre la greffe épithéliomateuse.

La présence d'une *tumeur* n'a par elle-même aucune valeur, à moins que la masse ne soit de forte dimension, dure et bosselée. Beaucoup plus importante serait la constatation éventuelle, qui ne peut guère se faire qu'au cours de la laparotomie, de noyaux métastatiques dans les ganglions, le foie, l'épiploon, etc.

Quant aux *méthodes de laboratoire*, leur emploi sera d'un très faible secours. L'examen du sang, révélant une anémie croissante avec polynucléose, ne permet aucune affirmation. Il serait plus intéressant de constater chez un malade convaincu d'ulcus et soupçonné de greffe néoplasique, la disparition de l'hyperchlorhydrie et la présence d'une hypochlorhydrie manifeste. Malheureusement, si le contenu de l'estomac du cancéreux, estomac atteint de gastrite atrophique, est en général hypoacide et hypopeptique, il n'en est ni toujours ni forcément ainsi. Sans doute, la proportion des cancers isolés évoluant avec hyperacidité est-elle faible; de tels cancers existent néanmoins. Bien plus, l'estomac des ulcéro-cancéreux présente avec une fréquence des plus notables de la gastrite hyperpeptique; et l'on peut voir jusqu'aux derniers jours le chimisme de l'ulcéro-cancéreux révéler la présence de l'HCl libre. Il en était ainsi dans toute une série de faits observés par Thiersch [1], Wœtzoldt [2], Krussenberg [3], Eisenlohr [4], Rosenheim [5], Koch [6], A. Mathieu [7], Œttinger [8]. La présence de l'acide chlorhydrique libre ne permet donc point d'écarter le diagnostic de cancer; elle permet simplement, en présence des signes rationnels d'une néoformation carcinomateuse, de supposer que la tumeur maligne s'est développée sur un ulcus. Il se peut que tout à fait à la fin l'HCl disparaisse et que l'on note la présence d'acide lactique. Quoi qu'il en soit, que l'ulcus ait présenté une longue période de latence ou que la greffe ait été remarquablement précoce, l'ulcéro-cancer évolue d'ordinaire assez vite, et la mort survient soit par généralisation et cachexie, soit par quelque complication de l'ulcus, hémorragie foudroyante, suppuration périgastrique, perforation.

En résumé, le diagnostic de l'ulcéro-cancer est avant tout un diagnostic d'évolution. Ce qui le caractérise c'est la longue durée de la maladie totale et la succession d'une phase tardive de cancer à une période souvent très longue d'ulcus à rechutes. Partant de la rareté, du peu de netteté fréquent de la succession des stades ulcus et néoplasme, Devic et Sanerot ont nié, au nom de la clinique, l'ulcéro-cancer que Tripier et Duplant rejetaient au nom de l'examen anatomique. Mais, quoi qu'il en soit de la nature de l'ulcéro-cancer, en dehors des formes latentes qui se révèlent brusquement par un accident grave, perforation ou hémorragie, et dans lesquelles l'ulcéro-cancer est une trouvaille d'autopsie, cette maladie présente une marche très particulière, grâce aux deux phases successives de son évolution. Il importe d'y penser, car la possibilité de son existence est un argument important en faveur de l'intervention chirurgicale dans l'ulcus chronique du

1. *Munch. med. Wft.*, 1886, 15.
2. *Charité Annalen*, XIV.
3. *Inaug. Dissert. Heidelberg*, 1888.
4. *Deut. med. Wft.*, 1890, n° 52, p. 1245.
5. *Zft. f. Klin. Med.*, Bd. XVII, 1891, p. 117.
6. *Petersb. med. Wft.*, 1893, 45.
7 et 8. *Loc. cit.*

pylore dont on veut prévenir ou arrêter la cancérisation. La réalité de la nature d'emblée cancéreuse de la lésion impliquerait du reste encore la même sanction chirurgicale en raison de la lenteur d'évolution de la lésion.

Le diagnostic devra se faire souvent seulement après laparotomie, et c'est l'examen des pièces de pylorectomie qui permettra seul quelquefois de trancher définitivement la question pendante. La pylorectomie pratiquée à la période initiale de la greffe cancéreuse, pourra sans doute, plus souvent qu'autrefois, permettre la guérison complète de la lésion et la survie prolongée du malade.

A. MATHIEU et F. MOUTIER.

CHAPITRE XV

SARCOME DE L'ESTOMAC

Des tumeurs malignes de l'estomac, les unes se développent aux dépens des éléments de l'épithélium glandulaire, ce sont les *épithéliomes*, — les autres, les *sarcomes*, prennent naissance dans les tissus sous-muqueux (tissu conjonctif interstitiel, *muscularis mucosæ*, musculeuse, sous-muqueuse et sous-séreuse).

Étiologie. — Nos connaissances sur l'étiologie de ces néoplasmes sont peu précises. Sans être exceptionnel, le sarcome est rare [1] : il représente seulement de 5 à 8 pour 100 des cancers de l'estomac. Sur 57 néoplasies gastriques examinées par nous à l'hôpital Saint-Antoine en quatre ans environ, nous avons rencontré 54 épithéliomes et 5 sarcomes, soit 5,26 pour 100 de ces derniers. Cette proportion est à peu près celle qu'indique la majorité des auteurs : certains pourtant donnent des chiffres inférieurs, 5 pour 100 d'après Lofaro [2].

Le *sexe* ne paraît présenter aucune influence favorisante. L'*âge* semble prédisposer davantage : le sarcome, il est vrai, se présente à tout âge, et ne saurait être tenu pour une maladie des jeunes exclusivement. Il est néanmoins plus fréquent dans la première moitié de la vie. Mc Cormick et Welsh [3] sur un total de 60 cas, en observent 10 au-dessous de 20 ans, et l'âge d'élection serait d'après eux aux environs de 40 ans. Il se placerait après 50 ans pour Stæhelin [4], entre 50 et 40, en revanche, pour Yates [5], aux environs de 29 même, à ne considérer avec ce dernier que la forme globo-cellulaire. Les âges

1. Lecène et Petit *a)* n'en admettaient que 54 cas authentiques, mais Zesas *b)* puis Gosset *c)* arrivent à un total de 171 cas de sarcome primitif de l'estomac.
   a) LECÈNE et PETIT. Le sarcome primitif de l'estomac. *Revue de Gynécol., et de chir. abd.*, 1904, 965-1008.
   b) ZESAS. Das primäre Magensarkom und seine chirurgische Behandlung. *Samml. klin. Vortr.*, 1911, *Chir.*, n° 175, 1-16.
   c) GOSSET. Le sarcome primitif de l'estomac. *Presse médic.*, 1912, 16 mars, 221-225, 6 fig.
2. LOFARO. Les sarcomes primitifs de l'estomac. *Archiv. gén., de Chir.*, 1909, t. IV, fasc. 8, 771-786.
3. Mc CORMICK et WELSH. *Scott. Med. et Surg. J.*, 1906, oct.
4. STÆHELIN. Du sarcome primitif de l'estomac, *Arch. f. Verd. Krank.*, 1908, Bd XIV, Hft, 122-157.
5. YATES. *Ann. of Surg.*, XLIV, n° 4, 1906, oct., 599-615.

extrêmes signalés sont 5 et 78 ans (Staehelin). Nos trois malades étaient respectivement âgés de 19, 42 et 72 ans.

Anatomie pathologique. — Les sarcomes forment en général des masses volumineuses. Il en existe deux variétés, l'une infiltrée, l'autre circonscrite. Les tumeurs *infiltrées* (S. globo-cellulaires, lympho-sarcomes) envahissent souvent toute l'étendue de l'estomac, elles ne respectent l'intégrité d'aucune région ou presque. Ainsi, dans un cas d'Hayem et Lion, l'infiltration ne laissait libre que la seule extrémité du grand cul-de-sac, De telles lésions amènent un rétrécissement plus ou moins prononcé de la cavité gastrique. — Les tumeurs *circonscrites* (fibro-myo-angio-sarcomes) se pédiculisent souvent. Leur croissance est centrifuge; elles tendent à se détacher, à s'isoler de l'estomac (formes exogastriques des auteurs contemporains). Elles peuvent même perdre, en apparence du moins, tout rapport avec l'estomac. On a vu ainsi des tumeurs nées sur le grand cul-de-sac s'insinuer entre les feuillets du grand épiploon et, mobilisables dans la cavité abdominale, se faire prendre pour des tumeurs d'origine diverse. D'autres, comme dans le cas de Gosset, pouvaient, en dédoublant le petit épiploon, simuler une tumeur de la face inférieure du foie, un kyste hydatique par exemple.

Le siège du sarcome est variable. Voici, d'après Ziesché et Davidsohn (*loc. cit.*), le résultat du dépouillement d'une centaine d'observations. La tumeur siégeait :

29 fois au pylore
22 fois sur la grande courbure
18 fois sur toute l'étendue de l'estomac (infiltration en nappe)
15 fois sur la face postérieure
11 fois sur la petite courbure
6 fois sur la paroi antérieure
2 fois sur le cardia
1 fois sur la grosse tubérosité.

Le sarcome respecte donc fréquemment les orifices; il peut cependant provoquer une intolérance ou mieux une incontinence absolue de l'estomac par infiltration massive des parois et rétrécissement global de la cavité gastrique.

Macroscopiquement, la morphologie du sarcome rappelle dans ses grandes lignes la disposition de l'épithélioma infiltré. On observe une tumeur généralement diffuse, mamelonnée ou en nappe, blanche, nacrée à la coupe et résistante; seul l'examen microscopique permet le diagnostic dans la majorité des observations.

En certains cas pourtant, l'examen à l'œil nu suffit pour orienter nettement vers le sarcome. Il en était ainsi dans les trois cas qu'il nous fut donné d'examiner. La muqueuse semblait intacte, ou bien ses pertes de substance, rares d'ailleurs, conféraient l'impression que le tissu avait été lentement attaqué, érodé par sa face profonde. L'ensemble de l'estomac était envahi et les tuniques extrèmement épaissies. Les plis étaient accusés, saillants, formant des talus ou des vallonnements qui, se heurtant à des épaississements néoplasiques mamelonnaires, souvent cratériformes, donnaient à l'ensemble de la surface gastrique un aspect rappelant, dans un cas surtout, la figure familière d'une carte lunaire. — Par contre, Olivier et Halipré ont observé un sarcome fuso-cellulaire dans lequel la régularité de l'infiltration simulait à s'y méprendre la linite plastique.

Les tissus néoplasiques peuvent être ramollis, voire diffluents; on observe même assez fréquemment dans leur épaisseur des cavités pleines d'un liquide blanchâtre, parfois lactescent (formes kystiques) ([1]).

Le sarcome ne présente qu'une très minime tendance à essaimer à distance, mais il peut largement envahir les organes contigus. Chez un jeune homme de 19 ans, observé par nous, le foie, le pancréas, la région pylorique formaient un bloc dans lequel le scalpel taillait difficilement la limite des viscères adjacents.

Les différentes tuniques de l'estomac sont très inégalement envahies. Cela se conçoit aisément, le sarcome prenant naissance d'ordinaire dans la sous-muqueuse ou la sous-péritonéale, plus rarement dans la musculeuse ou la *muscularis mucosæ*. Aussi la muqueuse est-elle ici beaucoup plus rarement atteinte que dans l'épithélome; elle peut même, et cela est loin d'être l'exception, demeurer absolument intacte et recouvrir ainsi la masse néoplasique. Dans certains cas cependant, la *muscularis mucosæ* se trouve forcée et les glandes, enserrées, puis dissociées, finissent par disparaître.

Les formes observées sont des plus diverses; l'examen microscopique a permis de les répartir en différents groupes. Les types les plus fréquemment observés *par les anciens auteurs* sont le lympho-sarcome et le sarcome à petites cellules rondes. Mais c'est à dessein qu'en soulignant les mots ci-dessus nous faisons une certaine restriction sur la valeur des classifications anciennes, ce que tel auteur appelait lymphadénome ayant dû souvent être appelé par tel autre tumeur à petites cellules rondes et inversement. Si nous suivons la classification de Menetrier, nous voyons que ces deux groupes tendent à se confondre et que, parmi les sarcomes à cellules rondes, il convient de distinguer seulement des lymphocytomes typiques et des lymphocytomes atypiques ou métatypiques. Sur les trois cas observés par nous, deux fois il s'agissait de lymphocytomes typiques, c'est-à-dire de formes que l'on eût étiquetées jadis sarcome à cellules rondes, avec de petits éléments à noyau volumineux, extrêmement nombreux, étouffant par l'abondance de leur développement les éléments nobles du parenchyme, une fois de lymphocytome métatypique. Dans ce dernier cas, avec des éléments lymphocytaires de forte taille à gros

1 Cf. Un cas de MAYLARD et ANDERSON. *Annals of Surgery*, LII, 1910, oct., 506-511.

noyau irrégulier, se pressaient de grandes quantités d'éosinophiles, des macrophages et quelques mastzellen. La lymphomatose gastrique n'était ici qu'une localisation viscérale d'un processus généralisé de date ancienne, avec adénopathies multiples et réaction myéloïde légère dans le sang.

Quoi qu'il en soit, si nous consultons les anciens auteurs, nous voyons que, sur 78 cas, Stæhelin [1] relève 25 lymphosarcomes, 22 sarcomes à cellules rondes, 12 myosarcomes, 11 sarcomes à cellules fusiformes, 7 fibrosarcomes, 5 myxosarcomes. La statistique plus ancienne de Krüger [2] donne des chiffres analogues : l'auteur, sur 17 cas, note 12 sarcomes à petites cellules rondes [3], 1 à grosses cellules rondes, 5 à cellules fusiformes, 2 myosarcomes et 1 endothéliome. L'angiosarcome [4] est de toute rareté; cependant, nous en retrouvons 9 cas dans la statistique globale de Gosset (*loc. cit.*) qui, sur 171 cas, note :

46 sarcomes globo-cellulaires
32 sarcomes fuso-cellulaires
25 lymphosarcomes
20 myosarcomes
10 fibrosarcomes
 9 angiosarcomes
 8 myosarcomes.

Symptômes. — Au début, et cela d'une façon très générale, l'évolution du sarcome semble être particulièrement insidieuse. Souvent l'attention n'est attirée que par l'apparition d'une cachexie de progression assez rapide, et c'est plus tard seulement que se trouve mise en lumière la localisation gastrique. Tantôt quelque complication à distance retient l'intérêt, on peut voir ainsi de l'ictère ou de l'ascite au premier plan du syndrome morbide; tantôt un phénomène exceptionnel masque les accidents abdominaux : nous avons observé un malade chez lequel existait une fièvre élevée ayant fait porter, avant l'entrée à l'hôpital, le diagnostic de fièvre typhoïde. Enfin, et il en est notamment ainsi dans certains lymphadénomes gastriques, le malade peut être porteur d'adénopathies plus ou moins volumineuses, parfois en régression vers la fin, et la localisation viscérale peut ou non être une trouvaille nécropsique.

Parfois, mais à lire les observations publiées on se convainc de la rareté du symptôme, on constate une tumeur volumineuse, dure et lisse, dont le développement semble s'être accompli sans signes fonc-

---

1. Stæhelin, 1908, *loc. cit.*
2. F. Krüger. Die primäre Bindgewerbegeschwülste des Magendarmkanals. *Inaug. Diss.*, Berlin, 1894.
3. Letulle. *Bull. Soc. Anat.*, mai 1906, p. 450, a récemment signalé dans un sarcome globo-cellulaire la présence en grand nombre d'éléments volumineux, polynucléés, doués d'un pouvoir phagocytaire énergique.
4. Harlon Brooks. Trois cas de sarcome primitif de l'estomac. *Med. News*, 1905, 15 juillet.

tionnels bien précis. Cette tumeur peut sembler isolée, à distance même considérable de l'estomac. En d'autres cas, l'estomac entier forme une masse mamelonnée plus ou moins élastique, plus ou moins dure, accolée au foie plus ou moins atteint, ou soulevée et accrue par l'envahissement du pancréas.

En somme, les signes fonctionnels sont rares. La *douleur* est le phénomène le plus fréquent et aussi le plus précoce; on l'observe dans 70 à 80 pour 100 des cas. Elle est en rapport étroit avec l'alimentation. Les *hémorragies* se rencontrent à peine chez 50 pour 100 des malades. Les *vomissements* sont tout à fait exceptionnels.

Les altérations gastriques étendues entraînent de profondes modifications du chimisme. Sur 17 cas où l'analyse put en être faite, on constata 11 fois l'absence totale d'acide chlorhydrique libre (Stæhelin). Hayem également a noté l'anachlorhydrie dans un cas personnel. — L'examen du sang, en dehors des formules leucémiques éventuelles, nous a montré dans un cas une mononucléose légère avec leucocytose normale.

L'*évolution* du sarcome de l'estomac est assez lente et la durée totale de l'affection sensiblement plus longue que dans l'épithélioma. L'appétit est en effet conservé parfois jusqu'à une époque reculée, et la cachexie se trouve être tardive et lente. Chez les jeunes gens, l'affection semble évoluer dans certains cas avec une rapidité presque foudroyante. Un des malades suivis par nous ne fut guère souffrant que deux mois environ. La mort est plus rapide quand la néoplasie siège au pylore; mais c'est là, on l'a vu, une éventualité exceptionnelle.

La *mort* survient d'ordinaire par épuisement. Elle peut être hâtée par des hémorragies, par une parotidite suppurée (un cas personnel), ou provoquée par une perforation ([1]). — Le sarcome s'ulcère assez souvent, et ces ulcérations peuvent être non seulement le point de départ d'hémorragies, mais d'infections, et la courbe ascendante du tracé thermique vient traduire la suppuration gastrique. Il peut cependant y avoir fièvre sans que l'étude des lésions gastriques donne la clef de l'hyperthermie. Celle-ci doit, en ces cas, être mise sans doute sur le compte des intoxications dues à l'extension du néoplasme et à son ulcération.

L'*envahissement ganglionnaire* peut être minime ou nul. Il est souvent précoce et généralement étendu, surtout dans le lymphocytome atypique (lymphadénome); il peut s'observer également avec le sarcome à petites cellules rondes classique. — Les *noyaux secondaires viscéraux* sont moins fréquents et plus tardifs que dans l'épithéliome. Par ordre de fréquence, on les observe dans le

---

1. Chez une femme de 42 ans, dont nous avons recueilli l'observation, la mort survint après perforation non point du lymphocytome gastrique, mais d'un lymphocytome iléal de faible dimension.

foie, le pancréas, les plèvres, le diaphragme, le sein et les ovaires ([1]).

Diagnostic. — Le diagnostic du sarcome est toujours délicat, soit que l'on ait affaire à une forme infiltrante, endogastrique, soit qu'il s'agisse d'une forme exogastrique à tumeur plus ou moins pédiculée. Dans le premier cas, l'affection est généralement localisée à l'estomac, mais le diagnostic hésite entre sarcome et épithélioma. Il existe cependant un certain nombre de signes de probabilité en faveur du sarcome, signes dont la valeur est assez réduite en pratique, il est vrai. On note en effet dans le sarcome la rareté des sténoses, la malignité moindre, l'évolution plus lente, la cachexie tardive, l'existence d'une masse volumineuse. Enfin, tout en soutenant que le sarcome peut s'observer à tout âge, on tiendra l'âge peu avancé du sujet comme facteur d'une certaine valeur du diagnostic en faveur de cette néoplasie. Ajoutons que les récidives sont plus rares après la résection d'un sarcome qu'après celle d'un épithélioma. — Il va de soi que le rejet de fragments de tumeurs (Westphal) ou la biopsie de métastases cutanées et surtout ganglionnaires présentant la structure microscopique du sarcome imposeraient le diagnostic.

Certains auteurs ont signalé dans le sarcome une splénomégalie particulière, indépendante de tout envahissement secondaire (Kundrath). Ce symptôme, inconstant d'ailleurs, ne semble pas avoir grande signification (Stæhelin). Mentionnons en passant, à propos de la rate, la curieuse observation de Guyot ([2]), dans laquelle le sarcome formait une masse volumineuse dont la situation dans l'hypocondre gauche fit, étant donné les phénomènes observés, porter le diagnostic de maladie de Banti : la rate fut trouvée normale à l'autopsie.

Lorsqu'il s'agit, non plus de sarcome diffus, mais d'une tumeur exogastrique, pédiculée, le diagnostic est beaucoup plus difficile encore, parce que, en de tels cas, l'observateur tend à rattacher cette masse à un tout autre organe que l'estomac. Cette tumeur a pu, en effet, être attribuée à la rate, au rein, au pancréas, et surtout au foie, à l'ovaire, au côlon transverse, à l'épiploon. L'insufflation et l'examen radioscopique, qui devra toujours être pratiqué, permettront fréquemment de préciser le point de départ exact de la tumeur.

Traitement. — Les résultats du traitement chirurgical du sarcome sont de beaucoup supérieurs à ceux que l'on observe dans l'épithélioma. Les récidives sont, en effet, assez rares. Mc Cormick et Welsh ont fait avec succès une gastrectomie partielle accompagnée d'une résection limitée du côlon transverse. Ochsner (d'après Yates, *loc. cit.*) a, sur un homme de 44 ans, réséqué un sarcome fuso-

1. Les métastases se rencontreraient dans 57,5 pour 100 des cas, d'après Ziesché et Davidsohn. Ueber das Sarkom des Magens. *Mitteil. aus d. Grenzgebiet. d. Mediz. u. Chir.*, 1909, 377-425.

2. Guyot. Sarcome de l'estomac ayant simulé pendant la vie l'évolution d'une maladie de Banti. *J. de méd. de Bordeaux*, XLI, 1911, 12 février, 106.

cellulaire du fond de l'estomac : ce malade était en excellente santé 17 mois après l'opération. Chez 50 opérés, dont l'histoire est analysée par Stæhelin, on a pratiqué 5 fois la simple laparotomie exploratrice, 5 fois la gastro-entérostomie, 24 fois l'extirpation : 11 guérisons définitives, sans récidives, ont pu être enregistrées. Sur 61 opérations pour sarcome relevées dans la littérature médicale, de 1887 (date de la première opération pratiquée pour sarcome gastrique par Billroth) à 1912, Gosset compte 39 tumeurs exogastriques et 22 endogastriques. Parmi les 39 exogastriques, on trouve :

	NOMBRE DE CAS	GUÉRISONS	MORTS
Ponction	3	0	3
Laparotomie exploratrice	1	0	1
Entérostomie	1	0	1
Résections gastriques atypiques	5	4	1
Gastrectomie	29	19	10
Les 22 opérations portant sur des sarcomes endogastriques donnent :			
Laparotomie exploratrice	5	0	5
Gastro-entérostomie	4	0	4
Gastrectomie	15	8	5

Plusieurs des malades guéris ont été revus de 1 à 6 années après l'opération. En cas de récidive, on peut escompter une survie de 10 à 18 mois. Ajoutons que les tumeurs sont quelquefois très facilement opérables ; il a été donné d'en énucléer sans avoir à ouvrir la cavité gastrique (Czerny).

A. Mathieu et F. Moutier.

CHAPITRE XVI

LA LINITE PLASTIQUE

La lésion sclérosante de l'estomac décrite par Brinton comme une maladie distincte avait été vue par Andral, Cruveilhier et Habersohn. Elle a donné lieu depuis à des débats anatomo-pathologiques sans cesse renaissants. Pour les uns, elle est une affection spéciale de nature mal déterminée, non cancéreuse en tout cas; pour les autres, au contraire, elle n'est qu'une modalité particulière du squirre de l'estomac. C'est l'opinion de Menetrier, qui est, comme on le sait, l'auteur d'études très importantes sur le cancer.

« La linite, dit-il est un épithéliome atypique qui, ayant peu modifié la muqueuse, simplement exulcérée aux points les plus atteints, a diffusé dans toute l'étendue des parois en suscitant en même temps une forte réaction fibreuse, cause principale de l'épaississement des tuniques. C'est donc une forme spécialisée surtout pour le mode d'envahissement de l'estomac et la réaction de son tissu, plutôt qu'une variété particulière d'épithéliome (¹). »

Cette façon de voir nous paraît exacte dans la très grande majorité des cas, et nous avions tendance à incorporer l'histoire de la linite dans celle du cancer, dont elle ne forme sans doute qu'un chapitre spécial. Cependant nous l'en avons séparée, en raison des allures si particulières de cette lésion sclérosante de l'estomac et de son grand intérêt au point de vue du diagnostic, intérêt que les recherches récentes de la radioscopie ont récemment mis à l'ordre du jour.

Anatomie pathologique. — La linite est généralisée ou localisée. Les *formes généralisées* sont d'un diagnostic facile. L'estomac est extrêmement réduit de volume; à l'autopsie, on le trouve plus étroit que le côlon transverse ou même que le duodénum qui lui fait suite. Il est rigide, résistant, de consistance cartilagineuse. Il ne s'affaisse pas sur la table d'autopsie et demeure béant à la coupe comme une grosse artère sectionnée (Brinton) ou comme un ballon ou un tuyau de caoutchouc. Il est pâle et nacré. Des brides fibreuses sous-péritonéales l'enserrent parfois. Sa capacité, toujours fort réduite, peut

1. J. Menetrier. *Cancer*, 1909, p. 280. Baillière, édit., Paris.

être d'une centaine de centimètres cubes seulement (fig. 178). En l'ouvrant, on note une résistance et une épaisseur particulières des parois. Celles-ci peuvent atteindre deux centimètres, leur maximum siégeant en général vers le pylore. Sur la coupe se révèlent des trousseaux fibreux, chatoyants, nacrés, enserrant de leurs mailles serrées, ondulées, plus ou moins anastomosées en réseaux, les faisceaux musculaires reconnaissables à leur teinte et à leur aspect ambrés. La celluleuse sous-péritonéale forme un vaste ruban fibreux, mais le tissu conjonctif atteint son maximum au niveau de la celluleuse sous-muqueuse qui présente huit à dix fois son épaisseur habituelle et constitue à elle seule plus de la moitié de la hauteur totale de la coupe. La muqueuse, pâle, grisâtre, amincie, ne présente pas d'épaississement notable. On a observé à sa surface des productions polypeuses,

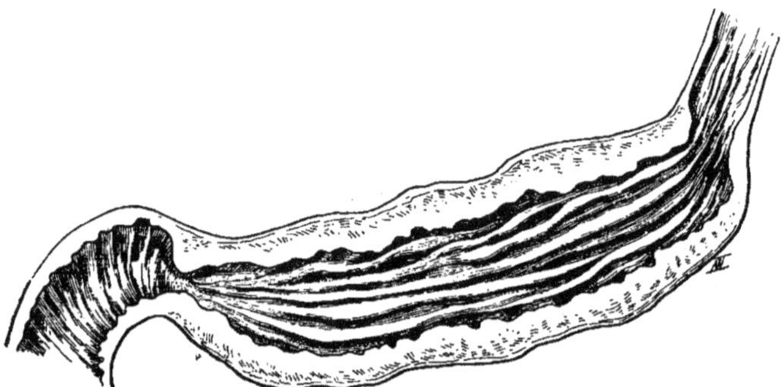

Fig. 178. — Linite plastique généralisée.
L'estomac est réduit à l'état d'un tube étroit aux parois épaissies et rétractées.

des ulcérations. Ces formations semblaient en général faire défaut dans les cas récemment publiés.

Un des caractères les plus importants de la linite généralisée, est de ne pas limiter ses lésions à l'estomac. L'infiltration scléreuse s'étend à l'épiploon gastro-hépatique et au mésentère. Elle envahit le hile du foie dans lequel elle pénètre. Il semble qu'on ait injecté dans l'épaisseur du péritoine une substance qui s'y soit coagulée et durcie à la façon de la paraffine, par exemple.

Il se produit ainsi des épaississements et aussi des rétractions des conduits enserrés dans cette gangue. Dans le cas célèbre de Hanot et Gombault([1]), le cholédoque, noyé dans le petit épiploon épaissi et rétracté, se trouvait obstrué, la veine porte était rigide et comprimée. A. Mathieu, dans un cas presque identique, a également constaté

1. Hanot et Gombault. Étude sur la gastrite chronique avec sclérose sous-muqueuse hypertrophique et rétropéritonite calleuse. *Arch. de Physiol. norm. et pathol.*, 1882, 412-457, 1 pl.

l'infiltration scléreuse, nacrée, de la racine du mésentère et du hile du foie.

On a signalé à plusieurs reprises l'occlusion du cardia et surtout de l'intestin : les sténoses peuvent être multiples dans ce dernier cas. Il existe alors des périviscérites plus ou moins généralisées. Les organes sont comme glacés à la surface. Ils sont entourés de tractus fibreux. Il existe fréquemment de l'ascite.

C'est cet ensemble qui caractérise macroscopiquement la linite. Cependant il ne paraît pas douteux qu'on doive admettre l'existence de la linite localisée(¹). Elle se développe de préférence vers la région pylorique et surtout prépylorique. Elle forme alors un épaississement en entonnoir à parois amincies en haut, brusquement interrompues au niveau du duodénum. Le pylore lui-même peut être rétréci, mais il reste aussi souvent béant et insuffisant, particularité que fait très bien reconnaître l'examen radioscopique. Plus rarement, la linite se développe vers la petite courbure en nappe unique ou en plaques distinctes. Comme la linite prépylorique paraît rester assez longtemps limitée, qu'elle ne s'accompagne guère d'adénopathies secondaires, il en résulte la possibilité d'une résection chirurgicale à la condition que le diagnostic soit suffisamment précoce.

Il faut reconnaître du reste que la limite est actuellement inconnue entre la linite localisée et le carcinome scléreux, et c'est une raison de plus de présumer que la linite n'est qu'une variété de squirre.

Les *lésions microscopiques* sont représentées surtout par un tissu scléreux très dur, formé de faisceaux serrés d'éléments conjonctifs denses, qui dissocient la musculeuse et forment des nappes épaisses dans la sous-muqueuse et la sous-séreuse. Mais on rencontre çà et là, en petit nombre, isolés ou en groupes peu nombreux, des éléments cellulaires sur la valeur desquels on a beaucoup discuté. Leur nature en effet devait donner la solution du problème de l'essence de la linite plastique.

Les uns les ont considérés comme des éléments endothéliaux hypertrophiés des vaisseaux lymphatiques. Curtis les a pris d'abord pour des cellules nerveuses. La plupart des auteurs à l'heure actuelle, et Curtis lui-même s'est rangé à cette opinion, y voient des boyaux d'éléments épithéliomateux caractéristiques d'une lésion cancéreuse.

Pathogénie. — Parmi les faits classés dans la linite plastique, les uns sont certainement des cas de squirre à stroma fibreux exubérant, les autres seuls peuvent prêter à la discussion et justifier la divergence des opinions émises sur la nature de la lésion et sur son point de départ.

La discussion porte surtout sur l'interprétation de la nature des éléments épithélioïdes disséminés dans le stroma scléreux.

1. Dans le cas de Hanot et Gombault, la linite était loin d'être généralisée.

Pour un certain nombre d'observateurs, la linite plastique est une maladie essentielle, une fibrose inflammatoire pure, (Bouveret, Tourlet [1], O. Ehni [2], Jonnesco [3]. Brissaud [4] la rapprocha à un moment donné de la sténose hypertrophique du pylore chez le nouveau-né. D'autres en firent une sclérose non plus primitive, mais secondaire soit à la gastrite chronique entraînant une sclérose sous-muqueuse et une rétro-péritonite calleuse (Hanot et Gombault), soit à l'artério-sclérose gastrique (Huchard), soit aux ulcus calleux (Hoche, Mouriquand) [5], soit à une péritonite primitive (Curtis) [6]. Un assez fort contingent d'auteurs contemporains tend enfin à faire de la linite non cancéreuse une manifestation de la tuberculose inflammatoire. Nous reviendrons plus loin sur cette conception en traçant l'histoire de la tuberculose gastrique. — Malgré l'intérêt des théories et la valeur des faits précédents, le plus grand nombre admet encore la théorie cancéreuse. Si Brinton, hésitant entre la gastrite chronique avec *cirrhose* de l'estomac et le cancer, avait déclaré attendre des faits nouveaux pour se prononcer, Rokitansky, Pilliet, A. Mathieu, Bret et Paviot, Danel, Soupault, Cunéo, Quénu, Monprofit admettent que dans la majorité, pour ne pas dire la totalité des cas, il s'agit d'un cancer squirreux à marche lente, à éléments épithéliaux gênés dans leur développement par l'extension de la fibrose [7]. D'ailleurs, l'évolution de certains cas, interprétés à un moment donné comme linites essentielles, a montré qu'il s'agissait là seulement de cancer. Témoin le cas de Brissaud tenu pour linite après pylorectomie : l'autopsie du malade montra, deux ans après l'opération, l'existence d'un épithélioma typique, bourgeonnant à côté de la cicatrice ancienne [8]. Ajoutons que, pour Garret et Bard, il s'agirait non d'un épithélioma, mais d'une variété de sarcome. — En somme, la plupart des faits de linite localisée répondant à des formes infiltrantes de squirre, l'origine

---

1. TOURLET. Contribution à l'étude de la linite plastique. *Thèse de Paris*, 1902.

2. OSWALD EHNI. Symptomatologie et diagnostic de la linite plastique. *Genève* Kündig, 1906.

3. JONNESCO et J. GROSSMANN. Contribution à l'étude de la linite plastique. *Rev. de Chir.*, 10 janvier 1908, p. 18-53.

4. BRISSAUD. Linite plastique, pylorectomie, guérison. *Sem. méd.*, 1900, p. 415.

5. MOURIQUAND. La linite plastique du pylore. *Lyon médical*, 22 sep. 1907.

6. CURTIS. Étude sur un cas de linite plastique gastro-intestinale, *Arch. méd. exp.*, 1908, p. 624.

7. C'est à cette théorie que se rallient les travaux récents de :

DELAMARE et BRELET. Linite plastique de l'estomac et de la vésicule biliaire. Pachypéritonite ascitique, apyrétique et peu douloureuse, pachygastrite et pachyvésiculite cancéreuses sans vomissements, hématémèses ni melæna. *Soc. méd. Hôpit.*, Paris, 1909, février, 299;

MONISSET et CHALIER. Linite gastrique compliquée de cancer secondaire du foie. *Soc. méd. Lyon*, 1909, 19 avril.

MARC VOUZELLE. Contribution à l'étude de la linite plastique de nature cancéreuse. *Thèse de Paris*, 1909.

8. SCHACKER, Une observation de prétendue linite plastique, *Thèse de Paris*, 1905, Obs. I.

épithéliomateuse d'un grand nombre de linites généralisées ne saurait être mise en doute ; il reste seulement incertain encore à l'heure actuelle si cette origine est de mise pour *tous* les cas.

Étiologie. — Nous ne savons rien de précis à ce sujet.

La linite paraît être un peu plus fréquente chez l'homme ; elle apparaît surtout entre 30 et 40 ans. On a incriminé l'alcoolisme, la syphilis, la tuberculose, toutes les influences invoquées pour expliquer l'évolution des gastrites ou du cancer.

Symptômes. — La linite, jusque dans ces dernières années, n'avait pas de séméiologie propre. Celle-ci était tout entière représentée par des signes de dyspepsie grave. Souvent on avait noté l'intolérance gastrique absolue, les vomissements rapides, la cachexie hâtive. A l'examen direct on ne trouvait ordinairement rien ; plus rarement on pouvait percevoir une sorte de tube ou de globe rigide à la région épigastrique, correspondant à l'estomac épaissi et rétracté, ou quelque masse due à l'infiltration du petit épiploon ou du mésentère. Enfin on avait vu quelquefois de l'ascite et, dans certains cas, des accidents d'occlusion qui témoignaient de l'envahissement secondaire de l'intestin. Souvent on éprouvait une grande difficulté à obtenir du liquide pour l'analyse chimique après repas d'épreuve. Signalons enfin l'absence totale des hémorragies et la fréquence de la dysphagie.

Dans les cas de linite de la région pyloro-prépylorique, on peut relever l'existence des signes de la sténose pylorique avec toutes ses conséquences.

Depuis quelques années, l'examen radioscopique a permis de constater avec une certaine fréquence des faits de microgastrie avec insuffisance pylorique qui paraissent appartenir à la série de la linite plastique. Nous en rapportons plus loin des schémas caractéristiques. Notons ici l'importance de l'insuffisance pylorique dans des cas semblables. La constatation des faits de ce genre pourra peut-être amener quelquefois à un diagnostic assez précoce pour que l'exérèse puisse se faire avec des chances de succès d'autant plus grandes que l'évolution de la maladie est relativement lente, que l'envahissement ganglionnaire est limité et la malignité cancéreuse atténuée.

Évolution. — La marche de la maladie est en effet très lente. Son évolution dure des mois et des années. La cachexie est progressive, mais la linite comporte un pronostic toujours fatal. La mort peut être du reste due à quelque complication à distance, au cancer de l'intestin et du rectum, en particulier.

Diagnostic. — Grâce à l'examen radioscopique, la linite plastique sera moins souvent qu'autrefois une trouvaille d'autopsie.

Les erreurs les plus souvent faites ont été les suivantes : cancer de localisation indéterminée, gastrite alcoolique, ulcus calleux. L'ictère a pu faire croire à la lithiase hépatique, l'ascite à la cirrhose alcoolique et à la péritonite tuberculeuse.

La dysphagie, fréquente dans la microgastrie cancéreuse ainsi que l'ont vu Soupault, Cade, Béclère et Mathieu, a souvent fait penser au cancer du cardia. Parfois on a cru à l'existence d'un cancer primitif de l'intestin.

Traitement. — Les conditions sont ici les mêmes que celles du cancer de l'estomac. Depuis longtemps on a considéré l'apparition des signes de la sténose pylorique comme une indication suivant les cas soit de la gastro-entérostomie simple, soit de la pylorectomie. La démonstration par la radioscopie d'un petit estomac avec insuffisance pylorique, pourrait, dans les cas d'évolution récente encore, faire naître l'espoir d'une résection totale. La laparotomie exploratrice pourrait seule montrer sa possibilité.

A. Mathieu et F. Moutier.

CHAPITRE XVII

SYPHILIS GASTRIQUE

Historique. — La connaissance de la syphilis de l'estomac est de
date relativement récente. En 1859, Brinton mettait encore son existence en doute. Les lésions avaient certainement été, à l'occasion,
confondues avec celles du cancer ou de l'ulcus chronique.

La démonstration de la syphilis stomacale s'est faite par l'observation clinique et par l'étude anatomo-pathologique.

Dès 1831, Andral rapportait dans sa *Clinique médicale* deux observations de gastropathie rebelle et grave, guérie par le traitement
spécifique. Après lui une série d'auteurs, en première ligne desquels
il faut citer Fournier [1] et Dieulafoy [2], ont rapporté des faits analogues. Ils ont fait voir que la syphilis stomacale pouvait prendre les
apparences de l'ulcus hémorragique ou du cancer avec ou sans tumeur,
et que la nature exacte de la maladie était démontrée par les bons
effets du traitement.

D'autre part, l'étude anatomo-pathologique, inaugurée par Virchow,
a fourni des preuves successives et démonstratives de la réalité des
lésions syphilitiques de l'estomac ; on a étudié les différents aspects
sous lesquels elles se présentent. La coïncidence avec des lésions
spécifiques et surtout des lésions viscérales et l'analogie avec les
tumeurs et les ulcérations gommeuses ont été tout d'abord relevées ;
puis plus tard est intervenue l'étude histologique et la démonstration
de l'identité histologique des lésions gastriques avec les infiltrations
syphilitiques des autres organes.

Virchow [3] et Fauvel [4] [1858-1860] ont montré la coïncidence de
lésions gastriques avec des lésions syphilitiques du cœur, du testicule,
des os ou du larynx. Lancereaux [5] en 1864 a cité des faits analogues.

Klebs [6] et surtout Cornil [7] démontrèrent nettement l'identité de

1. A. FOURNIER. *Académie de médecine*, janvier 1898. La Syphilis, t. I, n° 1.
juillet 1901.
2. DIEULAFOY. *Académie de médecine*, 17 mai 1898. Leçons cliniques de l'Hôtel-
Dieu, 1900.
3. VIRCHOW. La syphilis constitutionnelle (Traduction Picard). Paris, 1860.
4. FAUVEL. *Société anatomique*, 1858.
5. LANCEREAUX. Étude sur les lésions syphilitiques susceptibles d'être rattachées à la syphilis constitutionnelle. *Gaz. hebdom.*, 26 août 1864.
6. KLEBS. *Hdb. der pathol. Anat.*, 1869, t. I, 261.
7. CORNIL. Gommes syphilitiques de l'estomac. Étude histologique. *Soc. méd.
des hôpitaux.* 22 mai 1874. — CORNIL et RANVIER. *Manuel d'anat. path.*, p. 796.

lésions de l'estomac observées chez des syphilitiques avec les infiltrations gommeuses.

A partir de ce moment, les publications deviennent plus nombreuses et plus précises. Nous devons citer surtout les études de Chiari ([1]) de Prague et les travaux de Galliard ([2]), qui écrivit en 1886 une bonne revue d'ensemble sur la syphilis gastrique, d'Hemmeter ([3]), d'Hemmeter et Stokes ([4]), d'Einhorn ([5]) et de Hayem ([6]), qui ont fait connaître des faits bien étudiés, suivis d'examens anatomo-pathologiques complets; plus récemment, les thèses de Barbier ([7]) et de Pater ([8]) dans lesquelles on trouvera, surtout dans cette dernière, un bon exposé de la question.

Plus récemment encore, l'examen radioscopique a pu servir à montrer la déformation de l'estomac et à suivre l'amélioration des lésions sous l'influence du traitement spécifique. D'autre part, l'exploration directe après laparotomie a permis de voir et de diagnostiquer d'une façon précise des lésions syphilitiques du pylore et de la région prépylorique ([9]).

Étiologie. — La syphilis de l'estomac peut apparaître quelquefois à la période secondaire, surtout sous la forme de gastrite. Le plus souvent, elle est comme les lésions gommeuses, d'une façon générale, une manifestation plus ou moins tardive de la période tertiaire.

Chiari a examiné 145 fois des estomacs d'enfants atteints de syphilis héréditaire : d'après Pater, cinq seulement de ces observations seraient réellement positives. Ce dernier auteur en a relevé 14 autres cas dans la littérature médicale et il cite 8 examens personnels, dont 6 avec lésions de gastrite banale et 2 avec infiltration analogue à celle des lésions de la syphilis tertiaire.

Les hommes paraissent beaucoup plus souvent atteints que les femmes. Sur 55 cas bien nets, suivis d'examen anatomique de l'estomac, 7 seulement concernent des femmes (Pater). Sur 60 cas de gastropathie favorablement influencés par le traitement spécifique, 29 il est vrai concernaient des hommes et 21 des femmes; mais il convient de dire que, parmi ces dernières, figuraient 11 cas rapportés

1. CHIARI. Lues hereditaria mit gummoser Erkrankung des Galleleitenden Apparatus u. des Magens, *Prag. med. Wochenschr.*, 1855, p. 461. Ueber Magensyphilis, *Zeitschr. z. Virchow's 70 Geburst*, 1891, t. II, s. 296.

2. GALLIARD. *Arch. génér. de médecine*, janvier 1886.

3. HEMMETER. *Diseases of the Stomach.*

4. HEMMETER et STOKES. *The John Hopkin's. Hosp. Reports*, Baltimore, 1900, t. IX, 773.

5. EINHORN. Syphilis of the stomach, *Philad. med. Journal*, 1900, p. 262.

6. HAYEM. La syphilis stomacale, *Presse médic.*, 1905. — Sur un nouveau cas de syphilis stomacale, *Presse médic.*, 2 mai 1906.

7. BARBIER. Syphilis de l'estomac, *Thèse de Paris*, 1904.

8. PATER. Sur la syphilis de l'estomac, *Thèse de Paris*, 1907.

9. BÉCLÈRE et BENSAUDE. *Société médicale des Hôpitaux*, 19 mai 1911. — LEVEN et BARRET. *Société de radiologie de Paris*, 11 janvier 1910.

dans la thèse de Goujot, de Lyon, qui a puisé ses observations presque exclusivement dans un service de femmes vénériennes.

Il est à remarquer que cette prédominance n'est pas spéciale à la syphilis gastrique et qu'elle se retrouve très nettement pour l'ulcus et pour le cancer. C'est sans doute aux excès alimentaires, alcooliques, tabagiques et autres qu'on doit attribuer la vulnérabilité plus grande de l'estomac chez l'homme.

Pour ce qui concerne l'*âge*, la fréquence la plus grande est de 50 à 60 ans. Pater, comme limites extrêmes observées, cite 25 et 75 ans. Dans un cas de Chiari, les lésions stomacales se sont montrées 2 ans, dans un cas de Hayem, 40 ans après le chancre.

Anatomie pathologique. — Les lésions syphilitiques peuvent se présenter sous les formes suivantes :

Gastrite diffuse ;

Néoformations gommeuses ;

Ulcérations d'origine gommeuse ;

Cicatrices et adhérences.

Il faut ajouter que l'estomac, par le fait de ces lésions, peut subir des déformations. Elles sont intéressantes, toujours au point de vue du diagnostic clinique, et susceptibles quelquefois de justifier une intervention chirurgicale, lorsque le traitement médicamenteux ne peut en avoir raison. Ce sont :

La rétraction plus ou moins étendue des parois gastriques ;

La sténose pylorique ;

La biloculation.

Gastrite diffuse. — Les syphilitiques ne sont pas à l'abri, naturellement, des lésions de la gastrite chronique banale, de ses dégénérescences glandulaires et de ses infiltrations interstitielles. Il convient donc d'être très réservé, lorsqu'il s'agit de déclarer que des lésions de ce genre sont réellement syphilitiques.

L'examen de l'estomac de nouveau-nés nettement atteints de syphilis héréditaire fournit à ce point de vue des indications importantes. On retrouve quelquefois chez l'adulte atteint de syphilis acquise, des lésions identiques : gastrite diffuse intense, muqueuse et sous-muqueuse remplies d'innombrables formations analogues à des gommes miliaires qui, pénétrant entre les glandes, compriment et déforment ce qui reste de celles-ci ; amas de cellules rondes effondrant la *muscularis mucosæ* et quelquefois la couche longitudinale des fibres musculaires ; lésions d'endartérite oblitérante.

Chez les nouveau-nés syphilitiques et chez l'adulte, on peut rencontrer, en même temps, des lésions gommeuses caractéristiques des viscères, des os ou de la peau.

Néoformations gommeuses. — C'est sous cette forme que se montre la grande majorité des lésions syphilitiques de l'estomac. La lésion gommeuse se présente alors sous forme de *petites tumeurs*, de *plaques* ou de *véritable zones d'induration*. Les tumeurs gommeuses peuvent n'avoir que quelques millimètres de diamètre, être uniques ou multiples et disséminées. Les plaques ou bourrelets s'observent surtout à la région pylorique où ils peuvent prendre l'aspect d'infiltrations diffuses. Leur couleur est blanchâtre ou jaunâtre, plus rarement rougeâtre, leur consistance ferme, dure, leurs contours bien tranchés. A la coupe, à l'œil nu, on constate un épaississement quelquefois limité à la sous-muqueuse, mais envahissant parfois la muqueuse en dedans et, plus rarement, les tuniques musculaires en dehors. Celles-ci peuvent être infiltrées dans toute leur épaisseur. Il existe souvent des adhérences plus ou moins étendues et plus ou moins résistantes avec les organes adjacents. Ces adhérences sont plus marquées lorsque l'ulcération a succédé à l'infiltration gommeuse.

A l'*examen histologique*, le microscope révèle des nodules gommeux, un feutrage conjonctif plus ou moins serré et des lésions fréquentes d'endartérite oblitérante (Cornil).

Ulcération. — L'ulcération, à l'estomac comme à la peau, est l'aboutissant de la nécrose des tumeurs gommeuses. Il peut y avoir coïncidence d'ulcérations et de saillies gommeuses non ulcérées, ou encore des ulcérations multiples. Les dimensions de ces pertes de substance sont très variables; elles peuvent aller de quelques millimètres à plusieurs centimètres. Elles sont aussi plus ou moins profondes. Elles peuvent provoquer la perforation de l'estomac. Elles amènent, du reste, la formation d'adhérences protectrices. Parfois ce ne sont que de simples exulcérations à la surface d'une saillie.

Les ulcérations syphilitiques de l'estomac sont généralement arrondies ou ovalaires, mais quelquefois aussi leurs contours sont irréguliers, en carte de géographie. Les bords sont durs, taillés à pic, jamais en gradins comme dans l'ulcus; le fond est formé, suivant la profondeur de l'ulcération, par la sous-muqueuse épaissie, par la musculaire ou même quelquefois par la sous-séreuse; il est d'aspect lardacé, vitreux, plus ou moins inégal.

A l'examen à l'œil nu, mais surtout à l'examen microscopique, et c'est là sa véritable caractéristique, on reconnaît que l'ulcération s'est faite aux dépens d'une infiltration préalable ayant tous les caractères de l'infiltration gommeuse. Les lésions des vaisseaux expliquent bien leur ulcération et la gravité quelquefois très grande des hémorragies consécutives.

Cicatrices et adhérences. — Les lésions gommeuses et leurs ulcérations peuvent amener des rétractions cicatricielles qui coïncident quelquefois avec des gommes encore à la période d'état. Ces cicatrices à la surface de la muqueuse paraissent blanches, dures, rayonnées. Elles peuvent, plus ou moins combinées à l'infiltration et à l'épaississement des tuniques, amener la rétraction des parois de l'estomac et sa déformation. Comme ces lésions siègent volontiers à la région pylorique, il peut en résulter une sténose plus ou moins serrée. Les adhérences périphériques, souvent très développées, favorisent les déformations stomacales et la sténose orificielle. L'estomac, en cas de sténose pylorique, peut rester petit, comme dans un cas d'Hemmeter, ou au contraire être très dilaté, comme dans un cas de Hayem.

Déformations de l'estomac. — Nous avons signalé déjà que l'estomac pouvait être petit ou au contraire très dilaté. Il se fait volontiers un épaississement considérable de ses parois surtout dans la région de l'antre prépylorique et du petit cul-de-sac qui tendent à devenir cylindriques, ainsi qu'on l'a vu dans plusieurs examens sur le cadavre ou sur le vivant après laparotomie (Hemmeter, Tuffier, Hepp) (1).

La *biloculation* peut être la conséquence de ces lésions. Dans un cas de Frerichs, elle résultait de la formation d'une sorte de cloison qui descendait de la petite vers la grande courbure. L'examen radioscopique a donné à Béclère, à Bensaude et à Barret un aspect identique et assez spécial chez deux anciens syphilitiques atteints de troubles gastriques très graves que le traitement spécifique a considérablement améliorés. Il existait une première poche, poche supérieure, qui se remplissait tout d'abord de bismuth en commençant par le fond, puis ultérieurement on voyait se dessiner une seconde poche cylindrique, étroite, obliquement située sous le foie. Il nous semble bien que la région pylorique était ici infiltrée, épaissie, rétrécie, adhérente au foie. Le liquide ingéré ne pouvait donc pas distendre l'antre prépylorique, mais seulement la partie de l'estomac sus-jacente, d'où la disposition biloculaire observée sur l'écran (voir fig. 212, p. 759).

Symptomatologie. — La syphilis gastrique n'a pas de séméiologie propre. Les symptômes qui lui correspondent peuvent, par leur groupement, donner lieu aux principales *formes cliniques* suivantes :

Gastrite chronique d'intensité moyenne ;

Gastrite chronique grave avec tendance à la cachexie ;

Gastropathie à forme d'ulcus chronique ;

Gastropathie pseudo-cancéreuse avec tumeur épigastrique ;

Gastropathie avec phénomènes de sténose pylorique ou de biloculation.

On peut dire que, d'une façon générale, ces différentes formes de la syphilis gastrique n'ont pas d'autre caractéristique que leur survenue chez d'anciens syphilitiques, leur ténacité, leur résistance aux moyens thérapeutiques habituels et, enfin, leur amélioration notable sous l'influence du traitement spécifique.

1. Hepp. *Société de l'internat*, 1911.

Il est remarquable de voir, dans le cas typique rapporté par Fournier, une jeune femme amenée au dernier degré de l'affaiblissement,
de l'épuisement et de l'anémie en raison d'hématémèses abondantes
et répétées, ressusciter véritablement sous l'influence de frictions
mercurielles et de l'ingestion de 2 ou 3 gr. d'iodure de potassium par
jour. Il est saisissant, dans d'autres cas, de voir la disparition, grâce
au même traitement, de l'induration épigastrique et des accidents
dyspeptiques graves qui avaient, avec le diagnostic de lésion cancéreuse, justifié le pronostic le plus sombre.

Diagnostic différentiel. — Notion de l'infection syphilitique
antérieure, existence de manifestations actuelles secondaires dans
quelques cas, tertiaires le plus souvent, résistance des accidents
gastropathiques à un traitement méthodique, surtout dans la forme
ulcéreuse et hémorragique, amélioration marquée enfin et même
guérison définitive sous l'influence du traitement spécifique : tels sont
les éléments principaux du diagnostic de la syphilis gastrique.
Peut-être convient-il d'y ajouter quelquefois l'aspect assez particulier
de biloculation reconnu à l'écran radioscopique que nous avons
signalé plus haut.

Le chirurgien peut être conduit à pratiquer la laparotomie exploratrice chez des malades atteints de syphilis de l'estomac : l'aspect des
lésions tel que nous les avons décrites à propos de l'anatomie pathologique macroscopique pourra l'amener, sinon toujours à en formuler le diagnostic définitif, tout au moins à en soupçonner la
nature spécifique.

Dans le paragraphe précédent, nous avons indiqué les éléments
principaux du diagnostic différentiel. Nous n'avons guère à y revenir.
Pater se demande si la recherche et la découverte de l'agent spécifique, le spirochète pâle, ne pourra pas dans l'avenir servir à affirmer
le diagnostic. Nous ne connaissons aucun fait précis en faveur de
cette possibilité. Inutile d'ajouter que l'existence d'une réaction de
Wassermann positive constituerait une importante présomption.

Pronostic. — Le pronostic des lésions syphilitiques de l'estomac
sera naturellement très différent suivant leur importance, leur âge
et, aussi et surtout, suivant que leur nature spécifique aura été soupçonnée ou méconnue, suivant aussi que le traitement institué aura
été suffisant ou insuffisant, précoce ou tardive.

L'influence de leur étendue se comprend aisément ; mais on comprend aussi que leur âge ait une importance non moins grande. En
effet, les lésions s'accroissent avec le temps, mais elles sont menacées
surtout d'aboutir à l'ulcération, avec ses graves conséquences, et aux
déformations irréparables par cicatrice et adhérences. Il y a un
moment où le traitement médical devient impuissant. Seul le traitement chirurgical pourra, dans certains cas, remédier à la sténose du
pylore.

Traitement. — La syphilis gastrique sera traitée à la fois par les préparations mercurielles et par les préparations iodurées. Pour les premières, on préférera la voie cutanée, les frictions d'onguent napolitain et surtout les injections hypodermiques de sels solubles ou d'huile grise.

Quant à l'iodure de potassium, on le donnera avec ménagement, surtout dans la forme ulcéreuse et hémorragique. On l'administrera dilué dans de l'eau ou du lait, par prises espacées, à la dose quotidienne de 2 ou 5 grammes. On observera avec soin la tolérance du malade. Fournier fait remarquer combien il est surprenant de voir des malades gravement atteints, souffrant vivement de l'estomac, non seulement supporter admirablement l'iodure, mais s'améliorer rapidement sous son influence, surtout lorsque son emploi est combiné au traitement hydrargyrique par voie cutanée. Dans certains cas, l'iodure a été donné en lavements avec succès.

Les effets réparateurs et curateurs du traitement spécifique ont du reste une rapidité d'action qu'ont signalée tous les médecins qui s'en sont servis avec succès.

Nous ne savons rien encore de l'utilité des préparations arsenicales organiques dans les cas semblables.

Naturellement le malade sera soumis à un régime alimentaire et à une hygiène appropriés.

L'insuccès du traitement spécifique ne démontre pas d'une façon absolue la non-spécificité des lésions. Nous avons pu voir la sténose du pylore se constituer, malgré un traitement énergique dirigé contre des lésions gommeuses du foie qui avaient été antérieurement constatées par Tuffier au cours d'une laparotomie exploratrice.

Pour que les lésions spécifiques guérissent, il faut qu'elles soient encore à la période d'état de la gomme. Dès que les lésions scléreuses, cicatricielles sont intervenues, la médication spécifique la plus intensive n'a plus de prise sur elles. Elles ne relèvent plus alors, suivant les cas, que du régime diététique ou de l'intervention sanglante, qui ont alors leurs indications habituelles.

A. MATHIEU.

CHAPITRE XVIII

TUBERCULOSE DE L'ESTOMAC

L'on est convenu d'étudier sous le nom de tuberculose de l'estomac les accidents morbides dépendant de lésions bacillaires spécifiques de la paroi gastrique. Nous laisserons donc de côté, en ce chapitre, l'étude des troubles dyspeptiques fonctionnels observés chez les phtisiques pulmonaires.

La dyspepsie des tuberculeux est connue de longue date, puisque Laënnec et Andral en ont fait mention ; les ulcérations et les sténoses tuberculeuses proprement dites ont été longtemps au contraire des faits isolés. Il faut arriver aux travaux d'ensemble de Durante, de Patella, d'Arloing, de Ricard et Chevrier pour voir la tuberculose gastrique prendre rang parmi les maladies dûment étudiées dans les ouvrages classiques ; tout récemment enfin, les résultats fournis par les interventions chirurgicales en nombre croissant et par les travaux de l'école lyonnaise sur la tuberculose inflammatoire tendent à faire croire que la fréquence des lésions tuberculeuses de l'estomac a pu être méconnue jusqu'ici.

A la tuberculose classique, caractérisée par des ulcérations typiques portant la signature de la tuberculose aussi bien au point de vue macroscopique que microscopique, s'opposent ainsi des lésions dont l'on veut admettre l'origine toxinique ; à côté de la granulie et de la tuberculose ulcéreuse banales avec leurs diverses complications, se trouve nettement distinguée une tuberculose inflammatoire. On doit reconnaître toutefois que, si l'étiologie tuberculeuse de certaines lésions (rétrécissements fibreux, scléroses hypertrophiques ou non) peut paraître vraisemblable, elle ne saurait être tenue pour objectivement démontrée, du moins dans tous les cas.

Le propre de ces lésions tuberculeuses, dites inflammatoires, est en effet de n'avoir point de signe étiologique distinct. Leur structure anatomique est par définition dépourvue de spécificité ; leurs manifestations cliniques, hémorragie, perforation, sténose, représentent des syndromes classiques sans caractères distincts. Seule la notion de la coexistence de ces lésions et de ces accidents avec une tuberculose pulmonaire peut faire soupçonner la tuberculose gastrique. Aussi n'accorderons-nous point de chapitres distincts à la tuberculose clas-

sique et à la tuberculose inflammatoire, une telle division ne se justi-
fiant à l'heure actuelle par aucune donnée clinique.

Tuberculose granulique. — Nous serons très brefs sur ce qui
concerne la granulie. Celle-ci est généralement une trouvaille
d'autopsie, soit qu'elle coïncide avec une tuberculose péritonéale plus
ou moins étendue, soit qu'elle représente seulement une des localisations de la granulie généralisée.

La tuberculose classique comprend, en dehors de la granulation,
deux ordres de lésions, une destructive, l'ulcération, une néoformante
et hypertrophique, la tumeur : l'ulcération et la tumeur tuberculeuse
coexistent du reste fréquemment.

Tuberculose ulcéreuse. — Déjà connue en France par les travaux
de Tripier et de quelques autres auteurs, la tuberculose ulcéreuse
gastrique est devenue classique depuis la thèse d'Arloing [1]. Cet
auteur en a, en effet, réuni 147 cas et ce sont en grande partie ses
recherches qui nous ont permis de préciser la fréquence de cette
affection.

L'ulcération tuberculeuse de l'estomac se rencontre plus souvent
dans les bacilloses à marche rapide que chez les phtisiques proprement dits. On l'observe environ dans un à deux pour cent des cas de
tuberculose pulmonaire ; elle atteint l'homme plutôt que la femme.
Heller (de Kiel) l'a rencontrée deux fois sur 140 autopsies d'enfants
tuberculeux.

Il semble que la gastrite médicamenteuse favorise le développement de cette affection. Elle serait, d'après Arloing, due le plus souvent à l'infection par voie sanguine de la muqueuse gastrique. Les
autres modes d'infection de la paroi étant, par ordre d'importance
décroissante, la contagion par foyer adjacent, la propagation par voie
lymphatique et, en dernier lieu, l'infection directe.

L'ulcération tuberculeuse siège de préférence sur la petite courbure
au voisinage du pylore. Elle est généralement unique ; cependant
Hamilton en a observé jusqu'à 120 sur le même individu. Elle est
habituellement arrondie ou ovalaire, quelquefois polycyclique ou fissu-
raire. Ses dimensions varient entre celles d'une tête d'épingle (Marfan)
et celles d'une pièce de cinq francs et même davantage. Sa forme
générale est celle d'un entonnoir renversé : en effet les bords sont
amincis, décollés, flottants et l'ensemble de l'ulcération repose sur un
plateau surélevé. Les bords exhaussés forment une sorte de bourrelet, de talus parfois fort élevé, d'où le terme de « bords en rem-
part » par lequel on caractérise le pourtour de ces ulcérations. Le
fond est recouvert d'un magma caséeux ; on y distingue parfois nettement des granulations.

Examinées au microscope, ces ulcérations montrent, au pourtour

---

1. Arloing. Des ulcérations tuberculeuses de l'estomac, *Thèse de Lyon*, 1902.

de la cavité de l'ulcération, de la nécrose des glandes et une infiltration embryonnaire des plus étendues. Il existe également de l'endartérite et de l'endophlébite. Ces lésions vasculaires expliquent la rareté des hémorragies. Au fond de l'ulcération, on constate les signes d'un processus de caséification souvent intense ; on y observe des tubercules à divers stades d'évolution : les cellules géantes sont souvent en petit nombre. Les bacilles à leur tour sont rares dans ces cellules ; mais on a signalé en revanche des ulcérations où, sans qu'ils fussent accompagnés de formations cellulaires géantes, existaient de nombreux bacilles (Mouchet ([1]), Rénon et Verliac) ([2]).

Au voisinage de l'ulcération se rencontrent des lésions de gastrite diverses avec hypertrophie de tous les amas lymphoïdes et formation de véritables follicules clos. A la face externe de l'estomac existent, en regard de l'ulcération de la muqueuse, soit une réaction péritonéale simple, soit des épaississements péritonéaux semés de granulations ou infiltrés de pus caséeux prouvant l'existence d'une péritonite spécifique. Enfin, le long de la petite courbure, au niveau du pylore, au-dessus du pancréas, des ganglions sont pris en grand nombre souvent et la réunion de ces adénopathies et de ces strates péritonéales arrive parfois à former des masses très volumineuses.

Les ulcérations ont peu de tendance spontanée à la guérison. Elles s'étendent en général, pouvant ainsi déterminer une sténose pylorique, ou bien, poursuivant la destruction de la sous-muqueuse et des plans profonds, elles arrivent à former des fistules ou à provoquer des perforations. Ces fistules peuvent simplement prolonger l'ulcération sous-muqueuse de l'estomac vers une partie attenante du tractus digestif, comme dans le cas de Mathieu et Rémond (de Metz) dans lequel, partant d'une ulcération juxta-pylorique, un décollement de la muqueuse se prolongeait jusqu'à l'origine du duodénum. Dans d'autres cas, le canal fait communiquer deux viscères adjacents comme dans un cas de fistule gastro-colique, observé par Oppolzer. Les perforations enfin peuvent être limitées par une péri-gastrite adhésive ou s'ouvrir directement dans la grande cavité et entraîner une péritonite généralisée.

Les *symptômes* de ces ulcérations sont peu marqués ; les lésions ont été le plus souvent méconnues du vivant du malade. Elles semblent déterminer bien peu de troubles fonctionnels. Ni la toux émétisante ni l'anorexie ne sauraient leur être imputées ; l'hypoacidité, quand elle existe, relève plutôt de la gastrite atrophique concomitante que de l'ulcération. L'examen direct ne permet pas d'en poser le diagnostic et seule l'apparition d'une hématémèse, au reste fort rare, devrait

1. MOUCHET. Deux cas de tuberculose de l'estomac, *Acad. méd. de Belgique*, 1908, n°s 3 et 4.
2. RÉNON et VERLIAC. Ulcère tuberculeux perforant de l'estomac, *Soc. médic. des Hôp. de Paris*, 1er février, 1907, 111, 113.

faire penser chez un tuberculeux à l'existence d'une ulcération gastrique. Il en serait de même du développement d'une sténose ou de l'apparition d'une péritonite par perforation. Enfin, et nous aurons l'occasion d'y revenir, on a pu parfois constater chez des bacillaires une tumeur d'origine tuberculeuse assez volumineuse pour faire croire à un cancer étendu.

On a décrit, à côté des ulcérations tuberculeuses spécifiques, des ulcérations d'ordre toxique, simples érosions cupuliformes. Ces lésions présentent une structure banale sans caractères de spécificité tuberculeuse. Elles ne sauraient être rattachées à la tuberculose autrement que par ce raisonnement qui conclut, de la coexistence de deux ordres d'accidents, pulmonaires spécifiques et gastriques non spécifiques, à la filiation de l'un à l'autre.

Il existe enfin une autre série de lésions ulcéreuses de l'estomac que l'on a voulu rattacher récemment à la tuberculose : ce sont certains ulcus calleux. Deux ordres de faits sont à distinguer ici : dans l'un il s'agit bien de l'ulcus classique ne présentant à son niveau aucun élément tuberculeux, mais entouré à plus ou moins grande distance de manifestations spécifiques. Dans ce cas, pour raisonner selon les partisans de la tuberculose inflammatoire, l'ulcus aurait perdu la signature tuberculeuse; il n'y aurait plus à son niveau ni caséum ni cellule géante, mais l'existence le long de la petite courbure ou du pylore de ganglions infiltrés ou caséeux, la présence sur l'estomac de granulations spécifiques, comme dans le cas de Ness (¹), feraient admettre l'étiologie tuberculeuse de l'ulcère considéré. Chez une autre catégorie de malades, il existerait, en dehors de l'ulcus, quelque manifestation de tuberculose pulmonaire ou viscérale et cette coïncidence permettrait d'admettre l'origine tuberculeuse de l'ulcus calleux. Nous croyons que cette façon d'envisager les choses ne justifie point des conclusions étiologiques aussi promptes et aussi absolues.

Le *diagnostic* de la tuberculose ulcéreuse sur le vivant est des plus difficiles. Nous avons déjà dit que l'ulcération passait facilement inaperçue et que la coexistence d'un ulcère de l'estomac et d'une bacillose pulmonaire ne saurait impliquer la nature tuberculeuse de l'ulcère. Tout au plus la coïncidence chez un phtisique d'une diarrhée témoin de la tuberculose de l'intestin et d'accidents gastriques d'origine ulcéreuse pourrait-elle faire émettre l'hypothèse de la nature tuberculeuse des lésions gastriques.

Les lésions tuberculeuses spécifiques de l'estomac comprennent, en dehors de la granulie et de l'ulcération banale, un *processus hypertrophique* généralement sous-muqueux aboutissant à la formation d'une tumeur. Cette forme hypertrophique de la tuberculose gastrique pré-

1. Ness. Clinical feature of a case which presented post mortem a chronic gastric ulcer and miliary tuberculosis. *Glasgow Med. Journal*, 1901, XII, 39, 45.

lésions tantôt font et tantôt ne font point la preuve de leur nature tuberculeuse.

Dans la première catégorie, les tuniques gastriques présentent certaines altérations spécifiques de la tuberculose, c'est-à-dire que, parmi les tissus fibreux ou à leur voisinage immédiat, il existe des cellules géantes renfermant, rarement il est vrai, des bacilles acido-résistants (1).

Chez un homme de 57 ans, observé par nous dans le service de A. Mathieu, il existait une sténose absolue du pylore par une masse fibreuse du volume d'une noix, encerclant complètement l'anneau gastro-duodénal. Au sein de cette masse, que ne recouvraient ni tissu ulcéré, ni froncement cicatriciel, quelques rares cellules géantes se rencontrèrent; nous ne pûmes mettre de bacilles en évidence dans ces lésions.

Parfois, au contraire, alors que rien dans l'aspect macro- ou microscopique des lésions n'évoque l'idée de tuberculose et sans qu'il existe de cellules géantes, l'on observe des bacilles assez nombreux répartis dans les tissus. Chez une femme de 70 ans, morte de cachexie progressive, Cordero (2) trouva un estomac dur, rapetissé comme dans la linite classique; il existait de la sclérose banale sous-muqueuse et interstitielle. La muqueuse renfermait des bacilles de Koch et l'on ne trouva de cellules géantes que dans un ganglion adjacent.

Péritonite péripylorique. — La sténose tuberculeuse du pylore, enfin, peut être secondaire à une péritonite spécifique. C'est ainsi que Leclerc et Gardère (3) ont observé un malade chez lequel un rétrécissement pylorique provenait d'une sclérose péritonéale spécifique. Par un processus d'extension de dehors en dedans, la sclérose avait envahi la celluleuse sous-péritonéale, puis la musculeuse et la sous-muqueuse, en s'atténuant à mesure qu'elle s'éloignait du péritoine. Finalement, la muqueuse n'était atteinte que de gastrite banale.

Tuberculose inflammatoire à type de linite. — Dans une seconde catégorie de faits, la sténose fibreuse, ne présentant aucun caractère spécifique de la tuberculose, serait engendrée par la toxinémie. Elle serait comparable pour Arloing à la sténose mitrale pure de Potain et Teissier, cette sténose étant un des types les plus nets de la tuberculose inflammatoire. Ainsi du moins les choses se trouvent-elles envisagées par Patella (4), par Poncet (5) et avec lui par l'école lyonnaise.

1. Barchasch. Contribution à la pathogénie de la tuberculose de l'estomac. *Beitr. zur Klinik d. Tuberk.*, 1907, VIII, 3.

2. Cordero. Tuberculose de l'estomac à forme cirrhotique, *La Clinica chirurgica*, XIX, 1911, 30 avril, 681-692, 3 fig.

3. Leclerc et Gardère. Sténose pylorique tuberculeuse, *Soc. Nat. de Méd. de Lyon*, 27 juin 1910.

4. Patella. Delle stenosi piloriche nei tuberculosi. *C. R. Congrès contre la tubercul.*, Naples, 1901.

5. Poncet et Leriche. La tuberculose inflammatoire, *Acad. de Méd.*, Paris, 1905, 30 mai, *Gaz; des Hôp.*, 1908, 725-726.

La limite plastique vraie, non cancéreuse, existerait donc réellement et serait souvent, sinon toujours, d'origine tuberculeuse. Rien du reste, dans la texture des lésions, ne permettrait d'affirmer cette étiologie, les auteurs sont d'accord pour le reconnaître. Mais cette affection s'observerait chez des tuberculeux pulmonaires ; il existerait également presque toujours un peu d'ascite chez ces malades, d'après Leriche et Mouriquand. Cette tuberculose sténosante serait une tuberculose atténuée dont la bénignité, d'ailleurs purement locale, serait partant très relative. Si l'on peut, en effet, suivre de tels malades, on voit évoluer chez eux quelque tuberculose pulmonaire ou péritonéale entraînant la mort.

Symptomatologie. — Les symptômes sont ceux de toute sténose pylorique : nous n'avons donc pas à les décrire ici ; nous ferons simplement remarquer que, dans certains cas, en dehors des signes des sténoses peuvent s'observer des hématémèses ou des perforations.

Parfois, ainsi que nous l'avons déjà dit, le tableau clinique est assez particulier, la sténose s'accompagnant de périgastrite spécifique et d'adénopathies étendues. La tuberculose en pareil cas est généralement méconnue, même après laparotomie, et l'on conclut à l'existence d'un cancer sténosant. C'est ainsi que ressortissent tantôt à la tuberculose, tantôt à la syphilis, ces soi-disant épithéliomas guéris et ces tumeurs qui disparaissent après gastro-entérostomie. Enfin, dans certains cas, la sténose gastrique n'est que l'une des sténoses viscérales multiples dues à quelque tuberculose entéro-péritonéale. Généralement alors, et il nous a été donné d'observer un exemple remarquable de cette dernière modalité chez un homme de 70 ans, l'on observe un syndrome des plus complexes avec sténoses gastriques parfois multiples (biloculation et sténose pylorique) accompagnées de sténoses intestinales de sièges divers.

Le *pronostic* des sténoses fibreuses tuberculeuses du pylore n'est pas immédiatement mauvais. L'évolution est fort lente et l'on observe de longues périodes de rémission. La sténose, dans ces cas surtout où elle est due à une gastrite primitive, pourrait même guérir. Quoi qu'il en soit, le pronostic est avant tout lié à l'état du poumon et c'est par lui le plus souvent que meurt le malade.

Le *diagnostic* de la sténose en soi est facile. Le diagnostic étiologique est beaucoup plus délicat et se trouve rarement affirmé du vivant du malade. L'examen direct même est souvent insuffisant et l'on aura recours soit à l'examen histologique de la pièce ou des ganglions réséqués, soit, comme l'a fait Cordero ([1]), à l'inoculation aux cobayes du liquide ascitique éventuellement recueilli au cours de la laparotomie.

Traitement. — Le *traitement* des ulcérations tuberculeuses ne com-

1. CORDERO (de Pescia). Tuberculose de l'estomac à forme néoplasique, *La Clinica chirurgica*, XVIII, 30 juin 1910, 1247-1269.

porte aucune indication spéciale tant que celles-ci n'entraînent pas
de complications. Fréquemment méconnues, elles sont justiciables
du traitement diététique à prescrire aux tuberculeux dyspeptiques
en général. Récemment on a beaucoup prôné à l'étranger l'emploi
de la tuberculine en pareil cas.

Les perforations des ulcères tuberculeux ont été rarement traitées
chirurgicalement. Rénon et Verliac perdirent un malade d'un accident
de cet ordre, trois jours après l'opération. Le traitement des sténoses,
tous les auteurs sont actuellement d'accord à ce sujet, ne comporte
qu'une intervention efficace, la gastro-entérostomie. Malheureusement, si les malades engraissent vite après l'opération, ils succombent fatalement aux progrès de la tuberculose viscérale. La mort
survient habituellement au cours de la seconde et au plus tard de la
troisième année après l'acte opératoire.

F. Moutier.

CHAPITRE XIX

MYCOSES GASTRIQUES

Les lésions mycosiques de l'estomac sont exceptionnelles. La cavité gastrique renferme cependant à l'état normal un grand nombre de levures et de filaments mycéliens, mais ceux-ci ne semblent doués que d'un pouvoir pathogène restreint. Il se pourrait cependant que le développement de ces parasites favorisât l'extension des ulcérations néoplasiques et la nécrose des cancers végétants. Nous avons plusieurs fois observé, dans les couches superficielles d'épithéliomas du type anciennement dit encéphaloïde, un développement inaccoutumé de mycélium. Dans un cas, ainsi que l'on s'en rendait aisément compte sur des préparations traitées par la méthode de Gram, les régions nécrosées étaient entièrement infiltrées de filaments mycosiques ; dans un autre cas, quelques filaments mycéliens se discernaient dans les capillaires, rampant sur la muscularis. Il s'agissait nettement, du reste, d'épithéliomas et non de tumeurs mycosiques.

En dehors des faits précédents, où paraît s'observer seulement le développement fortuit des saprophytes normaux de l'estomac, il peut survenir en cet organe deux catégories diverses de formations mycosiques. Dans l'une d'elles, la lésion observée n'est que l'extension d'une maladie du pharynx ou de l'œsophage ; dans l'autre, la mycose semble primitive et demeure plus ou moins strictement localisée au viscère étudié. Nous soumettrons à un examen rapide les documents, assez peu nombreux du reste, que met à notre disposition la littérature médicale.

Endomycose. — Le muguet serait, pour certains auteurs, un élément banal de la flore gastrique. Quoi qu'il en soit, l'*Endomyces albicans* est assez rarement pathogène ; il ne provoque de lésions au niveau de l'estomac que secondairement à des altérations du pharynx ou de l'œsophage.

Chez l'enfant, le muguet forme de petits mamelons, des grains isolés ou confluents ; les plus larges sont ombiliqués. Ces grains sont peu colorés ou jaune cireux ; ils siègent de préférence sur la face postérieure de l'estomac, au voisinage du cardia (¹). L'adhérence de

J. PARROT. *L'Athrepsie*, Paris, 1877.

ces granulations à la muqueuse est des plus fortes ; les filaments mycéliens pénètrent en effet entre les glandes et s'étendent jusque dans la sous-muqueuse. Des thromboses vasculaires peuvent s'observer à leur voisinage ; on a parfois signalé des ulcérations spécifiques. Ces lésions n'atteignent un tel développement que chez les nourrissons ou les vieillards cachectiques. L'œsophage est généralement tapissé d'une épaisse fausse membrane blanchâtre.

Chez l'adulte, le muguet de l'estomac est tout à fait exceptionnel. Maresch ([1]) en a observé un cas : un cancer ulcéré était recouvert de petites masses gommeuses, et la muqueuse de la région prépylorique présentait plusieurs foyers grisâtres recouverts de membranes peu adhérentes. Membranes et nodules étaient formés par un agrégat d'éléments mycéliens.

Le muguet gastrique ne comporte pas de pronostic défavorable en soi : il est seulement l'indice d'une atteinte profonde de l'organisme ; son diagnostic ne saurait être qu'hypothétique sur le vivant. On pourrait l'admettre dans ces cas où l'on constaterait une infection étendue de l'arrière-pharynx et de l'œsophage (rejet de lambeaux membraneux).

Gymnoascose. — Le *favus* gastrique ne mérite qu'une brève citation ([2]), le cas de Kundrat en étant la seule observation connue. Les lésions étaient typiques ; il existait du favus du tégument et les godets caractéristiques se rencontraient sur le pharynx, l'œsophage, l'estomac et l'intestin.

Mycosis incertæ sedis. — Les tumeurs mycosiques du pylore sont de toute rareté. Hayem et Lion en ont observé un cas chez un sujet mort au quatorzième mois d'une affection cachectisante avec anachlorhydrie. On trouva un épaississement notable des différentes tuniques gastriques, avec touffes mycéliennes et amas de spores entourés de cellules présentant l'aspect d'éléments sarcomateux. Les vaisseaux étaient envahis.

Actinomycose. — Les observations d'actinomycose gastrique sont rares. Nous en connaissons trois, dont deux assez comparables.

Les femmes observées par Israël ([3]) et par Mayo Robson ([4]) présentèrent, après une période variable de douleurs épigastriques et d'amaigrissement, une tumeur sus-ombilicale, dure, adhérente à la paroi. La lésion se fistulisa spontanément dans le cas d'Israël ; Mayo Robson incisa sa malade. Dans les deux cas, le parasite fut trouvé

---

1. Maresch. Le muguet de l'estomac, *Zsft. f. Heilk.*, XXVIII, 1907, 4.

2. Avec la plupart des auteurs contemporains, nous rangeons l'*Achorion Schoenleinii* parmi les Gymnoascées. Cf. Sabouraud, *Les Teignes*, Paris, 1910, Masson, éd.

3. Israel et Grill, d'après Poncet et Bérard. *Traité de l'Actinomycose humaine*, Paris, 1898, Masson, éd.

4. Mayo Robson. Actinomycose de l'estomac. *Surgery, Gynecology and Obstetrics*, XIII, 1911, 491.

dans le pus. Les lésions se cicatrisèrent, mais si l'une des malades semble avoir survécu, la seconde se cachectisa et succomba rapidement.

L'estomac, dans l'observation de Grill, paraît n'avoir été envahi que secondairement à des lésions thoraciques.

Le curetage des fistules, l'incision des abcès, le traitement ioduré spécifique seraient indiqués dans cette rare affection.

Sporotrichose. — On n'a signalé jusqu'ici, dans l'histoire de la sporotrichose du tractus digestif, que l'envahissement de la bouche et du pharynx. Nous savons cependant par l'expérimentation (¹) que le *Sporotrichum* peut aisément déterminer des lésions spécifiques des viscères abdominaux.

F. MOUTIER.

I. De BEURMANN et GOUGEROT. *La Sporotrichose*, Paris, 1912, Alcan, éd.

CHAPITRE XX

PARASITES ANIMAUX DE L'HOMME

L'importance de ces parasites n'est guère supérieure à celle des parasites végétaux précédemment étudiés. La plupart ne sont point pathogènes ou ne le sont qu'indirectement ; d'autres sont dangereux mais ne sont que des hôtes occasionnels de l'estomac ; d'autres enfin ne sont ingérés qu'accidentellement et ne peuvent demeurer vivants dans le milieu gastrique.

Protozoaires. — Normalement, les infusoires et les flagellés font défaut dans l'estomac. Ils ne peuvent en effet subsister en milieu chlorhydrique. Mais, lorsque cet acide fait défaut, les protozoaires peuvent apparaître. Leur présence constituerait donc un signe de quelque valeur dans le diagnostic du cancer (¹) ; ils font du reste défaut chez un grand nombre de cancéreux et manquent notamment si la teneur en acide lactique est un tant soit peu élevée. Les organismes rencontrés sont, d'après Cohnheim, le *Megastoma entericum* et beaucoup plus rarement le *Trichomonas hominis* (²). Rappelons que le premier de ces parasites peut se trouver normalement dans le duodénum, le second dans le tartre dentaire.

Vers. — On peut observer dans l'estomac des Ascarides et des Oxyures.

Les *ascarides* remontent assez fréquemment de l'intestin dans l'estomac. Ils sont parfois tolérés, plus souvent rapidement expulsés par vomissement. Leur présence pourrait déterminer toute une série de troubles sensitivo-moteurs, des algies diverses, de l'anorexie, du vertige, voire de petites hématémèses à répétition (Soupault). L'expulsion du parasite fait rapidement disparaître malaises ou accidents.

Quelques auteurs ont rencontré des *oxyures* dans les vomissements ; mentionnons le fait à titre de simple curiosité.

Diptères. — Les œufs de certains diptères (Anthomyia, Sarcophaga, etc.) peuvent être ingérés avec les fruits, la salade, les viandes

---

1. Cohnheim. Les infusoires dans les maladies de l'estomac et de l'intestin. *Berlin, Soc. de Méd. interne,* 19 nov. 1908.

2. B. Henning. Trichomonas hominis dans le contenu stomacal humain. *Hygiea,* mars 1908.

avariées. Les larves présentent des épines barbelées qui leur permettent de se fixer sur la muqueuse gastrique. Il s'agit ici d'un parasitisme vrai — c'est-à-dire que les organismes introduits dans l'estomac peuvent s'y développer — mais accidentel. Les troubles observés consistent surtout en crampes et en vomissements. On a signalé des phénomènes réflexes singuliers (démangeaisons, toux) ou dramatiques (syncopes) (¹). Le diagnostic est facile lorsque les parasites se trouvent rejetés. Sans être commune, la myasis gastrique n'est pas exceptionnelle (²). Son traitement, des plus simples, comporte l'usage prudent des lavages d'estomac et des purgatifs.

Pseudo-parasites. — Des myriapodes ont pu être avalés par mégarde et séjourner quelque temps dans l'estomac. Les cas où ils auraient été rejetés vivants au bout de plusieurs jours sont douteux et les malades suspects de fraude.

F. Moutier.

1. G. Brunotte. Contribution à l'étude de la myasis. *Bull. des Sc. pharmacologiques*, mars 1904.
2. Dequen. Myase des cavités naturelles. *Thèse de Paris*, 1905, Jouve, édit. — Condarelli Franceviglia, Myase gastrique, *Revist. di clinic. pediat.*, 1911, II.

CHAPITRE XXI

DIAGNOSTIC DES STÉNOSES PYLORIQUES

Bien que les lésions sténosantes du pylore les plus importantes aient été décrites dans les chapitres précédents et que les principales formes cliniques de la sténose pylorique aient aussi été étudiées, il nous paraît utile de consacrer une revue d'ensemble à leur diagnostic qui présente souvent, dans la pratique, des difficultés réelles.

Les termes successifs du problème clinique se posent toujours de la façon suivante : reconnaître qu'il existe un rétrécissement de l'orifice pylorique et, ceci fait, déterminer quelles en sont la nature et la cause.

Nous aurons donc ainsi à examiner successivement les signes généraux de la sténose du pylore et, après avoir dressé le tableau des causes possibles de cette sténose, à indiquer comment, dans chaque cas particulier, il peut être possible de conclure à une cause déterminée de rétrécissement en se basant sur l'évolution de la maladie et sur le groupement des symptômes révélés par un examen méthodique.

Ce plan d'exposition comporte les têtes de chapitre suivantes :

I. Signes généraux de la sténose pylorique ;

II. Tableau des causes de la sténose ;

III. Détermination de la cause du rétrécissement pylorique dans chaque cas particulier.

I. — SIGNES GÉNÉRAUX DE LA STÉNOSE PYLORIQUE

Les signes généraux ou communs de la sténose du pylore peuvent être fournis, en suivant l'ordre dans lequel ils se présentent à l'observation au lit du malade, par les moyens d'information suivants :

L'examen des vomissements ;

L'exploration extérieure ;

L'évacuation par la sonde du contenu stomacal ;

L'étude physico-chimique des substances extraites de l'estomac ;

L'examen radioscopique.

Les vomissements. — Dans l'histoire antérieure des malades, l'élément qui fournit l'indication la plus précise sur l'existence d'un rétrécissement du pylore, ce sont les vomissements caractéristiques de la rétention prolongée des substances alimentaires dans l'estomac, en un mot d'une stase accentuée. Dans les faits les plus nets, les malades rapportent que, depuis plus ou moins longtemps, à des périodes plus ou moins espacées, ils ont eu des vomissements abondants dans lesquels se retrouvaient, en quantité plus ou moins considérable, des débris d'aliments ingérés la veille ou même les jours précédents. Il leur a été facile de reconnaître ainsi, sans se tromper, des débris de pois, de haricots, de lentilles, de haricots verts, de carottes, des peaux de raisin, de cerise, de pruneaux, etc. En cas semblable, la quantité de liquide vomie est habituellement très considérable, souvent d'odeur écœurante en raison des fermentations et des putréfactions qui ont eu le temps de se produire, surtout lorsque, comme avec le cancer stomacal, la sécrétion chlorhydrique était très diminuée. Parfois le liquide vomi peut être teinté par la substance colorante du sang en voie de digestion.

Dans la sténose d'origine ulcéreuse, l'hypersécrétion l'emporte notablement sur la stase, les débris alimentaires ne sont guère reconnaissables à l'œil nu et l'analyse chimique indique souvent la présence d'une proportion exagérée d'acide chlorhydrique.

Il peut se faire du reste que, en raison d'une irritation vive de l'estomac, les vomissements prennent les allures de vomissements incoercibles et que la stase n'ait pas le temps de se produire. Il peut se faire encore, lorsque l'hypertrophie compensatrice des parois musculaires de l'estomac est suffisamment développée, que les vomissements fassent totalement défaut dans des cas où la stase est cependant permanente, mais peu considérable.

Exploration extérieure. — Les règles de cette exploration ont été précédemment exposées. Nous supposons donc connue la technique de l'examen de l'abdomen, de la recherche de la dilatation de l'estomac et de la stase gastrique, plus importante encore que la dilatation pour le diagnostic du rétrécissement du pylore. Les signes cliniques habituels et les plus importants de la sténose pylorique sont : les dimensions exagérées de l'estomac, l'évacuation tardive de son contenu, l'existence d'un clapotage perceptible à la succussion digitale, d'un flot reconnaissable à la succussion totale le matin à jeun et, surtout, la présence de contractions visibles de l'estomac. Ces contractions visibles sont le plus souvent *péristaltiques*, beaucoup plus rarement *antipéristaltiques*. A un degré inférieur, on peut constater la tension intermittente dont Bouveret, de Lyon, a bien montré la valeur séméiologique.

Les contractions péristaltiques ont une valeur très grande, sinon tout à fait pathognomonique pour le diagnostic du rétrécissement pylorique. Elles ne se rencontrent en effet *jamais* dans la dilatation par atonie, ni dans la ptose gastrique simple. Kussmaul, en les considérant comme des manifestations d'une simple excitation motrice de l'estomac, *tormina ventriculi nervosa*, a commis une erreur d'interprétation dont il convient de faire table rase.

Les contractions visibles de l'estomac peuvent coïncider avec une stase assez restreinte, il y a même des cas dans lesquels, en raison d'une hypertrophie considérable des parois musculaires, on perçoit en travers de la région épigastrique une masse plus ou moins régulièrement cylindrique, présentant des alternatives de durcissement et de relâchement plutôt que des ondulations péristaltiques ordinaires.

Évacuation par la sonde du contenu stomacal. — Elle seule peut donner des renseignements exacts sur la quantité de la stase gastrique et sur sa nature. En effet, dans les cas de stase abondante, les vomissements ne vident jamais l'estomac à fond et, dans les cas de stase restreinte, les vomissements peuvent assez souvent manquer totalement.

L'évacuation peut être faite sans précaution préalable : elle peut aussi être pratiquée après repas d'épreuve, plus ou moins tardivement, suivant la nature de ce repas, ou encore le matin à jeun. Le repas dit d'Ewald-Boas ne suffit pas pour juger la réalité et les degrés de la stase gastrique; il convient, pour l'apprécier, d'employer un repas plus considérable, comprenant par exemple de la viande, une purée de pommes de terre et du pain. Il y a grand avantage encore à y adjoindre, à l'exemple de Bourget de Lausanne, de Knut Faber (¹) et d'autres auteurs, du raisin de Corinthe, des pruneaux ou des myrtilles, dont les débris sont facilement reconnaissables, ou encore à faire prendre ces pruneaux et ces airelles au repas du soir, la veille d'un repas d'Ewald.

La persistance des peaux de pruneaux ou de débris de myrtilles 6 ou 7 heures après un repas d'épreuve complexe ou le matin à jeun après leur ingestion la veille au soir constitue une présomption sérieuse de l'existence d'une stase stomacale due à un certain degré de sténose pylorique. En est-elle une preuve absolue ? Non, cependant. Il ne faut pas oublier, en effet, que la stase par atonie, le plus souvent combinée à la ptose, peut, à certaines périodes, provoquer une rétention momentanée, une stase véritable d'un jour à l'autre. Il peut y avoir encore, comme nous l'avons vu récemment dans un cas de lithiase vésiculaire, des crises paroxystiques du pylore sans lésion qui déterminent une stase momentanée. Mais cette stase cède facilement, il suffit de quelques mesures d'hygiène diététique et de quelques lavages d'estomac pour la faire disparaître d'un jour à l'autre, succès rapide qu'on n'obtient *jamais* dans les cas où il y a véritablement un rétrécissement mécanique du pylore. Comme nous l'avons dit déjà, et comme nous le répéterons plus loin, dans les cas

---

1. S. KEMP. Recherches cliniques sur la fonction évacuatrice de l'estomac. *Archiv. des mal. de l'appar. digestif*, p. 40, 1911.

de spasme pylorique symptomatiques d'un ulcus pylorique ou juxta-pylorique, la présence de liquide dans l'estomac le matin à jeun est due beaucoup plutôt à l'hypersécrétion qu'à la stase.

Étude physico-chimique des substances extraites de l'estomac. — L'examen à l'œil nu révèle quelquefois des faits caractéristiques d'une stase accentuée sinon invétérée : c'est, dans un liquide abondant et le plus souvent d'odeur nauséabonde, la présence de détritus facilement reconnaissables à l'œil nu des aliments ingérés la veille ou même les jours précédents. Parfois, il est nécessaire d'avoir recours au microscope pour déterminer ou même pour découvrir des débris très fins qui se déposent par le repos au fond du récipient renfermant le liquide vomi ou extrait par la sonde.

On peut du reste ranger ces liquides en trois grandes catégories :

1° Liquide abondant (500 cmc à 2 litres et plus), coloré, sale, d'odeur nauséabonde, souvent teinté en jaune foncé ou en jaune marron par la présence d'hémoglobine en voie de digestion ; débris alimentaires nombreux facilement reconnaissables à l'œil nu.

2° Liquide encore abondant (200 à 500 cmc), d'une coloration claire, disposé en trois couches : couche supérieure aérée, mousseuse ; couche moyenne opaline ; couche profonde constituée par un dépôt blanchâtre ou jaunâtre dans lequel on ne distingue, le plus souvent, aucun débris alimentaire reconnaissable à l'œil nu. L'examen au microscope révèle la présence de débris végétaux et surtout de grains d'amidon ou de fécule.

3° Liquide peu abondant (150 cmc et au-dessous), extrait par la sonde le matin à jeun, semblable au précédent, sans dépôt à sa partie inférieure ; les fins détritus d'amidon ou de fécule n'y sont guère perceptibles que par l'examen microscopique.

L'analyse chimique montre en général l'absence d'HCl, la présence de peptone et d'acides de fermentation organique en proportion considérable dans le liquide de la première variété. Dans les liquides de la seconde et de la troisième variété, elle indique au contraire la présence d'une quantité plus ou moins élevée d'HCl libre, le plus souvent avec un pouvoir peptique marqué. Dans la troisième variété, le coefficient de concentration tombe à 0,024 environ, coefficient du suc gastrique pur, et, en effet, il s'agit beaucoup plutôt d'une hypersécrétion avec rétention très légère, que d'une stase vraie.

Examen radioscopique. — L'examen radioscopique fournit au diagnostic des données importantes qui, rapprochées des constatations qui viennent d'être énumérées, peuvent servir très utilement au diagnostic de la sténose du pylore et de ses variétés.

Il peut montrer, soit par simple examen direct, soit par examen après ingestion d'un peu de bismuth lycopodé, la présence de liquide le matin à jeun, même dans des cas où l'examen extérieur n'en révélait pas l'existence ou ne permettait pas d'en apprécier la quantité ;

et c'est chose difficile et trompeuse bien souvent que l'appréciation de la quantité de liquide contenu dans l'estomac par la simple exploration extérieure! L'examen à l'écran indique la forme exacte de l'estomac, ses dimensions réelles, la façon dont il se laisse distendre ou abaisser sous l'influence de l'ingestion d'une quantité croissante de liquide ou de bouillie bismuthée. On peut mesurer par des examens successifs la rapidité plus ou moins grande de l'évacuation. On peut aussi apprécier exactement l'intensité des contractions péristaltiques visibles et, beaucoup plus souvent qu'à l'exploration extérieure, on constate des contractions anti-péristaltiques d'une valeur symptomatique beaucoup plus grande encore.

Enfin, le sel de bismuth ingéré peut, dans les cas de stase, se retrouver pendant une série de jours dans le fond de l'estomac, ce qui constitue une présomption importante de rétention et de stase par sténose pylorique.

Ces indications seront complétées plus loin, lorsque nous nous occuperons d'établir le diagnostic différentiel des diverses variétés de rétrécissement pylorique d'après leur étiologie et leur mécanisme. On trouvera aussi à la suite de ce chapitre le diagnostic différentiel des sténoses entre elles, l'exposé sommaire des signes qui permettent de distinguer la sténose pylorique considérée d'une façon générale, de la biloculation gastrique et de la sténose de la partie supérieure de l'intestin grêle, etc. Par contre, nous pensons que, après les considérations précédentes, il serait superflu d'insister sur la différenciation de la dilatation et de la stase par rétrécissement pylorique de la stase et de la dilatation d'origine purement atonique et ptosique.

On trouvera ailleurs l'histoire de la tétanie et du coma dyspeptique, complications possibles de la stase par sténose; nous nous contenterons d'en rappeler ici la possibilité.

II. — TABLEAU DES CAUSES DE LA STÉNOSE PYLORIQUE

Pour entreprendre d'établir le diagnostic différentiel des sténoses du pylore d'après leur étiologie et leur mécanisme, il est nécessaire d'avoir présents à l'esprit, non certes toutes les possibilités exceptionnelles, mais le classement général des diverses causes de rétrécissement et la fréquence relative de leur intervention. Nous ne nous occuperons ici que de la sténose pylorique de l'adulte. L'histoire de cette sténose chez le nouveau-né sera exposée plus loin dans un chapitre spécial, dans ses grands traits tout au moins.

Une division classique distingue la sténose du pylore en sténose avec ou sans lésion, celle-ci étant représentée par la sténose spasmodique de l'anneau pylorique. A l'heure actuelle, en présence de la constatation de lésions d'origine vraisemblablement ulcéreuse au cours d'interventions chirurgicales chez des malades présentant les signes attribués autrefois au spasme et à l'hypersécrétion sans lésion, il est difficile de justifier cette division qui manque actuellement de preuves. Chemin faisant, nous rappellerons le rôle désormais connu du spasme surajouté à des lésions organiques, surtout à des lésions ulcéreuses ; mais, laissant de côté la sténose et la stase par spasme pur, sans lésion ulcéreuse préalable ou concomitante, nous nous en tiendrons à la division usuelle des lésions organiques du pylore en *lésions d'origine intrinsèque* et *lésions d'origine extrinsèque*; nous les subdiviserons ensuite en *lésions fréquentes, lésions relativement rares, lésions très rares.*

A. — Lésions sténosantes du pylore d'origine intrinsèque.

a) **Lésions fréquentes :**

Ulcus pylorique invétéré. — Lésions sténosantes d'origine ulcéreuse par rétraction cicatricielle, par adhérences périphériques ou par ulcus invétéré à parois indurées. (Ulcus calleux.)

Ulcus récent. — Tuméfaction inflammatoire de la muqueuse. Spasme pylorique. (Ulcus récent et ulcus chronique, pylorique ou juxta-pylorique.)

Cancer du pylore. — Cancer primitif. Cancer secondaire du pylore, consécutif à l'extension au pylore d'un cancer de la petite courbure ou des faces de l'estomac.

Ulcéro-cancer.

b) **Lésions relativement rares :**

Syphilis du pylore ;

Lésions cicatricielles d'origine caustique ;

Lésions tuberculeuses.

c) **Lésions très rares :**

Corps étrangers enclavés dans le pylore ;

Hypertrophie musculaire du pylore ;

Fibro-myomes ;

Myxomes ;

Adénomes.

B. — Lésions sténosantes du pylore d'origine extrinsèque.

Elles sont, d'une façon générale, plus rarement relevées que les précédentes. Les mentions indiquant leur fréquence relative ont donc ici un coefficient plus faible que dans le chapitre précédent.

a) **Lésions relativement fréquentes :**

Elles résultent le plus souvent de la production de brides causées par la lésion d'un organe voisin et, plus particulièrement encore, d'adhérences inflammatoires d'origine biliaire.

Lésions d'origine hépatique. —Adhérences consécutives à la lithiase biliaire et à la cholécystite.

Calcul enclavé dans le canal pylorique.

b) **Lésions relativement rares :**

Lésions d'origine hépatique. — Cancer de la vésicule ou des voies biliaires.

Cancer du foie et compression par des ganglions du hile du foie.

Lésions d'origine pancréatique. — Cancer du pancréas et compression de la deuxième partie du duodénum.

Lésions d'origine péritonéale. — Brides et adhérences dans la péritonite tuberculeuse.

c) **Lésions rares :**

Kyste hydatique;

Tumeurs du rein droit;

Cancer du colon;

Hypertrophie ganglionnaire de nature diverse.

III. — DÉTERMINATION CLINIQUE DE LA CAUSE DE LA STÉNOSE PYLORIQUE

Il s'agit maintenant de remonter de l'observation clinique à la cause pathogénique, de reconnaître au lit du malade, en se servant des moyens d'exploration indiqués plus haut, non seulement qu'il existe un degré plus ou moins marqué de rétrécissement pylorique, mais de déterminer quelle est la nature de ce rétrécissement.

L'examen par l'inspection, la palpation, le passage de la sonde et la radioscopie a pu nous révéler, comme il a été indiqué plus haut :

1º L'existence d'une stase permanente dans laquelle la rétention des substances alimentaires l'emporte évidemment sur l'hypersécrétion. L'estomac peut être du reste, en cas semblable, très dilaté, modérément dilaté ou au contraire, ce qui est beaucoup plus rare, de dimensions inférieures à la normale;

2º La présence dans l'estomac, le matin à jeun, d'une quantité assez élevée de liquide renfermant peu de détritus alimentaires;

3º La présence dans l'estomac, le matin à jeun, d'une minime quantité de liquide ne renfermant pas de détritus alimentaires reconnaissables à l'œil nu.

Pour remonter de ce tableau symptomatique à la nature de la lésion sténosante, il convient tout d'abord de se rappeler la fréquence relative avec laquelle les causes de rétrécissement interviennent dans chacune des trois variétés précédentes de stase gastrique et de tenir compte de la présence ou de l'absence des signes plus particulièrement propres à chacune des plus fréquentes d'entre elles. On ne pensera aux causes rares que dans le cas où l'hypothèse d'une des

causes fréquentes ne suffirait pas à expliquer les accidents de rétention stomacale. Dans bien des cas, l'histoire antérieure du malade et
l'évolution de la maladie pourront fournir des points de repère de
grande valeur.

Premier type. — **Stase permanente avec des résidus alimentaires abondants.**

Causes les plus fréquentes :

Parmi les lésions intrinsèques :

Cancer primitif du pylore ;

Lésions cicatricielles, induration et adhérences d'origine ulcéreuse ;

Lésions cicatricielles d'origine caustique.

Parmi les lésions extrinsèques :

Adhérences et brides d'origine biliaire.

Cancer primitif du pylore. — Pour l'existence de cette lésion plaideront les circonstances suivantes :

L'âge relativement avancé du malade et l'absence de dyspepsie
antérieure ;

L'anorexie, surtout l'anorexie élective pour la viande :

L'amaigrissement et la teinte jaune paille ;

Les hématémèses noires peu abondantes et le méléna plutôt modéré ;

L'absence d'acide chlorhydrique libre dans le liquide de stase et le
liquide extrait après repas d'Ewald ;

La présence d'acide lactique dans le liquide du repas d'Ewald pris
après lavage préalable de l'estomac ;

La présence d'une tumeur épigastrique, bien que la tumeur du
cancer pylorique puisse souvent ne pas être perçue ;

L'existence à l'examen radioscopique soit d'un état lacunaire, soit
d'une interruption plus ou moins brusque de l'ombre bismuthée vers
la région pylorique ;

L'évolution progressive vers une stase plus marquée et un état de
cachexie grave.

Cancer secondaire du pylore. — La sténose ici est précédée par un
ensemble de symptômes attribuables à l'évolution de la tumeur néoplasique avant qu'elle ait atteint la région pylorique. Le plus souvent
il s'agit d'un cancer de la petite courbure de l'estomac. Les signes du
cancer stomacal ont alors longtemps précédé l'apparition des signes
de rétention. Dans le cas où il y a propagation d'une lésion néoplasique extrinsèque, il est souvent plus difficile de différencier les deux
périodes. Parfois cependant les signes du cancer de la vésicule
biliaire, des voies biliaires ou de la tête du pancréas peuvent être
reconnus avant que surviennent ceux du rétrécissement du pylore.

Lésion d'origine ulcéreuse.—Pour l'existence d'une lésion semblable
plaideront :

L'âge relativement peu avancé du malade au début des crises
paroxystiques de la maladie ;

La connaissance de crises paroxystiques ulcéreuses dans le passé;

La conservation de l'appétit, l'absence d'anorexie élective;

La teinte cachectique nulle ou moins accusée;

Les hématémèses plus abondantes, plus souvent rouges et des selles mélæniques plus richement hémorragiques;

La présence d'acide chlorhydrique dans le liquide de stase et le liquide du repas d'épreuve, bien que ce signe n'ait qu'une valeur relative dans ces conditions;

L'absence d'acide lactique dans le liquide du repas d'Ewald pris après lavage préalable de l'estomac;

L'absence d'une tumeur épigastrique, bien que l'ulcus invétéré puisse très bien provoquer l'apparition d'une tumeur;

L'absence d'une interruption de l'image radioscopique vers le pylore;

La tendance moins grande à la cachexie et la possibilité d'améliorer plus longtemps la stase par le régime et des lavages de l'estomac quand la sténose n'est pas trop serrée.

La possibilité de la greffe de lésions épithéliomateuses sur un ulcus ancien rend du reste très difficile et souvent impossible, même après laparotomie, le diagnostic différentiel de l'ulcus invétéré et de l'ulcéro-cancer. En faveur de ce dernier, on peut indiquer : la production tardive d'une tumeur, l'apparition tardive de l'anorexie, la disparition de l'acide chlorhydrique libre, l'aggravation progressive des accidents locaux et des phénomènes généraux.

La *sténose cicatricielle* du pylore consécutive à l'action d'une substance caustique ne pourrait pas être distinguée de la sténose d'origine ulcéreuse par ses caractères propres. Mais ici, le souvenir de l'ingestion de la substance caustique est resté très net; le médecin ne risque donc guère de méconnaître la cause réelle de la sténose.

Lésion sténosante d'origine biliaire. — Pour l'existence d'une lésion semblable, plaideront :

L'existence de crises de colique hépatique ou de cholécystite et d'angiocholite dans les antécédents;

L'absence d'une tumeur épigastrique;

La présence d'une vésicule biliaire dure paraissant remplie de calculs ou d'une induration limitée de la région vésiculaire;

L'absence de la teinte jaune paille et de la cachexie vraie, malgré un amaigrissement quelquefois très marqué;

L'absence d'hématémèse et de mélæna;

La constatation possible, nous semble-t-il d'après des faits personnels, d'une amélioration très prolongée, sous la simple influence d'un régime approprié et de quelques lavages de l'estomac.

La stase alimentaire avec un estomac petit, peu dilaté, peut s'observer dans tous les cas où il s'est fait une hypertrophie musculaire compensatrice des parois musculaires de l'estomac suffisante pour lutter efficacement contre l'obstacle opposé au passage de son contenu à travers un pylore rétréci.

Les dimensions de l'estomac ne dépassent guère en ce cas celles d'un estomac normal, ainsi que le montrent l'examen extérieur, l'insufflation et la radioscopie. On constate parfois alors des contractions péristaltiques marquées, quelquefois même exagérées et malgré cela la présence d'une certaine quantité de liquide résiduel le matin à jeun.

La compensation peut toutefois devenir excessive, si bien que l'estomac paraît plus petit qu'un estomac normal et que les ondulations se traduisent par des globes séparés par des encoches très profondes, comme on le voit sur la figure 182 (p. 748).

Dans ce cas, non seulement il n'y a pas de stase, mais au contraire l'évacuation du contenu de l'estomac se fait d'une façon trop rapide. En quelques minutes on voit passer dans l'intestin le lait de bismuth ingéré dans l'estomac.

C'est surtout dans l'ulcère, croyons-nous, et peut-être aussi dans les sténoses extrinsèques que l'on peut observer cette compensation excessive. Quoi qu'il en soit, on conçoit que des faits intermédiaires puissent s'observer et que l'appréciation clinique puisse ainsi être rendue très difficile.

Il ne faut pas confondre l'évacuation active trop rapide de l'estomac avec son évacuation hâtive mais *passive*, telle qu'on l'observe dans les cas où, par le fait d'une infiltration scléro-cancéreuse plus ou moins généralisée, il existe une insuffisance permanente du pylore dont le canal induré reste béant. C'est l'insuffisance pylorique d'emblée qu'il convient d'opposer à celle qui peut se produire lorsque l'ulcération du centre d'une masse néoplasique du pylore ou la destruction par nécrose de végétations cancéreuses creusent un canal qui fait succéder l'insuffisance à la sténose et amène la disparition de la dilatation et de la stase antérieures. Il semble bien, du reste, d'après les données fournies par la radioscopie, que l'insuffisance pylorique secondaire soit beaucoup plus rare que son insuffisance d'emblée.

L'existence d'une infection syphilitique antérieure et de lésions spécifiques de la peau, du système nerveux ou des viscères ferait penser à la possibilité d'une lésion de même nature du pylore.

Il faut tenir compte aussi des résultats du traitement spécifique : l'amélioration des accidents gastriques, la disparition d'une tumeur sous cette influence constituent, le cas échéant, une heureuse présomption en faveur d'une lésion syphilitique tertiaire.

La tuberculose pulmonaire et surtout les signes de péritonite tuberculeuse seraient en faveur de lésions de même nature du pylore.

Deuxième type. — **Présence dans l'estomac à jeun d'une quantité assez considérable d'un liquide renfermant peu de détritus alimentaires.**

Ce type morbide correspond surtout à l'ulcus pylorique ou juxta-pylorique à rechutes ou à crises paroxystiques; mais on peut le constater aussi avec une sténose incomplète et en particulier avec une sténose d'origine extrinsèque, d'origine biliaire, par exemple.

Troisième type. — **Présence dans l'estomac le matin à jeun d'une minime quantité de liquide ne renfermant pas de détritus alimentaires reconnaissables à l'œil nu.**

Comme dans le type précédent, on observe souvent ici des crises douloureuses avec hypersécrétion. Elles sont moins prolongées dans cette forme atténuée. L'ensemble symptomatique peut-il être causé par du spasme et de l'hypersécrétion sans lésions ulcéreuses du pylore ou de la région juxta-pylorique? Le problème n'est pas encore définitivement résolu; toutefois les constatations faites dans ces derniers temps par les chirurgiens américains et par les chirurgiens anglais semblent, comme nous l'avons dit en étudiant l'ulcus, indiquer que, dans la majorité sinon dans la totalité des faits de ce genre, il y a réellement une lésion ulcéreuse du pylore ou de son voisinage immédiat.

Les causes de sténose qui n'ont pas été mentionnées dans cet exposé de diagnostic différentiel sont rares ou même exceptionnelles. Il suffit de se reporter au tableau dans lequel elles ont été énumérées pour saisir immédiatement, pour un certain nombre d'entre elles, où sera la clef du diagnostic. Souvent, du reste, en raison de leur rareté même, il sera impossible de songer à elles. Si la notion de la déglutition d'un corps étranger peut faire penser à son arrêt au niveau du pylore, si la connaissance d'une colique hépatique antérieure peut amener à songer à l'enclavement pylorique d'un gros calcul biliaire, qui oserait faire le diagnostic de fibromyome, de myxome ou d'anévrisme? Et, pour ce qui concerne les lésions sténosantes d'origine extrinsèque, ne voit-on pas d'emblée que si la survenue de phénomènes de sténose, alors qu'on a relevé antérieurement des signes de cancer de la tête du pancréas ou du côlon, peut en faire présumer la nature, il sera le plus souvent impossible de diagnostiquer exactement la cause de la sténose due à un kyste hydatique de petit volume ou à certaines hypertrophies ganglionnaires?

En terminant, il convient du reste de dire que, souvent, c'est par la laparotomie exploratrice seule qu'il sera permis de déterminer la nature exacte d'une sténose du pylore. Ce qui importe avant tout c'est, en clinique, de ne méconnaître ni la réalité de cette sténose ni son caractère progressif, de façon à provoquer l'exploration chirurgicale dans les cas où elle serait susceptible de conduire soit à une opération palliative (gastro-entérostomie), soit à une intervention radicale (pylorectomie).

Diagnostic différentiel de la sténose pylorique et des affections qui peuvent la simuler. — Il convient en terminant de rappeler quels sont les états morbides avec lesquels on pourrait le plus facilement confondre la sténose pylorique. Ce sont :

La grande dilatation de l'œsophage ;

La biloculation gastrique ;

La sténose duodénale ;

La sténose de la partie supérieure du jéjunum ;

La dilatation atonique ;

La ptose de l'estomac.

Grande dilatation de l'œsophage. — Dans un certain nombre de cas, la gastro-entérostomie a été pratiquée chez des malades atteints d'une grande dilatation de l'œsophage. La non-digestion des aliments rejetés, leur abondance et l'absence d'acide chlorhydrique auraient dû faire soupçonner une poche œsophagienne que le passage de la sonde fait avec soin, et surtout l'examen radioscopique, auraient facilement caractérisée.

Biloculation gastrique. — Ici, l'errreur souvent commise est plus pardonnable. L'emploi de la sonde et de l'insufflation, qui montre deux poches superposées et indépendantes, et mieux encore l'exploration radioscopique permettront d'établir ce diagnostic et de fournir au chirurgien une indication qui lui évitera de méconnaître la sténose mésogastrique et d'établir la gastro-entérostomie non pas au-dessus mais au-dessous d'elle.

Sténose duodénale. — Il n'y a aucun moyen de distinguer la sténose sus-vatérienne de la sténose pylorique, sauf cependant par l'exploration radioscopique ; mais cette différenciation n'a heureusement aucune sanction pratique et l'erreur aucun inconvénient thérapeutique.

La sténose sous-vatérienne amène un flux considérable de bile dans l'estomac. La radioscopie et la radiographie peuvent montrer nettement la partie supérieure du duodénum largement dilatée au-dessus de l'obstacle.

Sténose du jéjunum. — Elle peut provoquer la dilatation considérable d'une anse jéjunale avec accumulation de liquide et apparence de grande dilatation stomacale.

La sonde ne peut, cela va de soi, évacuer le liquide contenu dans cette anse transversalement disposée. Ici encore, l'exploration radioscopique serait d'un grand secours ; elle seule, en dehors de la laparotomie, peut permettre d'établir un diagnostic ferme.

Dilatation atonique de l'estomac. — L'estomac se laisse distendre d'une façon passive par les liquides vers son pôle inférieur. Le clapotage et le flot sont marqués et étendus.

L'évacuation du contenu de l'estomac est lente ; mais, toutefois, il se montre vide le matin à jeun, sauf quelquefois pour une courte période après des accidents plus marqués de dyspepsie et de véritables indigestions. L'examen radioscopique fait voir un élargissement considérable de la partie inférieure de l'estomac. Le liquide, après des ingestions successives, tend moins à monter qu'à s'étaler.

Il n'y a point de contractions péristaltiques visibles, ou tout au moins elles sont faibles et mal dessinées.

Ptose gastrique. — Ici l'estomac est surtout allongé; son pôle inférieur est abaissé ainsi que le pylore, d'où tendance au tiraillement, au niveau du ligament suspenseur, du coude qui réunit la première et la seconde partie du duodénum, ainsi que l'a indiqué Holzknecht. Ces particularités sont, dans certains cas, nettement montrées par l'examen radioscopique. Il fait voir que, dans la ptose sans atonie, le liquide ingéré, au lieu de tomber d'emblée dans le fond de l'estomac et de s'étaler en largeur, atteint un niveau élevé qui reste à peu près le même quel que soit le volume de liquide ingéré.

Sténose de la fin du duodénum. — Dans la dilatation aiguë de l'estomac, que nous étudierons plus loin dans un chapitre spécial, il semble bien démontré actuellement qu'il y a compression et étranglement de la troisième partie du duodénum au point où il est croisé par les vaisseaux mésentériques. Plusieurs observations montrent que, en dehors de ces conditions, cet étranglement peut se produire d'une façon chronique et amener une dilatation permanente du duodénum et de l'estomac.

Ces faits, exceptionnels du reste, sont mal connus encore, et nous ne pouvons dire dans quelle mesure l'exploration radioscopique et la radiographie pourraient servir à les reconnaître. Ces méthodes d'examen devraient fournir, rapprochées des données de l'exploration extérieure, des signes sinon de certitude, tout au moins de présomption, en raison de la coïncidence de la dilatation gastrique avec la dilatation de la totalité du duodénum.

IV. — STÉNOSE PYLORIQUE CHEZ LE NOUVEAU-NÉ

Historique. — D'après Oser, le premier fait de sténose pylorique chez le nouveau-né a été rapporté par Hezekah-Beardsley, de New-Haven, en 1788. On peut citer, à une date plus rapprochée, les faits observés par Williamson (1841) et Dawosky (1842); ce dernier toutefois serait contestable (Fredet).

La question fut mise à l'ordre du jour par Hirschprung, de Copenhague, au Congrès de la *Gesellschaft für Kinderheilkunde*, en 1887. Son travail, basé sur deux observations cliniques suivies de nécropsie, a été le point de départ des recherches modernes.

Il faut citer ensuite l'important travail d'ensemble de Finkelstein (¹). La première tentative opératoire est due à Grisson et Cordua; elle date de 1892. En 1897, Stern a, pour la première fois, pratiqué la gastro-entérostomie et, depuis, l'intervention chirurgicale a donné un nombre relativement élevé de succès malgré sa gravité.

1. FINKELSTEIN. Ueber angeborene Pylorusstenose im Saüglingsalter. *Jahrb. f. Kinderheilk*, 1896, Bd XLIII, p. 105-117.

En France où l'on ne s'est occupé qu'assez tardivement de la sténose pylorique du nouveau-né, mentionnons un mémoire de Weill et Péhu (¹) en 1901, et une excellente revue générale de Cheinisse (²).

Plus récemment, F. Fredet a fait de cette maladie un exposé d'ensemble très documenté auquel nous avons emprunté les éléments de cette étude (³).

Symptômes. — La sténose pylorique est plus fréquente chez les garçons que chez les filles. Elle se montre le plus souvent chez des enfants bien conformés, d'aspect vigoureux, qui ne demanderaient qu'à vivre.

Rarement les vomissements se produisent immédiatement après la naissance ou dans les premiers jours qui suivent. Le plus souvent aussi, rien tout d'abord ne fait prévoir les accidents graves qui vont survenir au bout de quelques jours ou de quelques semaines. Ceux-ci éclatent brusquement, sans cause appréciable, ou bien après des phénomènes de gastro-entérite.

Des vomissements apparaissent, peu abondants au début, d'aspect assez bénin. L'estomac n'est pas dilaté, il n'y a pas de contractions péristaltiques visibles. Ce sont des vomissements brusques, explosifs, de lait, de salive, de produits de sécrétion gastrique. Exceptionnellement, on trouve du mucus ou de la bile, du sang plus rarement encore.

Ultérieurement, les vomissements sont plus rapprochés, ils surviennent deux ou trois fois par jour et l'on voit apparaître des mouvements péristaltiques.

L'inanition amène des troubles de la nutrition : l'oligurie, le peu d'abondance des selles, l'hypothermie et la perte de poids. Dans la marche de l'amaigrissement, on peut du reste distinguer deux phases : une première rapide et considérable, une seconde régulière et ralentie.

Parfois, on peut, au bout de quelque temps, percevoir, en raison de l'amincissement des parois abdominales, une tumeur pylorique ; mais ce signe est « inconstant, tardif et trompeur » (Fredet).

La vitalité reste malgré tout encore intense chez ces enfants qui ne sont pas malades, en réalité, mais qui meurent de faim.

Diagnostic. — Il se présente dans des conditions différentes suivant que les vomissements sont ou non précédés de phénomènes de gastro-entérite.

Quand la gastro-entérite fait défaut, il est assez caractéristique de voir un enfant bien constitué présenter des accidents d'imperméabilité pylorique.

---

1. Weill et Péhu. Les sténoses pyloriques chez le nouveau-né. *Gaz. des Hôpitaux*, 1901.

2. Cheinisse. La sténose du pylore chez les nourrissons, *Semaine médic.*, 12 août 1905.

3. F. Fredet. La sténose hypertrophique du pylore chez le nouveau-né, *Arch. des maladies de l'Appar. digestif*, 1908, p. 593.

Les caractères des vomissements, l'absence de bile dans les matières vomies, le non-passage des poudres colorées (Dufour) permettront de rejeter l'étranglement intestinal et le pyloro-spasme.

L'inefficacité du traitement médical du pyloro-spasme deviendra un argument important en faveur de l'hypertrophie pylorique (Fredet).

Pathogénie. — Les deux principales théories en présence sont celles du *simple spasme* et de l'*hypertrophie musculaire du pylore*.

En faveur de celle-ci, on invoque l'augmentation de l'épaisseur des tuniques musculaires. Cette épaisseur serait, dans des cas typiques, de 4 millimètres au lieu de 2 mm. 40. Dans un cas opéré par Fredet, elle dépassait 5 millimètres. Mais on a objecté que l'épaississement était plus apparent que réel et résultait de la rétraction spasmodique.

D'autres auteurs, comme Wernsted, admettent, dans une théorie éclectique, que la névrose est le point de départ et la cause première du spasme pylorique. Et ce spasme aurait pour conséquence secondaire une hypertrophie de la musculature plus marquée sur l'anneau et sur l'antre prépylorique.

Les uns considèrent la lésion comme congénitale, pour d'autres elle est acquise. Pour les uns elle représente une sorte de monstruosité, pour Cautley, ce serait une anomalie reversive. Dent a vu, dans un cas assez spécial, semble-t-il, la tumeur constituée par un fragment de pancréas aberrant.

Pronostic. — La sténose pylorique des nourrissons est une maladie grave, susceptible d'amener la mort des jeunes sujets par inanition si l'obstacle au passage des aliments de l'estomac dans l'intestin persiste.

Les enfants peuvent cependant survivre quelquefois pendant plusieurs semaines, plusieurs mois et même plusieurs années. Lauderer a même constaté chez un adulte de 45 ans une sténose du pylore qu'il attribuait à une hypertrophie musculaire congénitale. Il pourrait se produire une hypertrophie des tuniques du corps de l'estomac susceptible de rétablir l'équilibre.

Traitement. — Le traitement médical est celui de la gastrite et du pyloro-spasme.

Si l'enfant est au biberon, on lui donnera une nourrice. S'il est au sein, on réglera les tétées. On pourra, si le lait humain est mal toléré, essayer le lait humanisé et le babeurre. Les lavages de l'estomac se sont quelquefois montrés utiles. On pourra aussi avoir recours aux injections hypodermiques de sérum.

En présence d'un cas bien net de sténose hypertrophique, il y aura lieu de recourir à l'intervention chirurgicale. Il importera de ne pas attendre que l'enfant soit trop affaibli.

La modalité et les résultats de cette intervention seront exposés plus loin par Tuffier et Roux-Berger.

A. MATHIEU.

CHAPITRE XXII

BILOCULATION GASTRIQUE

Définition. — Dans la biloculation gastrique, l'estomac prend la forme d'un bissac dont les deux poches communiquent l'une avec l'autre par un orifice ou un canal plus ou moins étroit.

Historique. — L'existence de la biloculation gastrique a été signalée depuis longtemps, et des exemples en ont été cités déjà par Riolan (1642), Blasius (1679), Valsalva (1715-1749). Morgagni, en 1760, en a rapporté cinq cas personnels. Ces auteurs ont regardé les faits de biloculation de l'estomac comme des curiosités anatomo-pathologiques, et l'histoire clinique de cette lésion est de date beaucoup plus récente. Elle remonte aux essais encore incomplets de diagnostic faits par Jaworski dès 1888. Il y consacra une seconde étude en 1897, étude au cours de laquelle il décrivit le signe de l'*ectasia paradoxa*.

Le travail de Schmidt Monnard et Krükenberg (1895) marque le début de l'ère chirurgicale.

En France, il convient de signaler les recherches de Bouveret, de Lyon, qui fit progresser le diagnostic, et la thèse de Levret (1896), inspirée par Bouveret et Jaboulay. De 1899 à 1900, une série de mémoires fut, en France et à l'étranger, consacrée à l'étude de la biloculation gastrique. Signalons les rapports de Tuffier et Hartmann à la *Société de Chirurgie* et celui de Monprofit (d'Angers) au *Congrès de Chirurgie*. En 1910, G. Lion et M. Nathan ont, dans une revue d'ensemble très complète, publiée dans les *Archives des maladies de l'appareil digestif*, exposé l'état de la question à ce moment. Nous lui emprunterons les principaux éléments du présent chapitre. On peut dire que les progrès les plus récents dans le diagnostic de cette déformation de l'estomac sont dus à l'emploi de la radioscopie. Sa mise en œuvre est de nature à permettre de la reconnaître plus facilement, d'une façon plus précoce, et par conséquent de rendre plus utile l'intervention chirurgicale.

Division. — La biloculation gastrique se divise en *biloculation congénitale* et en *biloculation acquise*.

Biloculation congénitale. — La biloculation congénitale de l'estomac, dont la réalité a été contestée dans ces derniers temps, ne présente pour nous qu'un intérêt restreint, étant donné qu'elle ne comporte guère d'indications pour le traitement médico-chirurgical.

Sa symptomatologie, assez vague, présente une grande analogie avec celle de la sténose congénitale du pylore, avec laquelle elle peut coïncider et se combiner. Elle pourrait être conciliable avec la survie et même, ont prétendu certains auteurs, rester latente pendant de longues années, à la condition, naturellement, que le rétrécissement mésogastrique ne soit pas trop serré. Il ne paraît guère douteux, du reste, qu'on ait admis avec une trop grande facilité, sans autre preuve à l'appui, qu'une biloculation trouvée chez des adultes remontait à leur existence fœtale, parce qu'ils avaient toute leur vie, et dès leur enfance, souffert de l'estomac.

Parmi les arguments invoqués en faveur de la réalité de l'origine fœtale de la biloculation gastrique, on doit citer la constatation de cette biloculation chez des nouveau-nés et l'existence d'anomalies concomitantes attribuables à un vice de développement de l'estomac.

La biloculation a été signalée chez le nouveau-né dans trois cas, par Mya, par Delamare et Dieulafé, par Paterson Gardner.

Quant aux malformations parallèles à la biloculation, il convient surtout de relever : des anomalies artérielles, une hypertrophie de la musculature donnant lieu du même coup à une sténose pylorique, l'abouchement de l'œsophage sur la partie moyenne rétrécie de l'estomac, comme le montre un moulage dû à Chaussier et déposé au musée Dupuytren, et, enfin, la coïncidence d'anomalies du pancréas, du cœur, du foie.

La pathogénie de la biloculation congénitale est obscure. On a invoqué des lésions fœtales, une viciation du développement métamérique du tube digestif dans sa partie stomacale. Enfin, Testut et Barnabo ont voulu voir dans la biloculation une sorte de régression du développement, telle qu'on retrouverait chez l'homme une disposition normale chez les rongeurs et chez certains primates.

La constatation de lésions cicatricielles et d'adhérences périphériques faites dans quelques cas chez des nouveau-nés plaide en faveur de lésions gastriques ou périgastriques ayant évolué au cours de la vie fœtale.

Biloculation acquise. — Nous ne retiendrons comme biloculation vraie que la biloculation permanente due à une lésion des parois de l'estomac ou à des adhérences périgastriques qui en déterminent la segmentation en deux et plus rarement en trois poches superposées. Nous nous occuperons seulement à propos du diagnostic différentiel de la déformation biloculaire due à un spasme mésogastrique ou à la compression exercée par des masses extérieures, la rate hypertrophiée par exemple, sans lésion des parois gastriques et sans adhérences périgastriques.

D'une façon générale, du reste, il conviendrait toujours de distinguer, pour éviter les confusions, la *sténose mésogastrique* de la bilo-

culation, qui peut être la conséquence de facteurs anatomo-pathologiques variés.

Etiologie. — La cause la plus fréquente de la déformation biloculaire de l'estomac, ce sont les lésions produites par un *ulcus* chronique. Et, dans ces lésions d'origine ulcéreuse, il faut comprendre non
seulement l'ulcération indurée et calleuse de l'ulcus invétéré, mais
aussi les rétractions cicatricielles et les strictions, torsions et tiraillements qui peuvent résulter de l'existence des adhérences périgastriques et de leur accentuation progressive.

Nous dirons plus loin que l'ulcus de la petite courbure nous paraît
être la cause la plus habituelle de la biloculation par spasme mésogastrique. Dès maintenant, nous devons faire remarquer que, de même
que le spasme se surajoute souvent à l'ulcus pylorique ou juxta-pylorique de façon à aggraver la sténose et à causer des crises douloureuses, de même le spasme provoqué par l'ulcus mésogastrique
favorise la production du rétrécissement par lequel la poche supérieure communique avec la poche inférieure. Non seulement le spasme
se surajoute à ce rétrécissement matériel, mais il en favorise la production et l'extension, parce que les lésions inflammatoires, puis
scléreuses, tendent à fixer les tuniques de l'estomac dans leur état de
rétraction. L'intervention du spasme explique sans doute aussi l'apparition de crises gastralgiques, tout à fait comparables à celles que
causent les paroxysmes de pylorisme ulcéreux.

Si la longue durée de l'ulcus, la chronicité de ses lésions sont une
condition indispensable de rétraction matérielle, par contre on doit
supposer que le spasme mésogastrique pourra se produire au cours
d'un ulcus de date relativement récente et dont les lésions sont beaucoup plus limitées. Les constatations de la radioscopie contrôlées par
la laparotomie exploratrice en fournissent du reste la preuve certaine.
(Voir fig. 180, 195, 194.)

Après l'ulcus chronique ou les lésions cicatricielles d'un ulcus
guéri, le *cancer* est la cause la plus fréquente de la biloculation gastrique, bien que, d'après le relevé de G. Lion et M. Nathan, il ne figure
que dans 11 pour 100 des cas connus. A signaler aussi quatre cas de
biloculation par ulcéro-cancer, dont un personnel.

Les autres causes sont beaucoup moins fréquentes. Les adhérences
d'origine non ulcéreuse sont rares et mal connues. Peut-être quelques-unes d'entre elles étaient-elles de nature *tuberculeuse*, mais cela
n'est pas démontré, et il y a lieu de s'étonner que la biloculation
stomacale ne soit pas signalée parmi les conséquences de la péritonite tuberculeuse chronique.

Dans ces derniers temps, deux cas de biloculation gastrique survenus chez des *syphilitiques*, et améliorés par le traitement spécifique,
ont été rapportés par Bensaude et par Leven et Barret. Il faut dire
qu'il n'y a pas eu dans ces cas d'examen direct, mais diagnostic par

l'examen radioscopique de la biloculation et de sa nature spécifique par l'effet du traitement.

La biloculation de l'estomac a été récemment l'objet d'une série d'études radioscopiques intéressantes. Dans un bon nombre de faits, le diagnostic clinique a été vérifié par l'exploration directe, après laparotomie. On trouvera l'exposé des principales données ainsi acquises plus loin, dans le chapitre consacré à l'étude radioscopique des déformations de l'estomac.

Anatomie pathologique. — L'aspect de l'estomac biloculé est variable suivant la nature de la lésion qui donne naissance au rétrécissement médian, la dimension des poches, l'existence ou l'absence de lésions extérieures, telles que brides et adhérences.

Nous aurons naturellement surtout en vue, dans cette description, la biloculation d'origine ulcéreuse qui représente près des neuf dixièmes des cas de biloculation connus.

Le *siège de prédilection de la lésion sténosante* se trouve à l'union du tiers inférieur de l'estomac avec ses deux tiers supérieurs.

Le *volume* des deux poches est variable. D'une façon générale, comme de juste, la poche supérieure ou poche cardiaque située en amont du rétrécissement méso-gastrique est la plus considérable. Sous l'influence de la dilatation et de la stase, elle tend à retomber par-dessus la poche inférieure ou poche pylorique, moins développée, et à la recouvrir de telle façon que, à l'examen après laparotomie exploratrice, la découverte de celle-ci peut être difficile. Dans quelques cas, il y avait à la fois sténose méso-gastrique et sténose pylorique, et on a pu constater alors un développement de la poche inférieure égal, sinon supérieur à celui de la première poche.

Parfois la poche supérieure est petite et haut située. Il peut se faire, comme dans un cas observé par A. Mathieu et Souligoux, où il paraissait du reste s'agir de lésions syphilitiques, que la poche supérieure située tout près du cardia passe cliniquement inaperçue et que les signes de son existence soient perdus dans ceux de la sténose cardiaque.

Le *rétrécissement intermédiaire* aux deux poches superposées se présente assez souvent sous forme d'une encoche allant de la grande vers la petite courbure. D'autres fois, il y a un épaississement plus ou moins régulier qui transforme en un véritable canal l'intervalle compris entre la poche supérieure et l'inférieure. (Voir fig. 188 et 189.)

Si l'on ajoute que des cicatrices plus ou moins profondes, plus ou moins rétractées, plus ou moins étoilées, peuvent se rencontrer, qu'il peut y avoir des brides périphériques, des adhérences avec les organes voisins, particulièrement avec le foie et le pancréas, parfois des adhérences avec la paroi antérieure de l'abdomen, que des torsions peuvent résulter de l'obliquité des tiraillements et de l'inégalité des rétractions cicatricielles, on comprendra combien peut être variable l'aspect du rétrécissement méso-gastrique. Parfois à son niveau, surtout vers la petite courbure, on pourra constater un épaississement considérable et une large tache blanche cicatricielle correspondant à un ulcus calleux.

Cet ulcus calleux peut produire à ce niveau, par le fait de son ulcération, une dépression en niche ou un diverticule extra-stomacal dans lesquels le bismuth peut s'accumuler au cours de l'examen radioscopique. (Voir fig. 185 et 189.)

A l'ouverture de l'estomac, faite en suivant la convexité des deux poches, on constatera mieux encore leur forme et leurs dimensions et l'on prendra une idée nette du rétrécissement qui les sépare. On pourra trouver un ulcus chronique en évolution, un vaste ulcus calleux ou simplement la cicatrice d'une ulcération depuis longtemps fermée. La communication entre les deux poches peut être assez large ou, au contraire, étroite; elle est, selon les cas, formée par un orifice annulaire ou un canal plus ou moins irrégulier. La sténose peut quelquefois être très accentuée et l'occlusion presque complète (fig. 189).

La *biloculation d'origine cancéreuse* résulte le plus souvent du développement d'une masse bourgeonnante dans la cavité de l'estomac, masse dont la disposition est telle que la partie sus-jacente ou cardiaque de l'estomac ne communique plus avec la partie inférieure (¹) ou prépylorique que

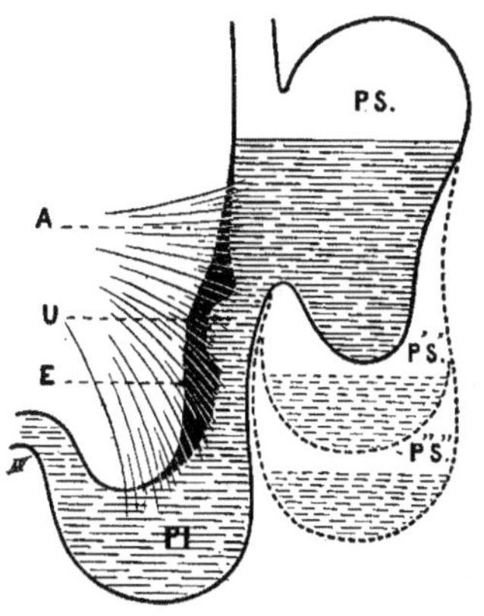

Fig. 179. — *Représentation schématique de la constitution de la biloculation gastrique consécutive à l'existence d'un ulcus calleux de la petite courbure.* — U, ulcus calleux avec godet central; E, épaississement de la paroi à distance de l'ulcus; A, adhérences périphériques; PS, poche supérieure de la biloculation; PI, poche inférieure: entre les deux, le canal de communication; P'S', P''S'', développement possible de la poche supérieure, qui du reste le plus souvent conserve la proportion indiquée pour la poche PS.

par un canal rétréci. La biloculation de *l'ulcéro-cancer* ne diffère guère de celle qui est due à l'ulcus invétéré.

Il va de soi que, avec le cancer comme avec l'ulcus, des adhérences périphériques peuvent se surajouter et jouer un rôle important dans la production de la sténose mésogastrique, de la déformation de l'estomac et des troubles de son fonctionnement.

Des *cas complexes* résultent de la coïncidence possible, déjà indiquée plus haut, de la biloculation avec des lésions sténosantes du

---

1. Voir les images radioscopiques reproduites par les figures 199 et 209.

cardia ou du pylore. Dans quelques cas, on a signalé l'existence de trois poches séparées par deux rétrécissements intercalaires. Dans un cas de A. Mathieu et Dobrovici, il y avait ainsi trois cavités, mais l'une d'elles était due à la production d'une excavation ulcéreuse creusée hors de l'estomac aux dépens du pancréas. Ces lésions représentaient l'exagération d'une disposition du reste assez fréquente, relativement.

Symptômes. — D'une façon générale, les symptômes accusés par les malades sont dans leur ensemble presque identiques à ceux de la sténose pylorique et de la stase gastrique d'origine ulcéreuse. Cela se conçoit facilement, puisque l'ulcère est la cause la plus fréquente de la biloculation gastrique et que, le plus souvent, il détermine un rétrécissement situé à l'union des deux tiers supérieurs avec le tiers inférieur de l'estomac, de telle sorte qu'aux signes antérieurs et actuels de l'ulcus succèdent ou se superposent des signes de stase gastrique par sténose : crises douloureuses, signes de dilatation gastrique, vomissements tardifs et quelquefois assez abondants, amaigrissement et affaiblissement par alimentation insuffisante. On comprend que, avant l'usage de la sonde, l'existence de la seconde poche n'ait guère pu être reconnue à l'examen clinique et que la biloculation soit restée si longtemps une trouvaille d'autopsie et une curiosité anatomo-pathologique.

L'*inspection* et la *palpation* ne peuvent guère fournir de signes révélateurs. On peut constater une dilatation marquée de l'estomac et des signes de stase. On peut relever des contractions péristaltiques visibles, en somme les symptômes habituels de la sténose pylorique. Parfois on percevra une induration, une tumeur. Dans un cas de A. Mathieu opéré par Ricard, on percevait une petite tumeur cylindrique, contractile, située en haut et à gauche de la région épigastrique, qui correspondait à l'anneau sténosant méso-gastrique.

L'*exploration méthodique par la sonde* étudiée avec soin par Jaworski et par Bouveret a permis de faire d'une façon certaine, dans des cas typiques, le diagnostic clinique de la biloculation gastrique. Pour cela, il devrait y avoir une poche supérieure et une poche inférieure de dimensions suffisantes pour pouvoir être différenciées.

Les signes fournis par l'usage de la sonde sont :

1º Les phénomènes de l'ectasie gastrique paradoxale;

2º L'expulsion tardive de détritus de stase après un lavage en apparence complet;

3º Les résultats de la distension gazeuse provoquée.

1º **Ectasie gastrique paradoxale.** (*Ectasia ventriculi paradoxa.*) — Ce signe indiqué par Jaworski consiste en ceci que, lorsqu'on pratique le lavage de l'estomac, l'eau versée ne revient pas : en effet, elle tombe dans la poche inférieure dont elle ne peut être extraite.

2° Expulsion tardive de détritus de stase. — Bouveret a bien mis en relief la valeur de ce phénomène. On vient de pratiquer un lavage soigneux de l'estomac, l'eau revenait claire et, tout à coup, survient le rejet quelquefois considérable de détritus alimentaires. Parfois encore, c'est un vomissement qui suit rapidement le retrait de la sonde. C'est que le lavage avait exclusivement porté sur la poche supérieure et que les détritus alimentaires séjournaient dans la poche inférieure. Celle-ci peut être elle-même dilatée par simple atonie ou par sténose concomitante du pylore.

3° La distension gazeuse de l'estomac par insufflation ou par ingestion d'un mélange effervescent a été étudiée avec soin par Bouveret. Elle donne des résultats différents suivant que la communication entre les deux poches est plus ou moins large et que ces deux poches sont elles-mêmes plus ou moins développées. Quand elles sont assez grandes et que la communication entre elles n'est pas trop étroite, il peut se faire que la distension gazeuse amène la saillie à la paroi abdominale de *deux poches sonores*, séparées par un sillon plus ou moins accusé. Il peut se faire aussi que l'on constate par la palpation des centres nettement séparés de clapotage; parfois on peut même assister à leur distension successive. Toutefois, le fait le plus significatif est que la distension de la poche supérieure se produise sur un plan assez élevé, sans que le niveau du clapotage dans la poche inférieure se trouve modifié par le lavage, ce qui ne pourrait pas s'expliquer avec une cavité unique.

Ewald conseille de pratiquer la distension de la poche supérieure à l'aide d'un *ballon de Türck*, c'est-à-dire d'une mince poche de caoutchouc fixée à l'extrémité d'une sonde gastrique et susceptible par sa dilatation d'épouser complètement la disposition des parois de la poche gastrique supérieure. Il serait ainsi plus facile encore de distinguer l'un de l'autre le centre de distension gazeuse correspondant à la poche gastrique supérieure du centre de clapotage dû à la présence d'une certaine quantité de liquide dans la poche inférieure.

On a aussi, mais sans grand avantage, mis en œuvre la *gastro-diaphanie* pour le diagnostic de la biloculation gastrique. La transparence lumineuse peut se produire sur les deux poches quand la communication intercalaire est suffisamment large. Elle peut au contraire se limiter à la poche supérieure qu'elle dessine et distingue de la poche clapotante inférieure exactement de la même façon que pouvait le faire dans des conditions analogues la distension gazeuse.

Il convient du reste de savoir que la biloculation par sténose mésogastrique a été assez souvent démontrée par l'examen aux rayons X chez des malades qui ne présentaient que des signes d'ulcus chronique, sans présomption spéciale de biloculation.

La *radioscopie* et la *radiographie* ont en effet beaucoup simplifié le diagnostic de la biloculation gastrique, en permettant de voir séparément sur l'écran et de fixer sur une plaque photographique les deux poches remplies d'un sel opaque, du carbonate de bismuth le plus souvent dans la pratique actuelle.

Les images ainsi obtenues sont différentes suivant les cas. Leur caractère essentiel, c'est de faire voir deux poches qui se remplissent *successivement* et qui restent indépendantes l'une de l'autre, quelles que soient les manœuvres extérieures employées.

Si les poches sont grandes, éloignées l'une de l'autre, et si la quantité de liquide ou de bouillie bismuthés ingérée est peu considérable, on peut voir deux ombres noires en croissant, la supérieure située en haut et à gauche, l'inférieure en bas et à droite de la ligne médiane, soit au-dessus, soit au-dessous de l'ombilic (voir fig. 184).

Assez souvent il existe une poche supérieure en cône renversé qui se remplit la première; une seconde poche apparaît ensuite au-dessous vers l'ombilic (voir fig. 185).

Parfois encore, les deux poches sont superposées et accolées et plus ou moins nettement séparées par une encoche, allant de la grande à la petite courbure. Les pressions extérieures les mobilisent séparément et les éloignent l'une de l'autre, mais elles ne les amènent pas à se confondre en une poche unique, elles ne peuvent faire disparaître l'éperon et le rétrécissement qui les séparent (voir fig. 187 et 189).

Dans quelques cas, on a vu se dessiner tout d'abord une poche supérieure en forme de ballon sphérique ou de poire, puis au bout de quelques instants apparaître au-dessous et à droite, obliquement situé sous le bord du foie, un diverticule large de deux ou trois doigts, long de 6 à 7 centimètres, à extrémité inférieure arrondie, correspondant au pylore, et au niveau de laquelle on voyait le sel de bismuth s'échapper (fig. 212).

C'est ainsi que se sont présentés les deux cas de syphilis gastrique probable de Bensaude et de Leven et Barret, et aussi, par contre, un cas de biloculation spasmodique de Béclère et Mathieu, constaté par examen direct après laparotomie exploratrice (fig. 195). La signification de cette disposition particulière, si curieuse, demande donc encore à être étudiée et déterminée.

La *radiographie* peut permettre de fixer d'une façon définitive les images aperçues sur l'écran. Elle leur donne quelquefois plus de netteté; mais leur interprétation demande beaucoup de prudence.

Marche, évolution et pronostic. — D'une façon générale, la biloculation gastrique est une affection grave, dont la marche, l'évolution et par conséquent le pronostic sont très analogues à ceux de la sténose du pylore. Et, en effet, il tend à se faire, sous l'influence des lésions qui la déterminent, un rétrécissement de la cavité gastrique dont les conséquences sont très analogues à celles du rétrécissement du pylore : difficulté du passage des aliments dans la partie sous-jacente du tube digestif, dilatation en amont de l'obstacle, menace d'inanition, vomissements de stase, crises douloureuses, etc. Le danger est d'autant plus grand que la sténose est plus serrée et la lésion qui lui donne naissance plus étendue et plus profonde, plus invétérée. La biloculation d'origine cancéreuse est naturellement beaucoup plus grave que la biloculation d'origine ulcéreuse.

La gravité de la biloculation est aussi en rapport avec l'étendue et la disposition et la situation plus ou moins haut des lésions qui la causent, disposition telle que, dans certains cas, l'intervention chirurgicale sera relativement simple et facile, tandis que, dans d'autres, elle sera au contraire difficile, complexe, sinon même impossible.

La biloculation d'origine syphilitique peut, ainsi que semblent bien le démontrer les faits publiés par Bensaude et par Leven et Barret, s'atténuer, sinon guérir, sous l'influence d'un traitement spécifique suffisant.

En dehors de cette condition particulière, la biloculation due à des lésions matérielles n'a, en général, aucune tendance à la guérison. Elle peut à la rigueur s'immobiliser sous une forme et à un degré compatibles avec une longue prolongation de l'existence, malgré des périodes plus ou moins éloignées, plus ou moins sévères, de douleur et d'intolérance. Comme la sténose ulcéreuse du pylore, la sténose mésogastrique procède habituellement par poussées paroxystiques qui s'accompagnent de douleurs intenses, de vomissements et quelquefois de gastrorragie. Le spasme joue très probablement un rôle important dans la production de ces paroxysmes et l'évolution de la sténose elle-même. L'amaigrissement, la cachexie et la mort par inanition et par épuisement sont les conséquences naturelles de la sténose mésogastrique progressive.

Diagnostic différentiel. — Les phénomènes objectifs correspondant à la biloculation gastrique n'ont rien de caractéristique ; ils ne diffèrent guère de ceux de l'ulcus chronique, de la sténose du pylore et surtout de la sténose d'origine ulcéreuse.

Avant l'emploi de l'examen radioscopique, c'est en cherchant, la sonde à la main, à étudier la dilatation par sténose pylorique que l'on était quelquefois amené à reconnaître que la stase portait non pas sur l'estomac entier, mais sur une partie seulement de sa cavité et que le rétrécissement plus ou moins complet, cause de cette ectasie partielle, était non pas pylorique, mais mésogastrique. Le sondage de l'estomac, le lavage méthodique, l'insufflation combinés à l'inspection, à la percussion et à la succussion peuvent indiquer avec une netteté quelquefois marquée l'existence de deux poches séparées. Nous avons exposé plus haut les méthodes d'examen de Jaworski et de Bouveret il nous paraît inutile d'y revenir.

Depuis l'intervention de la *radioscopie gastrique*, le diagnostic de la biloculation gastrique est devenu plus facile et plus fréquent. On a été amené à reconnaître cette biloculation dans des cas où, par les méthodes habituelles, on ne l'aurait pas même soupçonnée, dans lesquels le plus souvent on eût fait simplement le diagnostic de rétrécissement pylorique, d'ulcus chronique, plus rarement de cancer.

La biloculation gastrique doit donc être cherchée systématiquement par l'examen radioscopique dans tous les cas de gastropathie grave. La question qui importe le plus est, à l'heure actuelle, d'après les données acquises, de distinguer la biloculation d'origine spasmodique ou fausse biloculation de la biloculation par lésions. La distinction de la biloculation par compression due à une masse extérieure à l'estomac est habituellement plus facile.

Nous allons passer en revue ces trois ordres de faits :

a) Biloculation par sténose mésogastrique ;

b) Biloculation par spasme mésogastrique ;

c) Biloculation par compression extérieure.

a) **Biloculation par sténose mésogastrique**. — Pour que le diagnostic soit possible, même à l'examen radioscopique, il faut que les deux poches présentent des dimensions assez grandes et qu'elles communiquent ensemble par un canal suffisamment perméable. Une très petite poche, surtout si elle est située vers l'une des extrémités et plus particulièrement encore vers l'orifice cardiaque de l'estomac, pourra passer complètement inaperçue même à l'examen à l'écran; il en sera de même encore s'il s'agit d'une poche disposée à la façon d'un diverticule et ne communiquant avec la grande cavité gastrique que par un étroit pertuis.

Quand les deux poches ont des dimensions suffisantes, on voit le liquide bismuthé, après avoir dessiné le fond de la poche supérieure et plus ou moins rempli sa cavité, passer dans la poche inférieure et la dessiner à son tour. On a ainsi comme deux demi-lunes obscures, la supérieure en haut et à gauche de la région épigastrique, l'inférieure en bas et plus à droite, vers l'ombilic. Parfois les deux poches sont plus rapprochées, quelquefois même elles sont superposées et séparées par une encoche extérieure. Plus rarement l'image est celle du sablier. Cette disposition peut être rendue plus évidente encore lorsque l'on provoque la distension gazeuse soit des deux poches, soit seulement de la poche supérieure. Fait très important, si l'on peut quelquefois faire refluer le liquide bismuthé d'une poche dans l'autre par des pressions extérieures, il est impossible en soulevant la poche inférieure et le liquide qu'elle contient de dilater le canal rétréci par lequel les deux poches communiquent ou d'effacer l'éperon qui les sépare, contrairement à ce qu'on voit dans certains cas d'estomac allongé et hypotonique (voir fig. 187 à 192). En comparant les résultats de l'examen extérieur avec ceux de l'examen radioscopique, il est facile parfois de se rendre compte que les deux poches correspondent à des centres différents de dilatation, de clapotage ou de distension gazeuse. Ainsi se trouvent très heureusement complétés les résultats fournis par les méthodes de Jaworski et de Bouveret.

Quand, au lieu d'une quantité assez minime de lait bismuthé (200 cmc par exemple) on emploie un repas bismuthé plus copieux (500 cmc), on voit se dessiner beaucoup plus nettement les deux poches, leur canal intermédiaire et, assez souvent, des diverticules dus à l'existence d'un vieil ulcus extériorisé (voir fig. 185, 188 et 189).

Rien de plus facile, à l'aide de la radioscopie, que de distinguer la *dilatation d'une anse de l'intestin grêle* au-dessus d'un point sténosé de la poche inférieure d'un estomac en bissac. En effet, le sel de bismuth ne pénètre pas dans cette poche intestinale tandis que la cavité stomacale se dessine nettement dans son ensemble.

b) **Biloculation par spasme mésogastrique.** — Souvent, quand on fait avaler du lait de bismuth à une femme habituée à porter un corset serré et dont les organes sont ptosés et l'estomac allongé, on voit le bismuth s'arrêter au-dessous de la poche à air, comme s'il franchissait un entonnoir resserré, puis descendre plus ou moins rapidement dans le cul-de-sac prépylorique au niveau ou au-dessous de la ligne des épines iliaques. Il semble ainsi y avoir deux poches superposées, réunies par un canal étroit; mais en exerçant des pressions de bas en haut, il est facile de faire remonter le liquide et de dilater la partie moyenne de l'estomac de façon à bien faire voir qu'il n'existe aucun rétrécissement matériel. La dilatation de la partie moyenne se produit du reste nettement dès qu'on fait ingérer une quantité de liquide assez considérable pour remplir la partie inférieure de l'estomac. C'est ce qu'on peut appeler la *fausse biloculation par élongation gastrique;* toutefois, ce n'est pas là du spasme mésogastrique (voir fig. 190 à 192).

Il convient, dès maintenant, d'insister sur ce principe fondamental que, dans aucun cas, il n'est permis de conclure à l'existence d'une biloculation vraie par un seul examen radioscopique. Il faut, dans tous les cas, s'assurer par des examens suffisamment répétés et espacés que les mêmes images persistent et que la biloculation est réelle et constante.

Spasme méso-gastrique. — Chez un malade de Béclère et A. Mathieu, on a constaté pendant plusieurs semaines à des examens répétés la figure de biloculation représentée plus loin par les figures 193 et 194. Il y avait dans le premier cas une poche supérieure avec chambre à air, qui communiquait en bas par-dessus un angle obtus avec une poche inférieure plus petite, cylindrique, terminée par une extrémité droite arrondie. Le pylore se trouvait situé à l'extrémité de cette petite poche et l'on voyait s'en échapper des gorgées de bismuth. Il était impossible de faire refluer le contenu de la petite poche dans la grande. Or, après laparotomie pratiquée par Ricard, ce fut en vain qu'on chercha une biloculation. Il y avait une induration de la petite courbure blanchâtre, un peu déprimée, correspondant sans doute à une lésion ulcéreuse, et un épaississement marqué des parois musculaires de l'estomac, surtout le long de la grande courbure, mais pas trace de biloculation. La gastro-entérostomie fut pratiquée et l'abouchement établi aussi haut que possible dans l'espoir de le faire porter sur la poche supérieure. Ultérieurement, l'examen radioscopique montra bien que la bouche gastro-intestinale fonctionnait largement, mais au-dessous de la poche supérieure qui avait persisté exactement avec le même aspect et les mêmes dimensions. Il en fut de même dans un second cas, où il existait également un ulcus invétéré de la petite courbure ainsi que le montra la laparotomie exploratrice pratiquée devant nous par Labey. Il s'agissait donc dans ces deux cas d'une *biloculation persistante par spasme méso-gastrique* chez des malades atteints d'ulcus de la petite courbure. Des faits de ce genre ne sont sans doute pas très exceptionnels et on en voit l'amorce, le premier degré, dans la production de rainures de la grande courbure semblables à celle que montre la figure 180.

Dans plusieurs cas, Béclère et A. Mathieu ont constaté d'une façon passagère une image semblable et ils ont eu tendance à interpréter de la même façon cette fausse biloculation.

Leven et Barret ont vu la même image radioscopique; mais ils l'ont expliquée soit par la distension aérophagique de la grosse tubérosité de l'estomac soit par la compression exercée sur la paroi extérieure de l'estomac par le côlon distendu. Ce dernier mécanisme expliquerait mal pour Béclère la couture à angle vif qui sépare la poche supérieure de la poche inférieure (fig. 217).

Toutefois, dans un cas d'occlusion lente de l'intestin par sténose néoplasique de la partie terminale de l'intestin grêle et dilatation assez considérable des anses du petit intestin, il y avait à l'écran une image de biloculation de ce genre qu'on ne pouvait guère attribuer qu'à la déformation de l'estomac causée par la pression de l'intestin dilaté ou mieux peut-être par le refoulement en bas et à gauche par le diaphragme de l'estomac distendu.

c) **Biloculation par compression extérieure de l'estomac.** — Une masse solide située hors de l'estomac peut en refouler la paroi de façon à la déprimer et à réduire à ce niveau la cavité stomacale à l'état d'un canal par lequel sa partie supérieure cardiaque communique avec sa partie inférieure prépylorique.

La rate hypertrophiée a souvent amené cette compression et ce refoulement (voir fig. 215). Le même effet pourrait être produit par une masse tuberculeuse ou cancéreuse, par un kyste hydatique, etc.

L'insufflation de l'estomac ou sa distension par un mélange effervescent permettront de différencier facilement la biloculation par compression de la *biloculation par développement d'une grosse tumeur dans la cavité stomacale.* Dans ce dernier cas, la saillie intra-gastrique n'aurait pas la même régularité. Elle correspondrait du reste souvent à une tumeur appréciable par la palpation.

Traitement médical et chirurgical. — Sauf le cas de biloculation par lésion syphilitique, le traitement médical ne peut être qu'indirect ou palliatif.

Par traitement indirect, nous entendons le traitement méthodique de l'ulcus dont la guérison souvent ne peut pas amener la rétrocession définitive de la lésion méso-gastrique sténosante. Il peut se faire même que la cicatrisation de la lésion ulcéreuse tende à augmenter progressivement la sténose méso-gastrique.

L'observation de crises douloureuses analogues aux crises de spasme douloureux de l'ulcus pylorique ou juxta-pylorique, amènera à l'emploi des moyens anti-spasmodiques : applications chaudes, bains chauds, et surtout à l'emploi de la belladone ou de l'atropine. Les sels de bismuth, les alcalins pourront aussi être employés.

En présence d'une poche supérieure très grande, on pourra avoir recours à la sonde et au lavage de l'estomac et soulager les malades de la même façon et dans la même mesure qu'on les soulage parfois lorsqu'il y a grande stase par sténose pylorique.

Chez les malades syphilitiques, il conviendra d'instituer un traitement spécifique méthodique dont les résultats seront contrôlés régulièrement par l'examen radioscopique.

En dehors de cette condition particulière, il conviendra du reste dans la plupart des cas de ne pas s'attarder à l'emploi des moyens médicaux et d'avoir recours à l'intervention chirurgicale. Suivant les cas, on pourra alors établir une gastro-entérostomie sur la poche supérieure, sectionner des adhérences extérieures, réséquer une tranche circulaire de l'estomac ou se contenter de la gastroplastie. Dans certains cas, lorsque le rétrécissement siégera trop haut on ne pourra pratiquer qu'une gastrostomie, comme on le ferait pour un cas de rétrécissement incurable du cardia.

A. MATHIEU.

CHAPITRE XXIII

DIAGNOSTIC RADIOLOGIQUE
DES LÉSIONS DÉFORMANTES DE L'ESTOMAC

ULCUS, CANCER, STÉNOSE PYLORIQUE, STÉNOSE MÉSOGASTRIQUE
ADHÉRENCES PÉRIGASTRIQUES
COMPRESSIONS, SYPHILIS GASTRIQUE

Mis en possession d'un moyen d'exploration susceptible de montrer directement par l'image radioscopique le volume de l'estomac, sa configuration, ses rapports topographiques, ses déformations de cause intrinsèque ou extrinsèque et son mode d'évacuation (¹), les médecins ne tardèrent pas à s'en servir pour établir non seulement le diagnostic anatomo-pathologique des lésions et le diagnostic physiologique des troubles fonctionnels, mais encore, comme il était dans la nature même des choses, pour fixer des indications positives et précises en vue de l'intervention chirurgicale. Les résultats de l'examen à l'écran chez des malades cliniquement bien examinés à l'avance, purent être vérifiés par ceux de l'inspection directe après laparotomie. Le contrôle réciproque de la clinique et de la biopsie, appuyé sur ce précieux moyen d'exploration, ne tarda pas à apporter un contingent de données nouvelles d'une importance considérable. La collaboration médico-chirurgicale en devint plus intime et plus fructueuse.

Nous ne ferons que mentionner les premiers travaux de Rieder, d'Hemmeter, de Faulhaber, de Holzknecht et de ses élèves, de Cerné et Delaforge, de Leven et Barret sur l'exploration radiologique de l'estomac, et de rappeler qu'il s'y trouvait déjà des indications précieuses pour la chirurgie gastrique.

Dans une série de publications récentes, on trouve réunies des études, plus particulièrement basées sur les résultats de la radioscopie et de l'exploration chirurgicale, qui exposent les signes susceptibles de faire reconnaître sur le vivant, avant la laparotomie, la nature et l'étendue des lésions déformantes de l'estomac. Telles sont les mono-

---

1. Voir plus haut l'étude générale de l'exploration radiologique de l'estomac faite par J. Cu. Roux, p. 401.

graphies récentes de P. Clairmont et Haudek(¹), de V. Schmieden(²).

Nous demandons la permission de rappeler ici à ce propos que, depuis six ans, une active collaboration entre médecins et chirurgiens existe à l'hôpital Saint-Antoine. Tous les malades de notre service, atteints de maladie de l'estomac, sont examinés en sa présence par notre collègue A. Béclère et, toutes les fois que l'indication s'en présente, l'intervention chirurgicale est pratiquée par Ricard, Lejars ou Labey. Nous avons pu ainsi recueillir un nombre considérable de faits instructifs, relativement surtout au diagnostic des déformations de l'estomac d'origine ulcéreuse ou d'origine cancéreuse.

Les schémas qu'on trouvera espacés au cours de ce chapitre sont, pour la plupart, la réduction de diagrammes tracés par A. Béclère, au cours de l'examen de nos malades (³).

Nous ne sommes pas du reste les seuls à avoir en France mis en pratique la collaboration médico-chirurgicale basée sur l'étude clinique et radioscopique antérieure et postérieure à l'acte opératoire, et nous devons signaler une série assez nombreuse de publications dont la plupart ont été faites à la Société de radiologie ou à la Société médicale des hôpitaux (⁴), plus particulièrement encore celles dont nous donnons ci-dessous l'indication bibliographique.

1. Paul Clairmont et M. Haudek. *Die Bedeutung der Magenradiologie für die Chirurgie*, Iéna, 1911.

2. V. Schmieden. *Die Differentialdiagnose zwischen Magengeschwür u. Magenskrebs*, Berlin, 1911;

Voir aussi M. Faulhaber. *Die Röntgendiagnostik der Magenkrankheiten*, Halle, 1912.

3. L'étude sur la microgastrie publiée par R. Glénard et Jaugeas dans les *Archives des maladies de l'appareil digestif*, mai 1912, est basée sur des faits observés par A. Béclère et A. Mathieu à l'Hôpital St-Antoine.

4. G. Lion. Estomac en sablier avec sténose médio-gastrique, *Soc. méd. des Hôp. de Paris*, 2 février 1906, 110-119, fig. — Cerné et Delaforge. La radiographie clinique de l'estomac, Baillière, éditeur, 1908. — G. Leven et G. Barret. Radioscopie gastrique et maladies de l'estomac, O. Doin, éditeur, 1909. — Leven et Barret. Estomac biloculaire; état cachectique, traitement mercuriel et ioduré, guérison, *Bull. Soc. Radiol. méd. de Paris*, 1910, 264-270. — Chilaïditi. Méthode pour examiner plus amplement la mobilité de l'estomac, *Bull. Soc. Radiol. méd. de Paris*, 1910, 510-515. — Bensaude et Chilaïditi. Sténoses médiogastrique et duodénale associées, *Soc. méd. des Hôp. de Paris*, 16 décembre 1910, 756-767, fig. et pl. — Barret et Leven. Biloculation gastrique par distention gazeuse de l'estomac et du côlon, *Bull. Soc. Radiol. méd. de Paris*, 1911, 61-66, fig. — Desternes. Variations dans la forme et la situation de l'estomac suivant la position d'examen, la nature et la quantité d'aliments, *Bull. Soc. Radiol. méd. de Paris*, 1911, 197-219, fig. — Béclère et Bensaude. Un cas de syphilis gastrique. Estomac biloculaire. Troubles graves de la nutrition simulant un néoplasme. Retour à la santé par le traitement spécifique, contrôle radiologique, *Bull. Soc. méd. Hôp. de Paris*, 19 mai 1911, 680-698, fig. et pl. — Béclère. L'exploration radiologique et l'estomac normal, *Bull. Soc. méd. Hôp. de Paris*, 19 mai 1911, 670-672. — Enriquez et Durand. Renseignements cliniques fournis par la radioscopie gastrique, *Bull. Soc. méd. Hôp. de Paris*, 12 mai 1911, 596-609, fig. — Tuffier et Arnore. L'estomac, le duodénum, le gros intestin dans les positions debout et couchée (constatations radiologiques). *Presse médicale*, 1911, 29 avril, 344-348. — G. Legros, L'effacement du pylore. *Bull. Soc. méd. Hôp. de Paris*, 1911, 15 décembre, 579-588, 4 fig.

Pour le diagnostic des lésions déformantes de l'estomac et du duodénum on peut tirer des renseignements très importants :

a) De la configuration, des dimensions et de la topographie de l'image radioscopique;

b) De la localisation exacte des points douloureux;

c) Des modifications de la marche et de l'intensité des ondes péristaltiques;

d) De la fixation partielle ou totale de l'estomac et du duodénum;

e) De l'accélération ou du retard de l'évacuation du contenu stomacal.

Nous ne voulons pas nous attarder ici à l'étude détaillée de cette séméiologie analytique : l'énumération seule des constatations possibles suffit déjà pour en faire comprendre l'importance. Ces différents éléments symptomatiques ne sont du reste jamais isolés et leur association donne lieu à des complexus radiologiques variables. Quelques-uns d'entre eux, on va le voir, ont par eux-mêmes une grande valeur diagnostique. Cette valeur est beaucoup plus grande encore, lorsque les constatations faites à l'écran sont rapprochées des données fournies par un examen clinique régulier, rapprochement que nous n'avons jamais manqué de faire.

ULCUS GASTRIQUE

a) **Ulcus récent.** — L'ulcus récent n'a pas encore donné lieu à des déformations persistantes et fixes.

L'examen radioscopique permettra souvent la *localisation exacte de la douleur* à la palpation, et cette localisation pourra aider au diagnostic différentiel de l'U. gastrique et de l'U. duodénal ou de lésions indépendantes de l'estomac ou du duodénum.

Quand l'ulcération siège au pylore ou dans son voisinage, elle provoque, nous le savons, des crises paroxystiques de spasme de cet orifice, l'hypersécrétion et la tendance à la rétention du contenu de l'estomac. En même temps que le spasme pylorique, il y a augmentation de l'intensité des ondes péristaltiques.

Nous allons retrouver ces divers phénomènes, beaucoup plus accentués et beaucoup plus nets avec l'U. permanent.

b) **Ulcus permanent.** — De même qu'il n'y a pas de limite précise entre l'ulcus récent dont les manifestations symptomatiques peuvent disparaître en quelques semaines et l'ulcus dont les crises paroxystiques persistent pendant des mois et des années, de même il n'y a qu'une transition insensible entre l'ulcus à crises paroxystiques et l'ulcus permanent susceptible de provoquer les déformations de l'estomac persistantes et incurables.

La figure 180 se rapporte à un cas d'ulcus permanent dans lequel

les ondes péristaltiques commencent au niveau d'une encoche de la
grande courbure à laquelle correspond un point douloureux de la
petite courbure (1). L'encoche n'est pas du reste fixe comme dans la
biloculation, elle est variable. A certains moments elle diminue ou
s'efface complètement. Au-dessus d'elle il n'y a pas d'ondes péristaltiques, au-dessous elles sont exagérées.

Il y a là, comme l'ont fait remarquer Holzknecht, Clairmont et
Haudek, Schmieden, tendance à la production d'une sténose mésogastrique spasmodique semblable à celle dont les figures 193 et 194
montrent des exemples beaucoup plus accentués.

Plus souvent, l'ulcus siège au pylore et, lorsqu'il devient permanent,
provoque une dilatation plus ou moins considérable de l'estomac.
Le plus souvent, on constate alors des contractions péristaltiques exagérées et quelquefois même des
ondes antipéristaltiques (fig. 181).

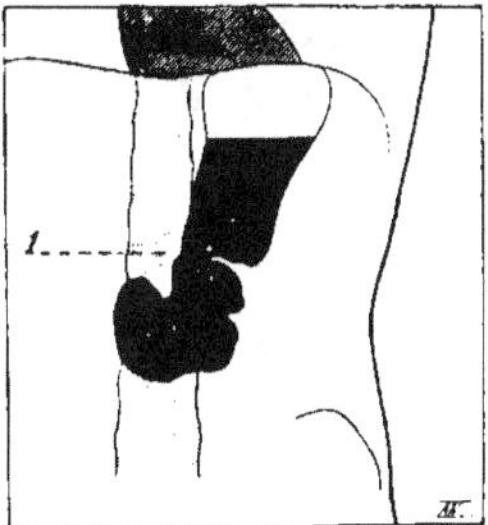

Fig. 180.

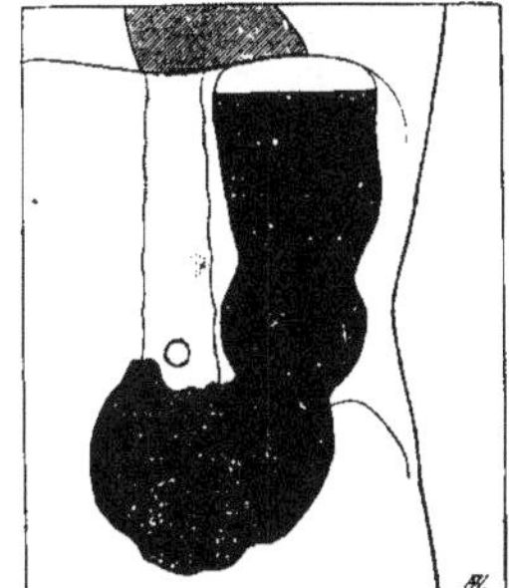

Fig. 181.

Dans ces cas, il y a toujours une stase marquée, et le bismuth
peut se retrouver dans l'estomac pendant plusieurs jours de suite.
Cette stase du bismuth a toutefois, à notre avis personnel, moins
d'importance et de signification que la stase alimentaire.

Il est beaucoup plus rare que la sténose ulcéreuse provoque des
contractions péristaltiques aussi exagérées que celle qu'indique la
figure 182. Dans ce cas, l'estomac était petit et il se vidait avec une
rapidité excessive, aussi vite que dans les faits de cancer atrophiant
de l'estomac dont il sera question plus loin. Ici il ne s'agit pas d'une
insuffisance du pylore qui laisse passivement s'échapper le contenu
de l'estomac, mais au contraire d'une sténose pylorique incomplète,
plus que compensée par l'exagération des contractions de la poche
stomacale. D'après une série de travaux récents, cette particularité se
verrait surtout en cas d'ulcus duodénal vrai.

Dans les cas précédents, l'ulcus lui-même ne s'est traduit par
aucune image particulière. Il semble bien que, dans quelques cas, le
bismuth puisse adhérer à la surface de la perte de substance et ·

donner lieu à une *tache* en pain à cacheter. Hemmeter a donné ce signe comme habituel et caractéristique; A. Béclère et moi, nous ne l'avons trouvée que rarement. Plus important est le signe de la « niche » ou du diverticule ulcéreux, sur lequel ont récemment insisté les auteurs allemands et que A. Béclère a retrouvé dans une série de cas.

Sur la figure 183, empruntée à Schmieden, on voit sur la petite courbure une sorte de golfe qui correspond à la cavité d'une caverne ulcéreuse extra-stomacale. On remarquera une petite poche

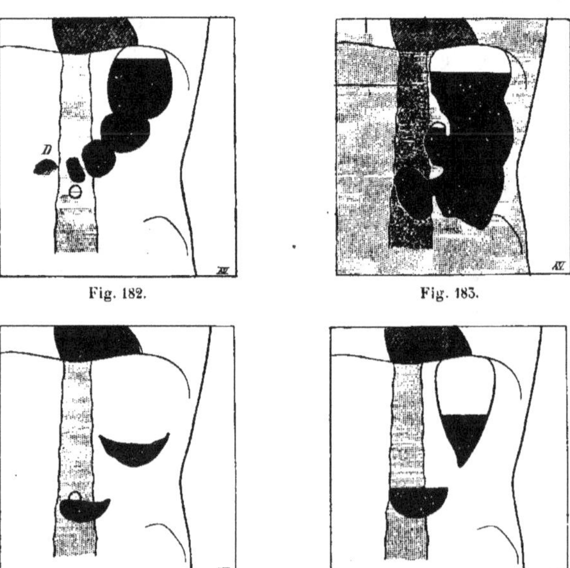

Fig. 182.   Fig. 183.

Fig. 184.   Fig. 185.

d'air à sa partie supérieure. Dans les cas où A. Béclère et moi nous avons constaté une tache bismuthée bien nette, il y avait peut-être un godet semblable à celui qui se produit en cas d'U. calleux. Si ce godet est assez profond, il peut se faire que, par l'examen oblique, on voie la tache se séparer de la paroi gastrique comme dans la figure 189. Dans ce dernier cas, il existait une sténose mésogastrique; il est fréquent du reste de constater cette coïncidence (Haudeck, Schmieden, A. Béclère et A. Mathieu).

c) **Ulcus avec biloculation**. — L'examen radioscopique est très utile pour le diagnostic de la *biloculation par sténose mésogastrique*.

Sa caractéristique est l'apparition sur l'écran de deux images correspondant à des poches que le sel de bismuth atteint l'une après l'autre. Si l'on n'a fait prendre qu'une petite quantité de lait de bismuth, on peut apercevoir deux images en croissant superpo-

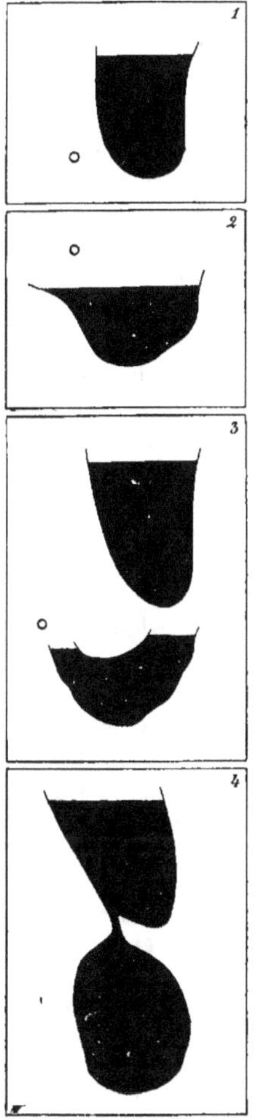

1. Début de l'examen : estomac tout entier à gauche de la ligne médiane et au-dessus de l'ombilic. Aspect d'un sac ; pas de contractions péristaltiques. Par elle seule, cette image annonce une biloculation.

2. 20 minutes après l'examen précédent; la poche inférieure se dessine au-dessous de l'ombilic.

3. On reconnaît l'existence simultanée des deux poches séparées par un intervalle clair. En soulevant la poche inférieure, on ne fait pas refluer de liquide vers la poche supérieure.

4. Examen en position oblique latérale gauche. Le liquide passe de la poche supérieure dans la poche inférieure par un défilé très étroit situé sur un plan postérieur.

Fig. 186.

sées (fig. 184). Plus fréquemment encore on voit se produire tout d'abord une image assez élevée, à gauche, au-dessus de l'ombilic, en cône renversé (fig. 185) et, plus tard, plus ou moins rapidement, quelquefois seulement au bout de 15 à 20 minutes, on voit apparaître au-dessous et à droite, aux environs de l'ombilic, une seconde image en godet. La figure 186 indique nettement, d'après un cas de A. Mathieu et A. Béclère, la succession des images dans un cas typique de biloculation.

En donnant un repas de bismuth de 500 grammes au lieu d'un lait de bismuth de 200 grammes, on peut remplir les deux poches qui se montrent quelquefois séparées par une simple encoche plus ou moins profonde (fig. 187), et quelquefois par un canal intermédiaire plus ou moins allongé, plus ou moins régulier. Dans les figures 188 (Schmieden) et 189, on aperçoit en même temps les signes caractéristiques d'un diverticule dû à l'existence d'un ulcus extériorisé.

Dans nos figures, la sténose mésogastrique se trouve presque exactement au milieu de l'estomac et les poches sont presque égales, mais il peut arriver, et il arrive assez souvent, que le rétrécissement siégeant plus haut ou plus bas, il y ait une grande inégalité entre les deux poches : on imagine aisément alors ce que peut devenir leur image radioscopique.

Il n'est pas très rare qu'il existe en même temps une sténose mésogastrique, cause de biloculation, et une sténose pylorique, cause de dilatation plus ou moins considérable de la poche inférieure. Dans celle-ci peut se faire une stase alimentaire dont l'importance est en rapport avec le degré du rétrécissement et les dimensions de la poche prépylorique. Il ne faut pas, du reste, se hâter en cas semblable de conclure à l'existence de la sténose pylorique. On peut, en effet, retrouver du bismuth dans la poche inférieure pendant un et même plusieurs jours sans qu'il existe de rétrécissement mécanique du pylore et sans que le sel de bismuth ait été retenu dans la poche supérieure ainsi que nous l'ont montré des faits suivis d'exploration chirurgicale. La stase constatée à jeun par l'examen extérieur et l'apparition de contractions péristaltiques visibles ont, à ce point de vue, une importance beaucoup plus grande.

Le *signe caractéristique de la sténose mésogastrique* est l'impossibilité de faire refluer le liquide de la poche inférieure dans la poche supérieure et d'effacer le canal intermédiaire en le dilatant, soit en soulevant la poche inférieure, soit en faisant coucher le sujet. Les figures 190 et 191 montrent des estomacs hypotoniques très allongés, dans lesquel l'étroitesse de la partie moyenne de la figure pourrait faire croire à une sténose mésogastrique avec un pylore situé, comme il arrive en cas semblable, plus ou moins à gauche ou à droite de la ligne médiane et de l'ombilic. Quand on soulève la poche inférieure, on voit se dilater le défilé (fig. 192).

Cependant, dans un cas dans lequel il existait réellement un ulcus de la petite courbure (fig. 193 et 194), il n'y avait pas de sténose organique, ainsi que l'a démontré l'examen direct après laparotomie exploratrice. Il s'agissait seulement d'un spasme mésogastrique permanent. Il y a ainsi une série ininterrompue de faits dans lesquels,

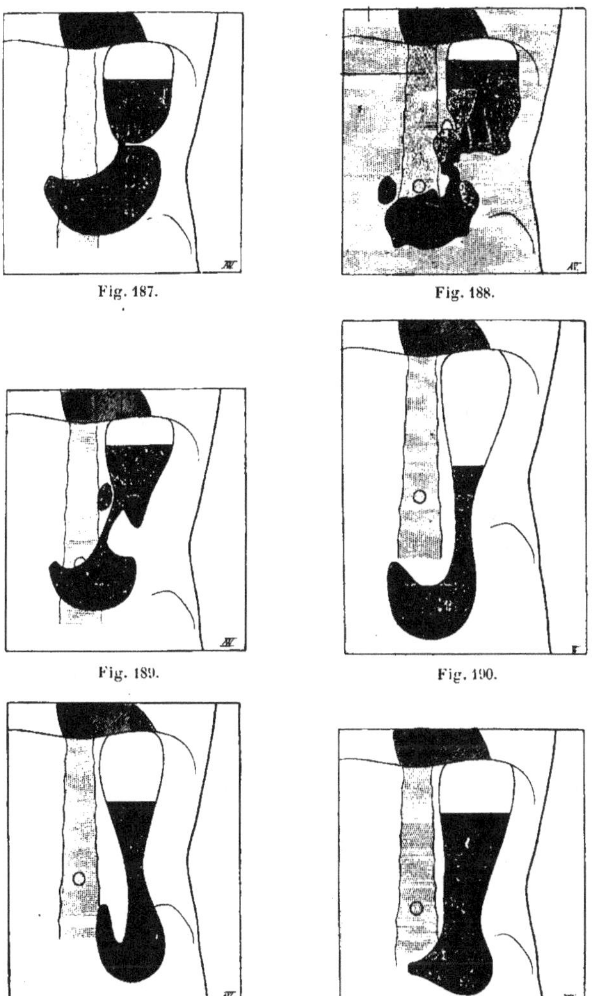

Fig. 187.

Fig. 188.

Fig. 189.

Fig. 190.

Fig. 191.

Fig. 192.

avec un ulcus de la petite courbure, on voit se dessiner une encoche momentanée, point de départ des ondes péristaltiques sous-jacentes, (fig. 180), une encoche plus durable ou une biloculation susceptible de persister pendant des semaines et des mois. On se représente aisément que la biloculation avec lésions scléreuses pourrait succéder à cette biloculation spasmodique prolongée.

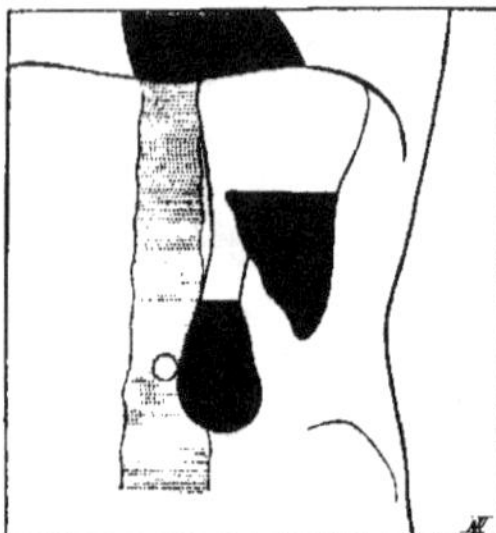

Fig. 193.

Quand il existe un ulcus ancien de la petite courbure (ulcus en selle de Mayo), il peut se produire une rétraction qui rapproche le pylore du cardia (estomac en V des chirurgiens). Il y a, en même temps, une sorte d'enroulement de l'estomac : c'est l'estomac en

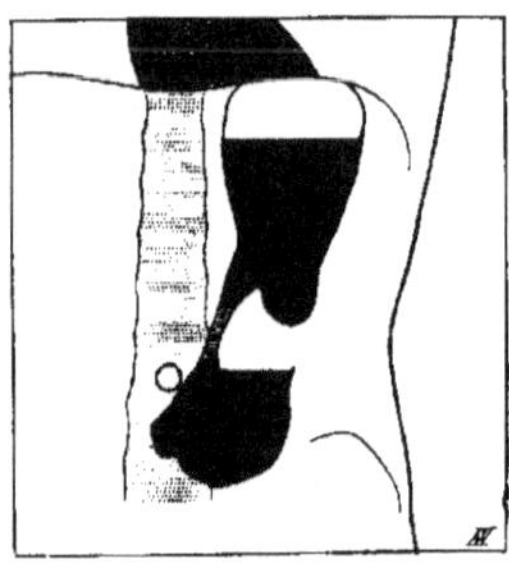

Fig. 194.

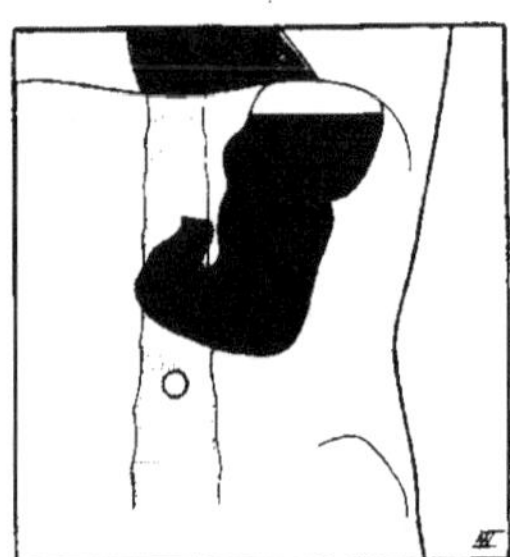

Fig. 195.

escargot de Schmieden et Härtel. Nous empruntons à Schmieden un dessin caractéristique de cette disposition (fig. 195).

CANCER DE L'ESTOMAC

L'examen radioscopique peut rendre de grands services pour le diagnostic de l'existence et de la localisation de lésions cancéreuses, alors que la palpation n'amène à constater aucune tumeur de la région épigastrique. Les déformations de l'image peuvent permettre de reconnaître la présence de masses végétantes plus ou moins volumineuses, dont le développement diminue d'autant la cavité stomacale, ce qui se traduit sur l'écran par l'apparition d'espaces clairs échancrant de façon variée l'image noire du bismuth. On peut reconnaître aussi des lacunes intérieures donnant l'idée de végétations intragastriques, des échancrures de situation variable correspondant à des épaississements de la paroi. Enfin, dans certains cas, on observe une sorte de rétraction générale de la cavité stomacale qui coïncide souvent avec l'insuffisance du pylore et la dilatation de l'œsophage.

a) **Végétations intragastriques.** — Nous pourrions en présenter une grande variété de figures. Les suivantes suffiront à en donner une idée très nette. Il sera facile d'imaginer d'autres localisations et les modifications de l'image qui en résulteraient.

La figure 196 montre une masse végétante de la région prépylorique. On remarquera que l'espace clair correspondant est inégalement teinté : il présente ce que nous appelons volontiers un *aspect*

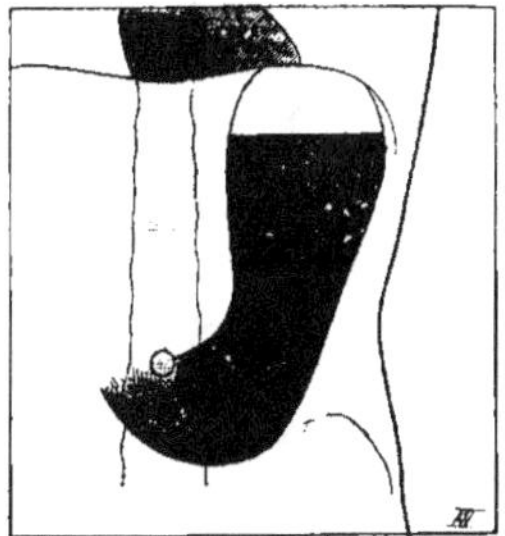

Fig. 196.

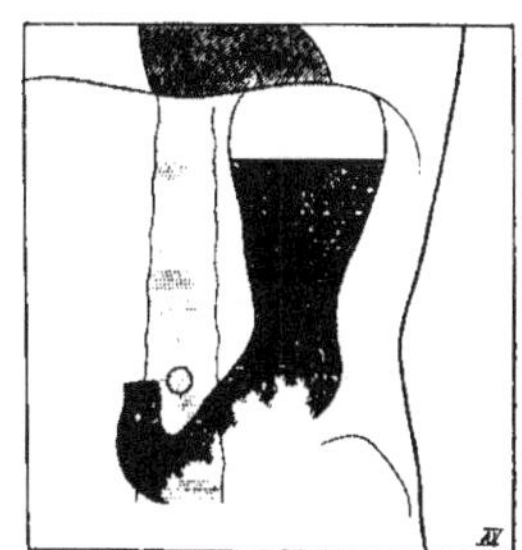

Fig. 197.

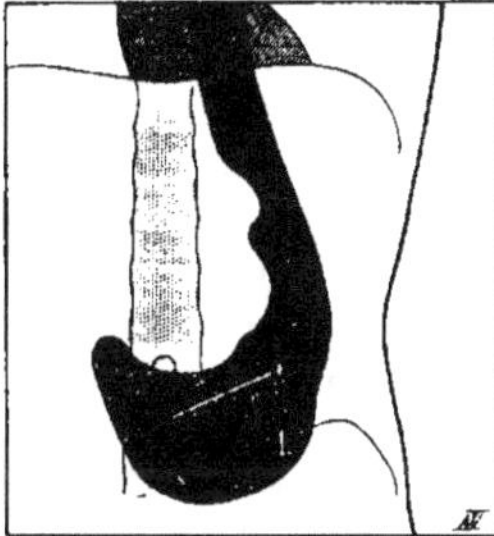

Fig. 198.

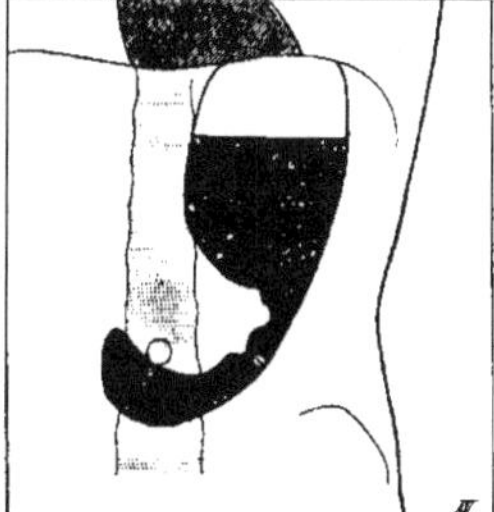

Fig. 199.

marécageux, dû à l'inégalité de la surface de la masse néoplasique qui est creusée de dépressions inégales et d'anfractuosités.

La figure 197 nous fait voir une végétation plus volumineuse qui occupe le tiers inférieur de la grande courbure.

Sur la figure 198, il existe au contraire une production néoplasique considérable, développée le long de la petite courbure. La grosse tubérosité se trouve effacée. La cavité de l'estomac, à ce niveau, n'est guère plus développée que l'œsophage dilaté avec lequel elle se continue à plein canal. Dans ce cas, du reste, il y avait des signes de dysphagie qui pouvaient faire penser à une lésion sténosante du cardia. La palpation ne révélait aucune tumeur. L'œsophage s'est dilaté ici de la même façon que cela se produit dans les cas de rétraction scléro-cancéreuse que nous rencontrerons plus loin.

Dans le cas de la figure 199, il y avait une véritable biloculation par le fait d'une végétation saillante et volumineuse de la partie inférieure de la petite courbure.

b) **Encoches.** — Elles se produisent le plus souvent au niveau ou au voisinage du pylore, ou encore assez fréquemment le long de la petite courbure. Elles se montrent plus rarement, de même que le cancer lui-même, le long de la grande courbure.

Sur la figure 200, on aperçoit une encoche qui a fait disparaître le pylore. C'est ce que H. Legros (¹) appelle l'effacement du pylore. Suivant la remarque de Béclère, il serait plus exact de dire : *effacement de la région prépylorique.* Celle-ci disparaît complètement dans un assez grand nombre de cas.

L'effacement du pylore peut, comme dans la figure 201, se carac

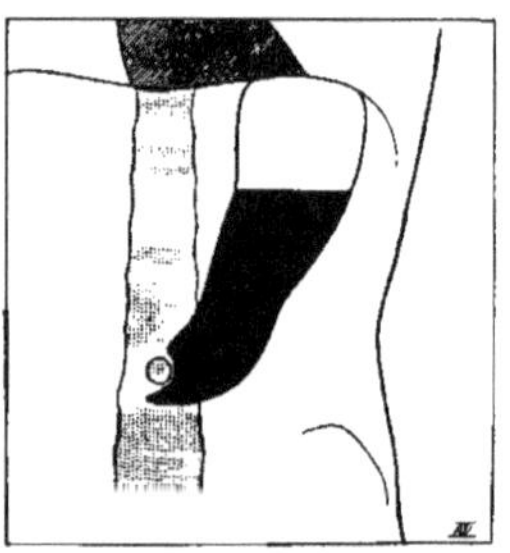

Fig. 200.

tériser par la disparition de l'antre prépylorique sans encoche. La partie inférieure de l'image radioscopique de l'estomac donne l'idée d'un moignon tronqué, plus ou moins aminci, plus ou moins régulier.

Dans la figure 202 on retrouve, avec la disparition de toute la région pylorique et prépylorique, une encoche dentelée qui marque la limite supérieure d'une grosse production néoplasique. Dans un cas semblable, la tumeur est perceptible par la palpation et l'examen radioscopique n'apprend rien de bien utile. Il n'en était pas de même dans le cas correspondant à la figure 200, dans lequel la palpation ne révélait aucune tumeur épigastrique.

Parfois, comme sur la figure 203, en même temps qu'une vaste encoche correspondant à la région prépylorique, on constate la persistance d'un canal allongé qui fait communiquer la cavité gastrique avec le duodénum. Dans ces derniers temps, avec A. Béclère, il m'a été donné d'observer trois fois une disparition semblable. Elle avait été déjà signalée par Schmieden ; elle est caractéristique.

Mais revenons aux simples encoches. La figure 204 montre une encoche sous-pylorique très nette mais peu profonde. Dans un cas semblable, de même que dans le cas de l'encoche pylorique restreinte de la figure 200, la laparotomie exploratrice est indiquée, surtout s'il n'y a aucun signe de fixation de la région pylorique par des adhérences. Elle peut conduire à la pylorectomie

---

1. H. LEGROS. *Société méd. des Hôp.*, 1911.

si elle fait constater l'existence d'une lésion suffisamment limitée.

Dans le cas de la figure 201, on ne pouvait songer qu'à une résection étendue de l'estomac, opération plus grave, laissant beaucoup moins d'espoir de guérison définitive.

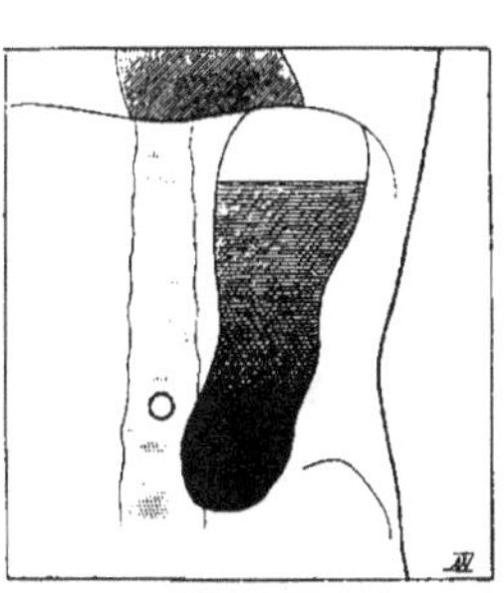

Fig. 201.

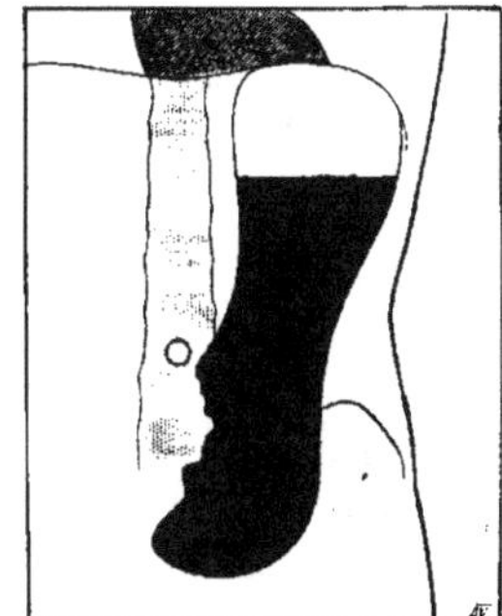

Fig. 202.

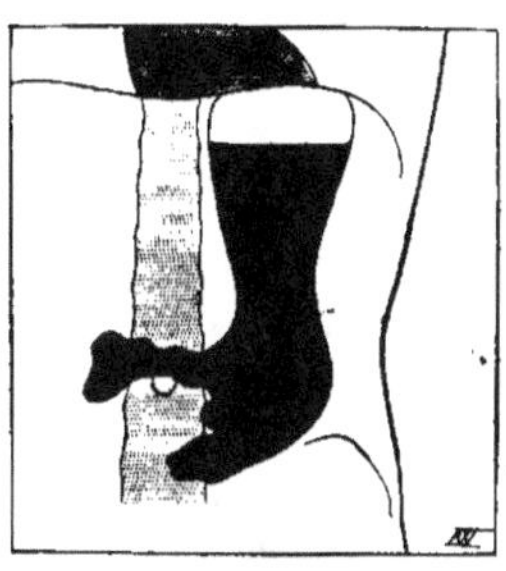

Fig. 203.

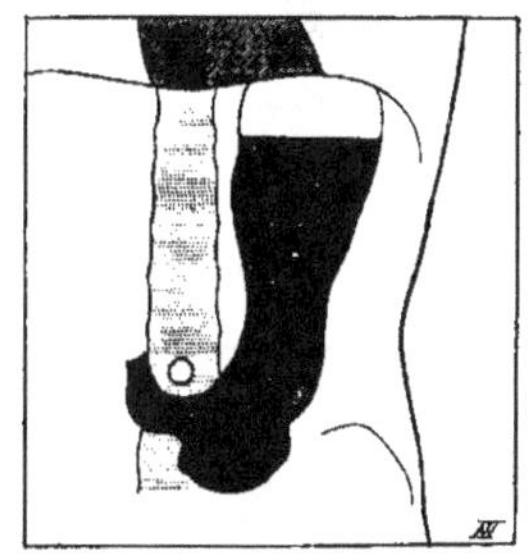

Fig. 204.

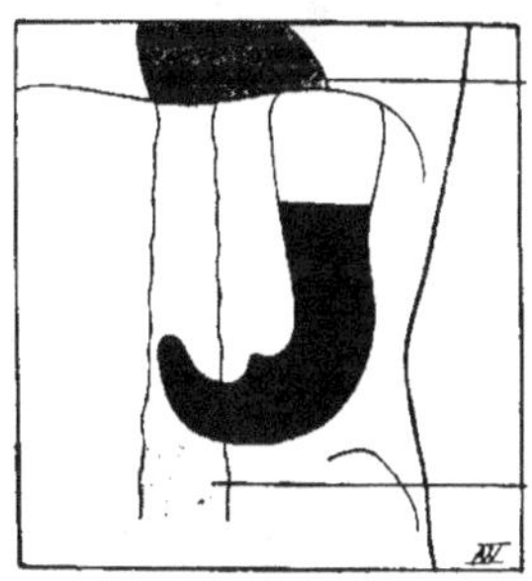

Fig. 205.

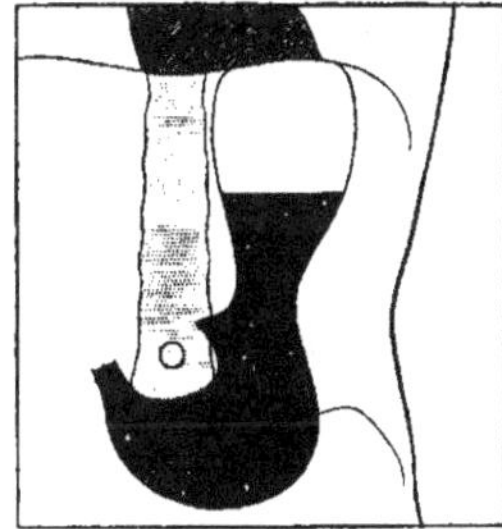

Fig. 206.

Dans les cas 202 et 203, les conditions seraient moins bonnes encore et mieux vaudrait s'abstenir.

Sur les figures 205 et 206, on reconnaît une double encoche de la petite courbure. Ici l'estomac est dilaté et il doit y avoir un certain degré de rétrécissement néoplasique du pylore. Les encoches de la petite courbure sont quelquefois polycycliques. L'estomac peut être petit. Dans un cas récent, chez un de nos malades, il y avait en même temps évacuation très accélérée de l'estomac. A. Béclère fut amené ainsi à affirmer l'existence d'une lésion scléro-cancéreuse, bien que l'histoire du malade parût être plutôt celle d'un ulcus calleux, et la laparotomie pratiquée par Ricard confirma ce diagnostic.

c) **Rétraction étendue de la paroi stomacale. Microgastrie cancéreuse.** — Cette série est d'autant plus intéressante qu'il s'agit de faits

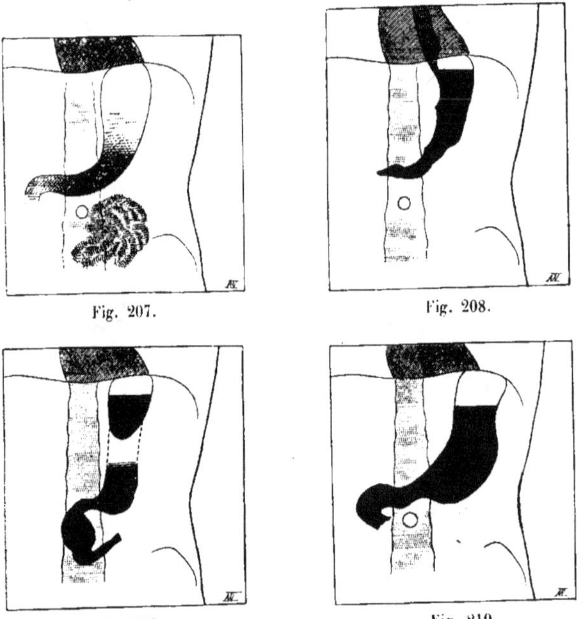

Fig. 207.   Fig. 208.

Fig. 209.   Fig. 210.

dans lesquels la palpation ne révèle le plus souvent aucune tumeur appréciable. Il existe de la dyspepsie grave, de l'amaigrissement, de l'anémie, pas de vomissements.

L'estomac, diminué de volume, se trouve souvent obliquement couché sous le foie. Dans ces cas de microgastrie cancéreuse, nous l'avons dit plus haut, il existe souvent des phénomènes de dysphagie et des régurgitations qui font naturellement penser à une lésion de la partie inférieure de l'œsophage. Ces estomacs se vident souvent aussi avec une très grande rapidité, en raison d'une insuffisance du pylore qui tient, non pas à la destruction de la partie centrale de la tumeur qui l'oblitère, mais à la rigidité des parois de l'antre prépylorique et du pylore lui-même. Celui-ci, se trouvant transformé en un canal rigide, ne possède plus la faculté de se rétracter et de se fermer.

La figure 207 montre un estomac petit sans altération de sa forme générale, qui est celle d'un estomac hypertonique; mais il se vide avec une rapidité excessive, si bien que, au bout de 10 minutes, on trouve déjà le bismuth presque tout entier passé dans l'intestin grêle où il forme une sorte de nuage grisâtre. Le pylore se continue à plein canal avec le duodénum dont on voit nettement la crosse se dessiner.

Sur la figure 208, on voit un estomac petit, étroit, allongé, du même type. Ici l'œsophage, sensiblement dilaté, est trouvé rempli de bismuth près d'un quart heure après l'ingestion. Le malade était soupçonné d'être atteint d'un cancer sténosant du cardia ou de la partie inférieure de l'œsophage.

Le cas représenté par la figure 209 est exceptionnel. On voit en effet que l'image d'un estomac petit et rétréci se trouve interrompue vers la partie moyenne, d'où une sorte de biloculation : il semble y avoir là un anneau épais d'infiltration néoplasique. Dans le cas de la figure 210, il y avait un cancer de la région pylorique et prépylorique avec une béance du pylore qui permettait la réplétion passive du duodénum dont le bulbe paraissait communiquer à plein canal avec la cavité stomacale.

Microgastrie consécutive à la gastro-entérostomie. — La figure 211 se rapporte à un fait tout à fait différent. Une gastro-entérostomie a été pratiquée pour sténose pylorique d'origine ulcéreuse. L'estomac est petit. On aperçoit sur la partie inférieure de la grande courbure une encoche qui correspond à la bouche gastro-jéjunale. Elle est due surtout à la suture séreuse et à l'encapuchonnement qui en résulte (Labey). Cette encoche fixe, quelquefois plus accentuée encore, ne sera pas attribuée à une infiltration néoplasique, étant donné les conditions particulières dans lesquelles elle s'observe. Ici l'évacuation s'est faite rapidement et le bismuth s'est accumulé dans les anses de l'intestin grêle.

Diagnostic différentiel entre les lésions d'origine ulcéreuse et les lésions d'origine cancéreuse. — On sait combien est difficile souvent en clinique la différenciation diagnostique entre les lésions d'origine ulcéreuse et les lésions d'origine cancéreuse. L'examen radioscopique peut apporter pour ce jugement des données d'une très grande importance, exposées dans les deux paragraphes précédents. Il est peut-être utile cependant d'en établir ici le parallèle et d'insister sur quelques points dont la valeur mérite d'être soulignée.

Dans les cas d'*ulcère* récent, les points douloureux sont beaucoup plus nets que dans les cas de cancer au début.

Dans les cas d'*ulcus pylorique* ou juxta-pylorique, si fréquemment observés, les contractions péristaltiques sont habituellement beaucoup plus marquées, plus énergiques que dans les cas de lésion cancéreuse.

Cette différence n'existe plus lorsqu'il y a une *sténose pylorique organique* suffisante pour produire une grande stase permanente. On peut alors constater en cas de cancer un effacement total du pylore et quelquefois même une encoche semblable à celle que montrent plusieurs des figures précédentes.

Avec un ulcère de la petite courbure, on voit assez souvent se creuser un *sillon spasmodique intermittent* qui persiste immobile pendant quelques minutes au cours de l'examen et qui réapparaît sous l'influence de la palpation profonde, à la hauteur même d'un point douloureux situé le long de la petite courbure, semblable à celui que représente la figure 180. Assez souvent les ondes péristaltiques commencent là.

Dans les cas de cancer, on voit quelquefois, au contraire, lorsqu'il

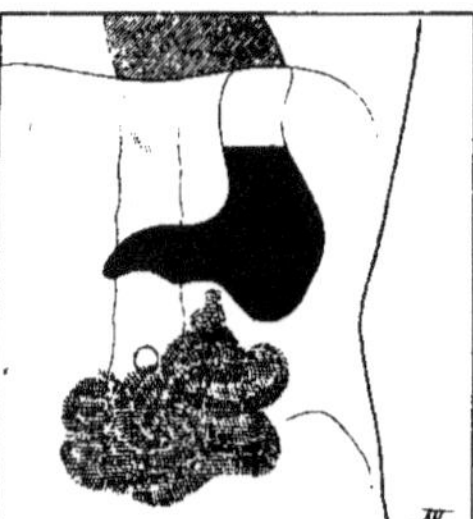

Fig. 211.

existe une infiltration de la région prépylorique, les ondes s'arrêter à ce niveau et ne pas descendre au-dessous : on comprend facilement la raison de cet arrêt.

Le cancer donne souvent lieu à des *encoches* plus ou moins marquées qui empiètent sur l'ombre portée de l'estomac. Au contraire, dans les cas d'ulcus calleux excavé et surtout d'ulcus extériorisé, il se fait des niches ou des diverticules dans lesquels le bismuth pénètre de façon à prolonger d'autant l'étendue de l'ombre bismuthée (fig. 185 et 187). Parfois le prolongement est continu, comme dans les deux cas précédents, quelquefois il y a une interruption, surtout à l'examen oblique (fig. 188).

D'après Clairmont et Haudek, avec l'ulcus il y aurait une tendance plus marquée qu'avec le cancer *au retard de l'évacuation d'un repas bismuthé*. On en retrouverait une notable quantité après six heures en cas d'ulcus. L'estomac, au contraire, serait vide en cas de cancer. Cela, on peut le penser, ne serait valable que pour des lésions récentes et particulièrement dans les cas où il existe, avec un ulcus pylorique ou juxta-pylorique, une tendance au spasme et à la rétention. On sait qu'on ne trouve alors dans l'estomac, le matin à jeun, que des débris alimentaires très divisés, dont la nature ne peut être reconnue que par l'examen microscopique, ou quelques rares débris végétaux : peaux de pruneau, de raisin de Corinthe, etc.

Les sels de bismuth, qui sont en somme des corps étrangers d'une nature très particulière, ont sans doute une façon de se comporter variable suivant les cas, susceptible de fournir des indications utiles pour le diagnostic, mais qui nous paraît à l'heure actuelle insuffisamment étudiée encore. Nous avons vu, dans un cas de sténose du cardia, du bismuth séjourner dans l'estomac pendant une semaine entière. Dans un cas de sténose mésogastrique, on en retrouvait encore un croissant accentué le troisième jour et, cependant, dans l'un comme dans l'autre cas, ainsi que l'ont montré l'exploration directe et l'évolution post-opératoire, il n'y avait pas de sténose pylorique.

Au *cancer* appartient d'une façon spécifique la *microgastrie avec insuffisance pylorique* et souvent avec *insuffisance cardiaque et dilatation de l'œsophage*. Rien de semblable ne se voit avec l'ulcus. Par contre, de l'ulcus seul paraît dépendre la *rétraction de la petite courbure* avec rapprochement du pylore ramené à gauche de la ligne

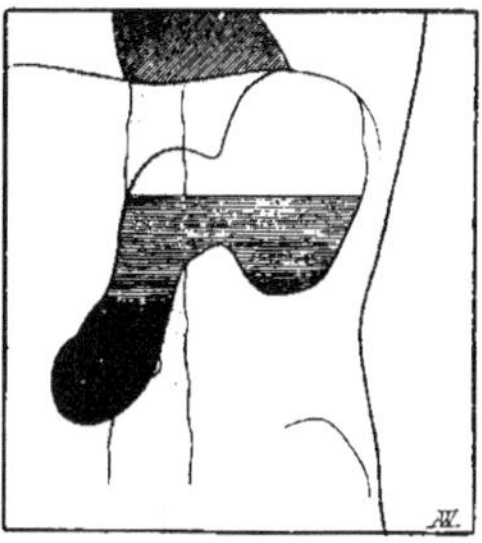

Fig. 212. — Schéma de la biloculation d'origine syphilitique dans le cas de Béclère et Bensaude, avant le traitement mercuriel (5 nov. 1910).

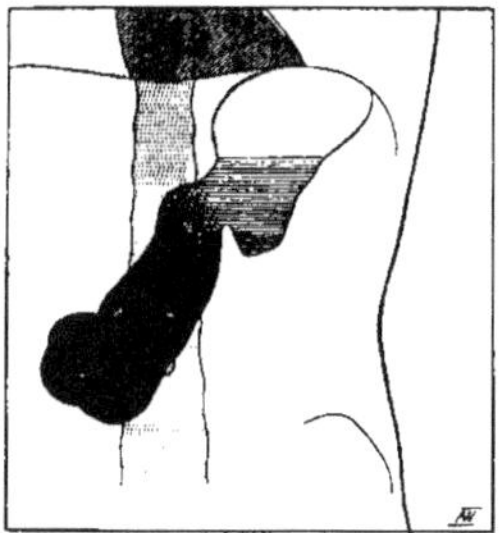

Fig. 213. — Atténuation de la biloculation dans le même cas après traitement mercuriel (5 avril 1911).

médiane et du cardia (estomac en escargot de Schmieden et Hörtel, fig. 194).

Le cancer donne lieu, lorsqu'il siège à la petite courbure, à des déformations ou à des encoches semblables à celles que représentent les figures 198, 199 et 205. Quelquefois les encoches de la petite courbure sont polycycliques. Des encoches semblables pourraient-elles se produire dans des cas d'ulcère ancien de la petite courbure? On aurait alors une histoire clinique d'ulcus, et plus souvent de l'hyper que de l'hypochlorhydrie.

On voit quels renseignements importants peuvent fournir la radioscopie et la radiographie pour la différenciation clinique de l'ulcus et du cancer. Toutefois, il faut bien avouer que l'incertitude reste encore grande, lorsqu'il s'agit de la période initiale du cancer. On ne peut pas dire encore que l'examen à l'écran ait permis de faire le diagnostic du cancer tout à fait au début; le plus souvent, il s'est passé des mois déjà au moment où l'on peut constater les signes que nous venons de décrire.

La différenciation est plus difficile encore, impossible même quelquefois, quand il s'agit d'un cancer greffé sur un ulcus ancien.

Inutile de répéter une fois de plus que l'examen radioscopique ne doit venir qu'après une étude clinique approfondie de chaque cas particulier. La comparaison des résultats de l'interrogatoire, de l'exploration physique, du chimisme et de l'examen méthodique sous les rayons X permet souvent d'arriver, sinon à un diagnostic ferme, tout au moins à un degré accentué de probabilité. On pourra, dans certains cas, par exemple lorsqu'il s'agit d'une infiltration néoplasique étendue, diffuse, éviter aux malades une laparotomie inutile. D'autre part, quand on en doit venir à l'intervention, le médecin peut fournir au chirurgien des indications qui lui permettent de savoir d'avance sur quel point doit porter l'exploration et de prévoir la nature de l'intervention nécessaire.

Syphilis gastrique. — En étudiant la syphilis gastrique dans le chapitre qui lui est consacré, nous avons été amené à reconnaître qu'elle n'a pas de signes qui lui

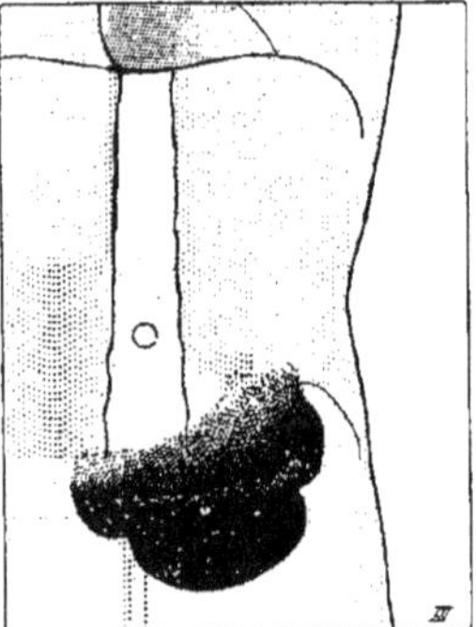

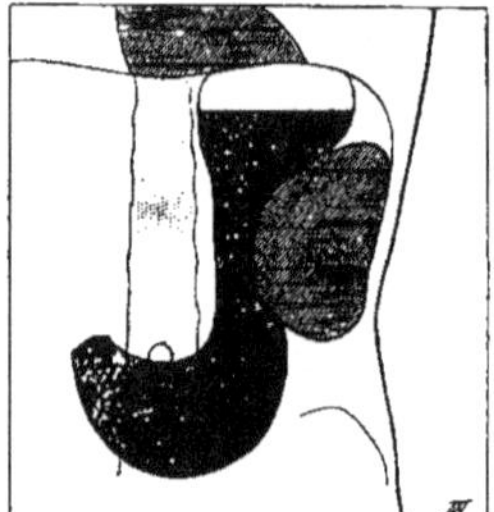

Fig. 214.   Fig. 215.

soient propres et que sa séméiologie se confond avec celle de l'ulcus et du cancer. D'après ce que nous en savons, à l'heure actuelle, il ne semble pas non plus qu'elle ait à l'écran une image caractéristique. Leven et Barret ont dans un cas signalé une déformation « en baïonnette », Béclère et Bensaude ont constaté sur un malade une disposition de l'estomac en cornemuse coudée (fig. 212 et 215). Dans un cas observé par Laboulais[1], il y avait au niveau d'un placard douloureux et induré de la région épigastrique une dépression de la paroi gastrique due sans doute à une infiltration gommeuse. En somme, ce qu'il y a encore de plus caractéristique pour les lésions stomacales d'origine spécifique, c'est leur rétrocession sous l'influence du traitement.

1. A. MATHIEU. La syphilis gastrique. *Gaz. des Hôpitaux*, 20 juillet 1911.

Diagnostic radiologique de la sténose du pylore. — L'examen radioscopique, on l'a vu, permet de différencier la dilatation atonique de l'estomac de son élongation. Il permet assez souvent aussi de reconnaître la dilatation due à la sténose du pylore. Dans ce cas, le sel de bismuth s'étale largement, déborde vers la droite et son niveau ne s'élève que lentement, comme dans la dilatation atonique; mais, de plus, il se produit plus ou moins rapidement des encoches péristaltiques qui donnent à l'image un aspect caractéristique de lobulation mobile (fig. 214). Parfois alors on observe aussi des mouvements antipéristaltiques.

Dans certains cas, les signes de dilatation se combinent avec la déformation et l'effacement du pylore que nous avons appris à connaître.

Adhérences périgastriques. — Les parois de l'estomac se distendent sous l'influence de l'arrivée de gaz, de liquides, ou de substances

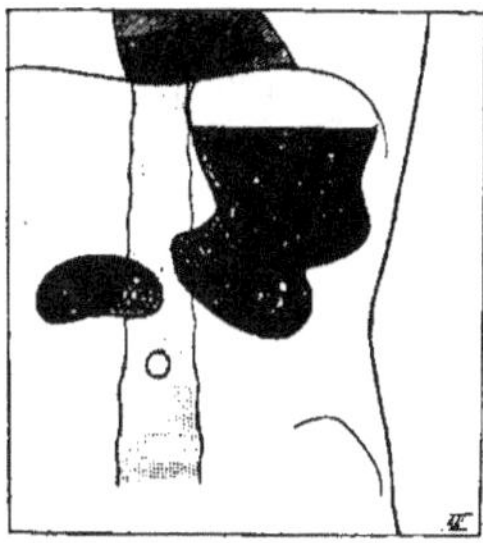

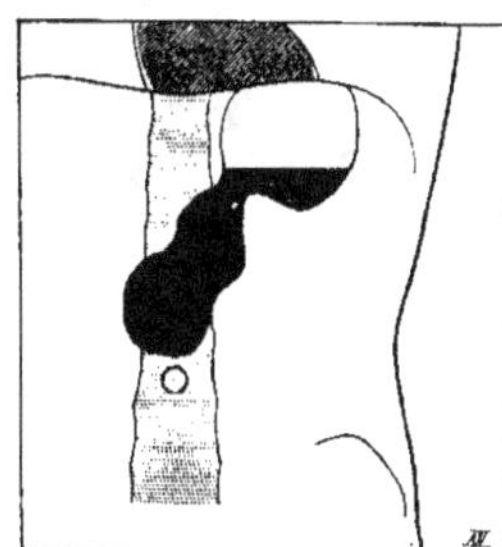

Fig. 216.　　　　　　　　Fig. 217.

plus ou moins pâteuses; de plus, l'estomac subit des mouvements d'ascension et de descente très accentués à l'état normal sous l'influence d'une inspiration et d'une expiration forcées. La manœuvre de Chilaïditi qui consiste, après avoir fait une expiration aussi profonde que possible, à faire une aspiration énergique la bouche et les narines fermées, permet chez certains sujets de faire remonter le pôle inférieur de l'estomac de 12 à 15 centimètres et même davantage. La crosse du duodénum se trouve ainsi découverte, on peut quelquefois en constater la dilatation et, en cas de lésion ulcéreuse, repérer facilement à son niveau un point douloureux ou une tache noire (Haudek) dus à l'existence d'une lésion ulcéreuse.

Les adhérences de l'estomac tendent à l'immobiliser; elles sont d'une grande fréquence. Habituelles à une phase avancée de l'ulcus et du cancer, elles existent dans tous les cas d'ulcère extériorisé donnant lieu à un diverticule susceptible d'être rempli par le bismuth. Les adhérences de la région pylorique au foie ne sont pas rares; parfois aussi il y a adhérence de l'estomac et du côlon transverse.

La mobilisation respiratoire de l'estomac par le malade lui-même, auquel on fait faire alternativement gros ventre et ventre creux, ou mieux encore la manœuvre de Chilaïditi, permet de reconnaître la liberté de l'estomac, dont la poche s'élève en même temps que son contenu.

Dans les cas où il y a adhérence du pôle inférieur de l'estomac, cette élévation ne se produit pas, ou bien elle ne se fait que dans un espace de quelques centimètres. Ce n'est pas toujours cependant un signe d'adhérence, car dans les cas d'estomac hypotonique, très allongé, le contenu stomacal s'élève seul, aspiré en haut, alors que son pôle inférieur reste presque au même niveau. Mais alors l'élévation peut se faire sous l'influence de la pression par la main.

Quand il y a adhérence limitée entre la région pylorique et les organes voisins, plus particulièrement le foie ou le côlon, il devient impossible de séparer les deux images par la palpation. Rappelons ici la fréquence des adhérences de la région pylorique et de la vésicule biliaire, surtout dans les cas de lithiase vésiculaire et de cholécystite chronique.

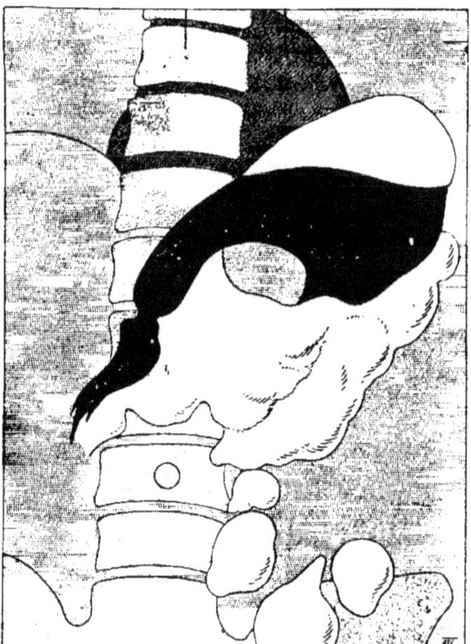

Fig. 218.

Déformation de l'estomac par compression. — La compression de l'estomac par des organes hypertrophiés ou par des tumeurs néoplasiques n'est pas très rare. La figure 215 représente la déformation produite par une rate hypertrophiée. L'estomac prenait, sous cette influence, un aspect biloculaire dont il est facile de voir le mécanisme.

Dans le fait auquel correspond la figure 216, il y avait une péritonite chronique d'origine bacillaire et une déformation très irrégulière de l'estomac. La tache noire située à droite de la ligne médiane correspond probablement à la dilatation du duodénum.

La distension gazeuse excessive des anses intestinales, telle qu'elle s'observe en particulier chez les aérophages (Leven et Barret), pourrait, d'après ces auteurs, amener une déformation plus ou moins marquée de l'estomac en cornue coudée (fig. 217). Nous l'avons vue, dans un cas de tympanisme, causée par une occlusion intestinale. La déformation, dans ce cas, nous paraît du reste attribuable tout autant à la nécessité où se trouve l'estomac, contenu en haut par le diaphragme, de se couder, qu'à la compression exercée par les anses intestinales distendues.

Nous empruntons à Schmieden (fig. 218) l'image d'une déformation singulière de l'estomac dans un cas d'occlusion de l'intestin grêle. On aperçoit au-dessous de l'estomac, dessinées en clair, des anses intestinales très distendues.

Les trois figures que nous nous contentons de reproduire ici suffiront pour faire comprendre quelle est la grande variété possible des déformations de l'estomac, dans les cas où s'exerce sur lui une compression extérieure.

Ajoutons, pour terminer, que l'examen radioscopique de l'estomac pourra souvent servir à décider si une tumeur lui appartient ou si elle est indépendante de lui, si elle dépend d'un organe voisin, par exemple, du côlon tranverse. En cas semblable, il sera souvent indispensable de faire plusieurs examens dans des conditions différentes, et souvent à des jours successifs. Parfois il sera nécessaire d'insuffler l'estomac, parfois encore de l'examiner après avoir injecté du lait de bismuth dans le côlon (1).

A. Mathieu.

---

1. Cette étude était déjà sous presse lorsque nous avons pu prendre connaissance du remarquable rapport de Béclère et Mériel au 25e Congrès de chirurgie (octobre 1912) sur l'*Exploration radiologique dans les affections chirurgicales de l'estomac et de l'intestin*. On y trouvera des renseignements très intéressants relativement au diagnostic radiologique des lésions et des déformations de l'estomac susceptibles de justifier une intervention opératoire. Beaucoup des schémas qui l'illustrent ont été pris sur des malades de notre service.

CHAPITRE XXIV

DILATATION AIGUË DE L'ESTOMAC
AVEC OCCLUSION DUODÉNALE

Définition. — Ce syndrome est constitué par les éléments suivants : distension rapide, considérable, de l'estomac et du duodénum, avec le plus souvent vomissements abondants, bilieux puis noirâtres, hypersécrétion intense, état général grave, facies hippocratique, pouls petit et précipité, et enfin mort rapide si l'on n'intervient pas de façon à vider l'estomac et à lever l'occlusion duodénale. Cette occlusion est due à l'étranglement de l'intestin à son passage entre les vaisseaux mésentériques supérieurs et l'aorte; il paraît attribuable à la traction considérable qu'exerce sur l'attache supérieure du mésentère la masse intestinale comprimée par un estomac dilaté et distendu. Cet accident grave, fréquent surtout après les opérations dans lesquelles il a été administré un anesthésique, chloroforme le plus souvent, éther quelquefois, peut aussi se rencontrer au cours d'une série de maladies spontanées et après un traumatisme violent de l'abdomen.

Historique. — La dilatation aiguë de l'estomac, étudiée tout d'abord à Vienne par Kundrat (¹) et Schnitzler (²), a fait l'objet d'un grand nombre de publications.

En France, Régnier en a rapporté un cas au Congrès de Chirurgie en 1905. Elle a fait l'objet d'une discussion à la Société de Chirurgie en 1905 à la suite d'une communication de Legueu.

On trouvera un excellent exposé d'ensemble de la question dans les revues générales de Neck (³), de Maurichau-Beauchamp (⁴) et de Lecène (⁵). Les principales indications bibliographiques y sont données.

Enfin, il convient, parmi les travaux marquant une date dans l'his-

1. KUNDRAT. *Wiener medizin. Wochenschr.*, 1891, p. 274.
2. SCHNITZLER. *Wiener klin., Rundschau*, 1895, p. 579,
3. NECK. Die akute Magenerweiterung, *Centralbl. f. die Grenzgeb. der Medic. u. Chirurg.*, 1905, Bd VIII, s. 531.
4. MAURICHAU-BEAUCHAMP. La dilatation aiguë de l'estomac, *Gaz. des Hôpitaux*, p. 1151, 1907.
5. J. LECÈNE. L'occlusion aiguë duodénale post-opératoire, *Journal de Chirurgie*, p. 73, 1901.

toire de la dilatation aiguë de l'estomac, de mentionner ici les publications de Lardennois [de Reims (¹)], de Tissier (²) et de Mauban (³), qui se sont efforcés de démontrer le rôle important de l'aérophagie dans sa genèse.

Symptômes. — Le tableau clinique est absolument celui d'une occlusion aiguë de la partie supérieure de l'intestin grêle. Les malades éprouvent tout d'abord une sensation de gêne, de distension pénible de la région sus-ombilicale. Bientôt apparaissent des vomissements liquides, abondants, répétés, verdâtres, biliaires, puis noirâtres et fétides. Les malades vomissent des litres de liquide. Les vomissements ne manquent guère que dans environ un dixième des cas, dans les formes d'évolution très rapide (Lecène).

L'état général devient rapidement grave : le facies est hippocratique, les yeux excavés, les extrémités froides, le pouls petit, irrégulier, rapide, une sueur froide perle sur la face, et le collapsus ne tarde pas à se produire.

Le plus souvent il n'y a pas de fièvre, la température reste normale ou même elle tombe au-dessous de la normale.

Les urines sont rares, très colorées, souvent même elles sont complètement supprimées, parfois elles sont albumineuses. La soif est vive, l'haleine a souvent une odeur marquée d'acétone.

A l'examen, on constate une distension considérable qui porte surtout sur la partie supérieure de l'abdomen et, par la percussion, on peut reconnaître qu'elle est due à une dilatation colossale de l'estomac qui remplit tout le ventre et descend souvent jusqu'au pubis. Quand il renferme beaucoup de liquide, on obtient plus ou moins facilement un bruit de flot étendu, et l'on pourrait très probablement constater par la percussion de la matité déclive dans le décubitus latéral.

On comprend combien cette dilatation et cette distension si considérables sont de nature à gêner les mouvements respiratoires et les contractions du cœur.

L'émission des matières et des gaz par l'anus est le plus souvent supprimée, mais cela n'est pas constant, et quelquefois même il y a de la diarrhée fétide.

L'état général va plus ou moins rapidement en s'aggravant; le malade tombe dans le collapsus et la mort survient au bout de quelques jours, si n'intervient pas le traitement indiqué plus loin, environ dans les trois quarts des cas. Elle survient en moins de 24 heures dans les cas suraigus, en 8 ou 10 jours dans les cas à évolution lente, le plus souvent en 3 ou 4 jours.

Jamais les vomissements ne sont fécaloïdes.

1. H. LARDENNOIS. La dilatation aiguë post-opératoire de l'estomac et l'aérophagie des opérés, *Congrès français de chirurgie*, Paris, 1910.
2. TISSIER. Nature et traitement de la dilatation aiguë de l'estomac post-opératoire, *Bull. Soc. de Thérapeutique*, 22 décembre 1909.
3. H. MAUBAN. L'aérophagie, 1910.

Au début, ils renferment de la bile et du suc pancréatique, plus tard ils deviennent noirâtres, en raison de la présence d'une petite quantité de sang. D'après Maurichau-Beauchamp, les matières vomies ne renferment pas d'acide chlorhydrique, mais seulement des acides de fermentation. Ils sont assez souvent fétides et contiendraient habituellement de l'hydrogène sulfuré.

L'hypersécrétion gastro-duodénale est très intense; les malades vomissent souvent des litres de liquide et, par le tubage, on en peut trouver 1 litre 1/2 et jusqu'à 5 litres dans leur estomac. Le volume de liquide vomi a été assez souvent évalué à 8 ou 10 litres pour le premier jour. Cette déperdition contribue certainement beaucoup, en raison de la déshydratation intense qui en résulte, à amener des phénomènes très graves de dépression et de collapsus.

Les malades ont souvent des mouvements répétés de déglutition et d'aérophagie donnant, comme nous l'avons vu récemment dans un cas, l'impression d'un faux hoquet ressemblant au hoquet des péritonites aiguës. D'après Lardennois et P. Tissier, qui ont attiré l'attention sur cette particularité, l'aérophagie serait habituelle dans ces conditions, et elle jouerait un rôle important dans le mécanisme de la distension gastrique et, par conséquent, de l'occlusion duodénale consécutive.

A côté de la forme grave que nous avons prise comme type de description, il existe, d'après Lardennois, des formes atténuées dans lesquelles il semble n'y avoir en quelque sorte que le premier temps du processus, c'est-à-dire la distension de l'estomac sans occlusion duodénale. Ces faits se rapprochent de ce qu'on voit de temps en temps chez de simples aérophages, qui présentent des crises de dyspnée et de gêne circulatoire sous l'influence du refoulement du diaphragme et du cœur.

Etiologie et Pathogénie. — La dilatation aiguë de l'estomac avec occlusion duodénale a été tout d'abord étudiée chez les malades qui avaient subi une opération abdominale. C'est pourquoi certains auteurs l'ont considérée comme la conséquence d'une septicémie ou tout au moins du choc péritonéal. Mais les chirurgiens ne tardèrent pas à avoir l'occasion de la constater non seulement dans des cas dans lesquels le péritoine n'avait pas été ouvert, comme après la néphrectomie ou la néphropexie, mais encore à la suite d'opérations pratiquées loin de l'abdomen (ablation du sein, résection du coude, de la hanche, du genou, grattage dans un cas de tuberculose de l'astragale, etc.).

La dilatation gastrique aiguë a du reste été observée en dehors de toute intervention chirurgicale, d'une part dans trois cas d'éclampsie puerpérale et de l'autre dans une série assez complexe d'affections médicales : septicémie, pneumonie, scarlatine, pleurésie purulente, tuberculose pulmonaire, maladies du cœur, mal de Pott, coxalgie. A plusieurs reprises on l'a signalée au cours de la fièvre typhoïde, et alors son apparition a pu faire penser à l'éclosion d'une péritonite par perforation.

Dans la convalescence de maladies aiguës, elle a été signalée à la suite d'excès alimentaires. On l'aurait vue du reste au cours de simples indigestions graves.

Quelle est la pathogénie de cet accident redoutable?

Disons tout d'abord quelles sont les raisons qui ont amené à admettre l'occlusion de la partie inférieure du duodénum que rendait déjà cliniquement probable la présence d'une quantité notable de bile et de suc pancréatique dans les vomissements. A l'autopsie, on a trouvé une dilatation considérable non seulement de l'estomac dont les parois étaient très amincies, mais aussi et plus souvent encore du duodénum, jusqu'au niveau du point où il est croisé par l'attache du mésentère et où l'intestin passe entre les vaisseaux mésentériques supérieurs situés en avant et l'aorte placée en arrière.

Souvent la muqueuse a été trouvée parsemée de taches et d'érosions hémorragiques, point de départ de petites hémorragies qui ont teinté en noir le liquide gastro-duodénal. Parfois on a relevé de petits foyers de nécrose. Les tuniques musculaires étaient amincies et même éraillées par écartement de leurs faisceaux.

Les anses intestinales étaient au contraire vides, aplaties, refoulées dans le bassin, de telle sorte que le contraste était frappant entre la dilatation considérable du tube digestif au-dessus de l'attache du mésentère et sa vacuité au-dessous. Dans quelques cas, un sillon très net correspondant à la pression des vaisseaux mésentériques marquait cette limite. Par le passage du doigt, on sentait nettement l'étranglement du duodénum au point croisé par le mésentère, et il suffisait de relever la masse intestinale en haut pour rétablir la perméabilité de la lumière duodénale. On a donc été amené à admettre que ces vaisseaux agissaient à la façon d'une bride qui déprimait l'intestin et l'aplatissait contre l'aorte et la colonne vertébrale. Des expériences faites sur les animaux et sur le cadavre ont montré du reste que la traction sur le mésentère pouvait reproduire exactement l'étranglement de la partie terminale du duodénum.

C'est la *théorie de la traction primitive par le mésentère* admise par Albrecht, Baumler, Kundrat, Landau, par Lecène, Hartmann, etc.

Les schémas ci-dessous montrent bien le mécanisme de l'occlusion duodénale par distension gastrique et refoulement en bas et en arrière de la masse de l'intestin grêle et tiraillement du mésentère. On voit que le côlon transverse pourrait, comme dans un cas de Audebert et Fournier, être comprimé par l'estomac de telle façon qu'il puisse y avoir en amont dilatation du cæcum, du côlon ascendant et de la partie droite du côlon transverse (fig. 219 et 220).

Mais une objection a été opposée à cette conception. Comment, en dehors d'adhérences qui manquent dans la très grande majorité des cas, mais qui peuvent se rencontrer quelquefois ('), comment expliquer la traction mésentérique? Par le poids des anses intestinales? surtout chez des ptosés? L'expérimentation montre que ce poids serait insuffisant à produire l'occlusion duodénale.

Plus séduisante est l'*hypothèse de la dilatation et de la distension primitives de l'estomac* admise par von Herff, Stieda, Borchardt, Lecène et, à l'heure actuelle, par la majorité des auteurs. L'estomac dilaté et surtout très distendu déprime l'intestin en bas et en arrière, et cette pression amène un tiraillement d'autant plus fort sur le

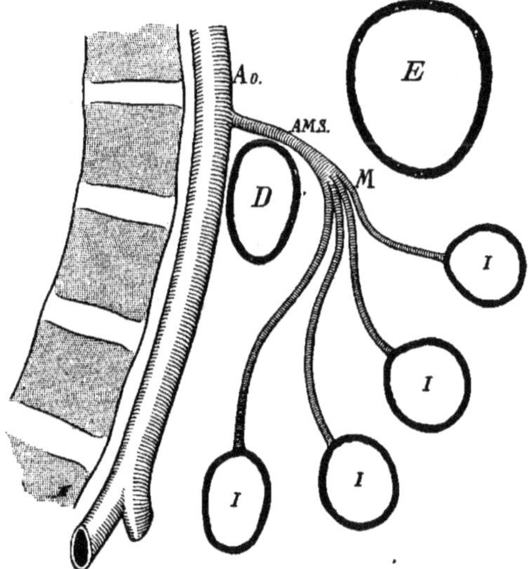

Fig. 219. — Schéma des rapports normaux des viscères et des vaisseaux artériels
(coupe sagittale).
Ao, aorte ; *Ams*, artère mésentérique supérieure ; *M*, vaisseaux du mésentère ; *I*, intestin grêle ; *D*, duodénum ; *E*, estomac ; *III*, intestin.

mésentère que la quantité de liquide et la tension des gaz contenus dans l'estomac sont plus considérables.

Il semble bien que l'aérophagie vienne ici, comme l'ont signalé P. Tissier et Lardennois, et comme nous l'avons vu nous-même dans un cas récent, augmenter cette tension gazeuse dans des proportions très notables. Son intervention nous paraît de nature à rendre compte du début rapide des accidents, début qui s'explique assez mal sans cet élément d'insufflation véritable.

Voilà pour le mécanisme de l'occlusion duodénale. Mais pourquoi

1. H. Delagénière. *Arch. provinciales de chirurgie*, t. XVIII, n° 8, p. 42, août 1909.

cet accident est-il si fréquent après les interventions chirurgicales et comment s'expliquer sa mise en marche?

En d'autres termes, recherchons comment et pourquoi se produit, après une intervention chirurgicale, la distension énorme de l'estomac, cause indirecte de l'occlusion duodénale?

On a invoqué la septicémie péritonéale; mais, dans la plupart des observations, il n'y a eu ni fièvre, ni trace anatomo-pathologique

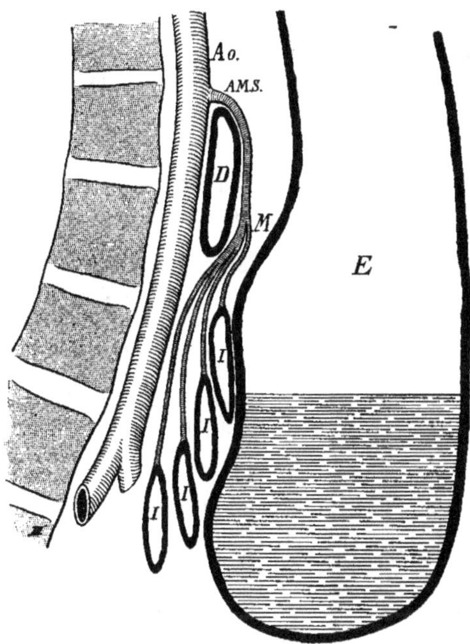

Fig. 220. — *Mécanisme de la dilatation aiguë de l'estomac.*
L'estomac *E* surdistendu, refoule la masse intestinale *I*; l'artère mésentérique *AMS*,
subissant une traction énergique, étrangle le duodénum *D*.

d'une péritonite. L'idée du choc péritonéal ne tient pas non plus pour les cas dans lesquels la dilatation aiguë est survenue à la suite d'une opération portant sur les membres, loin de l'abdomen.

Quel est donc l'élément commun à toutes ces interventions? Il y en a un auquel on doit d'emblée penser, c'est l'intoxication par le chloroforme. Son absorption amène, en effet, une sorte de paralysie de l'estomac, la déglutition répétée de glaires pharyngo-œsophagiennes, et l'aérophagie. Elle produit encore une intoxication générale susceptible quelquefois de se traduire par de l'ictère.

Les trois malades éclamptiques dont l'histoire a été rapportée par

Audebert et Fournier et par Méreau, avaient également été soumises à la chloroformisation. L'une des malades d'Audebert et Fournier avait respiré 150 *grammes de chloroforme* et elle présenta de l'ictère, en raison sans doute de cette action toxique du chloroforme sur le foie, sur laquelle Quénu a récemment attiré l'attention. Peut-être s'est-il fait en même temps une gastrite aiguë : on sait qu'on a souvent constaté à l'autopsie des érosions hémorragiques et même des foyers de nécrose que la surdistension gastrique n'explique pas suffisamment à elle seule.

Si la dilatation s'observe plus souvent après une intervention sur l'estomac et sur les voies biliaires, c'est sans doute que, dans ces conditions, il se produit plus facilement un certain degré de paralysie stomacale par choc péritonéal.

Ces accidents de dilatation peuvent éclater au cours même de l'intervention, comme dans un cas de périnéorraphie exécutée par Moorhead, après anesthésie par l'éther [1] et dans un cas de Grad, au cours d'une hystérectomie [2].

Et alors il semble bien que l'effet de la chloroformisation sur l'estomac ait été immédiat, peut-être en raison d'une aérophagie intense et d'une véritable paralysie stomacale. Comment expliquer autrement que par l'aérophagie surajoutée à l'inertie gastrique une distension si rapide de l'estomac? Des expériences faites sur des chiens ont du reste démontré que, sous l'influence de l'anesthésie chloroformique, leur estomac pouvait être beaucoup plus facilement distendu par l'insufflation qu'avant cette anesthésie ; l'estomac semble alors paralysé comme après la section des vagues.

Nous voyons, en somme, intervenir une série de facteurs suffisants pour expliquer la surdistension gastrique et l'occlusion duodénale qui en dérive : dilatabilité exagérée de l'estomac, aérophagie, grande distension stomacale, occlusion duodénale, rétention et hypersécrétion susceptibles d'augmenter encore la pression de l'estomac sur l'intestin grêle et la traction sur le mésentère. L'auto-intoxication d'origine gastro-duodénale vient du reste se surajouter bientôt à l'intoxication causée directement et indirectement par l'agent anesthésique.

On comprend aussi que les facteurs principaux : dilatabilité gastrique, aérophagie et distension, puissent se produire en dehors de toute intervention et de toute anesthésie chirurgicales. Il est facile de s'en rendre compte en passant en revue la série des maladies purement médicales dans lesquelles la dilatation aiguë de l'estomac a été observée.

Les maladies dans lesquelles la dilatation aiguë de l'estomac paraît avoir été le plus souvent observée, sont la fièvre typhoïde,

<hr>

1. E. H. Moorhead. *The Journal of the American medical Association*, t. II, p. 1996, 19 juin 1909.
2. Grad. *Amer. J. of Obstet.*, mars 1909.

les septicémies, la pneumonie, la scarlatine, la pleurésie purulente. On l'a vue aussi apparaître à la suite d'une contusion violente de l'abdomen, cause probable de paralysie stomacale.

Dans la fièvre typhoïde, il existe normalement un degré assez marqué de distension et de dilatation de l'estomac, en même temps qu'une atteinte générale de l'organisme dont les effets portent particulièrement sur le cœur et sur le système nerveux. L'élément infection est du reste commun à tout le groupe des maladies fébriles qui viennent d'être énumérées.

Dans la pneumonie, tout au moins de la base du poumon, de même que dans la pleurésie gauche, on observe souvent une distension marquée de la grosse tubérosité de l'estomac. Le plus souvent alors, cette distension refoule le diaphragme, de telle sorte que le tympanisme est développé surtout à la base du thorax. La pression peut-elle, dans certains cas, prédominer au contraire vers l'abdomen et amener avec la compression de l'intestin grêle le tiraillement du mésentère et l'occlusion du duodénum? Il est en tout cas permis d'en établir l'hypothèse.

Dans la scarlatine, il est possible que les lésions du pharynx amènent quelquefois, avec la déglutition de mucosités et de produits de desquamation, une aérophagie suffisante pour causer la distension excessive et rapide d'un estomac dont la résistance est fortement affaiblie.

Il convient en effet d'admettre l'intervention de conditions prédisposantes à la distension gastrique excessive. On peut signaler, dans cet ordre d'idées, la convalescence de maladies graves, le mal de Pott et sans doute la ptose abdominale.

Dans un cas fort intéressant de Maurichau-Beauchamp, il y avait une sténose pylorique due à la présence d'une ulcération consécutive à un adénome brunnérien. Les accidents d'occlusion duodénale aiguë s'étaient produits consécutivement à des manifestations graves de tétanie et de coma. Ne semble-t-il pas que, dans ce cas, l'auto-intoxication d'origine stomacale ait joué un rôle analogue à celui qu'a si souvent joué l'intoxication chloroformique?

C'est là du reste une observation exceptionnelle.

Comme circonstances prédisposantes, on a, sans preuve à l'appui du reste, signalé la scoliose, la déviation latérale de l'insertion du mésentère et sa longueur exagérée.

Au cours de la convalescence de la fièvre typhoïde et de la scarlatine, par exemple, on a vu quelquefois, à la suite d'un repas un peu trop copieux, survenir des accidents de dilatation aiguë de l'estomac. Les conditions étaient évidemment les mêmes chez certains tuberculeux très débilités. On a signalé également la dilatation à la suite de simples indigestions : dans un fait de Bennet, elle est survenue après l'ingestion de deux bouteilles de limonade gazeuse. S'agissait-il d'individus prédisposés par la ptose? Mais alors pourquoi l'occlusion duodénale est-elle si rare chez les ptosés, chez lesquels cependant la dilatation de l'estomac et sa distension par aérophagie sont d'observation fréquente? Cela peut tenir au défaut de résistance de la paroi abdominale qui ne fournit pas à l'estomac distendu un appui assez résistant pour que se fasse de haut en bas et d'avant en arrière une compression intense et une traction suffisante sur le mésentère et son cordon vasculaire. On conçoit, par contre, très facilement que ces conditions soient réalisées dans les cas où l'occlusion duodénale aiguë se montre chez des malades auxquels on avait appliqué un corset plâtré pour obtenir la contention d'un mal de Pott. Il leur suffit peut-être pour cela d'avoir une crise d'aérophagie.

On voit combien la théorie que nous venons d'exposer est satisfaisante dans son ensemble, et comment les faits observés se relient facilement les uns aux autres, depuis ceux dans lesquels l'occlusion aiguë du duodénum éclate au cours même d'une intervention chirurgicale ou dans les deux ou trois jours suivants, jusqu'à ceux beaucoup plus rares du reste dans lesquels ils peuvent apparaître à la suite d'une indigestion chez un malade affaibli, un tuberculeux cachectique ou un convalescent de maladie infectieuse grave. L'atonie gastrique, la déglutition d'air en quantité excessive, souvent avec des mucosités pharyngées comme c'est le cas à la suite de la chloroformisation, la distension excessive de l'estomac, le refoulement et l'aplatissement de l'intestin vers le bassin, la traction sur le mésentère et l'étranglement de la partie terminale du duodénum par le cordon vasculo-mésentérique se retrouvent dans ces divers cas.

Diagnostic différentiel. — Nous ne nous attarderons pas longuement à établir le diagnostic différentiel de l'occlusion duodénale aiguë par distension de l'estomac.

Infection opératoire. — On est amené à y songer surtout en cas d'intervention portant sur les organes abdominaux et en particulier sur l'estomac et les voies biliaires. On ne constate toutefois ni élévation de la température, ni distension générale de l'abdomen, mais seulement de l'estomac. Sa localisation, au début tout au moins, est facile à déterminer. Rien n'empêche du reste la septicémie péritonéale de se combiner à l'occlusion duodénale aiguë et d'en préparer l'éclosion. Dans ce dernier cas, il y aurait, et cela a été vu quelquefois, une élévation caractéristique de la température.

Perforation. — En cas de péritonite suraiguë par perforation, on observe le début brutal des accidents par une douleur atroce qui manque dans la dilatation stomacale aiguë, du tympanisme généralisé et, suivant les cas, un abaissement ou au contraire, beaucoup plus souvent, une élévation de la température à 39 ou 40°.

Occlusion intestinale. — L'ensemble symptomatique dénommé dilatation aiguë de l'estomac est en réalité une occlusion de la partie terminale du duodénum, précédée par une distension gazeuse énorme de l'estomac.

Le point essentiel est donc en réalité de distinguer cette occlusion élevée des occlusions de cause différente situées sur l'intestin au même niveau ou à un étage inférieur.

La présomption en faveur de l'occlusion duodénale consécutive à la distension stomacale résulte déjà de la survenue des accidents peu de temps après la chloroformisation. La distension énorme de l'estomac est alors caractéristique. L'embarras pourrait être plus grand dans les cas où l'occlusion duodénale aiguë apparaîtrait à la suite d'une maladie telle que la fièvre typhoïde, la pneumonie, la scarlatine ou dans leur convalescence, dans tous les cas, en un mot, qui sont purement du domaine médical et dans lesquels l'intoxication par les anesthésiques, chloroforme ou éther, ne peut être invoquée. On se baserait alors sur la distension énorme de l'estomac et sur les caractères des vomissements qui ne sont jamais fécaloïdes dans l'occlusion duodénale.

Le tympanisme, le grand clapotage et la matité déclive en cas d'occlusion de la partie inférieure de l'intestin grêle peuvent prêter à confusion et faire croire à une grande dilatation de l'estomac; mais alors on constatera souvent la saillie et le péristaltisme en étage des anses grêles. En général, du reste, on n'aura pas grande difficulté à reconnaître que la dilatation porte sur l'intestin et non sur l'estomac, même s'il s'agit d'une distension marquée du côlon transverse. Dans ce dernier cas, toutefois, l'embarras pourrait être grand; mais nous ne connaissons pas de faits dans lequel l'hésitation se soit produite.

Thérapeutique. — Les indications thérapeutiques dérivent directement de la connaissance du mécanisme de la tension de l'estomac et de l'occlusion duodénale consécutive. Il résulte du rôle initial de l'aérophagie dans la genèse de la distension stomacale qu'il convient non seulement de la faire cesser, mais même de l'empêcher de se produire. Quant à l'occlusion constituée, on possède actuellement, pour la traiter, des moyens qui se montrent efficaces dans la majorité des cas : ce sont le lavage de l'estomac, le décubitus ventral et, si possible, la position génu-pectorale.

Quand l'occlusion duodénale subordonnée à la distension stomacale existe, l'indication fondamentale est aussi nette que claire : faire tomber l'étranglement du duodénum dû à la traction vasculo-mésentérique qui résulte de la dilatation et de la distension de l'estomac et à son enfoncement vers la région pelvienne de haut en bas et d'avant en arrière.

L'évacuation du contenu de l'estomac est obtenu par le *tubage*. Le passage d'un tube permet aux gaz de s'échapper et de détendre l'estomac. Mais il convient aussi d'évacuer les liquides accumulés, liquides fétides dont l'action nocive a été démontrée par les expériences de Roger.

Le lavage de l'estomac devra être fait à fond et souvent renouvelé pendant plusieurs jours de suite.

Les expériences faites sur les animaux ayant montré que, en refoulant la masse intestinale en bas et en arrière, on amène l'étranglement vasculo-mésentérique du duodénum et que, par contre, cet étranglement cesse immédiatement si on soulève cette masse en avant et en haut, on a été naturellement ainsi amené à placer les malades dans le décubitus sur le ventre (Schnitzler). Mais comme, dans ce cas, le poids du corps pouvait entretenir la compression de l'intestin par l'estomac distendu, Baumler a conseillé de les mettre dans la position génu-pectorale et cette manœuvre s'est montrée très efficace. On a même placé les malades dans la position de Trendelenburg pour rendre plus facile encore le dégagement de l'estomac. Toutefois les malades, les opérés surtout, ne peuvent garder ces positions pénibles que d'une façon momentanée et ne peuvent même pas toujours les prendre (fig. 221 et 222).

Les faits rapportés par P. Tissier et H. Lardennois, celui que nous avons nous-même observé, nous paraissent prouver l'importance de l'aérophagie dans la genèse de l'occlusion duodénale aiguë du type post-opératoire. Il faudra la faire cesser et on obtiendra facilement sa disparition en tenant la bouche des ma-

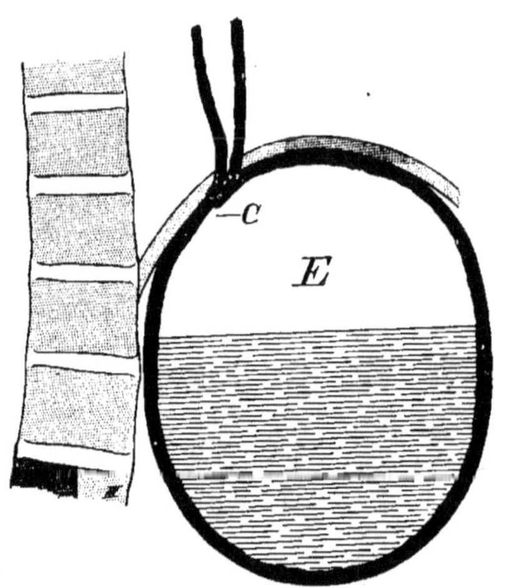

Fig. 221. — L'air accumulé dans l'estomac *E* détermine l'occlusion du cardia *C* (le malade est supposé debout).

lades largement ouverte à l'aide d'un bouchon placé entre les dents, en leur démontrant qu'ils avalent de l'air et en les amenant à supprimer l'aérophagie volontaire mais inconsciente, cause d'insufflation stomacale.

Il conviendrait même, chez tous les opérés soumis à l'anesthésie, de la prévoir, d'en surveiller l'apparition et de la combattre sans retard en mettant les malades en garde contre elle, en leur maintenant mécaniquement la bouche largement ouverte, non pas en permanence, mais dès le début de l'aérophagie. Il sera bon aussi de nettoyer le mieux possible les cavités bucco-pharyngiennes, de façon à restreindre au minimum la déglutition de la salive et des mucosités susceptibles, comme on le sait, d'amorcer l'aérophagie par sialophagie.

Naturellement, il convient de soutenir les forces du malade et surtout de combattre la tendance au collapsus cardiaque par des injections de caféine ; mais il faudra surtout lutter contre la déshydratation qui, en cas semblable, se produit avec une grande rapidité, non seulement en raison de la suspension de l'ingestion des liquides, mais encore en vertu de l'abondance des vomissements. Les injections massives de sérum chloruré sodique doivent ici trouver leur indication.

L'emploi de ces moyens si simples suffit dans la grande majorité des cas, surtout lorsqu'ils sont employés de bonne heure, pour faire cesser des accidents d'une gravité extrême et pour provoquer une véritable résurrection ; les auteurs en ont cité des cas frappants. Une malade opérée par Landau pour un fibrome utérin avait subi l'hystérectomie. Trois jours après éclatent des accidents graves d'occlusion duodénale soulagée une première fois par le lavage de l'estomac. Une rechute met sa vie en danger ; sous l'influence du décubitus ventral les vomissements s'arrêtent comme par enchantement et la guérison a lieu en deux jours.

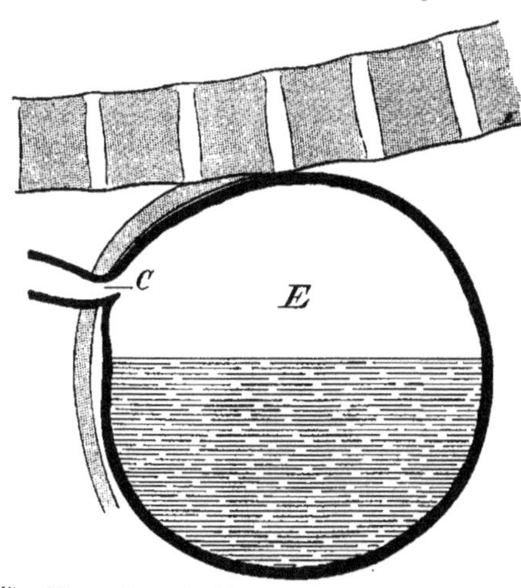

Fig. 222. — Dans le décubitus ventral, la compression gazeuse cesse d'agir sur le cardia ; cet orifice s'ouvre et le gaz accumulé peut s'échapper.

Reste-t-il encore place dans ces conditions pour l'intervention chirurgicale ? Elle ne serait en tout cas justifiée que si les moyens précédents avaient échoué.

Les chirurgiens qui se sont les premiers trouvés en présence de cette grave complication, après avoir réouvert le ventre ont trouvé un estomac distendu, énorme, difficile à réduire et à contenir dans l'abdomen, et plusieurs d'entre eux n'ont pas résisté à l'idée de l'inciser pour le vider. Cette pratique a donné des résultats déplorables : 8 morts sur 8 *gastrotomies*, d'après Neck.

La *gastro-entérostomie* a donné de meilleurs résultats et Lewis-Conner a rapporté 2 guérisons par ce moyen.

Jaboulay a conseillé de pratiquer systématiquement la *gastro-stomie*.

Il est à penser que les chirurgiens n'auront dorénavant que de rares occasions d'établir une bouche artificielle d'évacuation gastrique, soit dans le jéjunum, soit directement au dehors, lorsque la thérapeutique médicale exposée plus haut aura été mise en œuvre systématiquement, dès l'apparition des signes révélateurs de la surdistension gastrique et de l'occlusion duodénale qu'elle provoque secondairement.

L'intervention devrait être réservée aux cas dans lesquels les accidents persisteraient quand même, à ceux dans lesquels, en particulier, il y aurait occlusion par torsion du cardia s'opposant au passage de la sonde, possibilité qui résulte des expériences de Kelling sur les animaux, mais dont la réalité clinique n'est pas jusqu'ici démontrée.

A. Mathieu.

CHAPITRE XXV

CORPS ÉTRANGERS DE L'ESTOMAC

Il est malaisé d'innover en traitant des corps étrangers de l'estomac : tout a été vu, tout a été dit à leur sujet, et les auteurs depuis
longtemps se complaisent à la longue énumération des objets parvenus en la cavité gastrique.

Nous insisterons de préférence sur les observations qui, parmi les
plus récentes, nous ont paru de quelque intérêt. Il nous a semblé utile
également de séparer définitivement des autres corps étrangers, dont
ils diffèrent rigoureusement à tout point de vue, ceux qui se forment
directement dans l'estomac même, c'est-à-dire les gastrolithes et les
égagropiles.

Corps étrangers d'origine exogastrique. — Tous les corps étrangers sont à proprement parler d'origine exogastrique; on range
cependant de préférence sous cette étiquette les corps qui ne peuvent
s'accroître après ingestion et agissent sur l'estomac tels qu'ils étaient
au moment de la déglutition.

Les corps étrangers peuvent pénétrer dans l'estomac par trois
voies distinctes : par le cardia dans la déglutition normale, par le
pylore (ils refluent alors de l'intestin), au travers des parois enfin,
par effraction de celles-ci. Dans ce dernier cas seul, il y a forcément traumatisme.

Les modes de pénétration pylorique et pariétal sont d'une importance secondaire. *Par le pylore* peuvent être poussés de volumineux
calculs libérés par fistule duodéno-vésiculaire ou quelquefois des
paquets de lombrics. Des débris d'armes tranchantes, des balles ont
pu tomber dans la cavité gastrique après *ouverture pariétale*;
signalons également le séjour éventuel du bouton anastomotique de
Murphy.

C'est *par le cardia* que pénètre dans l'estomac l'immense majorité
des corps étrangers. Les uns ont été déglutis à l'état de veille, les
autres pendant le sommeil, normal ou anesthésique.

Les éléments déglutis à l'état de veille sont les plus nombreux.
Nous les diviserons tout naturellement en corps alimentaires (ou en
rapport avec l'alimentation) et en corps non alimentaires.

On peut, *en mangeant*, avaler des arêtes, des fragments d'os, des pépins, des noyaux, — des débris de porcelaine, des fragments de verre, tout ou partie de pièces dentaires isolées, voire un râtelier entier. L'ingestion accidentelle d'animaux vivants (sangsues, myriapodes, larves de diptères) se rencontre parfois, infiniment moins souvent du reste que ne l'admettaient les classiques. Il convient également de citer ici la géophagie des indigènes de l'Amérique tropicale et de l'Afrique occidentale ([1]).

Les *corps non alimentaires* rencontrés dans l'estomac sont innombrables. Aucune énumération n'en épuiserait la liste à vrai dire. C'est ainsi que l'on a rencontré des mètres de ficelle et de tube de caoutchouc, des jeux de dominos entiers, des billes, tous les débris imaginables de jouets, des pièces de monnaie, des bijoux, boutons, clous, des fourchettes, des cuillers, des couteaux, etc. Gussenbauer ([2]) a retiré de l'estomac d'un jongleur un fragment de sabre de 20 centimètres de long sur 2 de large. Un ecclésiastique avait avalé son rosaire; l'estomac d'un aliéné observé par Poncet renfermait 1841 corps étrangers dont un millier de clous à chaussures. Fricker ([3]) trouva chez une aliénée 1 clef de 7 centimètres de long, 2 cuillers à café, 1 fourchette, 2 fragments de fil de fer de 6 et 8 centimètres de long, 2 épingles à cheveux, 12 morceaux de verre, 1 crochet à fenêtre, 1 plume de fer, 9 aiguilles à coudre, 1 morceau de graphite, 1 bouton de bottines, 2 billes, 1 aiguille à crochet. Mignon ([4]) a réuni 165 observations de cet ordre : les individus qui en font le sujet avaient avalé 15 médailles d'or, 1 boucle de soulier, 1 fragment d'épée, 1 roulette de table de nuit, 55 couteaux, 2 pipes en terre, 1 flûte, 1 barreau de plomb de 500 grammes; il va de soi que les épingles, les fourchettes sont en nombre dans cette liste.

Récemment, Middeldorf([5]) a pu retirer de l'estomac d'une fille de seize ans 1620 clous, crochets ou fragments de fil de fer. Thomson([6]) gastrostomise un prisonnier après tentative avortée de suicide : il trouve 28 crampons de fer de 6 centimètres de longueur, 6 clous, 52 morceaux de porcelaine, 2 limes, 19 éclats de métal.

Ainsi que l'on peut s'en rendre compte, la plupart de ces objets sont avalés soit par des désespérés qui prétendent ainsi mettre fin à leurs jours, soit par des aliénés([7]). Il faut citer également les enfants,

---

1. H. HUBERT. Les mangeurs de terre. *La Géographie*, 1911. La terre ingérée est une argile rouge, spécialement exploitée en carrières à ciel ouvert ou en galeries souterraines pour la consommation. Les géophages présentent un ballonnement accentué du ventre, ils ne semblent pas souffrir particulièrement de leur singulier régime.

2. Cité par EICHHORST.

3. *Deut. med. Wschr.*, 21 janvier 1897.

4. *Thèse de Paris*, 1874.

5. XXXVIIIe Cgr. de la Soc. Allem. de Chir. Berlin, 21-24 avril 1908.

6. *Edinburgh med. J.* II, n° 5, mai 1909, 465-471, 2 fig.

7. Ceux-ci fréquemment aussi avalent par gloutonnerie ou par dépravation des os, de la terre, etc.

les auteurs de paris absurdes, les bateleurs. Des voleurs ont fréquemment dégluti des bijoux ou de l'argent pour celer leur larcin ; il n'est point jusqu'à la folie religieuse qui, chez les Aïssaouas entre autres, ne justifie l'ingestion du verre pilé ou des cailloux.

Pour clore cette énumération, signalons des faits d'un intérêt médico-chirurgical plus immédiat : des débris d'instruments, sondes, crochets, épingles, ont pu tomber dans l'estomac au cours de manœuvres sur les voies digestives supérieures. Dans un cas de Leube, une sonde s'échappa pendant un lavage de l'estomac ; elle fut tolérée 9 jours et finalement rejetée par vomissement.

Pendant le *sommeil normal*, nous ne voyons guère à citer que la déglutition des pièces dentaires. La pénétration des animaux vivants dans l'estomac, chauves-souris[1] ou couleuvres, semble bien difficile à admettre aujourd'hui. Divers débris d'instruments ou instruments entiers, des pièces de pansement, des râteliers encore ont pu être avalés au cours du *sommeil anesthésique*.

Les corps étrangers pénètrent facilement dans l'estomac : le seul obstacle un peu sérieux siège à la hauteur du segment cervical supérieur de l'œsophage. Passé ce détroit, l'objet chemine, on pourrait presque dire « tombe », directement jusqu'à l'estomac. Là, ainsi que le fait remarquer Guinard, tout concourt pour assurer un séjour prolongé : abouchement oblique de l'œsophage, disposition cavitaire avec parois dépressibles permettant aux objets pesants de stagner au-dessous du niveau du pylore, sphincter pylorique résistant dont le calibre ne permet guère, à moins d'effraction, le passage d'objets ayant plus de 2 cm 5 à 3 centimètres de diamètre (Luton).

Évolution. — Une fois dans l'estomac, les corps subissent une fortune différente selon qu'ils sont d'origine animale ou minérale, selon qu'ils sont arrondis, pointus, tranchants ou susceptibles d'être modifiés par le brassage des tuniques musculaires.

Dans un assez grand nombre de cas, il faut le reconnaître, les événements se déroulent de façon favorable. *Le corps étranger peut être rejeté par le cardia* : cette éventualité, la plus simple, est aussi la moins fréquente. Il faut pour l'observer avoir affaire à des objets de bien faible volume.

Plus souvent, *le corps étranger franchit le pylore sans encombre*. Cette terminaison favorable se rencontre encore avec des objets de faible volume ou bien avec des objets de volume notable, mais dont l'orientation fut assez heureuse pour permettre l'engagement pylorique et le cheminement ultérieur au milieu des méandres intestinaux. C'est ainsi que des fourchettes et des couteaux ont pu se trouver évacués par l'anus. Il convient de faire cependant une réserve : ces objets qui ne déterminèrent aucun accident gastrique peuvent, au

---

1. Observation rapportée par Heymann (de Plendorff).

cours de leurs pérégrinations dans l'intestin, provoquer quelque trouble (¹).

En d'autres cas, les corps, vulnérants au moment de l'ingestion, cessent de l'être après digestion partielle : il en est ainsi des arêtes, de certains fragments osseux dont les aspérités s'émoussent. Du reste les blessures légères de la muqueuse guérissent sans difficulté.

Enfin *les corps étrangers peuvent s'échapper à travers les parois.* Il n'est guère, à vrai dire, que les aiguilles qui évoluent ainsi sans danger; on a cependant signalé des cas de phlegmons pariétaux (abcès musculaires, abcès des fosses iliaques) renfermant des débris d'aiguille issus de l'estomac ou de l'intestin. Certains corps volumineux pourraient également, à la faveur des adhérences périgastriques, s'échapper dans l'abdomen et y être parfaitement tolérés; il est classique de citer à ce propos l'observation, d'ailleurs unique, de Le Dentu. Cet auteur trouva, libre parmi les anses intestinales, une cuiller de bois; on ne put déceler le lieu de l'effraction gastrique.

L'évolution spontanément favorable demeure rare, pour peu que les corps étrangers soient volumineux ou multiples. Dans ces cas, *les objets restent sur place* : certes, il en est qui peuvent être longtemps tolérés (²), les égagropiles par exemple que nous étudierons plus loin; mais le plus souvent le séjour des corps étrangers est la source d'accidents multiples. Cédant au nombre et au poids des corps étrangers, l'estomac peut se déformer et se dilater de façon considérable. Les corps étrangers s'enkystent parfois dans un repli de muqueuse; plus souvent ils ulcèrent les parois, déterminant soit une gastrite phlegmoneuse, soit une perforation avec périgastrite suppurée ou péritonite généralisée.

Symptomatologie. — Les symptômes, tout au moins les symptômes pathognomoniques des corps étrangers de l'estomac sont peu nombreux : nous n'en voyons même qu'un à proprement parler : la constatation directe de l'objet, que ce soit par le palper ou par l'exploration radioscopique. Ces prémisses étant posées, nous remarquerons que rarement la présence des corps étrangers demeure tout à fait ignorée.

---

1. C'est ainsi que, dans une observation de Hellermans, *Tijdschr. voor Geneesk*, 1906, n° 8, un fragment d'hameçon avalé avec un morceau de poisson dans lequel il était fixé, traversa le tube digestif sur toute sa longueur sans aucun désordre pour, finalement, 15 jours après avoir été avalé, s'implanter dans la paroi du rectum, immédiatement au-dessus de l'anus. Il fut du reste des plus faciles à retirer.

2. On n'a pas, à notre connaissance, signalé la présence éventuelle de corps étrangers d'origine alimentaire chez les individus atteints de sténose pylorique. Nous avons, à l'autopsie d'un malade de cette catégorie, trouvé dans un estomac très dilaté, sacciforme, 10 noyaux de pruneaux, 20 noyaux de cerise, 100 pépins de poire environ et 50 noyaux de datte. Il est évident que chez un sujet normal, ces corps étrangers de faible volume ne fussent point demeurés dans la cavité gastrique.

Dans l'immense majorité des cas, de nombreux symptômes attirent l'attention. Ce sont des algies diverses, douleurs atroces parfois, sans horaire fixe, souvent permanentes, exaspérées par les mouvements. Certains malades souffrent de dyspepsie banale. Chez d'autres, le tableau morbide est dramatique : il existe des lipothymies, une angoisse permanente, des convulsions dans le jeune âge. Les vomissements sont fréquents ; ils peuvent être muqueux, alimentaires (on en a signalé d'incoercibles), bilieux, hémorragiques surtout. Chez l'enfant, différents auteurs ont insisté sur l'importance de la diarrhée, parfois mélænique.

L'appétit peut faire défaut ; on a d'autre part signalé un amaigrissement profond avec conservation de l'appétit.

L'examen objectif peut révéler une déformation abdominale témoin de la forme et du nombre des corps déglutis, ainsi que de l'intensité de la dilatation gastrique. Parfois aucune voussure n'est apparente, mais le corps étranger se sent au palper. La présence d'objets nombreux se traduit assez souvent sous le doigt par une collision crépitante caractéristique.

L'étude physio-pathologique que nous avons donnée plus haut de l'évolution des objets avalés, nous permettra de passer rapidement sur les complications liées à leur séjour ou à leur migration.

Les aiguilles peuvent traverser les tuniques gastriques et cheminer par la suite au travers de l'organisme. Parfaitement tolérées en général, elles sortent alors en les régions les plus diverses. Otto, pendant trois ans, a recueilli ainsi 595 aiguilles issues de tous les points du corps de sa malade. On a reconnu dans ces dernières années qu'il convenait de songer à la simulation en pareil cas.

Le *séjour prolongé* des corps étrangers dans l'estomac peut déterminer des suppurations localisées avec ou sans fistulisation, avec ou sans expulsion pariétale de l'élément vulnérant. Des complications graves se rencontrent : de cet ordre sont les convulsions répétées, la tétanie, l'intoxication saturnine [1].

Plus simplement, les malades se cachectisent par inanition (vomissements répétés, anorexie) et succombent dans le marasme.

La migration duodénale des corps est loin d'être exempte de dangers. La valvule pylorique peut être déchirée et cette déchirure déterminera soit une hémorragie, soit quelque perforation redoutable. Plus loin peut survenir une perforation de l'intestin ; enfin, le corps peut soit obstruer directement l'intestin par sa masse, soit déterminer une sténose cicatricielle secondaire à quelque ulcération.

Le *pronostic* des corps étrangers de l'estomac est donc somme toute assez sombre en dehors de l'intervention chirurgicale. Celle-ci, nous le

1. Les accidents saturnins se sont rencontrés chez des individus qui avaient ingéré des balles de fusil (pari ou suicide). Cf. Cas de VARIOT, de LEWONESKI, *Wratsch*, 1906, n° 59.

verrons plus loin, s'impose dans un très grand nombre de cas. La nature des objets, la durée de leur séjour influent sur l'appréciation de l'état du sujet; ces considérations se passent aisément de commentaire.

Corps étrangers d'origine endogastrique. — Les éléments en sont bien empruntés à l'extérieur, mais ils ne forment masse qu'après une certaine élaboration dans la cavité même de l'estomac. De ce nombre sont les gastrolithes et les tumeurs pileuses ou égagropiles. Les gastrolithes sont exceptionnels; on cite le cas d'un ivrogne buvant un vernis à base d'alcool, en l'estomac duquel se forma, aux dépens de la solution ingérée, une sorte de calcul stratifié.

Les tumeurs pileuses, égagropiles ou

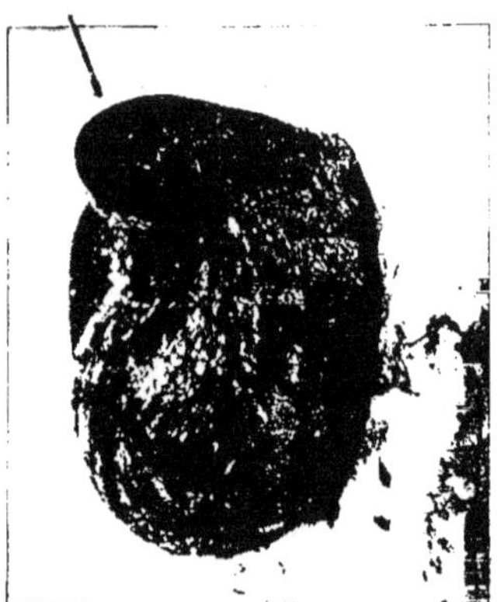

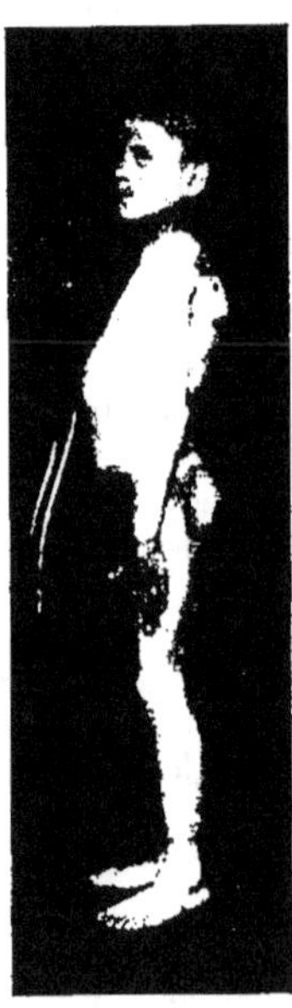

Fig. 223.   Fig. 224.

Fig. 223. — Trichobezoard de 1 kg. 770 extrait par Hütenbach ; suites opératoires excellentes. Noter l'extrémité en forme de bec engagée dans le duodénum. (Cliché communiqué par Fr. Hütenbach. *Meitteil. a. d. Grenz g. d. Mediz. u. Chir.* XXIV ; 1, 1911.)

Fig. 224. — Malade (imbécile de 20 ans) porteur du corps étranger représenté figure 223, avant l'opération. Noter la saillie sus-ombilicale de l'abdomen et la dépilation céphalique.

trichobezoards, sont formées de cheveux. On a signalé, par analogie, des tumeurs composées de crins, de débris végétaux, de feutre, etc. Ces formations s'observent à tout âge [1], mais surtout vers la puberté, chez des *minus habentes* ou des aliénés. Il s'agit de fillettes mordillant le bout de leurs nattes, d'individus sollicités par un prurit céphalique, qui arrachent leurs cheveux, de tiqueurs, etc. Cette

1. Gastou en a reconnu un cas chez un nourrisson de un an. *Soc. méd.-chirurg. de Nantes*, 1905, 15 avril.

affection est rare; on en connaît actuellement une cinquantaine de cas ([1]).

D'abord décrites chez les ruminants, les égagropiles sont des pelotes de poils entrelacés, feutrés par le brassage gastrique. Leurs dimensions sont parfois restreintes, peut-être passent-elles en ce cas facilement inaperçues. Plus souvent ce sont des masses considérables, pesant 1 kg (O'Hara), 1 kg 770 (Hütenbach), 2 kg 150 (Russel); la néoformation envoie fréquemment un prolongement dans le duodénum, parfois jusque dans le jéjunum, plus rarement dans l'œsophage.

L'égagropile est noirâtre à la périphérie, gluante, fétide; on retrouve vers le centre les cheveux avec leur couleur naturelle. Parfois existe au milieu un noyau de fruit, un débris végétal quelconque, amorce du pelotonnement capillaire.

L'estomac se dilate pour contenir la tumeur pileuse et se moule étroitement sur elle.

Les *symptômes* sont variables selon le volume atteint : petites, les masses pileuses sont expulsées par l'intestin et ne déterminent que des troubles légers, un peu de diarrhée sanguinolente parfois. De forte taille, elles sont très longtemps parfaitement tolérées. Il arrive cependant un moment où elles provoquent des vomissements, une cachexie souvent rapide. L'abdomen est déformé : la tumeur forme une voussure épigastrique ou médiane, *transversale*, extrèmement *mobile*, mate, dure, crépitante ou donnant sous les doigts l'impression d'un froissement neigeux. Les phénomènes douloureux sont essentiellement variables.

Arrivée à ce point, l'égagropile comporterait une évolution fatale si l'intervention chirurgicale ne remédiait heureusement à l'état de choses existant.

Diagnostic. — Le diagnostic positif des corps étrangers de l'estomac est parfois difficile. Dans certains cas il suffirait d'y penser; malheureusement on n'est pas toujours guidé comme il conviendrait par l'interrogatoire du malade. Celui-ci peut, de bonne foi, ignorer l'accident survenu; cette éventualité est rare.

Plus souvent on a affaire à des enfants dissimulant par crainte du châtiment, à un parieur résolu à mentir par honte de sa sottise, à quelque aliéné renfermé dans un mutisme farouche, à un individu ayant fait une tentative de suicide avortée. Dans d'autres cas, au contraire, il y aura simulation d'un accident inexistant. On ne saurait donc trop se défier des racontars des malades et jamais l'on n'entreprendra d'opération sans la certitude de la présence du corps dégluti.

Chez l'adulte de bonne foi, l'interrogatoire fournira les détails circonstanciés nécessaires à la bonne conduite du traitement. L'attitude

1. MÉRIEL. Egagropiles du tube digestif chez l'homme, *Gaz. des Hôp.*, 1905, 51 janvier, 117. — ZUBER. Egagropiles chez l'enfant, *Soc. de Pædiatrie de Paris*, 1904, juin. — HÜTENBACH. *Loc. cit.* V. plus loin.

ligée du malade, la constatation directe du corps étranger démontreront la réalité de ses dires. L'examen radioscopique est naturellement indispensable et devra être fréquemment répété, de façon à s'assurer du siège exact d'un objet sujet à des migrations inattendues. On saura que, si la plupart des corps sont opaques, certaines tumeurs (égagropiles) sont transparentes ou ne donnent qu'une ombre diffuse.

Le *diagnostic* de ces tumeurs pileuses est souvent délicat ; on pourra constater des cheveux dans les fèces ou le liquide de lavage gastrique. La dépilation de la tête, maintes fois signalée, pourrait éventuellement mettre sur la voie du tic causal.

Parfois l'on ignore tout de l'histoire du malade ou l'on ne songe pas à rapporter à une ingestion de corps étranger, vieille de plusieurs années, les accidents actuels. Dans ces cas, le corps étranger formant tumeur ou non a pu être méconnu, et le syndrome constaté a été mis sur le compte d'affections diverses. Nous citerons parmi les erreurs de diagnostic les plus fréquentes la péritonite tuberculeuse enkystée, les kystes du pancréas, la néphroptose, les cancers de l'estomac et du côlon. De telles erreurs devront être de plus en plus rares grâce aux progrès de la technique radiologique.

Traitement. — Deux cas sont à envisager : le corps étranger vient d'être dégluti, ou bien au contraire il est de longue date déjà dans l'estomac. Dans la première hypothèse, une seule conduite à tenir : l'expectative, — ni vomitif, ni purgatif. Il est bien inutile de faire absorber en quantité purées ou mie de pain ; il est dangereux de faire avaler de l'étoupe pour masquer les aspérités éventuelles du corps dégluti.

Halluin (¹), dans un cas récent, attribue l'heureuse expulsion de deux pièces de cinq centimes dégluties par un enfant, à l'ingestion thérapeutique de boulettes de ouate hydrophile saupoudrées de bismuth. Le malade les avalait à jeun, enrobées de confiture.

Si l'objet ingéré est volumineux, acéré, une fourchette par exemple, inutile d'attendre ; le mieux est d'intervenir le plus tôt possible. Si l'objet est de dimensions réduites, arrondies, on peut patienter en se réservant d'opérer à la première alerte.

Si les objets sont nombreux, si l'état général est grave, il convient d'intervenir d'urgence (Middeldorf, Monnier) (²). On peut également avoir à intervenir pour quelque complication, abcès ou péritonite.

Il est inutile de rapporter ici les statistiques opératoires anciennes. Dans toutes les interventions récemment publiées, la proportion des guérisons est de 100 pour 100.

Le succès opératoire est également certain lorsqu'il s'agit non plus

1. D'après la *Revue de thérapeutique*, 15 oct. 1911.
2. Middeldorf. *Loc. cit.* — Monnier. Gastrotomie pour l'extraction de 25 corps étrangers dont 8 cuillères et une fourchette ; guérison, *Gaz. des Hôp.*, 1903, 3 novembre.

de corps d'origine exogène, mais de formations endogènes. Lorsque le volume des égagropiles a atteint un certain degré, l'évolution est fatale si l'on n'intervient point. C'est ainsi que Hütenbach ([1]), dans le dernier mémoire paru sur la question, signale que, sur 77 malades opérés pour égagropiles, on compte 27 guérisons, mais que sur 21 non opérés, on compte 19 décès survenus par cachexie, perforation ou occlusion.

F. MOUTIER.

1. HÜTENBACH. Un cas de trichobezoard de l'estomac chez une infantile, *Mitteil. aus d. Grenzgebiet. d. Med. u. Chir.*, XXIV, 1911, 85-108. 3 fig. — E. FEIT. Les tumeurs pileuses du tube digestif chez l'homme, leur traitement chirurgical, *Thèse de Paris*, 1905. — DANDOIS. Égagropile moulée sur l'estomac et le duodénum, enlevée avec succès à une jeune fille de dix-sept ans, *Acad. de Méd. de Belgique*, 1903, 26 décembre.

CHAPITRE XXVI

BRÛLURES DE L'ESTOMAC

Les brûlures de l'estomac présentent un intérêt médico-chirurgical de premier ordre : les étapes de leur évolution, les complications qu'elles entraînent justifient l'importance que l'on doit leur accorder.

Les lésions envisagées ici sont provoquées par l'ingestion de substances caustiques; il s'agit donc moins de brûlures à proprement parler (¹) que de *corrosions* gastriques (Tuffier). Les éléments pathogènes sont, par ordre de fréquence, les *acides*, l'acide sulfurique en première ligne, puis les acides chlorhydrique, azotique, acétique, et les *alcalis*, principalement la potasse, en seconde ligne la soude et l'ammoniaque. Nous n'insisterons pas sur la genèse des accidents ; ils sont liés le plus souvent à quelque essai de suicide, plus rarement à une tentative criminelle ou à une erreur fortuite. Dans ce dernier cas, les grands accidents sont relativement rares; averti par la brûlure soudain ressentie en l'oro-pharynx, le blessé avale exceptionnellement plus d'une gorgée ou deux de liquide caustique, et les corrosions demeurent limitées aux voies digestives supérieures.

Lorsque la déglutition, volontaire ou non, a été rapide, l'ingestion du liquide abondante, les lésions s'étendent à l'œsophage et à l'estomac, parfois même au duodénum et au jejunum.

Anatomie des lésions. — Nous n'insisterons pas sur la morphologie des lésions œsophagiennes. Il n'existe du reste aucun parallélisme entre l'intensité des accidents œsophagiens et le degré des corrosions gastriques. Ce phénomène paraît évidemment dû à ce que la pénétration en quantité appréciable du liquide vulnérant dans l'estomac se produit dans les cas seulement où la traversée œsophagienne a été hâtive.

Les altérations gastriques varient avec l'intensité de l'application caustique; elles varient encore selon la date à laquelle on envisage les lésions. Lorsque l'acide ou l'alcali ont été ingérés à forte dose, les *altérations immédiates* peuvent être extrêmement profondes. Les

---

1. Les brûlures vraies sont rarissimes; nous n'en connaissons que le cas singulier rapporté par EICHHORST, in *Traité de Pathologie interne*. Un gardien de phare levant la tête pour regarder un incendie, reçut et déglutit directement du plomb en fusion.

tuniques gastriques sont parfois détruites sur toute leur épaisseur et la perforation de l'estomac suit presque immédiatement la pénétration du liquide dans sa cavité. En d'autres cas, les lésions sont moins profondes, mais la muqueuse se soulève parfois en vastes lambeaux flottants au sein d'un liquide plus ou moins brunâtre, hématique. Ces lambeaux peuvent même se détacher complètement. Quelquefois encore, la muqueuse tout entière est réduite en une sorte de pulpe, de bouillie à peine adhérente aux plans profonds; cet aspect se rencontre surtout après ingestion d'alcalis concentrés. Dans un cas personnel, chez un enfant de 12 ans ayant absorbé la valeur d'un verre à boire de potasse, nous avons trouvé l'estomac rempli d'un liquide putride, épais, dans lequel flottaient des débris pulpeux, gélatineux, reliquat de la muqueuse littéralement dissoute par le caustique.

Parfois l'action des liquides est plus restreinte; sur la muqueuse hyperémiée, violacée, se détachent des *escarres* plus ou moins étendues, molles, blanchâtres, assez superficielles si les alcalis sont en cause, plus profondes, plus sèches si l'accident est dû à quelque acide. Il est classique d'attribuer à l'acide sulfurique des escarres noirâtres, à l'acide azotique des escarres moins foncées, entourées d'une aréole jaunâtre. Dans les cas les moins accusés, enfin, il n'existe qu'une congestion intense avec œdème de la muqueuse. Il importe d'insister sur ce fait que les lésions présentent toujours un maximum appréciable au niveau du pylore, région que les liquides baignent naturellement plus et plus longtemps que toute autre.

Les lésions microscopiques nous arrêteront peu de temps. Les tissus escarrifiés se montrent anhistes; il existe une congestion violente au voisinage ainsi qu'une infiltration leucocytaire d'autant plus prononcée que la survie a été relativement plus prolongée. La nécrose peut atteindre les diverses tuniques des parois. Il n'est pas rare de trouver des culs-de-sac glandulaires plus ou moins intacts au milieu de plaques étendues de nécrose; il paraît s'agir en pareil cas d'une véritable fixation des tissus par le caustique convenablement dilué.

Les *altérations tardives* s'observent au bout de quelques jours ou de plusieurs semaines. Certaines demandent des mois pour se manifester lorsque la mort n'est pas immédiate; on voit se développer des *ulcérations* consécutives à la chute des escarres. Ces ulcérations sont fréquemment le siège d'hémorragies redoutables; elles se rencontrent de préférence au niveau du cardia, au voisinage du pylore et le long de la petite courbure. Leur structure ne présente rien de particulier; ce sont des pertes de substance plus ou moins arrondies, cupuliformes, à bords effilochés, à fond recouvert de débris sphacélés; des vaisseaux sectionnés, parfois de calibre important, se décèlent à leur niveau.

Ces ulcérations peuvent guérir. Leurs *cicatrices* constituent la plus redoutable des complications à longue échéance des brûlures de l'estomac. Le tissu scléreux tend du reste à se développer, à s'étendre sur les régions gastriques non soumises, semblait-il, à l'action immédiate de l'agent vulnérant. L'estomac est ainsi le siège d'une sorte de néoplasie fibreuse, bénigne en soi, redoutable par ses conséquences mécaniques.

Le tissu fibreux peut être localisé ou généralisé. Localisé, il peut former soit des nodules, des plaques, des anneaux de développement variable. Cette fibrose localisée se rencontre surtout au niveau du pylore: elle en détermine la sténose complète ou incomplète. L'orifice peut être totalement effacé, rigoureusement inexistant. Dans ces cas s'observe parfois une dilatation gastrique considérable: mais une telle éventualité est exceptionnelle. Le plus souvent en effet l'estomac est déformé, bridé par de nombreuses bandes scléreuses; on peut observer ainsi des bi ou des triloculations. Souvent même, la fibrose a déterminé une rétraction massive, un ratatinement global de l'estomac dont les dimensions peuvent ne point excéder celles d'un poing d'adulte.

Examiné par sa face externe, un tel estomac est blanc, parcouru de bandes nacrées; il est résistant au doigt. Sa face interne présente des régions lisses, d'un aspect nettement cicatriciel. La répartition de ces bandes scléreuses est parfois indifférente, d'autres fois assez particulière. On admettait autrefois que les liquides, pénétrant dans l'estomac, étaient rapidement dirigés vers le pylore en cheminant le long de la petite courbure. Une contraction particulière des systèmes de fibres musculaires obliques et longitudinales assurait en cette région la formation d'une sorte de chenal plus ou moins isolé de la cavité commune. On prenait texte de cette hypothèse pour expliquer la localisation éventuelle des lésions. Cette conception tomba dans une défaveur marquée; est-elle complètement déraisonnable pourtant? Nous ne pouvons nous empêcher d'en douter : sur une pièce personnelle ([1]) existe en effet une sténose presque absolue de l'œsophage sur toute sa hauteur, et une sténose pylorique subtotale. Or, du cardia au pylore court le long de la petite courbure une épaisse bande cicatricielle témoin de lésions extrêmement profondes à ce niveau. Partout ailleurs, les tuniques gastriques sont relativement peu atteintes et le sont d'autant moins en tout cas que l'on s'éloigne de la petite courbure pour se rapprocher de la convexité.

Les lésions gastriques sont assez fréquemment associées aux lésions œsophagiennes; mais cela est loin d'être une règle pour les raisons précitées. C'est ainsi que Quénu et Pillet ([2]) sur 50 observations notent 7 fois seulement la coexistence de la sténose du pylore et de l'œsophage.

---

1. Le sujet, un homme de 20 ans, avait ingéré de l'acide chlorhydrique à haute dose.
2. QUÉNU et PILLET. Des sténoses cicatricielles du pylore consécutives à l'ingestion de liquides caustiques, *Revue de Chirurgie*, Paris, 1902, 51.

Les lésions histologiques, fibrose, gastrite atrophique, gastrite subaiguë, ne présentent rien de particulier.

Symptômes. — La mort, après l'ingestion des caustiques, peut être immédiate, par œdème glottique et asphyxie foudroyante, ou rapide. Dans ce dernier cas, les lésions de l'estomac peuvent être en cause, l'issue fatale étant due à l'escarrification et l'ouverture d'un vaisseau important. Le tableau clinique est particulièrement impressionnant : état de shock prononcé, douleurs atroces (en rapport surtout avec les brûlures de l'oro-pharynx), soif vive, vomissements d'abord alimentaires si l'estomac était plein, bientôt hémorragiques, crampes des extrémités, cyanose, collapsus et mort. La terminaison fatale peut être retardée de quelques heures ou de quelques jours et survenir par hématémèse foudroyante liée à la chute d'une escarre profonde. On peut observer, dans les cas plus favorables, une série de vomissements hématiques n'entraînant point la mort; ils sont généralement accompagnés de diarrhée mélænique.

La chute des escarres, hâtive ou éloignée, peut provoquer également la mort, non plus par hémorragie mais par perforation. Celle-ci détermine à peu près fatalement une péritonite généralisée, rapidement mortelle. Cette chute des escarres doit être redoutée pendant les deux ou trois semaines qui suivent l'accident; on ne les observe guère par la suite.

D'autres accidents menacent encore le sujet qui a échappé aux complications si graves du début; c'est ainsi que l'on peut voir évoluer au bout de quelques jours une gastrite phlegmoneuse. Mais les complications vraiment fréquentes, normales pourrait-on dire, de la période tardive sont les rétrécissements liés à la fibrose cicatricielle.

Le syndrome sténosant peut être tardif (apparition de quelques semaines à quelques mois après l'ingestion du corrosif) ou très tardif (apparition plusieurs années après l'accident, Quénu et Pillet). On a pu même, en telle occurrence, hésiter à rapporter au traumatisme antérieur une sténose aussi lointaine. Il convient de noter que l'on a vu parfois évoluer une sténose œsophagienne entre l'époque de la brûlure et la date d'apparition de la sténose pylorique (Tuffier).

Cette sténose cicatricielle de l'estomac ne diffère symptomatiquement ni des biloculations gastriques ni des sténoses pyloriques en général. Elle s'accompagne fréquemment d'achylie. Nous n'insisterons ni sur l'appréciation des lésions concomitantes de l'œsophage, ni sur la détermination de la forme de l'estomac, toutes recherches que facilitent aujourd'hui les examens radioscopiques.

Traitement. — Le traitement immédiat est malheureusement assez limité, assez peu efficace. On s'efforcera de neutraliser les alcalis par des acides faibles (vinaigre, jus de citron), les acides par des solutions alcalines (magnésie calcinée). On aura soin de diluer le moins possible le contenu gastrique de façon à ne point étendre l'action du corrosif. Malheureusement, le malade est le plus souvent dans l'impossibilité d'avaler quoi que ce soit, et l'on ne peut, *a fortiori*, songer, dans la majorité des cas, à laver l'estomac.

En revanche, l'on est fréquemment amené à intervenir à une période plus ou moins éloignée de l'accident pour les complications sténosantes. L'opération de choix est la gastro-entérostomie postérieure (Tuffier) ; elle est malheureusement fréquemment impraticable par suite de la rétraction de l'estomac et de la rigidité des parois. Ce fait, joint à ce que très souvent coexiste avec les lésions gastriques une sténose œsophagienne de date en général plus ancienne, peut obliger à pratiquer une jéjunostomie à défaut de la gastrostomie impossible. Il est possible parfois de procéder ensuite au traitement du rétrécissement œsophagien. Dans quelques cas, et nous en avons vu un exemple très remarquable dans le service de A. Mathieu, les lésions peuvent s'améliorer suffisamment pour que l'on voie se rétablir ainsi au bout de quelques mois le fonctionnement normal de l'œsophage, ce qui tout naturellement amène à supprimer la bouche jéjunale ou, si la sténose pylorique a persisté, comme dans le fait en question, à la remplacer par la gastro-entérostomie.

Le *pronostic* des corrosions gastriques est des plus graves, que l'on envisage leur évolution immédiate ou leur évolution tardive. Les progrès incessants des interventions chirurgicales ont cependant beaucoup amélioré le pronostic éloigné, écartant le danger de la mort par inanition. Certains malades toutefois, surtout s'il s'agit de jeunes gens, et l'ingestion accidentelle de caustique s'observe justement chez eux avec une prédilection particulière, ne peuvent supporter la sujétion d'une bouche gastrique ou intestinale ; il est bon de les surveiller et de les encourager pour prévenir toute tentative de suicide.

F. MOUTIER.

CHAPITRE XXVII

PLAIES DE L'ESTOMAC [1]

L'étude des plaies de l'estomac occupe fort peu de place dans les Traités de Chirurgie classiques. Elles méritent cependant mieux que ces brèves mentions par un certain nombre de particularités qui les distinguent des plaies de l'intestin à l'étude desquelles elles sont généralement rattachées.

Étiologie. Anatomie pathologique. — Si l'on met à part les plaies, très rares, produites par les corps les plus divers et qui peuvent déterminer des lésions d'une extrême étendue : corne de taureau (Mitnisky) [2], avant d'une barque (Wolf) [3], etc., les plaies de l'estomac sont produites dans la presque totalité des cas, soit par une *arme blanche, piquante ou tranchante*, soit par *une arme à feu*, et dans chacun de ces cas il peut s'agir *d'armes civiles* ou *d'armes de guerre*.

On est généralement en présence de tentatives de meurtre ou de suicide, et dans cette dernière circonstance, les conditions réalisées sont assez particulières pour déterminer, dans une certaine mesure, la direction de la balle, car presque toujours il s'agit alors de plaies par armes à feu.

Un des caractères les plus importants des plaies de l'estomac, est la *coexistence très fréquente de blessures des organes voisins* : la situation même de l'estomac, ses rapports, en donnent l'explication ; l'étude de la projection de l'organe sur la paroi thoraco-abdominale permet de déterminer ce que l'on a appelé *l'aire de vulnérabilité gastrique*, c'est-à-dire la zone thoraco-abdominale au niveau de laquelle une balle ou une arme blanche agissant perpendiculairement à la surface du corps, iront intéresser l'estomac si elles pénètrent suffisamment loin.

Une très grande partie de l'estomac, située sous la coupole diaphragmatique, est *au-dessus du rebord inférieur du thorax*. Si nous rappelons que la partie la plus haute de l'estomac se projette en avant

---

1. Consulter pour la bibliographie de cette question : E. FORGUE et E. JEAN, BRAI, Des plaies de l'estomac par armes à feu, *Rev. de Chir.*, 10 septembre 1903, nº 9. — A. DELFOURD, Les plaies de l'estomac, *Thèse de Nancy*, 1910.

2. MITNISKY, Un cas de plaie abdominale par corne de taureau avec hernie de l'estomac. Guérison, *Revue médicale de la Suisse romande*, 1909, p. 216.

3. WOLF. Ueber Zwerchfellverletzungen und ihre operative Behandlung, *Deut. Zeitschrift f. Chir.* 1910, t. CIV, p. 169.

au niveau du 5ᵉ espace intercostal (ligne mamelonnaire), en arrière, au niveau du 8ᵉ espace (ligne scapulaire), on comprend que toute plaie pénétrante atteignant le thorax au-dessous de ces limites et perpendiculairement, ira blesser l'estomac et pour cela devra traverser : le *diaphragme* soit au niveau de ses insertions, soit plus haut le *sinus costo-diaphragmatique*; le *cul-de-sac pleural* si la plaie est suffisamment haut placée; et même le bord *inférieur du poumon*, ce qui est beaucoup plus rare étant donnée la situation élevée de ce dernier (¹).

Ainsi donc voici une première variété très importante de blessures de l'estomac *consécutives à une plaie thoracique.*

D'autre part, l'estomac n'est directement en rapport avec la *paroi abdominale* que par une très petite partie de sa face antérieure, le triangle de Labbé : nous savons la variabilité de ce rapport, variable avec les individus, et avec l'état physiologique du viscère (vacuité ou plénitude, estomac au travail ou au repos....) et si nous considérons que cette face antérieure est recouverte à droite par le foie; que le côlon transverse, très volumineux, immédiatement derrière la paroi, apparaît parfois immédiatement sous le rebord costal, l'estomac étant alors presque entièrement intra-thoracique, on voit combien ces dispositions sont favorables à une *blessure concomitante du foie, du côlon et de ses ligaments.*

En arrière, la *face postérieure* de l'estomac est entièrement cachée par de très nombreux organes : le diaphragme et le cul-de-sac pleural qui atteint la 12ᵉ côte, la rate à gauche, le rein gauche et sa capsule surrénale, le pancréas disposé transversalement et tout à fait en bas le côlon transverse et son méso : tous rapports qui montrent qu'une balle ou un coup de couteau atteignant la paroi thoracique postérieure ou la région lombaire dans la zone de projection gastrique intéressera nécessairement l'un des organes précités.

Toutefois une différence est à établir à cet égard entre les plaies par *armes blanches* et les plaies par *balles* : les premières sont toujours plus localisées, le traumatisme s'épuisant vite : c'est à elles qu'appartiennent le plus grand nombre de plaies gastriques isolées, sans blessure des organes voisins; les secondes au contraire sont celles qui s'accompagnent des lésions complexes et multiples de ces organes, sans parler ici des faits spéciaux de plaies par armes de guerre où la vitesse de la balle et la position particulière du blessé (homme couché....) expliquent la possibilité de très longs trajets du projectile, qui peut blesser des organes nombreux, très éloignés de l'estomac, créant des délabrements considérables.

1. **Lésions de l'estomac.** — *a*) Les plaies par *arme blanche* peuvent être produites par des instruments piquants ou tranchants. Des premiers, la baïonnette Lebel est celui dont les blessures sont le plus

1. Voir au chap. : Anatomie le trajet du cul-de-sac pleural, et du bord inférieur du poumon.

souvent observées : la plaie qu'elle détermine est circulaire à bords légèrement contus revenant sur eux-mêmes dès que l'arme est retirée. Si elle reste en place ses rainures constituent de véritables gouttières favorisant l'écoulement du contenu gastrique.

Les plaies par instruments tranchants, les coups de couteau, siègent le plus souvent au niveau de la grosse tubérosité ; la blessure est généralement unique et la paroi postérieure de l'estomac n'est atteinte que dans un dixième des cas (A. Delfourd) ([1]). La violence du coup, sa direction, la forme et la longueur de l'arme, déterminent la direction et l'étendue de la plaie qui mesurait dans un cas de Küttner ([2] 9 centimètres, ce qui est tout à fait exceptionnel. Les bords sont nets, plus ou moins écartés, et la muqueuse fait le plus souvent hernie.

Il est rare que l'estomac ne soit pas ouvert et que la plaie n'intéresse qu'une partie des tuniques du viscère.

Il est aisé de comprendre que dans ces plaies par arme blanche la paroi thoraco-abdominale est atteinte au niveau de la zone de projection de l'estomac ou à son voisinage, et sur 90 cas de plaies par arme blanche la plaie siégeait 27 fois au niveau du thorax (7e, 8e, 9e espaces) ; et 65 fois à l'abdomen (Delfourd).

b) Il n'en est pas de même des plaies par *armes à feu* : l'orifice de pénétration au niveau de la paroi peut siéger très loin de l'estomac. Le plus souvent il s'agit de tentatives de suicide : le blessé, ayant voulu atteindre le cœur, l'orifice d'entrée de la balle siège sur le thorax à gauche. Sinon on le trouve généralement à la partie supérieure de l'abdomen, au milieu, à gauche, parfois à droite. Très rarement la plaie siège au niveau du dos.

On peut observer sur l'estomac des lésions variables :

La *perforation* ; c'est la lésion la plus fréquente : la plaie est une perte de substance, à bords contus, déchiquetés ; elle est arrondie ou ovalaire suivant la direction du projectile : son volume dépend de celui de la balle qui, si elle est petite (6 millimètres), peut faire un orifice très difficile à découvrir ; souvent, si la plaie est assez grande, la muqueuse fait ectropion, mais ne constitue à peu près jamais ce bouchon occlusif dont on a tant parlé.

Presque toujours l'estomac est traversé de part en part : l'orifice de sortie peut être immédiatement en face de celui d'entrée, ou très éloigné de lui ; les 2 orifices peuvent être absolument en contact quand le projectile a atteint l'estomac au voisinage immédiat d'un de ses bords ; et dans certaines plaies en séton ils peuvent, tous deux, se trouver sur la paroi antérieure. Toutefois, on peut ne trouver qu'une seule perforation : dans ces cas, rares (15 fois sur 112 obs., Forgue et Jeanbrau), ou bien la balle est restée dans l'estomac et

1. A. Delfourd, Les plaies de l'estomac, *Thèse de Nancy*, 1910.
2. Küttner, Durch naht geheilte Stich verletzung des Pankreas, *Beitrage zur Klinischen Chir.*, 1902, p. 244.

est passée dans l'œsophage (1 cas. Puhl) [1], est évacuée dans une selle, ou sort en perforant une autre partie du tube digestif (le duodénum, Bernays) [2]; enfin la perforation de la paroi postérieure peut ne pas être trouvée parce qu'elle siège au niveau de sa partie haute, près du cardia, là où le viscère adhère à la paroi abdominale.

L'*éraflure* est une blessure superficielle n'intéressant pas toute l'épaisseur de la paroi gastrique, et déterminée par une balle atteignant tangentiellement l'estomac. C'est une lésion rare : 4 cas sur 112 observations (Forgue et Jeanbrau).

La *contusion* est causée par une balle atteignant l'estomac, sans posséder assez de force pour le perforer : le malade de (Guinard) [3], chez lequel on ne trouva aucune lésion à l'opération mourut cependant : la balle était libre dans le péritoine, mais au niveau du pylore on trouva une ulcération de la dimension d'une pièce d'un franc, source de l'hémorragie qui avait emporté le malade. La contution s'était produite différemment dans le cas d'Auvray [4] : la balle avait perforé la paroi antérieure, était tombée dans l'estomac, mais avait déterminé sur la paroi postérieure une plaie de la muqueuse longue de plusieurs centimètres.

Ainsi donc ces contusions par balles animées d'une faible force de pénétration peuvent provoquer dans les premières heures des hémorragies mortelles, et des « ulcérations traumatiques » capables d'entraîner la mort soit par hémorragie, soit à la suite d'une perforation résultant de l'action du suc gastrique sur une zone contuse [5].

c) Une plaie gastrique isolée et abandonnée à elle-même conduit le plus souvent le blessé à la mort. Celle-ci est sous la dépendance de l'*hémorragie*, qui est d'autant plus abondante que la plaie est plus voisine des courbures et siège près des pédicules vasculaires qu'elle peut intéresser et de l'*infection péritonéale ou pleurale* provoquée par l'issue du contenu gastrique : la moindre toxicité, très réelle, de celui-ci comparée à celle du contenu intestinal, est cependant loin d'avoir l'importance que lui attribuait Verneuil, et l'ectropion, le bouchon muqueux auquel certains ont fait jouer un rôle si important, non seulement n'empêche pas l'issue du contenu gastrique, mais étant lui-même infecté, contribue à porter l'infection dans le péritoine ; et si la plaie est assez étendue cet ectropion formerait

1. PUHL. In FORGUE et JEANBRAU, *Loc. cit.*, p. 854. *Obs.* 19.
2. BERNAYS. In FORGUE et JEANBRAU, *Loc. cit.* p. 822. *Obs.* 2, 3.
3. GUINARD, *Traité de Chirurgie*, LE DENTU et P. DELBET. Article : Plaies de l'abdomen.
4. AUVRAY, Plaies pénétrantes de l'espace de Traube. Plaies de l'estomac. *XIII° Congrès français de Chirurgie*, Paris, 1899, p. 541.
5. Les balles des fusils de guerre déterminent des lésions comparables à celles que nous venons de décrire, au delà de 500 mètres ; à moins de 500 mètres et si l'estomac est plein les dégâts sont beaucoup plus considérables, parce qu'il se produit des éclatements, des fissurations, non seulement au niveau de l'estomac, mais même au niveau des organes voisins (DELORME, RENNER, BOPPE).

même un véritable « entonnoir muqueux » aidant à l'évacuation du contenu gastrique (Estor). Cette évacuation dans le péritoine ne dépend d'ailleurs nullement du siège de la perforation gastrique, elle se produit aussi bien dans le cas d'une plaie haut située que dans celui d'une plaie de la grande courbure ; il est évident en revanche qu'il est favorisé par une vaste perte de substance.

Il existe cependant des cas indiscutables de guérison par cicatrisation spontanée. Celle-ci est favorisée par les conditions suivantes : estomac à l'état de *vacuité, plaie petite, plaie oblique.*

Enfin la guérison peut être obtenue au prix d'une *fistule gastro-cutanée* ; celles-ci sont rares aujourd'hui : les vastes plaies créées par les armes d'autrefois les favorisaient davantage ; car c'est là une des conditions premières de l'établissement d'une semblable fistule ; il faut, en outre, que l'estomac soit dilaté et que sa blessure siège en une zone au contact de la paroi abdominale.

On connaît quelques cas de fistules secondaires, apparues plus ou moins tardivement après le traumatisme ou après l'intervention (Mosetig-Moorhof [1], Savariaud [2], Fontoynont [3]).

II. Lésions des organes voisins [4]. — Nous avons déjà dit combien étaient fréquentes les lésions des organes voisins : elles le sont moins dans les plaies par instruments tranchants : 55 fois sur 76 cas (dans 15 cas il ne s'agissait, il est vrai, que d'une hernie de l'épiploon). En revanche, dans la statistique de Forgue et Jeanbrau (plaies par armes à feu), sur 125 observations 52 fois seulement l'estomac était seul blessé.

Voici, brièvement exposées les diverses blessures des organes voisins que l'on peut observer :

a) **Organes abdominaux**. — *Vaisseaux de l'estomac.* — Coronaire, pylorique, gastro-épiploïques), 4 cas par armes à feu (Forgue et Jeanbrau, Gottstein). 4 cas par coups de couteau.

Intestin et épiploon. — La hernie de l'épiploon ne se voit que dans les plaies par armes blanches ; dans trois observations seulement par coups de couteau le côlon transverse fut blessé. Les plaies de l'intestin sont beaucoup plus fréquentes dans les plaies par armes à feu (1/6 de cas) et siégeait le plus souvent sur le jejunum.

Le *foie* est l'organe le plus fréquemment blessé ; il l'est presque toujours au niveau de son lobe gauche (1/3 des cas des plaies de l'estomac par armes à feu). Il peut s'agir soit de véritables perforations, soit de simples éraflures : elles sont l'origine d'hémorragies qui peuvent être mortelles.

1. Mosetig-Moorhof, In Forgue et Jeanbrau, p. 854, *Obs.* 17.
2. Savariaud. *Congrès de Chir.*, Paris, 1906, p. 156.
3. Fontoynont. Plaie perforante de l'abdomen, hernie du pancréas, blessure de l'estomac. *Archives prov. de Chir.* 1902. T. II, p. 539.
4. Les chiffres que nous donnons ici sans indications, sont tirés de la Thèse de Delfourd et du travail de Forgue et Jeanbrau.

La *rate* est fréquemment atteinte dans les plaies de la grosse tubérosité et il s'agit toujours de plaies par balle, ayant pénétré généralement par le thorax : simple sillon, perforation, éclatement, tels sont les trois degrés des lésions qu'on peut observer et qui ont la même gravité que les blessures du foie.

Le *pancréas* ne fut blessé que dans 11 cas, dans les faits réunis par Forgue et Jeanbrau, 8 cas dans la statistique de Delfourd. Il peut résulter de cette blessure une pancréatite aiguë (Rixey ([1]), Kindt([2]). Fontoynont ([3]) a observé à la suite d'un coup de couteau au creux épigastrique une hernie du pancréas.

On peut voir, mais il s'agit là de lésions rares, des blessures des *vaisseaux spléniques*, *mésentériques*, de *l'aorte* et *de la veine cave*.

Le *rein gauche* est assez souvent atteint : le plus souvent il s'agit d'une perforation ou de simples éraflures; rarement d'éclatement. Ces blessures déterminent la formation d'un hématome sous-péritonéal.

Bernays a observé une blessure de la *veine rénale* par balle de revolver.

La *colonne vertébrale* peut être atteinte et cette blessure se traduire d'emblée par des paralysies (Braun ([4]); dans le cas de Nimier ([5]), les accidents médullaires n'apparurent que cinq semaines après la blessure.

b) **Diaphragme et organes thoraciques.** — Nous connaissons la fréquence des plaies du *diaphragme* (la moitié des cas environ) et de la *plèvre*. La plaie diaphragmatique est ronde, à peine, dans certains cas, légèrement oblique, lorsqu'il s'agit de plaies par balle et le pneumothorax y est rare.

Il en est autrement lorsqu'il s'agit d'un coup de couteau : on peut alors observer des perforations du diaphragme mesurant jusqu'à 7 centimètres; c'est dans ces conditions que se produit une des complications les plus intéressantes des plaies de l'estomac : la *hernie de l'estomac* dans la plèvre : elle est rendue possible grâce à la différence entre la pression abdominale et la pression thoracique. L'estomac est aspiré, même distendu, avec une étonnante facilité, dans le thorax et souvent, avec lui, l'épiploon et le côlon transverse. Lorsque la plaie gastrique se trouve sur cette partie herniée, ce qui est le cas le plus fréquent, le contenu de l'estomac est déversé dans la plèvre qu'il infecte. Dans quelques cas rares de plaies haut placées, avec blessure du diaphragme on a pu constater la présence du contenu gastrique dans la cavité pleurale, sans qu'il y ait hernie de l'estomac.

---

1. Rixey, La blessure du président Mac Kinley. *Rev. de Gynécologie et de Chirurgie abdominale*, Sept.-oct. 1901, p. 870.

2. Kindt, *Congrès francais de Chirurgie*, Paris, 1905.

3. Fontoynont, *Loc. cit.*

4. Braun, Uber penetrierende verletzungen der Magen-Darmtractus, *Berliner Klin. Wochenschrift*, 1908, p. 02.

5. Nimier, Des blessures par la lance, *Archiv. de Med. et de Pharm. militaires*, 1899, p. 68.

Les blessures du *poumon gauche* tout à fait exceptionnelles en cas de plaies par armes blanches, sont encore très rares lorsqu'il s'agit d'armes à feu : Forgue et Jeanbrau n'en citent que 8 cas auxquels Delfourd en a ajouté 10 : elles n'intéressent le plus souvent que le bord même du poumon et ne s'accompagnent généralement pas d'hémorragie grave; il faut d'ailleurs noter que l'*hémothorax* peut reconnaître d'autres causes : hémorragie de la rate ou du foie s'épanchant dans la plèvre à travers une plaie du diaphragme, simple blessure d'une intercostale.

Le *pneumothorax* est également très peu fréquent : exceptionnel même quand il s'agit de plaies par armes à feu, on ne l'observe, — très rarement d'ailleurs, — que lors de vastes plaies par armes blanches.

Les plaies du *cœur* et du *péricarde* sont exceptionnelles.

III. **Corps étrangers**. — Les corps étrangers dans les plaies par armes à feu sont constitués par la balle et les fragments de vêtements qu'elle peut entraîner. Il est inutile d'insister sur le sort très variable de la balle : celle d'un fusil de guerre traverse généralement le corps de part en part. Il n'en n'est pas de même lorsqu'il s'agit d'armes civiles : la balle peut, après avoir causé la lésion gastrique, aller se loger sous la peau, ou pénétrer et se fixer dans une autre viscère : foie, rate, etc., ou dans une masse musculaire; enfin on peut la trouver dans le péritoine ou dans la cavité gastrique. Le projectile, ainsi abandonné dans un organe, peut y porter l'infection, infection généralement localisée, ou s'entourer d'adhérences, être plus ou moins longtemps toléré et s'éliminer plus ou moins tardivement par l'ouverture d'un abcès. D'ailleurs la balle est par elle-même peu septique : on admet qu'elle s'infecte en traversant les vêtements du blessé, et ce sont les particules de ceux-ci entraînées avec elle qui, le plus souvent, provoquent des accidents infectieux. Cette pénétration des débris d'étoffe s'observe d'autant mieux que la balle a une force de pénétration moindre : c'est dire qu'elle était plus fréquente avec les anciennes armes et qu'elle est exceptionnelle avec les armes de guerre actuelles.

Signes. Diagnostic. — La symptomatologie des plaies de l'estomac se rapproche beaucoup de celle des plaies de l'intestin; et leur diagnostic, au début, en présente toutes les difficultés.

Au moment de l'accident peuvent se manifester à un degré variable des signes de *shock*, communs à tous les traumatismes : angoisse, pâleur, hypothermie, petitesse et ralentissement du pouls ; ils sont loin d'être constants : dans certains cas ils sont absents, et le blessé, grièvement atteint, a pu se rendre à pied, seul, à l'hôpital. Ajoutons que cet état de shock n'a dans les premières heures, comme dans les autres traumatismes, *aucune importance diagnostique*.

Les *signes fonctionnels* du début, sauf en cas d'hémorragie foudroyante, immédiate, se réduisent à peu de choses : la *douleur*, dans la région épigastrique, est minime, parfois elle présente des irradiations dans le dos; les *vomissements* sont inconstants, d'abord alimentaires, si l'estomac est plein; ils peuvent être suivis d'*hématémèse*, signe de la plus grande valeur diagnostique, mais qu'on n'observe que dans quelques cas.

Par la suite, et avec une rapidité plus ou moins grande, suivant la gravité de la blessure, le nombre des plaies, la multiplicité des organes atteints, des signes vont apparaître, de plus en plus nets, qui traduiront : l'*hémorragie* et l'*infection*.

L'*hémorragie* : s'il s'agit d'une blessure étendue du foie ou de la rate, ou d'un gros vaisseau de l'estomac, elle se traduit par le tableau de l'anémie suraiguë capable d'emporter le malade en quelques heures; sinon les signes s'installent plus lentement, ou plus tardivement si l'hémorragie est consécutive à la chute d'une escarre, ce qui est rare; enfin une hémorragie suffisamment abondante et se faisant dans l'estomac provoque généralement une hématémèse.

L'*infection* : le plus souvent il s'agira d'infection péritonéale : *péritonite septique diffuse*, *péritonite purulente* généralisée, se manifestant, dans la moyenne, à la fin du 2e jour; *abcès sous-phrénique* très rarement (6 sur 251 abcès pour Piquant [1]); dans ce dernier cas la collection se fait dans l'hypocondre gauche dans les huit ou dix jours qui suivent l'accident.

Moins souvent il s'agit d'une *infection pleurale* qui généralement est provoquée par le contenu gastrique déversé dans la plèvre; dans quelques cas plus rares la balle ou l'arme blanche ont suffi, en traversant la plèvre, à l'infecter.

L'*examen physique* du blessé, dans les premières heures qui suivent l'accident fournit un certain nombre de signes qui malheureusement sont inconstants, souvent imprécis, et surtout tardifs, ne faisant alors que traduire le début de la péritonite.

. L'aspect de la plaie n'apporte d'éléments importants au diagnostic que lorsqu'il y a hernie d'un viscère : côlon, épiploon, estomac, ou quand elle donne issue à du suc gastrique. Ce sont là des circonstances très rares, mais elles donnent la certitude du caractère pénétrant de la plaie.

Il est également très rare de constater un léger degré de *ballonnement* avant la cinquième ou sixième heure; il est alors localisé à l'épigastre; la *percussion* à ce niveau révèle un son tympanique qui peut s'étendre au niveau du foie; signe inconstant mais dont on doit tenir compte s'il est net. La *douleur* que peut faire naître la palpation est sous la dépendance de la péritonite et doit donc être considérée comme relativement tardive; la *contracture musculaire de la paroi* a en revanche la très grande valeur qu'elle a dans tous les trauma-

---

1. Piquant, Les abcès sous-phréniques, *Rev. Chir.*, 1909, t. XXXIX, p. 977.

tismes de l'abdomen ; c'est un des *signes les plus précoces* de la perforation, il doit être recherché avec grand soin ; dans les cas assez rares cette contracture se développe rapidement, et en quelques heures on a sous la main « le ventre de bois ». Mais encore faut-il bien savoir que ce signe lui-même peut faire complètement défaut dans les premières heures.

S'il se produit dans l'abdomen une hémorragie suffisante, la percussion pourra mettre en évidence dans les régions déclives une zone de matité, et par la suite on pourra découvrir tous les signes physiques de la péritonite : ces signes n'ont rien de spéciaux lorsqu'il s'agit en particulier de plaie de l'estomac. Ils sont tardifs, assurent évidemment le diagnostic, mais à une période où tout espoir de succès chirurgical doit être abandonné.

Diagnostic. — C'est assez dire que nous retrouvons les mêmes difficultés pour établir le diagnostic précoce des plaies de l'estomac que lorsqu'il s'agit des plaies de l'intestin, car la question n'est pas de faire un diagnostic tardif quand une hémorragie a déjà considérablement affaibli le malade, ou surtout quand se sont développés tous les signes de péritonite : le diagnostic est alors certain, du moins quant à la pénétration de la blessure, et le siège de la plaie fait présumer que l'estomac est atteint. *Mais attendre ce moment pour intervenir c'est assurer un échec.*

En fait il n'y a que deux signes de certitude d'une plaie de l'estomac : *l'issue du contenu gastrique par la plaie* et *l'hématémèse* ; mais ces signes sont très rares, le premier surtout, qui à l'heure actuelle est exceptionnel ; et l'un et l'autre peuvent être tardifs. Par conséquent on ne saurait compter sur eux.

La hernie, par la plaie d'un viscère, épiploon, côlon, estomac, affirme la pénétration de la plaie, et pour un chirurgien se refusant à opérer dans le doute, c'est là une circonstance favorable, puisqu'elle force la main et impose l'intervention immédiate, même, bien entendu, si les organes herniés sont parfaitement sains.

Mais en dehors de ces signes, on ne peut, dans les toutes premières heures, que tirer des présomptions de la constatation d'un léger *degré de ballonnement* épigastrique et surtout d'un début de *contracture de la paroi* qui est certainement le signe que l'on doit rechercher avec le plus de soin et auquel il convient d'attacher la plus grande importance.

Mais plus particulièrement on devra toujours penser que l'estomac est en cause lorsque la plaie d'entrée du projectile ou de la lame, siégera à l'abdomen, dans la région épigastrique, et au thorax au-dessous de la 5ᵉ côte en avant, de la 8ᵉ en arrière.

Il sera toujours bon de se renseigner sur la longueur de l'arme, son degré de pénétration, sa direction ; de rechercher un orifice de sortie de la balle ; on n'oubliera pas que s'il s'agit d'un projectile ayant une certaine force l'orifice d'entrée peut être fort éloigné de l'estomac ; et si l'on découvre la balle sous la peau, il faudra bien se garder de conclure qu'elle a glissé le long d'une côte et affirmer que la blessure n'est pas pénétrante : l'estomac a pu aussi bien être traversé de part en part ou avoir été atteint tangentiellement.

Toutes ces recherches pourront renforcer les présomptions : *aucune ne donne de certitude*, et l'on ne doit pas la leur demander.

A plus forte raison est-il tout à fait illusoire, surtout quand il s'agit de plaies par balles, d'espérer diagnostiquer si les organes voisins sont atteints ou non et à quel degré : rien ne nous permet ce diagnostic. *Seule l'intervention immédiate, l'opération exploratrice assure le diagnostic complet dans les premières heures.*

Traitement. — Personne ne discute plus à l'heure présente la *nécessité* et l'*urgence* d'un traitement chirurgical des plaies de l'estomac ; le débat entre les « abstentionnistes » et les « interventionnistes » n'a plus qu'un pur intérêt historique, aussi bien lorsqu'il s'agit des plaies de l'estomac que lorsqu'il est question des plaies de l'intestin [1].

Il n'est pas douteux que certaines plaies de l'estomac peuvent guérir seules et que cette évolution heureuse est plus fréquente qu'en cas de plaies de l'intestin : la plus grande épaisseur de la paroi gastrique, la moindre toxicité du contenu en donnent l'explication et nous savons les conditions qui favorisent cette guérison spontanée : petitesse de la plaie, obliquité du trajet, vacuité de l'estomac.

Mais on n'en saurait, à aucun degré, ériger l'abstention comme une règle thérapeutique même dans les cas qui, au début, semblent le plus favorables.

Il suffit d'examiner quelques statistiques pour se rendre compte de la gravité des plaies de l'estomac abandonnées à elles-mêmes : on ne peut plus apprécier cette gravité d'après d'anciennes statistiques comme celle d'Otis basée sur les plaies de l'estomac observées pendant la guerre de l'Indépendance américaine : sur 460 plaies de l'estomac 1 seule guérissait spontanément ! Mais il s'agissait là de plaies par

---

1. Nous n'envisageons ici que les plaies de l'estomac dans la pratique civile. La question est toute différente si l'on parle des plaies de guerre : dans certains cas les délabrements sont tels que la mort survient avant que toute tentative thérapeutique soit possible ; dans les autres cas on doit considérer qu'il s'écoule souvent un temps très long entre le moment où le combattant est blessé et celui où il est vu par un chirurgien ; que les conditions opératoires dans lesquelles celui-ci se trouve sont toujours déplorables et lui interdisent toute intervention qui, pour réussir, doit être pratiquée très tôt après la blessure et dans des conditions d'asepsie parfaite. En fait, tous les chirurgiens militaires qui ont étudié la question repoussent l'intervention et concluent à l'abstention : les résultats désastreux des laparotomies pratiquées dans ces conditions dans les guerres anglo-boer et russo-japonaise confirment cette manière de voir. L'opération ne doit être pratiquée qu'en cas d'extrême nécessité : hernie d'un viscère à travers la plaie, hémorragie. Dans les autres cas le traitement doit se réduire à immobiliser le malade aussi rigoureusement que possible, et à le laisser à jeun dans les premiers jours.

armes déjà anciennes créant de très larges blessures, et de plaies de guerre : deux conditions particulièrement défavorables à leur guérison spontanée, Forgue et Jeanbrau donnent les chiffres suivants :

Mortalité des coups de feu de l'estomac sans coexistence de lésions viscérales, traités par l'expectation : 46 pour 100; par la laparatomie 42 pour 100.

Mortalité des coups de feu de l'estomac avec coexistence de lésions viscérales traités par l'expectation : 95 pour 100; par la laparotomie, 68 pour 100.

La gravité des plaies de l'estomac abandonnées à elles-mêmes est donc évidente. Mais à lire les chiffres on est frappé de la mortalité très élevée après l'intervention.

Les chiffres que donnent Delfourd, ne sont guère meilleurs : 59 décès sur 96 opérations.

Ces chiffres sont trompeurs. Comme dans la plupart des statistiques, celles-ci renferment des faits très divers; il est absolument irrationnel de classer ensemble des interventions tardives, pratiquées dans les plus mauvaises conditions, et des interventions faites dans les premières heures avant tout signe de péritonite.

Lorsqu'on limite la statistique à ces derniers cas la mortalité s'abaisse : 12 décès sur 45 observations (Delfourd) et sur ces 12 décès 5 fois seulement il s'agissait d'une plaie de l'estomac isolé et déjà le contenu gastrique était dans le péritoine. Sur les 9 autres cas il est intéressant de noter que dans deux cas les perforations furent méconnues au cours de l'opération; chez un malade la balle avait atteint la moelle; et les six derniers présentèrent de l'infection pleurale, un hémothorax, des plaies de l'intestin; un seul mourut d'une péritonite consécutive à la perforation gastrique.

La mortalité s'atténue encore si l'on considère des cas opérés plus précocement : 27 décès sur 55 cas, et au contraire s'élève s'il s'agit d'opérations après la sixième heure : 25 morts sur 44 opérés.

Les mêmes constatations peuvent être faites s'il s'agit de plaies par armes blanches : celles-ci d'ailleurs, étant donnée la plus grande rareté des lésions des organes voisins, sont moins graves.

L'opération pratiquée sur 68 blessés donne 18 morts; l'expectation dans 18 cas a donné 7 décès (Delfourd). Et si, comme pour les armes à feu, nous ne prenons que les cas opérés dans les 6 premières heures, nous ne trouvons que 5 morts sur 15 interventions : de ces 5 morts, dans un cas, il existait une blessure de la veine rénale, dans l'autre se développa une pleurésie purulente consécutive à l'issue dans la plèvre du contenu gastrique; dans un cas seulement la mort fut causée par une péritonite due à la perforation.

Toute plaie de l'estomac doit donc être opérée; l'intervention doit être aussi précoce que possible; on ne doit jamais attendre pour la pratiquer les signes d'hémorragie ou de péritonite; en présence d'une plaie thoraco-abdominale il ne faut jamais rester dans le doute et attendre l'apparition de signes de certitude : l'opération exploratrice doit être pratiquée d'emblée.

Lorsque le blessé est vu tardivement et présente des signes de péritonite, l'intervention s'impose encore : les résultats en seront désastreux, mais c'est la *seule chance de guérison.*

L'abstention ne peut être admise que dans un cas : lorsque le chirurgien ne voit le blessé que 2 ou 3 jours après l'accident et qu'il n'existe aucun signe d'hémorragie ou d'infection : il est vraisemblable, dans ces conditions, que la guérison s'effectuera spontanément et que probablement d'ailleurs il ne s'agit pas d'une plaie de l'estomac.

Procédés opératoires. — L'opération se propose : de *suturer les plaies de l'estomac,* suture habituelle en deux plans, avec ou sans avivement préalable de ses bords suivant les cas ; de *s'assurer de l'état des organes voisins :* nous savons combien fréquemment ils sont atteints, et combien leur blessure aggrave le pronostic, il s'agit généralement de l'intestin, du foie, de la rate, du diaphragme ; enfin *d'assurer un bon drainage de la région de la plaie,* qui généralement est infectée, après en avoir fait la toilette minutieuse, qu'il s'agisse du péritoine ou de la plèvre.

Ce que nous avons déjà dit des voies d'abord de l'estomac nous permettra d'être bref sur cette question. Cependant quelques points demandent à être discutés.

Plaies abdominales. — *Faut-il agrandir la plaie de la paroi?* s'assurer de la sorte qu'elle est pénétrante ou non, et tenter, dans le premier cas, de traiter par cette incision la lésion gastrique. Cette manière de faire peut être défendue lorsqu'il s'agit d'une plaie par armes blanches qui assez souvent ne s'accompagne pas de blessures des organes voisins et ne nécessite pas une exploration aussi étendue qu'en cas de plaies par armes à feu. La plupart des auteurs y ont eu recours. C'est un bon procédé quand il s'agit de blessures du flanc gauche : l'incision le long du rebord costal donne un bon accès sur l'hypocondre et la région sous-phrénique.

Il n'en est plus du tout de même quand on est en face d'une plaie de l'estomac par *arme à feu :* les délabrements peuvent être très grands, les blessures multiples, *tout l'estomac doit être exploré ainsi que les organes voisins.* C'est là une première raison pour choisir systématiquement l'incision permettant le plus large accès sur l'estomac. D'autre part, l'agrandissement de la plaie pariétale est trompeuse : Michaux (¹) se guidant sur une traînée de poudre ne put découvrir l'orifice de pénétration et ne fit pas la laparotomie : le malade mourut ; on trouva 2 escarres sur l'estomac, 2 perforations du côlon, une plaie du pancréas.

<hr>

1. MICHAUX, *Bulletins et Mémoires de la Société de Chirurgie* de Paris, 1900, p. 277

Il faut donc avoir recours d'emblée à la *laparotomie médiane* aussi étendue que nécessaire : le plus souvent celle-ci suffira. Mais si un estomac petit et peu abaissable, un thorax long, rendent difficile la suture d'une plaie haut située, on ne devra jamais hésiter à se mettre à l'aise et à réséquer le *rebord thoracique* ou à le *mobiliser* (V. le chapitre : Voies d'abord).

L'*exploration de la face antérieure de l'estomac* est aisée : elle doit être cependant minutieuse ; on se souviendra qu'une plaie petite, dont les bords sont revenus sur eux-mêmes, peut passer inaperçue ; méconnaître une semblable plaie est une faute grave : cette petite plaie méconnue et non traitée entraînera la mort.

L'*exploration de la face postérieure est plus difficile* : elle doit se faire à travers une brèche du ligament gastro-colique : celui-ci sera effondré dans une zone avasculaire et, par là, la paroi postérieure de l'estomac attirée et explorée : si l'orifice de sortie de la balle est découvert, il sera suturé et la brèche du ligament gastro-colique fermée. Mais s'il n'en est pas ainsi, soit parce que la paroi postérieure se laisse mal attirer, soit parce que l'orifice de sortie siège trop haut, il ne faut pas hésiter à inciser le ligament gastro-colique sur toute son étendue, liant, chemin faisant, tous les vaisseaux qui s'y trouvent : on obtient de la sorte le plus large accès sur la face postérieure de l'estomac. On terminera en reconstituant l'épiploon gastro-colique.

Toutes ces manœuvres sur la face postérieure de l'estomac seront impossibles et ne devront pas être tentées s'il existe des adhérences fixant l'estomac au plan profond.

Que faut-il faire lorsqu'on ne trouve pas l'orifice de sortie de la balle? La balle peut être restée dans l'estomac n'ayant pas eu assez de force pour perforer la paroi postérieure ; mais elle a peut-être créé une blessure de la muqueuse qui sera l'origine d'une hémorragie mortelle.

Faut-il dans des cas semblables ouvrir systématiquement l'estomac, chercher la zone blessée et la suturer par les points prenant la muqueuse? Le nombre de ces cas est trop restreint pour qu'on puisse ériger cette exploration en une règle absolue. Mais elle nous semble s'imposer dans deux cas : quand le malade présente des signes d'hémorragie manifeste, ou quand l'examen de l'estomac par sa face externe montre une zone de *contusions*, d'ecchymoses. Cet aspect contus n'apparaît malheureusement pas dans les premières heures qui suivent l'accident ; lorsqu'il existe il indique le siège de la lésion et rend l'exploration intra-gastrique plus rapide.

Les mêmes remarques s'appliquent lorsque après laparotomie et certitude que la plaie est pénétrante, on ne découvre aucune blessure de la face antérieure de l'estomac et qu'on est en droit de penser à une contusion de celle-ci.

Plaies thoraco-abdominales. — Toute plaie, et particulièrement toute plaie par balle, siégeant dans la partie basse du thorax, et dans l'espace de Traube spécialement, doit faire penser à la possibilité d'une blessure de l'estomac. Par où convient-il d'intervenir? par la laparatomie ou par le thorax? Nous croyons la réponse facile.

S'il s'agit d'une plaie *par balle* il faut passer par l'abdomen et faire une *laparotomie médiane* : la nécessité d'une exploration étendue impose cette voie, et d'autre part la plaie du diaphragme est presque toujours petite et peut être abandonnée à elle-même.

Il n'en est plus de même s'il s'agit d'une plaie par *coup de couteau*: dans ces cas une lésion étendue du diaphragme peut exister et elle devra toujours être suturée; à travers cette plaie diaphragmatique, plus ou moins agrandie, l'accès de la blessure gastrique sera presque toujours possible; enfin c'est dans ces cas de plaies par armes blanches que s'observera la hernie de l'estomac blessé, et l'issue du contenu gastrique dans la plèvre, cette dernière condition imposant un nettoyage soigné de la séreuse et son drainage.

On pratiquera donc dans les cas de plaies thoraco-abdominales par instruments tranchants une thoracotomie qui sera un agrandissement de la plaie pariétale : une ou plusieurs côtes seront toujours réséquées de façon à voir clair; les plaies gastriques seront traitées, la plaie diaphragmatique bien fermée, la plèvre drainée.

Le pneumothorax que l'on produit ainsi, — s'il n'existe déjà, — n'est pas dangereux; on ne laissera d'ailleurs entrer l'air que progressivement dans la plèvre, et aussitôt celle-ci ouverte, des compresses la protègeront avec soin.

Le développement ultérieur d'une pleurésie purulente est une aggravation très grande.

Certains, pour l'éviter, recommandent, aussitôt la plèvre ouverte, de l'isoler en suturant le pourtour de la plaie diaphragmatique aux lèvres de la plaie pariétale. Il est évident qu'il n'y a plus lieu de prendre semblable précaution quand déjà le contenu gastrique est dans la plèvre : on doit alors s'attacher à un nettoyage méticuleux de celle-ci et établir le drainage en conséquence.

Il va sans dire que lorsque la voie thoracique est insuffisante; que l'on s'est rendu compte que les plaies de l'estomac sont d'un abord difficile; qu'il existe d'autres lésions abdominales, — hémorragies, perforation de l'intestin, — qui ne peuvent être traitées que par laparotomie, celle-ci devra être pratiquée aussitôt. Il en sera de même si l'on constate simplement que la cavité péritonéale est souillée par le contenu gastrique : elle devra être explorée et drainée par une incision épigastrique.

Th. Tuffier et J.-L. Roux-Berger.

CHAPITRE XXVIII

VOLVULUS DE L'ESTOMAC [1]

Le volvulus de l'estomac, affection très rare, peut être défini avec
Tuffier et Jeanne : un *vice de position de cet organe, consistant essentiellement en une torsion autour d'un axe dont la situation et la direction varient quelque peu, mais qui est le plus souvent étendu du cardia
au pylore*.

Dans la très grande majorité des cas, cette torsion se fait d'arrière
en avant et de bas en haut : c'est là le volvulus *isopéristaltique* de
beaucoup le plus fréquent. Si elle se fait d'avant en arrière et de bas
en haut, on a affaire au volvulus *antipéristaltique*, variété exceptionnelle.

Quand tout le viscère a tourné autour de l'axe cardio-pylorique,
c'est le *volvulus total* : la grande courbure est sous le diaphragme et
la face postérieure regarde en avant. Il est *partiel* si une partie seulement de l'estomac se plie transversalement sur l'autre.

De ce vice de position résultent des signes *d'occlusion stomacale*
qui, suivant le cas, peut être complète ou incomplète ; enfin, au point
de vue étiologique, le volvulus peut atteindre un estomac sain, sans
autres lésions : c'est le volvulus *simple* ou *idiopathique* ; il peut au
contraire frapper un estomac malade (ulcère, périgastrite, tumeur) :
il s'agit d'un volvulus *compliqué*.

Anatomie pathologique. — 1° Dans le **volvulus total, idiopathique, isopéristaltique**, l'estomac, après avoir tourné, ordinairement
de 180°, autour de la petite courbure, est disposé de la façon suivante :
la face antérieure regarde en arrière, la petite courbure est en bas ; la
grande, en haut. Les vaisseaux qui longent ces bords permettent de
les repérer et, à ce degré, la circulation n'est pas interrompue. La
face postérieure de l'estomac regarde en avant, mais elle est recouverte par le *mésocôlon transverse*.

Le cardia reste fixe ; mais le pylore monte et peut même s'accoler
au cardia ; la petite courbure prend alors une disposition angulaire.
Le volvulus de l'estomac entraîne la *fermeture précoce du pylore* :

<hr>

1. Consulter, pour la bibliographie : Tuffier et Jeanne : Le Volvulus de
l'Estomac (*Revue de Gynécologie et de Chirurgie abdominale*, janvier 1912, n° 1.
p. 27) ; — Ch. Lenormant : Le Volvulus de l'Estomac (*Presse Médicale*,
11 mai 1912, n° 39, p. 417).

d'où il résulte une *distension de l'organe* pouvant atteindre un degré considérable. Secondairement, et moins complètement, se ferme le cardia.

L'estomac, dans son déplacement, peut entraîner avec lui d'autres organes : la rate, le pancréas, mais plus particulièrement le *côlon transverse et son méso* : la situation de ces deux derniers organes est particulièrement importante à bien connaître pour le chirurgien. Parfois, grâce à un très long ligament gastro-colique, le côlon peut rester en place : il en résulte un volvulus rare, dit « supra-colique » (Borchardt) ; presque toujours le côlon est entraîné en haut, se place au-dessus de la grande cour-

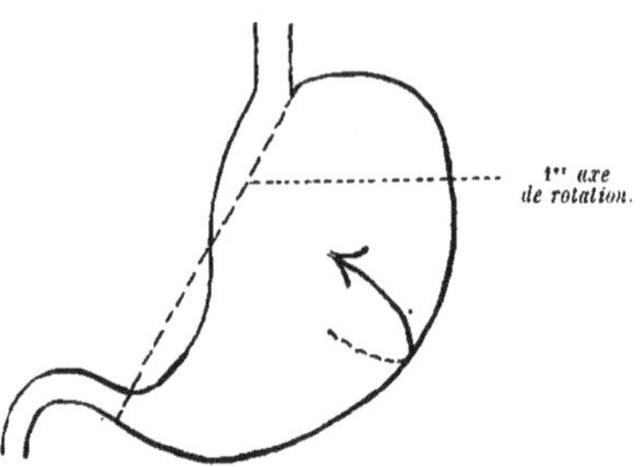

Fig. 225. — Axe de rotation jusqu'à 150 ou 180 degrés autour duquel s'effectue le premier demi-tour dans le sens de la flèche. (Tuffier et Jeanne.)

bure : c'est le volvulus « infra-colique ». Le côlon se trouve, dans cette position anormale, comprimé par l'estomac distendu : sa moitié droite se distend, et ainsi vient s'ajouter à l'occlusion stomacale une occlusion colique. Le côlon transverse dans son ascension a entraîné avec lui son méso qui recouvre la face postérieure de l'estomac.

Le degré de la torsion est d'ailleurs variable : elle peut ne pas atteindre 180° ; elle peut aller au delà. Pendl et Findel ont mentionné une torsion de 270°. On s'ex-

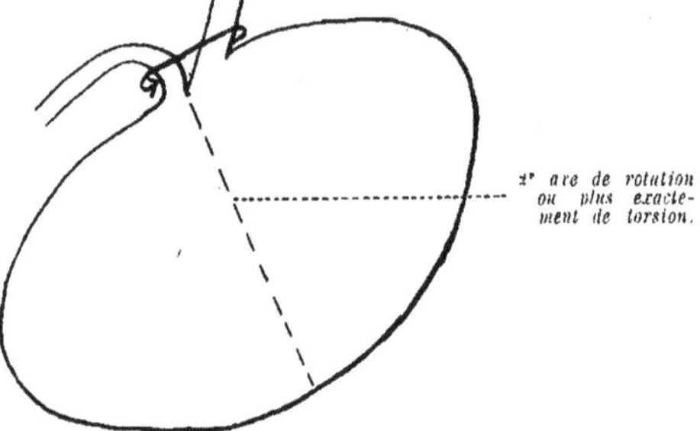

Fig. 226. — Axe de torsion autour du double pédicule, suivant lequel s'effectue le deuxième demi-tour et les tours consécutifs dans le sens de la flèche. (Tuffier et Jeanne.)

plique mal la possibilité d'une telle torsion. Tuffier et Jeanne font d'ailleurs remarquer que si jusqu'à 180° l'axe de torsion peut être la ligne cardio-pylorique, au delà il ne peut en être ainsi, l'estomac ne peut pas s'engager entre le cardia et le pylore qui se sont rapprochés et ne peut que tourner de gauche à droite autour du pivot maintenant unique (fig. 225, 226.), formé par le cardia et le pylore réunis.

L'estomac est congestionné, puis violacé. Il contient des gaz, du liquide sanguinolent. La muqueuse est tuméfiée, noirâtre. Le péritoine d'abord sain, contient plus tard de l'ascite. Dans les cas exceptionnels l'estomac, extrêmement aminci, se nécrose en un point et se perfore.

2° La connaissance d'un *volvulus anti-péristaltique* n'est basée que sur les deux interventions de Newmann et de Delangre. La grande courbure s'était portée en haut et en arrière, le fond de l'estomac apparaissait dans l'arrière-cavité et la paroi postérieure soulevait le petit épiploon.

3° Le *volvulus total associé à des lésions gastriques* est très rare. Il faut en effet pour qu'une telle torsion se produise qu'aucune lésion ne vienne altérer la souplesse, et diminuer la mobilité de la grande courbure.

4° Le **volvulus partiel** est au contraire plus fréquent et particulièrement intéressant. On peut dire que toujours il s'agit d'un *volvulus pylorique* : la portion cardiaque verticale reste en place, la portion pylorique horizontale seule se tord. Le volvulus partiel est toujours sous la dépendance d'une lésion gastrique ou périgastrique et, dans la presque totalité des cas, il s'agit soit d'un *rétrécissement médian* de l'estomac, soit de *périgastrite antérieure*. Le plus souvent, d'ailleurs, la sténose gastrique est fixée par les adhérences extra-gastriques.

On peut observer le volvulus partiel d'une partie d'*estomac hernié à travers le diaphragme* ; d'autres fois c'est à travers un orifice péritonéal anormal que s'est hernié l'estomac et qu'il s'y est tordu (brèche dans l'épiploon gastro-hépatique, brèche dans le mésocôlon transverse).

Physiologie pathologique et ***Expérimentation***. — La possibilité d'un volvulus de l'estomac implique une *très grande mobilité* de l'organe. L'examen de nombreux estomacs, même sur le cadavre, mais mieux sur le vivant, montre qu'il est possible, dans nombre de cas, d'imprimer à ce viscère des mouvements très étendus ; la radiographie a mis en évidence les types très variables qu'il affecte, et la forme et l'étendue de ses mouvements lorsqu'il est en activité.

Tuffier et Jeanne ont plus spécialement recherché dans quelle mesure chacun des ligaments de l'estomac pouvait s'opposer à sa torsion. Il est évident que le grand épiploon, sans attache inférieure, n'est pas un obstacle ; pas plus que les deux ligaments vasculaires : la faux de la coronaire et la faux de l'hépatique, car l'axe de rotation est à leur voisinage ou à leur niveau même. Du petit épiploon la portion moyenne, extrêmement mince, n'a aucune résistance ; la portion droite, ligament duodéno-hépatique, et qui contient le pédicule hépatique est parfaitement flexible : elle se plie rapprochant ses extrémités ; et quant à sa partie gauche, également épaisse et résistante, se trouvant tout au voisinage du cardia-charnière, elle ne subit aucun tiraillement jusqu'à 180°.

Voici comment se comporte la grande courbure : sa portion horizontale est parfaitement mobile : le grand épiploon qui s'y insère

Fig. 227. — Pour montrer que le bord gauche apparent de l'estomac ne présente ni vaisseaux parallèles à lui (gastro épiploïque gauche), ni ligament ; la « vraie » grande courbure est à plusieurs centimètres en arrière, et la face antérieure s'étale au-devant d'elle, en formant le bord gauche ou « fausse » grande courbure qui masque le gastro-épiploïque gauche. — Face antérieure de l'estomac Quatre pinces A, B, C, D ont été posées le long de la « fausse grande courbure ». Le ligament hépato-colique, *hc*, passant au-devant du duodénum, était une petite formation distincte étendue du côlon au lobe carré et détachait en passant une petite adhérence sur le pylore. (Au-dessous, il y avait d'ailleurs un beau ligament cystico-duodénal, donnant accès dans l'hiatus de Winslow.) La pince A est posée à 5 centimètres du cardia, la pince D au point où

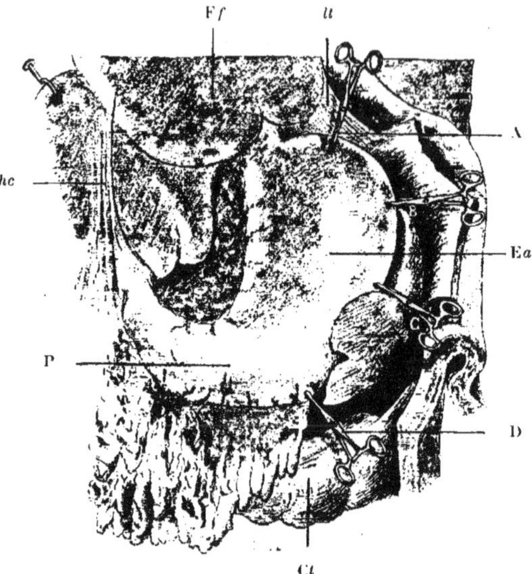

l'insertion de l'épiploon cesse de marquer la grande courbure. La figure montre, en outre, la présence de rameaux vasculaires issus du cercle périgastrique, uniquement au niveau de la petite courbure et de la portion prépylorique de la grande courbure « vraie » ; la « fausse grande courbure » A B C D, en est naturellement dépourvue, le cercle vasculaire étant postérieur, comme l'insertion épiploïque représentée dans la figure ; *Ff*, face antérieure du foie relevé ; *lt*, ligament triangulaire gauche ; *P*, portion prépylorique de l'estomac, légèrement tirée en bas, *Ea*, face antérieure de l'estomac, *Ct*, côlon transverse.

Fig. 228. — Montre l'estomac de la fig. 227, après que les quatre pinces A, B, C, D, ont été rabattues pour montrer la face postérieure de l'estomac *Ep*. Ce mouvement de bascule de bas en haut et de gauche à droite, premier degré de volvulus, s'est effectué sans gêne de la part d'aucun ligament. On voit que « la vraie grande courbure », marquée par l'insertion des franges épiploïques, *e*, se trouve en réalité à 4 ou 5 centimètres, en arrière de la « fausse grande courbure » A B C D. — Remarquer la terminaison du grand épiploon sur la face postérieure, en une frange qui s'effile peu à peu ; *di*, diaphragme ; *R*, face externe de la rate. (Tuffier et Jeanne.)

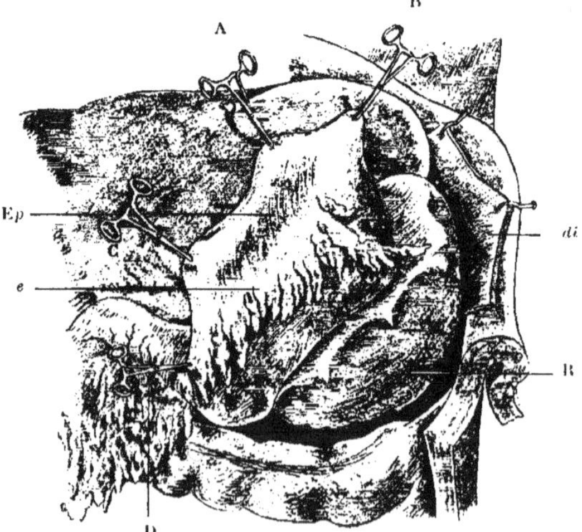

ne peut constituer un obstacle. Il en est de même du 1/5 inférieur
de sa partie verticale, car le grand épiploon y prolonge son insertion,
mais en réalité elle s'y fait sur la face postérieure de l'estomac; il est
plus exact de dire : le bord gauche de l'estomac tel qu'on le voit,
lorsqu'on laisse l'estomac en place, est une fausse grande courbure,
il appartient à la face antérieure qui, affaissée comme un ballon,

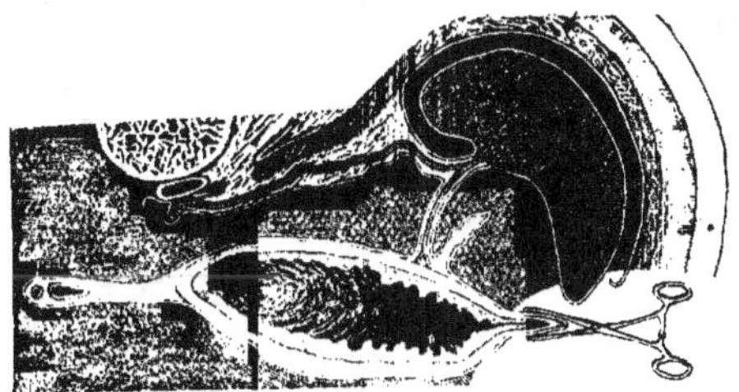

Fig. 229.

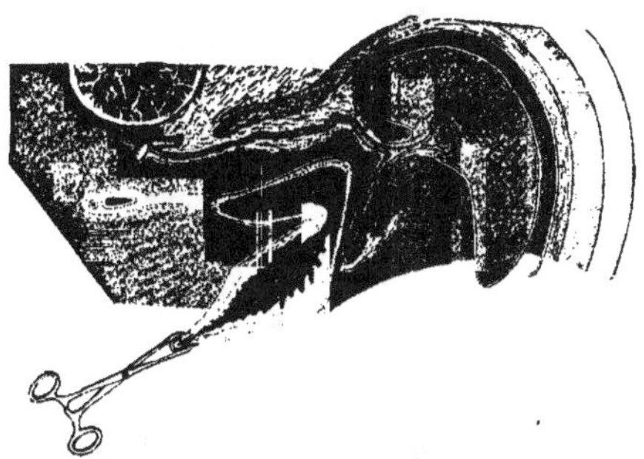

Fig. 250.

Fig. 229 et 250. — Coupes transversales schématiques des estomacs représentés par les deux
figures précédentes. — Montrent la fin de l'insertion du grand épiploon qui marque la
« vraie » grande courbure; celle-ci est en arrière du bord gauche ou « fausse » grande courbure. On peut attirer ce bord gauche vers la droite, déterminer un ploiement de l'estomac,
sans que le ligament gastro-splénique, en raison de la situation postérieure de son insertion, s'oppose au mouvement. (Tuffier et Jeanne.)

masque la vraie grande courbure en s'étalant devant elle. Or rien
n'empêche de mobiliser ce faux bord gauche : et ainsi se trouve
amorcé très largement le volvulus de la partie verticale de l'estomac
(fig. 227, 228, 229, 250).

En fait un seul ligament fixe l'estomac, c'est le ligament phréno-
gastrique (v. Chap. Anatomie) : mais la région où il s'insère est précisément voisine de l'extrémité cardiaque de l'axe de rotation; il
n'immobilise donc qu'une petite partie du dôme gastrique : cette

disposition permet d'admettre, qu'à moins d'arrachement, il ne sau-

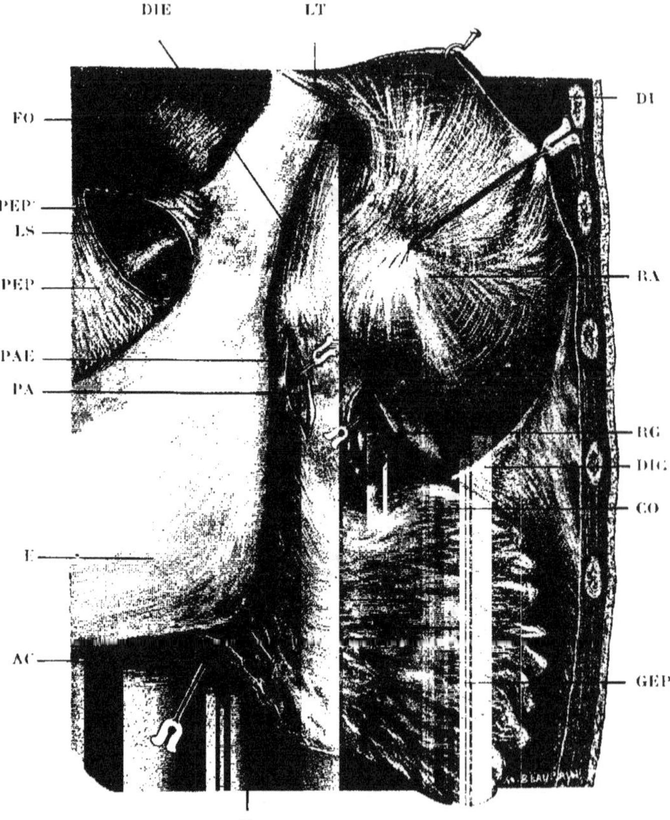

Fig. 251. — Le ligament phréno-gastrique après ablation de la rate. C'est simplement le péritoine pariétal qui va du diaphragme au cardia et à la grosse tubérosité. — AC, sonde cannelée pénétrant dans l'arrière-cavité des épiploons; CO, saillie de l'angle gauche du côlon;
DI, diaphragme; DIC, ligament phréno-colique; DIE, péritoine phrénico-gastrique;
E, estomac à la fois étalé vers la droite et tendu vers la gauche; FO, face inférieure du
foie relevé; GEP, grand épiploon; LS, lobe de Spiegel, vu à travers une fenêtre pratiquée
dans le petit épiploon; LT, ligament triangulaire gauche du foie; PA, pancréas vu à travers une fente artificielle du péritoine; PAE, ligament pancréatico-gastrique; PEP, pars
flaccida, et PEP', pars condensa de l'épiploon gastro-hépatique; RA, le fond de la loge
splénique; RG, rein gauche vu à travers une fente artificielle du péritoine; S, ligne de
section du feuillet antérieur de l'arrière-cavité des épiploons. (Tuffier et Jeanne.)

rait jamais être question de volvulus *total*, à proprement parler
(fig. 251).

L'*expérimentation cadavérique*, étudiée par Tuffier et Jeanne, montre que l'on peut obtenir un volvulus avec plus ou moins de facilités suivant les cas. Lorsque la torsion a été obtenue, une insufflation légère fait apparaître un sillon sur le corps de l'estomac ; il est dû à ce que la petite courbure a pris une forme angulaire ; si on insuffle alors de façon à obtenir une forte distension, on voit que la détorsion s'effectue partiellement, mais en même temps la petite courbure prend la forme d'un V aigu.

Quant au volvulus partiel, pylorique, l'expérimentation met en évi-

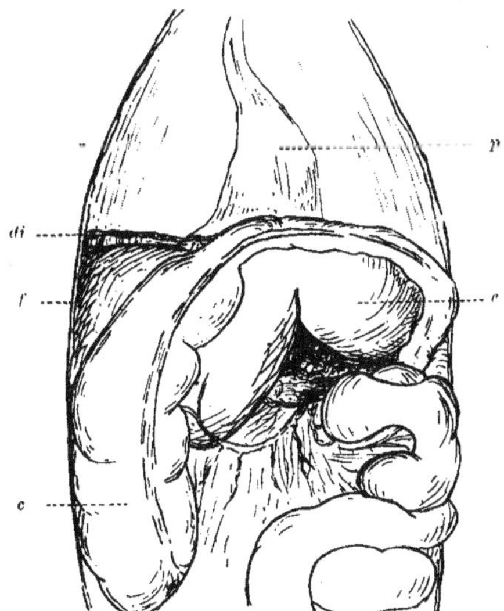

Fig. 252. — (Demi-schématique) Volvulus total incomplet, 1ᵉʳ degré, faible distension. — Abdomen et thorax ouverts. Volvulus total, mais de moins de 180 degrés, après insufflation modérée. On voit la face postérieure de l'estomac subdivisée par un sillon, qui s'est produit par l'insufflation, et chevauchée par le côlon transverse dont la moitié droite est dilatée : *c*, moitié droite du côlon ; *di*, section du diaphragme ; *e*, estomac retourné et subdivisé par un sillon ; *f*, foie ; *p*, péricarde. (Tuffier et Jeanne.)

dence le rôle très important que joue la biloculation ; rien n'est plus facile que d'obtenir un volvulus pylorique sur les estomacs ptosés et présentant une de ces biloculations physiologiques qui sont le fait d'une contraction, mais que la mort a fixée (fig. 252, 253).

Chez l'*animal*, on n'a pu maintenir l'estomac en état de volvulus complet qu'en l'y fixant par des sutures. On put constater dans un cas une perforation d'allure suraiguë ; lorsque l'évolution est moins rapide, la dilatation de l'organe devient énorme et se fait, surtout, aux dépens de la face antérieure : à tel point qu'après détorsion cette face cache encore la petite courbure et peut faire croire à une détorsion incomplète. C'est dans les cas de distension extrême qu'apparaissent des plaques de sphacèle précédant la perforation.

Dans quelques cas, un volvulus partiel et compatible avec la vie a pu être obtenu : suivant son degré le chien gardait toute sa vigueur,

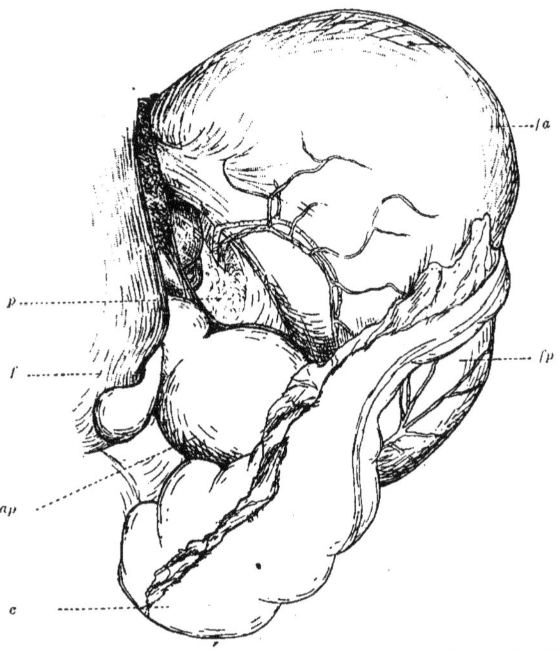

Fig. 255. — (Demi-schématique). Volvulus total incomplet, après forte insufflation. (C'est le; même sujet que celui de la figure précédente.) La distension porte surtout sur la face anté- rieure ; il y a un commencement de détorsion, la face postérieure étant refoulée en arrière ; toutefois le côlon croise encore cette face en écharpe ; exagération de la coudure entre l'antre pylorique et le reste du viscère ; *ap*, antre pylorique ; *c*, côlon ; *f*, foie dont le lobe gauche a été réséqué ; *fa*, face antérieure de l'estomac ; *fp*, face postérieure de l'estomac, à demi masquée par les vaisseaux du mésocôlon ; *p*, pancréas.

ou au contraire, maigrissait et présentait des régurgitations fré- quentes.

Étiologie. Pathogénie. — Le volvulus de l'estomac est une affec- tion très rare et ne s'observe, presque toujours, que dans la seconde moitié de la vie. Le *volvulus total* peut se produire au cours d'une parfaite santé ; le *volvulus partiel*, au contraire, atteint généralement des individus ayant un passé gastrique. Le premier sera favorisé par une ptose gastrique, l'allongement ligamenteux ; le second par les adhérences et rétrécissements (ulcères, etc.). La cause déterminante nous échappe : effort ? repas copieux ?

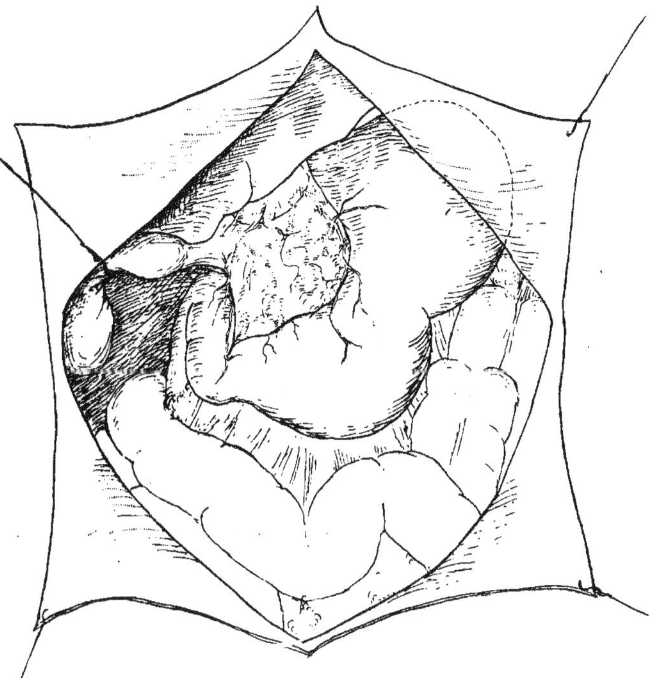

Fig. 234. — Estomac ptosé. Pylore et antre pylorique abaissés ; duodénum mobile et allongé ; biloculation physiologique. — Voilà d'excellentes conditions qui favorisent la production du volvulus pylorique. (Tuffier et Jeanne.)

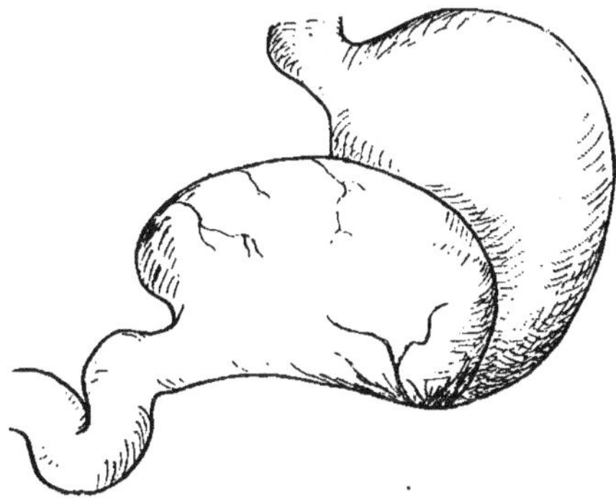

Fig. 235. — Volvulus partiel exécuté sur l'estomac du sujet précédent. — Torsion de la portion pylorique renversée en haut sur la portion cardiaque autour d'un axe horizontal ; la première est devenue horizontale ; la seconde restant verticale ; les ramifications de l'artère coronaire stomachique apparaissent en bas. (Tuffier et Jeanne.)

Le mécanisme du volvulus partiel, fixé par des adhérences péri-gastriques, est facilement compréhensible.

Il n'en est pas de même du volvulus total, atteignant un estomac sans adhérences, ni lésions. Il est probable qu'il faut faire intervenir : le péristaltisme normal qui fait monter la grande courbure, l'augmentation brusque de la pression abdominale, le météorisme intestinal qui repousse également la grande courbure en haut, et la réplétion de l'estomac par les gaz qui gagnent la partie haute de l'organe, la grande courbure, la gonflent et contribuent à maintenir le viscère dans sa nouvelle situation.

Symptômes. — 1° **Volvulus aigu.** — Le début de l'affection consiste généralement en l'apparition subite de violentes douleurs épigastriques, bientôt accompagnées de ballonnement abdominal, vomissement, arrêt des gaz par l'anus; puis s'établissent tous les signes généraux graves tels qu'on peut les voir évoluer au cours d'une occlusion intestinale aiguë. En fait, il s'agit là d'une *occlusion gastrique aiguë.* Cette localisation gastrique se caractérise de la façon suivante : *les vomissements, d'abord alimentaires, puis aqueux, peu abondants, bientôt simples régurgitations, ou même réduits le lendemain à des nausées, ne contiennent jamais ni bile, ni matières fécaloïdes; en même temps s'établit une intolérance gastrique absolue.*

Le malade souffre, se plaint d'une sensation de barre, de bouchon dans la poitrine, de crampes épigastriques, de gêne respiratoire, d'angoisse cardiaque.

Au début, le *ballonnement* prend une forme caractéristique : la région sous-ombilicale et l'hypocondre droit restent plats, l'épigastre et l'hypocondre gauche sont remplis par une voussure tympanique qui, parfois, par sa forme, peut faire penser à l'estomac. Elle repousse le cœur à gauche et, dans certains cas, finit par envahir tout l'abdomen.

La distension de la poche rend très difficile la perception du clapotement, mais on peut mettre en évidence la présence des liquides par de la matité à la partie déclive de la voussure et provoquer un changement de situation des zones mates et sonores en modifiant la position du sujet.

Le *cathétérisme gastrique montre que la sonde ne dépasse pas le cardia* : elle est arrêtée à 47, 49, 50 cm, chiffres variant un peu avec les individus : c'est là une constatation de très grande valeur diagnostique. La sonde ne ramène qu'un peu de liquide incolore.

L'état général est vite très gravement atteint : facies grippé, extrémités froides, pouls rapide puis filiforme; la température reste au voisinage de la normale et en 1, 2, 5 ou 4 jours, exceptionnellement 8 (un cas), le malade meurt dans le collapsus.

A l'autopsie, on ne trouve de rupture ou de gangrène de l'estomac avec péritonite que dans les cas où la maladie a eu une évolution suffisamment lente. Généralement l'affection évolue beaucoup trop vite pour que puissent se produire des complications. Wiesinger trouva, en opérant, des taches de stéatonécrose dues, soit aux troubles circulatoires résultant de la tension énorme de l'estomac, soit à l'obstacle créé à l'évacuation du suc pancréatique par la torsion du duodénum touchant le canal de Wirsung.

2° **Volvulus partiel.** — La symptomatologie du volvulus partiel, associé, est beaucoup moins nette. Il s'agit d'individus, malades de l'estomac, souffrant parfois depuis fort longtemps et chez qui le volvulus partiel ne se traduit que par quelques épisodes plus aigus : crise douloureuse durant plus ou moins longtemps, vomissements plus abondants, puis cette crise se calme pour ne réapparaître qu'à une époque plus ou moins lointaine.

Pendant la crise qui peut avoir le même caractère de brusquerie que dans le volvulus total, le ballonnement épigastrique s'établit mais moins marqué et moins caractéristique : parfois il se modifie à la suite d'une évacuation spontanée ou provoquée. C'est qu'en effet ici l'occlusion cardiaque et même pylorique ne sont plus complètes : il en résulte une évolution beaucoup moins rapide, parfois très lente, pas toujours fatalement progressive; mais il ne faut pas trop attacher d'importance à ces rémissions et à la sédation des phénomènes aigus qui ont marqué le début de la torsion, car le pronostic reste malgré tout fatal.

Diagnostic. — Le diagnostic du *volvulus total*, idiopathique, n'a été fait que trois fois (Delangre, Berg, Payer), ce qui n'a rien d'étonnant étant données la très grande rareté de l'affection, notre ignorance à son égard, et la similitude de certains de ces symptômes avec ceux des nombreux grands syndromes abdominaux. Il est évident que l'intensité des douleurs, la brusquerie et les vomissements du début, la gravité des phénomènes généraux peuvent faire naître l'idée de péritonite par perforation, d'occlusions intestinales aiguës, de pancréatite hémorragique et, en fait, ce sont là les erreurs qui ont été généralement commises.

Maintenant que nous connaissons mieux le volvulus de l'estomac, on devra y penser et ce n'est pas la moindre difficulté lorsqu'il s'agit d'affection rare dont la connaissance est récente.

Le diagnostic se basera avant tout sur les trois signes dont nous avons déjà montré l'importance :

Vomissements aqueux, devenant vite rares; parfois simples régurgitations;

Météorisme caractéristique par son siège et sa forme;

Occlusion du cardia mis en évidence par l'impossibilité du cathétérisme gastrique.

La radiographie est difficile à appliquer, étant donné l'état du malade. Toutefois, Payer s'en est servi pour faire son diagnostic; elle montrerait la distension de l'estomac, la surélévation du diaphragme, la sinistro-cardie. L'examen par la bouillie bismuthée serait probablement impossible, étant donnée l'intolérance gastrique, mais peut-être pourrait-on radiographier un cathéter métallique passé dans l'œsophage et ainsi diagnostiquer exactement le siège de l'occlusion cardiaque.

Quant au diagnostic du *volvulus partiel*, il n'a jamais été fait : il s'agit, en effet, de malades souffrant parfois depuis longtemps de l'estomac, porteurs soit d'un ulcère en évolution, soit d'une biloculation, soit d'adhérences, et chez qui apparaissent des accidents aigus d'intensité et de durée variable : il faudrait songer au volvulus chaque fois qu'apparaît un de ces paroxysmes : d'ailleurs, au point de vue pratique, il n'est pas très important de faire ce diagnostic : ces accidents aigus surajoutés doivent attirer l'attention d'une façon toute particulière et à eux seuls imposent une intervention.

Traitement. — Le traitement du volvulus de l'estomac est exclusivement chirurgical : on peut tenter un *cathétérisme* évacuateur : l'état du cardia ne le permet pas toujours; s'il est possible, la diminution de la distension gastrique réalise une condition opératoire favorable; dans les mêmes conditions l'insufflation légère pourrait amorcer une détorsion que seule, en réalité, l'opération sanglante peut assurer.

Après laparatomie, l'estomac apparaît généralement dans la plaie comme un gros kyste, tendu et recouvert du mésocôlon. La tension peut être telle que toute manœuvre d'orientation et par conséquent de réduction est impossible. Il faut l'évacuer à l'aide du trocart, ou même du bistouri, à travers le mésocôlon incisé dans une zone avasculaire. Alors seulement les courbures peuvent être repérées en se guidant sur la disposition des vaisseaux et sur l'insertion du grand épiploon. Lorsqu'on s'est assuré du type de volvulus devant lequel on se trouve, la détorsion est pratiquée et, sur un estomac préalablement évacué, cela ne présente généralement pas de difficultés spéciales.

La possibilité d'une récidive a fait proposer par Tuffier et Jeanne l'exécution d'une gastropexie immédiatement après la détorsion.

Il est évident qu'en cas de *volvulus partiels*, associés, la ligne de conduite n'est pas aussi simple : on se trouve en présence d'une portion de l'estomac en volvulus, et que l'on doit remettre en place, mais en même temps s'impose le traitement de la lésion coexistante : sténose pylorique, rétrécissements médio-gastriques, adhérences, hernies.... Aussi a-t-on fait suivre la détorsion de ces volvulus des opérations les plus variées : gastro-entérostomie, gastro-gastrostomie, gastrotomie (dans un cas de tumeur du cardia), fistulisation de la poche pylorique, etc. Il est impossible de formuler une règle générale. Dans chaque cas l'étendue de la lésion locale et la résistance du sujet devront donc guider le chirurgien dans le choix de l'intervention qu'il doit pratiquer.

Quant au pronostic de ces opérations, il dépend avant tout de la précocité de l'intervention; il en est ici comme dans tous les volvulus, tous les étranglements, toutes les occlusions aiguës. Lenormant, ajoutant aux cas réunis par Tuffier et Jeanne les cas ultérieurs de Hedlung et Krymholz, trouve 17 opérations avec 5 morts réparties de la façon suivante : 11 volvulus totaux avec 7 guérisons et 4 morts; 6 volvulus partiels avec 5 guérisons et 1 mort.

Th. Tuffier et J.-L. Roux-Berger.

QUATRIÈME PARTIE

INDICATIONS CHIRURGICALES
ET TECHNIQUE OPÉRATOIRE

CHAPITRE I

GASTRECTOMIE — GASTRO-ENTÉROSTOMIE
EXCLUSION DU PYLORE
INDICATIONS — PHYSIOLOGIE

La chirurgie gastrique s'adresse, dans la grande majorité des cas, à deux affections : le *cancer*, l'*ulcère* et leurs complications; deux opérations sont en quelque sorte à la base de cette chirurgie :

La *gastrectomie*.

La *gastro-entérostomie*.

La *gastrectomie* consiste à enlever un segment d'estomac et à rétablir la continuité du tube digestif, par l'un des nombreux procédés exposés plus loin : elle peut être partielle, subtotale, totale.

La *gastro-entérostomie* se propose de pratiquer une dérivation du contenu gastrique dans l'intestin : elle comporte l'anastomose d'une anse intestinale, — le jéjunum le plus souvent, — avec une des faces de l'estomac (*gastro-entérostomie antérieure, gastro-entérostomie postérieure*).

Malgré le nombre considérable de ces deux interventions actuellement pratiquées, il y a encore place à discussion sur leurs *indications* respectives. Un fait est cependant certain : les indications de la gastro-entérostomie se restreignent en même temps que s'élargissent de plus en plus celles de la gastrectomie, aussi bien lorsqu'il s'agit de cancer que lorsqu'il s'agit d'ulcère. Voici les raisons de cette double évolution; elles doivent être envisagées séparément pour le cancer et pour l'ulcère.

A. — CANCER

I. — GASTRECTOMIE

Les règles générales admises pour l'ablation de toutes les tumeurs cancéreuses, valent également lorsqu'il s'agit du cancer de l'estomac : *il faut enlever la lésion le plus largement possible avec la totalité de son territoire lymphatique, que les ganglions soient ou non manifestement atteints.*

L'estomac organe mobile, facile à manier et à isoler de ses connexions, possédant une disposition vasculaire qui permet une hémostase parfaitement réglée se prête admirablement aux exérèses les plus étendues mais pour que celles-ci soient possibles et utiles, faut-il encore que soit réalisée cette condition primordiale : le *cancer doit être limité.* Nous admettons que l'on est en droit d'espérer beaucoup d'interventions dirigées contre les cancers peu étendus, sans adhérences, n'ayant encore que très légèrement altéré l'état général du malade; pris au début, on peut dépasser les limites d'un mal qui pendant un temps au moins est un mal local, et dont le processus d'envahissement par *accroissement unicentrique et infiltration progressive des parties voisines* (Ribbert) est bien connu. L'opinion courante à l'heure présente est que les interventions les plus larges sont d'autant plus justifiées que le cancer est plus petit, plus près de son début. Et il est non moins bien établi qu'on ne doit pas attendre long succès des exérèses les plus larges lorsqu'il s'agit d'un cancer ayant atteint un certain degré d'envahissement.

Il est bien certain qu'avec la notion d'extirpation étendue qui maintenant est généralisée, avec les techniques bien réglées que nous possédons, le *succès d'un traitement chirurgical du cancer dépend à peu près exclusivement d'un diagnostic précoce* (¹).

Les conditions premières d'opérabilité du cancer sont aujourd'hui assez souvent réalisées, mais il n'en fut pas toujours ainsi, et dans nos débuts de chirurgie gastrique, les malades qui passaient entre nos mains ne pouvaient bénéficier d'une opération radicale, étant donné la période tardive de leur mal, la gravité de leur état général, le volume et les adhérences de leurs tumeurs. Seule une opération palliative était possible : ce fut là la fortune de la gastro-entérostomie qui dans nombre de cas nous a donné des succès merveilleux et de longues survies.

Elle dut cependant céder la place à la gastrectomie dont l'application se généralise avec le diagnostic précoce de cancer, et avec cette

---

1. Réserves faites sur l'évolution surprenante de certaines tumeurs volumineuses, ayant toutes les apparences du cancer, et, qui, après une opération palliative, toute opération radicale ayant été jugée impraticable, subissent une régression inattendue et persistante.

conviction que dans les cas douteux les services que peut rendre la **laparotomie exploratrice** sont inestimables.

La gastro-entérostomie doit donc être considérée, dans la chirurgie du cancer de l'estomac, comme une opération *purement palliative*, et qui n'est indiquée que dans les conditions suivantes :

1° En cas de *cancers inopérables* pour des raisons locales ;

2° Comme *premier temps d'une gastrectomie* sur des sujets atteints de cancers extirpables mais dont l'état général est trop précaire pour supporter l'intervention radicale en un temps.

Opérabilité. — Étendue de la résection. — La première question qui se pose lorsqu'il s'agit de l'exérèse d'une tumeur cancéreuse est évidemment la suivante : *sur quoi basons-nous notre décision de pratiquer une gastrectomie radicale ou de faire simplement une gastro-entérostomie palliative?* Toutes les conditions d'état général qui peuvent être appréciées avant l'acte opératoire étant mises à part, la décision sera prise lors du premier temps intra-abdominal de l'intervention : *l'exploration de la tumeur.* C'est là un temps de première importance et c'est de lui que les indications et les contre-indications étant exactement posées, découlera, plus que d'une technique particulière, un bon résultat final.

La détermination du chirurgien pourra être différente avec le tempérament et l'expérience de l'opérateur : nous considérions autrefois comme extirpable, une tumeur que nous n'aurons pas l'idée aujourd'hui d'enlever. En réalité, l'état actuel de la chirurgie du cancer gastrique ne doit laisser que fort peu de place à ces divergences individuelles : nous connaissons maintenant les résultats franchement mauvais que donnent en matière de cancer les opérations incomplètes, l'effroyable gravité des énormes délabrements que nécessite l'ablation d'une tumeur étendue et adhérente ; aussi perfectionée que puisse être notre technique, ces opérations s'adressant à des cancers déjà plus ou moins adhérents ne donnent jamais que des résultats très médiocres, et la véritable chirurgie du cancer doit viser les *tumeurs jeunes, bien mobiles, nullement ou peu adhérentes* : c'est alors que nous pouvons dépasser les limites du mal et obtenir sinon des guérisons, du moins de longues survies.

Dans ces conditions, l'étendue d'estomac à réséquer dépend dans une certaine mesure de l'étendue et du volume de la tumeur elle-même ; mais ce que nous savons du *mode de propagation du cancer* a permis d'établir des règles précises. C'est surtout à Carle et Fantino (¹) et à Cunéo (²) que l'on doit de savoir que le néoplasme pylorique s'étend *le long de la petite courbure* où il se trouve toujours en

1. CARLE et FANTINO, Beiträge zur Path. u. Therapie des Magens, *Arch. f. Klin. Chirurg.*, Bd LVI, 1898, p. 240.

2. B. CUNÉO, De l'envahissement du système lymphatique dans le cancer de l'estomac et de ses conséquences chirurgicales, *Thèse de Paris*, 1900.

avance sur toutes les autres régions de l'estomac : si bien que « même
dans les petites tumeurs, le cancer va jusqu'au cardia presque toujours » (Petersen et Colmers) (¹).

D'autre part, les *ganglions de l'estomac*, et particulièrement, dans
le cancer du pylore, ceux de la petite courbure, des groupes sous et
rétro-pyloriques, sont infectés avant même toute apparence macroscopique, et rien ne permet de distinguer l'adénopathie néoplasique,
de l'adénopathie simplement inflammatoire.

Ce sont là des faits bien établis qui imposent l'*ablation systématique
de toute la petite courbure* (Hartmann-Cunéo) (²), aussi petit que soit
le cancer. Elle seule permettra de dépasser ses limites et d'enlever en
même temps tout le tractus lymphatique. Nous croyons que bien souvent la petite courbure n'a pas été enlevée en totalité : l'essentiel est
de dépasser, en haut, le point où la coronaire stomachique aborde
l'estomac.

Et encore, ne parlons-nous ici que des cancers au début, se présentant dans les meilleures conditions d'opérabilité. Il en va autrement
si l'on s'adresse à des néoplasmes plus étendus ou plus haut placés.
L'état de l'estomac peut alors commander une résection beaucoup
plus large, les ganglions de la grande courbure, indemnes dans les
bons cas, doivent être enlevés ; et l'état douteux, sinon certainement
malade de la grosse tubérosité, impose une *gastrectomie totale*, — ou
subtotale (conservation d'une petite collerette gastrique permettant
l'anastomose). — La dissection du *côlon transverse*, relié alors à
l'estomac par un épiploon gastro-colique malade, plus ou moins
infiltré et adhérent, peut devenir extrêmement difficile et dangereuse ;
si l'on tient compte de la possibilité, au cours de ces manœuvres,
d'une blessure du méso-côlon transverse qui entraînera, dans les jours
suivants, le sphacèle de cette partie du gros intestin, on comprend
que, dans les cas complexes, certains recommandent la résection
d'emblée du côlon transverse. *Celle-ci s'impose d'ailleurs d'une façon
absolue si le méso-côlon est blessé.* Mais c'est là une chirurgie bien
meurtrière et pour un cas guéri nous avons vu bien des décès.

Du côté du duodénum, l'exérèse doit également être étendue. La
conception de l'arrêt net du cancer gastrique à l'union duodéno-
pylorique, admise pendant longtemps et réelle, si on la compare à la
diffusion des lésions du côté de l'estomac, n'est que relative, car le
cancer infiltre la sous-muqueuse avant de manifester sa présence à la
surface de la muqueuse. Carle et Fantino (⁵), Cunéo (⁴), Borrmann (⁵),

1. PETERSEN et COLMERS, *Beiträge z. Klin. Chir.*, 1904, *XXXIIIe Congrès de Chirurgie*, Berlin.
2. HARTMANN et CUNÉO, Technique de la pylorectomie. *Presse médicale*,
31 mars 1900.
3. CARLE et FANTINO, *loc. cit.*
4. CUNÉO, *loc. cit.*
5. BORRMANN, *Mitteilungen aus den Grenzgeb. d. M. u. Ch.*, 1901.

Maragliano (1), Conrad Brünner (2), Leriche (3), ont montré pièces en mains, la beaucoup plus grande fréquence de l'envahissement duodénal et l' « on doit logiquement reculer la section duodénale jusqu'à 3 et même 4 centimètres du pylore, malgré la complication opératoire que cette section impose » (Leriche). Il est rare que nous ayons été aussi loin.

Quelques auteurs ont voulu étendre encore l'exérèse et la faire porter spécialement sur le *grand épiploon*. E. Hey Grove (4) est allé le plus loin dans cette voie. Estimant que l'extirpation des ganglions de la petite courbure aussi bien que ceux de la face antérieure du pancréas n'est pas suffisante, Hey Grove croit nécessaire d'enlever le grand épiploon dans sa totalité. — Ce serait là le seul moyen de supprimer l'aire de perméation lymphatique (Simpson Handley). Le point de départ de cette conception ayant été la constatation, au microscope, de tissu cancéreux au niveau d'une adhérence iliaque de l'épiploon, dans un cas de cancer du pylore, l'épiploon ayant par ailleurs, toutes les apparences de l'épiploon sain.

L'ablation de tout l'épiploon ne présenterait d'ailleurs pas de difficultés, et, s'il était impossible de le séparer du côlon, et de la face supérieure du méso-côlon transverse jusqu'à la face antérieure du pancréas, on devrait se contenter de le sectionner au ras du côlon transverse.

Il faut remarquer que, déjà en 1901, Guillot (5) avait insisté sur la fréquence relative de l'atteinte du grand épiploon. Mais l'on est en droit de se demander s'il n'y a pas une exagération lorsque l'on parle de l'enlever, tout entier, en considérant avec Leriche, la rareté des récidives épiploïques.

La tendance actuelle et bien précisée consiste donc à étendre le plus possible la résection dans les cas favorables, et à poursuivre l'exérèse la plus large du territoire lymphatique. Il faut cependant opposer à cette conception celle de Témoin (de Bourges)(6) qui ne cherche jamais à pratiquer cette extirpation ganglionnaire, estimant qu'elle sera toujours incomplète si les ganglions sont réellement infectés, inutiles s'il s'agit seulement d'adénopathies inflammatoires.

Mortalité opératoire. — Nous possédons à l'heure actuelle une pratique longue et étudiée minutieusement et nous y joignons un nombre considérable de statistiques : il ne suffit pas cependant de les lire pour avoir une idée exacte de ce qu'est à *l'heure actuelle* la gravité de la gastrectomie. En effet, une statistique globale a le grave défaut de grouper des faits très disparates : on ne saurait en effet comparer une gastrectomie pour tumeur peu volumineuse, parfaitement mobile, à une gastrectomie pour cancer avec adhérences multiples, ayant pu

1. Maragliano. *Beiträge zur Klinische chirurgie*, 1903-1904, vol. XLI, p. 525. *Zentralblatt fur Chir.*, 1903, n° 2.

2. Brünner (C.), *Congrès de Chirurgie*, 1902, *Centralblatt für Chir.*, 1905. *Beiträge z. Klin. Chir.*, 1906, p. 49.

3. Leriche (R.), Des résections de l'estomac pour cancer, *Thèse de Lyon*, 1906.

4. E. Hey Grove, L'opération radicale dans le cancer: avantages de l'opération en deux temps, *The British medical Journal*, n° 2565, p. 566-570.

5. Guillot (M.), Traitement chirurgical du cancer du pylore, *Thèse Paris*, 1901.

6. II⁰ *Congrès de la Société internationale de Chirurgie*, Bruxelles, 21-25 septembre 1908.

entraîner une résection colique ou d'un fragment de foie, ou encore dont la libération aura pu provoquer une hémorragie péniblement maîtrisée. Au fur et à mesure que nous opérons plus tôt les cancers de l'estomac, ces cas deviennent de plus en plus rares; ils seront bientôt l'exception et ce n'est évidemment pas sur leur gravité, — indiscutablement très grande, — qu'il convient d'établir le pronostic immédiat des gastrectomies pour cancer.

La statistique personnelle de l'un de nous portant sur la période de 1896 à 1912 comprend 55 pylorectomies ou gastrectomies pour cancer, avec 14 morts, soit une mortalité de 40 pour 100.

Il n'est pas plus juste d'ailleurs de comprendre dans une même statistique les opérations faites il y a trente ans et celles pratiquées dans ces dernières années, il suffit de comparer ces deux ordres de faits pour voir, de suite, combien se sont allégées les statistiques récentes, tant parce que le chirurgien a davantage l'occasion d'intervenir plus précocement, que du fait d'une technique plus précise et d'une asepsie plus rigoureuse. Nous n'en voulons pour preuve que l'importante statistique de Kocher présentée en juin 1909 à l'*Association centrale des Médecins suisses*. Elle porte sur une série de 140 gastrectomies :

Les 52 premières opérations ont donné une mortalité de 34,6 pour 100;

Les 45 cas suivants (après 1900) n'ont plus fourni qu'une mortalité de 17 pour 100;

Les 44 derniers cas n'accusent que 9 pour 100 de morts et encore 5 de ceux-ci ont-ils trait à des cas particulièrement complexes ayant nécessité la résection du côlon.

Au IVe *Congrès de la Société internationale de chirurgie* à Bruxelles les résultats apportés ont été les suivants :

De 1897 à 1905 Czerny a pratiqué 73 résections avec une technique parfaitement réglée (Billroth, 2e manière) : la mortalité a été de 28,9 pour 100. Hartmann, sur 57 gastrectomies, perd 16 malades, soit une mortalité immédiate de 27 pour 100; Témoin, sur 91 résections a 58 morts, mais avec une mortalité très différente suivant la période considérée : 50 pour 100 dans les premières interventions, 10 pour 100 seulement sur les vingt dernières.

Borelius perd 6 malades sur 55 opérations. Derujinsky accuse l'importante mortalité de 70 pour 100 qu'il explique par la gravité des cas opérés, et Ribeiras y Sans apporte 29 gastrectomies avec 14 morts opératoires.

Delagenière enfin, sur 10 cas de cancer ayant envahi toute la petite courbure, obtient six guérisons.

Stumpf[1] rapportant les résultats de Hofmeister trouve sur 21 résections gastriques une mortalité de 9,5 pour 100.

1. STUMPF. *Beiträge zur Klin. Chir.*, 1908, t. LIX, fasc. 3, p. 551-641.

Tixier (¹) dans une période de 6 ans a 13 morts sur 27 opérations (48 pour 100).

Delore et Alamartine (²), apportant les opérations faites à la clinique de Poncet de mars 1905 à juin 1909, notent 14 morts sur 43 résections, soit une mortalité de 32,5 pour 100.

William J. Mayo (³), sur 266 gastrectomies pratiquées de 1897 à 1910 n'a que 54 morts (12,4 pour 100 de mortalité); et l'auteur fait remarquer que, si au lieu de présenter une statistique globale on ne faisait porter le pourcentage que sur les bons cas, celui-ci tomberait à 5 pour 100.

De ces quelques chiffres on peut conclure que, si la gastrectomie n'est pas une des opérations les plus graves de la chirurgie, elle n'est cependant pas, comme à pu le dire Kocher, « une opération sans danger ».

Causes de mort.   On peut se demander si le *procédé opératoire* entre pour une part dans la mortalité immédiate. La difficulté technique que présente l'anastomose *bout à bout* de la tranche duodénale avec la tranche gastrique a fait incriminer le procédé de Billroth première manière, mais cette difficulté réelle d'obtenir une étanchéité parfaite au niveau des branches de l'Y n'implique nullement que ce soit là un mauvais procédé. En des mains expérimentées il donne d'excellents résultats et notre pratique jointe aux chiffres que cite Leriche ne laissent aucun doute à cet égard : 15 pour 100 de mortalité dans une statistique de V. Eiselsberg et 9 pour 100 dans une statistique de Ricard.

L'anastomose *gastro-jéjunale* après fermeture des 2 bouts donne dans toutes les statistiques, y compris les nôtres, une mortalité élevée ; ce fait s'explique aisément si l'on considère que c'est là le procédé employé dans tous les mauvais cas.

L'*étendue de la résection* augmente certainement la mortalité opératoire : cela tient non pas tant au fait que l'on enlève une portion très étendue du viscère; mais bien surtout, croyons-nous, à ce que la gastrectomie totale ou subtotale s'adresse à des cancers ayant déjà pris un grand développement et aux difficultés que peuvent présenter l'anastomose du duodénum ou d'une anse jéjunale à l'œsophage ou à la collerette d'estomac qui lui est laissée appendue. Dans la statistique de Jules Bœckel (⁴), publiée en 1905 et basée sur 46 résultats connus, on pouvait compter 18 morts, soit une mortalité de 39 pour 100. Étant donné que les cas de gastrectomies totales sont

---

1. Tixier, *Lyon chirurgical*, t. I. n° 5, 1er mars 1909.
2. Delore et Alamartine, *Lyon. chirurgical*, t. II, n° 5, 1er août 1909. n° 4. 1er septembre 1909.
3. W. J. Mayo, *The Journal of the American medical, Association*, t. LIV. n° 20, 14 mai 1910.
4. Bœckel, *Bulletins de l'Acad. de méd.*, 1905. *Gazette médicale de Strasbourg*, 1906, 9-12.

rares et disparates et qu'il est difficile de s'appuyer sur des travaux d'ensemble, on peut considérer avec Delagenière ([1]) que ce pourcentage donne un chiffre exact : il se rapproche d'ailleurs des résultats apportés par ce dernier chirurgien qui, sur 10 cas personnels, eut 4 morts.

Plusieurs complications peuvent entraîner la mort à la suite de la gastrectomie : deux par leur fréquence dominent toutes les autres : la *péritonite* et les *complications pulmonaires.* Ce sont les seules que nous ayons souvent à redouter ; nous placerons ensuite cet état mal défini qu'on appelle le *choc* et qui, malgré ce qu'on a dit, peut exister indépendamment de tout état infectieux.

A côté de ces grandes causes d'échec nous placerons, mais très loin, l'*hémorragie,* les *fistules gastriques ou duodénales,* enfin l'*inanition.* Ceci ressort très nettement de tous les chiffres publiés jusqu'à ce jour, de l'importante statistique de Leriche et des statistiques ultérieures.

Czerny([2]), sur 21 morts, a : 10 péritonites, dont 9 fois par mauvaise suture duodénale, gastrique, colique; 1 fois par gangrène du côlon : 4 collapsus; 2 hémorragies; 1 péritonite avec gangrène pulmonaire : 4 pneumonies.

Hartmann([3]), sur 16 morts opératoires, note : 6 fois le choc; 2 péritonites; 1 abcès sous-phrénique; 1 hémorragie; 1 arythmie cardiaque : 1 circulus viciosus; 6 complications pulmonaires.

Tixier([4]), dans 15 cas de mort, accuse : 5 péritonites (l'une d'elles par perforation due au bouton); 4 cas de choc; 4 complications pulmonaires.

Delore et Alamartine([5]), sur 14 cas de mort, ont : 15 cas de fistules duodénales ou gastriques; 5 hémorragies intra-gastriques; 2 complications pulmonaires; 2 péritonites suraiguës; 1 gangrène du côlon : 1 étranglement interne.

La péritonite. — La péritonite post-opératoire reconnaît deux causes : ou bien une infection du péritoine par les mains du chirurgien, souillées au contact de la tranche gastrique ou duodénale; ou bien une *suture mal faite laissant filtrer le contenu gastrique ou duodénal.* Dans l'un et l'autre cas l'accident peut être évité par une protection rigoureuse particulièrement au moment des sections gastriques et duodénales; la suture minutieuse des tranches de section, leur enfouissement rapide et la précaution de changer d'instrument après les temps septiques de l'opération. Malgré que la

1. DELAGENIÈRE, *Archives provinciales de chirurgie,* t. XVII, n° 3, mars 1908.
2. CZERNY, *II° Congrès de la Société internationale de Chirurgie,* Bruxelles, 21-25 septembre 1908.
3. HARTMANN, *II° Congrès de la Société internationale de Chirurgie,* Bruxelles 21-25 septembre 1908.
4. TIXIER, *Lyon Chirurgical,* t. I, n° 5, 1er mars 1909.
5. DELORE et ALAMARTINE, *Lyon Chirurgical,* t. II, n° 3, 1er août 1909, n° 4, 1er septembre 1909.

fréquence de ces complications ait diminué, comme diminuait la mortalité opératoire, il n'en reste pas moins que certaines conditions rendent ces sutures particulièrement difficiles : l'anastomose d'une anse jéjunale à une petite collerette gastrique très haut placée en cas de résection sub-totale doit être particulièrement soignée

Même difficulté, parfois, pour la *fermeture du bout duodénal :* facile lorsque l'exérèse s'étend peu sur le duodénum et qu'on travaille sur un intestin encore mobile, elle se complique singulièrement quand la section porte loin, et qu'il faut suturer un orifice profondément situé, fixé à la paroi, non mobilisable.

La mobilisation du duodénum [Kocher [1], Leriche [2]] permet, avec une certaine complication opératoire, il est vrai, d'obvier à cette difficulté : encore reste-t-il, après décollement au delà du passage de la gastro-duodénale, que la face postérieure de la première portion du duodénum se trouve *dépourvue de péritoine* : la péritonisation des moignons en est de ce fait souvent incomplète; on a cherché à parer aux dangers qui résultent de cette disposition anatomique si éminemment favorable à la désunion, soit par la fixation pariétale du bout duodénal [Brunner [3]], le tamponnement au voisinage du moignon [Sleinthal [4]]. La technique indiquée par Cunéo [5], comparable à celle de Krogius [6], et que nous avons toujours employée, consistant à *plicaturer* l'orifice duodénal, diminuant d'autant le volume du moignon et facilitant ainsi sa péritonisation, nous semble autrement avantageuse.

Cette occlusion stricte de l'orifice duodénal est de première importance : son exécution défectueuse, si elle n'entraîne pas la mort rapide par *péritonite aiguë,* est l'origine de l'*abcès sous-phrénique* ou de la *fistule gastrique ou duodénale* qui peut guérir, mais souvent entraîne la mort par cachexie dans les trois ou quatre semaines qui suivent son apparition. *Nous ne saurions trop insister sur la perfection avec laquelle cette suture doit être exécutée.*

Complications pulmonaires. — Les complications pulmonaires, pneumonies, broncho-pneumonies, arrivent en première ligne après la péritonite dans les causes de mort : on a pu discuter sur la nature et la signification de ces complications. Il n'est peut-être pas rigoureusement exact d'affirmer que toute complication pulmonaire chez un gastrectomisé est un phénomène infectieux ayant pour point de

1. Kocher, *Centralblatt f. Chirurgie,* 1905, n° 2.
2. Leriche (R.), Technique opératoire de la pyloro-gastrectomie pour cancer. Application de la mobilisation du duodénum aux résections gastriques. *Revue de Chirurgie,* 1906, p. 112.
3. Brumner (C.), *Zentralblatt f. Chir.,* 1905, p. 1265.
4. Steinthal, *Zentralblatt f. Chir.,* 1905, p. 1345.
5. Cunéo (B.), Technique de la pylorectomie pour cancer. *Journal de Chirurgie,* 1909, I, p. 465.
6. Krogius (A.), *Zentralblatt fur Chirurgie,* 1907. p. 1158.

départ la ligne de suture ou un contenu gastrique septique : c'est cependant là le mécanisme le plus fréquent : les autopsies en font foi; il en résulte que le plus sûr moyen de prophylaxie est d'assurer, d'une part, l'asepsie opératoire, et, d'autre part, *la propreté et la vacuité de l'estomac par des lavages répétés* aussitôt qu'apparaissent les vomissements post-opératoires. Quant au rôle que peut jouer l'anesthésie dans la genèse de ces accidents pulmonaires, nous croyons qu'il est moindre que celui qu'on lui a attribué et que l'éther particulièrement n'est pas coupable des nombreux méfaits dont on l'accuse. Néanmoins nous estimons qu'il est toujours avantageux pour le malade de réduire le plus possible la durée de l'opération.

La *persistance de ces vomissements post-opératoires* est la manifestation d'une rétention des liquides, que l'on voit assez souvent après la gastrectomie; la véritable dilatation aiguë post-opératoire étant très rare après cette opération. Les vomissements sont verdâtres, rapidement très fétides; s'ils persistent, ils affaiblissent le malade dont la température s'élève et qui prend un teint terreux. Le lavage de l'estomac, appliqué dès le début des accidents, est là encore le véritable remède et presque toujours efficace. Le décubitus latéral droit peut également aider à la disparition de ces accidents.

La mort par *choc* opératoire est beaucoup moins fréquente depuis que nous avons appris à exclure de cette catégorie les morts par septicémie et hémorragie. Certains malades meurent encore cependant dans les 56 heures qui suivent l'opération, sans que rien dans les symptômes que présentent les opérés ni dans l'examen post-mortem explique cette évolution. De même après certaines interventions s'adressant à des malades très affaiblis s'établit progressivement un état de cachexie, d'*inanition* qui peu à peu conduit le malade à la mort, malgré toute thérapeutique post-opératoire. Il est bien certain que ces mauvais cas disparaîtront d'eux-mêmes lorsque l'on opérera d'une façon plus générale les cancers à leur tout premier début. Mais à l'heure présente nous avons dans la *gastrectomie en deux temps*, un excellent moyen de diminuer la gravité de l'opération chez les malades atteint de cancers avancés, ou dont l'état général est déjà très précaire, elle nous a donné d'excellents résultats.

La gastro-entérostomie est pratiquée dans un premier temps; on en profite pour décider de l'opérabilité ou de la non opérabilité du cancer; et quand l'état général du malade est meilleur, on fait une gastrectomie secondaire. Le pire inconvénient de cette méthode vient de ce que le malade, ignorant ou comprenant mal la nature de sa maladie et amélioré par la première opération, refuse de se soumettre à la seconde. Néanmoins cette méthode de l'intervention en deux temps, présente, lorsqu'elle est indiquée, des avantages très grands et tend certainement à être pratiquée plus qu'elle ne l'a été jusqu'alors.

La seconde opération doit être pratiquée dès que le malade est en état de la supporter : 2 ou 3 semaines au plus après la première, à notre avis. Dans certains cas, en effet, la première intervention nous a semblé avoir donné un coup de fouet aux lésions cancéreuses : accélération vraisemblablement en rapport avec les manipulations qu'avait nécessitées l'exploration minutieuse de la tumeur. C'est là un inconvénient des opérations en deux temps dont il convient d'être averti.

Résultats éloignés. — Nous estimons qu'il est impossible de parler à l'heure présente de « guérison du cancer » mais bien d'améliorations considérables dans l'état fonctionnel et général, et de survie qui peut atteindre de nombreuses années, si non communément, du moins dans de très nombreux cas. Nous voulons insister encore ici sur cette certitude que les statistiques iront s'améliorant encore beaucoup, à mesure que les cancéreux se présenteront au chirurgien dans de meilleures conditions d'opérabilité, et que nous saurons ou pourrons intervenir dès le premier début de leur affection. Peut-être alors dans des *conditions opératoires non encore réalisées couramment* sera-t-on en droit un jour de parler vraiment de guérison du cancer. En attendant ces temps heureux, nos opérés de 3 à 5 ans sont nombreux.

Toutefois il est à remarquer que les récidives apparaissent surtout dans les *trois premières années* qui suivent l'opération. Passé ce temps elles sont beaucoup plus rares et on a beaucoup plus de chance de pouvoir compter une guérison à l'actif du traitement chirurgical du cancer. Cependant on devra toujours avoir présent à l'esprit les cas rares, il est vrai, mais bien connus de récidives très tardives (Czerny 9 ans 1/2 après l'opération), qui doivent toujours laisser un doute.

On ne peut avoir une idée précise de la *fréquence des récidives* en s'en tenant au résultat global des statistiques publiées : trop de cas disparates les composent. Leriche trouve 60 pour 100 de morts ultérieurs par cancer sur un total de 464 guérisons opératoires. C'est là un chiffre de récidive considérable et qui cependant est peut-être encore au-dessous de la réalité.

La *récidive locale* est de beaucoup la plus fréquente ; elle devance de très loin la métastase viscérale et surtout la récidive ganglionnaire. Cela résulte nettement des autopsies de Lindner (¹), Petersen et Colmers (²), etc., et semblable constatation est certainement à rapprocher de ce fait bien établi par Borrmann (³), Pfœrringer (⁴), Koerte (⁵), que *dans un très grand nombre de cas* (30 à

1. LINDNER, *Berliner Kl. Wochenschrift*, 29 janvier 1900, p. 89.
2. PETERSEN et COLMEN, *loc. cit.*
3. BORRMANN, *Mitteilungen and den Grenzgeb. d. M. u. Ch.*, 1901.
4. PFŒRRINGER, *Beiträge z. Klin. Chir.*, 1903-1904.
5. KŒRTE, *Deutsche mediz. Wochensch.*, 1906.

45 pour 100 pour Leriche ([1]), *la section chirurgicale a passé en plein tissu cancéreux* : il est logique de penser que la fréquence des récidives relève d'une exérèse insuffisante : résection trop parcimonieuse ou cancer déjà trop étendu, l'insuffisance de l'exérèse siégeant surtout au niveau de la petite courbure.

Ici se pose la question de la *rétrocession spontanée* des tissus cancéreux, soutenue par Petersen, plus tard par Kahlden ([2]) : malgré que semblable opinion ait pu s'appuyer sur quelques observations très intéressantes, il n'en reste pas moins bien établi que la première condition d'une guérison durable est l'ablation de la totalité du mal, et il s'en faut de beaucoup que l'efficacité d'une intervention incomplète soit couramment admise.

Quant à la *durée des survies* et aux résultats éloignés, on peut avoir une idée de ce qu'ils sont à l'heure actuelle par les quelques statistiques suivantes :

Leriche, en 1906, trouvait 88 cas desquels on pouvait parler comme de guérisons définitives, le plus ancien datant de 16 ans et 5 mois, 5 de 10 années, 34 autres de 5 à 10 ans; il acceptait le chiffre de 20 pour 100 de guérisons durables fourni par Petersen et Colmen.

Depuis cette époque, d'autres chiffres ont été publiés au second Congrès de la Société internationale de chirurgie : *Hartmann* apportait comme maximum de survie 6 ans, comme minimum 5 mois;

Témoin, une survie de 9 ans, une de 8, deux de 6, 5 de 4;

Ribera y Sans accusait sur 15 guérisons : 2 gastrectomies totales datant de 8 ans et de 4 ans, 4 subtotales opérées depuis 2 ans, une annulaire avec survie de 2 ans et des pylorectomies en bonne santé depuis 4, 5, 6 ans;

Czerny apportait les résultats suivants : sur 52 guérisons opératoires 56 moururent de récidives; la survie fut en moyenne de 600 jours, au minimum de 71 jours, au maximum de 9 ans 1/2 (un cas).

Sur 58 cas opérés de 1898 à 1905, six étaient depuis trois ans sans récidives, soit 15 pour 100, et sur 25 cas antérieur à 1898, 2 malades vivaient 12 et 15 ans 1/2 après l'opération. Un malade opéré d'un gros myxosarcome vivait encore 16 ans après l'opération.

Stumpf colligeant les résultats de Hofmeister accuse une survie moyenne de 10 mois dans la plupart des cas, et dans 7 bons cas (sans adhérences, sans extensions) :

Une survie de 4 ans 5 mois (récidive), de 4 ans, 5 ans, 2 ans et 8 mois.

Leriche en 1908 groupant diverses statistiques établit le pourcentage suivant de guérison durable :

20,8 pour 100 (Petersen et Colmers); 30 pour 100 (Makkas); 55 pour 100 (Hartmann); 40 pour 100 (Caspersohn).

Et d'autre part il peut grouper 146 survies datant de plus de 5 ans sans récidives, trouvant une survie de 16 ans et 5 mois, 8 de 10 ans, 48 de 5 ans.

Delore et *Alamartine* exposant, en 1909, les résultats des gastrectomies pour cancer pratiquées à la clinique de Poncet, de mars 1908 à juin 1909, trouvaient les résultats éloignés suivants : 27 pour 100 des cas mou-

---

1. LERICHE (R.), *loc. cit.*
2. VON KAHLDEN, *XXXI* Congrès de la Soc. allemande de Chirurgie*, 1902.

rurent de récidive ou de généralisation dans le cours de la première année; 7 opérés ont survécu plus d'un an ; 6 sont guéris depuis plus d'un an, un depuis 5 ans et 8 mois, un autre depuis 6 ans.

Kocher [1] en 1909 publiait 44 cas inédits de résection gastrique, qui ajoutés à ceux déjà publiés, portaient sa statistique à 140 résections. Sur ce nombre Kocher trouve 20 pour 100 de guérisons se maintenant au delà de 5 ans, 10 depuis plus de 5 ans, et sur 16 malades restés guéris depuis plus de 4 ans, 15 avaient été opérés par son procédé personnel.

William J. Mayo dans sa très importante statistique apporte les résultats suivants :

Malades opérés depuis plus de 5 ans :
   Nombre total, 50.
   Malades suivis jusqu'à l'heure présente, 39.
   En bon état de santé, 7.
   (Opérés respectivement depuis 8 ans et 2 mois 1 2, 8 ans, 6 ans, 6 ans et 11 mois, 5 ans et 5 mois 1 2, 5 ans).
Malades opérés depuis plus de 4 ans :
   Nombre total, 85.
   Malades suivis jusqu'à l'heure présente, 64.
   En bon état de santé, 15.
Malades opérés depuis plus de 3 ans :
   Nombre total, 117.
   Malades suivis jusqu'à l'heure présente, 88.
   En bon état de santé, 18.
   107 malades opérés depuis moins de 5 ans ne peuvent avoir une valeur statistique au point de vue de résultat thérapeutique.

Nos plus anciens opérés n'ont pas dépassé 5 ans, sauf pour l'un d'eux suivi pendant 7 ans (malade de M. Hayem).

II. — GASTRO-ENTÉROSTOMIE

La gastro-entérostomie est, pratiquement, la seule opération palliative effectuée à l'heure présente en cas de cancer gastrique.

La *jéjunostomie*, en effet, ne présente que des désavantages, si on la compare à la gastroentérostomie; s'adressant à des malades très cachectiques, elle est aussi grave qu'elle, met les opérés dans des conditions d'alimentation très défavorables, et l'incontinence, si fréquente, de la bouche, les altérations de la paroi qui en résultent sont des facteurs très réels de gravité. Tombée dans un juste abandon, la jéjunostomie ne reconnaît comme unique indication que les cas de cancers tellement avancés qu'il est impossible, — ou d'une difficulté très dangereuse, — de réaliser une gastro-entérostomie. Ce sont là des cas de plus en plus rares et peu intéressants.

La gastro-entérostomie reconnaît comme indications les contre-indications à la gastrectomie. Celle-ci est l'opération de choix que le diagnostic de plus en plus précoce du cancer permettra de réaliser de plus en plus fréquemment.

1. KOCHER, *Mitteilungen aus den Grenzgebieten der Medizin und Chirurgie*, t. XX, fasc. 5, 1909, p. 860.

La gastro-entérostomie s'adresse donc :

1° Aux cancers localement trop étendus pour qu'un exérèse en soit possible ;

2° Aux cancers qui, pour une raison quelconque, s'accompagnent d'une cachexie, d'un état d'affaiblissement tels que la gastrectomie, opération plus longue, ne pourrait être supportée. Et dans certains de ces cas, elle pourra être le premier temps d'une gastrectomie en deux temps. *En dehors de ces deux indications, la gastro-entérostomie cédera toujours le pas à la gastrectomie, lorsqu'il s'agit de cancer. Son résultat sera d'autant plus favorable que l'opération sera dirigée contre les cancers déterminant une sténose plus marquée, et que l'inanition résultant de cette sténose entrera pour une plus grande part dans l'état du malade.* Dans ces conditions bien déterminées, on pourra attendre de la gastro entérostomie des résultats remarquables : rapide amélioration de l'état général, augmentation du poids, retour de l'appétit et digestion normale : toutes les apparences d'une guérison radicale, alors qu'il ne s'agit jamais que d'une amélioration, parfois très marquée, mais toujours passagère ; le cancer continue, — très souvent plus lentement, — son évolution fatale. En voici une preuve : Un de nous, à l'époque où l'efficacité de la gastro-entérostomie contre l'ulcus était discutée, présente à la Société de Chirurgie un homme opéré *depuis un an.* Il était florissant de santé, d'apparence robuste et travaillait sans fatigue. On avait attendu le délai d'une année pour bien prouver qu'il ne s'agissait pas de cancer, — et l'état du malade confirmait bien l'hypothèse. — Or, un an après, cet homme rentrait dans le service de M. Hayen et mourait 6 mois après, d'un cancer constaté à l'autopsie et vérifié par le microscope.

D'ailleurs, même dans les cas les plus favorables à la gastro-entérostomie, nous lui reconnaissons en général une action beaucoup plus lente que la gastrectomie : après l'opération, le malade se remet moins vite, la convalescence est manifestement plus hésitante, l'amélioration plus tardive. Toutefois, en cas de sténose serrée, l'amélioration peut être rapide. Il faut également être parfaitement prévenu que la gastro-entérostomie n'est pas l'opération exceptionnellement bénigne que l'on a voulu dire : on doit tenir compte en effet que, jusque dans ces dernières années, certains opérateurs *ont appliqué la gastro-entérostomie invariablement à tous les cancers de l'estomac, la pratiquant dans des cas qui eussent été manifestement de bons cas à gastrectomie.* C'est là une manière facile d'obtenir une statistique particulièrement peu chargée ; mais *c'est une pratique déplorable.* Et si on limite la gastro-entérostomie aux cas dans lesquels l'opération radicale est contre-indiquée, les *seuls où elle doive être pratiquée,* on s'apercevra vite qu'il s'agit là d'une opération plus grave qu'on ne l'a dit. Avec la tendance actuelle et très générale, il n'est pas illogique d'estimer que *la gastro-entérostomie sera un jour une opération d'exception dans la chirurgie du cancer de l'estomac*, et que devant s'adresser de plus en plus aux mauvais cas, les statistiques iront s'alourdissant. C'est le résumé de notre pratique.

Notre statistique personnelle relevée en janvier 1915 comprend 60 gastro-entérostomies pour cancer avec 24 morts, soit une mortalité de 56,5 pour 100.

O. Creite [1], rapportant la statistique des gastro-entérostomies de Bauer accuse 48 morts sur 105 cas, soit 45,7 pour 100.

La mort fut causée 15 fois par péritonite.

—   —   18   —   collapsus.

—   —   14   —   complication pulmonaire.

—   —   5   —   circulus viciosus.

La survie la plus courte fut de 26 jours, la plus longue de 955 jours; en moyenne elle fut de 7 mois et dans la plupart des cas réapparurent des douleurs et des vomissements.

Stumpf [2] trouve dans les opérations de Hofmeister, une mortalité de 18 pour 100 pour la gastro-entérostomie, à opposer à celle de 9,5 pour 100 pour les gastrectomies.

Elle ne donne qu'une survie de 1 à 5 mois dans les cas où elle ne s'adresse pas à une tumeur pylorique à évolution lente, alors que dans les cas moyens de gastrectomie (adhérence, extension) la moyenne de la survie est de 10 mois.

H. W. Bettmann [3] accuse une mortalité immédiate de 40 pour 100 sur une série de 25 gastro-entérostomies pour cancer.

Au 2ᵉ Congrès de la Société internationale de chirurgie, Hartmann insiste sur ce que les bons résultats s'obtiennent dans les cancers provoquant des sténoses serrées : la survie moyenne est de 6 mois (minimum 1 mois, maximum 2 ans 1/2). La mortalité a été de 18 pour 100 sur 111 gastro-entérostomies.

Borélius accuse une mortalité de 15,8 pour 100 sur 79 gastro-entérostomies, de 16,9 pour 100 sur 55 résections.

La statistique de Czerny a un intérêt particulier à cause du nombre considérable d'interventions sur lesquelles elle porte.

205 gastro-entérostomies pratiquées de *1898 à 1905* ont fourni une mortalité de 16,2 pour 100, chiffre qu'il est bon de comparer à d'autres statistiques connues : Garré (Stich) 54,5 pour 100, von Eiselsberg (Clairmont) 50 pour 100, Kœrte (Nordman) 19,6 pour 100, Krönlein 24,5 pour 100. Dans la période de *1898 à 1905* les opérations se sont d'ailleurs inégalement réparties : la gastrectomie gagnant constamment du terrain puisque de 1898 à 1901, la gastrectomie n'avait été pratiquée que dans 12,5 pour 100 des interventions pour cancer, alors

1. Creite (O.), *Deutsche Zeitschrift für Chir.*, 1908, t. XCIV. fasc. 5-6 octobre. p. 471.
2. Stumpf, *loc. cit.*
3. H. W. Bettmann, *Medical Record*, t. LXVI. nᵒ 15, 9 octobre 1000, p. 508.

que dans la période suivante de 1902 à 1905, le pourcentage avait doublé et atteignait 24 pour 100.

Les résultats de la gastro-entérostomie fournis par Czerny furent les suivants : 49 malades n'eurent aucune amélioration et moururent dans les 3 ou 4 mois. Sur les 121 autres malades, 105 eurent une survie de plus d'un an, 15 survécurent entre 18 mois et 10 ans. Mais il est difficile d'admettre, en l'absence de démonstration anatomique, qu'il se soit agi de cancer dans les cas de longue survie : bien plus vraisemblablement on avait affaire à des tumeurs inflammatoires, d'origine cholécystique, ou à des ulcères calleux.

B. — ULCÈRE

I. — GASTRO-ENTÉROSTOMIE

La gastro-entérostomie, dans le traitement du cancer, a toujours été considérée comme un moyen palliatif. — Elle a été au contraire admise comme le traitement *curatif, de choix*, contre l'ulcus de l'estomac. Lorsque fut établie d'une façon précise une technique permettant un succès opératoire facile et qu'on eut constaté les résultats merveilleux que donnait la gastro-entérostomie dans les sténoses pyloriques, ses indications s'étendirent d'une façon démesurée et pendant longtemps elle fut considérée comme une panacée applicable à toutes les affections de l'estomac qui résistaient au traitement médical. — Il suffit de remonter en 1905 et de lire les rapports du 18e Congrès français de chirurgie, pour se rendre compte de cet état d'esprit. — On ne tarda d'ailleurs pas à s'apercevoir que c'était là une erreur complète : les résultats montrèrent vite que la gastro-entérostomie, excellente dans nombre de cas, restait parfaitement inefficace dans d'autres ; on cessa peu à peu de pratiquer si facilement cette intervention dans tous les cas où, après laparotomie, l'exploration de l'estomac n'y révélait aucune lésion bien nette, mais dans lesquels on espérait toujours obtenir par le mécanisme simpliste du drainage gastro-jéjunal quelque amélioration appréciable. Ce simple historique par lequel nous sommes tous passés, fut pour nous de courte durée et depuis quelque douze ans nous sommes fixés sur les indications restreintes et précises de cette opération.

Fonctionnement de la bouche anastomotique. — *Toute l'erreur était basée sur une fausse conception du fonctionnement de la néo-anastomose.* On vivait en effet sur cette notion, ne reposant d'ailleurs sur aucune observation, qu'après gastro-entérostomie, le contenu gastrique passait directement à travers l'anastomose, abandonnant d'une façon définitive la voie pylorique. Bien plus, on pensait que la nouvelle bouche était un trou toujours béant, et nous avons le souvenir des reproches médicaux que nous encourions vers 1896 quand, après gastro-entérostomies, nous livrions des malades dont l'estomac conservait presque normalement les aliments et qui cependant n'avaient plus ni douleurs, ni dénutrition. Le résultat paraissait incompréhensible. Nous savons maintenant qu'il n'en est rien ; la question du fonctionnement de la bouche anastomotique n'est certes pas complètement résolue, mais dans ces dernières années l'*expérimentation*, la *radiographie* et l'*étude des résultats cliniques* nous ont fait faire un grand pas, et ont permis de singulièrement diminuer le domaine de la gastro-entérostomie.

Expérimentation. — Nous ne pouvons rapporter ici d'une façon complète et dans tous leurs détails toutes les expériences, les nôtres et celles qui ont été pratiquées en vue d'éclairer la physiologie de l'estomac gastro-entérostomisé.

En 1900, *Kelling* [1], dans son mémoire maintenant classique, établissait par l'expérimentation chez le chien que la *gastro-entérostomie avec pylore libre ne fonctionne pas*, cette oblitération fonctionnelle de l'orifice étant un phénomène vital, lié à la motricité de l'estomac : car *sur l'animal sacrifié, l'estomac rempli d'eau se vide en totalité par l'orifice de la gastro-entérostomie.*

Presque tous les procédés d'investigations confirmèrent ces résultats, Cannon W. B. [2] et Blake J. B. [3] expérimentant sur le chat insistaient sur ce que l'estomac entérostomisé restait, comme l'estomac sain, un organe moteur se moulant sur les aliments, de telle sorte que la pesanteur ne jouait qu'un rôle absolument insignifiant dans la marche du chyme gastrique, et que d'autre part ses contractions poussaient constamment les aliments vers le pylore qui devenait au moment de la contraction le point le plus déclive. On ne pouvait donc en aucune façon parler de *drainage* de l'estomac par la gastro-entérostomie.

Voulant alors obliger le contenu gastrique à passer par la bouche anostomotique, Cannon et Blake, sur le chat, posèrent des ligatures sténosantes sur le pylore, et purent constater que l'évacuation, comme auparavant, se faisait, parfois plus lentement, mais toujours par le pylore rétréci ; *ce n'est qu'en cas de pylore fermé que le contenu gastrique passait par l'anastomose.*

D'autre part, Tuffier [4] et Aubourg, Frouin [5] radioscopant et radio-

1. KELLING, Zur Chirurgie der chronischen nicht malignen magen leiden, *Archiv. f. Verdaunsk..* Berlin 1900, VI. — KELLING. Studien Zur Chirurgie des Magens, *Archiv. für Klin. Chir..* 1900, LXII.

2. CANNON, The movement of the stomach studied by means of the Rœntgen rays. *Amer. Jour. of Philad..* 1er mai 1898.

3. CANNON et BLAKE. Gastro enterostomy and Pyloroplasty, an experimental Study by means of the Rœntgen Rays. *Annals of Surgery.* 1905. XLI, 686.

4. TUFFIER et AUBOURG. Examens de quelques estomacs à l'aide des rayons Rœntgen, *Presse médicale.* Paris 1907, p. 726 et 805.

5. FROUIN, Contribution expérimentale à la chirurgie de l'Estomac. *Presse médicale*, Paris, 19 juin 1909. n° 29, p. 441.

graphiant un chien opéré aux différentes phases de la digestion virent toujours les contractions gastriques pousser le lait de bismuth vers le pylore ; en 1907, Legnett et Maury (¹) avaient constaté qu'une petite balle, fixée à une ficelle et déglutie par un chien, passait d'une façon à peu près constante par le pylore, rentrait ensuite à contre-courant dans l'estomac par l'anastomose, puis sortait à nouveau par le pylore. Les expériences de Delbet (²) sur le chien montraient de façon également probante le non-fonctionnement de l'anastomose chez des animaux à pylore perméable (³).

Frouin a donné l'explication suivante de ce phénomène : « Dans la gastro-entérostomie, les rapports de l'estomac et de l'intestin sont changés. On voit que chaque contraction péristaltique diminue le diamètre de l'estomac et par là même l'orifice de la bouche anastomotique. Il en est de même du reste pour l'intestin, mais le diamètre du tube intestinal étant plus petit, la contraction péristaltique produit l'obstruction complète de la bouche anastomotique de l'intestin (voir fig. 00). En résumé le péristaltisme dans l'estomac normal favorise l'évacuation de l'organe, le péristaltisme de l'estomac après gastro-entérostomie ou opération en Y de Roux ferme l'orifice anastomotique. »

Fermeture spontanée de la bouche anastomotique. — La confirmation de ces faits expérimentaux fut apportée par la constatation, chez l'homme, de la *fermeture spontanée de l'anastomose.*

Tuffier (⁴), en 1907, apportait un cas probant de réparation spontanée de la bouche anastomotique, et y joignait une observation de Roux et une de Montprofit. Depuis, d'autres cas ont été publiés ; ils ne sont pas très nombreux puisque Papadopoulos (⁵) n'a pu en réunir que 24 observations : ils n'en n'ont pas moins une très grande valeur. Toutefois il faudrait se garder d'admettre, comme certains ont eu tendance à le faire, que toute bouche ne *fonctionnant pas* (constatation radioscopique) soit une bouche fermée : malgré les probabilités

1. N.-B. Legett W. Draper Maury, Studies upon the function of the Pylorus and Stoma after gastro enterostomy has been performed, *Annals of Surgery*, 1907: t. XLVI, p. 544-556.

2. P. Delbet, Recherches expérimentales sur la gastro-entérostomie, *Bulletins et Mémoires de la Soc. Chir.*, Paris, 11 décembre 1907, p. 1250.

3. A. Pers, se basant sur les explorations radioscopiques de Jonas en 1907 et 58 cas de gastro entérostomie pour rétrécissements cicatriciels, spasmodiques, et ulcères pyloriques ou duodénaux, conclut au fonctionnement constant de l'anastomose, que le pylore soit perméable ou non, considérant donc la gastro-entérostomie comme un véritable drainage. (A. Pers, *Nordisches Medizinische Archiv.*, XLII, Part. I (*Chirurgie*), fasc. 1 et 2, Décembre 1909, p. 1.)

4. Tuffier, Gastro-entérostomie postérieure réparée spontanément. Ulcère gastrique consécutif, *Bulletins et Mém. de la Soc. de Chir.*, Paris, 1ᵉʳ mai 1907, p. 465. — *Bulletins et Mém. de la Soc. de Chir.*, 18 déc. 1907, p. 1274. Discussion sur le fonctionnement de l'anostomose après gastro-entérostomie. Discussion, Tuffier, Hartmann.

5. Papadopoulos (T.). Contribution à l'étude des suites chirurgicales éloignées et de la valeur de la gastro-entérostomie, *Thèse de Paris*, 1910.

que l'on peut admettre, les preuves manquent pour une semblable conclusion. Il nous semble impossible également, à l'heure présente, d'établir, du moins pour tous les cas, le mécanisme de cette fermeture spontanée de la bouche. Dans quelques cas, la cause en est bien établie : il s'agissait du développement sur la bouche gastro-jéjunale d'un *ulcère peptique*, qui explique tous les phénomènes observés dans un certain nombre d'observations où il fut nettement constaté [Novaro, Leriche, Gosset [1], Walton Martin [2]].

Ces quelques cas mis à part, on peut discuter sur les conditions qui président à la fermeture de la bouche. Beaucoup d'auteurs admettent comme condition nécessaire de cette évolution la persistance ou la réapparition de la perméabilité pylorique. Hartmann ne le croit pas : pour lui, comme pour Hartel [3], la fermeture de l'anastomose n'est pas en rapport avec l'état de perméabilité du pylore, et, en fait, Kindl [4], rapportant les résultats de Schloffer, signale 4 cas de rétrécissement considérable de l'anastomose, malgré que le pylore fût fermé. Pour Leo Schüller [5], lorsque la bouche siège sur l'antre, les évacuations par cette bouche, lorsqu'elles se produisent, sont synchrones avec l'évacuation pylorique; elles en sont complètement indépendantes si la bouche siège sur le fond. Dans ce cas, son oblitération est plus rapide.

La question n'est donc pas simple, mais sans pouvoir, dans des cas semblables, mettre en évidence la cause de l'oblitération de l'anastomose, il est *certain qu'elle survient plus fréquemment lorsqu'il s'agit de gastro-entérostomies faites par le procédé en Y ou au bouton*.

Troubles apportés par la gastro-entérostomie dans la circulation du contenu gastro-intestinal. — La gastro-entérostomie, quel que soit le procédé employé (voir les schémas, pages 883, 884, 885) entraîne des troubles notables, dans la circulation du contenu gastro-intestinal, troubles légers parfois, troubles d'une très grande gravité dans d'autres cas : 1° Le contenu de l'anse afférente peut s'évacuer dans l'estomac : c'est le *reflux dans l'estomac du contenu intestinal*; 2° L'estomac peut se vider par l'anastomose, mais son contenu passer non pas dans l'anse efférente, mais bien dans l'anse *afférente* : c'est là le *circulus viciosus*.

Le *cercle vicieux* vrai, défini de la sorte, n'est pas une complication très fréquente. Pendant bien longtemps nous avons mis en doute son existence; il nous a fallu plus de dix années de chirurgie gastrique pour voir un seul de ces accidents et, dans le seul fait où les

1. In Hartmann, *Bulletins et Mém. de la Soc. de Chir.*, Paris, 9 novembre 1910, p. 1071, 16 novembre 1910, p. 1092, 30 novembre 1910, p. 1142, 7 décembre 1910, p. 1188.
2. Walton Martin, *Annals of Surgery*, t. XLIX, n° 4, avril 1909, p. 548.
3. Hartel, *Deutsche Zeitschrift für Chir.*, t. CIX, fasc. 3-4, avril 1911, p. 517.
4. Kindl, *Beiträge zur Klinischen Chirurgie*, t. LXIII, fasc. 1, mai 1909, p. 19.
5. L. Schüller, *Mitteilungen aus den Grenzgebieten der med. u. Chir.*, t. XXII, fasc. 5, 1911, p. 715.

signes cliniques paraissaient nets, nous avons trouvé des adhérences dont la rupture suffit pour obtenir la guérison du malade. Dans certains cas, il s'explique par une suspension manifestement défectueuse de l'anse intestinale et la *gastro-entérostomie antérieure* a à son compte le plus grand nombre de circulus. D'autre part, il est certain que, dans nombre de cas, on étiqueta sous cette désignation des accidents infectieux. La rareté actuelle de cette complication vient en faveur de cette manière de voir : la fixation de l'anse dans une meilleure position, une technique et une asepsie meilleures ont à elles seules amené ce résultat.

Le circulus viciosus se manifeste par l'apparition de vomissements progressifs, jamais fécaloïdes, mais ne cédant pas. Ils s'accompagnent de ballonnement de l'épigastre et d'une aggravation de l'état général très rapide qui peut se terminer par la mort.

Les causes du cercle vicieux sont mal connues : la direction de l'anse jéjunale accolée à la face postérieure de l'estomac ne semble pas avoir l'importance qu'on a voulu lui faire jouer, et il ne semble pas qu'il y ait grand avantage à ce que l'anse soit disposée de telle sorte que ses contractions soient iso-péristaltiques par rapport aux contractions gastriques. Cependant la suspension verticale de l'anse avec la bouche à son point le plus déclive (Moynihan-Ricard) est la meilleure disposition qu'on puisse imaginer pour éviter le circulus [1]. Mais surtout il importe de *faire la bouche jéjunale le plus près possible de l'angle duodéno-jéjunal*, et, dès 1900, Czerny et Petersen insistaient sur la nécessité de faire des gastro-entérostomies *sans anse*, disposition particulièrement facile à réaliser dans la gastro-entérostomie postérieure, et Moynihan [2], Mayo [3], nous-mêmes avons, à plusieurs reprises, insisté sur cette condition essentielle au bon fonctionnement de l'anastomose.

D'ailleurs, lorsque les conditions pathologiques ont imposé l'exécution d'une gastro-entérostomie antérieure qui, à cause de la longueur d'anse qu'elle nécessite, prédispose au circulus, on peut encore l'éviter en pratiquant une *entéro-anastomose jéjuno-jéjunale* entre la branche afférente et la branche efférente de l'anse intestinale anastomosée, suivant la technique imaginée par Braun, qui avait ainsi amélioré de façon très appréciable les résultats de la gastro-entérostomie antérieure.

Le *reflux du contenu intestinal* dans l'estomac est un accident fréquent, incomparablement moins grave que le circulus; il se tra-

---

1. Nous ne parlons pas du procédé en Y imaginé par Roux pour éviter le circulus et qui y réussit pleinement, mais abandonné à peu près par tous les chirurgiens et par Roux lui-même : on peut justement lui faire le très grave reproche de prédisposer tout particulièrement, au développement d'un ulcère peptique du jéjunum.

2. Moynihan, *British Medical Jour.*, 9 mai 1908, n° 2471. p. 1092.

3. W. J. Mayo, *Annals of Surgery January*, 1908. *Collected papers by the Staff of S. Mary's Hospital.* Mayo Clinic, 1905-1909, p. 77.

duit par la présence, dans l'estomac, de la bile, et par des vomissements qui le plus souvent cessent vite ; l'importance de ce reflux au point de vue du résultat thérapeutique de la gastro-entérostomie sur l'ulcère a été appréciée de la façon la plus différente. Pour notre part, nous n'attribuons à ce reflux aucune influence préjudiciable au malade. Nous avons eu la preuve de cette innocuité par les résultats de l'évacuation stomacale et de l'analyse du suc gastrique chez nos opérés. Tous ces malades dont l'état gastrique était excellent ont été examinés par M. Carrion ; tous avaient des traces ou des quantités assez notables de bile et rien dans le fonctionnement gastrique ne permettait de distinguer ceux qui en présentaient des traces et ceux qui en avaient notablement.

Frouin, dans sa très bonne étude du fonctionnement de la gastro-entérostomie, aboutissant à démontrer que c'est là une opération mauvaise et anti-physiologique, a montré le mécanisme du reflux du contenu intestinal qui ne s'observe pas dans le procédé en Y de Roux, mais est *constant* dans la gastro-entérostomie postérieure de von Hacker. Il s'explique, comme la fermeture de la bouche elle-même, par le péristaltisme de l'intestin. « En effet, chaque contraction pousse en avant une partie du liquide que renferme l'intestin ; mais au niveau de la fente anastomotique la paroi de l'intestin a été sectionnée ; les contractions ne peuvent donc se produire que dans la partie intacte, représentée sur la figure 5 par les deux pointillés C. Il en résulte que les sucs digestifs contenus dans l'intestin, poussés par les contractions péristaltiques, s'échappent par l'ouverture intestinale et pénètrent dans l'estomac » (fig. 246 et 247).

Nous avons pu comme tous les chirurgiens nous rendre compte de ce reflux dans l'estomac du contenu intestinal, manifesté par quelques vomissements bilieux. Léo Shüller constata dans 22 cas sur 25 la présence de bile et de suc pancréatique en abondance dans l'estomac ; les trois opérés qui n'en contenaient pas avaient subi une pylorectomie.

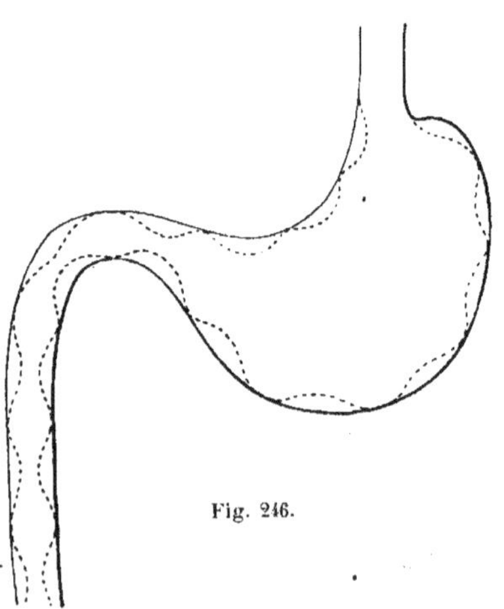

Fig. 246.

Neuhans([1]), dans une étude détaillée de 17 gastro-entérostomies, constata l'extrême fréquence de la présence de bile et de trypsine

1. NEUHANS, *Sammlung Klin. Vorträge*, 1908, série XVII, fasc. 6, n° 486, p. 535.

dans l'estomac, quel que soit le procédé employé, sauf peut-être l'Y, et plus particulièrement dans les gastro-entérostomies récentes. Si dans les vieilles gastro-entérostomies la bile et le suc pancréatique disparaissent, c'est que la *bouche se ferme*, et ce n'est qu'en cas d'oblitération définitive du pylore que des examens tardifs montrent encore dans l'estomac la présence de bile et de trypsine.

Que résulte-t-il de ce passage dans l'estomac des sucs intestinaux, de la bile et du suc pancréatique? Nous savons, par nos simples constatations personnelles, que la présence de la bile dans l'estomac d'un gastro-entérostomisé est compatible avec une parfaite santé; les bons résultats obtenus chez les ictériques à qui l'on a été conduit à pratiquer une fistule biliogastrique en sont la meilleure preuve. Il n'en est peut-être pas de même du *suc pancréatique* et Chumsky [1], puis Neuhans, ont montré que la dérivation totale du suc pancréatique dans l'estomac d'un chien, provoque la mort en quelques jours; Leguell et Maury, d'autre part, insistaient sur ce que, chez les chiens gastro-entérostomisés, ne tardait pas à se produire une chute de poids rapide, qui pouvait être en rapport avec le reflux intestinal. Il est avéré, en effet, que le chimisme gastrique est notablement modifié : on constate d'une façon courante une diminution de l'acide chlorhydrique et des composés chloro-organiques ; il en résulte un travail digestif moins intense, comme le prouve le peu de modification que subit alors le repas d'épreuve.

D'autre part, nous savons que la sécrétion pancréatique s'établit sous l'influence de la résorption de la *sécrétine* engendrée par le contact du chyme acide avec le duodénum ; après suppression fonctionnelle de cette partie de l'intestin, la sécrétion pancréatique se trouve très diminuée ; ainsi s'explique le peu de graisse assimilée chez les opérés. Et il n'est pas impossible que, dans certains cas du moins, ces accidents secondaires plus

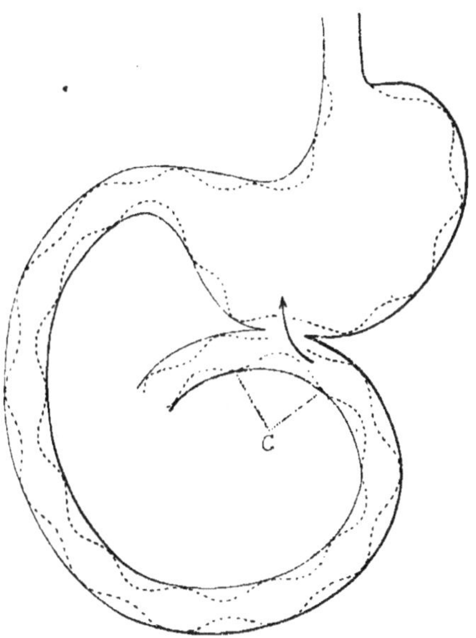

Fig. 247.

1. Chumsky, *Beiträge zur Klin. Chirurgie*, Bd XX, 1898.

ou moins tardifs[1] : vomissements, diarrhées ; *syndrome dyspeptique de la gastro-entérostomie* (Parmentier et Denechau) puissent s'expliquer par le reflux intestino-gastrique et les modifications de la sécrétion pancréatique. Et cependant ce reflux même, par *l'alcalinisation du contenu gastrique* qu'il provoque, est considéré aujourd'hui par certains (Kocher[2], Mansell Moullin[3]) comme réalisant la condition la plus favorable à la guérison de l'ulcère, à sa cicatrisation. Si bien que la gastro-entérostomie, outre son action mécanique dans le cas d'obstacle pylorique réel, posséderait une action chimique complétant la première, agissant parfois même seule, et expliquant dans une certaine mesure les améliorations, souvent passagères il est vrai, que l'on peut voir survenir après gastro-entérostomie pour ulcères ne provoquant pas de sténose.

Il ne faudrait cependant pas dire que notre technique opératoire, loin de chercher à éviter le reflux du contenu intestinal, devrait s'appliquer à le provoquer et, malgré ce que peut contenir de vrai cette conception du rôle thérapeutique de la gastro-entérostomie, les insuccès de cette opération en matière d'*ulcères non sténosants* sont trop bien connus et trop nombreux, pour qu'elle en justifie l'application.

On peut, à la suite de toute intervention sur l'estomac, voir se développer le syndrome de la *dilatation aiguë de l'estomac* et de l'occlusion duodénale par étranglement iléo-mésentérique : mais il s'en faut de beaucoup que cette grave complication soit particulière à la chirurgie gastrique.

Nous renvoyons pour tous détails au chap. XXIV, page 764 de ce volume et nous nous bornerons à rappeler ici que cette complication se manifeste essentiellement par l'apparition de vomissements répétés, très abondants, liquides, verts ou noirâtres, fétides ; le plus souvent il n'y a pas de fièvre ; les urines sont rares, la soif intense ; très rapidement l'état général devient grave, le pouls est petit, irrégulier, rapide, les yeux se creusent, le malade est couvert de sueurs et meurt dans le collapsus. Le *traitement doit être avant tout prophylactique*, il faut empêcher que la dilatation passagère de l'estomac ne se transforme en une occlusion duodénale : le seul moyen d'y parvenir est de

---

1. Consulter HARTMANN et SOUPAULT, Les résultats éloignés de la gastro-entérostomie, *Revue de Chirurgie*, 1899, p. 157. — HARTMANN, Traitement chirurgical des lésions non néoplasiques de l'estomac, *Travaux anatomo-cliniques*, Paris, 1905. — PARMENTIER et DENECHAU, La dyspepsie des ulcéreux gastriques opérés et son traitement, *Semaine médicale*, 9 octobre 1907, p. 881. — DENECHAU, Les suites médicales éloignées de la gastro-entérostomie au cours de l'ulcère de l'estomac et de ses complications, syndrome dyspeptique secondaire à la gastro-entérostomie, *Thèse de Paris*, 1907. — MOREAU, Suites de la gastro-entérostomie pratiquée pour sténose non cancéreuse du pylore, *Thèse de Paris*, 1909.

2. KOCHER, *Mitteilungen aus den Grenzgebieten der Medizin und Chir.*, t. XX, fasc. 5, 1909, p. 860.

3. MANSELL MOULLIN, *The British med. Journal*, 11 juillet 1908, n° 2480, p. 74.

vider et *laver l'estomac* dès qu'apparaissent les premiers vomissements. Cette thérapeutique très simple est à peu près toujours efficace si *elle est mise en action à temps*. Dans le cas contraire, il sera de très bonne pratique de mettre le malade en décubitus ventral ou mieux en position genu-pectorale, dans la mesure où il pourra la supporter : de véritables résurrections ont été obtenues ainsi. Mais si malgré ces mesures les accidents persistent — éventualité très exceptionnelle — il n'y aura que fort peu de chances de sauver le malade. On se résoudra à une intervention dans l'espoir qu'elle pourra révéler quelque cause mécanique d'obstruction (anse intestinale vicieusement suspendue); car il ne saurait être question d'établir une gastro-entérostomie qui existe déjà, et la gastrotomie évacuatrice donne des résultats déplorables (8 morts sur 8 gastrotomies d'après Neck (*in* Mathieu, p. 775).

Ulcère peptique du jéjunum et ulcère gastro-jéjunal. — C'est là une des complications les plus graves de la gastro-entérostomie ; elle est sinon provoquée complètement, du moins singulièrement favorisée par les modifications du chimisme intestinal au niveau de l'anse jéjunale anastomosée. Longtemps méconnue, l'attention a été attirée sur elle par l'étude d'ensemble qu'en 1906 en a donnée Gosset[1] qui en réunissait 51 cas ; depuis, de nombreux travaux ont été publiés sur la question et l'on a cherché surtout à en déterminer la pathogénie et les techniques opératoires qui permettent de l'éviter le plus sûrement. Il est certain que l'ulcère gastro-jéjunal siégeant sur l'anastomose même est beaucoup plus fréquent que l'ulcère jéjunal proprement dit, nettement sous-jacent à l'anastomose. Nous ne pouvons pas dire cependant avec Mayo[2] que l'ulcère jéjunal n'existe pas; nous en connaissons, d'une façon certaine, d'assez nombreuses observations. Mais généralement l'ulcère ne siège pas au delà de 10 centimètres sur l'anse jéjunale. Dans une statistique de P. H. van Roojen[3] portant sur 67 cas d'ulcères peptiques, 42 fois l'ulcère occupait la bouche même ou son voisinage immédiat. Cette même statistique montre que c'est presque toujours après une gastro-entérostomie pour ulcère que se développe cette complication. En effet, on la trouve :

60 fois à la suite d'un ulcère,
  1 fois — d'un cancer,
  1 fois — d'une péri-gastrite,
  1 fois — d'une sténose congénitale du pylore,
  5 fois — d'un ulcère du duodénum.

Cette proportion est d'ailleurs en rapport avec ce que nous savons du rôle considérable que joue *l'hyperacidité* du contenu gastrique

1. Gosset, L'ulcère peptique du jéjunum. *Revue de Chirurgie*, Paris, 1906, n° 1 et 2.
2. W. J. Mayo, *Surgery Gynecology Obstetrics*, t. X, n° 5, mars 1910.
5. P. H. van Roojen, *Archiv. für Klinische chirurgie*, t. XLI, fasc. 2, 1909, 581.

dans la pathogénie de l'affection : on peut déterminer expérimentalement chez l'animal la formation d'un ulcère peptique après gastro-entérostomie, en provoquant par l'alimentation un degré élevé d'*hyperchlorhydrie*. C'est en effet là, la condition primordiale d'apparition de l'ulcère peptique ; l'anse anastomosée supportera d'autant plus mal le contact avec un contenu gastrique hyperacide qu'elle sera plus éloignée du duodénum, et qu'elle sera destinée au contact d'un contenu intestinal déjà alcalinisé par les sécrétions biliaires et pancréatiques. Ce n'est pas là une vue de l'esprit : il est certain que la *gastro-entérostomie en Y favorise au plus haut degré la production de l'ulcère peptique;* l'explication en est simple : la branche anastomosée à l'estomac est par nécessité plus distante du duodénum que dans la gastro-entérostomie postérieure de von Hacker, et d'autre part elle reçoit un contenu gastrique hyperacide, nullement modifié par les sécrétions alcalines. Indépendamment de tout autre reproche dont l'Y est passible, cette prédisposition qu'il offre à l'ulcère doit le faire complètement abandonner.

La *gastro-entérostomie antérieure*, à cause de la longueur de l'anse qu'elle nécessite, met également en contact avec le contenu gastrique une anse très éloignée du duodénum et, partant, dans de mauvaises conditions de résistance. Cependant H. J. Paterson ([1]) fait remarquer que si, avant 1901, alors qu'on pratiquait surtout des gastro-entérostomies antérieures, l'ulcère peptique semblait particulièrement fréquent après cette opération, depuis 1901, les gastro-entérostomies antérieures et postérieures sont aussi fréquemment suivies de cette complication. Il n'en reste pas moins parfaitement établi que le procédé en Y doit être abandonné (Kocher le réserve aux cas avec hypoacidité), et que dans la mesure du possible, l'*anastomose devra porter sur le segment d'intestin le plus voisin du duodénum* : la gastro-entérostomie postérieure de von Hacker *que nous avons toujours pratiquée* permet de réaliser cette disposition dans les meilleures conditions.

L'hyperacidité n'agit souvent pas seule et il est facile de trouver d'autres causes favorisant l'ulcère. Il est évident que *la solution de continuité* que présente la muqueuse au niveau de l'anastomose favorise nettement par l'absence d'épithélium la production en ce point d'une ulcération peptique ; il y a donc là une indication à faire la suture à points très rapprochés, très minutieusement, en vue de réduire au minimum la surface cruentée, grâce à un affrontement parfait ; il ne faut jamais y manquer.

Wilkie ([2]), dans ses expériences sur le chat, estime qu'en plus de l'hyperacidité il faut un *traumatisme local* pour créer l'ulcère : réalisé

---

1. H.-J. PATERSON, *Proccedings of the Royal Society of medicin*, t. II, n° 8, juin 1909, Surgical section, 11 mai 1909, p. 258.
2. WILKIE, *Edimbourg med. Jour.*, t. V, n° 4, octobre 1910. p. 516.

soit par des aliments solides, soit par l'emploi de fils non résorbables. Pour cette raison, doivent être condamnés l'emploi *du bouton*
qui meurtrit les tissus en les écrasant, et même celui des fils non
résorbables. W.-J. Mayo, dans les 5 cas d'ulcère gastro-jéjunal qu'il
a observés, a toujours trouvé une cause locale : dans le premier cas
il s'agissait d'une anastomose au bouton sans élimination de ce dernier, dans le second cas on découvrit au fond de l'ulcère un fil de
soie infecté; dans le troisième, l'ulcère se manifesta 2 ans après une
gastro-entérostomie et siégeait au point où, lors de la première opération, s'était produit un petit hématome.

Dans 5 cas également, van Roojen a trouvé les *fragments de soie à
la base de l'ulcère*. Si bien que, pour éviter avec le plus de succès
l'ulcère peptique du jéjunum, nous avons l'habitude de faire porter
l'anastomose le plus près possible du duodénum, et d'établir cette
anastomose au fil. Peut-être y aurait-il lieu d'abandonner complètement fil de lin et soie pour n'employer qu'un matériel entièrement
résorbable. Enfin, nous prescrivons un régime post-opératoire approprié.

De cette brève étude sur le mode de fonctionnement de la gastro-
entérostomie, sur les troubles qu'elle apporte dans la circulation du
contenu gastrique et intestinal, les complications dont elle peut être
suivie à brève ou lointaine échéance, on peut conclure, en s'appuyant
non seulement sur l'expérimentation, mais sur les résultats chirurgicaux :

1° La gastro-entérostomie n'est efficace en tant que réalisant une
meilleure évacuation de l'estomac, qu'en cas de *sténose marquée du
pylore*. Les résultats obtenus seront d'autant meilleurs qu'il s'agira
d'une sténose organique plus serrée ; en cas de spasme surajouté du
pylore, la gastro-entérostomie pourra agir momentanément, mais, le
spasme disparu, les aliments tendront à reprendre leur chemin naturel
vers le pylore. Il est donc parfaitement illusoire d'imaginer que, par
une gastro-entérostomie, on met complètement et définitivement la
lésion intérieure au repos. Le temps est également passé où l'on ima-
ginait guérir par la gastro-entérostomie toutes les *ptoses gastriques*,
toutes les dyspepsies rebelles, tous les accidents nerveux. Nous nous
sommes toujours élevés contre ces prétendues indications. On ne
peut espérer d'amélioration par la gastro-entérostomie qu'en tant
qu'elle s'adressera à un ulcère pylorique ou très voisin du pylore.

2° Même en cas de sténose pylorique, malgré les très bons résultats
immédiats et souvent très prolongés, obtenus, la gastro-entérostomie
n'est pas une opération idéale : le reflux des liquides intestinaux ne
peut-il être considéré, sinon comme la cause unique, du moins
comme une cause très favorisante, des troubles gastro-intestinaux si
fréquemment observés après la gastro-entérostomie ? et la possibilité
d'un ulcère peptique ne doit-il pas être envisagé ?

5° A toutes ces raisons qui militent contre la gastro-entérostomie, et plaident en faveur d'interventions plus radicales, il faut en ajouter une autre d'un ordre tout différent, mais d'une importance majeure : la **transformation possible et plus fréquente qu'on ne le croit généralement, de l'ulcère au cancer.** C'est là l'argument le plus puissant, qui nous a conduits à la résection pour ulcères calleux : c'est à cette fréquence qu'il faut attribuer l'étonnement des premiers médecins qui nous adressaient des malades avec l'étiquette : ulcère, parce que l'affection évoluait depuis très longtemps et à qui nous répondions, après l'opération : cancer. Il suffit de citer quelques chiffres pour se convaincre de son importance.

Moynihan, dans une statistique de 205 gastro-entérostomies pour ulcères et sténoses non cancéreuses, relève 8 morts plus ou moins tardives, dont 7 par ulcère greffé.

Mayo Robson ([1]) estime à 60 pour 100 le nombre des ulcères subissant la transformation cancéreuse. L. Blanchard Wilson et M. Carpenter Mac Cartly([2]) ont montré la fréquence de cette transformation, insistant sur la nécessité de la rechercher non sur des pièces d'autopsie sur lesquelles le cancer a fait disparaître toute trace d'ulcère, mais sur les pièces enlevées chirurgicalement sur lesquelles il est possible de retrouver toutes les étapes de la transformation. Payr au XXXIXe Congrès allemand de chirurgie (mars-avril 1910) estimait à 1/4 des cas le nombre des ulcères calleux dégénérant en cancer. Kelling ([3]) dans 11 cas de résection d'ulcère, trouvait 8 fois des lésions cancéreuses, et dans sa statistique globale 1/5 des cas traités mouraient de cancer.

Kuttner ([4]), sur 12 gastro-entérostomies pour ulcère calleux trouvait 5 morts par cancer de l'estomac.

On conçoit facilement que de telles considérations aient puissamment contribué à faire perdre du terrain à la gastro-entérostomie, même dans les cas où elle donne les plus beaux résultats (sténoses, ulcères pyloriques et juxta-pyloriques) et que notre tendance actuelle soit de la remplacer toutes les fois que la chose est possible par l'ablation de l'ulcère, par pylorectomie ou excision simple.

Quant à la gravité opératoire de la gastro-entérostomie pour ulcère, notre statistique personnelle portant sur 81 cas accuse 13 morts, soit une mortalité de 16 pour 100, notablement inférieure, par conséquent, à la mortalité de la gastro-entérostomie pour cancer (36,5 pour 100).

1. Mayo Robson, Cité par Payr, *Société de Médecine interne et de Pédiatrie*, séance du 7 juin 1909.

2. L. Blanchard Wilson et M. Carpenter Mac Carthy, *The Amer. Journ. of the Med. Science*, t. XXXVIII, n° 6, décembre 1909, p. 846.

3. G. Kelling, Comm. à la 6e session de la Soc. libre de médec. int. du Royaume de Saxe. 1er mai 1909, *Münchner, Med. Woch.*, t. LVII, n° 58, 20 sept. 1910, p. 1995.

4. Küttner, *XXXIXe Congrès allemand de Chirurgie*, Berlin, mars-avril 1910.

II. — GASTRECTOMIE POUR ULCÈRE

Tous les reproches adressés à la gastro-entérostomie, militent en faveur de la résection de l'ulcère. Néanmoins cette pratique n'est pas encore très couramment employée; le nombre des résections d'ulcères est loin d'égaler celui des gastro-entérostomies; cette dernière opération a été pratiquée en effet dans toutes les variétés d'ulcères, alors qu'il n'est généralement question, lorsqu'on parle de résection, que d'ulcère calleux. De plus, beaucoup considèrent la résection comme une opération trop dangereuse s'appliquant à une lésion relativement bénigne.

La gastrectomie présente cependant les deux avantages suivants qui sont très grands :

1° Supprimer complètement une lésion sur laquelle peut se développer un cancer;

2° Permettre une reconstitution de la continuité gastro-duodénale se rapprochant au maximum de la normale, et supprimant tous les troubles et complications consécutifs de la gastro-entérostomie.

Les difficultés opératoires sont évidemment très variables suivant qu'il existe ou non des *adhérences*; mais, surtout, les techniques peuvent être différentes avec le *siège* de l'ulcère qui peut être : pylorique, sur la petite courbure, ou sur les faces. Nous exposerons plus loin les indications et les diverses interventions s'appliquant à ces différents cas.

L'un de nous a présenté en 1908 à la Société de Chirurgie (5 juin 1908, p. 776) un malade particulièrement intéressant : chez cet homme, atteint d'un ulcère gastrique saignant, nous fûmes conduits à pratiquer une première gastro-entérostomie, puis, 9 ans après, les hémorragies ayant réapparu, un ulcère de la petite courbure fut réséqué; la santé du malade redevint très bonne jusqu'au moment où l'état général de nouveau s'altéra en même temps qu'apparaissaient les selles hémorragiques : une troisième intervention montra que l'ulcère de la petite courbure était bien guéri, mais il s'était développé un ulcère du duodénum.

En 1909, Bréchot (¹) dans une thèse que nous avons inspirée montrait que la gastro-entérostomie n'arrête pas toujours l'évolution de l'ulcère et que la pylorectomie donne des résultats plus satisfaisants.

Au XXXIX° Congrès allemand de chirurgie, Payr et Kuttner ont soutenu la supériorité de la résection pour ulcère sur la gastro-entérostomie : sa gravité ne serait pas plus grande, Payr estime à 10 pour 100 la mortalité opératoire, et sur 50 cas personnels il n'avait

---

1. A. BRÉCHOT. Contribution à l'étude de la pylorectomie. La gastro-duodénoentérostomie. *Th. de Paris*, 1909.

perdu que 2 malades. Kuttner estime ce pourcentage à 15 pour 100, et sur 15 résections faites par lui-même il n'enregistre aucun décès. Riedel, en 1909, apportait 23 cas de résections médio-gastriques pour ulcère avec 6 morts, soit une mortalité de 26 pour 100. Kelling et Gœbel [1], ont également en Allemagne soutenu la même opinion, et, en Amérique, Coffey [2] et W. Mayo.

L'argument capital de tous les partisans de la gastrectomie pour ulcère est *l'impossibilité de faire le diagnostic différentiel entre l'ulcère calleux et le cancer, et la fréquence de la transformation cancéreuse de l'ulcère.*

De plus en plus semble se généraliser l'opinion exprimée déjà nettement en 1895 par Doyen [3] que « l'avenir est à la chirurgie des affections prémonitoires du carcinome ».

Cependant la gastro-entérostomie pour ulcère a d'ardents défenseurs; Hochenegg [4] s'élevant contre l'opinion de Payr, la considère comme l'opération de choix, même lorsque l'ulcère ne siège pas au pylore; dans ce cas, en effet, la néo-bouche fonctionne aussi bien que si le pylore est imperméable; d'où le rôle très important de la gastro-entérostomie contre le spasme.

III. — EXCLUSION DU PYLORE

L'exclusion du pylore consiste à *sectionner l'antre pylorique en amont de la lésion* et à fermer complètement chacune des tranches de section : la continuité gastro-intestinale est assurée par une gastro-entérostomie, et ainsi, en même temps qu'est supprimé fonctionnellement le pylore, est mis au repos de la façon la plus complète l'ulcus, et assuré le meilleur fonctionnement possible de la bouche gastro-jéjunale. A côté de l'exclusion du pylore il convient de citer *l'exclusion du duodénum* : la section porte sur le pylore même et seul le duodénum est exclu.

Très complètement R. Leriche et E. Bressot [5], dans un article critique du Lyon Chirurgical, ont mis au point la question de l'exclusion du pylore et du duodénum, et rappellent justement que c'est Doyen [6] qui, en 1892, créa les deux opérations et les appliqua de propos délibéré après gastro-entérostomie pour assurer le bon fonctionnement de la bouche. En 1895, Von Eiselsberg [7] réinventait l'exclusion du

1. Gœbell, *XXXIX° Congrès allemand de Chirurgie*, Berlin, mars-avril 1910.
2. Coffey, *Surgery Gynecology and Obstetrics*, t. XI, n° 6, déc. 1910, p. 545.
3. Doyen, Traitement chirurgical des affections de l'estomac et du duodénum, Rueff, 1895.
4. Hochenegg, *Wiener Klin. Woch.*, t. XXIII, n° 2, 15 janvier 1910.
5. R. Leriche et E. Bressot, *Lyon Chirurgical*, t. VI, n° 4, 1er octobre 1911.
6. Doyen, Chirurgie du pylore, Traitement des affections non cancéreuses de l'estomac, *Compte rendu du VII° Congrès français de Chirurgie*, 1895.
7. Von Eiselsberg, *Archiv. für Klinische Chirurgie*, 1895, Bd, 50.

pylore, l'appliquant à de volumineuses tumeurs inopérables et considérées comme cancéreuses. Depuis, les travaux de Chauvel [1], Vautrin [2], Codivilla [3], Berg [4], Mayo [5], Jonnesco [6], Amza Jianu [7], Parlavecchio [8], ont mieux fait apprécier la valeur de l'exclusion, en même temps qu'on apprenait à connaître l'ulcère du duodénum et qu'on lui appliquait cette méthode.

Les *résultats immédiats* de l'exclusion du pylore sont très favorables : Leriche et Bressot ont réuni 50 cas sans une mort.

Les *résultats thérapeutiques* sont également très bons : l'ulcère étant complètement mis au repos, les douleurs, les vomissements disparaissent, les hématémèses cessent. Quénu a montré l'efficacité de l'exclusion du pylore en cas d'ulcère saignant du duodénum (*Bulletin et Mémoire de la Société de Chirurgie*, 25 nov. 1910, t. XXXVI, n° 54, p. 1120). Pauchet [9] a récemment encore insisté sur ces excellents résultats en cas d'ulcère duodénal en évolution, particulièrement ceux qui se compliquent de douleurs et de saignement : mais, sans discuter que ce soit là le traitement de choix, il faut bien reconnaître avec lui que l'exclusion allonge d'une façon appréciable la durée de l'opération, et peut la compliquer d'une façon certaine quand des adhérences fixent la face postérieure de l'estomac et rendent difficile son extériosisation.

Amza Jianu a fait une bonne étude des modifications qu'apporte au fonctionnement de l'estomac l'exclusion du pylore. Au point de vue *chimique*, on observe une diminution rapide de l'acidité du chlore organique et minéral, dans une proportion à peu près de moitié. Au point de vue *moteur*, l'évacuation gastrique est accélérée et toute stase alimentaire disparaît.

Enfin, étudiant expérimentalement ce que devient au point de vue anatomique la zone exclue, Jianu et Grossmann ont vu la dégénérescence des cellules en bordure et des cellules principales aboutissant à la diminution et à la cessation même de toute sécrétion : ainsi se réalise la condition la plus favorable à la cicatrisation de l'ulcère.

1. CHAUVEL, L'exclusion du pylore, *Thèse de Paris*, 1898.

2. VAUTRIN, Traitement chirurgical de l'ulcère du duodénum, *Archives générales de Chirurgie*, 25 août 1910, n° 8.

3. CODIVILLA, *Bulletino delle Scienze medicale di Bologna*, série VII, vol. IX et X.

4. BERG, *Zentralblatt, für Chirurgie*, 23 mai 1903, n° 21.

5. W.-J. MAYO, *Annals of Surgery*, décembre 1904, n° 6.

6. JONNESCO, *Compte rendu du XX° Congrès français de Chirurgie*, 1907.

7. AMZA JIANN, *Thèse de Bucarest*, 1908. — AMZA JIANU et GROSSMANN, *Archiv. für Verdaunngs-Krankheiten*. Bd XVI, Heft 2. 1910. — AMZA JIANU, Les indications de l'exclusion du pylore. *Archives provinciales de Chirurgie*, n° 5, mai 1910.

8. PARLAVECCHIO *Policlinico sez. prat.*, XVII, 174, 1910.

9. PAUCHET. Traitement de l'ulcère duodénal par l'exclusion pylorique. (*Bulletins et Mémoires de la Société de Chirurgie*, t. XXXVIII, n° 28, 25 juillet 1912, p. 1062.)

L'exclusion du pylore pour ulcère ne présente pas les avantages de la gastrectomie, qui, supprimant la lésion, garantit au maximum contre les dangers de la cancérisation; il n'en est pas moins parfaitement établi que par sa bénignité, sa facilité d'exécution, elle est applicable à certains cas auxquels la gastrectomie ne l'est pas; elle est certainement supérieure à la simple gastro-entérostomie, qui peut bien mettre au repos le pylore et permettre la guérison temporaire d'un ulcus juxtapylorique, mais qui, à partir de ce moment, laissera à nouveau le chyme acide passer par le pylore, atteindre la région de l'ulcère et le réveiller; ainsi s'expliqueront les récidives d'ulcère bien connues aujourd'hui.

Le repos parfait que l'exclusion impose au pylore et au duodénum en fait l'opération de choix en cas d'*ulcère saignant*, qu'il s'agisse d'ulcère pylorique ou duodénal. (V. *Technique*.)

IV. — TRAITEMENT DES PERFORATIONS GASTRIQUES PAR ULCUS

La perforation de l'estomac au cours du cancer est rare. Elle est fréquente lorsqu'il s'agit de l'ulcère : c'est une complication particulièrement grave qui entraîne une décision opératoire immédiate; nous nous occuperons de ce seul point de vue thérapeutique et renvoyons au chapitre VI, page 546 du présent ouvrage, pour tout ce qui concerne l'anatomie pathologique et la clinique de la perforation d'origine ulcéreuse.

Le traitement de l'ulcère perforé est purement chirurgical : fermer l'orifice gastrique, assurer un bon drainage de la cavité péritonéale, tel est le but du chirurgien; mais la réalisation peut être de difficulté variable suivant le degré de certitude du diagnostic, l'état anatomique de la perforation; quant à l'efficacité de l'intervention, elle dépend au plus haut degré de la précocité de l'acte opératoire.

Les conditions opératoires peuvent varier notablement suivant l'allure clinique de l'affection. A cet égard, il faut distinguer les cas où la perforation se fait chez un malade atteint de troubles gastriques avérés : aussi intense que soit la réaction péritonéale il est facile, sinon toujours par des signes physiques, du moins par l'histoire de la maladie, de mettre l'estomac en cause et d'agir comme le comporte le diagnostic.

Il n'en est pas de même lorsque la perforation se produit au niveau d'un ulcère dont les signes ont été frustes et n'ont pas attiré l'attention, quand l'estomac déverse son contenu dans une cavité péritonéale qu'aucune adhérence ne défend et que le chirurgien est en présence d'une péritonite aiguë généralisée. Il peut être fort malaisé d'en établir l'origine.

Dans ces conditions, le chirurgien hésite et incise souvent dans la fosse iliaque droite, considérant la fréquence de l'appendicite, cause de péritonite. L'erreur n'est pas de longue durée : l'appendice est sain, et lors même que le pus qui vient d'en haut, les particules alimentaires qu'il peut contenir ne guideraient pas le chirurgien vers la partie haute de l'abdomen, c'est là que, d'emblée, il faut chercher l'explication de la péritonite : l'ulcus duodénal et l'ulcus gastrique étant avec l'appendicite les causes les plus fréquentes de ces péritonites aiguës.

La *recherche de la perforation* peut d'ailleurs présenter des difficultés lorsque l'estomac est entouré de fausses membranes plus ou moins abondantes : il faut savoir consacrer à sa recherche le temps nécessaire car, à tout prix, il faut la suturer, où qu'elle soit.

On conçoit que la durée et la gravité de l'intervention puissent être très augmentées s'il s'agit d'une perforation siégeant sur la face postérieure de l'organe ou très haut, près du cardia (V. le chapitre : *Voies d'abord*, p. 852).

Le *traitement de la perforation*, la suture de l'orifice nécessite souvent l'avivement de ses lèvres, car celles-ci sont friables et les fils doivent être passés en tissu sain. Par-dessus un premier surjet prenant toute l'épaisseur de la paroi gastrique, un second surjet séro-séreux assure une péritonisation aussi parfaite que possible. Une semblable opération idéale n'est pas toujours facile à réaliser : la perforation peut siéger sur une tumeur volumineuse; l'avivement des bords, pour être efficace, devrait se transformer en une véritable gastrectomie partielle : or il est de toute évidence que dans la plupart des cas l'état général de ces malades ne permet pas une intervention aussi complexe, aussi traumatisante. C'est pour résoudre ces difficultés qu'on a proposé de greffer sur la perforation un morceau d'épiploon, soit en en transplantant un fragment, soit en laissant le bouchon épiploïque en continuité avec le reste de l'épiploon. Lee Dickinson, Persons ont abouché l'orifice de perforation à l'extérieur, réalisant ainsi une gastrostomie. Tous ces procédés sont des pis aller : on doit tout tenter pour fermer l'orifice; si l'on n'y parvient pas, ou mal, si l'état général ou local ne permettent pas une excision, tout l'effort du chirurgien doit tendre à limiter l'infection du péritoine ; à cet effet on a cloisonné l'abdomen en 2 loges en suturant une partie saine et mobile de l'estomac au péritoine pariétal : on sépare ainsi une loge supérieure où siège la perforation, et une loge inférieure que l'on veut protéger contre l'infection. Il va sans dire que la loge supérieure est largement drainée par des drains et des mèches qui contribuent à créer les adhérences.

Le traitement de la perforation gastrique comporte celui de la *péritonite* concomitante. Si celle-ci est peu étendue et limitée au péritoine périgastrique, il est évident qu'on se bornera à nettoyer rapidement la région qui avoisine la perforation et à la drainer. La chose n'est pas aussi simple quand l'intervention est pratiquée tardivement : le chirurgien est alors en présence d'une péritonite généralisée. Il n'entre nullement dans le cadre de ce chapitre d'exposer l'état actuel du traitement de ces péritonites généralisées ou très étendues. Personnellement, nous ne pratiquons jamais les grands lavages du péritoine, préconisés par certains; nous enlevons rapidement, à l'aide de compresses sèches, la plus grande quantité de pus possible; puis, outre la région de la perforation, nous drainons le cul-de-sac de Douglas à l'aide d'un drain sortant au-dessus du pubis. Dès que le malade est réveillé, il est assis dans son lit : les boules d'eau chaude, le sérum et l'huile camphrée sont à la base de nos soins post-opératoires.

D'ailleurs, ces cas extrêmes ne sont guère intéressants. Quoi qu'on fasse, ces malades meurent, et si les statistiques opératoires doivent être améliorées, ce n'est pas par un perfectionnement de notre manière de faire dans les cas de péritonites généralisées, mais bien grâce à des *interventions extrêmement précoces*; là encore la laparotomie exploratrice est destinée à rendre de grands services; il nous semble qu'elle n'occupe pas encore la place qu'elle mérite.

Le pronostic des opérations pour perforations gastriques dans l'ulcère est des plus sombres. M. Robson ([1]) estime la mortalité à plus de 50 pour 100 quand l'opération est faite dans les vingt-quatre premières heures.

D'après Heaton :

Dans les 12 premières heures, la mortalité	=	28,5 pour 100.
De 12 à 24 heures,	—	= 65,5 —
De 24 à 36 heures,	—	= 87,5 —
De 36 à 48 heures,	—	= 100 —
Au delà de 48 heures,	—	= 51,5 —

Une appréciation très semblable est apportée par Weir et Foote, qui purent réunir 79 cas avec une mortalité de 71 pour 100. Tuffier, en 1907, réunissait 65 interventions avec 58 morts, soit une mortalité de 60 pour 100. Ces chiffres se passent de commentaires.

Il est certain que l'état de *vacuité* de l'estomac, au moment de la perforation, est une condition favorable de guérison; mais le véritable élément de succès est la *précocité de l'intervention*. M. Robson, au premier Congrès international de chirurgie (Bruxelles, 18 au 22 septembre 1905), cite 11 cas dus à Kink, dont 10 furent opérés

---

1. Ces indications et ces chiffres sont tirés de *La Chirurgie de l'estomac*, par Th. Tuffier (O. Doin, 1907).

d'un quart d'heure à 10 heures après la perforation, et qui guérirent tous.

La mort survient généralement dans les heures ou les premiers jours qui suivent l'intervention; elle résulte de la péritonite qui évolue. Elle peut d'ailleurs survenir beaucoup plus tard; elle est alors causée par le développement d'un abcès sous-phrénique, d'une pleurésie purulente, d'un abcès du poumon, ou la persistance d'une collection suppurée méconnue dans le bassin.

Th. Tuffier et J.-L. Roux-Berger.

CHAPITRE II

TECHNIQUE OPÉRATOIRE

I

VOIES D'ABORD DE L'ESTOMAC

L'opéré est mis en *décubitus dorsal* : c'est l'attitude courante et qui suffit à presque tous les cas. Mais s'il est nécessaire d'élargir le champ opératoire pour permettre l'accès de la région du cardia, qui est fixé, on peut par l'*hyperextension du tronc* au moyen d'un fort coussin placé à la jonction des régions dorsales et lombaires, augmenter considérablement la zone accessible de la partie supérieure de la grande courbure. Nous avons plusieurs fois expérimenté cette manœuvre qui d'ailleurs a été préconisée par différents auteurs.

La *laparotomie sus-ombilicale* est l'incision de choix pour aborder l'estomac : le plus souvent elle sera *médiane* et peut par en haut affleurer l'appendice xyphoïde, par en bas atteindre, voire même si cela est nécessaire, dépasser l'ombilic.

L'*incision latérale gauche*, faite à travers le muscle grand droit ne trouve son indication que dans des cas spéciaux; nous conseillons de l'éviter autant que possible. Celle de L. Labbé parallèle au rebord costal gauche et à 1 centimètre en dedans de lui est d'emploi moins courant.

Dans certains cas la laparotomie xypho-ombilicale n'est pas suffisante : principalement lorsqu'il s'agit d'atteindre la partie haute de l'estomac, le cardia, le grand cul-de-sac, cachés sous la coupole diaphragmatique. On lui ajoute une incisisn complémentaire. Coffey[1] a obtenu un accès facile sur le cardia en branchant sur l'extrémité supérieure de la laparotomie médiane un débridement de la paroi abdominale parallèle au rebord costal gauche. Cette manière de faire ne donne souvent qu'un jour insuffisant.

On peut également pratiquer, lorsque l'incision médiane ne

---

1. Coffey, *Surgery Gynecology Obstetrics*, t. XI, n° 6, décembre 1910, p. 545.

suffit pas, un débridement transversal *sectionnant le muscle droit* du
côté gauche. Il nous est arrivé à plusieurs reprises de procéder ainsi
plus particulièrement du côté droit pour aborder les lésions étendues
de la région du foie; le champ obtenu est considérable et la solidité de
la paroi n'est nullement compromise par la section du droit, à condi-

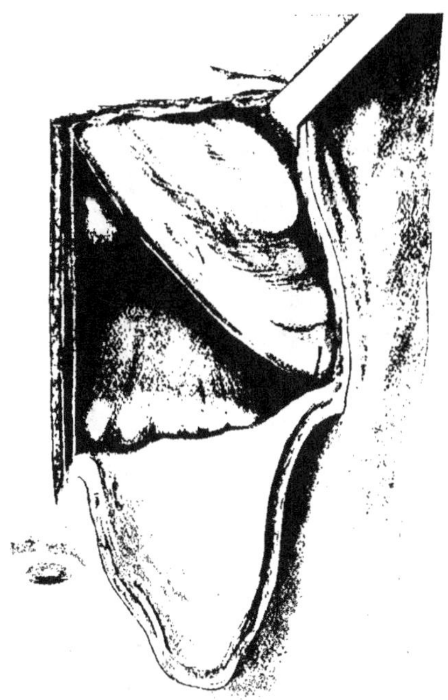

Fig. 256. — Abord de la partie haute de l'estomac et du cardia. — Résection définitive du
rebord costal (Auvray). — Après laparotomie médiane sus-ombilicale ayant montré la
nécessité de réséquer le rebord costal, une incision parallèle au bord inférieur du
thorax est branchée sur l'extrémité supérieure de l'incision verticale; quelques coups
de bistouri suffisent à exposer largement la face antérieure du rebord costal.

tion que le muscle et sa gaine aient été reconstitués avec grand soin
et par plans successifs.

Mais, en fait, ce ne sont pas les parties molles qui créent les difficultés d'accès sur le cardia et le grand cul-de-sac. Le véritable obstacle
est le *rebord thoracique* : celui-ci, à l'aide d'un écarteur mis en bonne
place et vigoureusement manié, pourra souvent être notablement
écarté : cette manœuvre suffit parfois. Elle sera en revanche tout à
fait insuffisante dans nombre de cas, particulièrement chez les indi-

vidus *à longs thorax étroits.* Dans ces cas, on ne devra pas hésiter à pratiquer la résection du rebord thoracique, la première condition de succès étant de se créer une voie d'accès très large. Cette résection sera définitive ou comme nous le conseillons temporaire.

Résection définitive du rebord costal. — Le procédé de résec-

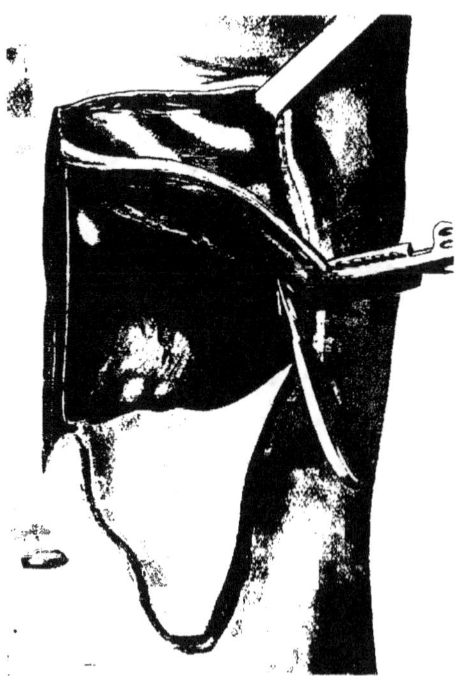

Fig. 257. — Résection définitive du rebord costal (Auvray). — Un davier saisit le rebord costal ; au bistouri, qui rase la face profonde du rebord, on désinsère le diaphragme. Cette désinsertion sera complétée à la rugine ou au doigt qui refoulera le cul-de-sac pleural aussi loin qu'il sera nécessaire. — La libération de la face profonde du rebord thoracique peut très bien se faire sans être précédée de la section d'un cartilage.

tion du bord inférieur du thorax a été employé pour la première fois par Lannelongue[1], étudié en détail et décrit par Monod et Vanverts[2].

La technique décrite et employée par Auvray[3] (fig. 256, 257, 258)

1. LANNELONGUE. Résection du bord inférieur du thorax, *Congrès français de Chirurgie*, Paris, 1888.
2. MONOD et VANVERTS, *Revue de Gynécologie et de Chirurgie abdominale*, Paris, 1897.
3. AUVRAY, *Congrès français de chirurgie*, 1899, 1905. Rupture traumatique de la rate, *Presse médicale*, 11 janvier 1905.

nous semble de beaucoup la meilleure : après découverte du rebord
thoracique et libération de son bord inférieur, l'un des cartilages, le 9e
par exemple, est sectionné et chacune de ses extrémités soulevée à l'aide
d'une pince ou d'un davier ; à la face profonde du rebord thoracique on
désinsère transverse et diaphragme et l'on repousse du doigt muni

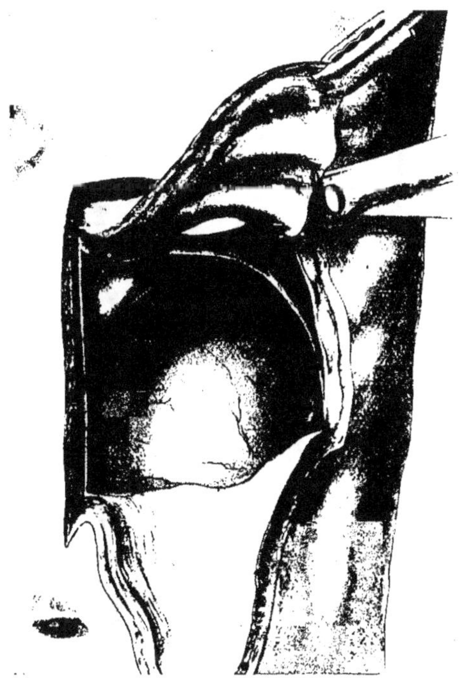

Fig. 238. — Résection définitive du rebord costal (Auvray). Complètement libéré des insertions diaphragmatiques et la plèvre refoulée en haut, le rebord costal peut être réséqué
aussi largement qu'il convient.

d'une compresse le cul-de-sac pleural aussi haut que nécessaire ; on peut
alors réséquer très largement le rebord thoracique, sans avoir à se
préoccuper du trajet de la plèvre. Ce procédé est très simple et
très sûr.

Résection temporaire du rebord costal (fig. 239, 240, 241). — Le
procédé consiste à mobiliser un vaste lambeau comprenant tout
le rebord thoracique, le diaphragme et le cul-de-sac pleural ([1]) :

1. Nous avons il y a quinze ans pratiqué une de ces résections mais en désin-
sérant les muscles profonds et cela avec succès.

Baudet([1]) l'employa dans un cas de plaie de la rate et le décrivit en 1907 ; Navarro([2]) en 1910 a donné une très bonne description d'un procédé très comparable à celui employé par Baudet, et apporta 7 observations d'interventions où il fut employé et donna un très large jour sur tous les organes situés sous la coupole diaphragmatique, en

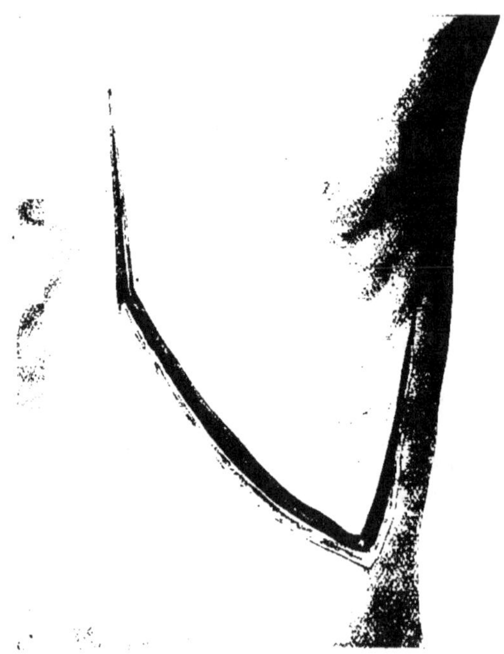

Fig. 239. — Abord de la partie haute de l'estomac et du cardia. Résection temporaire du rebord thoracique (Baudet, Navarro). — Tracé de l'incision. Si une laparotomie xypho-ombilicale a été pratiquée auparavant, on fera partir de l'extrémité supérieure de l'incision verticale l'incision oblique qui suit le rebord costal.

particulier le cardia et l'extrémité inférieure de l'œsophage. Voici la description du procédé :

« De la plaie de la laparotomie ou primitivement de l'appendice xyphoïde part une incision qui suit le rebord costal à un centimètre et demi et qui coupe en travers les muscles en laissant adhérente au rebord costal une partie suffisante pour faire une solide suture à la fin de l'opération.

1. Baudet (R.), Le médecin praticien, 5 et 10 septembre 1907, et *Société de Chirurgie*, séance du 1er février 1911, Rapport de H. Hartmann.
2. Navarro, Sur une méthode pour aborder le foie, la rate, et le cardia, Rapport par H. Hartmann, *Bulletins et mémoires de la Société de Chirurgie*, 7 décembre 1910, t. XXXVI, p. 1221.

Cette incision s'étend de l'appendice xyphoïde jusqu'au niveau de la ligne axillaire antérieure et coupe tous les plans de la paroi.

On sectionne dans un second temps le squelette.

a) La section des cartilages costaux se fait à 1 centimètre et demi ou 2 du bord sternal. *b)* La section des côtes se fait sur une ligne per-

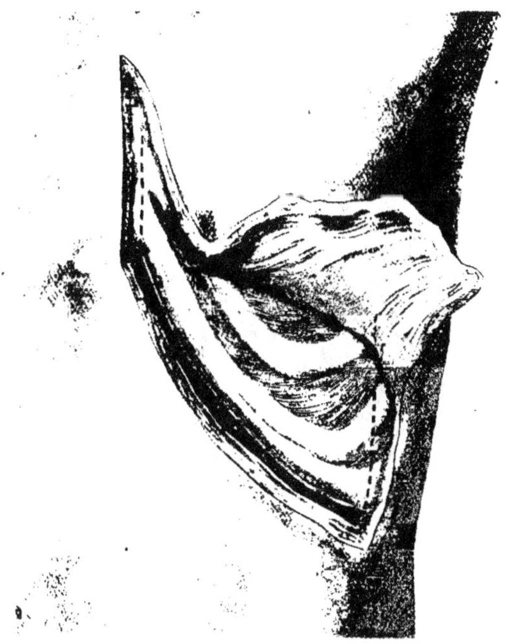

Fig. 240.— Résection temporaire du rebord thoracique (Baudet, Navarro).— Mise à découvert de la face antérieure du rebord thoracique. Les traits pointillés indiquent les futures sections cartilagineuses ou costales.

pendiculaire à l'incision sous-costale; cette ligne part, en bas, de l'extrémité externe de l'incision sous-costale et remonte perpendiculairement à cette incision dans la direction de l'aisselle; sa direction n'est donc pas parallèle à la ligne de section des cartilages costaux, mais divergente, ce qui rend le lambeau plus mobilisable.

Comment *faire* cette *section des cartilages* et des côtes? On peut employer deux méthodes :

1° Section de la peau, des muscles superficiels dans toute l'étendue des deux incisions. Cette manière de faire à l'inconvénient d'imposer une suture soignée des muscles pour assurer la solidité de la paroi. 2° Section de la peau, des muscles superficiels, limitée au niveau seulement des cartilages et des côtes. C'est un procédé que j'ai employé dernièrement. Dans les deux cas décortication sous-périostée de la côte et section de celle-ci.

Pour relever le lambeau et le rendre mobilisable au maximum, deux coups de ciseaux sont nécessaires au niveau des angles inférieurs. Le

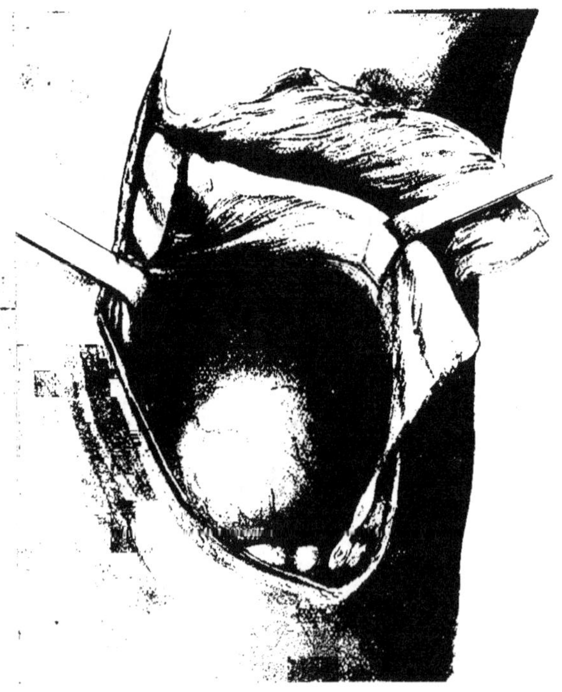

Fig. 241. — Résection temporaire du rebord thoracique (Baudet, Navarro). — Les sections costales et cartilagineuses pratiquées, le lambeau se mobilise et peut être relevé : on découvre ainsi la partie haute de l'estomac et le cardia.

lambeau thoracique recouvert d'une compresse est alors confié à un aide qui le tire fortement en haut.

Combien de côtes faut-il couper ? Habituellement les *trois* dernières ; mais le chirurgien peut, suivant les nécessités et sans inconvénient, en intéresser plus.

Quand l'opération est finie *on rabat le lambeau* qu'on suture, laissant, s'il est nécessaire, un espace pour le passage des drains. On ne suture pas les côtes : il suffit de réunir les tissus au-dessus et au dessous de chaque os par un fil qui rase la côte : avec un pansement compressif on assure une immobilité suffisante pour que la réunion

soit bonne ; l'important est de ne pas trop déchirer les muscles intercostaux au moment de la section osseuse. »

Janeway et Green([1]) (fig. 242, 243, 244) ont récemment proposé,
pour enlever les cancers du cardia, une voie mixte *abdomino-thoracique*. On pénètre dans l'abdomen par laparotomie médiane, on assure
l'hémostase, et on libère l'estomac de ses ligaments ; on pénètre alors
dans le thorax par résection de la 8e côte, l'orifice œsophagien du dia-

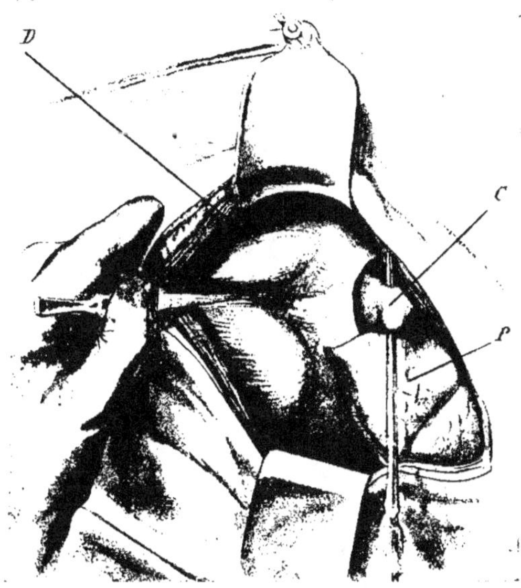

Fig. 242. — Résection du cardia (d'après Janeway et Green). Côté gauche : *P*, poumon rejeté
en haut ; *D*, diaphragme abaissé par la pince ; *C*, œsophage libéré.

phragme est agrandi : on peut alors attirer tout l'estomac : les sections
portent près du pylore et sur l'œsophage ; l'opération est terminée
par une anastomose œsophago-gastrique en deux plans. Sur 19 chiens
ainsi opérés 12 guérisons furent obtenues. L'opération fut appliquée
une fois à l'homme : le malade mourut d'infection pleurale, la suture
œsophago-gastrique était désunie.

Incisions transversales. — Sprengel([2]) a proposé un procédé
d'incision transversale comparable à celui décrit par Pfannenstiel
pour les interventions sur le petit bassin. Le schéma d'après Bakes([3])

1. JANEWAY et GREEN. *Deutsche Zestchrift für Chirurgie*, t. CVII, fasc. 4-6, novembre 1910, p. 505.
2. SPRENGEL. *Archiv. f. Klin. Chir.*, 1910, Bd XCII, p. 556, 3e séance du
XXXIXe *Congrès des Deutschen Gesellschaft für Chirurgie*. 1er avril 1910.
3. BAKES (J.). *Archiv. für Klin. Chir.*, t. XCVI, fasc. 1er, sept. 1911, p. 205.

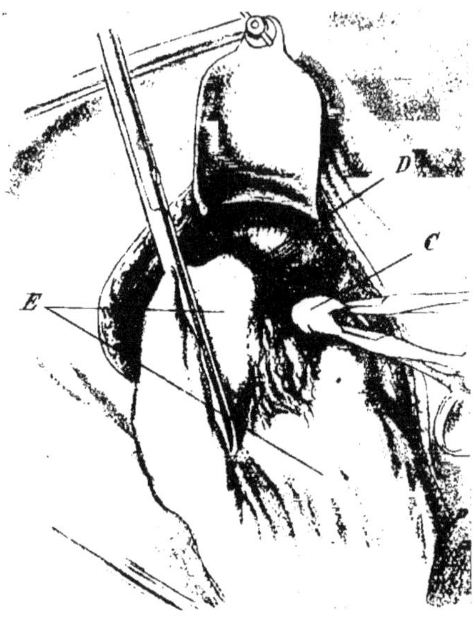

Fig. 245. — Résection du cardia (d'après Janeway et Green).
E, estomac; C, cardia; D, duodénum.

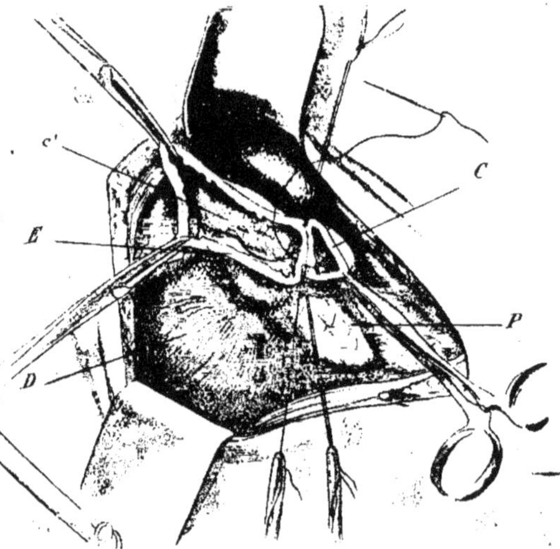

Fig. 244. — Résection du cardia (d'après Janeway et Green). — Après résection de l'estomac,
suture termino-terminale entre l'œsophage C et l'estomac E. D, diaphragme; P, poumon
gauche.

que nous reproduisons ici (fig. 245) montre quelles sont les diverses
incisions qui peuvent être pratiquées d'après Sprengel, particulièrement en ce qui a trait à l'abord de l'estomac. Dans ce mode d'incision certains muscles, comme le transverse dont les fibres sont transversales, peuvent être incisés au bistouri ; les obliques seront dissociés à la pince ou au doigt ; quant au muscle grand droit, une fois sa
gaine ouverte, il suffira le plus souvent de le récliner. On ne devra
d'ailleurs pas reculer devant sa section transversale : il n'en résulte

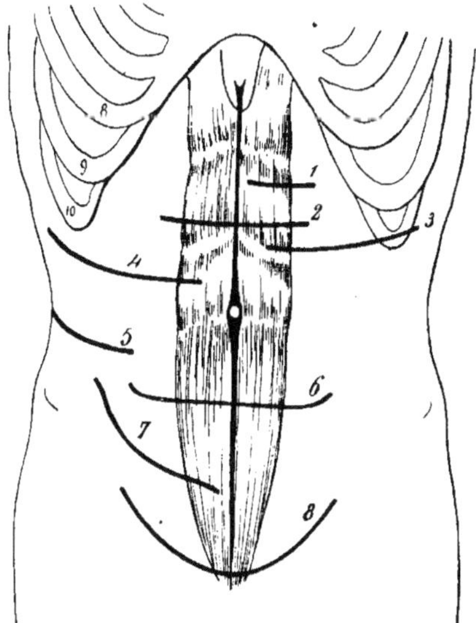

Fig. 245. — Schéma indiquant le siège d'élection de l'incision dans la laparotomie transversale (d'après Bakes). — 1, laparotomie exploratrice, gastro-entérostomie ; 2, estomac,
duodénum, pancréas, côlon transverse ; 3, estomac ; 4, foie, voies biliaires ; 5, rein ; 6, laparotomie exploratrice, occlusion intestinale ; 7, tumeur du cæcum ; 8, laparotomie supra-
symphysaire de Pfannenstiel.

aucun inconvénient. Ces incisions assureraient un jour aussi considérable que les incisions verticales ; elles auraient l'avantage de ne
sectionner que très peu les fibres musculaires et de mieux respecter
leurs filets nerveux. Nous n'avons aucune expérience personnelle de ce
mode d'incision, et somme toute *l'incision verticale, médiane* ne
sectionnant les filets nerveux d'aucun muscle suffit dans le plus
grand nombre de cas, et pour aborder les régions supérieures sous-
costales, demandez d'abord à la *position du sujet* l'agrandissement
de votre champ opératoire avant de faire une résection costale qui n'a
eu pour nous (1 cas) que de très exceptionnelles indications.

II

GASTRECTOMIE

I. — PYLORO-GASTRECTOMIE POUR CANCER DU PYLORE

Soins pré-opératoires. — Nous estimons que les soins pré-opératoires ont une très grande importance. Il nous semble que dans la majorité des cas ils ne sont pas exécutés avec toute la rigueur désirable.

Outre les précautions habituelles (bain la veille, pansement aseptique sur la région opératoire) on doit donner toute son attention à la désinfection de la cavité même de l'estomac. Chez les malades atteints d'une lésion cancéreuse ou ulcéreuse, dont l'estomac est le siège d'une stase parfois considérable, les sécrétions de l'ulcère, *les fermentations* dues à cette stase créent un milieu d'une septicité très grande. L'ouverture de l'estomac dans de semblables conditions offre une gravité extrême. Il est aisé d'ailleurs de pallier à cet état : plusieurs jours avant l'opération, l'estomac est *lavé* matin et soir avec de l'eau bouillie ou de l'eau de Vichy-Célestins tiède, jusqu'à ce que l'on obtienne un liquide clair. Le dernier lavage est fait le jour même de l'intervention, une heure avant celle-ci : chez certains malades arrivés à une période avancée de leur mal, le lavage détermine un état de fatigue assez grand ; il devra alors être pratiqué avec beaucoup de précautions, et de petites quantités d'eau seulement devront être introduites. Il sera bon pendant cette période pré-opératoire de veiller à l'*hygiène de la bouche* : la déglutition d'une salive rendue très toxique par la malpropreté ou la carie dentaire ajoute encore aux chances d'infection. Enfin nous mettons le malade au *régime lacté*, ou lacto-végétarien, supprimant en tous cas toujours la viande. Toutes les précautions seront prises pour qu'à aucun moment le malade puisse prendre froid (bottes de flanelle, ouate sur la poitrine), nous employons d'une façon courante l'éther comme anesthésique générale, et tenons la main à ce que toutes mucosités pharyngées soient enlevées aussitôt qu'elles se manifestent.

Le malade a pris la veille un bain savonneux; à sa sortie du bain un pansement à l'alcool a été appliqué sur toute la région épigastrique, sur la table d'opération ce pansement est enlevé, la région opératoire est largement badigeonnée à la teinture d'iode et l'excédent est enlevé à l'alcool.

Incision. — L'incision pratiquée dans la très grande majorité des cas sera l'incision médiane sus-ombilicale, pouvant remonter jusqu'à l'appendice xyphoïde et descendant vers l'ombilic ou au delà autant qu'il est nécessaire. Aussitôt pratiquée, une compresse est plissée sous l'angle inférieure de la plaie, protégeant la cavité abdominale; et un écarteur automatique assure un jour aussi large que nécessaire sur la région opératoire. Exceptionnellement si l'étendue des lésions le commande nous n'hésitons pas à sectionner transversalement le muscle droit : la solidité de la paroi n'en n'est pas compromise.

Exploration de la lésion. — C'est là un temps d'importance majeure qui doit être pratiqué avec minutie : étendue, forme, consistance de la lésion doivent être reconnues, mais c'est surtout la recherche des *connexions de la tumeur*, de ses *adhérences*, de leur *nature* et *de leur solidité* qu'il importe de faire avec soin; c'est d'elle que dépendra la ligne de conduite qui nous décide à la résection ou la gastro-entérostomie. Après un rapide coup de doigt explorateur qui renseigne grossièrement on commence par saisir la tumeur entre les deux mains, l'une à son bord supérieur, l'autre à son bord inférieur, et l'on appréciera sa mobilité : examen souvent *insuffisant* et trompeur pour peu que la tumeur soit volumineuse; il n'est pas rare de constater une mobilité notable malgré que, par sa face postérieure, la lésion adhère au plan profond et en particulier au pancréas; ces adhérences dûment reconnues, contre-indiqueraient toute tentative d'exérèse.

Dans les cas douteux, il est bon d'*effondrer le petit épiploon*, de glisser une main dans l'arrière-cavité, et d'aller ainsi, directement, explorer la face postérieure de la tumeur et apprécier ses rapports avec le pancréas. Même ainsi pratiquée, cette exploration laissera fréquemment dans l'incertitude : les faits sont là pour montrer que, bien souvent, c'est au cours même de l'exérèse que l'on découvre certaines adhérences; il en résultera toujours une aggravation notable du pronostic de l'intervention.

L'exploration se complétera par l'examen du *petit épiploon* et du ligament *gastro-colique*, qui peuvent être infiltrés; on apprécie l'état des chaînes ganglionnaires et l'on recherche sur l'estomac et le foie la présence de nodules cancéreux secondaires, qui devra être considérée comme une contre-indication nette à la résection,

Lorsque celle-ci aura été décidée, après limitation et protection rigoureuse du champ opératoire, on sectionne ou on décolle les adhérences de façon à en libérer la tumeur; on pratique alors l'hémostase afin de rejeter le plus tard possible le *temps septique* de l'intervention, c'est-à-dire la section des viscères. Une intervention gastrique comprend en effet toujours *deux temps* : 1° toutes les manœuvres qui précèdent l'ouverture de l'estomac ou de l'intestin et qui sont des temps aseptiques, inoffensifs où vous pouvez prendre votre temps; 2° celui qui suit l'ouverture de la muqueuse : l'asepsie n'est jamais alors certaine et absolue; il faut redoubler de précaution et en abréger la durée autant que la sécurité le permet.

Hémostase. — Celle-ci est pratiquée très méthodiquement de la façon suivante :

1° *Ligature de la coronaire stomachique.* — Les pédicules vasculaires sont liés, là où doit porter la section de l'estomac et comme il est admis unanimement que l'*exérèse doit être étendue du côté de la petite courbure*, la coronaire sera liée dans son trajet de la paroi abdominale postérieure à la petite courbure, un peu avant d'aborder

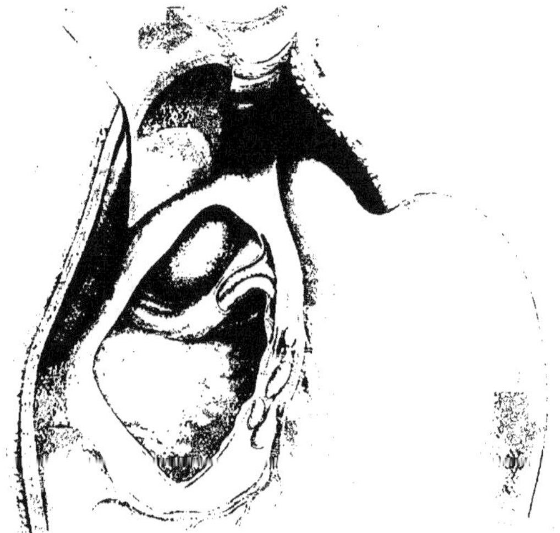

Fig. 248. — La coronaire stomachique dans son trajet de la paroi à la petite courbure (d'après Hartmann et Cunéo).

celle-ci. Pour ce faire, le petit épiploon est effondré dans sa partie mince, le doigt accroche la partie moyenne de la petite courbure et l'attire en bas : on voit se tendre immédiatement la faux de la coronaire qui porte l'artère le long de son bord libre (fig. 248). Rien n'est plus facile que de pincer ce bord libre ou de jeter sur lui une ligature à l'aide d'un passe-fil. Au-dessous de ce fil, le pédicule vasculaire est sectionné. Quelques difficultés peuvent résulter de la présence de ganglions au niveau du point où la coronaire aborde l'estomac. Elles sont faciles à surmonter.

2° *Ligature de la gastro-épiploïque gauche* le long de la grande courbure. — Comme le petit épiploon a été effondré tout le long de la petite courbure, le ligament gastro-colique va l'être le long de la grande : la seule faute à éviter dans ce temps opératoire est la *blessure du côlon transverse et de son méso* singulièrement facilitée si le ligament gastro-colique est court (¹). Celui-ci sera sectionné progressivement tout le long de la grande courbure après hémostase préalable en quelques pédicules. La grande courbure bien libérée ainsi dans toute son étendue, la gastro-épiploïque qui la longe sera pincée, sectionnée et liée là où doit porter la section de l'estomac; et en général au point où le bord droit de l'œsophage prolongé viendrait croiser la grande courbure.

3° Au delà de la tumeur, aux bords supérieur et inférieur du duodénum seront pincées et liées de la même façon la *pylorique et la gastro-épiploïque droite* (²).

Section de l'estomac et du duodénum. — La protection la plus méticuleuse du champ opératoire doit être assurée à ce moment; par les compresses qui garnissent profondément l'angle inférieur et les bords de l'incision, on a dès le début de l'opération parfaitement protégé l'intestin; on glisse derrière l'estomac et sous le duodénum, aux points où porteront les sections, deux « compresses billot » destinées à recevoir tous les liquides septiques qui pourraient s'écouler et con-

1. L'hémostase ainsi complètement assurée avant toute section de l'estomac et du duodénum a le grand avantage de réduire au minimum le temps septique de l'opération. Mais la ligature de la pylorique et de la gastro-épiploïque droite peut présenter des difficultés si la tumeur, s'étendant plus que de coutume sur la première portion du duodénum, nécessite le décollement de celui-ci ou si les adhérences gastro-pancréatiques sont particulièrement nombreuses. Il est alors avantageux, après ligature de la coronaire et de la gastro-épiploïque gauche. de sectionner l'estomac et de rabattre à droite la partie à enlever : on découvre alors largement la face postérieure de l'estomac, du pylore, du duodénum, la face antérieure du pancréas : la libération de la tumeur, le décollement de la face postérieure du duodénum et l'hémostase en sont rendus plus faciles.

Nous ne pratiquons pas la ligature de la gastro-duodénale recommandée par certains : cette ligature n'évite pas celles de la pylorique et la gastro-épiploïque droite qui assurent une hémostase parfaite. Elle ne présente d'ailleurs pas de difficulté et rien n'est plus aisé de passer un fil sous cette artère qui descend verticalement derrière la première portion du duodénum dans l'angle dièdre qu'elle forme avec la face antérieure du pancréas (fig. 250)

2. Si le côlon transverse est déchiré, on procédera de suite à une suture soignée de l'intestin en 2 plans. Beaucoup plus grave est la blessure du mésocôlon transverse, à cause de celle de l'arcade artérielle qu'elle contient et qui vascularise cette partie du côlon. Si l'on admet que cette blessure provoque infailliblement la nécrose de ce viscère, on doit pratiquer d'emblée la *résection du côlon transverse.* Le plus souvent d'ailleurs on est conduit à cette décision par les dénudations, les décollements très étendus qu'a imposés la libération d'une tumeur de la grande courbure ayant pris vers le côlon une notable extension. On devra également réséquer le côlon quand une tumeur gastrique nettement extirpable dans de bonnes conditions s'accompagne de quelques nodules secondaires sur le côlon. La mortalité dans les cas de résection simultanés de l'estomac et du côlon serait de 51 pour 100 (Leriche); la *mort ne survient pas par shock opératoire*; la crainte de cette complication ne doit donc *jamais* retenir le chirurgien — mais bien par *péritonite* due à la *désunion des sutures.* Celles-ci jouent donc un rôle capital. Il semble bien que l'anastomose colique termino-terminale doive être abandonnée complètement, et céder le pas à l'anastomose latérale, ou, de préférence. à l'iléo-sigmoïdostomie suivie de fistulisation du cæcum s'il se manifeste de la stase cæcale.

laminer la région. Cet écoulement sera d'ailleurs évité par l'évacuation aussi parfaite que possible de l'estomac qui aura dû être assurée après le dernier lavage de l'estomac, et par l'emploi de clamps très soigneusement placés de part et d'autre de la ligne de section du viscère. Toutefois nous n'employons pas ceux-ci d'une façon régulière : pour

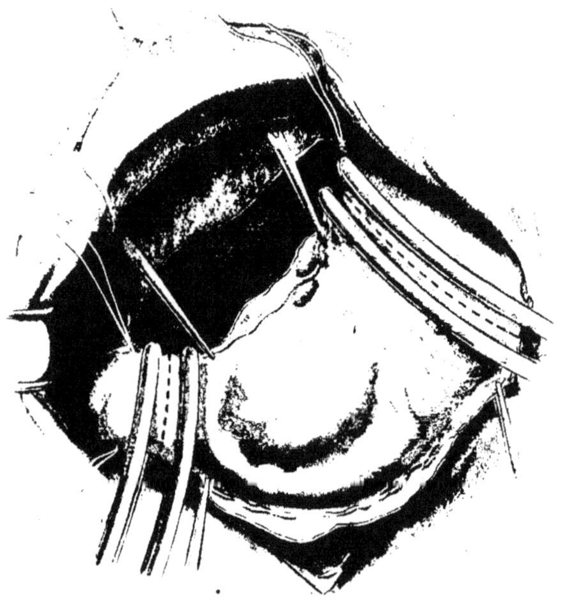

Fig. 249. — Gastrectomie pour cancer. — Les épiploons gastro-hépatiques et gastro-coliques ont été incisés; les quatre pédicules vasculaires ont été liés et sectionnés; des clamps sont serrés de part et d'autre des futures sections.

peu que l'estomac ne soit pas très maniable, se laisse mal abaisser, leur application présente de réelles difficultés; dans ces condition défavorables le clamp étreint mal le viscère et peut glisser aussitôt la section pratiquée. Dans ces conditions nous préférons ne pas nous en servir : au fur et à mesure que nous sectionnons l'estomac notre aide jette sur la tranche un nombre suffisant de pinces de Chaput : elles assurent une occlusion temporaire suffisante.

Aussitôt la pièce enlevée emportant avec elle les ganglions des courbures et rétro-pyloriques, deux compresses isoleront les moignons gastriques et duodénaux et l'on passera au temps de la restauration.

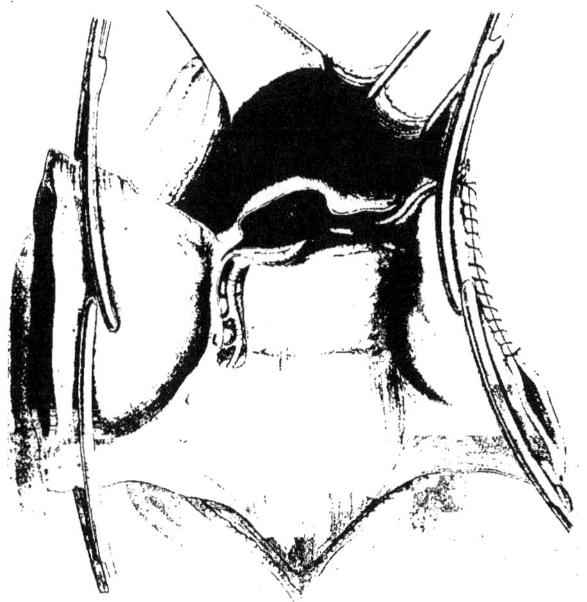

Fig. 250. — Après section de l'estomac, la portion pylorique est rabattue à droite : on aperçoit
sur la face antérieure du pancréas la gastro-duo-
dénale avec les ganglions qui l'accompagnent
(d'après Hartmann et Cunéo).

Restauration. — Notre formule générale est : extirpation large et bien complète de la lésion, et restauration suivant
le procédé qui alors paraîtra le plus facile.
En général c'est le *Billroth* 2e *manière*.
Il consiste en la fermeture complète des
deux sections gastriques et duodénales,
suivie d'une gastro-entérostomie postérieure. Il a l'avantage d'être applicable
aux résections gastriques très étendues,
et le fonctionnement de la bouche anastomotique est assuré par la fermeture
complète de la tranche gastrique. Il est
d'une technique facile. Ce n'est que dans
les cas de résections extrêmement larges
que l'anastomose à la face postérieure
de l'estomac présente des difficultés

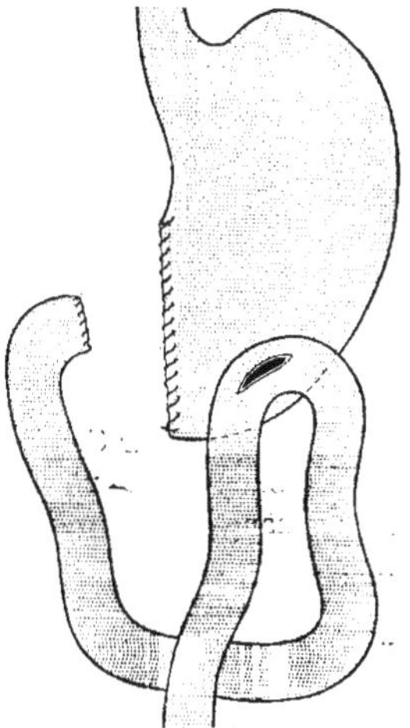

Fig. 251. — Billroth, 2e manière
(d'après Cunéo).

réelles : on devra recourir alors à la gastro-entérostomie antérieure, avec entéro-entérostomie complémentaire.

Fermeture de la tranche gastrique. — Elle sera assurée par un surjet très soigneusement serré et arrêté tous les 3 ou 4 points. Les points doivent être rapprochés d'un centimètre environ, très réguliers, et l'occlusion complète doit être réalisée. Ce surjet prend toute l'épaisseur de la paroi gastrique. On enlève alors les clamps gastriques, puis après rinçage des mains ce premier surjet total sera enfoui sous un surjet séro-séreux mené de façon à accoler la plus large surface séreuse possible. Aux extrémités du sujet, près des courbures, une attention spéciale sera donnée pour obtenir le parfait enfouissement des extrémités du premier surjet.

Fermeture de la tranche duodénale. — Ce temps est l'un des plus délicats et des plus importants de l'intervention : *presque toutes les péritonites post-opératoires sont dues à une désunion de cette suture.* Ici, en effet, les conditions sont différentes avec les cas : lorsqu'une tumeur du pylore peu volumineuse, nullement étendue à la première portion du duodénum, a permis de faire porter la section duodénale non loin du pylore, la fermeture de l'intestin ne présente aucune espèce de difficulté par un surjet total recouvert d'un surjet séro-séreux.

Très souvent il n'en est pas de même : sectionné loin du pylore, tout près du point où sa face postérieure devient adhérente, le duodénum est profondément fixé, ne se laisse pas attirer, la suture en est malaisée à exécuter, et presque toujours non rigoureusement placée et serrée : c'est dans ces conditions que se produiront ces désunions de la tranche duodénale, qui seront causes de péritonite ou tout au moins des fistules duodénales. Sous aucun prétexte il ne faut se laisser aller à pratiquer de la sorte une mauvaise suture duodénale. Le duodénum, dont la tranche, saisie par 3 ou 4 pinces de Chaput, est ainsi temporairement fermée, sera doucement libéré de son adhérence postérieure et lorsqu'on l'aura bien mobilisé, la suture en sera aisément et sûrement pratiquée. Mais, dans ces conditions, l'enfouissement sous un surjet séro-séreux du surjet total pourra être difficile faute de péritoine qui manque alors à la face postérieure du duodénum décollé. Les schémas ci-contre (fig. 252) montrent le procédé ingénieux imaginé par Cunéo [1] pour assurer une bonne péritonéisation. A ce moment on peut considérer comme achevé le temps septique : nous changeons le gant et poursuivons l'opération avec des instruments propres.

Gastro-entérostomie postérieure. — La continuité gastro-intestinale est rétablie par gastro-entérostomie postérieure (voir chap. suivant). Cette intervention banale quand elle est l'opération principale

---

1. B. Cunéo. Technique de la pylorectomie pour cancer, *Journal de Chirurgie*, 1909, t. I, p. 465.

doit être ici particulièrement soignée; elle est en effet pratiquée sur un segment d'estomac flottant, faite en fin de séance et plus exposée à

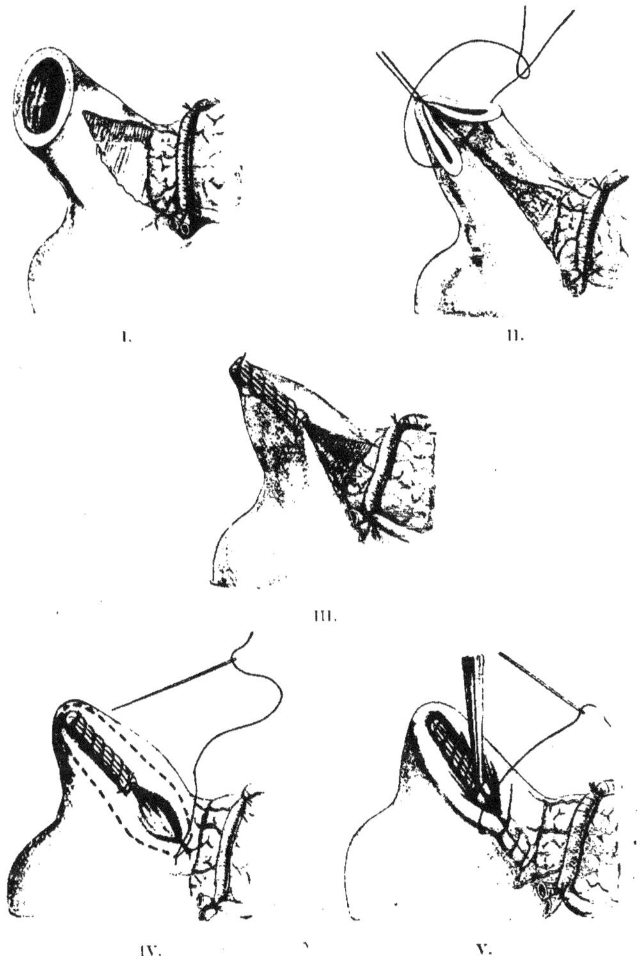

Fig. 252. — Fermeture du moignon duodénal (d'après Cunéo). — I. Disposition du bout duodénal après son décollement du pancréas. — II. Plicature du duodénum. — III. Surjet total comprenant les t lèvres de la surface de section plicaturée. — IV. Tracé du surjet d'enfouissement. — V. Invagination du surjet total par une pince de Kocher avant l'achèvement du surjet séro-séreux.

la septicité; nous ne saurions trop recommander d'être particulièrement attentif à tous ses temps.

Quelques points isolés fermeront les brèches des épiploons gastro-hépatiques et gastro-coliques, s'il y a lieu.

On ne drainera que sur des indications précises : adhérences nombreuses, hémostase difficile, issue du contenu gastrique au cours de l'opération, et le drain sera placé au point déclive et jamais au contact des sutures.

Soins post-opératoires. — Les soins post-opératoires habituels devront être observés d'une façon rigoureuse : avant tout *veiller à ce que le malade ait chaud* (ouate sur la poitrine, couvertures chaudes, quelques doubles de gaze devant la bouche et le nez si le malade, pour atteindre son lit, doit traverser des couloirs et des salles non chauffés ou être exposé au courant d'air, boules d'eau chaude sur son lit).

Dans la journée de l'opération l'huile camphrée sera administrée suivant l'état du pouls, mais surtout on devra toujours se souvenir que **toute stase gastrique, points de départ d'infection des sutures, voire même d'infection à distance** (*complications pulmonaires*) **doit être évitée**; la persistance des vomissements post-opératoires, une langue sèche, sont les indications précises du lavage de l'estomac; nous le pratiquons le soir même de l'opération s'il y a indication et nous le répétons autant que la persistance des vomissements l'impose. Nous conduisons la réalimentation et les soins des premiers jours après l'opération de la façon suivante : le premier jour, aucune alimentation, 1000 grammes de sérum par fraction de 250 grammes; le second jour eau pure par cuillerées, 500 grammes de sérum; le 3e jour si le malade ne vomit pas on ajoute à l'eau un peu le lait et toujours par toutes petites doses; le 4e, le 5e, le 6e jour la base de l'alimentation consiste en eau, lait, bouillon très léger, et quant à la quantité elle varie avec le malade: à partir du 7e jour on ajoute aux liquides 1, 2 ou 3 jaunes d'œufs; à partir du 8e jour nous ordonnons un peu de viande blanche, poulet, sole, cervelle. Il est bien entendu que ce régime doit s'adapter à la tolérance du malade, et que *l'apparition de nausées ou de vomissements commande la diète absolue*. Dès le jour de l'opération et dans tous les cas la bouche doit être tenue dans le plus grand état de propreté par des lavages répétés.

Toutefois, si l'état général du malade était voisin de l'inanition, nous lui donnons de suite des liquides nutritifs.

Au point de vue de l'évacuation intestinale le lendemain de l'opération nous administrons un lavement d'eau bouillie d'environ 200 grammes, suivi de l'application de la sonde rectale; chaque jour jusqu'au moment où le malade aura régulièrement ses selles un semblable lavement sera donné; nous ne purgeons nos malades que tardivement (9e, 10e jour) et seulement si les lavements ne produisent pas d'effet.

La continuité gastro-intestinale peut être rétablie par deux autres procédés.

Le *procédé de Billroth première manière* (fig. 254) consiste en une anastomose bout à bout duodéno-gastrique : la tranche gastrique est fermée dans toute sa partie supérieure et l'on ne laisse ouverte que sa partie tout inférieure sur une hauteur égale à celle de la tranche duodénale. Ce procédé comme le suivant peut s'appliquer à des cas de résection assez étendue de l'estomac : celui-ci se laisse le plus souvent bien abaisser et l'anastomose est possible sans traction. Il n'en va pas de même lorsque la résection a dû s'étendre sur le duodénum : la fixité et la profondeur de la portion du duodénum qui reste rendent l'exécution de cette suture particulièrement malaisée, souvent impossible. L'ensemble de la suture simule une raquette dont le manche est représenté par la

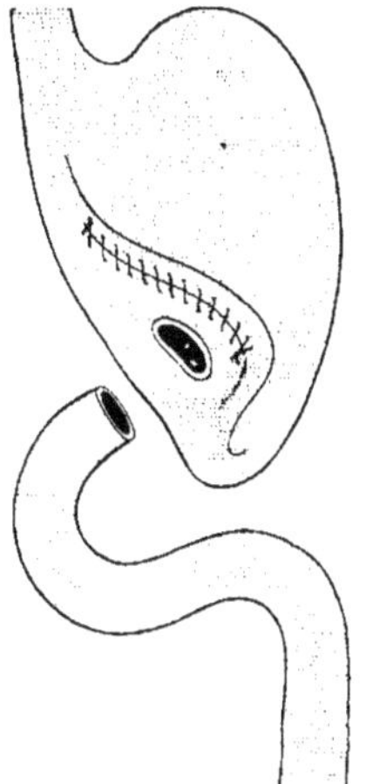

Fig. 253. — Procédé de Kocher
(d'après Cunéo).

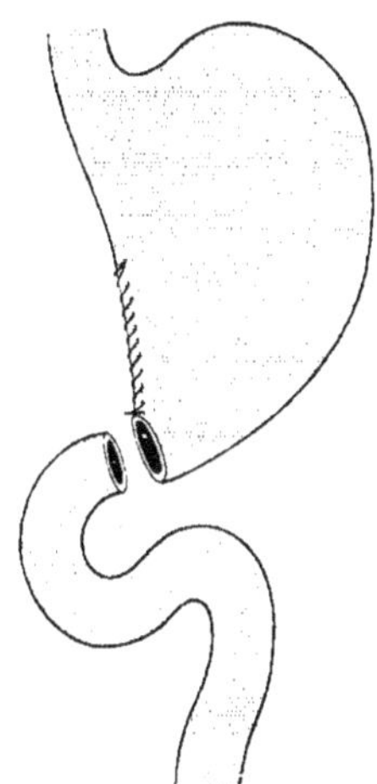

Fig. 254. — Procédé de Billroth,
1re manière (d'après Cunéo).

suture gastrique : en A, point de raccordement du manche avec le bout à bout duodéno-gastrique, l'étanchéité est particulièrement difficile à obtenir, le danger est là. Le procédé de Kocher obvie à cette imperfection.

Le *procédé de Kocher* (fig. 253) est un abouchement duodéno-gastrique termino-latéral. Après fermeture complète de la tranche gastrique, un aide saisissant l'estomac présente sa face postérieure à la tranche duodénale : un premier surjet non perforant fixe le duodénum à l'estomac; celui-ci est alors ouvert verticalement, et les deux viscères anastomosés par un surjet circulaire prenant toute l'épaisseur des tuniques. Le surjet séro-séreux postérieur est alors repris et conduit sur toute la partie antérieure du surjet total qu'il enfouit.

Ce procédé a donné dans les mains de Kocher et dans les nôtres des résultats excellents; néanmoins il n'est applicable dans de bonnes conditions que dans des cas favorables de cancers pas trop étendus, particulièrement sur le duodénum : sinon il nécessite le décollement.

Malgré que ces 2 procédés assurent — théoriquement — le meilleur résultat fonctionnel, pratiquement, nous pensons que la facilité d'exécution du Billroth deuxième manière, le bon résultat qu'il donne dans les cas de résection étendue de l'estomac, en font le procédé de choix à appliquer dans la très grande majorité des cas de résection pyloro-gastrique pour cancer.

Le *procédé de Krönlein-Mickulicz* n'est qu'une modification du Billroth

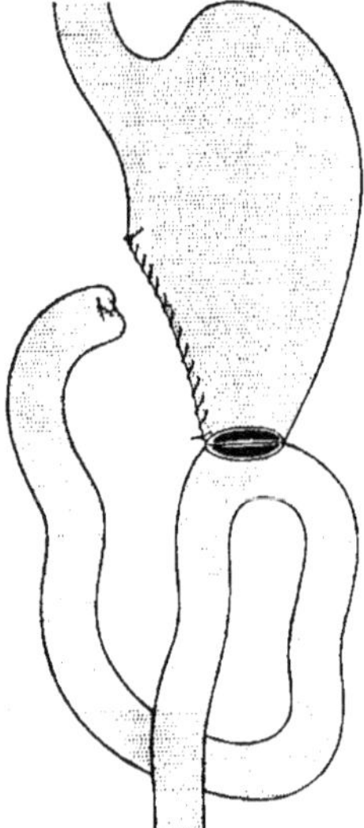

et il consiste à faire porter l'anastomose gastro-jéjunale sur l'extrémité inférieure de l'incision gastrique non suturée. Cunéo l'a modifié comme l'indique le schéma 256.

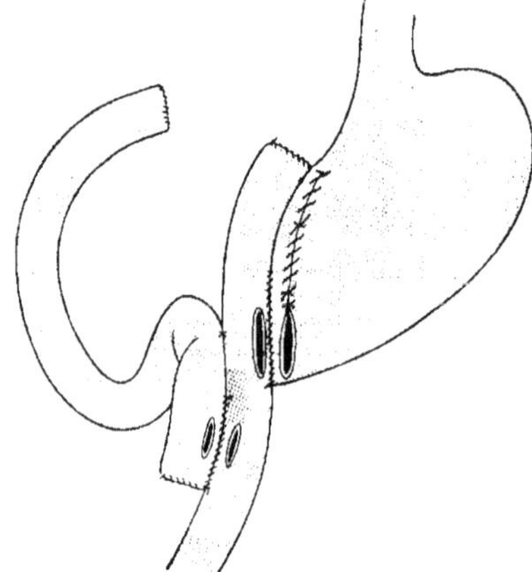

Fig. 255. — Procédé de Krönlein-Mickulicz (d'après Cunéo).

Fig. 256. — Procédé Krönlein-Mickulicz modifié par Cunéo.

Quant à la *gastro-entérostomie antérieure* elle doit être réservée aux cas de résection très large de l'estomac lorsque tout autre procédé est impossible. Il sera bon de la compléter toujours par une entéro-entérostomie complémentaire (fig. 273).

II. — PYLORO-GASTRECTOMIE POUR ULCÈRE DU PYLORE

La technique de la pylorectomie pour lésion non cancéreuse du pylore ne diffère de la pyloro-gastrectomie pour cancer que par la moindre étendue de l'exérèse; il est inutile d'enlever toute la petite courbure; il suffit de faire porter la section en tissu sain aux limites de l'ulcère. L'hémostase ne nécessite pas la ligature haute de la coronaire et deux ligatures placées sur chacune des courbures en amont et en aval des futures sections l'assurent.

La reconstitution de la continuité gastro-intestinale peut être assurée par l'une quelconque des techniques que nous avons mentionnées au paragraphe précédent :

La *gastro-entérostomie postérieure*; en Amérique on appelle *opéra-*

tion de Rodman la pylorectomie pour ulcère suivie de gastro-entérostomie;

Le *bout à bout* comme le Billroth première manière;

L'*implantation duodéno-gastrique termino-latérale* : procédé de Kocher.

Mais ces deux derniers procédés présentent un intérêt beaucoup plus grand lorsqu'il s'agit d'ulcère; leur application est beaucoup plus facile, étant donné le peu d'étendue habituel de l'exérèse; de plus, ce mode de reconstitution se rapproche au maximum de la disposition anatomique normale : et il est certain que c'est ainsi qu'est assurée, dans les *meilleures conditions, l'évacuation de l'estomac*; cette évacuation se faisant dans le duodénum comme normalement, et non dans le jéjunum, met à l'abri de tout ulcère peptique dont on sait la prédilection pour les bouches gastro-jéjunales en cas d'ulcère.

III. — GASTRECTOMIE ANNULAIRE. EXCISION D'ULCÈRE

La gastrectomie cylindrique ou annulaire *consiste à réséquer un cylindre* gastrique comprenant les 2 faces et s'étendant d'une courbure à l'autre, sans toucher au pylore. La réparation est obtenue par une anastomose bout à bout. Ses indications sont incomparablement plus rares que celles de la pyloro-gastrectomie :

1° Dans le *cancer de l'estomac*, il est exceptionnel que l'on ait à pratiquer une gastrectomie annulaire; le cancer des faces, le seul qui pourrait la justifier, est rare; sa lenteur d'évolution et sa symptomatologie souvent fruste font que le plus souvent le chirurgien n'intervient que dans des cas très avancés pour lesquels toute tentative d'exérèse est condamnée. Dans le cas contraire, d'ailleurs, l'étendue de l'infiltration, *la nécessité d'enlever la petite courbure*, font qu'il est à la fois plus simple, au point de vue technique, et préférable, au point de vue de la durée de la guérison, de pratiquer une pyloro-gastrectomie;

2° Les indications d'une *gastrectomie cylindrique* peuvent être plus fréquentes, lorsqu'il s'agit *d'ulcère*. Le *siège* de la lésion, son étendue peuvent dicter l'emploi de tel ou tel procédé. Le plus souvent on se trouvera en présence des deux dispositions suivantes :

A) L'ulcère siège sur la **petite courbure**, réalisant le type de l'*ulcère « en selle »*; il peut ne déformer que fort peu le contour général de l'estomac.

B) L'ulcère, quel que soit son point de départ, a provoqué par sa cicatrisation cette déformation de l'estomac connue sous le nom **d'estomac en sablier, estomac biloculaire.**

C) L'ulcère siège à *la face postérieure*.

A) Dans le cas d'*ulcère « en selle »* de la petite courbure le peu de déformation du réservoir gastrique, la faible étendue de la lésion vers la grande courbure peuvent conduire à pratiquer la simple excision de la zone malade. Nous avons eu plusieurs fois recours à ce procédé.

L'opération, sauf complications provenant des adhérences dont *l'estomac doit être complètement libéré dans un premier temps* et dont l'étendue peut constituer une contre-indication, ne présente pas de

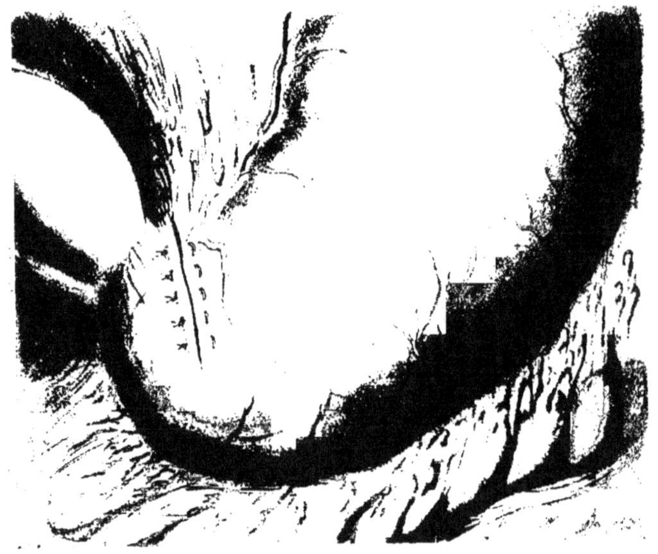

Fig. 257. — Manière de suturer la brèche gastrique après excision large d'un ulcère en selle, on évite complètement ainsi le rétrécissement que produirait infailliblement une suture longitudinale. La figure ne montre que la moitié antérieure de la suture (d'après W.-J. Mayo).

difficulté particulière : l'hémostase est assurée par deux ligatures des vaisseaux de la petite courbure, placées l'une au-dessus, l'autre au-dessous de la lésion. Celle-ci est alors circonscrite par deux clamps élastiques et la zone malade est excisée. La réparation sera assurée par un double surjet, l'un total, l'autre *séro-séreux*. Ce dernier temps présente *une difficulté particulière* : si l'exérèse a été tant soit peu large et s'est notablement étendue vers la grande courbure, il peut résulter, l'opération terminée, un *rétrécissement de l'estomac capable d'entraîner des troubles sérieux de son fonctionnement.* Il sera possible d'obvier à cet inconvénient en suturant la brèche d'arrière en avant comme le recommande Mayo (fig. 257). On peut de la sorte exciser les lésions assez étendues sans que la lumière de l'estomac en soit rétrécie. Néanmoins ces opérations partielles ne

sont pas en grande faveur et, avec juste raison, croyons-nous, tendent
à être remplacées par la résection typique de tout l'anneau gastrique
au niveau duquel se touve la lésion : c'est là l'opinion de Riedel(1),
qui, sur un chiffre de 25 résections médio-gastriques (21 fois pour

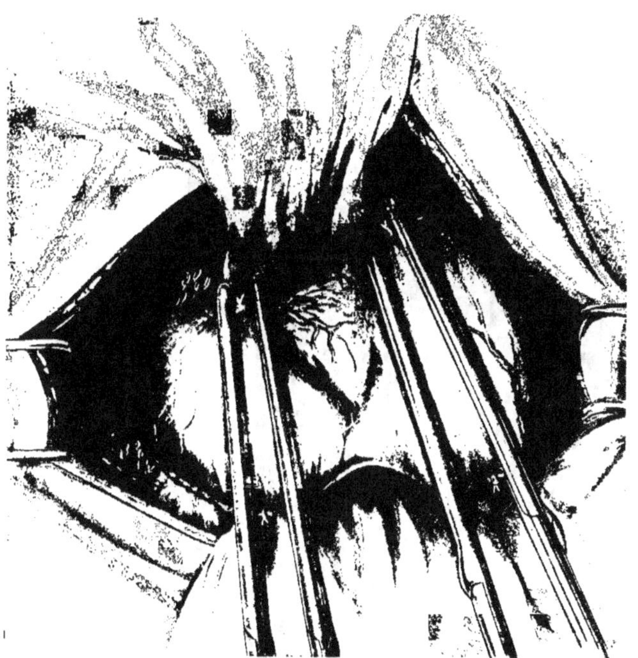

Fig. 258. — Résection annulaire pour estomac en sablier.— Après libération des adhérences,
ligatures des pédicules vasculaires au niveau des courbures, une large compresse est
glissée derrière l'estomac : des clamps élastiques étreignent le viscère de part et d'autre
des futures sections.

ulcère, 2 fois pour tumeur), accuse 6 morts survenues chez des sujets
épuisés.

B) La déformation connue sous le nom *d'estomac en sablier* constitue à notre avis l'indication typique et formelle de la résection
annulaire de l'estomac. Elle a le double avantage, d'une part de
reconstituer l'estomac dans sa forme rigoureusement normale, d'autre
part d'enlever la lésion; or il s'agit là presque toujours d'un ulcère
cicatrisé susceptible, comme tout ulcère, de dégénérer.

1. RIEDEL, *Deutsche med. Woch.*, 1909, 7 janvier, t. XXXV, n° 1, 14 janvier, n° 2.

L'opération comportera :

1° La libération des adhérences : celles-ci ne sont pas constantes.

Dans un cas opéré par Tuffier le rétrécissement, extrêmement marqué, ne présentait aucune adhérence et la coupe de la pièce ne permit de retrouver nulle part la moindre trace de tissu cicatriciel.

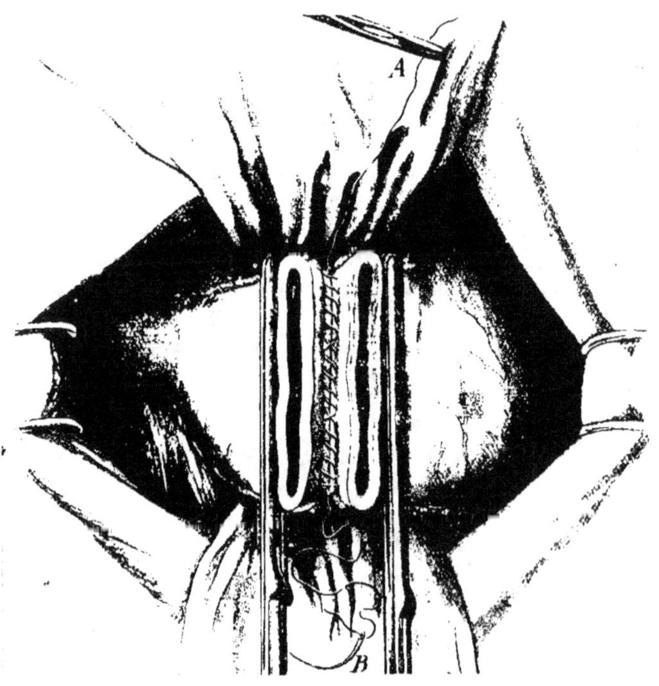

Fig. 259. — Résection annulaire pour estomac en sablier — La résection est faite. Les deux surfaces de section sont rapprochées l'une de l'autre. Le surjet séro-séreux postérieur les maintient au contact.

2° La résection de la lésion, préalablement circonscrite par les clamps, et après protection rigoureuse du champ opératoire.

3° L'anastomose bout à bout, pratiquée suivant la technique habituelle : surjet séro-séreux postérieur, surjet total, surjet séro-séreux antérieur.

Il est généralement facile d'assurer la congruence des deux orifices à anastomoser en faisant porter les sections de l'estomac plus ou moins loin de la lésion.

Toute la difficulté de l'intervention proviendra du *siège de la sténose* et de *l'inégalité de volume des 2 poches*, qui peut être consi-

dérable : les difficultés de la résection peuvent être très grandes
lorsque la sténose est haut placée, près du cardia; toute tentative de
gastro-entérostomie portant sur la poche supérieure présenterait
d'ailleurs les mêmes difficultés. Reconstituant la forme normale de

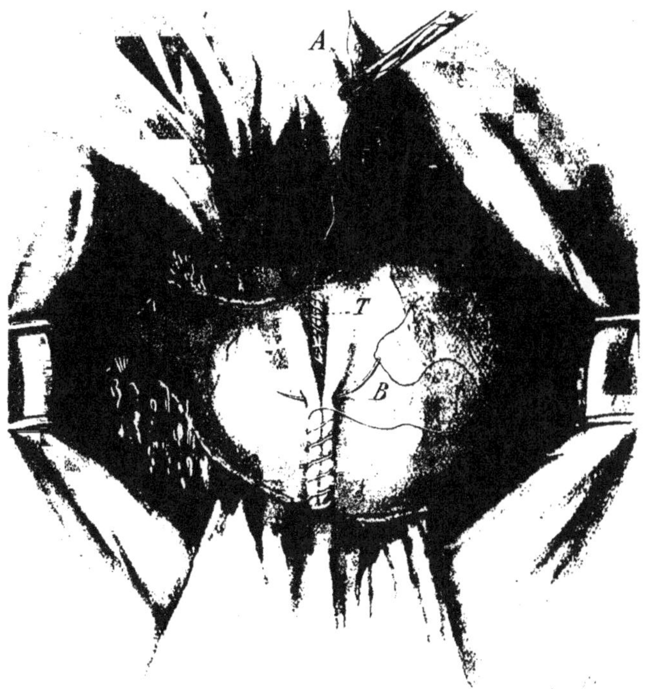

Fig. 260. — Résection annulaire pour estomac en sablier. — Le surjet total assure l'anastomose. Le chef terminal *B* du surjet séro-séreux postérieur a été repris, et le surjet séro-
séreux antérieur recouvre maintenant le surjet total. Le chef *B* sera noué au chef initial
A du surjet séro-séreux postérieur.

l'estomac, mettant à l'abri des cancérisations, la gastrectomie annul-
laire est certainement l'opération de choix. Néanmoins d'autres opérations ont donné et peuvent encore fournir de bons résultats. Toute
décision opératoire doit être précédée d'un examen complet de l'estomac et particulièrement de l'état du pylore dont la sténose concomitante
indique évidemment d'une façon plus spéciale la gastro-entérostomie (¹).

1. Tuffier, A propos de l'estomac biloculaire, *Bulletin et Mémoires de la
Société de Chirurgie*, t. XXXIII. p. 843. 17 juillet 1907. — H. Hartmann, Sténose
médio-gastrique consécutive à un ulcère; estomac biloculaire; gastro-gastrostomie; guérison. *Bulletin et Mémoires de la Société de Chirurgie*, t. XXXIII. p. 767,
3 juillet 1907.

La *gastro-entérostomie* est considérée par beaucoup comme l'opération de choix. En fait, elle donne souvent de très bons résultat. Pinatelli[1], dans 24 cas de gastro-entérostomie correctement pratiquée, obtint 25 succès. Moynihan[2] accuse 12 résultats parfaits et 5 morts sur 15 cas de gastro-entérostomie pour estomac biloculaire : dans un cas cependant survinrent des vomissements qui nécessitèrent une jéjuno-jéjunostomie. Les résul-

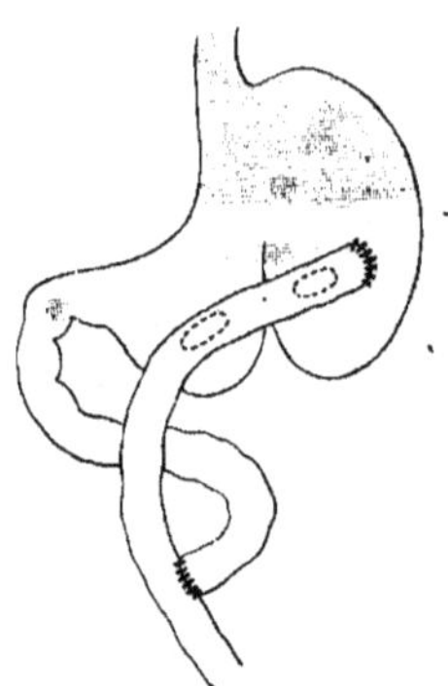

Fig. 261. — Procédé de Clément
(Monod et Vanverts).

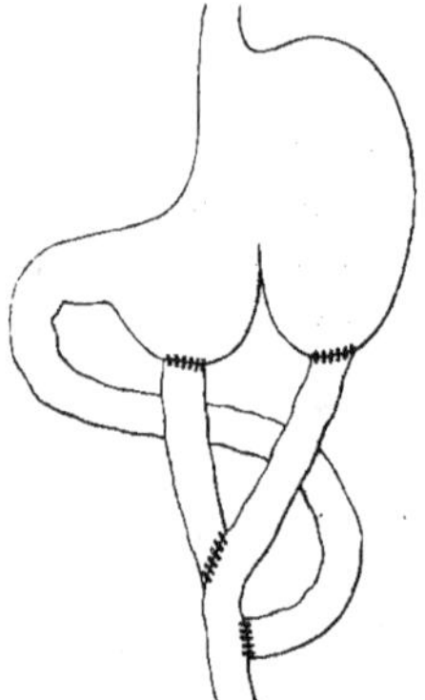

Fig. 262. — Procédé de Monprofit
(Monod et Vanverts).

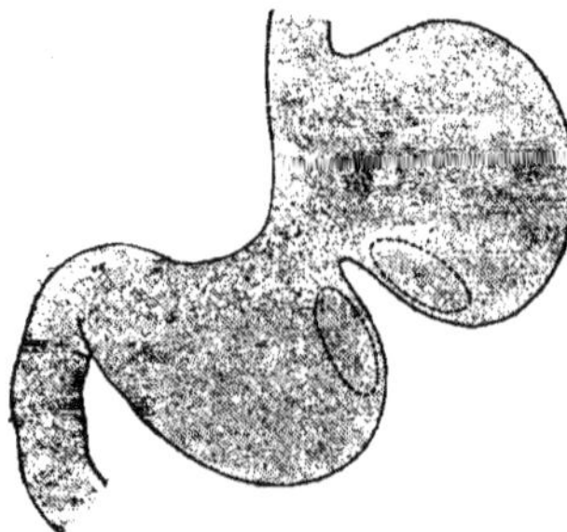

Fig. 263. — Gastro-gastrostomie, procédé
de Wölfler (Monod et Vanverts).

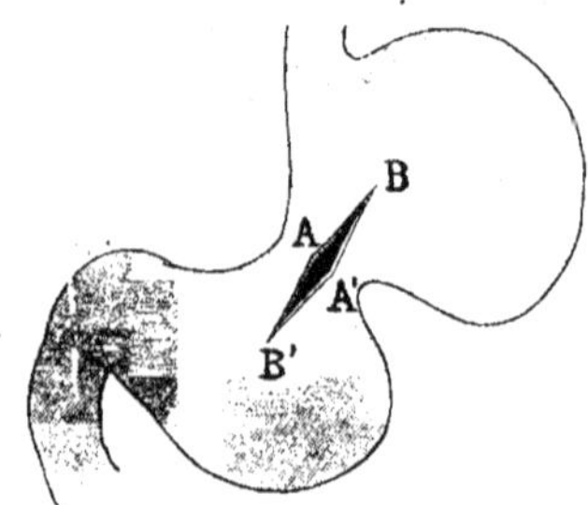

Fig. 264. — Gastroplastie. — En écartant les points A et A', et en réunissant les points B et B' des lèvres de l'incision longitudinale faites au niveau du rétrécissement, on supprime celui-ci (Monod et Vanverts).

tats ne furent pas aussi beaux dans les cas apportés à la Société de Chirurgie de Lyon[3] où Bérard, Gouilloud et Delore, conclurent nettement en faveur de la résection, la gastro-entérostomie ayant donné une mort sur 5 cas, et seulement des améliorations chez les 4 autres malades; 5 résections ayant donné des résultats parfaits.

La *faute grave à éviter, pouvant entraîner la mort, est de faire porter*

1. Pinatelli, Applications de la gastro-entérostomie en dehors des sténoses anatomiques du pylore, *Thèse de Lyon*, 1903.
2. Moynihan, *British med. Journal*, 9 mai 1908, p. 1092.
3. *Société de Chirurgie de Lyon*, Séances des 19 déc. 1907, 17 et 25 janv. 1908.

l'anastomose sur la poche inférieure : cette erreur est facilitée par la petitesse de la poche supérieure, haut placée, quelquefois entourée d'adhérence. Lorsque la poche inférieure est volumineuse, l'anastomose sur la poche supérieure, rarement, il est vrai, peut n'être pas suffisante : on a observé de la stase dans la poche inférieure capable d'entraîner la mort.

Les procédés de *gastro-entérostomie* de Clément (fig. 261) de Monprofit (fig. 262) se proposent d'assurer le drainage des deux poches, elles sont d'exécution complexe.

Les anastomoses *gastro-gastriques* unissant les 2 poches (fig. 263) sont loin de donner toujours de très bons résultats : elles nécessitent de plus

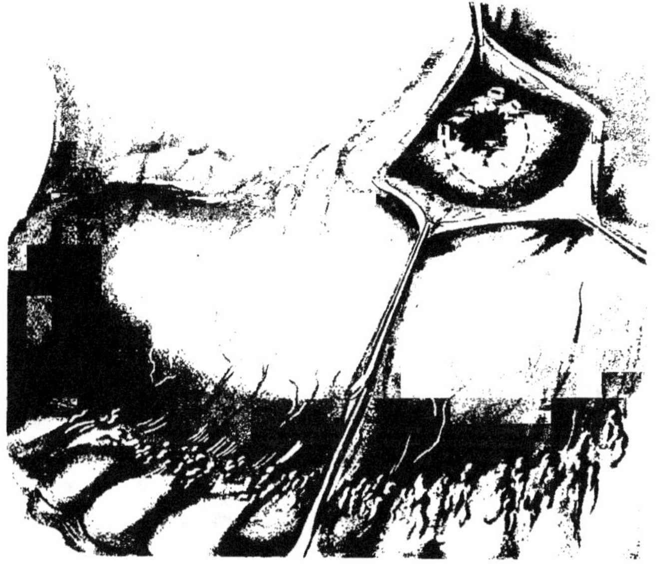

Fig. 263. — Excision transgastrique d'un ulcère calleux de la face postérieure de l'estomac. — La paroi antérieure de l'estomac a été incisée; on aperçoit l'ulcère. La ligne en pointillé indique où portera l'excision (d'après W.-J. Mayo).

une très grande mobilité de l'organe; et la gastroplastie (fig. 264) ne donnera guère de succès dans les cas de sténose notablement serrée.

Le traitement chirurgical de choix de l'estomac biloculaire sera donc la *résection du rétrécissement, suivie d'anastomoses bout à bout.*

Si cette opération est rendue impraticable par les adhérences trop serrées, la *gastro-entérostomie* pourra être indiquée et les résultats qu'on en obtiendra seront d'autant meilleurs que le rétrécissement siégera plus bas et que la poche supérieure sera plus vaste. Telles sont les conclusions de notre rapport à la Société de chirurgie.

C. Le siège d'un ulcère sur la face postérieure de l'estomac crée certaines difficultés. La libération des adhérences qui se font avec le pancréas est particulièrement délicate; *c'est là cependant le premier temps nécessaire de toute tentative d'exérèse.*

L'estomac libéré, on pourra pratiquer une *résection annulaire* et

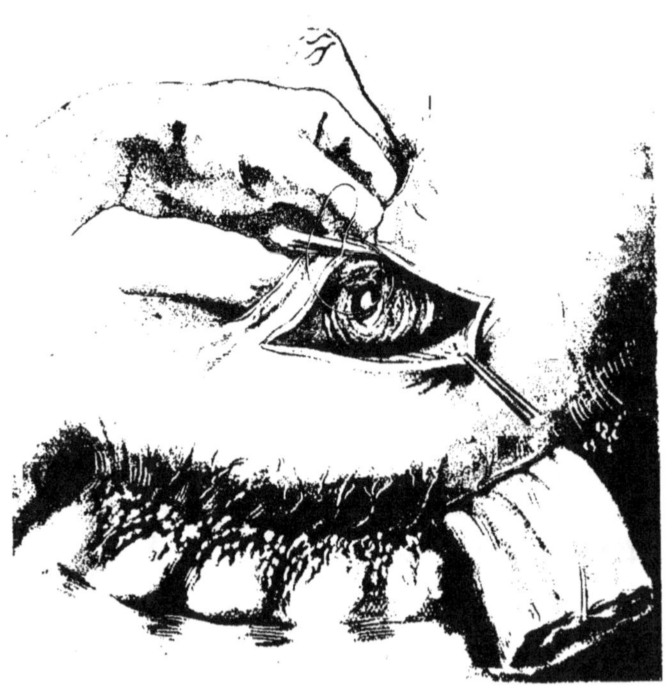

Fig. 266. — L'ulcère a été excisé. Un surjet total ferme la brèche de la paroi postérieure. Puis la paroi antérieure sera à son tour fermée par un double surjet. Deux drains seront glissés derrière l'estomac, passant derrière la petite couture, puis sortiront par l'angle supérieur de l'incision de la paroi abdominale (d'après W.-J. Mayo).

il semble bien que ce soit là la technique la plus simple et dont les résultats sont les meilleurs. Cependant l'*excision* simple de la lésion est encore possible et deux techniques peuvent être employées :

1º Grâce à la bonne mobilisation de l'estomac par la libération des adhérences on peut parfois amener à la vue, par une brèche faite dans le petit épiploon, la zone malade, en pratiquer l'excision, et reconstituer la paroi postérieure de l'estomac par une suture à deux plans.

2° L'excision peut être pratiquée par *voie transgastrique*. Cette voie a été employée, mais fort rarement, par quelques auteurs [Chaput([1]), Brenner([2]), Pilcher([3])]. Mayo([4]) plus récemment, dans cinq cas, s'est servi de cette voie pour enlever des ulcères calleux et la face postérieure de l'estomac. D'après cet auteur, l'intervention doit être conduite de la façon suivante (fig. 265, 266) : Les épiploons gastro-hépatique et gastro-colique sont incisés au-dessus et au-dessous de la lésion. Protection; séparation des adhérences, et, si possible, l'ulcère est libéré de ses attaches postérieures sans ouvrir l'estomac, un tamponnement à la gaze est fait à ce niveau et suffira habituellement à arrêter l'hémorragie. La paroi antérieure de l'estomac est alors incisée et à l'aide d'une main glissée derrière l'estomac tout l'ulcère est amené à travers l'incision de la paroi antérieure; il peut alors être excisé : la perte de substance qui en résulte est fermée par une suture prenant toute l'épaisseur de la paroi et que Mayo recommande de faire au catgut chromé. Cette ligne de suture est alors recouverte d'une suture muco-muqueuse faite au fil de lin pour éviter l'absorption trop rapide du catgut. La paroi antérieure de l'estomac est suturée. Le drainage est assuré par plusieurs drains de caoutchouc plongeant derrière l'estomac et sortant par l'extrémité supérieure de la plaie.

Dans un cas, Mayo dut laisser l'ulcère adhérent au pancréas, il se contenta de le « raser » au plus près; puis la paroi postérieure fut fermée. La guérison fut rapide, ce qui prouve bien que le contact du suc gastrique est la cause principale de la permanence de l'ulcère.

IV. — GASTRECTOMIE SUBTOTALE ET TOTALE

La différence entre la gastrectomie totale et la gastrectomie subtotale est la suivante : dans la gastrectomie *totale* les sections portent sur le duodénum et sur l'œsophage; dans la gastrectomie *subtotale*, la seule que nous ayions pratiquée, on laisse appendue à l'œsophage une collerette gastrique; celle-ci peut faciliter, dans certains cas, l'anastomose, qui rétablit la continuité gastro-intestinale. Mais on fait justement remarquer qu'en fait, les limites sont bien peu précises entre les termes : gastrectomies étendues, gastrectomies subtotales, gastrectomies totales; et dans les 10 observations de Bœckel, étiquetées gastrectomies totales, deux fois seulement le cardia fut enlevé. Peut-être devrait-on ne parler de g. subtotales ou totales que lorsqu'on aura dû sectionner l'attache gastro-splénique (Leriche).

1. Chaput, *Bulletins et Mém. de la Soc. de Chirurgie*, Paris, 1894, p. 152.
2. Brenner, *Wiener Klin. Woch.*, 1896, p. 117.
3. L.-S. Pilcher, *Long Island medical Journal*, mai 1907.
4. W.-J. Mayo, *Annals of Surgery*, décembre 1910, *Collected papers by the staff of S. Mary's Hospital. Mayo Clinic*, 1910, p. 67.

La gastrectomie totale ou subtotale est une opération rare. Nous avons eu l'occasion de la pratiquer deux fois; l'une de nos malades, opérée autrefois à la Pitié, survécut plusieurs mois et à l'autopsie on trouva un estomac du volume d'une orange.

En 1901, puis 1905, J. Bœckel [1], dans les premiers mémoires d'ensemble sur cette opération, en réunissait 48 cas, dont 10 gastrectomies totales; Ito et Asahara [2], en 1905, 50 totales et 55 subtotales; Paterson [3], en 1906, groupe 15 totales et 14 subtotales; Leriche, en 1906, réunit 97 observations. En 1908, Delagenière [4] apporte une statistique personnelle de 9 subtotales et 1 totale; en 1911, Trinkler [5], reprenant l'étude de la question, ne trouvait que 26 cas de gastrectomies totales méritant réellement ce nom. Il s'agit d'ailleurs d'opérations *d'une particulière gravité*, ainsi que le prouvent surabondamment les chiffres suivants :

MORTALITÉ OPÉRATOIRE.

Bœckel sur 48 cas.	39,1 pour 100
Leriche, statistique globale de 97 cas.	39,5 pour 100
Delagenière, sur 10 cas personnels.	40 pour 100
Trinkler, statistique globale de 26 cas.	50 pour 100

La mort survient parfois dans les premières heures et peut être attribuée au choc : c'est l'exception. *Presque toujours elle est causée par une péritonite.*

Les causes d'infection sont, en effet, incomparablement plus grandes que dans les gastrectomies du corps de l'organe : la section de l'œsophage, parfois d'un abord difficile, ne peut se faire hors du ventre; il est souvent malaisé, sinon impossible, de placer les clamps au-dessus de la future section œsophagienne. Mais, le plus souvent, la péritonite a pour point de départ une *suture gastro-intestinale ou œsophago-intestinale, insuffisante.* Cette anastomose, quel que soit le procédé employé, est en elle-même d'une exécution difficile; de plus, l'absence de péritoine en ce point est une cause très sérieuse d'insuccès.

Les résultats obtenus jusqu'à ce jour montrent que l'on peut obtenir des survies très appréciables. Bœckel put suivre 21 opérés : 11 avaient succombé par récidive entre 5 mois et 5 ans; la moitié n'avait pas atteint la 2e année; en 1906 (*Thèse* de Leriche), 8 opérés vivaient encore, 1 depuis 4 ans (Ricard), 1 depuis 5 ans (Brooks Brigham); 1 autre depuis 11 ans (Maydl); Patesson (*in* Leriche), sur 17 gastrectomies totales, trouvait 17 pour 100 de guérisons maintenues après 5 ans.

Parmi les malades de Delagenière, la plus longue survie était de

1. J. Bœckel, *Rev. de Gyn. et de Chir. abdominale*, 1901, p. 475. — J. Bœckel, De l'ablation de l'estomac, 1 vol. Alcan, Paris, 1905.
2. Ito et Asahara, *Deutsche Zeitsch. f. Chir. Leipzig*, 1905, XXX, p. 135.
3. Paterson, *The Lancet*, 3 mars 1906, p. 578.
4. H. Delagenière, *Archives provinciales de Chirurgie*, t. XVII, n° 5, mars 1908, p. 129.
5. Trinkler, *Chirourguia*, t. XXIX, n° 172, avril 1911, p. 456.

5 ans et demi, et, en 1908, l'un des opérés vivait encore en très bonne santé deux ans après l'opération. Moynihan ([1]) enfin, tout récemment, rapportait l'histoire d'un homme de 45 ans ayant subi une gastrectomie totale, et mort 5 ans et 8 mois après l'opération, sans récidive.

Nous avons constaté que ces malades dont l'estomac a été réséqué presque totalement doivent avoir une alimentation très fragmentée : une tasse à thé de lait suffisait à rassasier l'une de nos opérées.

Technique. — La nécessité d'agir sur la partie haute de l'estomac ([2]) crée, dans la gastrectomie totale, certaines difficultés ; d'où une technique, différente par quelques points, de celle de la pyloro-gastrectomie.

L'incision xypho-ombilicale peut suffire, mais, dans bon nombre de cas (thorax long, malade gros), le jour obtenu sera insuffisant : une incision oblique parallèle au rebord costal et branchée sur l'extrémité supérieure de la première incision pourra donner un meilleur accès (Coffey) ; nous croyons qu'il sera préférable de faire d'emblée une résection du rebord thoracique gauche, pour peu qu'après la laparotomie xypho-ombilicale on prévoie des difficultés d'abord.

Un volumineux coussin dorso-lombaire facilitera l'accès des parties hautes de l'estomac.

1° **Exérèse.** — L'opération proprement dite commencera par *l'hémostase périgastrique* et la libération des courbures. La coronaire stomachique sera liée le plus près possible de son origine, pour que cette ligature soit placée avant la naissance du rameau œsophagien. La pylorique sera liée comme dans la pyloro-gastrectomie pour cancer du pylore. La petite courbure de l'estomac se trouvera ainsi complètement libérée de ses connexions avec le petit épiploon.

On traitera ensuite le ligament *gastro-colique* dont on libèrera la grande courbure, et qui sera lié par fragments, par petits paquets ; la gastro-épiploïque droite sera liée sous la première portion du duodénum, mais, à gauche, la libération de la grande courbure se prolongera jusque sur le grand cul-de-sac, et comportera la ligature et la section du ligament gastro-splénique. Dans ce temps opératoire, on devra être prudent afin de ne pas blesser l'artère splénique plus postérieurement située dans le ligament pancréatico-splénique.

Reste à libérer la *grosse tubérosité*, particulièrement sa face postérieure et l'œsophage. Dans ce but, le travail est indiscutablement facilité *si l'on sectionne d'abord le duodénum*. Cette manœuvre permet d'exercer les tractions sur la grosse tubérosité et de rejeter tout

---

1. B.-G.-A. MOYNIHAN. *The Lancet*, t. CLXXXI, n° 4589, 12 août 1911, p. 450.
2. Consulter L. SENCERT, La chirurgie de l'œsophage thoracique et abdominal. Étude anatomique, expérimentale et critique, *Thèse de Nancy*. 1904. — Sur la chirurgie du cardia. *Revue de Gynécologie et de Chirurgie abdominale*, mai-juin 1905. Voir également le chapitre *Œsophage* du présent traité.

l'estomac à gauche; on expose ainsi la face postérieure du fundus (¹). On détruira du doigt ou de la pointe du bistouri éraillant le péritoine et les tractus celluleux la zone d'adhérences, plus ou moins étendues, qui accole la face postérieure de l'estomac à la paroi; ce décollement pourra être poussé plus loin si la mobilité obtenue n'est pas suffisante. On devra alors, comme Delagenière, procéder à la libération de l'œsophage, en isolant « avec le doigt la terminaison de l'œsophage tout autour, sauf à la partie gauche, en déchirant les tractus musculaires qui se portent de ses parois à l'orifice œsophagien du diaphragme. On mobilise ainsi la terminaison de l'œsophage comme on mobilise le duodénum sans altérer sensiblement sa structure et sa vitalité ».

Il ne reste plus qu'à pratiquer la *section supérieure*, qui sera gastrique ou œsophagienne; dans le premier cas, une petite collerette gastrique restera appendue à l'œsophage, et c'est sur elle que portera l'anastomose.

Delagenière trouve plus commode de pratiquer la section gastrique en deux temps. Première section verticale faite, comme dans la pyloro-gastrectomie, suivant une ligne prolongeant sur l'estomac le bord droit de l'œsophage; la partie supérieure de cette section est alors suturée. Puis seconde section faite au-dessous d'une pince, perpendiculaire à la première, et placée de telle sorte que son bord inférieur réponde à la terminaison de la suture verticale. L'estomac est donc ainsi fermé par deux sutures, l'une horizontale, l'autre verticale : cette dernière pourra n'avoir qu'un centimètre; « mais toujours, dit Delagenière, on devra la faire, en lui donnant une direction bien verticale, pour allonger d'autant l'œsophage et en rendre la suture dans l'intestin plus facile. »

2° Rétablissement de la continuité gastro-intestinale. — C'est là le temps le plus délicat de l'opération : c'est la suture gastro ou œsophago-intestinale qui cédera, déterminant la péritonite dont relèvent presque toutes les morts post-opératoires. On devra donc tout faire pour obtenir l'*étanchéité absolue* de l'anastomose, et lui éviter de supporter *toute traction*.

S'il s'agit d'une *gastrectomie totale*, la section ayant porté sur l'œsophage, on peut employer plusieurs procédés :

Le *bout à bout*, c'est-à-dire l'œsophago-duodénostomie : elle est possible, mais, même dans les meilleures conditions de mobilisation duodénale et œsophagienne, son exécution est généralement difficile; l'anastomose *œsophago-jéjunale* : une anse jéjunale est amenée à travers une brèche pratiquée au méso-côlon transverse et anastomosée à l'œsophage par le procédé latéro-latéral, après fermeture très soi-

---

1. LERICHE conseille de sectionner d'abord le duodénum, puis seulement de bas en haut de libérer les courbures de l'estomac. DELAGENIÈRE sectionne d'abord le petit épiploon, puis le duodénum, et « soulevant la tumeur de droite à gauche, nous pinçons les artères visibles, et procédons ensuite à l'isolement de la grande courbure ».

gnée de l'extrémité inférieure de l'œsophage. C'est là le procédé de choix. Il semble bien que cette technique donne la mortalité la moins élevée.

Trinkler donne les chiffres suivants :

Sur 15 anastomoses œsophago-duodénales, il y eut 6 guérisons, et 9 morts, soit une mortalité de 60 pour 100 ;

Sur 7 anastomoses œsophago-jéjunales, il y eut 5 guérisons et 2 morts, soit une mortalité de 28,57 pour 100.

Si l'on a pratiqué une *gastrectomie subtotale*, l'anastomose sera d'autant plus facile à établir que la collerette gastrique laissée appendue à l'œsophage sera plus étendue. Là encore nous croyons que le procédé de choix sera la gastro-jéjunostomie ; soit que l'on fasse une implantation termino-latérale de la tranche gastrique dans le jéjunum, soit que l'on ferme complètement la tranche gastrique et que l'on établisse l'anastomose sur la face postérieure de la collerette, ce qui sera le plus souvent impossible, ou sur sa face antérieure. On pourra terminer l'intervention par une antéro-anastomose entre les deux branches de l'anse jéjunale anastomosée.

Kelling à cause des difficultés et de l'insuffisance fréquente des sutures œsophago-jéjunales a indiqué la technique suivante : l'anastomose œsophago-jéjunale est assurée à l'aide d'un bouton ; l'anse anastomosée est sectionnée, les deux tranches sont abouchées à la peau ; et le duodénum est implanté par une anastomose termino-latérale avec la branche inférieure. Ce procédé permettrait l'alimentation par la jéjunostomie ; les deux jéjunostomies seraient fermées ultérieurement.

III

GASTRO-ENTÉROSTOMIE

Nous ne décrirons ici que les procédés que nous employons et les plus usuels, et seulement la technique des *sutures au fil*. L'usage des *boutons anastomotiques* permet une rapidité plus grande d'exécution, cependant leur emploi nous semble devoir être *exceptionnel* : ils écrasent et blessent profondément les parois gastriques et intestinales, et nous savons que c'est là une condition favorisant le développement d'ulcère peptique. Nous passerons sous silence également tous les procédés anciens ou récents dont nous avons une longue expérience et qui, pour retarder l'ouverture des deux viscères, n'ont abouti qu'à compliquer singulièrement l'intervention, sans donner les garanties que nous en espérions.

Nous réservons l'usage *de clamps* isolant la région de l'estomac sur laquelle doit porter l'anastomose aux cas de dilatation considérable, dans lesquels on peut craindre que la vacuité de l'estomac ne soit pas parfaite. Dans les cas contraires, et ce sont de beaucoup les plus nombreux, les clamps, qui traumatisent toujours dans une certaine mesure les parois des viscères, ne nous semblent pas d'un emploi particulièrement avantageux. De plus, on a pu leur reprocher des hémorragies post-opératoires [Sinclair White ([1]), Ollerenshaw ([2])].

GASTRO-JÉJUNOSTOMIE POSTÉRIEURE TRANSMÉSOCOLIQUE

(von Hacker.)

Nous considérons la *gastro-entérostomie postérieure transmésocolique* comme le procédé de choix ; mais quel que soit le mode de suspension de l'anse adoptée, celle-ci, pour fournir le meilleur résultat et assurer l'évacuation gastrique la plus complète, devra toujours réaliser les conditions suivantes :

La bouche gastrique doit être le plus près possible du pylore, le plus près possible de la grande courbure, et l'ouverture de l'intestin doit porter aussi près que possible de l'angle duodéno-jéjunal.

C'est intentionnellement que nous n'insistons pas sur la nécessité de donner à l'anse intestinale telle direction plutôt que telle autre ; elle nous semble beaucoup moins grande qu'on ne l'a dit. Pourvu que l'anse ne *soit pas fixée dans une position manifestement défectueuse* telle que le contenu gastrique s'évacue nécessairement dans le bout afférent, on obtiendra d'aussi bons résultats avec les divers modes de suspension proposés :

Suspension horizontale de l'anse détordue afin d'assurer l'*iso-péristaltisme* (von Hacker) (fig. 267);

Suspension horizontale de l'anse non détordue gardant sa direction normale de droite à gauche (Mayo ([3]) (fig. 268).

Suspension verticale [Ricard ([4]), Moynihan ([5])] (fig. 269).

Voici comment nous procédons depuis bien des années :

Les soins pré-opératoires sont les mêmes que pour la gastrectomie : on devra assurer la vacuité aussi parfaite que possible de l'estomac. Parfois on est en face d'individus épuisés par une longue période d'inanition, ces malades sont d'une fragilité extrême. Plus qu'aucuns autres ils devront être entourés de soins minutieux. L'acte opératoire dans ces cas particuliers devra être très rapidement mené, et l'anesthésie réduite au minimum.

Incision. — Incision sus-ombilicale verticale ; les lèvres de la plaie seront maintenues écartées par un écarteur automatique. L'incision

1. Sinclair White, *The Lancet.* t. CLXXVIII, n° 4508, 22 janvier 1910, p. 268.
2. R. Ollerenshaw, *The Lancet*, t. CLXXVIII, n° 4518, 2 avril 1910, p. 924.
3. W. J. Mayo, *Annals of Surgery.* 1906, avril. — *Annals of Surgery*, 1908, janvier. *Collected Papers, by the staff of the S. Mary's hospital.* Mayo Clinic., 1905-1909, p. 76.
4. Ricard et Chevrier, *Gazette des Hôpitaux*, n° 9, 24 janvier 1905, p. 99.
5. Moynihan, *British med. Journ.*, 9 mai 1908, n° 2471, p. 1092.

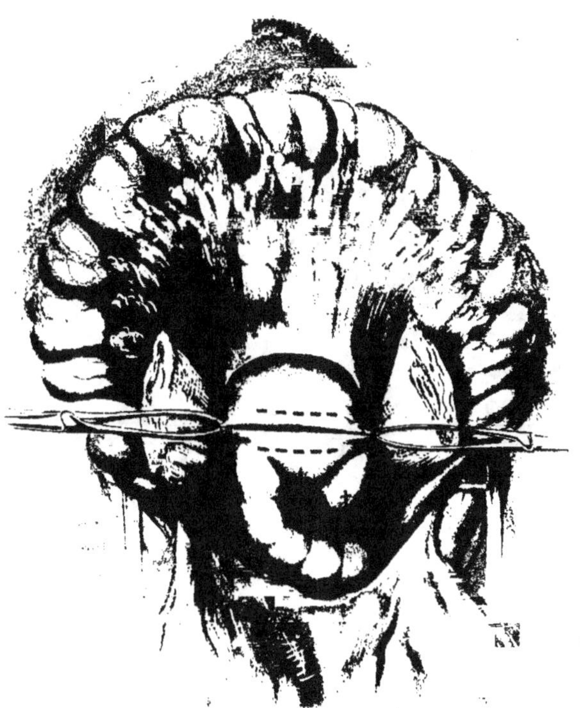

Fig. 267. — Gastro-entérostomie postérieure. — Procédé de Von Hacker. L'anse jéjunale appliquée à la face postérieure de l'estomac est orientée de gauche à droite. Il y a isopéristaltisme des deux viscères. La + indique l'angle duodéno-jéjunal.

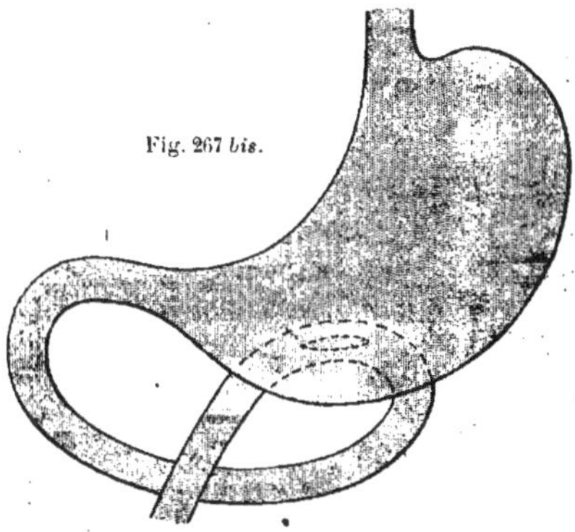

Fig. 267 bis.

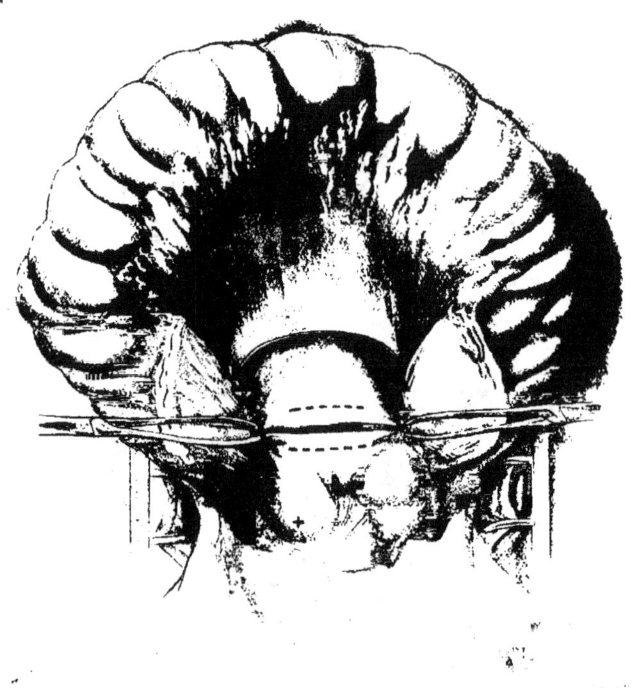

Fig. 268. — Gastro-entérostomie postérieure. Suspension de l'anse intestinale de droite à gauche, comme le recommande W.-J. Mayo, en vue de conserver à la première anse jéjunale sa direction normale vers la gauche, et de placer l'orifice intestinal le plus près possible de l'angle duodéno-jéjunal (+).

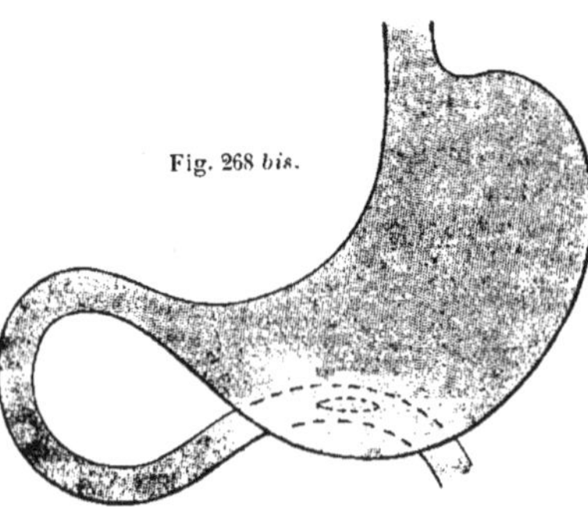

Fig. 268 bis.

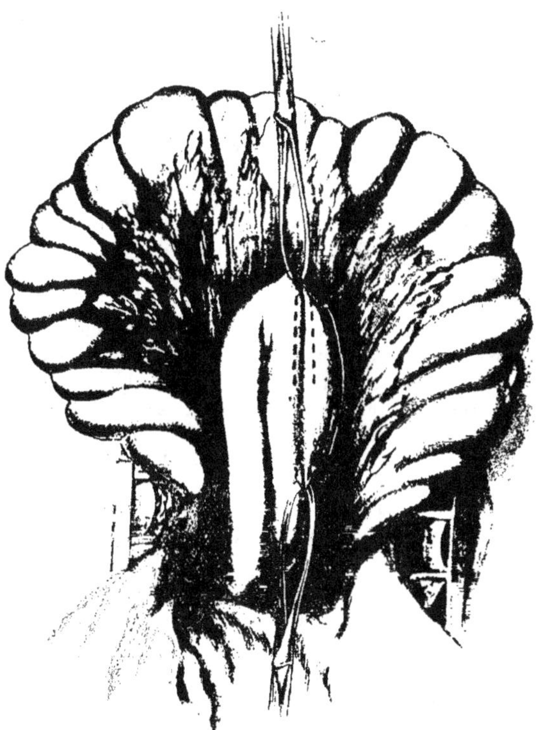

Fig. 269. — Gastro-entérostomie postérieure. Suspension verticale de
l'anse (Ricard-Moynihan). — La +
marque l'angle duodéno-jéjunal. —
Au-dessous de la bouche, qui est
faite le plus près possible de la
grande courbure, la branche afférente est maintenue accolée à la
face postérieure de l'estomac par
quelques points. Ainsi est rendu
impossible le passage du contenu
gastrique dans cette branche afférente.

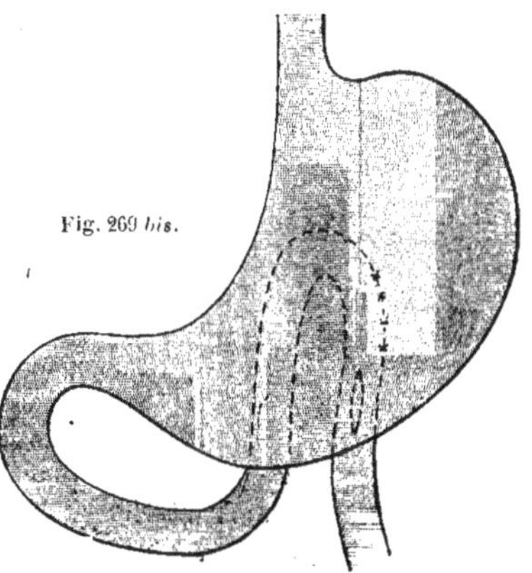

Fig. 269 bis.

doit permettre une exploration complète et facile de la lésion; au besoin nous la prolongeons jusqu'à l'ombilic sans le dépasser.

Recherche de l'anse à anastomoser. — *L'anastomose doit porter, avons-nous dit, sur la première partie du jéjunum en un point situé aussi près que possible de l'angle duodéno-jéjunal.* — La main du chirurgien, après refoulement sous les compresses, par en bas, du plus gros de la masse intestinale et par en haut du grand épiploon avec le côlon transverse et son méso, ira chercher cette anse profondément, immédiatement sous le méso-côlon transverse et au flanc gauche de la colonne vertébrale : parfois on l'aperçoit de suite, émergeant de sous le péritoine et on la sent fixée à la profondeur. Sinon une anse sera saisie et sera suivie dans un sens puis dans l'autre rapidement; s'il s'agit de la bonne anse, elle cessera bientôt de se laisser attirer : on est arrivé à l'angle duodéno-jéjunal. Sinon on abandonnera l'anse et à nouveau, dans la profondeur, on ira en cueillir une autre sur laquelle on répétera la même manœuvre. On ne devra pratiquer l'anastomose, que lorsque l'angle duodéno-jéjunal aura été repéré très exactement. Deux petites pinces de Chaput seront appliquées sur la bonne anse et la repèreront (fig. 270).

Découverte de la face postérieure de l'estomac. — Grâce au rejet, par en haut, du côlon transverse et de l'épiploon, la face inférieure du méso-côlon transverse est parfaitement exposée. Une incision à travers ce méso-côlon va permettre alors de pénétrer dans l'arrière-cavité et d'aborder la face postérieure de l'estomac. Cette incision doit être pratiquée prudemment pour éviter de blesser toute artère allant irriguer le côlon transverse : rien n'est plus facile chez les sujets amaigris dont les vaisseaux sont très visibles. Chez les sujets gras, on doit se souvenir que l'on trouvera avec le plus de chance une zone avasculaire en incisant un peu à gauche de la ligne médiane et près de la racine du méso. La face postérieure de l'estomac, saisie alors par quelques pinces de Chaput, est amenée à travers la brèche méso-colique : le temps est facile, le plus souvent, et rien n'est plus aisé que d'attirer ainsi une portion étendue de la face postérieure d'un estomac dilaté : il ne devient difficile, voire même impossible, que du fait d'adhérences fixant l'estomac, auquel cas la gastro-jéjunostomie postérieure peut devenir très pénible ou contre-indiquée.

Anastomose gastro-jéjunale. — L'anse jéjunale est alors rapprochée de l'estomac; mais avant de les accoler, sous la future ligne de suture gastro-jéjunale, on place une compresse-billot qui absorbera le sang et les liquides qui pourront s'écouler lors de l'ouverture des viscères.

Quelle que soit la suspension employée (fig. 267, 268, 269), l'anse intestinale sera fixée par deux pinces de Chaput dans sa situation définitive à la face postérieure de l'estomac; alors commencera

l'anastomose proprement dite (fig. 272). Un premier surjet séro-séreux
au fil de lin et à l'aiguille de couturière assurera l'accolement des

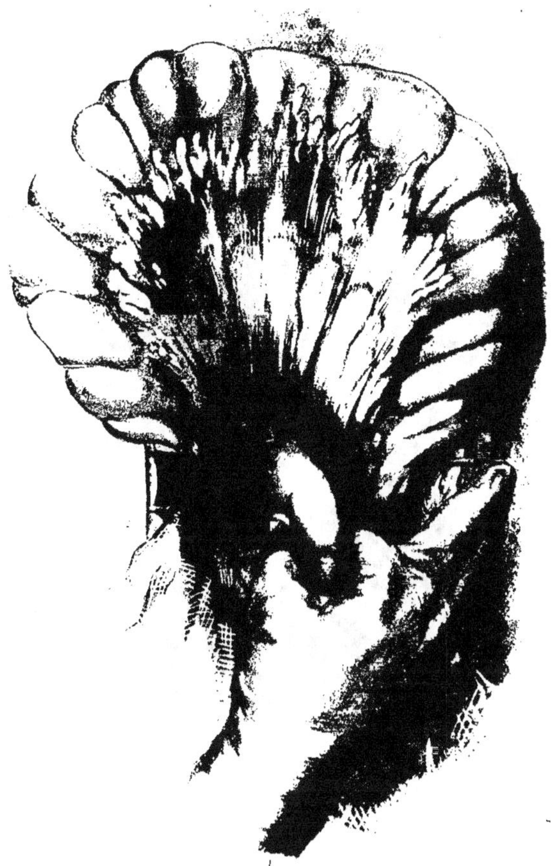

Fig. 270. — Manière de rechercher la première anse jéjunale. — Le côlon transverse et son
méso ont été rejetés en haut ; des compresses maintiennent la masse des anses rejetée en
bas ; immédiatement sous le méso-côlon, à gauche de la colonne vertébrale, la main va
chercher une anse qui « tient à la profondeur », c'est la bonne anse.

deux viscères et sera conduit sur une longueur plus grande que celle
de la future bouche anastomotique. Ce surjet sera arrêté tous les

trois points par un point renforcé, et, lorsqu'il sera terminé, l'aiguille enfilée qui aura servi sera conservée dans une compresse.

Avant de procéder à l'ouverture des viscères on s'assure à nouveau que la *protection de l'abdomen est parfaite*; le chirurgien n'a

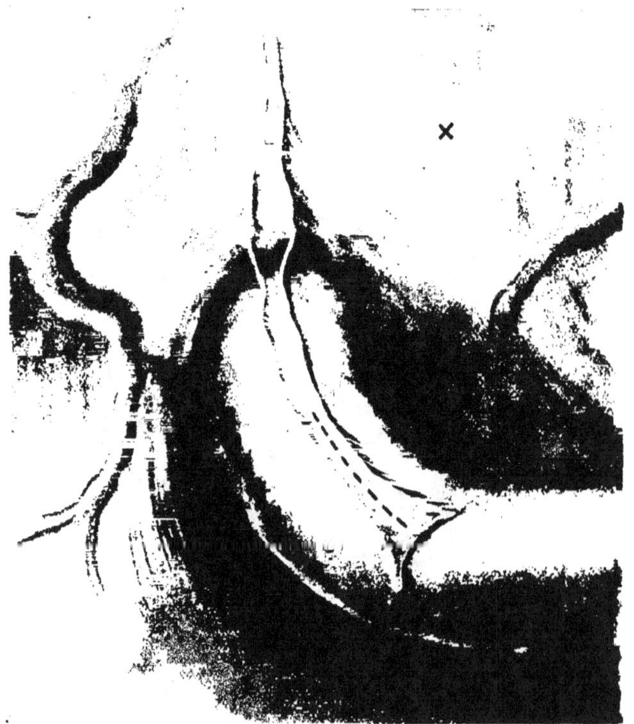

Fig. 271. — Asséz fréquemment un tractus péritonéal unit la face inférieure du méso-côlon transverse à la première partie du jéjunum dont l'origine est ainsi cachée. W.-J. Mayo, pour réaliser complètement la gastro-entérostomie « sans anse », conseille de sectionner ce ligament chaque fois qu'il a une certaine importance : cette section permettra d'établi la bouche intestinale à l'origine même du jéjunum. + indique le point où sera incisé le méso-côlon pour attirer la face postérieure de l'estomac (d'après W.-J. Mayo).

besoin de voir que la zone des deux viscères sur laquelle portera l'anastomose. Successivement, sur le jéjunum et sur l'estomac, on pratiquera une incision de toute l'épaisseur des parois, longue d'environ 5 à 4 centimètres, et à 4 ou 5 millimètres du premier surjet. *Nous ne sommes pas partisans des larges bouches*; elles n'ont à notre avis aucun des avantages dont on les a théoriquement dotées. Quelques pinces de Chaput sont jetées sur les bords des deux orifices qui

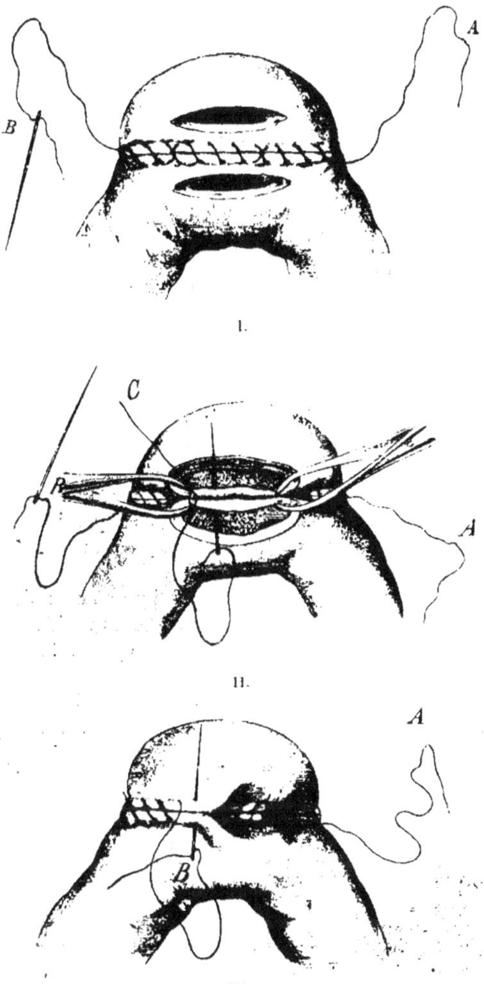

Fig. 272. — Technique d'une anastomose gastro-intestinale. — I. Les deux viscères à anastomoser sont maintenus au contact par un premier surjet séro-séreux commencé en *A* et terminé en *B*. Les orifices d'anastomoses sont alors pratiqués. — II. Les bouches ont été
faites. Les deux tranches voisines des orifices — gastrique et intestinal — sont rapprochées
et maintenues au contact par deux pinces de Chaput. Le surjet *C* comprend toute l'épaisseur des tuniques des deux viscères et va courir tout le long de la circonférence des
orifices, les accolant l'un à l'autre. — III. Le surjet total est achevé. L'aiguille *B* du premier surjet séro-séreux termine ce surjet qui recouvre le surjet total, et, arrivé au bout de
sa course, sera lié au chef initial *A*.

sont ainsi exactement repérés et maintenus accolés. Le surjet total est alors commencé à l'une des extrémités des bouches, et conduit circulairement jusqu'à coaptation complète des deux orifices : il est ainsi ramené à son point de départ où le fil est noué au chef initial. A ce moment les cavités sont fermées. Ce surjet, qui *doit être hémostatique*, sera serré avec le plus grand soin, sans brusquerie pour ne pas déchirer les tuniques souvent friables, et arrêté tous les trois points par un point renforcé (demi-clef).

Le temps septique de l'opération étant terminé, nous changeons de gants et n'employons plus aucun des instruments souillés au contact des muqueuses. Reprenant l'aiguille enfilée du premier surjet séro-séreux, l'anastomose sera recouverte par un second surjet semblable accolant aussi largement que possible les séreuses gastriques et intestinales. Ramené à son point de départ, le fil de ce surjet superficiel sera noué au chef initial du surjet séro-séreux postérieur.

L'opération sera terminée en fixant par quelques points de suture également distants la paroi gastrique aux lèvres de la brèche mésocolique.

Les compresses protectrices et la compresse-billot sont retirées : on s'assure de l'absence de tout suintement sanguin ; l'épiploon est refoulé à sa place pour éviter la formation d'adhérences pouvant couder l'estomac ou gêner son ampliation ; et la paroi abdominale est fermée en deux plans au catgut, ou en un plan au fil métallique s'il faut aller vite, sans drainage.

Soins post-opératoires. — Ils sont identiques à ceux de la gastrectomie. Mais l'alimentation peut être reprise plus rapidement — bien entendu la tolérance gastrique de la malade le permettant.

GASTRO-JÉJUNOSTOMIE ANTÉRIEURE

La gastro-jéjunostomie antérieure doit être considérée comme une opération de nécessité et ne doit être pratiquée que dans deux conditions :

1º Après une très large gastrectomie quand il est impossible ou particulièrement difficile de faire porter l'anastomose sur la face postérieure ;

2º En cas de cancer très étendu, inopérable, fixant l'estomac, empêchant toute exposition de sa face postérieure, ou encore ayant envahi celle-ci ; seule la face antérieure de l'estomac est alors accessible.

On doit considérer la gastro-jéjunostomie antérieure comme inférieure à la gastro-jéjunostomie postérieure pour deux raisons :

1º L'anse intestinale passant devant le côlon transverse, auquel s'attache le grand épiploon, peut être comprimée par le côlon, ou le comprimer (¹) ;

1. DOYEN, pour obvier à ce danger, faisait pénétrer tout le grand épiploon dans l'arrière-cavité à travers le ligament gastro-colique et l'y maintenait par quelques points unissant le côlon à la grande courbure.

2° Le point sur lequel portera la bouche intestinale sera nécessairement éloigné de l'angle duodéno-jéjunal, car l'anse intestinale, découverte comme pour une gastro-entérostomie postérieure, devra être assez longue pour passer devant le côlon transverse et atteindre ainsi la face antérieure de l'estomac : or c'est là la condition la plus favo-

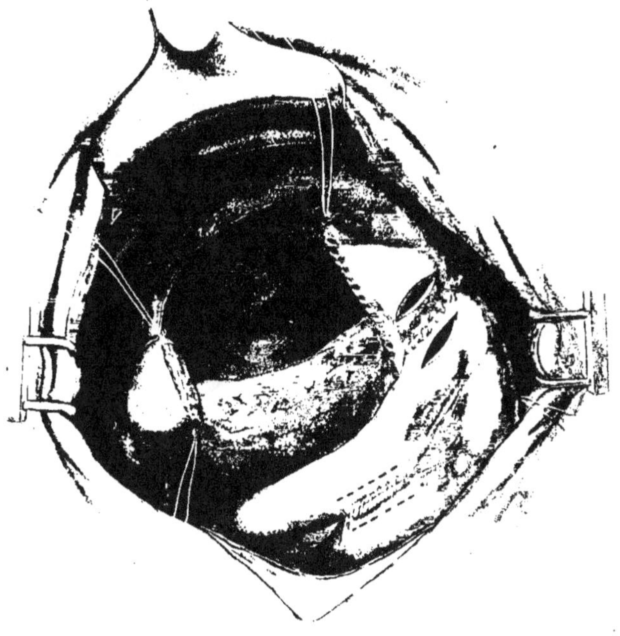

Fig. 275. — Gastrectomie étendue pour cancer. — Après gastrectomie étendue, il peut être particulièrement difficile d'établir une gastro-entérostomie postérieure qui est l'opération de choix. On pratiquera alors une gastro-entérostomie antérieure avec entéro-anastomose complémentaire.

rable au développement de l'ulcère peptique, considération sans grand intérêt lorsqu'il s'agit de cancer ; mais c'est également la condition favorisant au plus haut degré le circulus viciosus. Il sera donc bon de compléter toute gastro-jéjunostomie antérieure par une entéro-entérostomie complémentaire portant sur les branches afférentes et l'efférente de l'anse anastomosée. La technique au point de vue des sutures est identique à celle que nous venons d'exposer pour la gastro-entérostomie postérieure. La fig. 273 montre la manière dont l'anse doit être suspendue après avoir été amenée devant l'estomac en passant à gauche du grand épiploon.

Gastro-duodénostomie. — Les différents procédés de *gastro-duodénostomie* ont été imaginés en vue de se rapprocher au maximum des conditions normales d'évacuation de l'estomac, d'éviter d'une façon certaine le circulus, et, en permettant l'arrivée du chyme acide dans le duodénum, de n'apporter aucun trouble à la sécrétion pancréatique. Malgré tous ces avantages, les gastro-duodénostomies sont fort peu pratiquées. Quelques difficultés de technique en sont la cause. Elles tiennent avant tout à la *profondeur et à la fixité* de la seconde portion du duodénum sur laquelle doit porter l'anastomose.

C'est pour tourner cette difficulté que *Jaboulay*[1] fait porter l'anastomose sur la face antérieure du corps de l'estomac, auquel il imprime de

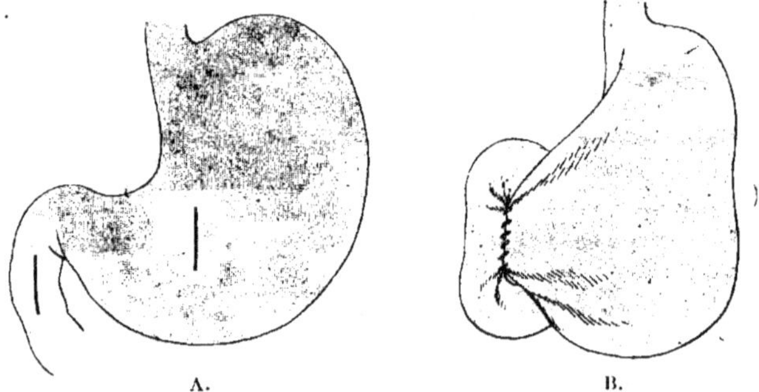

A.   B.

Fig. 274. — (A et B) Gastro-duodénostomie antérieure ou par bascule de l'estomac de Jaboulay (Monod et Vanverts).

gauche à droite un mouvement de bascule autour d'un axe vertical (fig. 274, A et B). Cette opération est possible grâce à la dilatation de l'estomac en cas de sténose : il est facile de comprendre combien elle expose au tiraillement des sutures.

Villard[2] assure le contact des deux viscères par deux points d'appui les unissant à chaque extrémité des futures bouches anastomotiques.

Mais en réalité l'opération ne devient d'exécution facile qu'après *mobilisation préalable du duodénum* (Kocher-Leriche). Celle-ci est obtenue suivant la technique à l'heure actuelle bien établie : Incision du péritoine pariétal au bord externe de la 2ᵉ portion du duodénum et décollement duodéno-pancréatique ; rien n'est plus facile alors d'amener le duodénum au contact de l'estomac et d'exécuter une anastomose qui ne subira aucun tiraillement.

Kümmel[3] a imaginé et pratiqué une gastro-duodénostomie par implantation : section de la première portion du duodénum au delà de la sté-

1. JABOULAY (M.), De la gastro-duodénostomie, *Arch. prov. de Chirurgie*, 1892. I, p. 551.

2. VILLARD (E.), De la gastro-duodénostomie sous-pylorique, *Rev. de Chir.*, 1900, XXII, p. 495.

3. KÜMMEL in CHLUMSKY (V.), *Beiträge z. Klin. Chir.*, 1898, XX, p. 234 et 487.

nose fermeture du bout pylorique, décollement de la première portion du duodénum dans l'étendue nécessaire, et implantation de ce bout duodénal sur la face antérieure de l'estomac (fig. 276).

L'un de nous a pratiqué cette opération et en a décrit le manuel opératoire dans la thèse de Papadopoulos. Elle avait l'avantage de placer le nouveau pylore en amont de l'ulcère pylorique et de permettre le cours normal du chyme à travers le duodénum, ce qui est toujours un avantage.

L'*opération de Finney* [1] très appréciée en Amérique, est une gastro-duodénostomie qui présente ceci de particulier qu'elle s'accompagne d'une pyloroplastie. Après mobilisation duodénale, et accolement duodéno-gastrique par un surjet séro-séreux une incision en fer à cheval à concavité inférieure est menée sur la face antérieure du duodénum, de l'estomac et du pylore, dont le rétré-

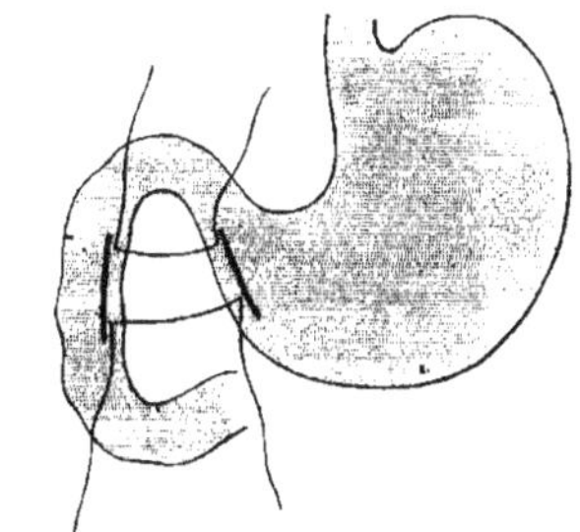

Fig. 275. — Gastro-duodénostomie latérale de Villard (Monod et Vauverts).

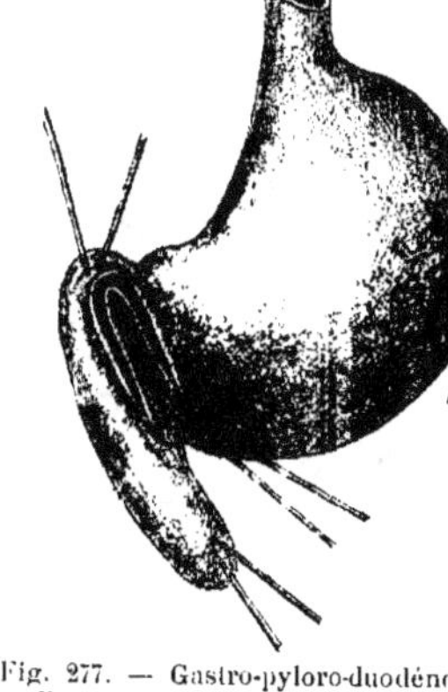

Fig. 277. — Gastro-pyloro-duodénostomie (d'après Armour) (Monod et Vauverts). — Cette opération est connue sous le nom d'opération de Finney, en Amérique. — Un surjet séro-musculaire fixe le duodénum à l'estomac; les 2 viscères sont ouverts, mais l'incision est en fer à cheval, coupant le pylore et par là même le rétrécissement qu'elle porte. Un surjet total unira les deux orifices, puis un surjet séro-séreux antérieur recouvrira ce dernier.

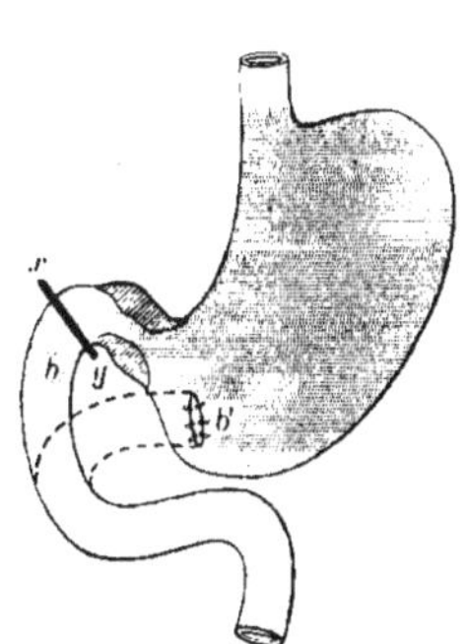

Fig. 276. — Gastro-duodénostomie par implantation (procédé de Kümmel). — *xy*, ligne de section du duodénum; *b*, bout duodénal qui mobilisé en *b'* va être anastomosé à la face antérieure de l'estomac (Monod et Vauverts).

cissement se trouve ainsi sectionné. Un surjet intéressant toute l'épaisseur des parois unit successivement les bords postérieurs, puis antérieurs de l'incision. Un surjet séro-séreux antérieur termine l'opération (fig. 277).

<hr>

1. FINNEY (J.-M.-T.), *J. Hopkins, hosp. Bull.*, 1902, XIII, p. 155.

Estomac-Œsophage. 57

IV

EXCLUSION DU PYLORE

Par exclusion du pylore, on entend *exclusion unilatérale du pylore*, c'est-à-dire la création d'un obstacle empêchant les aliments d'arriver au contact du pylore : toutes les manœuvres porteront donc en amont de la lésion. Plusieurs procédés ont été proposés pour obtenir ce résultat. Nous l'avons pratiquée de deux façons : exclusion complète par section de l'estomac ; exclusion incomplète en fronçant la paroi par un surjet interstitiel.

1° Exclusion par section de l'estomac et fermeture des deux bouts. — Ce procédé, bien décrit par Chauvel, comporte les temps suivants (fig. 278):

Après exploration de la lésion et gastro-entérostomie pratiquée suffisamment loin de celle-ci, la région de l'estomac où doit porter la section est circonscrite par des clamps élastiques prévenant l'issue de tout liquide, les vaisseaux de la petite et de la grande courbure sont liés de part et d'autre de la future section qui sera pratiquée avec toutes les précautions de protection du champ opératoire, décrites pour la gastrectomie

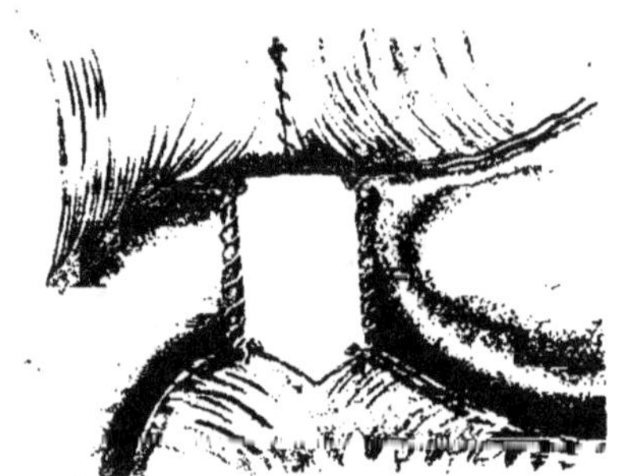

Fig. 278. — Exclusion du pylore par section de l'antre pylorique et suture des tranches.

(compresse billot derrière l'estomac). Chaque orifice sera immédiatement fermé par un double surjet total et séro-séreux. Chauvel termine l'opération en rejetant tout le grand épiploon dans l'arrière-cavité à travers la brèche ainsi créée et aux bords de laquelle quelques points le fixent; ainsi est évitée la pénétration dans l'arrière-cavité de l'intestin grêle et son étranglement possible. C'est là le seul procédé donnant une *certitude absolue d'exclusion; réelle* on lui a reproché d'allonger notablement la durée d'une gastro-entérostomie et de créer des risques d'infection, ce sont là de bien légers reproches, et avec une bonne technique il n'y a guère lieu de redouter cette durée (1).

---

1. L'exclusion du duodénum proposée par Leriche et E. Bressot et s'adressant à l'ulcère du duodénum, consiste à sectionner l'estomac non plus au niveau de l'antre pylorique, mais en plein pylore : les tranches de section sont très

2° Exclusion par « blocage ». — Cette dénomination appartient à W. Mayo, mais ce procédé particulier, comme l'exclusion elle-même, a été entièrement imaginé par Doyen. Il évite l'ouverture du viscère et cherche à en obtenir le rétrécissement par plicature de ses parois à l'aide de fils séro-séreux différemment passés. Doyen donne la technique suivante (fig. 279) : « Nous invaginons tout d'abord

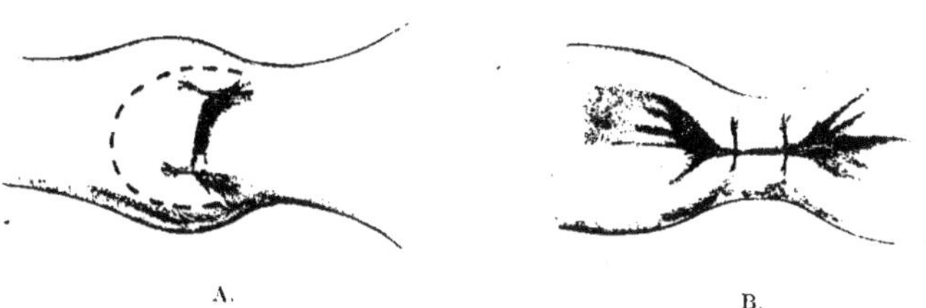

Fig. 279 (A et B). — Exclusion du pylore par le procédé de Doyen (d'après Doyen).

avec le doigt, vers le duodénum, une petite partie des parois de l'estomac, que nous fixons par trois ou quatre points de suture ; nous replions ensuite le pylore en avant de cette invagination minuscule, en suturant ses bords supérieur et inférieur par une suture longitudinale, soit en surjet, soit à points séparés. » Ce procédé peut réaliser un rétrécissement très prononcé du calibre de l'estomac ; l'exclusion obtenue, loin d'être aussi certaine et durable que dans le procédé précédent, peut être très suffisante dans certains cas, et par sa rapidité, sa facilité d'exécution, se recommande chez les malades particulièrement affaiblis.

5° Exclusion par le procédé de Parlavecchio. — En vue d'obtenir l'exclusion du pylore par un procédé rapide et sans ouverture de l'estomac, Parlavecchio, en 1910, obtient un rétrécissement de l'estomac à l'aide d'un fil

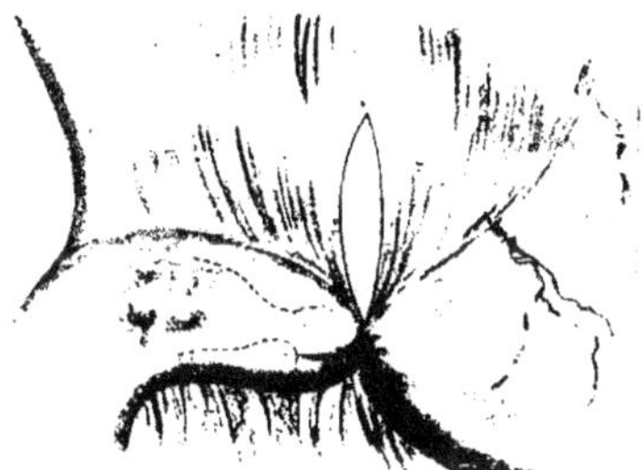

Fig. 280. — Exclusion du pylore par le procédé de Parlavecchio.

porté à l'aide d'un clamp dans l'arrière-cavité des épiploons et serré autour de l'estomac en amont de la lésion. Malgré les résultats favorables apportés par Parlavecchio et L. Randisi, après expéri-

minimes, leur fermeture très rapide, et pour diminuer la durée de l'opération les auteurs conseillent d'établir la gastro-entérostomie à l'aide du bouton de Jaboulay.

mentation sur des chiens, c'est là un procédé qui n'a pas fait ses preuves : on est en droit de mettre en doute son efficacité lorsqu'on a présent à l'esprit l'insuccès habituel de toutes les tentatives de rétrécissement par simple ligature (fig. 280).

Le procédé sous-séreux réglé sur le chien par Kummer, appliqué à l'homme par Kocher et tout récemment préconisé par Biondi Domenico (¹) ne nous semble réaliser aucun avantage, mais plutôt une complication.

4° **Exclusion par le procédé sous-muqueux de Girard** (²). — Girard a eu l'idée d'obtenir un rétrécissement de l'estomac en appli-

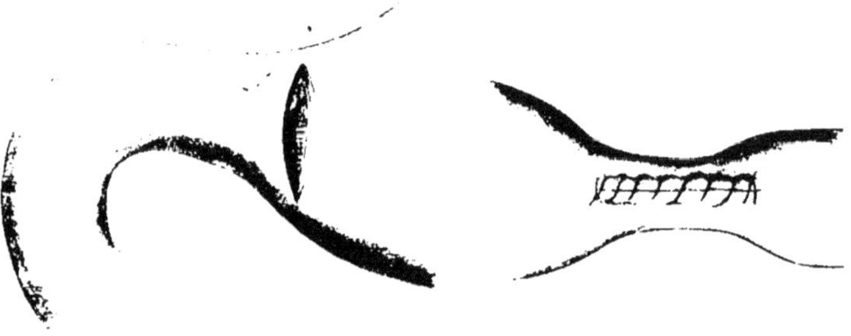

A.   B

Fig. 281 (A et B). — Exclusion du pylore par le procédé sous-muqueux de Girard.

quant, en sens inverse, le procédé de pyloroplastie de Mikulicz et Heinecke. Une incision verticale est faite sur la face antérieure de l'estomac, allant de la petite à la grande courbure, et n'intéressant pas la muqueuse. Les lèvres de cette incision séro-musculeuse sont décollées surtout en leur milieu ; en ce point, deux crochets mousses tirant horizontalement transforment en un losange cette plaie qui est suturée horizontalement.

Th. Tuffier et J.-L. Roux-Berger.

1. Biondi Domenico, Penserio medico, 10 juin 1911, *XXIII° Congrès de la Société italienne de Chirurgie*, Rome, 8-10 avril 1911. — *Clinica Chirurgica*, 30 avril 1911, p. 788.

2. Ch. Girard, Sur la technique de l'exclusion du pylore, *Archiv. für Klinische Chirurgie*, t. XCV, fasc. 5, juillet 1911, p. 575 à 580.

CHAPITRE III

GASTROTOMIE

La taille gastrique est une intervention simple, d'exécution généralement facile. Les seules difficultés qu'elle peut présenter tiennent à la possibilité d'un estomac petit, rétracté sous le rebord costal et d'un abord malaisé.

C'est d'ailleurs une intervention qui reconnaît un nombre restreint et peu fréquent d'indications : *corps étrangers de l'estomac, exploration de la muqueuse gastrique, cathétérisme rétrograde de l'œsophage.*

L'incision xypho-ombilicale suffit dans l'immense majorité des cas. L'estomac découvert et attiré dans la plaie, la *cavité abdominale parfaitement protégée par les compresses,* on agira de façon un peu différente suivant les cas.

S'il s'agit d'un **corps étranger** (dentier le plus souvent) nous conseillons, par une palpation minutieuse et prolongée, d'arriver à le sentir à travers la paroi gastrique. L'intervention sera singulièrement facilitée si l'on arrive ainsi à le *localiser :* il suffira d'inciser la paroi gastrique à son niveau, et par une minime incision d'extraire le corps étranger. Une suture en deux plans fermera l'orifice gastrique qu'on aura pu faire indifféremment vertical ou transversal, car il s'agit d'une incision petite. Et la rapidité du temps septique autorise à refermer l'abdomen sans drain.

Lorsque le corps étranger n'a pu être localisé par une palpation faite à travers les parois de l'estomac, l'intervention est tout autre : il s'agit alors de **l'exploration de toute la cavité gastrique**. L'incision devra être grande, et malgré que l'incision verticale, parallèle aux vaisseaux, puisse être moins saignante, nous préférons l'*incision parallèle à la grande courbure,* à mi-distance des deux bords de l'estomac et aussi longue que nécessaire. Aussitôt l'estomac ouvert, des pinces de Chaput sont jetées sur ses bords qui sont attirées à l'extérieur : on évite ainsi l'issue du contenu gastrique. On bourre à nouveau de compresses protectrices tout l'espace compris entre les lèvres de l'incision abdominale et la paroi gastrique ainsi extériorisée et l'on procède à l'exploration de la cavité du viscère. Celle-ci est difficile parfois et, pour bien s'en rendre compte, il faut avoir eu à chercher, au milieu des nombreux plis de la muqueuse, l'artériole qui saigne dans certains cas d'hématémèse. Deux grandes valves placées sur les lèvres de a plaie gastrique et où un écarteur automatique bien manœuvré, surtout un très bon éclairage, faciliteront beaucoup le travail.

L'exploration de la paroi postérieure peut être pratiquée comme le recommande Savariaud(¹) en introduisant la main derrière l'estomac par une brèche faite à l'épiploon gastro-colique : les doigts peuvent ainsi se coiffer de la paroi postérieure qui, repoussée en avant, se déplisse et peut être minutieusement inspectée. Cette manœuvre, à laquelle nous avons eu recours et qui est très bonne, a l'inconvénient de favoriser l'infection du champ opératoire.

La **découverte du cardia**, nécessaire pour un cathétérisme œsophagien rétrograde ou pour atteindre un corps étranger qui s'y est fixé n'est pas aussi facile qu'on pourrait le croire. L'orifice est caché dans des plis muqueux et l'on s'égare vers le grand cul-de-sac : le seul bon guide est la *petite courbure* (²) : il faut la tendre, la suivre : elle conduit au cardia.

Ces interventions qui peuvent durer un temps appréciable, pendant lequel la cavité gastrique reste largement ouverte, doivent se terminer par une suture très soignée du viscère, et un nettoyage doux de la paroi gastrique au voisinage de la brèche viscérale; il sera bon, si l'opération a été longue et a nécessité de nombreuses manipulations, de drainer.

Dans les cas où la palpation endogastrique doit donner des résultats suffisants, ou comme premier temps d'une opération plus large, Wilms(³) a proposé d'inciser la paroi antérieure de l'estomac dans une étendue juste suffisante pour introduire le doigt et de serrer sur celui-ci les lèvres de la petite plaie à l'aide d'un surjet en bourse. De la sorte aucune issue du contenu gastrique n'est à redouter. Voy. *ulcère*, procédé de Mayo.

Th. Tuffier et J.-L. Roux-Berger.

1. Savariaud (M.), *De l'ulcère hémorragique de l'estomac et de son traitement chirurgical*. Th. de Paris, 1897-98.

2. Lejars, *Chirurgie d'urgence*, 6ᵉ édition, p. 212.

3. Wilms (in Lejars, *loc. citato*).

CHAPITRE IV

GASTROSTOMIE

La gastrostomie est la création d'une bouche stomacale. Elle est commandée le plus fréquemment par le **cancer de l'œsophage**, ou son **rétrécissement** ou par une *brûlure* ou une *corrosion* de cet organe : elle permet d'alimenter le malade et met la lésion au repos. Beaucoup plus rarement la gastrostomie est faite pour pratiquer la *dilatation du pylore* ou la *dilatation rétrograde de l'œsophage*.

Un nombre considérable de procédés ont été imaginés ; tous, en vue de parer à la complication la plus grave et la plus fréquente de la gastrostomie : *l'incontinence de la bouche stomacale*. Tous ces procédés ont donné d'excellents résultats, mais leur nombre même prouve surabondamment qu'*aucun* ne met, d'une façon certaine, à l'abri de cet accident. Il semble d'ailleurs qu'il soit assez difficile d'éviter, simplement par un procédé opératoire spécial, cette incontinence qui semble bien relever de causes diverses : car si une bouche trop large l'explique d'une manière simple, il n'est pas douteux qu'on l'a vu apparaître chez des opérés dont la gastrostomie avait été pratiquée selon toutes les règles. L'état de la paroi gastrique, l'acidité du suc gastrique, jouent vraisemblablement un rôle ; l'état général même peut influencer le fonctionnement de la bouche et l'on connaît des cas d'incontinence n'apparaissant que plusieurs mois après l'opération, quand l'état général du malade commence à s'aggraver. Tuffier a insisté sur la multiplicité de ces facteurs et sur leur inégale valeur.

L'incontinence de la bouche peut être *précoce* ou *tardive*, *légère* ou *abondante*, *intermittente* ou *durable*. Tout peut se réduire à une tache sur le pansement, à un léger reflux des aliments : un pansement alcalin fréquemment fait évite facilement une aggravation, mais elle peut aller jusqu'à l'expulsion totale, complète et constante de tout le contenu gastrique. Le pourtour de la plaie devient rouge, douloureux, s'ulcère, est digéré par le suc gastrique ; il en résulte une altération de l'état général du malade qui peut considérablement hâter l'issue fatale.

Incomparablement plus rares sont : la *fermeture de la bouche*, les *douleurs* que l'on a pu attribuer à l'adhérence de l'estomac à la paroi, la *rupture des sutures* à la suite d'un violent effort de toux, la *péritonite* du fait d'une fixation insuffisante de l'estomac à la paroi, l'*hémorragie*.

La *gravité* de l'intervention, malgré la simplicité de l'acte opératoire, est à noter : elle tient à l'état de dénutrition profonde, de cachexie le plus souvent très avancée dans lequel sont trop souvent les malades qui arrivent au chirurgien. Il faut connaître la fragilité très spéciale de ces cachectiques cancéreux qui, malgré l'apparence, sont parfois incapables de supporter le moindre traumatisme et meurent de shock quelques heures après l'opération la plus rapidement, la plus correctement conduite avec ou sans anesthésie générale ou locale.

C'est assez dire qu'il faudra *opérer vite*, et n'employer l'anesthésie générale qu'avec la plus grande réserve : il est d'ailleurs presque toujours possible de pratiquer la gastrostomie sous *anesthésie locale*.

Presque toujours, **l'incision de la paroi** est faite sous le rebord costal gauche; *verticale*, à travers le muscle droit du côté gauche, ou *oblique* parallèle au *rebord costal*, à deux centimètres sous lui, et ayant son milieu au niveau du 7e cartilage costal.

La **recherche de l'estomac** peut présenter certaines difficultés : chez les malades atteints de cancer de l'œsophage, l'estomac est généralement atrophié, rétracté, entièrement caché sous le rebord costal : c'est alors le côlon transverse qui se montre dans la partie inférieure de la plaie, le foie dans son angle supérieur. Aussitôt la paroi abdominale incisée, une compresse glissée sous l'angle inférieur de la plaie abaisse et protège le côlon transverse, et immédiatement *sous le foie*, plus ou moins haut, on verra l'estomac, dont la surface est lisse, sans appendice épiploïque. Il sera saisi avec une pince à mors élastique ou mieux une pince et doucement amené dans la plaie.

La *bouche devra siéger le plus haut possible;* mais il faut cependant cesser d'abaisser l'estomac lorsqu'une certaine résistance se manifeste : les sutures qui unissent l'estomac à la paroi doivent supporter le minimum d'effort.

Enfin la bouche sera toujours **aussi petite que possible** : c'est un des meilleurs moyens d'éviter l'incontinence.

Avant d'indiquer brièvement les principaux procédés opératoires à l'heure actuelle employés, voici comment nous procédons, et après de longues années d'expérience nous conseillons de procéder : c'est l'examen des résultats de la gastrostomie, comparés à ceux de la gastro-entérostomie, qui nous a guidés.

Toutes les opérations de gastrostomie ont pour but la *continence de la bouche;* elles s'attaquent autant que faire se peut à la partie la plus haute de l'estomac, toutes créent un orifice aussi étroit que possible, et toutes ont donné de l'incontinence. D'autre part, toutes les gastro-entérostomoses dont le but est exactement inverse, c'est-à-dire qui cherchent l'évacuation aussi parfaite et aussi facile que possible de l'estomac, sont exécutées sur le point le plus déclive de l'organe et présentent des dimensions notables que beaucoup de chirurgiens exagèrent, croyant que plus la porte est large, mieux se fait l'évacuation.... C'est une erreur préjudiciable à l'opéré, car nombre d'autres facteurs entrent en cause dans la régularité de cette évacuation, mais passons. Voilà donc deux opérations de but et d'exécution absolument opposés, or quels sont souvent leurs résultats ? La *petite bouche de la gastrostomie est souvent incontinente et laisse évacuer les produits de la digestion stomacale que nous voudrions conserver; la grande bouche déclive de la gastro-entérostomie n'en permet pas moins à l'estomac de se remplir pendant la digestion gastrique et ne joue pas du tout le rôle d'un trou constamment béant et perméable.*

Pourquoi cette différence qui contrarie nos intentions bienfaisantes ? C'est, à notre avis — toutes choses égales d'ailleurs, — la physiologie des parois stomacales, et dans l'espèce les fonctions de la tunique musculaire, qui explique ces divergences et donne peut-être la clef de leur suppression.

L'évacuation du contenu gastrique est sous la dépendance des contractions de cette paroi ; or, si vous voulez considérer la direction de toutes ces fibres musculaires, vous verrez qu'à chaque contraction elles tendent à diminuer le volume de l'organe, par conséquent à rapprocher ces fibres les unes des autres, donc à fermer une petite plaie faite à son niveau. Dans la gastro-entérostomie la continence de l'estomac est due à la contraction de la tunique musculaire qui, laissée libre de ses mouvements autour de l'orifice, permet le rapprochement de ses lèvres.

Étant donné ce fait que la tunique musculaire, pendant sa contraction, ferme l'orifice de l'estomac, il est de toute nécessité de la conserver dans la gastrostomie : c'est là le véritable sphincter que l'on doit chercher, bien plus physiologique qu'un sphincter strié emprunté aux muscles droits ou à tout autre muscle du même système.

Or, que se passe-t-il dans les opérations de gastrostomie? On fixe à la paroi abdominale toute la paroi de l'estomac, y compris bien entendu et surtout la paroi musculaire. Cette paroi est *fixée*, donc immobile, *paralysée*, parce que les fils qui l'enserrent la sclérosent, et détruisent ses éléments musculaires; sur une étendue plus ou moins large elle devient une boutonnière fibreuse non contractile et par conséquent passive. Quand bien même vous demanderez aux muscles de la paroi de remplacer la musculeuse de l'estomac, vous n'aurez jamais la synergie d'action entre la contraction musculaire d'évacuation gastrique et la contraction fermant l'ouverture du viscère.

Nous basant sur ces données de physiologie qui là, comme ailleurs, doivent gouverner la chirurgie au moins aussi impérieusement que l'anatomie, voici le procédé que nous employons (fig. 282) ; bien des opérateurs y trouveront l'application de leur façon de faire ([1]) ; que chacun y prenne son bien, nous ne tenons qu'à la vulgarisation de ce qui nous a semblé le meilleur, pour le plus grand bien de tous.

Par une incision médiane de la paroi abdominale, un cône gastrique choisi le plus haut, le plus près du cardia possible, suffisamment long, est attiré à l'extérieur et sa base fixée au péritoine pariétal par une suture très soignée, ne prenant sur l'estomac, autant

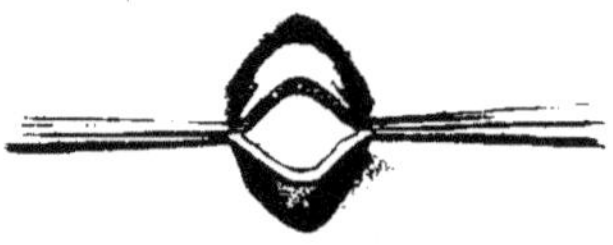

A.

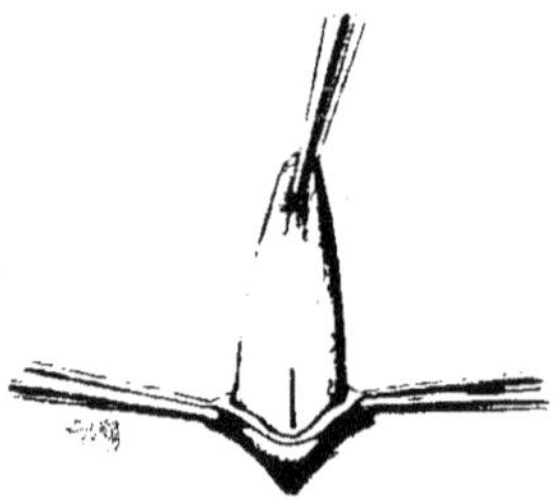

B.

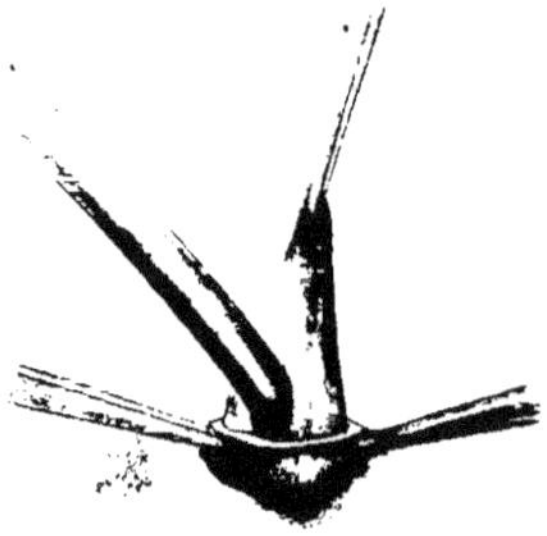

C.

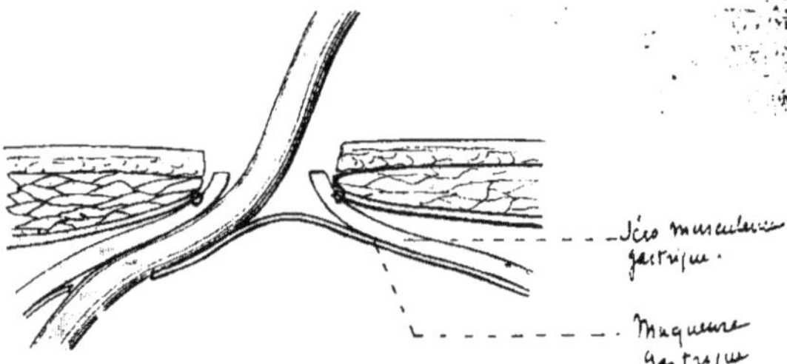

Séro musculeuse
gastrique.

Muqueuse
gastrique

D.

Fig. 282. — Gastrostomie. — A. Le cône gastrique, fixé par sa base au péritoine pariétal par quelques points n'intéressant sur l'estomac, autant que possible, que la séreuse et non la musculeuse, est incisé à son sommet jusqu'à la muqueuse exclusivement. — B. La muqueuse gastrique décollée de la musculeuse est attirée à l'extérieur en un cône qui sera incisé à sa base. — C. Une sonde en caoutchouc souple n° 15 est introduite à frottement dans l'orifice de la muqueuse, après quoi le cône muqueux sera refoulé. — D. Coupe schématique, la gastrostomie terminée.

1. POIRIER. Gastrostomie. Manuel opératoire. *Bulletins et Mémoires de la Société de chirurgie*, 2 mai 1900, p. 475.

que possible, que la *séreuse viscérale, sans intéresser la musculeuse*. Puis, au sommet du cône, la séro-musculeuse est incisée et la muqueuse saisie avec une pince mousse. On décolle alors à l'aide d'une sonde cannelée et l'on attire à l'extérieur un cône muqueux d'environ 5 centimètres. Le cône muqueux est alors ouvert, *non à son sommet, mais à sa base*; par l'orifice très petit on introduit une sonde n° 15 à frottement dur et le cône muqueux est repoussé. Le résultat obtenu est un trajet creusé entre la musculeuse et la muqueuse. La paroi abdominale est exactement suturée autour de la sonde.

Les *soins post-opératoires* sont simples : dès les premières heures un repas de lait peut être introduit dans l'estomac; au bout de 36 heures on peut enlever la sonde, que l'on replacera pour administrer chaque repas, qui se composera de lait dans lequel on pourra battre des jaunes d'œuf.

Procédés opératoires. — Ils peuvent être classés de la façon suivante :

I. *Abouchement direct de la peau*, sans sphincter, procédé très rarement employé: premier procédé de Terrier;

II. *Gastrostomie sphinctérienne :* Terrier et Gosset, Hartmann, Jaboulay ;

III. *Gastrostomie valvulaire :* Fontan, Poirier, Senn, Kaders;

IV. *Gastrostomie par torsion :* Ullman, Souligoux;

V. *Gastrostomie par allongement du trajet fistuleux :* Tuffier-Sabanejev, Frank, Marwedel, Witzel ;

VI. *Gastrostomie à trajet tapissé de muqueuse gastrique ou intestinale :* Tavel, Depage.

1. **Gastrostomie sphinctérienne.** — Procédé de Terrier-Gosset ([1]) (fig. 285). — Incision verticale à travers le muscle droit du côté gauche, atteignant en haut le rebord costal.

Attirer un *long cône* d'estomac à l'extérieur : une pince fixée au sommet du cône permet de le maintenir à l'extérieur tant que sa fixation n'est pas complète. Celle-ci est assurée par deux plans de sutures ; *suture péritonéale :* 6 ou 8 points séro-séreux en U fixent exactement la base du cône aux lèvres du péritoine pariétal; *suture aponévrotique :* quelques point de sutures unissent le cône gastrique au-dessus de la suture péritonéale, au feuillet antérieur de la gaine du muscle droit. A ce moment le cône gastrique doit dépasser le niveau de la peau.

Fermeture de la paroi au-dessus et au-dessous du cône. *Ouverture de l'estomac :* deux pinces forment un pli au sommet du cône: un bistouri étroit ou mieux un ténotome ponctionne successivement la séreuse, puis la muqueuse; *l'orifice de celle-ci doit être très petit*. Ses bords seront fixés par 4 points à la peau. Aucune sonde n'est laissée à demeure.

Certains, considérant que cette fixation à la peau agrandit l'orifice

---

1. TERRIER (F.) et GOSSET (A.), Note sur la gastrostomie. *Rev. de Chir.*, 1902, XXV, 164-175.

et peut causer l'incontinence, ne font que ponctionner la muqueuse sans la suturer : une sonde doit alors être laissée à demeure.

Au moment où l'on ouvre l'estomac, une faute peut être commise : la muqueuse n'étant unie à la musculeuse que par une celluleuse très lâche, elle s'en décolle facilement et fuit sous les instruments : on croit avoir ouvert l'estomac alors que seule la séro-musculeuse a été incisée. On a pu de la sorte introduire assez profondément une sonde entre la muqueuse et la séro-musculeuse ; la faute est toujours mise en évidence au premier repas qui ressort entièrement.

La recherche, au fond d'un orifice étroit, de la muqueuse, parfois décollée sur une notable étendue, et son ouverture secondaire peuvent présenter certaines difficultés.

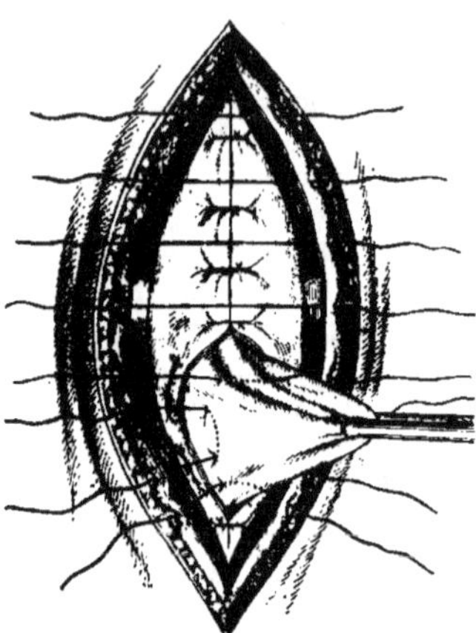

Fig. 283. — Gastrostomie par le procédé de Terrier-Gosset (d'après Guibé).

Procédé d'Hartmann[1]. — C'est une gastrostomie sphinctérienne avec trajet fistuleux sous-musculaire (fig. 284).

Incision comme dans le procédé précédent. Ouverture de la gaine

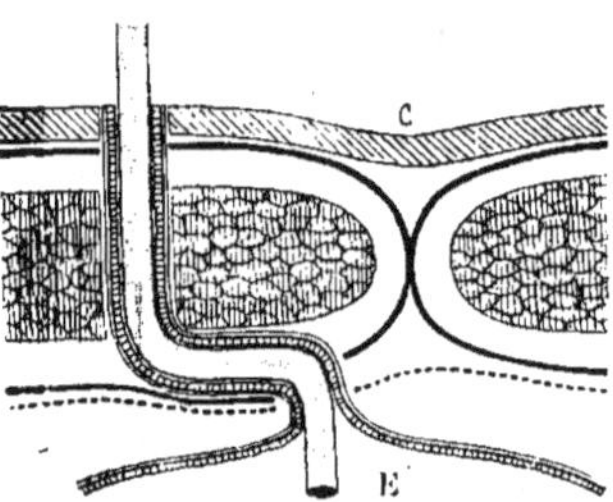

Fig. 284. — Gastrostomie. — Procédé d'Hartmann (Monod et Vanverts).

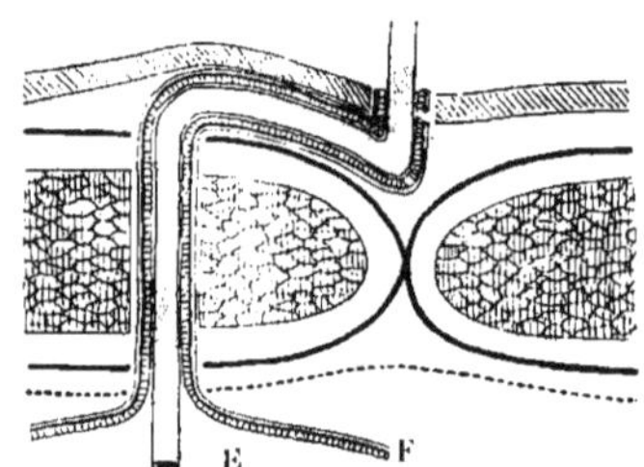

Fig. 285. — Gastrostomie. — Procédé de Jaboulay (Monod et Vanverts).

du muscle droit. On décolle celui-ci et on le récline en *dehors*. Ouverture du péritoine sur *la ligne médiane :* le cône gastrique attiré est fixé aux lèvres du péritoine pariétal; puis il traverse le muscle droit dont les fibres sont dissociées; à sa sortie du muscle il est fixé au feuillet antérieur de la gaine du droit ouvert et fixé à la peau comme dans le procédé de Terrier.

1. HARTMANN (H.), Gastrostomie pour rétrécissement de l'œsophage, *Bulletins et Mémoires de la Soc. de chirurgie*, Paris, 1897, p. 253.

Procédé de Jaboulay (¹) (fig. 285). — Dans ce procédé, également sphinctérien, le trajet fistuleux est sous-cutané. Le cône gastrique est attiré à travers le droit, et fixé; puis conduit par un trajet sous-cutané sur la ligne médiane où il sort par une petite incision.

II. Gastrostomie valvulaire (fig. 286, A, B). — Le procédé le plus simple est celui de *Fontan* (²). Le cône gastrique, *très long*, est fixé au péritoine pariétal. Son sommet est ouvert et une sonde Néla-

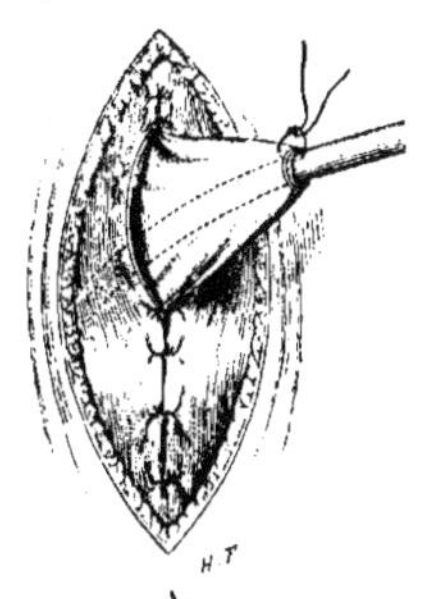
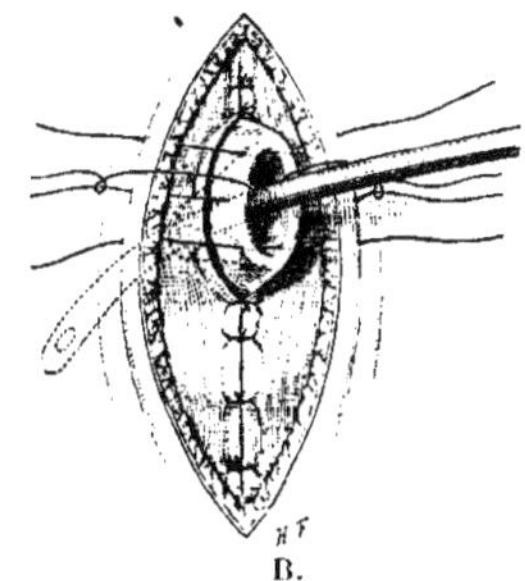

A.   B.

Fig. 286 (A et B). — Gastrostomie valvulaire. — Procédé de Fontan (Monod et Vanverts).

ton n° 22 est introduite à frottement dans l'estomac. Puis on refoule toute la partie exubérante du cône qui s'invagine en un cul-de-sac tapissé de séreuse et dont la sonde forme l'axe. Quelques points fixent à la peau la base du cône enfoui.

Les procédés dits de *Senn* (³), de *Kaders* (⁴) sont très comparables au précédent : la sonde introduite par un très petit orifice stomacal aux lèvres duquel elle est fixée est progressivement invaginée dans la paroi par deux ou trois surjets en bourse accolant le cône séreux à la paroi de la sonde.

III. Gastrostomie par torsion. — *Ullmann* (⁵), *Souligoux* (⁶). Attirer à l'extérieur un cône d'estomac; lui faire subir une torsion de 180 degrés et dans cette attitude fixer sa base au péritoine pariétal. Continuer la torsion dans le même sens, d'environ 120 degrés et fixer le cône dans cette position à l'aponévrose antérieure du muscle droit.

1. JABOULAY (M.). Procédé pour pratiquer la gastrostomie et la cystostomie, *Gazette hebdomadaire de médecine et de chirurgie*, 1894, 89.
2. FONTAN (E.), Une nouvelle opération de gastrostomie (procédé valvulaire). *X° Congrès franç. de Chir.*, 1896, 411.
3. SENN (E-J.), Gastrostomy by a circular valve methode, *Journ. of the Amer. med. Assoc.*, 1896, XXVII, 1142, 1145.
4. KADERS (BR), Zur Technik der Gastrostomie, *Centralbl. f. Chir.*, 1896, XXIII, 664-670.
5. ULMANN (E.). Zur Technik der Gastrostomie, *Wien. med. Woch.*, 1894, XLIV, 1662-1664.
6. SOULIGOUX (CH.), Gastrostomie avec torsion des parois stomacales pour un rétrécissement de l'œsophage. Rap. par Reynier, *Bull. et Mém. Soc. de Chir.*, 1902, 255.

Ouverture du sommet du cône et suture de la muqueuse à la peau. La sonde n'est mise qu'au moment des repas. Les plis de la muqueuse assurent la continence.

Guillot ne fait subir la torsion qu'à la muqueuse décollée sur une certaine étendue de la séro-musculeuse.

IV. Gastrostomie par allongement du trajet fistuleux.

A) *Le trajet est sous-cutané* [Sabanejev (1), Franck (2), Lindner (3), Villar (4)]. Le cône gastrique fixé par sa base au péritoine pariétal, son sommet est conduit dans le tissu cellulaire, sous un pont de peau, vers une petite incision faite au voisinage et aux lèvres de laquelle la muqueuse gastrique, incisée, est fixée.

B) Le trajet est pratiqué dans *l'épaisseur de la paroi gastrique* (Marwedel, Tuffier). *Marwedel* (5), après laparotomie oblique, attire dans la plaie un gros pli d'estomac qui est fixé sur ses deux faces au péritoine pariétal et aux muscles de la paroi. Dans l'aire de la paroi stomacale ainsi limitée la séreuse et la musculeuse sont incisées et décollées, en deux volets, de la muqueuse. Celle-ci est ponctionnée à la partie inférieure du décollement, et une sonde Nélaton nos 17 à 19 est introduite dans l'estomac ; elle est alors couchée sur la muqueuse tout le long de la paroi gastrique et recouverte par les deux lambeaux séro-musculaires, rabattus sur elle et suturés.

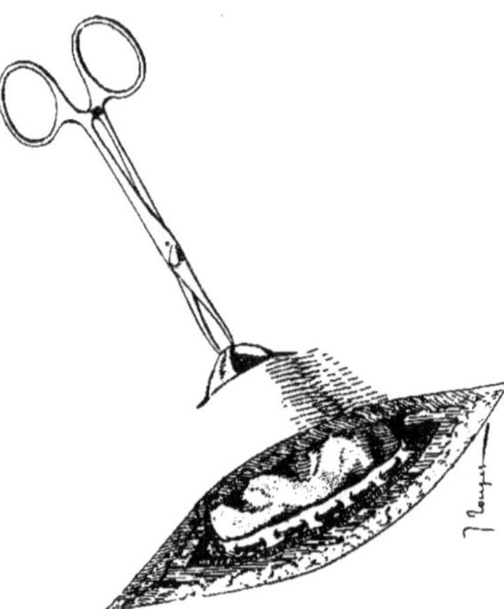

Fig. 287. — Gastrostomie. — Procédé de Sabanejev (Monod et Vanverts).

C) Le trajet est *formé par l'adossement des parois gastriques.*

Procédé de Witzel (6) (fig. 651, A, B). — Une sonde de Nélaton n° 14 est introduite dans l'estomac par un petit orifice dont les lèvres

1. Sabanejev (T.-P.). Création d'une fistule gastrique pour rétrécissement de l'œsophage. *Chir. Vestnik.*, St-Pétersb., 1893, IX, 690-700.

2. Franck (R.), Eine neue Methode der Gastrostomie bei Carcinoma Œsophagi, *Wien. Klin. Woch.*, 1893, VI, 251-254.

3. Lindner (H.), Ueber Gastrostomie nach Frank, *Berlin Klin. Wochens.*, 1895, XXXII, 157-160.

4. Villar (F.), Note à propos du manuel opératoire de la gastrostomie. Rap. par Picqué, *Bull. et Mém. Soc. de Chir.*, 1894, XX, 758.

5. Marwedel (Q.). Zur Technik der Gastrostomie, *Beitr. z. Klin. Chir.*, 1896, XVII, 56-74.

6. Witzel (O.). Zur Technik der Magenfistelanlegung. *Centralbl. f. Chir.*, 1891, 601.

sont accolées sur la sonde par un surjet en bourse. La partie libre
de la sonde est alors couchée sur l'estomac et sur une longueur de
6 centimètres, enfoncée entre deux plis de la paroi gastrique maintenus par un surjet séro-musculaire, dépassant, par en bas, l'orifice

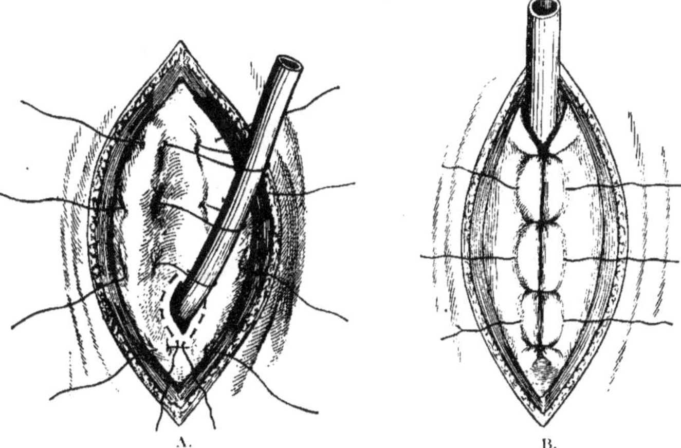

A.   B.

Fig. 288 (A et B). — Gastrostomie. — Procédé de Witzel (Monod et Vanverts).

d'entrée de la sonde dans l'estomac. Celui-ci est fixé à la paroi dans
toute l'étendue de l'enfouissement.

Dans ces deux procédés la sonde est laissée à demeure pendant
quelques jours, puis retirée.

Procédé de Kocher (¹). — Peut être rapproché du précédent :
laparotomie verticale à travers le muscle droit. On attire un long
cône gastrique dont la base est fixée au péritoine pariétal. Sur cette
zone extériorisée on enfouit verticalement une sonde, à la Witzel.
Elle pénètre dans l'estomac par un petit orifice créé près de la base
du cône, à sa partie inférieure. Puis la peau est suturée, et quelques points l'unissent autour de l'orifice d'entrée du drain dans le
canal séro-séreux.

**V. Gastrostomie à trajet tapissé de muqueuse gastrique ou intes-
tinale.** — Ce sont là deux procédés de gastrostomie beaucoup plus
complexes et qui n'ont été que peu employés. Le procédé de *Depage* (²)
consiste, après avoir attiré un cône d'estomac et l'avoir fixé au péritoine pariétal, à y tailler un lambeau à base supérieure, large d'environ 5 centimètres. La brèche gastrique est fermée par un double

1. KOCHER (TH.), *Chirurgische Operations Lehre*, 5ᵉ éd., 1907, p. 899.
2. DEPAGE (A.), Résultats d'une nouvelle méthode de Gastrostomie, *XVIᵉ Congrès fr. de Chir.*, 1905, 352.

plan de suture; le lambeau est alors enroulé autour d'une sonde et ses bords suturés : il en résulte un canal dont l'orifice supérieur est fixé à l'angle supérieur de la plaie.

Dans le procédé de *Tavel*(¹), c'est une anse intestinale qui est employée. Après relèvement du grand épiploon et du côlon trans-

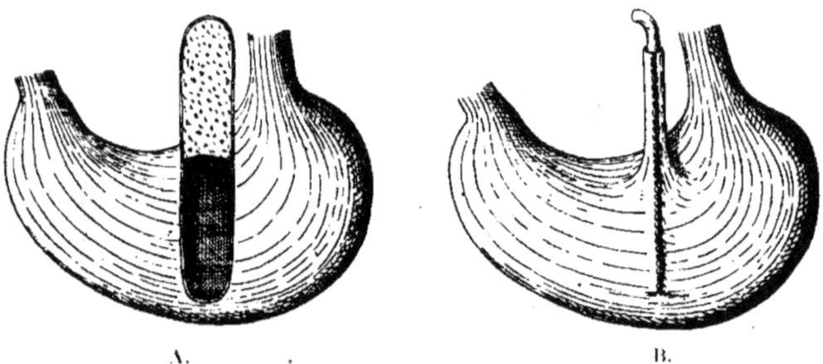

Fig. 289 (A et B). — Gastrostomie à trajet formé par la muqueuse gastrique.
Procédé de Depage (Monod et Vanverts).

verse, une anse du jéjunum, avec son mésentère, est exclue par deux sections distantes de 10 centimètres environ. La continuité intestinale est rétablie par anastomose. L'anse isolée est alors passée à travers le méso-côlon transverse et le ligament gastro-colique, et conduite ainsi devant l'estomac : le bout distal est implanté sur la face antérieure, le bout proximal fixé à la peau.

VI. **Gastrostomie en deux temps**. — La gastrostomie en deux temps a été proposée et appliquée pour la première fois par Howse (²). Elle consiste à fixer l'estomac à la paroi (1er temps) et à l'ouvrir plus ou moins tard (2e temps). Ce procédé qui fut imaginé à une période où, à juste titre, on redoutait l'infection péritonéale, n'a plus de raison d'être à l'heure présente, où nous savons fixer au péritoine pariétal la paroi stomacale par une suture étanche. De plus, l'ouverture secondaire de l'estomac, souvent rétracté, présentait parfois de réelles difficultés, et l'on a pu inciser le péritoine croyant ouvrir l'estomac.

Fermeture des bouches de gastrostomie. — On peut se trouver dans la nécessité de fermer la bouche de gastrostomie, après guérison de l'affection qui a nécessité son établissement. C'est d'ailleurs là une circonstance rare.

Le procédé le plus sûr consiste certainement à circonscrire l'orifice par une incision circulaire se prolongeant en haut et en bas, à séparer l'estomac de la paroi, à supprimer l'orifice gastrique par un double

1. TAVEL (E.), Nouvelle méthode de Gastrostomie, *Arch. prov. de Chir.*, 1906, XV, 517-519.
2. HOWSE. D'après TURNAM, in HOLMES et HULKE, *A system of Surgery*, London, 1885, t. I, p. 801.

plan de suture, puis à refermer la plaie de la paroi. Ce procédé, il est vrai, nécessite l'ouverture de la cavité péritonéale ce qui en fait évidemment une opération sérieuse. Aussi pensons-nous qu'on est parfaitement autorisé à tenter d'abord de fermer la bouche par un procédé extra-péritonéal en tout comparable au procédé classique de fermeture d'un anus contre nature sans éperon.

On pourra également, après léger décollement de la muqueuse gastrique et suture de celle-ci, ramener au-devant de cette suture muqueuse tous les plans musculo-aponévrotiques de la paroi en faufilant tout autour de l'orifice un fil qui serre fortement, fronce tous les tissus et assure une bonne coaptation des plans de la paroi. Ce procédé, décrit par Lenormant ([1]) pour les anus contre nature, a été employé par Robineau ([2]) pour fermer ou rétrécir des bouches incontinentes de gastrostomie.

Th. Tuffier et J.-L. Roux-Berger.

1. Lenormant. Sur un nouveau procédé extra-péritonéal de fermeture de l'anus artificiel sans éperon, et des fistules labiées de l'intestin. *Bulletins et Mémoires de la Société de chirurgie.* T. XXXVIII. 8 oct. 1912, p. 1167.

2. Robineau. *Bulletins et Mémoires de la Société de chirurgie.* T. XXXVIII. 8 oct. 1912, p. 1172.

CHAPITRE V

PYLOROPLASTIE

La pyloroplastie ou opération de Heinecke-Mickuliez s'adresse aux rétrécissements du pylore. Elle consiste à sectionner, longitudinalement, toute l'épaisseur du rétrécissement par une incision gastro-duodénale, et à refermer cette incision par une suture transversale (fig. 290).

Ainsi comprise, la pyloroplastie n'est plus guère pratiquée à l'heure présente : malgré que quelques chirurgiens (¹) l'emploient encore et

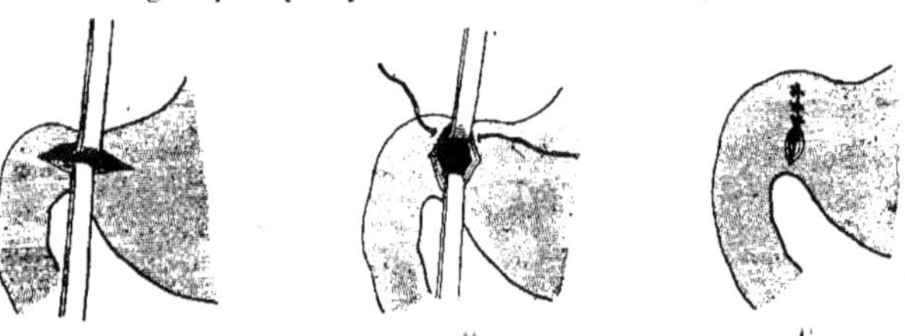

Fig. 290. — Pyloroplastie (Monod et Vanverts). — A. Incision du rétrécissement. Les crochets sont appliqués au milieu de chacune des lèvres de la plaie longitudinale. — B. La plaie longitudinale est transformée en plaie transversale sous les tractions des crochets. — C. Suture transversale de la plaie.

parlent en sa faveur quand il s'agit de sténose cicatricielle, elle a cédé entièrement la place à la gastro-entérostomie et à la pylorectomie.

Cependant, modifiée dans sa technique par Fredet, elle semble bien être l'intervention de choix contre la *sténose hypertrophique du pylore chez le nourrisson.*

Contre cette affection, plusieurs interventions ont été proposées et pratiquées : certaines d'entre elles, la divulsion du pylore et la pylorectomie, sont d'une très grande gravité, et doivent être abandonnées. Deux interventions sont à conserver : la gastro-entérostomie et la pyloroplastie. La *gastro-entérostomie* sur un nourrisson souvent malingre, est plus longue à exécuter et plus grave que la pyloroplastie. En revanche elle s'applique à tous les cas et trouve son indication précise lorsque l'hypertrophie pylorique est telle que la pyloro-

1. La pyloroplastie et ses suites éloignées d'après 43 cas. (G. Grey Turner. *Surgery Gynecology Obstetrics*, juin 1912.)

plastie ne peut donner qu'un agrandissement insuffisant du pylore. La *pyloroplastie* nous paraît être l'opération de choix dans la plupart des cas. La pyloroplastie suivant le procédé de Heinecke-Mickulicz est à rejeter : l'ouverture du pylore aggrave certainement l'opération et inutilement. On la remplacera avantageusement par une *pyloroplastie partielle*.

Pyloroplastie partielle. — La première fut exécutée par Nicoll : ce chirurgien faisait, sur la face antérieure du pylore, une incision en V, n'intéressant que la séro-musculeuse ; puis, écartant les lèvres de cette incision, il les suturait de manière à la transformer en Y. Mais il perdait tous les avantages d'une intervention sous-muqueuse, puisque celle-ci était suivie d'une dilatation du pylore nécessitant l'ouverture de l'estomac.

Cette pyloroplastie extra-muqueuse a été réglée par Fredet (¹) qui l'a appliquée à plusieurs reprises et qui, sous le nom de « pylorotomie partielle par incision rectiligne et longitudinale », en donne la technique suivante : « Incision rectiligne, parallèle à l'axe du pylore, menée sur le milieu de la face antérieure. On coupe prudemment et progressivement le tissu musculaire jusqu'à la muqueuse ; on essaie de décoller légèrement celle-ci, sous les deux lèvres de la plaie, qu'on peut faire bâiller et qu'on écarte au moyen de deux pinces à dents fines, placées sur le milieu des lèvres. Si on fait à ce niveau une petite encoche dans le tissu musculaire, on facilite la transformation de la plaie longitudinale en espace losangique, puis en plaie transversale et l'action des fils est plus efficace.

« On passe avec une aiguille de Reverdin, un fil prenant toute l'épaisseur de la masse musculaire, au niveau de l'angle supérieur du losange et on le noue. On passe un fil, de la même façon, au niveau de l'angle inférieur. L'aide tire sur les 2 fils, en sens inverse, ce qui rapproche les extrémités de l'incision et permet le placement aisé de 2 fils sur la plicature supérieure et de 2 autres fils sur la plicature inférieure. Ces fils sont serrés prudemment, progressivement, pour ne pas couper. 6 fils suffisent pour maintenir la plastie. Le résultat en est immédiatement visible à l'œil et nous conseillons d'en contrôler l'effet, en pressant sur l'estomac et en faisant passer une partie de son contenu dans le duodénum.

« Si l'on craint que l'élargissement produit par une seule plastie ne soit pas suffisant, il n'y a qu'à en faire deux, l'une au-dessus de l'autre. Mais il faut s'attendre à trouver de la difficulté à réunir complètement en travers la plaie longitudinale suturée en second lieu (²). »

1. H. Dufour et P. Fredet. La sténose hypertrophique du pylore chez le nourrisson et son traitement chirurgical. *Revue de Chir.*, 1908, XXXVII, 208.

2. Semblable procédé nécessitant le décollement de la muqueuse n'est évidemment pas applicable à un rétrécissement cicatriciel ayant altéré toute l'épaisseur de la paroi et provoqué l'adhérence de la muqueuse. Il ne s'agit ici que de la sténose hypertrophique du nourrisson.

D'après P. Fredet et L. Guillemot ([1]), le résultat des interventions chirurgicales pour sténose hypertrophique chez le nourrisson serait le suivant :

Sur 185 opérations de tout genre (laparotomie exploratrice, pylorectomie, jéjunostomie, divulsion, pyloroplastie, gastro-entérostomie), on compte 47,02 pour 100 de morts immédiates.

Mais si l'on établit ce pourcentage seulement sur les pyloroplasties et les gastro-entérostomies postérieures, on trouve une mortalité globale de 59,62 pour 100.

C'est donc là une statistique encore très lourde. Mais si la mortalité est aussi élevée, c'est que, dans un très grand nombre de cas, l'acte opératoire s'est adressé à des enfants épuisés, inanitiés, et sur lesquels on aurait dû intervenir beaucoup plus tôt. Fredet et Guillemot font justement remarquer que *tous les enfants opérés dans les premiers mois ont guéri, et que par conséquent le jeune âge ne constitue nullement une contre-indication à l'acte opératoire,* comme en témoigne les guérisons obtenues par Scudder au 14e et au 24e jour; Dent au 24e et au 29e jour ; Fredet au 50e jour.

Th. TUFFIER et J.-L. ROUX-BERGER.

1. P. FREDET et GUILLEMOT, La Sténose du pylore par hypertrophie musculaire chez le nourrisson. *IIe Congrès de Gynécologie, d'Obstétrique, de Pédiatrie.* Toulouse, septembre 1910.

CHAPITRE VI

GASTRORRHAPHIE. GASTROPEXIE

La **gastrorraphie** ou *gastroplicature* se propose, à l'aide de plis pratiqués à la surface d'un estomac dilaté, de le ramener à des dimensions normales.

La **gastropexie** se propose de remédier à la ptose gastrique.

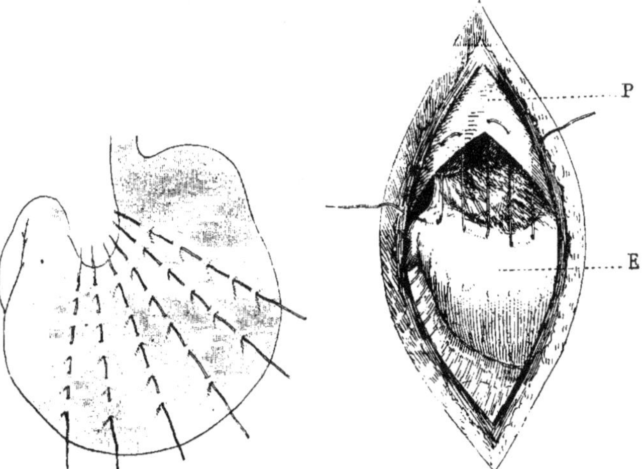

Fig. 291. — Gastroplication faite en faufilant les fils sans perforer la muqueuse (d'après Faux), Monod et Vanverts.

Fig. 292. — Gastropexie (d'après Duret). — E. Estomac. — P. Péritoine de la région épigastrique, réservé.

en suspendant de différentes façons l'estomac ptosé aux tissus voisins.

Si l'on tient compte qu'en aucun cas il ne saurait y avoir de ptose vraie lorsqu'il s'agit de l'estomac, dont le cardia et une partie du grand cul-de-sac restent toujours en place, et que l'on est seulement en présence de *dilatation gastrique* ou *de dislocation verticale,* on imagine facilement que la gastropexie s'adresse aux mêmes états pathologiques que la gastrorraphie.

Les deux interventions ne trouvent leurs indications que dans des *cas absolument exceptionnels*; elles sont tombées, du moins en France, dans un discrédit évident et pour notre part nous n'avons jamais eu recours à cette méthode.

Nous croyons, en effet, qu'un très grand nombre de « ptoses gastriques », de dislocations verticales de l'estomac, lorsqu'elles ne sont pas

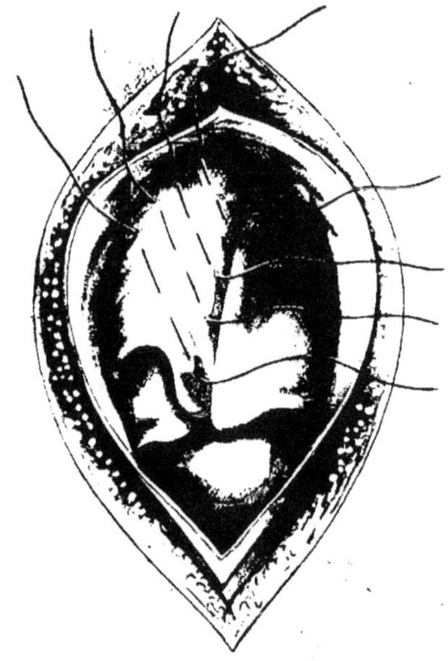

Fig. 293. — Raccourcissement du ligament falciforme (d'après Coffey).

causées par une *sténose du pylore*, auquel cas elles sont justiciables de la gastro-entérostomie ou de la pylorectomie, s'accompagnent très souvent de *ptose viscérale généralisée*. Tuffier en 1894 (sur une maladie générale caractérisée par une infériorité physiologique des tissus. *La Semaine Médicale*, 20 juin 1894) a bien décrit cette maladie générale caractérisée par une infériorité physiologique des tissus : une ceinture hypogastrique bien appliquée luttera mieux contre cet état que toute intervention chirurgicale qui ne saurait trouver pour indication qu'un cas de *ptose limitée à l'estomac et ayant résisté au traitement médical rigoureusement suivi*.

Et dans ces cas mêmes ne devra-t-on pas trop espérer de ces plicatures, de ces « pexies » qui, comme sur les autres organes, ne maintiendront qu'un temps très limité l'estomac dans la nouvelle forme et la nouvelle position que lui aura donné l'intervention. Et cependant il est certain que des travaux récents, nombreux surtout en Angleterre et en Amérique, tendent à donner une place importante à cette chirurgie de suspension d'organe. L'étude des ptoses viscérales, si souvent associées, entre peut-être dans une nouvelle phase : les Rayons X y ont

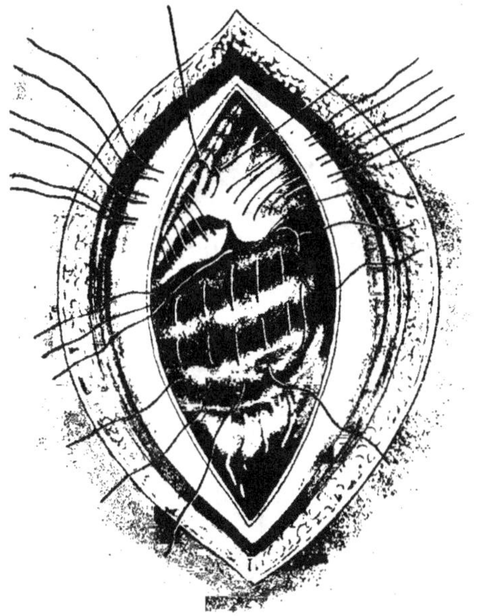

Fig. 294. — Le ligament falciforme est raccourci. Des fils passent à travers les lobes droit et gauche du foie pour constituer une suture en Y. Raccourcissement du ligament gastro-hépatique, suivant le procédé de Beyea.

puissamment contribué. Néanmoins la question reste très complexe. Peut-être un jour pourrons-nous avec certitude discerner les ptoses gastriques qui sont justiciables d'une intervention chirurgicale.

Gastrorrhaphie. — Bircher ([1]), qui imagina cette opération et la pratiqua le premier, faufilait sur la face antérieure de l'estomac deux fils sous-séreux qui, noués, rapprochaient la grande courbure de la petite, en créant un pli saillant dans l'intérieur de l'estomac.

1. BIRCHER (H.), Eine operative Behandlung der Magenerweiterung, *Corr. Bl. f. schweiz. Aerzte*, 1891, XXI, 713-724; 1894, XXIV, 553-565.

Il est préférable de faufiler sur toute la paroi antérieure cinq ou six fils disposés perpendiculairement à l'axe du viscère, une fois noués toute la paroi antérieure se trouve plissée.

On peut, comme Brandt (¹) l'a pratiqué, exécuter cette plicature sur la face postérieure de l'estomac; mais c'est là une complication.

Gastropexie. — Procédé de Duret (²). — Le procédé de Duret

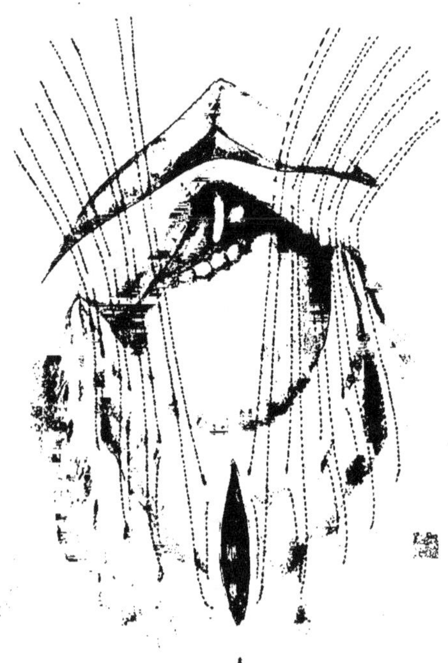

Fig. 295. — Disposition des fils dans l'« hammock operation » (d'après Coffey).

consiste à fixer l'estomac à la paroi antérieure. Cette fixation, qui doit être aussi large que possible, se fait à l'aide de fils unissant la paroi antérieure de l'estomac, tout le long de la petite courbure, au péritoine pariétal qui, dans la partie supérieure de l'incision, n'aura pas été incisé. Les points extrêmes, le plus près du pylore et le plus éloigné, traversent toute l'épaisseur des parois.

1. BRANDT (J.), Gastroplicatio. *Centralblatt f. Chir.*, 1894. 561.
2. DURET, De la Gastropexie, *Revue de Chirurgie*, Paris, 1890. XVI. 421.

Procédé de Beyea (¹). — Le procédé de Beyea comme celui de Eve, se propose de fixer l'estomac en bonne position sans créer une adhérence pariétale anormale et qui peut être cause de douleur. Il consiste simplement dans la plicature du petit épiploon et du ligament gastro-phrénique.

Procédé de Eve (²). — C'est une modification du procédé précédent, rarement applicable à cause de la minceur du petit épiploon.

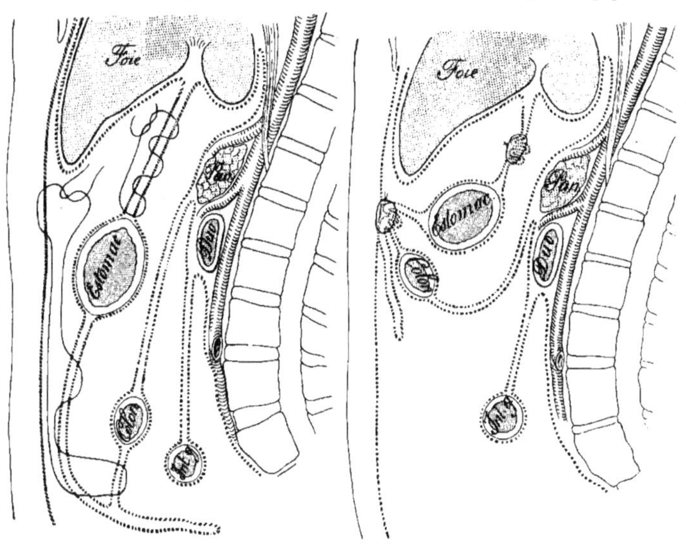

Fig. 296. — A. Disposition des fils pour raccourcir le ligament gastro-hépatique et pour suturer le grand épiploon à la paroi, dans la suspension en hamac. — B. Résultat de l'opération (d'après Coffey).

Le procédé de Eve consiste, après avoir découvert l'estomac et relevé le foie, à fixer par cinq points à la soie la petite courbure de l'estomac au bord antérieur du sillon transverse.

Dans 20 cas où Eve appliqua ce procédé, il aurait obtenu des résultats très encourageants.

H. Hartmann (³) obtint un bon résultat, dans un cas de dislocation verticale de l'estomac, par la gastrorrhaphie suivie de gastropexie. Les fils

1. BEYEA (Henry), The elevation of the Stomach in Gastroptosis by the Surgical plication of the Gastro-hepatic and gastro phrenic ligaments; an originla operation, *Phila. med. Journal*, 1905, 257.

2. EVE (F.), *British med. Journal*, 7 mai 1910.

3. HARTMANN (H.), Gastrorrhaphie et gastropexie combinées. *Bulletins et mém. de la Soc. de Chir.*, XXV, 1899, p. 445.

ayant servi à pratiquer la gastrorrhaphie furent repassés « à travers le péritoine pariétal et le tissu sous-jacent au niveau de la face profonde des côtes, sous la voûte diaphragmatique ».

Procédé de Coffey (¹). — Coffey a décrit un procédé de suspension de l'estomac par suture du grand épiploon formant hamac, à la paroi abdominale, mais considérant que la ptose gastrique est très souvent

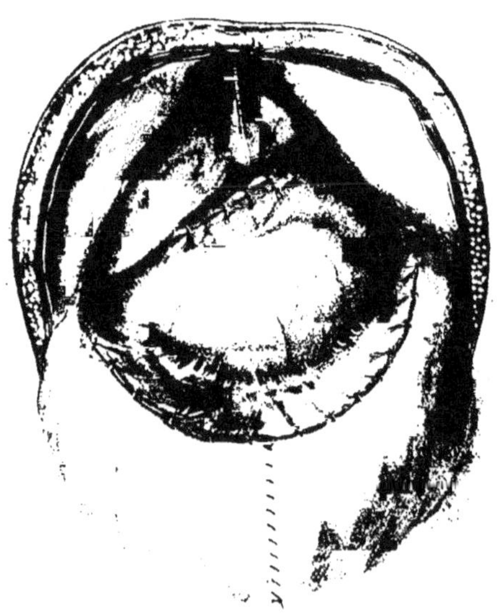

Fig. 297. — Opération de Beyea, complétée par la suspension en hamac de l'estomac et du côlon. Aspect des parties, l'opération terminée, toute la paroi abdominale supérieure ayant été rabattue en bas (d'après Coffey).

accompagnée de ptoses d'autres organes, l'ensemble constituant une ptose médiane, « midline ptosis » le chirurgien opère de la façon suivante après incision médiane xyphoombilicale :

1° *Traitement de la ptose hépatique* concomitante par raccourcissement du ligament falciforme (fig. 293, 294) et fixation au péritoine pariétal du bord antérieur du foie de part et d'autre du ligament falciforme ; l'ensemble de ces sutures maintenant le foie forme un Y renversé.

1. R.-C. COFFEY. The principles underlying the surgical treatment of gastro intestinal. Stasis, due to causes other than structural or ulcerative conditions. (*Surgery Gynecology and obstetrics*. Vol. XV, octobre 1912. n° 4, p. 565.)

2° *Reposition du côlon* et suture de l'épiploon à la paroi abdominale (hammock operation) : l'aiguille est passée successivement à travers le péritoine pariétal, le ligament gastrocolique puis le grand épiploon : 3 ou 4 points semblables sont placés de chaque côté de la ligne médiane sur une ligne horizontale à égale distance de l'ombilic et de l'appendice xyphoïde. Les fig. 295, 296 montrent le détail et le

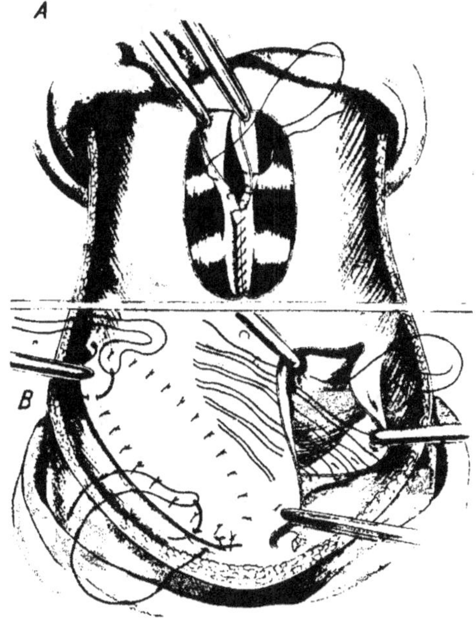

Fig. 298. — *A.* Incision de l'aponévrose du grand oblique, réflexion des lambeaux en dedans et suture sur la ligne médiane. — *B.* Incision du tendon du grand oblique. Imbrication des lambeaux aponévrotiques. Ainsi se trouve rétrécie la partie inférieure de l'abdomen par la constitution d'un véritable bandage autoplastique (d'après Coffey).

résultat final de l'opération, complétée par une plicature de l'épiploon gastro-hépatique à la Beyea.

3° Le 3ᵉ temps est une *opération plastique sur la paroi abdominale* dont le détail est bien mis en évidence par les fig. 298 et 299 : elle se propose :

1° D'agrandir la partie supérieure de la cavité abdominale trop étroite pour contenir des organes — estomac et côlon — qui l'ont depuis long temps abandonné : pour cela on taille devant chaque muscle droit un lambeau aponévrotique à charnière interne; les deux lambeaux sont rabattus vers la ligne médiane laissant à nu la face antérieure des droits, et suturés par leurs bords libres devenus médians; 2° de rétrécir

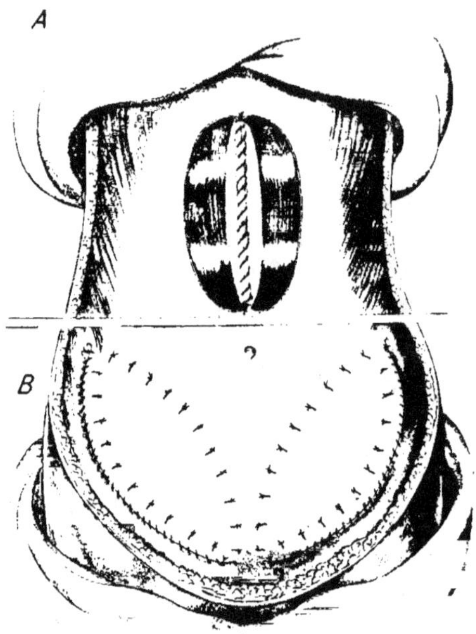

Fig. 299. — Résultat de l'opération. Expansion de la partie supérieure de l'abdomen; rétraction de sa partie inférieure (d'après Coffey).

la partie basse de l'abdomen pour créer un véritable bandage auto-plastique : Coffey obtient ce résultat en imbriquant deux lambeaux aponévrotiques taillés dans chaque muscle grand oblique.

TH. TUFFIER et J.-L. ROUX-BERGER.

TABLE DES MATIÈRES

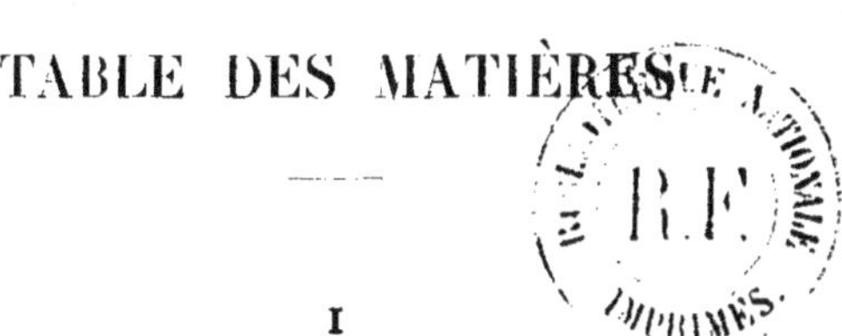

I

MALADIES DE L'OESOPHAGE

Par A. MATHIEU et L. SENCERT

<hr>

II

MALADIES DE L'ESTOMAC

Par A. MATHIEU, J. Ch.-ROUX, Th. TUFFIER et J.-L. ROUX-BERGER

PREMIÈRE PARTIE

ANATOMIE ET PHYSIOLOGIE DE L'ESTOMAC

(Th. Tuffier et J.-L. Roux-Berger)

DEUXIÈME PARTIE
MÉTHODES D'EXPLORATION ET SÉMÉIOLOGIE ELÉMENTAIRE
(J. Ch. Roux)

LES PRINCIPAUX SYNDROMES FONCTIONNELS
(J. Ch. Roux)

TROISIÈME PARTIE

MALADIES MÉDICO-CHIRURGICALES

QUATRIÈME PARTIE

INDICATIONS CHIRURGICALES ET TECHNIQUE OPÉRATOIRE

70805. — PARIS, IMPRIMERIE LAHURE

9, rue de Fleurus, 9.

MASSON ET CIE, ÉDITEURS

LIBRAIRES DE L'ACADÉMIE DE MÉDECINE

120, BOULEVARD SAINT-GERMAIN, 120 — PARIS — VI' ARR.

PR. N° 709 ▨▨▨▨▨▨▨▨▨▨▨▨▨▨▨ JUIN 1912

EXTRAIT DU CATALOGUE MÉDICAL [1]

<u>*OUVRAGE COMPLET :*</u>

LA
NOUVELLE PRATIQUE
MÉDICO-CHIRURGICALE
ILLUSTRÉE

DIRECTEURS :

E. BRISSAUD, A. PINARD, P. RECLUS
Professeurs à la Faculté de Médecine de Paris
SECRÉTAIRE GÉNÉRAL : HENRY MEIGE

CHIRURGIE — MÉDECINE — OBSTÉTRIQUE — THÉRAPEUTIQUE — DERMATOLOGIE — PSYCHIA-
TRIE — OCULISTIQUE — OTO-RHINO-LARYNGOLOGIE — ODONTOLOGIE — MÉDECINE MILITAIRE
MÉDECINE LÉGALE — ACCIDENTS DU TRAVAIL ··· BACTÉRIOLOGIE CLINIQUE — HYGIÈNE —
PUÉRICULTURE — MÉDICATIONS — RÉGIMES — AGENTS PHYSIQUES — FORMULAIRE

La NOUVELLE P. M. C. ILLUSTRÉE forme :

8 VOLUMES grand in-8°, **reliés maroquin rouge, tête dorée, dos plat, fers
spéciaux,** comprenant un ensemble de *8000 pages* avec plus de *2200 figures*
et *75 planches hors texte.*

Tome I.	Abasie. Blennorragie.	} 44 fr.		Tome V.	Labyrinthe. Omoplate.	} 44 fr.
Tome II.	Blépharites. Diabète.			Tome VI.	Ongles. Peste.	
Tome III.	Diaphragme. Genou.	} 44 fr.		Tome VII.	Pétéchies. Séborrhée.	} 44 fr.
Tome IV.	Gérodermie. Kystes.			Tome VIII.	Sein. Zymothérapie.	

Prix de l'ouvrage complet : 176 fr.

(1) *La librairie Masson et C° envoie gratuitement et franco de port les catalogues suivants à toutes
les personnes qui lui en font la demande.* — **Catalogue général** *contenant, classés par subdivisions,
tous les ouvrages ou périodiques publiés à la librairie.* — **Catalogues de l'Encyclopédie scienti-
fique des Aide-Mémoire.** *I. Section de l'ingénieur.* — *II. Section du biologiste.* — **Catalogue des
ouvrages d'enseignement.**

Les commandes de plus de **5** *francs sont expédiées franco au prix du Catalogue.*
Les volumes de 5 francs et au-dessous sont augmentés de 10 °/. pour le port.
Toute commande doit être accompagnée de son montant.

Collection de Précis Médicaux

VOLUMES IN-8° CARTONNÉS TOILE ANGLAISE SOUPLE

Cette collection s'adresse aux étudiants, pour la préparation aux examens, et à tous les praticiens qui ont besoin d'ouvrages concis, mais vraiment scientifiques, qui les tiennent au courant.

Introduction à l'Étude de la Médecine

par **G.-H. ROGER**, professeur à la Faculté de Paris, Médecin de l'Hôpital de la Charité. *Quatrième édition, revue et corrigée.* 1 vol. de XIV-780 pages avec un lexique des termes techniques. . . . . **10** fr.

Physique Biologique, par **G. WEISS**, professeur à la Faculté de Paris,

Ingénieur des Ponts et Chaussées. *Deuxième édition, revue et augmentée.* 1 vol. de XII-556 pages, avec 570 figures . . . . **7** fr.

Chimie Physiologique, par **Maurice ARTHUS**, professeur de Physiologie

à l'Université de Lausanne. *Sixième édition, revue et augmentée.* 1 vol. de VI-403 pages, avec 118 figures et 2 planches en couleurs. . **6** fr.

Biochimie, par **E. LAMBLING**, professeur de Chimie organique à la Faculté de Médecine de Lille. 1 vol.

de XXIV-600 pages . . . . **8** fr.

Physiologie, par **Maurice ARTHUS**. *Quatrième édition, revue et corrigée* . . . . *(Sous presse)*

Examens de Laboratoire employés en Clinique,

par **L. BARD**, professeur à l'Université de Genève, avec la collaboration de **G. HUMBERT** et **H. MALLET**. *Deuxième édition revue.* 1 vol. de XXVI-766 pages, avec 162 figures en noir et en couleurs. **10** fr.

Médecine infantile, par **P. NOBÉCOURT**, professeur agrégé à la Faculté de Paris,

médecin des Hôpitaux. *Deuxième édition refondue.* 1 vol. de XIV-932 pages, avec 112 figures et 2 planches en couleurs . . . . . . **14** fr.

Chirurgie infantile, par **E. KIRMISSON**, professeur à la Faculté de Paris, Chirurgien

de l'Hôpital des Enfants-Malades. *Deuxième édition augmentée.* 1 vol. de XVIII-796 pages, avec 475 figures. . . . . **12** fr.

Dissection, par **Paul POIRIER**, professeur à la Faculté de Paris et **A. BAUMGARTNER**, ancien Prosecteur,

Chirurgien des Hôpitaux. *Deuxième édition entièrement revue et augmentée.* 1 vol. de XXIV-360 pages, avec 241 figures . . . . . . **8** fr.

Vient de paraître :

NOUVEAU TRAITÉ DE
PATHOLOGIE GÉNÉRALE

PUBLIÉ PAR

CH. BOUCHARD	G.-H. ROGER
Professeur honoraire de pathologie générale à la Faculté de Médecine, Membre de l'Académie des Sciences et de l'Académie de Médecine.	Professeur de pathologie expérimentale à la Faculté de Médecine Membre de l'Académie de Médecine Médecin de l'Hôtel-Dieu.

TOME I. — Rédigé par MM. ACHARD, BERGONIÉ, CADIOT, P. COURMONT, IMBERT, LANGLOIS, LE GENDRE, LEJARS, LE NOIR, MATHIAS DUVAL ET MULON, NOGIER, ROGER, VUILLEMIN

1 vol. gr. in-8° de 909 pages, avec 56 figures dans le texte, relié toile. **22** fr.

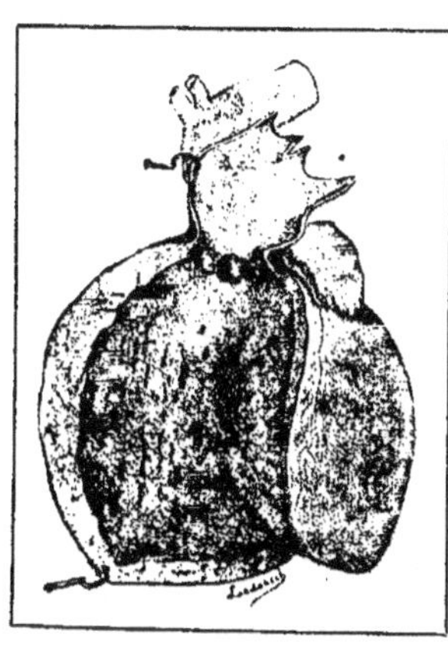

« Fixer l'état de la science à un moment de son évolution, synthétiser les conceptions auxquelles conduisent les acquisitions actuelles, montrer les voies nouvelles ouvertes aux explorations futures, tel est le triple but de cet ouvrage. »

Depuis la date où avait été réalisé le premier *Traité*, bien des doctrines qui germaient à peine, bien des recherches à leurs débuts se sont développées ; l'ouvrage était d'ailleurs épuisé, et le moment était venu de publier, non une deuxième Edition, mais un *Nouveau Traité*.

Le plan de ce nouvel ouvrage est analogue à celui de l'ancien. Cependant les directeurs ont supprimé certains chapitres de séméiologie.

On a donné plus d'importance à l'étude des agents physiques, à l'histoire des intoxications et des auto-intoxications. Des articles nouveaux sur l'anaphylaxie et les glandes dites à sécrétion interne ont été ajoutés ; la partie relative aux explorations cliniques et aux nouvelles méthodes de diagnostic a été considérablement développée.

Matières contenues dans le Tome I

Introduction, par H. ROGER. — *Pathologie comparée*, par P.-J. CADIOT et H. ROGER. — *Pathologie végétale*, par PAUL VUILLEMIN. — *Etiologie et pathogénie*, par H. ROGER. — *Pathogénie de l'embryon; tératogénie*, par MATHIAS DUVAL et P. MULON. — *Hérédité et pathologie*, par P. LE GENDRE. — *Immunités et prédispositions morbides*, par CH. ACHARD. — *Anaphylaxie*, par PAUL COURMONT. — *Agents mécaniques*, par FÉLIX LEJARS. — *Influence du travail professionnel sur l'organisme*, par A. IMBERT. — *Variations de pression extérieure*, par J.-P. LANGLOIS. — *Actions pathogènes des agents physiques*, par J. BERGONIÉ. — *Action pathogène de la lumière*, par TH. NOGIER. — *Agents chimiques, caustiques*, par P. LE NOIR.

——— CONDITIONS DE PUBLICATION ———

Le **Nouveau Traité de Pathologie générale** *sera publié en* **quatre volumes** *qui paraîtront à des intervalles rapprochés : l'ouvrage est vendu relié. Chaque volume sera vendu séparément et le prix en sera fixé selon l'étendue des matières. Jusqu'à la publication du tome II, il est accepté des* **souscriptions à l'ouvrage complet** *au prix de.* . . . . **88** *fr.*

COLLECTION DE MANUELS MÉDICAUX

PUBLIÉE SOUS LA DIRECTION DE MM.

G.-M. DEBOVE
Doyen honoraire de la Faculté de Médecine de Paris, Membre de l'Académie de Médecine.

Ch. ACHARD
Professeur de Pathologie générale à la Faculté,
Médecin des Hôpitaux.

J. CASTAIGNE
Professeur agrégé à la Faculté,
Médecin des Hôpitaux.

Vient de paraître :

Manuel des Maladies de la Nutrition

PAR MM.

L. BABONNEIX, J. CASTAIGNE, A. GY et F. RATHERY

1 vol. de 1082 pages, avec 119 figures dans le texte . . . . **20 fr.**

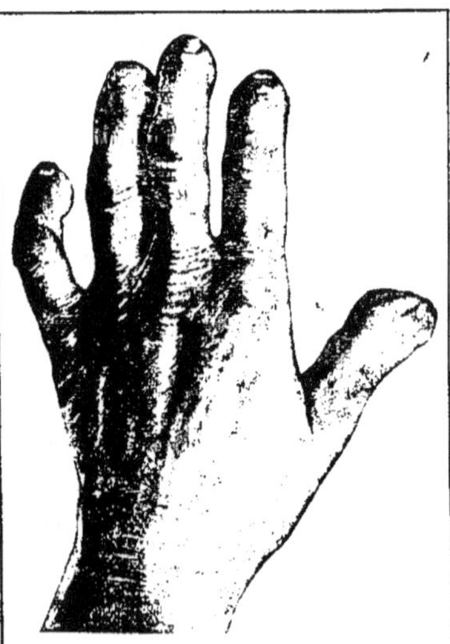

Fig. 34. — Doigts hippocratiques d'une femme atteinte de tuberculose pulmonaire (face dorsale).

Cet important volume comprend, avec l'étude des troubles de la nutrition, celle des diverses INTOXICATIONS. Il a paru aux auteurs qu'il convenait de réunir dans un même ouvrage tous les renseignements que comportent ces deux questions connexes et c'est une mise au point d'ensemble, complète et entièrement originale, qui paraît avec ce *Manuel*.

La première partie, du Dr RATHERY, professeur agrégé, est consacrée aux *Rhumatismes* (articulaire, secondaire, blennorragique, tuberculeux, etc., etc.).

La seconde partie passe en revue les *maladies de la nutrition*. Le Dr RATHERY étudie successivement l'*obésité*, la *maigreur*, la *goutte*, l'*oxalémie*, le *diabète*, l'*arthritisme*. Le Dr L. BABONNEIX consacre deux importants chapitres au *Rachitisme* et à l'*Ostéomalacie*.

Enfin la troisième partie de l'ouvrage, œuvre de MM. J. CASTAIGNE et ABEL GY, traite des *Intoxications*. Les auteurs exposent avec grande clarté tout ce que nous savons sur l'*alcoolisme*, le *saturnisme*, l'*hydrargyrisme*, l'*arsenicisme*, le *phosphorisme*, etc., etc. Et c'est sans doute la première fois qu'un aussi riche ensemble de connaissances était réuni sur ce sujet.

BIBLIOTHÈQUE DE THÉRAPEUTIQUE CLINIQUE
à l'usage des Médecins praticiens

Vient de paraître :

Les Médicaments Usuels

Par le Dr Alfred MARTINET
Ancien interne des Hôpitaux de Paris.

QUATRIÈME ÉDITION REVUE ET TRÈS AUGMENTÉE

1 volume in-8° de xvi-609 pages . . . . **6 fr.**

Cette quatrième édition d'un ouvrage dont le succès est maintenant consacré diffère sensiblement des trois premières, et par la forme et par le fond.

Il était indispensable, en effet, de tenir ce *Manuel* au courant des nouveautés et des améliorations de la pharmacopée, ainsi que des modifications apportées par le Codex de 1908. Parmi les principales additions, citons celles du bicarbonate de soude, des alcalins, de l'adrénaline, de la colchique, du sérum antiméningoccique, de l'opothérapie, etc. Les chapitres anciens ont tous été remaniés, et l'on trouvera, en particulier, dans le chapitre consacré à l'arsenic, les développements nécessaires relatifs aux composés arsenicaux organiques introduits depuis peu dans la thérapeutique (hectine, arsénobenzol).

Les Aliments usuels

COMPOSITION — PRÉPARATION
par le Dr A. MARTINET

DEUXIÈME ÉDITION, REVUE ET AUGMENTÉE

1 volume in-8° de vi-352 pages, avec figures . . . . **4 fr.**

Les Agents Physiques usuels

Climatothérapie — Hydrothérapie — Kinésithérapie
Thermothérapie — Electrothérapie — Radiumthérapie

**Par les Drs A. MARTINET, MOUGEOT, P. DESFOSSES, DUREY
DUCROCQUET, DELHERM, DOMINICI**

1 vol. in-8° de xvi-633 pages, avec 170 figures et 3 planches . . . . **8 fr.**

CLINIQUE HYDROLOGIQUE

PAR LES DOCTEURS

F. BARADUC (de Châtel-Guyon) — FÉLIX BERNARD (de Plombières)
M. E. BINET (de Vichy) — J. COTTET (d'Evian) — L. FURET (de Brides)
A. PIATOT (de Bourbon-Lancy) — G. SERSIRON (de la Bourboule)
A. SIMON (d'Uriage) — E. TARDIF (du Mont-Dore)

1 volume in-8 de x-636 pages . . . . **7 fr.**

======= MÉDECINE — THÉRAPEUTIQUE =======

Vient de paraître :

Constipation ˅ ˅ ˅ ˅ ˅ ˅ ˅ ˅ ˅ ˅
˅ ˅ ˅ et Troubles intestinaux

PAR

Arthur F. HERTZ

TRADUCTION FRANÇAISE

Par **A.-E.-E. REBOUL**

Avec une préface du D' J.-Ch. ROUX

1 *volume in-8° de 406 pages, avec figures dans le texte* . . . . **7** *fr.*

Dans ces dernières années, principalement sous l'influence des travaux de Hertz, de nombreuses méthodes d'exploration ont été acquises à la médecine. Parmi elles, le déjeuner bismuthé suivi d'examen aux Rayons X est l'une des plus intéressantes. Elle permet de suivre *de visu* le trajet du bol alimentaire, ses arrêts, son cheminement, et autorise le médecin à formuler non un diagnostic vague et problématique, mais un traitement fondé sur la nature des faits mêmes qu'il s'agit de traiter. M. le D' Reboul a eu l'excellente idée de présenter l'ouvrage du D' Hertz au public français ; sa traduction élégante et claire sera appréciée de tous les lecteurs.

Vient de paraître :

Leçons de ˅ ˅ ˅ ˅ ˅ ˅ ˅ ˅ ˅ ˅ ˅ ˅
˅ ˅ ˅ ˅ Pathologie digestive

DEUXIÈME SÉRIE

PAR

M. LOEPER

Professeur agrégé à la Faculté de Médecine de Paris

Médecin des Hôpitaux.

1 *volume in-8° de VIII-301 pages, broché* . . . . **6** *fr.*

Aide-Mémoire ˅ ˅ ˅ ˅ ˅ ˅ ˅ ˅ ˅
˅ ˅ ˅ ˅ ˅ ˅ ˅ de Thérapeutique

PAR MM.

G.-M. DEBOVE	**G. POUCHET**
Doyen honoraire de la Faculté de Médecine	Professeur de Pharmacologie et Matière
Professeur de Clinique	médicale à la Faculté de Médecine de Paris,
Membre de l'Académie de Médecine	Membre de l'Académie de Médecine

A. SALLARD

Ancien interne des Hôpitaux de Paris.

DEUXIÈME ÉDITION, ENTIÈREMENT REVUE ET AUGMENTÉE

CONFORME AU CODEX DE 1908

1 *volume in-8° de VIII-911 pages, imprimé sur 2 colonnes, cartonné toile.* **18** *fr.*

La Pratique Neurologique

PUBLIÉE SOUS LA DIRECTION DE
PIERRE MARIE
Professeur à la Faculté de Médecine de Paris, Médecin de la Salpêtrière

PAR MM.
**O. CROUZON, G. DELAMARE, E. DESNOS,
Georges GUILLAIN, E. HUET, LANNOIS,
A. LÉRI, François MOUTIER, POULARD,
ROUSSY.**
SECRÉTAIRE DE LA RÉDACTION :
O. CROUZON.

1 vol. gr. in-8°, de XVIII-1408 p.,
363 fig. dans le texte.
Relié. . . . . **30 fr.**

L'idée première qui a dirigé les auteurs a été de faire, dans le sens le plus plein du mot, un *traité de séméiotique*, faire en sorte qu'un médecin, nullement spécialisé en quelque sens que ce soit, puisse se trouver en état de pratiquer un examen complet de tous les appareils au point de vue de la pathologie nerveuse et de tirer de cet examen toutes les conséquences qui en découlent.

Ils ont voulu d'ailleurs mettre le praticien en mesure, non seulement de poser le diagnostic clinique d'une maladie nerveuse, mais encore le diagnostic anatomique et anatomo-pathologique.

Enfin, le présent volume contient un exposé des notions psychiatriques indispensables pour la clinique journalière, et aussi tous les renseignements nécessaires pour l'internement des aliénés.

Une *Partie Thérapeutique* complète les conseils autorisés donnés par les auteurs sur l'ensemble de la séméiologie nerveuse.

La Pratique Neurologique a été très illustrée. Plus de 300 photographies, dessins, figures schématiques, éclairent le texte et en rendent la lecture plus démonstrative.

La Méningite ❦ ❦ ❦ ❦ ❦ ❦ ❦ ❦ ❦
❦ ❦ ❦ ❦ ❦ ❦ ❦ ❦ Cérébro-Spinale

PAR
Arnold NETTER
Professeur agrégé à la Faculté de Médecine de Paris,
Médecin de l'hôpital Trousseau, membre de l'Académie de Médecine,
ET
Robert DEBRÉ
Ancien interne-lauréat des hôpitaux.

1 vol. in-8°, de 300 pages, avec 54 figures dans le texte. . . . . **8 fr.**

Cet ouvrage a été rédigé avant tout pour les médecins. Sa préoccupation dominante est d'aider au diagnostic précoce de la méningite cérébro-spinale et de montrer la façon de conduire correctement le traitement de cette affection. Les praticiens sont donc sûrs de trouver dans ce volume tous les renseignements qui leur seront utiles pour soigner les méningitiques.

Vient de paraître :

ASSAINISSEMENT DES VILLES

ANNUAIRE-STATISTIQUE INTERNATIONAL
DES
INSTALLATIONS D'ÉPURATION
D'EAUX D'ÉGOUTS

PAR

B. BEZAULT
Ingénieur sanitaire.

1 vol. in-8° de VIII-175 pages, avec 20 figures, 3 tableaux. . . . . **8 fr.**

BIBLIOTHÈQUE
D'HYGIÈNE THÉRAPEUTIQUE

Chaque volume in-16, cartonné toile, tranches rouges, **4 fr.**

L'Hygiène du Goutteux (2° *édition*), par le Dr A. Mathieu.
L'Hygiène de l'Obèse (2° *édition*), par le Dr A. Mathieu.
L'Hygiène des Asthmatiques, par le Pr E. Brissaud.
Hygiène et Thérapeutique thermales, par G. Delfau.
Les Cures thermales, par G. Delfau.
L'Hygiène du Neurasthénique (3° *édition*), par le Pr G. Ballet.
L'Hygiène du Tuberculeux (2° *édition*), par le Dr Chuquet, préface du
Dr Daremberg.
Hygiène et Thérapeutique des Maladies de la Bouche (2° *édition*), par le
Dr Cruet, dentiste des Hôpitaux de Paris, avec une préface du Pr Lannelongue.
L'Hygiène des Maladies du Cœur, par le Dr Vaquez.
L'Hygiène du Dyspeptique (2° *édition*), par le Dr Linossier.
Hygiène thérapeutique des Maladies des Fosses nasales, par MM. les
Drs Lubet-Barbon et R. Sarremone.
Hygiène des Maladies de la Femme, par le Dr A. Siredey.
Hygiène du Syphilitique (2° *édition*), par le Dr H. Bourges.
Hygiène des Albuminuriques (2° *édition*), par le Dr Springer.

Traité de l'Inspection des Viandes
de Boucherie DES VOLAILLES ET GIBIERS, DES
POISSONS, CRUSTACÉS ET MOL-
LUSQUES, **par J. RENNES,** Ex-inspecteur du service sanitaire de la
Seine, Vétérinaire départemental de Seine-et-Oise. Préface par le
Professeur VALLÉE (d'Alfort).

1 vol. in-8°, de VIII-368 pages, 87 figures et 28 photographies. . . . . **15 fr.**

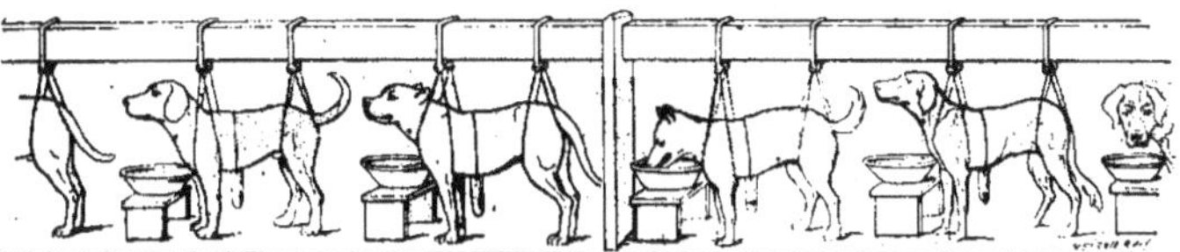

Vient de paraître :

Technique Opératoire
Physiologique
(TUBE DIGESTIF ET ANNEXES)

PAR

Albert LE PLAY

Docteur ès sciences, Ancien chef de clinique médicale
à la Faculté de Médecine,
Chef de laboratoire à l'Hôpital Laënnec.
Avec une préface de M. le Professeur Charles RICHET

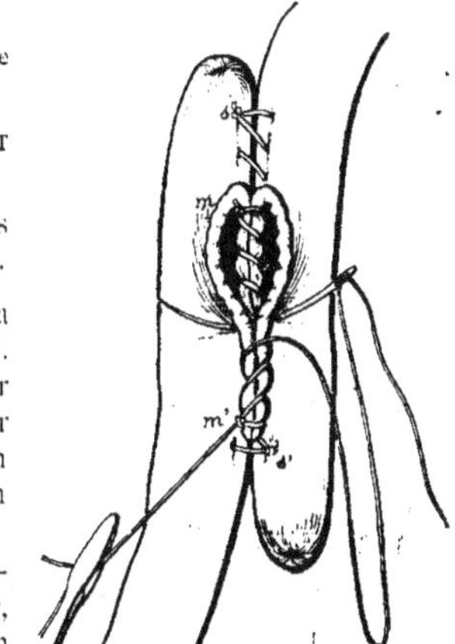

1 vol. gr. in-8° de 159 pages, avec 132 figures
dans le texte. . . . . **6 fr.**

Cet ouvrage est une nouveauté dans la littérature médicale française et étrangère. C'est un manuel *opératoire* destiné à guider les recherches d'ordre *physiologique* faites sur le tube digestif. On y trouvera l'indication pratique des derniers procédés d'exploration et d'expérience.

Pour telle technique particulièrement délicate ou importante (*isolement de l'estomac, établissement d'une fistule intestinale, etc.*), on trouvera dans cet ouvrage l'indication des principales méthodes employées dans les laboratoires.

L'illustration a été l'objet d'un soin tout particulier : 132 figures originales permettent de suivre tous les temps opératoires décrits.

Traité de Physiologie

PAR

J.-P. MORAT
PROFESSEUR A L'UNIVERSITÉ DE LYON

Maurice DOYON
PROFESSEUR ADJOINT A LA FACULTÉ DE MÉDECINE
DE LYON.

TOME   I. — **Fonctions élémentaires.** — 1 vol. grand in-8°, avec 191 figures.   **15 fr.**
TOME II. — **Fonctions d'innervation**. — 1 vol. grand in-8°, avec 263 figures.   **15 fr.**
TOME III. — **Fonctions de nutrition.** — 1 vol. grand in-8°, avec 173 figures.   **12 fr.**
TOME IV. — **Fonctions de nutrition** (*fin*) — 1 vol. gr. in-8°, avec 167 figures.   **12 fr.**
TOME V et dernier. — **Fonctions de relation et de reproduction.** *En préparation.*

OUVRAGE COMPLET

ABREGÉ D'ANATOMIE

PAR

P. POIRIER
Professeur d'Anatomie
à la Faculté de Médecine de Paris

A. CHARPY
Professeur d'Anatomie
à la Faculté de Médecine de Toulouse.

B. CUNÉO
Professeur agrégé à la Faculté de Médecine de Paris

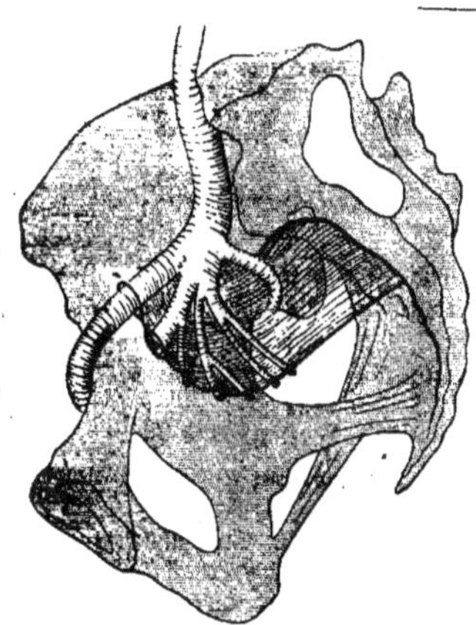

Fig. 953. — Schéma de la gaine hypogastrique.
(d'après Marcille).

TOME I. — EMBRYOLOGIE — OSTÉOLOGIE — ARTHROLOGIE — MYOLOGIE.

TOME II. — CŒUR — ARTÈRES — VEINES — LYMPHATIQUES — CENTRES NERVEUX — NERFS CRANIENS — NERFS RACHIDIENS.

TOME III. — ORGANES DES SENS — APPAREIL DIGESTIF ET ANNEXES — APPAREIL RESPIRATOIRE — CAPSULES SURRÉNALES — APPAREIL URINAIRE — APPAREIL GÉNITAL DE L'HOMME — APPAREIL GÉNITAL DE LA FEMME — PÉRINÉE — MAMELLES — PÉRITOINE.

3 volumes in-8°, formant ensemble 1620 pages avec 976 figures en noir et en couleurs dans le texte, richement reliés toile. . . . . **50** fr.

PRÉCIS DE

TECHNIQUE OPÉRATOIRE

PAR LES

Prosecteurs de la Faculté de Médecine de Paris

Pratique courante et Chirurgie d'urgence, par VICTOR VEAU, 3ᵉ *édition.*
Tête et cou, par CH. LENORMANT, 3ᵉ *édition.*
Thorax et membre supérieur, par A. SCHWARTZ, 2ᵉ *édition.*
Abdomen, par M. GUIBÉ, 3ᵉ *édition.*
Appareil urinaire et appareil génital de l'homme, par PIERRE DUVAL, 3ᵉ *édit.*
Membre inférieur, par GEORGES LABEY, 2ᵉ *édition.*
Appareil génital de la femme, par R. PROUST, 2ᵉ *édition.*

7 volumes. — Chaque volume cartonné toile et illustré de plus de 200 figures. . . . . **4** fr. **50**

MÉDECINE OPÉRATOIRE

DES VOIES URINAIRES

Anatomie Normale

et

Anatomie

Pathologique

Chirurgicale

Par J. ALBARRAN

Professeur de clinique des Maladies des Voies
urinaires à la Faculté de Médecine de Paris,
Chirurgien de l'Hôpital Necker.

1 volume grand in-8°
de XII-992 pages, *avec 561 figures
dans le texte en noir
et en couleurs*

Relié toile . . . . **35 fr.**

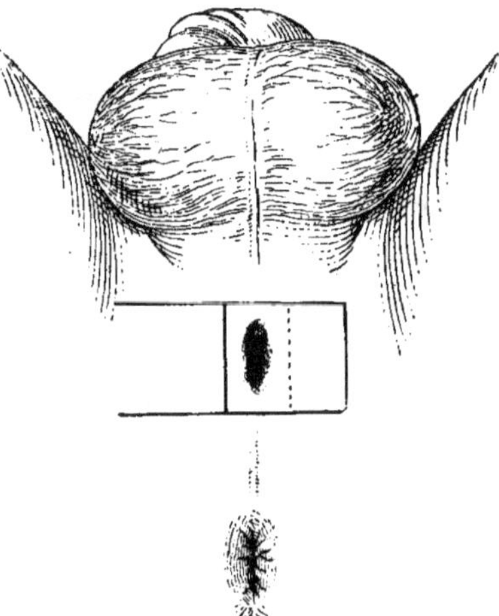

Fig. 186. — Autoplastie à lambeaux de l'Urètre périnéal.
Procédé de Guyon. 1ᵉʳ temps.

Des principales Affections Chirur-gicales dans l'Armée, par le Dʳ A. MIGNON, Professeur au Val-de-Grâce. 1 vol. gr. in-8°, de IV-541 pages, avec 183 figures dans le texte . . . . **10 fr.**

La Période ❧ ❧ ❧ ❧ ❧ ❧ ❧ ❧ ❧ ❧

❧ ❧ ❧ ❧ ❧ ❧ ❧ ❧ Post=Opératoire

Soins, Suites et Accidents

Par **Salva MERCADÉ**

Ancien Interne, Lauréat (médaille d'or) des Hôpitaux de Paris

1 vol. gr. in-8° de VI-550 p. avec 82 fig. dans le texte, cart. toile . . . . . **12 fr.**

DIVERS

ALBARRAN et IMBERT. — **Les Tumeurs du Rein**, par MM. J. Albarran, professeur à la Faculté de Paris, et L. Imbert, agrégé à la Faculté de Montpellier. 1 vol. grand in-8°, avec 106 figures . . . . **20** fr.

— **Exploration des Fonctions rénales** : *Étude médico-chirurgicale*, par J. Albarran. 1 vol. gr. in-8°, avec 143 figures et tracés en couleurs. . . . . **12** fr.

ARSONVAL (D'), GARIEL, CHAUVEAU, MAREY. — **Traité de Physique biologique**, publié sous la direction de MM. d'Arsonval, Gariel, Chauveau, Marey. Secrétaire de la rédaction : **G. WEISS**, agrégé à la Faculté de Paris.

> Tome I. — *Mécanique, Actions moléculaires, Chaleur*. 1 vol. in-8° de 1150 pages, avec 591 fig. . . . . **25** fr.
>
> Tome II. — *Radiations, Optique*. 1 vol. in-8° de 1160 pages, avec 665 figures et 3 planches hors texte en noir et en couleurs. . . . . **25** fr.
>
> Tome III. — *Électricité, Acoustique (En préparation).*

BROCA. — **Leçons cliniques de Chirurgie infantile**, par A. Broca, chirurgien de l'hôpital Tenon (Enfants-Malades), professeur agrégé.
> 2ᵉ série. 1 vol. in-8° broché, avec 99 figures . . . . **10** fr.

— **Précis de Chirurgie cérébrale**, par Aug. Broca. 1 vol. avec figures . . . **6** fr.

CHANTEMESSE et PODWYSSOTZKY. — **Processus généraux** (*Pathologie générale expérimentale*), par les Dʳˢ Chantemesse, professeur à la Faculté de Paris, et Podwyssotzky, professeur à l'Université d'Odessa.
> Tome I. — 1 vol. gr. in-8°, avec 162 figures en noir et en couleurs . . . . **22** fr.
> Tome II. — 1 vol. gr. in-8°, avec 94 figures en noir et en couleurs . . . . **22** fr.

JUNGANO et DISTASO. — **Les Anaérobies**, par M. Jungano et A. Distaso, préface de M. le Pr. Metchnikoff. 1 vol. in-8°, de xii-228 pages, 58 figures . . . . . . **5** fr.

LANDOUZY et LABBÉ. — **Planches murales destinées à l'Enseignement de l'Hématologie et de la Cytologie**, publiées sous la direction de L. Landouzy, professeur à la Faculté de Paris, et Marcel Labbé, chef de laboratoire à la clinique de l'hôpital Laënnec. 15 planches tirées sur papier toile très fort et munies d'œillets, avec texte explicatif rédigé en français, allemand, anglais . . . . **60** fr.

LAPERSONNE et CANTONNET. — **Manuel de Neurologie Oculaire**, par F. de Lapersonne, professeur à la Faculté de Paris, et A. Cantonnet, chef de clinique à la Faculté de Paris. 1 vol. in-8 carré de xvi-368 pages, 106 figures et une planche en couleurs. . . . . **6** fr.

PASTEUR (Institut). — **Collection de planches murales destinées à l'enseignement de la Bactériologie**, publiée par l'Institut Pasteur de Paris. 65 planches du format 80×62 centimètres, tirées sur papier toile très fort et munies d'œillets, avec texte explicatif rédigé en français, allemand, anglais. Prix de la collection. **250** fr. Chaque planche séparément, **4** fr. Le texte explicatif, **3** fr.

WURTZ et THIROUX. — **Diagnostic et Séméiologie des maladies tropicales**, par R. Wurtz, Agrégé, Chargé de cours à l'Institut de Médecine coloniale de Paris, et A. Thiroux, Médecin-major de première classe des troupes coloniales. 1 vol. grand in-8°, de xii-544 pages, avec 97 figures en noir et en couleurs. . . . . . **12** fr.

Encyclopédie Scientifique

des Aide-Mémoire

PUBLIÉE SOUS LA DIRECTION DE
H. LÉAUTÉ
Membre de l'Institut.

Chaque ouvrage forme 1 volume petit in-8°, vendu :
Broché. . . . . **2** fr. **50** | Cartonné toile . . . . **3** fr.

DERNIERS VOLUMES PUBLIÉS

Physiologie du Péritoine (Le grand Épiploon), par A. LE PLAY et J. FABRE.

Hygiène coloniale, par le D' A. KERMORGANT, membre de l'Académie de Médecine.

Hygiène de l'habitation, sol, emplacement, matériaux, par M. BOUSQUET.

La Matière vivante, par F. LE DANTEC, chargé de cours à la Sorbonne (2° *édition*).

La Scarlatine, par le D' LESAGE.

La Psychologie morbide collective, par le D' AUGUSTE-ARMAND MARIE, méd. des Asiles de Villejuif, direct. du Laboratoire de Psych. pathologique des « Hautes-Études ».

Technique radiothérapique, par H. BORDIER, professeur agrégé à la Faculté de Lyon.

Guide de l'Étudiant à l'hôpital, par A. BERGÉ, interne des Hôpitaux. 2° *édit.*

Traitement de la Syphilis, par L. JACQUET, médecin de l'Hôpital Saint-Antoine, et M. FERRAND.

L'Inanition chez les dyspeptiques et les nerveux, par A. MATHIEU et J.-CH. ROUX.

Examen et Séméiotique du Cœur, par le D' PIERRE MERKLEN, médecin de l'Hôpital Laënnec, et J. HEITZ. 4° *édition.* I. *Inspection. Palpation, Percussion. Auscultation.* II. *Le Rythme du cœur et ses modifications.*

Biologie générale des Bactéries, par E. BODIN, professeur de Bactériologie à l'Université de Rennes.

Les Bactéries de l'air, de l'eau et du sol, par E. BODIN.

Les Conditions de l'Infection microbienne et l'Immunité, par E. BODIN.

Analyse chimique du sang, par H. LABBÉ, Chef de Laboratoire à la Faculté de Paris.

Prophylaxie du Paludisme, par A. LAVERAN, membre de l'Institut.

Moustiques et Maladies infectieuses, Guide pratique pour l'étude des moustiques, par les D" EDMOND et ETIENNE SERGENT, de l'Institut Pasteur. Préface du D' E. ROUX (2° *édition*).

L'Insuffisance surrénale, par E. SERGENT et L. BERNARD.

Maladies des Organes respiratoires : Méthode d'exploration ; signes physiques, par le D' LÉON FAISANS. 4° *édition.*

Maladies des Voies urinaires, par P. BAZY, chirurgien des Hôpitaux, 2° *édition.* 4 vol.

Précis élémentaire de Dermatologie en 5 volumes, par L. BROCQ et L. JACQUET, médecins des hôpitaux. 2° *édit.*

Les Amétropies et leur correction par les lunettes, par HENRI SPINDLER.

Les Catalogues spéciaux de l'Encyclopédie Léauté (Section du Biologiste, Section de l'Ingénieur) sont envoyés sur demande.

« L'ŒUVRE MÉDICO-CHIRURGICALE »

Suite de Monographies

cliniques

SUR LES QUESTIONS NOUVELLES
PUBLIÉE SOUS LA DIRECTION DU Dr **Critzmann**

Chaque monographie est vendue. . . . . **1 fr. 25**

Il est accepté des abonnements pour une série de 10 Monographies consécutives, au prix à forfait et payable d'avance de 10 francs pour la France et 12 francs pour l'étranger.

DERNIÈRES MONOGRAPHIES PUBLIÉES

37. *Pathogénie et traitement des névroses intestinales*, par le Dr GASTON LYON.

38. *De l'Énucléation des fibromes utérins*, par TH. TUFFIER.

39. *Le Rôle du Sel en Pathologie*, par le P^r CH. ACHARD (*épuisé*).

40. *Le Rôle du Sel en Thérapeutique*, par le P^r CH. ACHARD.

41. *Traitement de la Syphilis*, par le Pr GAUCHER.

42. *Tics*, par le Dr HENRY MEIGE.

43. *Diagnostic de la Tuberculose par les nouveaux procédés de laboratoire*, par le Dr NATTAN-LARRIER.

44. *Traitement de l'hypertrophie prostatique par la prostatectomie*, par R. PROUST.

45. *De la Lactosurie*, par M. CH. PORCHER.

46. *Les Gastro-entérites des nourissons. Étude clinique*, par le Dr A. LESAGE.

47. *Le Traitement des gastro-entérites des nourrissons et du choléra infantile*, par le Dr A. LESAGE.

48. *Les Ions et les médications ioniques*, par S. LEDUC (*épuisé*).

49. *Physiologie de l'acide urique*, par P. FAUVEL.

50. *Le Diagnostic fonctionnel du cœur*, par W. JANOWSKI.

51. *Les Arriérés scolaires*, par R. CRUCHET.

52. *Artério-sclérose et Athéromasie*, par le Pr TEISSIER.

53. *Les Sulfo-éthers urinaires*, par H. LABBÉ et G. VITRY.

54. *Les Injections mercurielles intra-*muscularies dans le traitement de la *Syphilis*, par le Dr A. LEVY-BING.

55. *Anticorps, antigènes et Méthode de déviation du Complément (Le Mécanisme de l'Immunité)* par le Dr P.-F. ARMAND-DELILLE (*épuisé*).

56. *L'Anaphylaxie et les réactions anaphylactiques (Maladie du sérum, cuti-et ophtalmo-réaction à la tuberculine)*, par le Dr P.-F. ARMAND-DELILLE.

57. *Les Sutures vasculaires*, par L. IMBERT et J. FIOLLE.

58. *L'Hérédité normale et pathologique*, par CH. DEBIERRE.

59. *Traitement chirurgical de la Tuberculose pulmonaire*, par les Drs TUFFIER et J. MARTIN.

60. *La Rachicentèse*, par MM. P. RAVAUT, GASTINEL et VELTER.

61. *Les Métaux colloïdaux électriques en thérapeutique*, par MM. L. BOUSQUET et H. ROGER.

62. *De la Névralgie intercostale*, par le Dr W. JANOWSKI.

63. *Traitement du Cancer inopérable*, par TH. TUFFIER.

64. *La Gymnastique respiratoire chez les enfants*, par le Dr PAUL DESFOSSES, avec la collaboration de Mme BURMAN OBERG.

65. *De l'incontinence d'Urine chez les enfants*, par le Dr D. COURTADE.

66. *Les Poisons tuberculeux et leurs rapports avec l'anaphylaxie et l'immunité* par le Dr P.-F. ARMAND-DELILLE.

67. *La Chirurgie des Vésicules séminales*, par les Drs J. et P. FIOLLE.

68. *Traitement actuel du rhumatisme blennorragique*, par E. CHAUVET.

REVUE GÉNÉRALE D'HISTOLOGIE

comprenant l'exposé successif des principales questions d'anatomie générale, de structure, de cytologie, d'histogenèse, d'histophysiologie et de technique histologique.

PUBLIÉE PAR LES SOINS DE

J. RENAUT
Professeur d'Anatomie générale à la Faculté de Médecine
de Lyon, Membre associé de l'Académie de Médecine
Membre correspondant de l'Académie des Sciences.

Cl. REGAUD
Professeur agrégé,
Chef des travaux pratiques d'Histologie
a la Faculté de Médecine de Lyon.

On s'abonne pour *un tome* au prix de **35** fr. pour la France et Colonies, et **37** fr. **50** pour l'Étranger.

FASCICULES DÉJA PARUS :

DE MÉDECINE EXPÉRIMENTALE

et D'ANATOMIE PATHOLOGIQUE
Fondées par J.-M. CHARCOT

Publiées par MM. LÉPINE, PIERRE MARIE, ROGER
CH. ACHARD, F. WIDAL, R. WURTZ

Les *Archives* paraissent tous les 2 mois par fascicules, illustrés de planches en noir et en couleurs.
Abonnement annuel : PARIS, **30** fr. | DÉPARTEMENTS, **32** fr. | ÉTRANGER, **34** fr.

===== PÉRIODIQUES MÉDICAUX =====

REVUE D'ORTHOPÉDIE

PUBLIÉE SOUS LA DIRECTION DE
M. le Pr KIRMISSON

Avec la collaboration de MM.

O. LANNELONGUE, A. PONCET, DENUCÉ, GAUDIER, OMBRÉDANNE,
FRŒHLICH, NOVÉ-JOSSERAND, PHOCAS

Secrétaire de la Rédaction : Dr GRISEL

La Revue d'Orthopédie parait tous les deux mois et contient de nombreuses figures et des *planches hors texte.*

ABONNEMENT : PARIS, **15** fr. | DÉPARTEMENTS, **17** fr. | UNION POSTALE, **18** fr. LE NUMÉRO **2** fr. 75

REVUE DE GYNÉCOLOGIE
et de CHIRURGIE ABDOMINALE

DIRECTEUR : **S. POZZI**

Professeur de Clinique gynécologique à la Faculté de Médecine de Paris,
Chirurgien de l'Hôpital Broca, Membre de l'Académie de Médecine,

Secrétaires de la Rédaction : F. JAYLE *et* X. BENDER

La **Revue** parait tous les mois en fascicules très grand in-8° de 100 pages environ, avec figures et planches en noir et en couleurs et forme chaque année 2 volumes.

===== ABONNEMENT ANNUEL =====

France et Colonies. . . . . . **28** fr. | Étranger . . . . **30** fr.

LE NUMÉRO : **3** FR.

ANNALES
de DERMATOLOGIE
et de SYPHILIGRAPHIE

Fondées par **A. DOYON**

PUBLIÉES PAR MM.

A. FOURNIER — L. BROCQ — H. HALLOPEAU — G. THIBIERGE
W. DUBREUILH — J. DARIER — CH. AUDRY — L. JACQUET

Secrétaire de la rédaction : G. RAVAUT

===== ABONNEMENT ANNUEL =====

Paris, Seine et Seine-et-Oise. **30** fr. | Autres Départements et Union postale. **32** fr.

Les abonnés des *Annales* reçoivent, sans augmentation de prix, le *Bulletin de la Société française de Dermatologie et de Syphiligraphie.*

BULLETIN DE LA SOCIÉTÉ FRANÇAISE
DE DERMATOLOGIE ET DE SYPHILIGRAPHIE

Paraissant tous les mois (excepté pendant les vacances de la Société) par fascicules in-8°, donnant le compte rendu complet de la séance précédente.

===== ABONNEMENT ANNUEL =====

PARIS ET DÉPARTEMENTS . . . **15** fr. | UNION POSTALE. . . . . **17** fr.